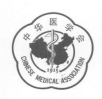

中国医学发展系列研究报告

检验医学进展

【2018】

中华医学会 编著

潘柏申 尚 红 主编

中华医学电子音像出版社
CHINESE MEDICAL MULTIMEDIA PRESS

北 京

图书在版编目（CIP）数据

检验医学进展. 2018 / 潘柏申，尚红主编. —北京：中华医学电子音像出版社，2018.8
ISBN 978-7-83005-139-6

Ⅰ. ①检… Ⅱ. ①潘… ②尚… Ⅲ. ①医学检验 Ⅳ. ① R446
中国版本图书馆 CIP 数据核字（2018）第 163918 号

检验医学进展【2018】
JIANYAN YIXUE JINZHAN 2018

主　　编：潘柏申　尚　红
策划编辑：史仲静　崔竹青青
责任编辑：崔竹青青
文字编辑：杨善芝　郁　静
校　　对：马思忠
责任印刷：李振坤
出版发行：中华医学电子音像出版社
通信地址：北京市东城区东四西大街 42 号中华医学会 121 室
邮　　编：100710
E - mail：cma-cmc@cma.org.cn
购书热线：010-85158550
经　　销：新华书店
印　　刷：廊坊市佳艺印务有限公司
开　　本：889 mm×1194 mm　1/16
印　　张：35.00
字　　数：880 千字
版　　次：2018 年 8 月第 1 版　　2018 年 8 月第 1 次印刷
定　　价：210.00 元

内容简介

　　本书为"中国医学发展系列研究报告"丛书之一，旨在记录中国检验学科领域的创新发展和学科建设，以期对该专业后续发展起到良好地指导和推动作用。编者从多角度、全方位地反映了我国检验医学学科与该专业学者在检验医疗、教学、科研、学术交流及本学科发展等方面的诸多工作业绩，汇聚了检验医学领域的新理论、新技术、新疗法和新观念，既追踪了学科研究热点与进展，也及时总结了我国检验医学领域发展的成绩。本书可作为检验医学及相关专业人员的临床和科研指导用书，也可供卫生管理人员阅读参考。

序

习近平总书记指出："没有全民健康，就没有全面小康"。医疗卫生事业关系着亿万人民的健康，关系着千家万户的幸福。随着经济社会快速发展和人民生活水平的提高，我国城乡居民的健康需求明显增加，加快医药卫生体制改革、推进健康中国建设已成为国家战略。中华医学会作为党和政府联系广大医学科技工作者的桥梁和纽带，秉承"爱国为民、崇尚学术、弘扬医德、竭诚服务"的百年魂和价值理念，在新的百年将增强使命感和责任感，当好"医改"主力军、健康中国建设的推动者，发挥专业技术优势，紧紧抓住国家实施创新驱动发展战略的重大契机，促进医学科技领域创新发展，为医药卫生事业发展提供有力的科技支撑。

服务于政府、服务于社会、服务于会员是中华医学会的责任所在。我们从加强自身能力建设入手，努力把学会打造成为国家医学科技的高端智库和重要决策咨询机构；实施"品牌学术会议""精品期刊、图书""优秀科技成果评选与推广"三大精品战略，成为医学科技创新和交流的重要平台，推动医学科技创新发展；发挥专科分会的作用，形成相互协同的研究网络，推动医学整合和转化，促进医疗行业协调发展；积极开展医学科普和健康促进活动，扩大科普宣传和医学教育覆盖面，服务于社会大众，惠及人民群众。为了更好地发挥三个服务功能，我们在总结经验的基础上，策划了记录中国医学创新发展和学科建设的系列丛书《中国医学发展系列研究报告》。丛书将充分发挥中华医学会88个专科分会专家们的聪明才智、创新精神，科学归纳、系统总结、定期或不定期出版各个学科的重要科研成果、学术研究进展、临床实践经验、学术交流动态、专科组织建设、医学人才培养、医学科学普及等，以期对医学各专业后续发展起到良好的指导和推动作用，促进整个医学科技和卫生事业发展。学会要求相关专科分会以高度的责任感、使命感和饱满的热情认真组织、积极配合、有计划地完成丛书的编写工作。

本着"把论文写在祖国大地上，把科技成果应用在实现现代化的伟大事业中"的崇高使命，《中国医学发展系列研究报告》丛书中的每一位作者，所列举的每一项研究，都是来自"祖国的大地"、来自他们的原创成果。该书及时、准确、全面地反映了中华医学会各专科分会的现状，系统回顾和梳理了各专科医务工作者在一定时间段内取得的工作业绩、学科发展的成绩与进步，内容丰富、资料翔实，是一套实用性强、信息密集的工具书。我相信，《中国医学发展系列研究报告》丛书的出版，让广大医务工作者既可以迅速把握我国医学各专业蓬勃发展的脉搏，又能在阅读学习过程中不断思考，产生新的观念与新的见解，启迪新的研究，收获新的成果。

　　《中国医学发展系列研究报告》丛书付梓之际，我谨代表中华医学会向全国医务工作者表示深深的敬意！也祝愿《中国医学发展系列研究报告》丛书成为一套医学同道交口称赞、口碑远播的经典丛书。

　　百年追梦，不忘初心，继续前行。中华医学会愿意与全国千百万医疗界同仁一道，为深化医疗卫生体制改革、推进健康中国建设共同努力！

中华医学会会长

前　言

我国医学检验的发展已有近百年的历程。

百年执着探索，百年春华秋实，百年薪火相传，在这百年中，检验医学经历了翻天覆地的变化，取得了突飞猛进的发展，这是一部充满机遇与挑战、拼搏与奉献的创业史。

在20世纪六、七十年代，医学检验基本上是手工操作为主，之后半自动化、自动化检测仪器设备逐步进入各级医院检验部门，新的检测技术和检测方式逐步推广应用，检测项目逐步增多，检测速度逐步加快，规范化质量管理的理念逐步为各级检验人员所理解和接受，大批接受正规检验医学专业本科教育和研究生教育的人员逐步加入到各级医院检验队伍，使我国检验医学步入了正规化、科学化的快速发展轨道。

中华医学会检验分会建立于1979年，历经叶应妩、陶其敏、杨振华、丛玉隆、尚红等各位主任委员，以及一大批专家、学者的共同努力，推动了我国检验医学的学术水平不断提高。国际学术交往不断加强和深入，与临床其他学科的交流合作更加密切。我国检验医学正在以迅猛的速度向前发展，其背后是知识的传承、积累和创新。

《检验医学进展》系列，作为《中国医学发展系列研究报告》系列丛书中重要的一部专著，它比较准确、翔实和完整地反映了中华医学会检验医学分会的40年历史，系统回顾和整理了中国检验医学在近年来取得的业绩和学科发展，展示了中国检验医学的发展与进步，既可让检验人员及相关医学工作人员迅速把握我国检验医学蓬勃发展的脉络，又能在阅读学习中不断思考，产生新的思维火花和见解，启迪新的研究。

回顾检验医学的发展历程，我们深切地感受到改革开放政策给检验医学带来的挑战与机遇。我国检验医学水平的不断提高，归功于几代人的呕心沥血，归功于全体检验人的艰苦奋斗！

不忘初心，砥砺前行。让我们为推动检验医学事业的发展继续辛勤耕耘、无私奉献，为实现"健康中国"的伟大理想继续努力、不断创新，勇攀新的高峰！

中华医学会检验医学分会第九届委员会主任委员　潘柏申

2018年5月

目 录

第一章 中华医学会检验医学分会现状·······001

第一节 组织结构及常委分工·······001

第二节 我国检验医学从业人员调查分析·······010

第三节 能力提升现状与建议·······011

第四节 继续教育及检验医师培养·······019

第五节 创新发展状况与前景展望·······024

第六节 检验专家学者获得国家自然科学基金与重要科研成果分析·······031

第二章 检验医学技术研究进展·······038

第一节 血液检验技术研究进展·······038

第二节 体液检验技术研究进展·······053

第三节 生化检验技术研究进展·······058

第四节 免疫检验技术研究进展·······069

第五节 微生物检验技术研究进展·······079

第六节 分子诊断技术研究进展·······085

第七节 液体活检·······117

第八节 精准医疗·······127

第九节 质谱技术·······133

第十节 POCT检测技术及临床应用进展·······142

第三章 疾病相关实验室检测项目研究进展·······152

第一节 心血管疾病·······152

第二节 消化系统·······184

第三节 肾疾病·······190

第四节 呼吸系统疾病·······199

第五节 变态反应性疾病·······213

第六节 肿瘤 ··· 219

第七节 妊娠相关疾病 ··· 244

第八节 感染性疾病 ··· 259

第九节 糖尿病 ·· 279

第十节 甲状腺疾病 ··· 284

第十一节 代谢性骨病 ··· 288

第十二节 风湿免疫性疾病 ··· 301

第十三节 神经系统疾病 ·· 311

第十四节 泌尿生殖系统疾病 ······································ 319

第十五节 眼耳鼻喉疾病 ·· 345

第十六节 血液系统疾病 ·· 355

第四章 中国检验医学研究精选文摘与评述 ················ 372

第一节 临床血液学检验研究精选文摘与评述 ··············· 372

第二节 临床生物化学检验研究精选文摘与评述 ············ 400

第三节 临床免疫学检验研究精选文摘与评述 ··············· 427

第四节 临床微生物学检验研究精选文摘与评述 ············ 453

第五节 临床遗传学检验研究精选文摘与评述 ··············· 500

第六节 临床寄生虫检验研究精选文摘与评述 ··············· 516

第一章　中华医学会检验医学分会现状

在中华医学会检验医学分会历届主任委员、所有委员及青年委员会的共同努力下，检验医学分会与全国检验医学同仁戮力同心、披荆斩棘，共同推动了我国检验医学事业的快速发展。在全国及国际性学术交流、提高检验服务质量、帮扶基层地区检验医学的发展中均做出了重要贡献。学会积极完成国家卫生计生委和中华医学会的任务，推进临床检验标准化和规范化管理工作，编写多个行业规范和应用建议，为临床和患者提供更好的检验服务。同时，学会专家在感染性疾病诊断防控、生物标志物研究、生物传感器及其他检验新技术的研发等方面获得长足发展，取得了包括国家科技进步二等奖在内的诸多国家、省部级奖励，开创了我国检验医学事业的新局面。在"十三五"期间，学会将抓住机遇，加强医学科技发展的顶层设计，完善医学科技创新制度和平台，推动科技资源整合与成果转化应用，培养检验医学高水平科技创新人才及后备青年人才。利用科技前沿技术（分子诊断、大数据、人工智能及物联网等）提升检验医学科技创新发展质量。服务国家紧急重大项目，如国家临床疾病研究中心建设、国家区域医疗中心建设、国家重大传染病防治专项。以适宜技术辐射、健康科普宣传做好基层服务建设。进一步提升检验医学的国际地位及学科建设能力，更好地服务于国家健康事业及人民健康福祉。

第一节　组织结构及常委分工

2014 年 12 月 4 日，通过换届改选正式组成了中华医学会检验医学分会第九届委员会，委员会共有 67 名委员组成，其中前任主任委员 1 名、主任委员 1 名，副主任委员 4 名，常务委员 23 名。下设 5 个学组，包括临床免疫学组、临床生化学组、临床微生物学组、临床血液体液学组、临床实验室管理学组。2015 年 3 月 10 日，成立了中华医学会检验医学分会第九届委员会青年委员会，青年委员会共有 47 名委员组成，其中主任委员 1 名，副主任委员 4 名。

一、组织结构

1. 中华医学会检验医学分会第九届委员会人员如下组成（以姓氏汉语拼音为序）。
前任主任委员：尚　红
主 任 委 员：潘柏申
副 主 任 委 员：郝晓柯、王成彬、王传新、张　捷

常 务 委 员：崔 巍、府伟灵、郭 健、胡丽华、马筱玲、潘世扬、彭 林、沈立松、
王 前、王兰兰、王培昌、魏 军、续 薇、张 曼、张 展、张军力、
仲人前

委 员：阿祥仁、曹永彤、陈 葳、陈 瑜、戴二黑、段 勇、符生苗、高春芳、
关 明、关秀茹、胡成进、黄 山、贾 玫、兰小鹏、李 莉、李 艳、
李彬先、刘文恩、鲁辛辛、毛远丽、欧启水、齐 军、秦 雪、邱广斌、
单保恩、苏海翔、孙桂荣、王昌敏、王华梁、王小中、吴文苑、谢鑫友、
徐英春、许 斌、许文荣、杨红英、杨正林、姚 智、尹一兵、袁 宏、
张 新、张会英、赵克斌、郑 磊

2. 中华医学会检验医学分会第九届青年委员会人员如下组成（以姓氏汉字拼音为序）。

主 任 委 员：潘柏申

副主任委员：陈 鸣、黄宪章、王利新、吴 俊

委 员：蔡会欣、曹颖平、陈鑫苹、程黎明、崔丽艳、邓安梅、丁海涛、管世鹤、
郭 玮、韩晓旭、胡炎伟、贾克刚、金英玉、李俊明、李绵洋、梁宏洁、
刘家云、刘靳波、栾 芳、潘秀军、彭 海、孙安源、唐玲丽、托 娅、
王 辉、王 伟、魏超君、徐 建、徐 立、徐 怡、许建成、杨 丽、
杨泽华、应斌武、张红梅、张 华、张 钧、赵德华、郑 伟、周 琳、
周 钦、庄学伟

3. 第九届委员会学组正副组长名单如下。

学 组	组 长	副组长
临床生化学组	潘世扬	段 勇、贾 玫、刘 蕊、汪俊军
临床免疫学组	王兰兰	欧启水、高春芳、陈 瑜、仲人前
临床血液体液学组	魏 军	胡丽华、续 薇、李 莉、江 虹
临床微生物学学组	马筱玲	徐英春、刘文恩、孙自镛、张莉萍
临床实验室管理学组	沈立松	王培昌、沈佐君、王华梁、李 艳

二、正、副主委分工

潘柏申：学会管理工作、对外学术交流、青委工作。

张 捷：学会组织工作、与临床其他学科学术交流。

郝晓柯：学会学术工作、学会网站建设。

王传新：学会学术会议会务工作。

王成彬：学会继续教育工作、学会宣传工作。

三、常务委员简介

潘柏申

现任中华医学会检验医学分会第九届委员会主任委员，原卫生部临床检验标准专业委员会第七届副主任委员，上海市生物医学工程学会检验医学专业委员会主任委员。

潘柏申，1953 年 5 月出生，江苏宜兴人。现为复旦大学附属中山医院检验科主任，教授、研究员、研究生导师。曾任中华医学会检验医学分会第七、八届副主任委员，上海医学会检验医学分会第七届主任委员。承担原卫生部、科技部和上海市多项科研基金项目，曾获上海市医学科技奖二等奖、2012 年上海市十佳医技工作者等多项荣誉称号。发表文章 200 余篇，主编、参编著作、教科书 20 余部。担任《中华检验医学杂志》总编、《国际检验医学杂志》《中华临床实验室管理电子杂志》副总编。

尚红

中华医学会检验医学分会第九届委员会前任主任委员。

尚红，1960 年 10 月出生，辽宁沈阳人。现为中国医科大学副校长、附属第一医院院长、国家卫生健康委员会 / 中国医学科学院艾滋病免疫学重点实验室主任，教授、主任医师、博士研究生导师。曾任中华医学会检验医学分会第九届委员会主任委员、世界病理和检验医学联合会（WASPaLM）西太平洋区主任、国务院学位委员会学科评议组成员、中国医师协会检验医师分会会长、中国性病艾滋病防治协会副会长等职。首次建立中国人群常用临床检验项目参考值标准和个体化医学检测规范，整体提升了我国检验医学行业的标准化和科学化水平；系统阐述了我国艾滋病流行新特点及疾病转归关键因素，为我国艾滋病防治提供了重要技术支撑。先后承担"十一五""十二五""十三五"国家科技重大专项和"十二五"国家科技支撑计划等课题。以第一完成人获国家科学技术进步二等奖 2 项（2008 年，2015 年）、辽宁省科技进步一等奖 4 项、2014 年何梁何利科学与技术进步奖和 2015 年法国医学科学院塞维雅奖。在 Nature、Lancet Infect Dis、Clin Chem 等杂志发表 SCI 论文 100 余篇，获国家发明专利授权 6 项，主导、参与制定卫生行业标准 8 项。

王传新

中华医学会检验医学分会副主任委员，主要负责学术会议组织安排、学组学术活动。

王传新，男，汉族，1963 年 5 月出生，山东莱芜人。山东大学二级岗教授，博士生导师，国家卫生健康委员会有突出贡献中青年专家，山东省卫生系统杰出学科带头人，泰山学者特聘教授。现任山东大学第二医院院长，兼任中华医学会检验医学分会副主任委员，中国医师协会检验医师分会副会长，山东省医学会副会长，山东省医学会检验医学分会主任委员，《中华检验医学杂志》副总编，《中华临床实验室管理电子杂志》副总编，《国际检验医学杂志》副总编，"Journal of Cellular Biochemistry""Molecular Cancer""Clinica Chimica Acta"等杂志特邀审稿专家。近年主持国家重点研发计划、国家自然科学基金等国家级课题 12 项，累计科研经费 3000 余万元。主持完成的课题获教育部科学技术一等奖 1 项、科技进步二等奖 1 项；山东省科技进步一等奖 1 项、二等奖 3 项、三等奖 3 项。国家发明专利授权 12 项，其中 2 项通过山东大学完成专利技术转让并实现产业化。以通讯作者在"Clinical Cancer Research"等杂志发表 SCI 论文 100 余篇；参编"十一五""十二五"国家规划教材 5 部。已培养硕、博士研究生 62 名，现在读博士后 5 名，博士研究生 11 名，硕士研究生 12 名，与美国 UCSF 及加拿大 McGill 大学建立友好合作关系，联合培养博士研究生。

郝晓柯

中华医学会检验医学分会副主任委员，负责学会学术工作。

郝晓柯，1959 年 9 月出生，河北省人。现任空军军医大学（第四军医大学）附属西京医院全军临床检验医学研究所所长、检验科主任，教授，主任医师，博士生导师。"中国青年科技奖"获得者，1993 年起享受政府特殊津贴。担任中国医师协会检验医师分会副会长、中国生化学会临床应用生物化学及分子生物学分会副理事长、全军检验医学专业委员会副主任委员、国家卫生健康委员会全国临床检验标准委员会副主任委员、中国合格评定认可委员会医学专业委员会委员、陕西省检验学会主任委员、《中华医学检验杂志》副主编等。长期从事临床检验诊断的研究，在肿瘤分子诊断及临床分子微生物研究方面取得一定成果。承担国家 "863" 重大课题、科技支撑计划重点项目、国家重大专项及国家自然科学基金等 12 项，近 5 年来获得课题研究经费 1780 多万元；在《Nature Materials》《PNAS》《Cell Research》等杂志发表 SCI 论文 50 余篇，出版专著 4 部、起草 / 制定本行业相关规范性文件或标准 12 部。获得陕西省科学技术一等奖 1 项，军队科技进步二等奖 3 项，总后勤部优秀教师，军队院校育才奖 "金奖"，国家精品课程和国家级教学团队。2016 年、2017 年获得中华医学会检验医学分会 2015 年、2016 年度学会工作贡献奖。

王成彬

中华医学会检验医学分会第九届委员会副主任委员，牵头负责继续教育工作。

王成彬，1961 年 3 月出生，江苏淮安人，现任中国人民解放军总医院医学检验科主任，医学检验中心主任，主任医师、教授、博士研究生导师，中南大学、北京理工大学兼职教授，温州医科大学、南开大学兼职教授、博士生导师。先后获全国住院医师规范化培训优秀基地主任、中央军委后勤保障部优秀共产党员、中国人民解放军总医院十佳教师等荣誉。现担任中华医学会检验医学分会副主任委员、北京医学会检验医学分会主任委员、中国仪器仪表学会医疗仪器分会副会长、中国医师协会检验医师分会常务委员、世界华人医师协会检验医师分会副主任委员、中华检验杂志副总主编等学术职务。先后承担军队 "十二五" 重大专项、"十三五" 军队重点专项、"十二五" 科技支撑、国家自然科学基金等课题及国家 863、仪器重大专项等分课题研究。获全国多媒体教材一等奖 1 项、军队医疗成果二等奖 1 项、军队科技进步二等奖 2 项，北京市科技进步二等奖 2 项，军队科技进步三等奖 3 项，中华医学科技三等奖 1 项。在国内、外期刊发表学术论文 300 余篇，主编、主译专著 5 部。

张捷

中华医学会检验医学分会第九届委员会副主任委员，负责学会组织工作；与临床其他学科学术交流。

张捷，1953 年 12 月出生，籍贯上海，现为北京大学第三医院检验中心主任教授，主任医师，博士生导师。兼北京大学国际医院检验科主任。曾任中华医学会检验医学分会第十二届委员会副主任委员（2014—2018 年），现任北京检验学会副主任委员，中国医师协会检验医师分会副会长，北京检验医师协会副会长，中国医院协会临床检验管理专业委员会常委，国家卫生和计划生育委员会卫生标准委员会临床检验标准专业委员会委员，世界华人检验与病理医师协会常委，妇幼健康研究会检验医学专业委员会副主任委员，《中华检验医学杂志》等杂志的编委。承担"十一五""十二五"国家科委重大支撑子课题及国家卫生健康委员会科研项目子课题多项，作为负责人承担国家自然科学基金和北京市科委科研基金多项。发表论文 80 余篇。SCI 收录 40 余篇。2017 年度获辽宁省科学技术进步奖一等奖（2017-J-1-12-D01）。2010 年获北京市科学技术三等奖（10 医 -3-006），1994 年获国家科委科技成果奖（940185）。

郭健

中华医学会检验医学分会第九届委员会常务委员，第七届、第八届委员会副主任委员，第五届、第六届委员会学术秘书。

郭健，1956 年 9 月出生，山东威海人。现为北京医院研究员，现任中国医学装备协会理事会常务理事和检验医学分会副主任委员，中国合格评定国家认可委员会实验室技术委员会医学专业委员会副主任委员，全国医用临床检验实验室和体外诊断系统标准化技术委员会（SAC/TC136）副主任委员。先后承担国家 863 计划、十一五计划和卫生行业科研专项研究课题各 1 项，主持编写中华人民共和国卫生行业标准 6 项，发表论文 60 余篇。担任《中华检验医学杂志》第七届、第八届编委会副总编，《标记免疫分析与临床》副主编。

张曼

中华医学会检验医学分会常务委员。

张曼，主任医师、教授、博士生导师，首都医科大学附属北京世纪坛医院检验中心主任，北京市尿液分子诊断重点实验室主任。北京大学医学部博士生导师，首都医科大学博士生导师、博士后流动站导师。中国医师协会检验医师分会第三届委员会会长，世界华人检验与病理医师协会会长，中华医学会检验医学分会常务委员。从事检验工作 30 余年，注重检验与临床相结合，在疑难检验结果病理分析及诊断、鉴别诊断、治疗效果评价和预后判断方面具有特色，获得北京首批"登峰人才"支持。创建了检验诊断报告体系，为检验医学建立了知识服务载体，建立了检验行业人才能力发挥的平台，重视检验人才培养。主持国家研究课题多项，特别在尿液蛋白组学研究及肿瘤标志物等方面发表文章百篇，主编著作 5 部，获得国家和省部级奖多项。

王培昌

中华医学会检验医学分会第九届委员会常务委员，兼临床实验室管理学组副组长，协助全国检验医学学术会议临床实验室管理论坛的组织工作。

王培昌，1965 年 7 月出生，河南民权人，现为首都医科大学宣武医院检验科主任、教授、博士研究生导师，先后入选了北京市医管局"登峰"团队培养计划（团队负责人）和首批北京市"215"医学骨干人才培养计划。现任中华医学会检验医学分会常委、中国医师协会检验医师分会常委、中国医院协会临床检验管理专业委员会委员、北京医学会检验医学分会副主任委员等。中华医学会检验医学分会"临床检验危急值报告程序规范化专家共识"第一执笔人及通讯作者。先后主持国家自然科学基金、北京市自然科学基金、首都特色重点项目、教育部博士点基金等 12 项基金资助课题，获北京市科技进步奖一等奖 1 次，以第一作者或通讯作者在 Scientific Reports、NeuroToxicology、Brain Research、Mechanism of Ageing and Development 等国际主流杂志发表 SCI 论文 25 篇，统计源期刊论文 150 余篇，主编及副主编著作 5 部、主译著作 1 部、参编著作 6 部。

担任《检验医学》副主编,《中华检验医学杂志》《临床检验杂志》《国际检验医学杂志》《中华临床实验室管理杂志(电子版)》等编委;同时担任多本 SCI 期刊通讯编委。

崔巍

中华医学会检验医学分会第九届委员会常务委员,兼秘书长。

崔巍,1969 年 7 月出生,黑龙江人。现为中国医学科学院肿瘤医院检验科主任,研究员,博士研究生导师。中国协和医科大学博士,哈佛大学波士顿儿童医院博士后。现任中华检验医学杂志副主编,北京医师协会检验医师(技师)专业委员会会长,中国医师协会检验学会常务委员,北京医学会检验分会常务委员,北京检验医学学会副主任委员,北京中西医结合协会检验分会副主任委员等。主持和参与国家自然科学基金、北京市科委基金等 10 余项。荣获中华科技奖、北京市科技进步奖等 6项。发表文章 150 余篇,编著学术著作 10 余部。

彭林

中华医学会检验分会常务委员,天津医学会检验分会主任委员。

彭林,1956 年 6 月出生,山东人。研究员,教授,硕士研究生导师。现任天津市临床检验中心主任,天津市第四中心医院党委书记。美国 UNIVERSITY OF MICHIGAN MEDICAL SCHOOL 博士后访问学者(1999—2003 年),在血液学及临床检验学相关领域从事基础与临床科研工作 20 余年,积累了丰富的理论知识及实验操作经验。

张军力

中华医学会检验分会第九届常务委员;兼临床生化学组、临床实验室管理学组委员。积极参加学组的学术活动,参加危急值专家共识的编写等。

张军力,1956 年 5 月出生,河北省深县人,中共党员。内蒙古医科大学附属医院检验科前任主任,主任检验师、二级教授、硕士生导师。内蒙古临床检验质量控制中心第一届主任,内蒙古细菌耐药检测中心主任。内蒙古医学会检验分会副主任委员(2000—2014 年)。从事检验医学的医疗、教学、科研、管理 30 余年。社会学术团体任职:中华医学会检验分会常委、中国医院协会临床检验管理专业委员会委员、中国医学装备协会临床检验装备专业委员会委员、中华医学会健康管理学分会委员、中华医学会微生物与免疫学分会临床微生物学组委员、全国高等教育出版社医学检验教材编写委员会委员、CNAS 医学实验室主任评审员、呼和浩特临床检验质量控制中心副主任等。主持原卫生部医药卫生科技发展研究中心项目、内蒙古自然科学基金项目 9 项。先后在国内外各级杂志发表论文60 余篇,参编教材 2 部,主编书籍 1 部。以第一完成人获得内蒙古自治区科技进步二等奖一项、内蒙古医学会科技进步一、三等奖 2 项。现任国际检验杂志常务委员、临床检验杂志、内蒙古医学学报、内蒙古医学杂志杂志委员。

续薇

中华医学会检验分会第九届委员会常务委员,血液体液学学组副组长。牵头负责血细胞形态学检验的规范、血液分析自动审核规则的建立与验证及学会学术会议中血液学专场的组织与筹备。

续薇,1956 年 2 月出生,吉林省梨树县人,现任吉林大学第一医院临床检验中心主任、吉林大学第一医院白求恩医学部一系实验诊断学系主任,医学博士、主任医师、教授、博士研究生导师。1988 年在天津血液病医院学习血液病形态学诊断、1993 年在日本仙台市立病院中央检查部研修临床检验、1997 年加拿大 Laval 大学病院病理科研修肿瘤细胞病理学。现兼任中华医学会检验分会常委、中国医师协会检验分会常委、中国医院管理协会临床检验专业委员会委员、吉林省医学会检验分会主任委员、吉林省抗癌协会临床细胞学专业委员会主任委员、吉林省检验质量控制中心副主任，教育部高等学校医学技术专业教学指导委员会委员。主持国家自然科学基金面上项目及省科技厅课题多项，获吉林省科技进步三等奖及吉林省自然科学学术成果二等奖，发表 SCI、EI、核心期刊论文多篇。担任《中华检验学杂志》《中国实验诊断学》《国际检验医学杂志》等多家杂志编委。

仲人前

中华医学会检验分会第九届委员会常务委员。

仲人前，1962 年 11 月出生，江苏苏州人。第二军医大学长征医院实验诊断科、全军医学免疫诊断研究所研究员、博士生导师。主要从事实验诊断学的教学、科研和医疗工作。培养博士生、硕士生 70 余名，主持各类国家和省部级科研基金 20 多项、发表 SCI 论文 80 多篇，出版专著 12 部，授权专利 6 项，获军队和上海市科技成果奖 7 项。目前担任上海市免疫学会理事长、中国医学装备协会检验医学分会副主任委员、中国研究型医学协会临床检验分会副主任委员、中国免疫学会常务理事、中国医院管理协会检验分会常委、中国医师协会检验分会常委兼自身免疫专家委员会主任委员。曾任中国免疫学会临床免疫分会主任委员（2002—2012 年）、上海市医学会检验分会主任委员（2009—2012 年）、中华医学会检验分会副主任委员（2011—2014 年）、中国抗癌协会肿瘤标志物分会副主任委员（2007—2017 年）、全军检验学会副主任委员（2006—2015 年）等职。

沈立松

中华医学会检验医学分会第九届委员会常务委员，兼任临床实验室管理学组组长。

沈立松 1963 年 6 月出生，江苏昆山人。现为上海交通大学医学院附属新华医院检验科主任，主任医师，博士生导师。现任中华医学会检验医学分会常委（管理学组组长）、上海市医师协会理事、上海市医师协会检验医师分会会长、世界华人检验与病理医师协会副会长、上海市医学会检验医学分会第九届委员会主任委员、上海市免疫学会理事、上海市检验医师培训专家组组长、上海市检验质量管理专家委员会委员。曾任上海市医学会检验分会主任委员，连续 3 年获得"优秀主任委员"的殊荣。先后发表国内外论文百余篇，其中 SCI 近 30 篇，参编专著 6 部，承担国家自然科学基金 3 项，省部级项目 5 项。担任《中华检验医学杂志》副总编辑、《检验医学》杂志副主编、《中华临床实验室管理杂志》电子版副总编、《临床儿科杂志》编委。

潘世扬

中华医学会检验分会常务委员，兼任临床生化检验专业学组组长。

潘世扬，教授、研究员、主任医师和博士生导师。南京医科大学第一附属医院（江苏省人民医院）检验学部主任，南京医科大学医学检验系主任。中国研究型医院学会检验分委会副主任委员，中国医师协会检验医师分会常务理事，江苏省医学会检验分会前任主任委员和《中华检验医学杂志》编委，是《BMC Cancer》等 SCI 期刊审稿专家。目前主要从事临床重大疾病诊断与治疗分子标志物的研究。在肿瘤单克隆抗体、人血浆游离 DNA、DNA 甲基化及细菌耐药整合子等的研究与临床检测应用方面具有较深的造诣。新发现并命名了用于非小细胞肺癌（NSCLC）等肿瘤诊断与治疗的分子标志物 SP70，建立了针对这一国际范围内新发现的重要肿瘤标志物的系列检测技术。基于 SP70 肿瘤标志物的肿瘤液体活检技术已经在国内外的医疗机构开展临床检测应用转化，并牵头开展一项注册国际多中心临床研究项目。近5年主持多项国家和省级重大课题。主编200余万字的国家"十二五"重点专著《临床分子诊断学》一书，由人民卫生出版社于2013年底出版发行；获得美国及中国发明专利共计10项，其中多个项目实现了产学研转化。发表SCI收录高水平研究论文60余篇。

马筱玲

中华医学会检验分会常务委员，兼任微生物学组组长。牵头负责微生物学组相关工作。

马筱玲，1962年10月出生，安徽无为人。现为中国科技大学附属第一医院（安徽省立医院感染病院）副院长，临床微生物学检验专科主任，教授、主任医师，博士生导师。现任中国医师协会检验分会常务理事，感染性疾病检验专业委员会副主任委员，安徽省检验分会主任委员，安徽省微生物与免疫学分会副主任委员。先后承担国家自然基金2项，安徽省自然基金和省攻关项目8项。获安徽省科技进步二等奖2项，三等奖2项。主编著作2部，副主编著作3部，参编著作3部。发表论文140余篇，其中SCI论文20余篇。培养研究生30余人。

张展

中华医学会检验分会第九届委员会常务委员，参与免疫学组和管理学组的学术交流工作。河南省医学会副会长。河南省医学会检验分会、微免分会前任主任委员。

张展，博士、博士生导师、国务院特殊津贴专家、全国五一劳动奖章获得者、全国优秀院长、国家卫生健康委员会有突出贡献的中青年专家。1959年9月出生，河南郑州人。现为郑州大学副校级领导；原任郑大三附院院长，两次到美国哈佛大学MGH等作高级访问学者。共承担国家自然基金项目4项、河南省重点攻关项目等20余项，获科研经费600万元。发表论文100余篇，其中，包括在Lancet等杂志上发表的SCI论文40余篇，出版专著8部，获国家专利3项，获中华医学会科技成果二等奖1项；获河南省科技成果一等奖1项，二等奖4项。围生期疾病的发病机制和临床诊疗研究及防控体系的建立；2014获河南省科技进步一等奖。同时获中华医学会科技进步二等奖。

胡丽华

中华医学会检验医学分会常务委员。

胡丽华，二级教授，主任医师，博士生导师、国家级教学名师、享受国务院政府特殊津贴专家、全国宝钢教育基金优秀教师、国家级精品课程和国家精品资源共享课程《临床输血检验》负责人、首批国家临床重点专科学科带头人、湖北省首届第一层次医学领军人才、湖北省教学名师等。曾任华中科技大学检验系主任，附属协和医院检验科、输血科主任，现任学科带头人。担任中华医学会检验医学分会常务委员（五届）、中国医师协会检验医师分会副会长（三届）、中国医院协会检验管理专业委员会常务委员（三届）、中国输血协会副理事长、中国输血协会临床输血学专业委员会主任委员、中华医学会检验医学分会"血液学、体液学专业委员会"副组长、国家卫生健康委员会血液标准专业委员会委员、全国高等医药院校医学检验专业教材建设委员会副主任委员、全国诊断学教学指导委员会委员、湖北省检验学会主任委员（三届）、湖北省医师协会检验医师分会主任委员、湖北省及武汉市临床输血委员会主任委员、湖北省输血协会副会长、《临床血液学杂志》主编等。主持国家自然科学基金项目、原卫生部行业科研重大项目、教育部博士点基金项目、湖北省自然科学基金重点项目等20余项国家及省部级课题，发表学术论文200余篇，其中以第一作者及通讯作者发表 SCI 收录论文 40 余篇，主编全国高等医药院校规划教材 10 部、副主编 2 部、参编 3 部，培养博、硕士研究生 80 余名。

王前

中华医学会检验医学分会第九届常务委员。

王前，1963 年 11 月出生，河南周口人。现为南方医科大学珠江医院院长、主任医师、二级教授、博士生导师，广东省医学领军人才。先后担任医学检验技术国家虚拟仿真实验教学示范中心主任，中国医师协会检验医师分会第三届委员会副会长，中国研究型医院学会细胞外囊泡研究与应用分会第一届主任委员，广东省医师协会检验医师分会第一届委员会主任委员，广东省医学会检验医学分会第十届委员会主任委员等。承担国家自然科学基金面上项目 6 项，广东省教育部产学研结合项目 2 项，广东省自然科学基金项目 2 项，发表论文 100 余篇，其中 SCI 收录 50 余篇，获得国家发明专利 2 项。获河南省科技进步奖一等奖，广东省高等教育教学成果一等奖 2 项。出版国家卫生健康委员会住院医师规范化培训规划教材《临床检验医学》等教材专著共计 8 部，担任《分子诊断与治疗杂志》编辑委员会副主编，《中华检验医学杂志》编辑委员会委员，《Molecular Medicine Reports》杂志审稿人。成功创建了粤港澳和粤桂琼检验医学学术交流平台。

府伟灵

中华医学会检验医学分会第九届常务委员。

府伟灵，1955 年 5 月出生，江苏吴县人，教授，主任医师，博士生导师，现为陆军军医大学第一附属医院检验科主任，全军检验专科中心主任，"973" 计划项目首席科学家，现担任中国人民解放军医学科学技术委员会检验医学专业委员会主任委员，中国研究型医院学会检验医学分会主任委员，中国医师学会检验分会副会长、中国医学装备协会副理事长，国际传染病防治联合会（IFIC）常务委员，《Frontiers in Laboratory Medicine》杂志主编、《Biosens Bioeledtron》杂志特邀编委等 20 余项重要学术职务。主要从事太赫兹/拉曼无标记检测技术、医院感染防治、战创伤感染的防治研究工作。先后主持国家 "973" "863" 计划项目、国家国际合作项目、国家自然科学基金重点项目、军队后勤重大项目等 30 余项，以第一或通讯作者发表国内外论文 500 余篇（其中 SCI 论文 60 余篇），以第一完成人获国家科技进步奖、中华医学奖、军队科技进步奖等 15 项国家及省部级科技成果奖，获得国际、国家发明授权专利 40 余件。主编、参编教材、专著 20 余部。培养博士后 3 名、博士研究生 38 名、硕士研究生 62 名，先后获得中国人民解放军总后 "育才奖" 银奖、金奖等 22 项荣誉。2015 年中央军委主席习近平签署通令记三等功。

王兰兰

中华医学会检验分会第九届常务委员/临床免疫学组组长、负责牵头、落实和组织完成中华医学会检验分会交给临床免疫学组的各项工作。

王兰兰，1953 年 10 月出生，山东荣成人，现为四川大学华西医院临床检验医学研究中心主任、实验医学科主任（原实验医学科主任/医学检验系主任）。二级教授，医学博士生导师，工商管理学博士生导师，获宝钢教育奖优秀教师、四川省卫生计生委首席专家、四川省学术和技术带头人、四川省卫生计生委学术技术带头人、四川省有突出贡献的优秀专家。任中国免疫学会临床免疫分会第六届副主任委员、中国医师协会检验医师分会第二届、第三届副会长、中国研究型医院协会检验分会第一届副会长、中国医院协会临床检验管理专委会委员、中国医院协会临床检验标准委员会委员、四川省医师协会检验医师分会会长、四川省医学会检验医学专委会副主任委员、成都检验分会主任委员、全国高等学校医学研究生卫生部规划教材评审委员会委员等。主持国家自然基金课题 6 项、省部级课题共计 15 项、国家重点专科项目 1 项。作为第一负责人获四川省科技进步一等奖和四川省科技厅科技成果三等奖各 1 项。近 5 年以第一作者或通讯作者发表 SCI 收录文章 60 篇，核心期刊论文 20 余篇。担任人民卫生出版社 5 年制本科教材《临床免疫学与检验》第 3 版、第 4 版和第 5 版主编，《实验诊断学》研究生教材主编，《实验诊断学》8 年制教材第 3 版主编。人民卫生出版社《医学检验项目选择与临床应用》第 1 版、第 2 版主编，人民卫生出版社 / 卫生部《全国临床检验操作规程》第 4 版免疫分册主编，人民卫生出版社"十三五"系列精品丛书《临床免疫学与检验》主编等。担任《中华检验医学杂志》等期刊编委。

魏军

中华医学会检验医学分会第八届、第九届委员会常务委员、血液体液学组组长，负责学组配合分会全国会议分会场的学术安排及稿件审定和优秀论文评审；配合基层检验培训工作实施；组织协调学组的相关学术工作。

魏军，1961 年 11 月 10 日出生，甘肃人。现已退休。曾任宁夏医科大学总医院副院长兼医学实验中心主任。教授，主任医师，博士生导师。获国务院特殊津贴、宁夏回族自治区特殊津贴、宁夏 313 人才等荣誉。先后承担国家自然科学基金 3 项、教育部春晖计划项目 2 项、原卫生部重大专项项目 1 项、宁夏回族自治区科技攻关重大项目 2 项、宁夏回族自治区科技惠民计划 1 项、宁夏自然基金项目等 3 项。在国内外学术期刊发表论文百余篇。获自治区科技进步奖二等奖 2 项、三等奖 4 项，宁夏医学科技一等奖 2 项、二等奖 1 项，申请国际发明专利 2 项。目前兼任中国医院协会临床检验管理专业委员会和中国医师协会检验医师分会常委、中华医学会医学遗传学会委员、宁夏医院协会临床实验室管理委员会主任委员，中华医学检验杂志等杂志的编委和审稿专家，国家合格评定委员会医学实验室评审员。

第二节　我国检验医学从业人员调查分析

检验医学是现代实验室检验技术与临床医学的结合，是我国近 20 年内发展较为迅速的一门多学科交叉应用技术学科，在临床医疗中发挥越来越重要的作用。据不完全统计，全国医学检验实验室已从 1950 年不足 1 万家到 2017 年已有超过 10 万家实验室的规模，检测方法也从早期简单的纯手工检测，转化为当今的全自动、模块化、信息化的检测系统，实现了检测方法及检测技术的一次又一次"质"的飞跃。

检验医学的发展面临着机遇与挑战，迫切要求与临床的密切结合，随着精准医疗和个体化医疗的深入开展，检验人员的自身素质也在不断提高。从 1978 年 10 万余检验人员，学历结构以中专毕业生为主，而且仅有检验技师，通过近 40 年的不断努力，加强检验专业本科和研究生的教育培训，同时引入住院 / 专科医师的规范化培训，引进高学科人才，到 2017 年检验人员队伍已扩大至近 40 万人，学历结构包含学士、硕士、博士，还有检验医师。随着大批有医学检验和相关教育背景的专业人员的加入，受医学教育和具有研究生学历专家的加入及检验医师的加入，这都为检验队伍增添新的活力。据不完全统计，目前我国检验人员中 5% 具有硕士及以上学位，31% 具有学士及以上学位，60% 经过 3 年以上专业培训，而且人才架构还在向高学历转变。

第三节　能力提升现状与建议

一、学术交流与学科建设情况

检验医学分会重视多学科的学术交流和学习，根据实际需要办优质会。针对检验及临床的热点难点问题，在国际交流、地区合作，多学科沟通合作方面亦取得了卓有成效的成绩。

1. 组织举办高水平的全国检验医学学术会议　全国检验医学学术年会作为我国检验学界最重要的年度学术活动，由中华医学会、中华医学会检验医学分会共同主办，截止 2017 年共举办了 13 次学术年会，注册参会人数逐年递增，2017 年已达 2500 余人，为了缩短与国际先进检验技术之间的差距，大会多次邀请了来自国内外检验相关领域的知名专家、学者齐聚一堂，增设 AACC 分会场、中美质谱专场、ASM 及 ESCMID 会议精彩回顾、IFCC 宣贯，共同探讨临床检验医学国内外最新研究成果和发展趋势，并对检验医学所面临的新形势和新挑战进行广泛充分的交流沟通。检验年会作为一次国际、国内一流专家学者高水平的学术碰撞，更是检验界同仁跨地域性的检验学术交流盛会；内容涵盖专业各领域热点、学术交流形式丰富多样。同时截止 2017 年共举办 8 届全国中青年年会，为检验中青年队伍提供了学术交流的平台，挖掘培养了检验界的后备人才梯队。

2. 学组牵头组织优质学术交流活动　2011 年在南京成功举办《全国自身免疫实验诊断高峰论坛》，2012 年成功举办《测量不确定度在医学实验室的应用研讨会》《全国临床化学检验学术会议》《临床实验室管理与检验新技术应用研讨班》《全国临床微生物学术交流大会》等近 10 次的学组交流活动；2013 年举办了《第八届全国临床免疫学术会议》《临床血液、体液检验新进展》《全国临床基础检验技术与进展培训班暨学术交流研讨会》《医学实验室测量不确定度培训班暨学术交流研讨会》。

2014 年学组活动在全国各地积极组织开展了多个高质量的研讨会。2014 年 3 月 20—21 日，临床免疫学组在广州举办了《自身免疫病与自身抗体检测高峰论坛》会议，以"搭建学术平台，活跃学术气氛，凝聚专家力量，促进学科发展"为宗旨，会议报告了不同自身免疫性疾病应选择的临床免疫学检验项目与实验诊断路径，尤其是不同项目在疾病诊断中的价值。2014 年 8 月 21—23 日，临床血液学体液学组主办的《2014 年全国血栓病实验室检查与临床应用研讨会》在湖北襄阳市举行，就血小板功能检测的适宜技术、纤维蛋白溶解功能亢进的检测及临床意义、手术前止血筛查的临床意义、肺栓塞、血液流变学检测的临床意义、凝血功能检测的临床意义、个体化治疗与血栓与止血检验、血栓前状态检测的临床意义、易栓症检测的临床意义等内容进行了深入浅出的讲解。2014 年 8 月 21—23 日，由临床生物化学学组和上海医学会检验医学分会共同主办的 2014 年全国临床生化检验学术会议暨中美质谱检验论坛在上海隆重召开。关注了肾病及代谢性疾病两大国内高发病率疾病的实验室诊断的前沿热点问题及质谱检测技术在临床领域的应用和发展。2014年9月26—28日，临床实验室管理学组主办的《2014实验室管理及流程优化研讨会》在西安召开，就目前我国检验科面临的管理热点问题邀请国内知名专家做专题报告，并展开广泛讨论。2014年11月26—28日，临床微生物学组在西安举办了《全国微生物检验与临床学术交流会》，主要讨论了γ-干扰素释放试验与结核分枝杆菌感染诊断及下呼吸道感染病原学诊断的困惑、临床医师对临床微生物检验的期盼、从药动学角度优化抗菌药物给药方案、临床微生物学检验质量保证等问题。

2015年10月30—31日中华医学会检验分会免疫学组举办了"病毒性肝炎与临床研讨会"，来自全国各地的千余人参加了会议，就目前病毒性肝炎的流行趋势、血清流行病学特点以及防治策略进行了深入的讨论。2015年12月4—5日，中华医学会检验分会临床生化学组组织承办了"中国临床生化紫金论坛"。本次会议参会代表达160人，分别来自于30个省、市、自治区。会议共8场学术报告，关注实验室诊断的前沿热点问题及生化检测技术在临床领域的应用和发展。

自2015年起，微生物学组与CAACM美中临床微生物学会已连续举办三届"中美临床微生物高端论坛"，2017年参会人数已达600余人，邀请了来自美国、加拿大和中国香港、台湾学者30余人，让中国同行不出国门便能了解美国临床微生物学检验进展情况，会场气氛热烈，代表反映良好，一致认为这是我国临床微生物领域水平最高的学术会议。

为了提高行业内检验水平，培养检验多方位人才，检验医学分会还多次举办各学科的学术高峰论坛，2015年3月21日举办脂蛋白（α）临床应用多中心研究预备会；2015年4月11日举办微生物实验室自动化解决方案高端研讨会；2015年4月18日举办急诊项目华东区临床与检验高峰论坛；2015年4月21日举办实验室质量控制全面管理高峰论坛；2015年4月25日举办心血管疾病指南与临床诊疗论坛；2015年6月11日举办体外诊断新技术高峰论坛；2015年10月18日举办了昆明基层医院心脏急重症会议；2015年10月22—23日举办亚太地区糖化血红蛋白高峰论坛；2015年10月31日举办"中国慢性疾病防治基层医师和技术人员的培训工作"等。

2016年4月11—15日，管理学组与上海市临床检验中心于上海共同主办"下一代测序技术培训班"，培训内容涉及下一代测序实验室设置和质控，操作流程及关注要点，微生物、生育健康、遗传病、肿瘤学领域的应用，以及文库构建、数据分析等方面，具前沿性、实践指导性，约100名学员自全国各地前往参加培训，给予一致好评。2016年12月17—18日，微生物学组与山东省医学会检验医学分会合作在山东省举办微生物检验与临床应用研讨会。副主任委员郝晓柯、常务委员兼微生物学组组长马筱玲教授等240余名代表参加。

2017年4月，免疫学组于杭州举办了为期两天的《HBV感染性肝炎免疫基础与临床研究专题会》，邀请了国内在HBV基础研究、临床研究、疫苗研究的相关专家进行报告与交流，全国共有70多人参加会议。参会人员学习了解国际国内HBV研究的新进展，给予一致好评。2017年4月21—22日，微生物学组于河南洛阳举办了首届"中国临床微生物青年论坛"，300余名来自全国各地的青年微生物工作者齐聚河南洛阳，中华医学会检验分会临床微生物学组组长马筱玲和副组长刘文恩到会表示祝贺，并做了专题报告。2017年7月7—8日，于西安召开了"外周血细胞形态学新技术应用学习班"。参会人数现场超过450人，采用微信直播的方式，在线观看超过39 000终端，人数近80 000，覆盖全国及美国、日本华人群体。会后进行了《2017年中美临床微生物与感染高端论坛西部基层巡讲》银川站和兰州站的巡回讲座，各地参会人数分别在 300 人以上。该论坛促进了中美临床微生物学技术和学术交流，促进了检验与临床的沟通，促进了基础微生物与临床微生物的融合，已成为国内关注度较高的品牌会议。为了推进临床微生物检验相关行业标准和专家共识的贯彻执行，中华医学会检验分会临床微生物学组与国家卫生和计划生育委员会临床检验中心细菌室合作于 2017 年先后在浙江、江苏、贵州、山东、山西和陕西组织了 6 场"临床微生物检验标准化"巡讲，培训学员约 2000 人次。2017 年 8 月 25—27 日，管理学组在云南、广西、贵州地区举办检验科主任管理培训班。参会对象为云南、广西、贵州三省检验科主任，在 3 天的时间里，培训班邀请了国内一流的专家，就"科主任管理能力提升及科室梯队建设""实验室管理""检验医学新技术"3 个专题向学员进行了细致的讲解，内容具有前沿性，操作性强，获得了学员的一致好评。

3. 多学科密切交流合作　为了扩展我国检验医学与临床医学、基础医学等其他相关学科的交流与协作，推动我国检验医学的快速、可持续性发展，加强检验学会与其他临床学会的学术交流。联合中华医学会心血管学会、中华医学会内分泌学会、中华医学会肾脏病学会、中华医学会胸外科学会、中国医师协会、上海遗传学会等多个学科，共同制定指南共识，规范行业行为；共同举办学术研讨会，探讨学科交叉热点问题；共同开展和推动基层医务工作人员继续教育。

（1）多学科共同制定指南共识，规范行业行为。2015 年和 2017 年，中华医学会检验医学分会与中华医学会心血管病分会合作，制定了《高敏感方法检测心肌肌钙蛋白临床应用中国专家共识》《急性冠状动脉综合征患者检测心肌肌钙蛋白的专家共识》；与中华医学会心血管病分会、内分泌分会、糖尿病分会合作，于 2016 年制定了《中国成人血脂异常防治指南（2016 年修订版）》，同时通过网络 LIS 系统将 ASCVD 智能化得以推广应用，通过患者情况的录入，进行风险评估，制定个性化的目标值，最终给患者一个直观的健康处方和指导；与中华医学会胸心血管外科学分会、肿瘤学分会、病理学分会合作，在 2015 年制定《中国原发性肺癌诊疗规范》。

（2）联合肝病学分会、中国 CDC、国家卫生计生委艾滋病治疗专家组、中华检验医学杂志成功举办了三届肝炎艾滋病高峰论坛。自 2008 年检验分会创办了首届肝炎艾滋病高峰论坛，现已成为国内外从事艾滋病、病毒性肝炎检验医学、临床医学、基础研究和流行病学研究的专家交流合作的重要平台，论坛邀请了国内外有关病毒性肝炎和艾滋病研究及应用的专家学者进行了精彩的专题报告，集中分析了我国病毒性肝炎和艾滋病诊断治疗的现状，交流最新的研究进展，探讨关注焦点。

（3）与中国工程院医药卫生学部、全国生物芯片标准化技术委员会联合举办四届中国分子诊断技术大会。大会邀请了来自分子诊断相关领域的多位院士和国内外知名专家进行精彩的专题报告，共同探讨建立分子诊断技术质量控制体系，搭建分子诊断技术与临床应用的桥梁，对于促进我国分子诊断技术在临床领域的转化和应用具有重要意义。

（4）举办检验心血管高峰论坛。2013 年在北京举办了中国血脂高峰论坛，以中国人群血脂分层管理为核心，聚焦低密度脂蛋白胆固醇，共同讨论未来跨学科合作的"中国模式"；2013 年在上海举办的高敏肌钙蛋白临床应用专家研讨会，搭建临床和检验跨学科协作平台，传递心肌梗死早期诊断最新指南推荐，助力中国心肌梗死早期诊断事业的长足发展；2013 年在天津举办的心血管与临床检验交叉论坛，探讨最新生物标志物在心血管病的临床诊断、危险分层、治疗方案选择和预后评估中的作用，探讨抗凝药物 / 基因检测。2014 年在广州举办的高敏肌钙蛋白中国专家共识审稿会，该专家共识由心血管病和检验专家共同撰写，指导医师正确使用检验项目，更好对患者进行危险分层、改善预后。

2015 年 4 月 16 日举办基层医院心脏急重症临床诊疗与实验室诊断教育计划项目启动会，在会议中检验和心脏领域专家及基层同行共会，潘柏申主任委员作了《心肌损伤标志物临床应用进展》专题讲座，并组织编写《基层医院心脏急重症临床诊疗与实验室诊断教育计划》手册。

2016 年 5 月 29 日，与中华心血管学会共同举办了"2016 年心血管疾病优化诊疗新进展专家研讨会"，并成立了心血管疾病优化诊疗科研与临床促进专家协作组，2016 年在上海、西安、福州和长春先后开展项目推进学术巡讲。2017 年 8 月 10—13 日，受邀参加了由中华医学会与国家心血管病中心共同举办的"中国心脏大会"，与心脏外科、心脏内科专家针对抗栓治疗工作交流，检验医学专家与心脏病学专家在大会的抗凝治疗专题论坛上依次做了专题报告，双方热烈的讨论为未来多层次的合作奠定了基础。

（5）与中华医学会肝脏病学分会合作，双方主任委员受邀互相交流最新研究成果。2013 年 5 月全国检验医学大会邀请肝病学会分会魏来主任委员作题为"丙型肝炎病毒、核心抗原、病毒基因型及其宿主基因型的检测及临床意义"的报告；2013 年 6 月，尚红主任委员受邀在中华医学会第十六次全国病毒性肝炎及肝病学术会议上作题为"中国人群常用临床检验项目参考区间的建立"的报告；2013 年 12 月尚红主任委员受邀在中华医学会肝病学分会成立 20 周年学术会议上作"检验与临床：肝功项目参考区间的建立"的报告。2017 年 7 月 26 日，潘柏申主任委员受邀参加在上海召开的"肝愿"公益项目大众教育指南新闻发布会，并作"实验室检测在病毒性肝炎临床规范诊疗中的重要性"专题报告。

（6）联合启动中国糖化血红蛋白教育计划。为积极响应十八届五中全会提出的"推进健康中国建设"战略，积极预防慢性病，普及健康教育。中国糖化血红蛋白教育计划主要目标是建立全国糖化血红蛋白标准化实施与推广网络，规范检测与评价的国际标准，建立中国糖化血红蛋白检测参考系统。以循证医学为依据，促进糖化血红蛋白在我国糖尿病管理中的广泛和正确使用、建立全国糖化血红蛋白标准化网络，实施全国糖化血红蛋白标准化计划。2017 年 3 月 19 日，潘柏申主任委员作为三期项目启动的主要牵头人，受邀参加在嘉兴召开的"中国糖化血红蛋白教育计划"第二期总结暨第三期启动会。2018 年 3 月 9 日，在上海正式启动了第三期的"中国糖化血红蛋白教育计划"，建立全国糖化血红蛋白一致性实验室网络，中心化辐射带动全国各省市检测结果一致性水平。

（7）与其他分会加强学术交流与合作。2012 年在北京分会与中华医学会感染病学分会、中华医学会微生物学与免疫学分会等共同举办第十三届亚太临床微生物暨感染病会议；2014 年与中华医学会儿科学分会、国家卫生计生委临床检验中心共同共举办检验医学常用正常参考值范围研究学术研讨会；与中华医学会急诊分会共同编写《临床检验危急值临床应用专家共识（成人）》，出席 2011 年中华医学会内分泌学会举办的 HbA1c 的临床应用高峰论坛；2014 年与中国医师协会胸外科分会共同举办"血清标志物如何改善肺癌管理"专家会；就中国人群肾功能参考区间的研究结果征求中华医学会肾脏病学分会的建议。2015 年参加中华预防医学会妇女保健分会学术会议等。2016 年 3 月 11 日，潘柏申主任委员受邀参加在北京召开由中国医师协会、中国医师协会心力衰竭专业委员会主办的 2016 年"中国国际心力衰竭大会"暨中国医师协会心力衰竭专业委员会第一届学术年会，作"BNP/NT-proBNP 检测的影响因素"专题报告。2017年 5 月 18—21 日，检验医学会受邀承办在北京召开的"中国脑卒中大会"分论坛，围绕检验医学在脑血管病诊治、监测中的作用，与神经内、外科专家针对卒中预防治疗工作讨论进行了深入讨论。

4. 加强国际合作，提高中国检验医学国际地位。在国际交流、地区合作方面，学会积极主办和参加国际会议，树立检验医学分会的国际形象、提高学术地位。与国际临床化学和实验室医学联盟（IFCC）、世界病理和检验医学联合会（WASPaLM）、亚太地区临床生化学会（APFCB）、美国临床化学学会（AACC）、北美华人临床化学学会（NACCCA）、中国台湾医事检验学会、中国香港医务化验学会、中国澳门医务检验学会等多个国际、国家、地区学会建立了密切的合作与联系。同时，与 Clinical Chemistry、Clinical Chemistry and Laboratory Medicine 等多本国际专业学术期刊建立良好交流。

为扩大国际交流的广度和深度，学会采取请进来和走出去相结合的方式，邀请国外学会组织及专家来华交流。

（1）加入世界病理和检验医学联合会（WASPaLM）：世界病理和检验医学联合会于 1947年 9 月在巴黎成立，是一个由 18 个国家和地区的 27 个协会、学会和组织组成的世界著名的检验医师学术团体。1980 年第一届主任委员叶应妩教授启动此项工作，随后的主任委员继续推进，2011 年 5 月重新启动加入事宜，后经过反复沟通及商谈，最终在 2014 年 1 月双方签署合作备忘录，中华医学会和国家外交部批准加入 WASPaLM。2016 年争取到世界病理和检验医学联合会（WASPaLM）年会主办权，2019 年将于中国西安举办。2017 年前任主任委员尚红教授当选为 WASPaLM 西太平洋区主任委员

（2）与美国临床化学协会（AACC）签署长期合作备忘录：学会通过与 AACC 学会多次的沟通与交流，双方签署了长期合作的备忘录，以邀请 AACC 专家参加 CSLM 年会；推荐部分 CSLM 会员以优惠会员费加入 AACC；AACC 联系美国医疗机构能接受 CSLM 会员进行短期交流培训等多种方式促进两会之间的沟通与合作。

通过与 AACC 方面的多次谈判，最终以零版权费获许推出"检验医学在线（Lab Tests Online）"网站中文版，同时将"检验医学在线"网站内容编译为中文书籍，23 位青年委员参与 50 万字翻译工作，免费赠予国内基层检验机构 5000 册发至全国 2200 余家县医院。

2014 年起连续 4 年在全国年会上举办中美质谱高峰论坛，推动国内质谱检测技术临床应用的起步。2016—2017 年连续 2 年在全国年会上举办 AACC Workshop，帮助国内检验工作者了解美国的实验室管理、检验人员资质与培训、临床沟通、风险管理、自动审核等信息。

2016—2018 年连续 3 年学会联合 AACC 在上海举办"中美检验大师论坛（The Best of AACC China）"的召开，围绕"精确检验、精准医疗"主题，甄选美国临床化学年会（AACC）中部分精彩讲题，邀请中美检验医学领域专家、学者就分子诊断技术及质谱分析技术的临床应用、临床实验室管理与检验医学发展趋势等专题进行交流与探讨，第一时间与参会专家分享检验学界最新国际研究进展。

为推动中国医学检验的学术发展，中华医学会检验医学分会专家与美国临床化学学会（AACC）

精诚合作，将 AACC 官方期刊《临床化学》（Clinical Chemistry）杂志以中文版形式引入中国，于 2017 年 3 月 24—25 日，举办了创刊会，2017 年共发布 3 期，主题分别为心脏标志物、液体活检和 SCI 论文写作。《临床化学》杂志是目前全球医学检验领域学术水平最高、影响力最大的期刊，关注相应领域的热点学术议题及最新研究进展，刊登学界重要研究成果、前沿科学理念及权威专家评论。《临床化学（中文版）》的推出将有助于国内医学检验人员更便利地学习了解学术前沿研究、最新科学理念。期刊遴选 Clinical Chemistry 杂志包含重要学术观点理论的述评、综述、专家访谈、评论及学术论著等内容的文章，为国内同行全面系统地介绍相关主题的最新研究进展及临床应用理念。

（3）与国际临床化学和实验室医学联盟（IFCC）的交流合作：中华医学会检验医学分会多位专家连续多年参加 IFCC 年会，与 IFCC 专家学者进行了深入的面对面沟通与学习；同时学会还邀请 IFCC 主席、候任主任参加"全国检验医学学术年会"进行了精彩的学术报告；2012 年首次将 IFCC 科学会议引入中国举办，主题为转科技为关爱（TSIC）；2011 年 5 月孙芾秘书长代表检验分会参加柏林召开的 IFCC 全球实验室会议，作题为《中国实验室质量管理》的报告；在 2016 年青委分会场还特设 IFCC 宣贯论坛，将 IFCC 优质报告带回中国。

（4）扩大亚太地区间学术交流与合作：学会除了与 WASPaLM、AACC、IFCC 有了更进一步的交流与合作；我们还与亚太地区临床生化学会（APFCB）、中国台湾医事检验学会、中国香港医务化验学会、中国澳门医务检验学会等多个国际、地区学会建立了密切的合作与联系，并与《Clin Chem Lab Med》（CCLM）杂志和《Clin Chem》（CC）等本专业国际一流杂志有良好的交流。2013 年赴印尼参加 APFCB 工作会议，检验医学分会应邀举办传染性疾病分会。2015 年检验医学分会组织召开了每两年举办一次第十一届华人检验医学学术会议，两岸四地的专家共同分享全球华人在检验医学取得的成果，探讨推动中华民族检验医学在世界地位的良策。本次会议以检验新技术检测新理念为主题，来自中国香港医务化验学会、中国澳门医务检验学会、中国台湾医事检验学会和中华医学会检验医学分会的主席、代表等 20 余名检验医学专家做了精彩的报告，针对临床检验技术及方法新进展、临床血液及体液学、生化检验、临床免疫学、临床微生物学、分子生物学检验技术及应用研究等领域展开深入的交流。

二、国际学术组织任职情况

2017 年第九届前任主任委员尚红教授当选为 WASPaLM 西太平洋区主任委员。

三、科技期刊建设与发展情况

截至 2018 年 4 月，我国目前公开出版期刊约有 9800 种（不含港澳台地区），其中科技期刊近 5000 种，医学约 1500 种。

1. 科技期刊常见评价体系

（1）对科技期刊评价指标较多，主要分为以下三大类。①期刊被引用计量指标。核心总被引频次、核心影响因子、核心即年指标、核心他引率、他引影响因子、核心引用刊数、核心扩散因子、权威因子和核心被引半衰期。②期刊来源计量指标。来源文献量、文献选出率、AR论文量、平均引文数、平均作者数、地区分布、机构分布、海外论文比、基金论文比、引用半衰期。③学科分类内期刊计量指标。综合评价总分、学科扩散指标、学科影响指标、离均差率。

（2）评价权重较大的主要指标①核心总被引频次。指某刊自创刊以来所刊登的全部论文在某年被其他期刊（包括本刊）引用的总次数。②核心影响因子。期刊在某年的影响因子为该年引用该刊前2年论文总次数与前2年该刊所发表的论文总数之比。③他引影响因子。某种期刊前5年发表的论文在第6年被其他期刊所引用的总次数除以该期刊在前5年内发表的论文总数。④核心他引率。某种期刊前N年发表论文在第N+1年被其他期刊所引用的频次。⑤文献选出率。指来源文献量与期刊全年发表的所有文献总量之比，用于反映期刊发表内容中，报道学术科技成果的比例。⑥来源文献量。指符合统计来源论文选取原则的文献数量。⑦AR论文量。指期刊所发表的文献中，文献类型为学术性论文（Article）和综述评论性论文（Review）的论文数量，用于反映期刊发表的内容中学术性成果的数量。⑧基金论文比。指来源期刊中，国家、省部级以上及其他各类重要基金资助的论文占全部论文的比例。⑨综合评价总分。根据相应数据库综合评价指标体系，计算多项科学计量指标，采用层次分析法确定重要指标的权重，分学科对每种期刊进行综合评定，计算出每个期刊的综合评价总分。

2. 国内主要数据库的期刊收录情况

目前，国内最重要的核心数据库包括3个，分别是由中国科学院情报研究中心负责的中国科学引文数据库（CSCD），由北京大学图书馆负责的北大中文核心数据库，以及由中国科学技术信息研究所收录的中国科技核心期刊（中国科技论文统计源期刊）。其中，CSCD 2017—2018年度共收录来源期刊1229种，包括中国出版的英文期刊201种，中文期刊1028种；同时，CSCD来源期刊分为核心库和扩展库两部分，其中核心库887种；扩展库342种。根据2014版《中文核心期刊要目总览》，北大中文核心数据库共收录期刊1965种。根据2017年发布的《中国科技期刊引证报告（核心版）自然科学卷》，收录为"中国科技论文核心期刊"的中文期刊1912种，英文期刊96种，共2008种。

3. 检验医学科技期刊的发展现状

根据2017年版《中国科技期刊引证报告（核心版）》发布的数据，目前共收录临床诊断学期刊14种，包括检验医学4种、诊断学5种、循证医学5种，可见被核心数据库收录的检验医学期刊数量很少。随着近年来"互联网＋大数据"时代的到来，对传统的检验医学科技期刊的发展，带来了巨大的冲击。新媒体、自媒体的微信、微博及手机APP的迅速发展，给大家的阅读方式带来了巨大的改变，阅读时间碎片化、阅读方式方便快捷、阅读内容更新更快、阅读信息量更多更好等，都对传统媒体带来了巨大的挑战，检验医学科技期刊在出版数字化的高要求下，同样面临着生存压力。

有学者对2012—2015年《中国科技期刊引证报告（核心版）》收录的5种检验医学期刊的学术影响力的研究，以及最新的2017年版《中国科技期刊引证报告（核心版）自然科学卷》数据（表1-3-1；数据来源：2017年版《中国科技期刊引证报告（核心版）自然科学卷》），作者分析出目前检验医学科技期刊的发展主要存在以下几个方面的问题。

表 1-3-1　四种检验医学杂志的主要学术评价指标比较

序号	杂志名称	综合评分		核心总被引频次		核心影响因子		来源文献	文献选出率	AR 论文量	基金论文比
		数值	排名	数值	排名	数值	排名				
1	中华检验医学杂志	54.4	1	2198	2	0.958	2	220	0.6	151	0.5
2	检验医学	45.6	2	1863	3	1.111	1	244	0.88	189	0.27
3	国际检验医学杂志	42.1	3	4295	1	0.457	4	1647	0.98	117	0.12
4	临床检验杂志	32.7	4	1020	4	0.549	3	258	0.96	141	0.56

（1）学术影响力不足：检验医学科技期刊的平均总被引频次呈下降的趋势，从而导致了总体影响因子不高，学术影响力不足。根据 2017 年版《中国科技期刊引证报告（核心版）自然科学卷》数据，4 种检验医学期刊中，核心总被引频次超过 1000 次的有 4 种，超过 2000 次的有 2 种，超过 4000 次的有 1 种；核心影响因子＞1 只有《检验医学》杂志 1 种，核心影响因子为 1.111。

（2）文献来源量差异大：在 2017 年版《中国科技期刊引证报告（核心版）自然科学卷》报告中，《中华检验医学杂志》《检验医学》《临床检验杂志》文献来源量不多，均在 250 篇左右。

（3）期刊学术性成果不足：根据 2017 年版《中国科技期刊引证报告（核心版）自然科学卷》数据，4 种检验医学期刊的 AR 论文量有待继续提高，4 种期刊 AR 论文总量为 598 篇，只占 4 刊文献来源量的 25.2%（598/2369）。以上数据说明，目前检验医学期刊刊载的学术性文章不足，这也导致了期刊对作者的吸引力和关注度下降，一旦作者在这些期刊上找不到自己研究所相关的学术性成果报道，就失去了被引用的机会，最终造成期刊总被引频次及学术影响力的下降。

（4）基金论文偏少：根据 2017 年版《中国科技期刊引证报告（核心版）自然科学卷》数据，4 种检验医学期刊基金论文数量偏少，其中只有《临床检验杂志》《中华检验医学杂志》的基金论文比达到或超过 50%，其余两刊的基金论文比偏低。从表 1-3-1 可以看出，目前国内核心的检验医学杂志对优秀的基金资助文章的吸引力不够，基金国家、省部级以上或其他大的基金资助项目资助文章还是趋向于发表到学术影响力更大的国内综合性医学期刊，或者是国外的 SCI 期刊上。

通过对以上检验医学期刊情况的数据分析不难看出，目前国内检验医学期刊的发展正面临严峻的考验，对优秀论文吸引力减小，造成刊载文章质量的下降，导致期刊总被引频次和影响因子的降低，带来期刊学术影响力的下降，又造成作者的关注度进一步降低，这样就进入了一个期刊发展的恶性循环之中，对检验医学期刊持续、良好发展产生严重的负面影响。因此，这就需要检验医学期刊的编委、专家和编辑部团结起来，一起积极面对，努力思考检验医学期刊取得良好发展的思路和方法，同时，也要努力呼吁国家对中文期刊的发展出台相应的政策支持，改善国内学者"唯 SCI 论"的观点，将国人研究的优秀成果在自己的母语期刊上优先发表，让世界通过"中文"来了解中国学者优秀的科研能力，让世界听到中国的声音。

第四节　继续教育及检验医师培养

一、科技人才培养体系及其独特价值

中华医学会检验医学分会一直很重视科技人才的培养。目前全国有数十所高校开设检验医学专业的本科、硕士、博士培养学制，检验从业人员的素质已得到大幅度提升。从业人员的学历已经从以前中专、大专学历为主发展到现在大学本科为主。科技人才在推动检验学科的发展，扩大检验学科的学术影响力等方面发挥十分重要的作用。

二、检验医师培养

2003年中华医学会检验医师分会在北京制定了我国检验医师的准入、培训标准，标志着我国检验医师的培训向规范化迈出了重要步伐。2005年北京市卫生局正式将检验医师纳入住院医师规范化培训体系中。从2006年开始原国家卫生部已在全国范围评审确认了一批检验医师规范化培训基地，并出台了统一的培训细则和要求。2009年天津市37家医疗机构建立了包括检验学科在内的143个住院医师和全科医师规范化培训基地。2010年上海首次全面推行住院医师规范化培训制度，医学检验医师培训被纳入其中。目前，全国检验医师培养规模不断扩大。

检验医师承担的任务主要包括：提供检测结果的解释及咨询服务，出具诊断性临床检验报告，检验报告的审核，协助制定疾病诊断指标的优化组合和新项目的推广评估，积极参与临床诊疗和调研等。中华医学会检验医学分会专家参与检验医师标准制定，检验医师规范化培训基地的评审和定期考核，为推动我国检验医师的培养发挥了重要作用。

三、精准医疗扶贫及基层培训

中华医学会检验医学分会一直关注对基层检验人员的继续教育，通过基层培训计划帮助基层医疗机构提升检验水平，更好地满足患者不断提升的诊疗需求，从而缓解大医院的接诊压力，改善看病难的局面，优化医疗资源，在契合新医改'强基层'要求的同时，为建设'健康中国'奠定基础。近年来，加强了网络课堂、专家远程答疑面对面等内容好、易开展、费用低、效果好的培训形式，并将这些活动从区域性向全国性推广，让更多的不同层次检验人员获益，不断促进基层检验向管理规范化、结果标准化方向发展。

1. 城乡对口支援临床检验技术标准的制定及培训项目　根据《中共中央国务院关于深化医药卫生体制改革的意见》中"大力发展农村医疗卫生服务体系"的要求，为加强县级医院和乡镇卫生院检验能力建设，提高检验水平和服务能力，2010年2月26日，中华医学会检验医学分会启动了"城乡对口支援临床检验技术标准的制定及培训"的公益项目。

（1）项目实施的基本情况：项目本着"分级分类，逐级帮扶，业务对口"及建立"全国—各省—基层"的检验医学培训网络的培训模式，为基层检验人员提供临床基础检验和血液学检验技术、临床生化检验技术、临床免疫检验技术、临床微生物技术、质量控制和安全管理等方面的全面培训，强化常规检验的标准操作流程和实际工作能力的训练，重点解决常规工作中的常见问题和难点问题。采取理论培训和实践教学相结合模式，选取当地技术较强的三级医院作为实习基地，贴合当地实际开展教学和实习工作。

国家卫生和计划生育委员会医政司对本项目给予了高度重视，配合本项目培训，共发送了31个行政便函到当地省卫生行政部门，地方行政部门、当地学会在培训学员的针对性选择和组织方面做了大量工作，为本项目的顺利进行和收到良好的培训效果提供了重要保证。

培训从西部12省开始，逐步覆盖中部和东部省份，截止到2013年5月30日，利用3年零3个月时间，全面规范化培训了全国31个省市自治区3570家医院的3854名基层县级医院和乡镇卫生院的检验科主任及技术骨干。来自全国各地的检验专家和各培训医院的优秀技术骨干1178人次参加了理论授课和技术指导工作，有930名实习带教教师及93家教学基地参加了培训工作，共计授课1054学时，是国内规模最大、历时最久、针对全国基层检验技术人员的培训项目。

（2）项目取得的成效：项目实施3年来，产出丰厚，反响强烈。学员检验理论知识提高显著，培训前后的结果评估显示，及格率由培训前14.95%上升到培训后68.91%。项目实施完成6个月后，对9个省（区、市）250所参加培训的县级医院的抽样调查显示，培训后医院开展常规检验项目的数量、室内质量控制项目的数量和室间质量评价项目的数量均显著增加，>15%的医院开展的新项目≥3项，室内质量控制和室间质量评价项目也明显增加，其中，增加临床生化检验质量控制项目的医院达到13%。培训前后县级医院实验室生物安全的实施工作和质量管理水平均有了不同水平的提高，尤其是对生物安全风险的评估，开展生物安全风险评估的医院由培训前的41.2%增加到76.4%，开展仪器校准和建立文件管理体系的医院也>10%。许多边远地区的学员感慨地表达，这是第一次走出县城、到省城、到大医院，听到这么多来自全国的专家教授讲授标准化的技术和实践操作经验，纠正了许多原来工作中的错误操作，解决了很多疑难问题，学员们希望以后还能有这样实在的、送技术上门的免费培训机会。当地卫生行政部门也明确表示，该项目有助提高当地检验服务临床的能力，推动当地医疗诊治水平的整体提高。

项目的另外一个效果对学会青年专家也是一个培养和提高的过程，更加了解基层医疗机构的状况和医务人员的需求，对青年专家的成长也提供了难得的机会。另外，通过项目实施，搭建了培训体系，为省里组织培训提供了平台和模式。通过这个项目的实施，也可以吸引更多的社会力量关注、支持基层医疗服务能力的提高，也为其他专科人员培训提供了经验、参考和借鉴。

（3）项目的特点：政府、学会、企业取得共识，坚持公益性是关键。在项目实施的过程中，政府、中华医学会和6家社会力量形成了良好的互动局面。从中央政府和省级政府的卫生主管部门给予项目必要的行政支持和资金，增强了项目的号召力。2012年卫生部及财政部提供了1300余万元中央财政转移支付资金，用于中西部23个省份基层检验技术人员的培训工作。中华医学会检验医学分会的主要专家和学科带头人，负责专业技术的标准化和规范化培训。项目还广泛争取企业、研究机构等社会力量在资金投入、项目管理等方面的支持，形成多方参与公益性工作机制。

学会师资力量的组织是保障。中华医学会检验医学分会组织老专家和学科带头人，成立了"专家委员会"，负责课程设计、教材编撰、项目监管、教师培训及效果评估。从全国检验界专家中遴选出的经验丰富、精力充沛的中青年专家作为理论培训教师，现场教学设在当地大学附属医院和最好的省级医院检验科。本项目有效搭建了对口支援平台，在每个培训省市建立起 2～3 个实践操作培训基地和相应的实习教师，保证了对口技术支持的长效性。另外，检验医学分会还与美国临床化学协会（AACC）合作，建立"检验医学在线"中文网站，并翻译编著了"医学检验项目指南"，发放给全国各地的基层医院，供检验人员免费学习，不断提高检验技术水平和为临床的服务能力。

针对学员需求和基层医疗机构实际是基础。项目实施前，中华医学会检验医学分会首先会同卫生部临床检验中心，通过问卷形式在全国各地区抽样调查了解了 445 个县级和 369 个乡级医疗机构检验现状和需求，有针对性的制定培训计划。项目采用理论知识授课与实践操作培训紧密结合的教学模式，包括 2 天全面的理论知识培训及 1 天的现场实践操作培训。根据各省问卷调查结果，有针对性调整培训内容，切实有效地解决基层检验人员实际工作中存在的困难和疑惑。

本项目创立了基层医院技术人员培训的新模式，中华医学会检验医学分会充分发挥全国三级医院的人才优势和技术优势，通过在全国范围内规范培训的方式帮助基层检验人员切实提高理论和技术水平以及规范化操作的能力，这有助于提升基层医疗卫生水平和服务能力，这一工作经验值得其他专科分会推广，发挥学会的学术交流和培训的带头作用，为提高基层医疗服务能力、为推动医疗体制改革做出贡献。

2. 助力检验，筑梦未来——中华医学会检验分会基层检验人员培训计划　党中央、国务院发布了《"健康中国 2030"规划纲要》，"共建共享、全民健康"成为建设"健康中国"的战略主题，其核心是以人民健康为中心，坚持以强基层为重点。其中，加强健康人力资源建设，尤其是基层人才队伍培养是一大重点。

在"分级诊疗、基层首诊"的政策引导下，基层医疗机构在我国医疗体系中的重要地位日益凸显，基层医院检验部门可以为基层医疗机构临床治疗决策提供有力的参考依据。然而，在我国包括区、县级医院，农村地区的乡镇医院和城市社区医院在内的大部分基层医疗机构中，普遍存在检验技术手段比较落后、高水平检验技术人才缺乏、人才培养及管理经验不足等问题，严重制约了我国医学检验技术的发展和基层医疗机构诊疗水平的提高。尽管许多基层医院逐步引进了半自动化或自动化检验设备，对检验质量管理的意识也在逐步提高，检验结果与临床应用方面的医学知识也不断获得更新。然而，医院在引进先进检验设备等硬件升级的同时，对各层次检验人员在专业知识和临床应用的培养往往缺乏足够的重视。一名合格的检验人员在具备基本的检验技能与专业知识的基础上，还应该不断更新专业知识与技能储备。

中华医学会基层检验人员培训计划旨在帮助提升基层检验人员的医学水平，更好地运用先进的检测手段、检测仪器和检测方法，为临床提供及时、高效、准确的检测结果。因此，特别甄选了如何做好实验室生化免疫检测的质量控制、血常规、尿常规及生化急诊等基层检验常见的检测和质量管理知识，帮助基层检验人员了解最新检测技术的临床应用和质量管理理念，为临床医师和患者提供更好的诊疗服务。

由中华医学会检验医学分会学术主办的"2016 基层检验人员培训计划"在罗氏公司的协助下，

于 11 月 18 日在四川、贵州、云南三省同时召开。本次培训以成都为主会场，贵阳、昆明为分会场进行全程视频直播，邀请了全国检验医学学科带头人就基层常见病检测与临床应用、实验室检查路径、定量检验方法、室内质控等专题内容，与来自 3 个省的 510 名检验人员进行培训与深入交流。

2017 基层检验人员培训计划于 7 月以济南为主会场，福州、杭州、南京为分会场进行全程视频直播，同时借助新媒体手段，在安徽和上海进行网络视频直播，以扩大培训的整体规模和影响力，增进培训效果。中华医学会检验医学分会邀请了全国检验医学学科带头人就如何帮助和培养基层检验人员做好实验室生化免疫检测的质量控制、尿常规、生化急诊等专题内容，与五省一市的近 5000 名检验人员进行学术交流与探讨。第二场培训于 9 月 12 日在大连召开，培训以大连为主会场，郑州、呼和浩特和西安为分会场，网络直播覆盖河南、陕西、甘肃、宁夏、青海、内蒙古、黑龙江、吉林、辽宁 9 个省 / 自治区。此次直播覆盖终端接入数逾 10 000，不少基层检验人员围坐在手机和电脑前观看直播，预计覆盖数万人。中华医学会检验医学分会特邀了全国各检验领域知名专家分别就基层检验质量控制、临床肿瘤标志物检测与应用、甲状腺疾病临床规范化诊疗、急诊生化的质量管理与尿常规检查及新技术应用等专题内容进行了深入的交流与探讨。

中华医学会基层检验人员培训计划的开展，也带动了各省市检验基层培训的推进，为逐步实现所有二级公立医院和政府办基层医疗卫生机构全覆盖的医联体内医院检查结果互认奠定基础。

3. 助推分级诊疗，基层检验技师培训　2015 年 5 月，国务院办公厅发布关于城市公立医院综合改革试点的指导意见时，再次指出，要构建分级诊疗服务模式，推动医疗卫生工作重心下移，医疗卫生资源下沉。为此，国家投入了大量的人力、物力和财力，希望建立一个基层首诊、双向转诊、急慢分治、上下联动的医疗体系。但结果，似乎收效甚微。究其原因，基层底子太薄弱或是首要原因。检验科作为必不可少的科室，同样深受影响。

2015 年 11 月，在国家卫计委、中华医学会、各地检验学分会的大力推动之下，由王成彬和潘柏申牵头组织的"基层检验技师培训"正式拉开帷幕。至 2016 年 12 月，"基层检验技师培训"在全国范围内举办了 3 期，每期均采用混合式培训模式，借助现代化网络视讯传输系统，通过"互联网＋网络远程教学"，将多会场面授讲座与网络视频直播教学相结合，多点实时互动问答。这种培训模式不但极大地节约了医院成本，还提高了培训效率，重要的是现场各地区的互动和交流实现了资源共享，极大地满足了更多基层检验人员的培训需求。在课程难度设置上，也是考虑到基层检验人员水平的差异，并未设置分子、免疫、基因诊断等特别前沿的课程，而是设置了最基本且常用的三大常规检验（血液、尿、便）和生化及一些急诊知识。这 3 期培训率先从京、津、冀开始，到"鄂、湘、赣地区"，再到"西部和东北地区"，共有包括江西、宁夏、西藏等在内的近 20 个省市约 2100 名检验人员参与了该活动，不管是授课形式还是内容，好评率都接近 100%。

北京市、天津市和河北省三地的医学会检验医学分会联合举办的"加强合作创新助推检验发展"基层检验技师培训计划，于 2015 年 11 月 26 日通过现代化网络视讯传输系统在京、津、冀三地正式启动。当日，恰逢河北省邢台市检验分会召开年会，来自邢台的基层检验工作者也共同参与了会议。据不完全统计，本次约有 600 名基层检验技术人员亲临各会场参会，会中有近 700 个网络端口全部打开，通过电脑、掌上设备及手机观看会议直播并参与在线互动。2016 年 6 月 3 日，第二次基层检验技师培训计划分湖北会场、湖南会场和江西会场同时举行，据不完全统计，本次约有 300 名基层检验技术人员亲临各会场参会，会中有近500家基层医院检验科的工作人员通过网络在线，上线率近100%。2016年9月，在前2次活动成功举办的基础上，进一步总结经验，面向基层关注西部，在宁夏医学会检验医学分会、西部各省区医学会检验医学分会及吉林省医学会检验医学分会大力支持与密切配合下，"加强合作创新助推检验发展"西部和东北地区基层检验技师培训计划在银川成功举办，现场将近100名基层检验技师到会参加，约500家医院通过网络参会。同时，覆盖了西部的甘肃、云南、西藏、内蒙、黑龙江和辽宁等省、市、自治区，通过网络视讯传输系统及微信公众传播平台，以面授讲座、网络远程视频教学及互动相结合的现代化远程培训活动。对于促进西部地区检验医学学科建设和学术水平发展，缩短与其他地区检验医学发展上的差距，提升西部地区检验医学技术水平与服务能力，起到很大的促进作用。这种培训有更新的感官体验、更人性化的教学模式、更高规格的教育培训形态，无论是在移动端（手机和iPad）还是PC端（电脑），我们的基层检验技师都能随时随地收看会议直播，还可进行实时提问与讨论。这种"互联网＋"的培训形式，既省时又简便，对基层医务是最为实际有效的。培训活动成功举办，得到了基层检验技师的高度评价和广泛认可，也为今后继续开展基层培训活动提供了信心与经验。

2017年后，基层检验技师培训采用空中课堂形式，每年共10期培训，内容更加全面，形式更完善，进一步发挥了对基层从点到面的覆盖培训。中华医学会检验分会希望继续联合当地检验学会，并以他们为主，对全国各地特别是更多的偏远地区的基层检验，做一个全面的教育和培训。并进一步根据与会人员的反馈，采用延长培训课程时间，增加培训频率，改进培训模式，增设微信的空中课堂和回放形式，尽可能让基层检验人员学到更多的知识。最后将扩大培训范围和知识面，根据学员水平，逐步增设难度较高的课程，进一步提高培训效率。总之，这将是一个长期的、不断的教育，对促进我国基层乃至整个医学检验的发展有很大的作用。

4. 基层检验培训计划之"医学检验答疑解惑空中课堂"　为助力国家分级诊疗政策的推行，落实基层医院"进一步改善医疗服务行动计划"，加强对基层医院检验技术的帮扶，推动全国基层医院检验技术水平的提高和共同进步，由北京医学会检验医学分会和北京华科泰生物技术有限公司发起的"医学检验答疑解惑空中课堂"项目在2017年开播。

培训项目采用直播、微信等形式的"互联网＋远程网络"教学形式，直播画面清晰、流畅。学会邀请国内知名检验及临床领域的专家上线，他们以其多年丰富的临床经验，为学员进行答疑解惑。网上在线学员可实时提问，在线互动。培训项目节约了培训时间和经费，覆盖面更广。

培训课题覆盖了基层检验质量控制、临检、生化、免疫、血凝、微生物等各个方面内容。已讲授了《临床生化检验行业标准解读》《临床生化检验预收集问题答疑》《临床生化检验常见问题现场答疑》《临床生免疫检验预收集问题答疑》《自身免疫实验诊断基础及疑难解答》《临床免疫检验常见问题现场答疑》《分子诊断临床应用》《分子诊断预收集问题答疑》《直播现场互动答疑讨论》等课程，起到很好的培训效果。

5. 北京地区"携手同行"基层培训计划　全国各地医学会等相关机构结合中华医学会检验分会的工作，积极开展形式多样的基层培训活动，取得了较好的效果。其中北京医学会开展的"携手同行"基层培训计划，经过2年多的落实，对基层郊区县医院检验水平和检验质量的提高，起到了显著的促进作用。

尽管北京地区医疗资源丰富，但医疗机构之间检验专业能力依然存在差距。为了贯彻落实国家"健康中国"战略和"医疗资源下沉"的方针，充分发挥大医院专家的作用，提高基层医疗机构检验水平，在北京医学会的大力支持下，2015年底，检验医学分会制定了"携手同行·检验基层培训计划"，该计划以10家三级甲等知名医院与10家郊区基层医院开展结对帮带的形式，通过帮助基层医院持续完善实验室质量管理体系，不断提高基层医院检验人员业务能力，达到全面提升基层实验室综合能力的目标。

该培训计划由王成彬教授、张会英教授牵头负责，青年委员会作为落实培训的主体力量，2015年5月开始，由北京医学会检验分会委员、青年委员到北京边远地区医疗机构检验开展情况及帮扶需求调研，向北京边远地区医疗机构发放检验开展情况及帮扶需求调查表，深入了解当地实际情况，并组织10家包括协和医院、人民医院、朝阳医院、北京医院、同仁医院等三级甲等医院与10家远郊区区县医院结对子，制定培训计划，组织专家以讲课、笔谈、心得等方式对检验人员开展检验发展动态、新技术新方法、经验交流、沟通技巧等内容开展传帮带活动。"携手同行·检验基层培训计划"经历了"筹备落实""启动实施""督导交流""持续改进"4个阶段，开拓并实践了全新的基层培训模式，充分体现出"发挥优势、广泛覆盖、针对性强、效果显著"的特点。为基层检验科医、教、研及管理等方面的能力提升和水平提高打下了坚实的基础。2017年及2018年分别举办了帮带的基层医院参加的技能大赛，结果显示基层检验人员在检验技能、质量管理等方面均有了质的提升，获得了医学会领导的肯定。"携手同行·检验基层培训计划"的成功开展，为全国检验基层培训的精准扶贫工作提供了新的思路。

第五节　创新发展状况与前景展望

一、"十二五"期间学会发展状况总结

在中华医学会检验医学分会主任委员的带领下，在所有委员及青年委员的共同努力下，检验分会推动了检验事业的快速发展，继续发挥在检验医学领域的带头作用。在全国及国际性学术交流、提高检验服务质量、帮扶基层地区医学检验的发展中均做出了重要贡献。此外，积极完成国家卫生健康委员会和中华医学会任务，推进临床检验标准化和规范化管理工作，编写多个行业规范和应用建议，为临床和患者提供更好的检验服务。现将相关工作总结如下。

1. 学科建设与发展

（1）检验分会更名为检验医学分会：随着科技的进步和医学的不断发展，检验在临床医学中发挥的作用越来越大。从早期简单的三大常规到现在多达数百种甚至上千种的检测项目，极大的丰富了检验的内涵和学科的发展，使学科定位进一步明晰。

（2）建立中国人群正常参考范围：由尚红主任委员牵头，全国7家单位参与的中国人群正常参考范围建立。发布行业标准4项，分别为《血细胞分析参考区间》《血清丙氨酸转氨酶、天冬氨酸转氨酶、碱性磷酸酶、γ-谷氨酰基转移酶参考区间》《血清总蛋白和白蛋白参考区间》《血清尿素、

肌酐参考区间》《血清钙、无机磷、镁、铁参考区间》《血清乳酸脱氢酶、肌酸激酶参考区间》《血清淀粉酶参考区间》《血清钾、钠、氯参考区间》等。为医疗机构检验结果互认搭建技术平台。同时有关参考区间下一步研究获得科技部科技支撑计划项目资助，进行"中国人群健康指标、亚健康状态评价及干预研究"项目，包括肿瘤标志物、贫血标志物、心肌标志物、特种蛋白、网织红细胞等 30 余个项目。

（3）共建国家临床重点检验专科建设项目——同级医院间检验结果互认：20 家国家临床重点检验专科分布到全国 9 个省，3 个直辖市。已完成行业标准撰写的 8 个，包括临床化学 14 个项目和血常规 13 个项目。25 家医院之间这些检测项目的结果基本一致；在相同参考区间基础上实现了"检验结果互认"目标。

（4）联合多学科规范"个体化医学检测"工作：组建国家卫生计生委个体化医学检测技术专家委员会，负责个体化医学检测技术咨询和指导工作；负责起草个体化医学检测管理办法及管理相关工作；起草个体化医学检测相关规范、指南；组织开展培训和试点工作。

（5）全国检验规范性专著的编纂和修订：全国临床检验操作规程进行修订，第 4 版于 2014 年发行。中华医学百科全书实验诊断学卷得到杂志社高度评价，将于近期出版发行。管理学组负责组织编写《临床实验室管理》（第 2 版）（Clinical Laboratory Management）的翻译工作。免疫学组联合"中华微生物与免疫学分会临床微生物学组"和"中华医学电子音像出版社"翻译美国《临床微生物学手册》，同时免疫学组组织编写了《临床免疫学检验》，生化学组积极组织编写《临床分子诊断学》第 2 版和英文版。

（6）推进临床标准化规范化工作：参与国际血液标准化委员会（ICSH）工作，孙芾主任和彭明婷主任等调研中国检验医师对血常规涂片复检工作的建议；在卫生部公益性行业科研专项基金《病原微生物实验室生物安全管理模式与示范研究》支持下，与三大组织（中华医学会检验医学分会、中国医院管理协会临床实验室管理委员会、卫生标准化委员会临床实验室委员会）合作，编写《临床实验室生物安全指南》，建立各系统实验室的生物安全管理体系。在全国会议、西部基层培训期间已累计向全国委员及检验工作者发放 2000 余本，进行推广应用，同时正在向卫生标准转化。

（7）临床指南建议的起草、修订、编写：共编写《实用血细胞分析技术与临床》《冠状动脉疾病和心力衰竭时心脏标志物临床检测应用建议》《糖尿病诊断治疗中实验室检测项目应用建议》《肝疾病诊断治疗中实验室检测项目应用建议》《医学检验科危急值报告体系标准化的建议》《流式细胞术临床应用建议》《出血性疾病诊断治疗中实验室检测项目的应用建议》《肿瘤标志物的临床应用建议》《甲状腺疾病诊断治疗中实验室监测项目应用建议》《POCT 的临床应用建议》等临床应用指南，参编《中国原发性肺癌诊疗规范》。

2. 学术交流

（1）全国性学术会议：整合资源成功召开两届全国检验医学大会（中华医学会检验医学分会和中国医院协会临床检验管理专业委员会强强联手），2011 年在北京交流探讨临床检验和实验室管理各领域研究成果和发展趋势、检验医学面临的新形势和新挑战。2013 年在西安交流探讨一些检验项目的参考区间与国内现用参考区间及国外研究结果存在差异，认为全面系统的建立我国人群检验项目参考区间意义重大。2012 年和 2014 年成功召开两届全国中青年检验医学学术会议，充分调动中青年委员的积极性。大会特邀报告关注了近年来检验医学和临床医学中的热点问题和前沿问题，如代谢、菌群失调、氧化应激与肿瘤的发生发展，药物临床试验的科学设计，药物基因组学与个体化医疗，CRP从心血管疾病独立预后因素到降脂治疗目标的发展等。本次会议的专题报告和学术论文交流已经从医学现象的观察与描述性研究，深入到了疾病发生发展的细胞水平乃至分子水平的机制研究；高效液相色谱串联质谱、二代测序等先进检测技术也已走进了检验医学应用领域，促进了基础研究向临床应用的快速转化。

（2）各专业学组会议：2011年在南京成功举办第七届委员会专业学组会议有《全国自身免疫实验诊断高峰论坛》，第八届委员会专业学组会议共举办10次，其中2012年举办《测量不确定度在医学实验室的应用研讨会》《全国临床化学检验学术会议》《临床实验室管理与检验新技术应用研讨班》《全国临床微生物学术交流大会》；2013年共举办4次，分别是《第八届全国临床免疫学术会议》《临床血液、体液检验新进展》《全国临床基础检验技术与进展培训班暨学术交流研讨会》《医学实验室测量不确定度培训班暨学术交流研讨会》。

2014年共举办5次专业学组会议，2014年3月20—21日，临床免疫学组在广州举办了《自身免疫病与自身抗体检测高峰论坛》会议，以"搭建学术平台，活跃学术气氛，凝聚专家力量，促进学科发"为宗旨，会议报告了不同自身免疫性疾病应选择的临床免疫学检验项目与实验诊断路径，尤其是不同项目在疾病诊断中的价值。2014年8月21—23日，临床血液学体液学组主办的《2014年全国血栓病实验室检查与临床应用研讨会》在湖北襄阳市举行，就血小板功能检测的适宜技术、纤维蛋白溶解功能亢进的检测及临床意义、手术前止血筛查的临床意义、肺栓塞、血液流变学检测的临床意义、凝血功能检测的临床意义、个体化治疗与血栓与止血检验、血栓前状态检测的临床意义、易栓症检测的临床意义等内容进行了深入浅出的讲解。2014年8月21—23日，由临床生物化学学组和上海医学会检验医学分会共同主办的2014年全国临床生化检验学术会议暨中美质谱检验论坛在上海隆重召开。关注了肾病及代谢性疾病两大国内高发病率疾病的实验室诊断的前沿热点问题及质谱检测技术在临床领域的应用和发展。2014年9月26—28日，临床实验室管理学组主办的《2014实验室管理及流程优化研讨会》在西安召开，就目前我国检验科面临的管理热点问题邀请国内知名专家做专题报告，并展开广泛讨论。2014年11月26—28日，临床微生物学组在西安举办了《全国微生物检验与临床学术交流会》，主要讨论了γ-干扰素释放试验与结核分枝杆菌感染诊断以及下呼吸道感染病原学诊断的困惑、临床医师对临床微生物检验的期盼、从药动学角度优化抗菌药物给药方案、临床微生物学检验质量保证等问题。

2015年7月6—7日中华医学会检验分会临床微生物学组与"第四军医大学西京医院"联合在西安举办了首届"中美临床微生物高端论坛"。论坛聚集了百余名国内外临床微生物学、感染病学等专家，对微生物检测的规范化操作、检测结果的判断以及案例分析展开了热烈的讨论。2015年10月30—31日中华医学会检验分会免疫学组举办了"病毒性肝炎与临床研讨会"，来自全国各地的1000余人参加了会议，就目前病毒性肝炎的流行趋势、血清流行病学特点及防治策略进行了深入的讨论。2015年12月4—5日，中华医学会检验分会临床生化学组组织承办了"中国临床生化紫金论坛"。本次会议参会代表达160人，分别来自于30个省、市、自治区。会议共8场学术报告，关注实验室诊断的前沿热点问题及生化检测技术在临床领域的应用和发展。

3. 多学科交流与合作

（1）联合主办三届肝炎艾滋病高峰论坛（检验分会、肝脏病学分会、中国 CDC、国家卫生计生委艾滋病治疗专家组、检验杂志）。

自 2008 年检验分会创办了首届肝炎艾滋病高峰论坛，现已成为国内外从事艾滋病、病毒性肝炎检验医学、临床医学、基础研究和流行病学研究的专家交流合作的重要平台。

（2）联合举办四届中国分子诊断技术大会（中国工程院医药卫生学部、全国生物芯片标准化技术委员会）。此次大会共邀请了来自分子诊断相关领域的包括 7 位院士在内的 19 名国内外知名专家作大会报告，共同探讨建立分子诊断技术质量控制体系，搭建分子诊断技术与临床应用的桥梁，对于促进我国分子诊断技术在临床领域的转化和应用具有重要意义。

（3）与心血管分会联合举办四届检验心血管高峰论坛。2013 年共举办 3 次，其中在北京举办的中国血脂高峰论坛，以中国人群血脂分层管理为核心，聚焦低密度脂蛋白胆固醇，共同讨论未来跨学科合作的"中国模式"；2013 年在上海举办的高敏肌钙蛋白临床应用专家研讨会，搭建临床和检验跨学科协作平台，传递心肌梗死早期诊断最新指南推荐，助力中国心肌梗死早期诊断事业的长足发展；2013 年在天津举办的心血管与临床检验交叉论坛，探讨最新生物标志物在心血管病的临床诊断、危险分层、治疗方案选择和预后评估中的作用，探讨抗凝药物 / 基因检测。2014 年在广州举办的高敏肌钙蛋白中国专家共识审稿会，该专家共识由心血管病和检验专家共同撰写，指导医师正确使用检验项目，更好对患者进行危险分层、改善预后。

（4）与中华医学会肝脏病学分会合作，双方主任委员受邀在对方面会交流最新研究成果。2013 年 5 月全国检验医学大会邀请魏来主任委员作题为"丙型肝炎病毒、核心抗原、病毒基因型及其宿主基因型的检测及临床意义"的报告；2013 年 6 月，尚红主任委员受邀在中华医学会第十六次全国病毒性肝炎及肝病学术会议上作题为"中国人群常用临床检验项目参考区间的建立"的报告；2013 年 12 月尚红主任委员受邀在中华医学会肝病学分会成立 20 周年学术会议上作"检验与临床：肝功能项目参考区间的建立"的报告。

（5）与其他分会合作。2012 年在北京与中华医学会感染病学分会、中华医学会微生物学与免疫学分会等共同举办第十三届亚太临床微生物暨感染病会议；2014 年与中华医学会儿科学分会、国家卫生计生委临床检验中心共同共举办检验医学常用正常参考值范围研究学术研讨会；与中华医学会急诊分会共同编写《临床检验危急值临床应用专家共识（成人）》，出席 2011 年中华医学会内分泌学会举办的 HbA1c 的临床应用高峰论坛；2014 年与中国医师协会胸外科分会共同举办"血清标志物如何改善肺癌管理"专家会；就中国人群肾脏功能参考区间的研究结果征求中华医学会肾脏病学分会的建议。2015 年参加中华预防医学会妇女保健分会学术会议等。

4. 人才培养

（1）2011—2014 年历时 3 年圆满完成"城乡对口支援临床检验技术标准及培训模式探索"的公益项目。

惠及全国 31 个省，3570 家县医院，3854 名检验技术骨干，110 家省级大医院，80 名检验分会全国委员和青年委员参与，1000 余名当地培训教师队伍。留下了一支长期驻守的技术队伍，今后培训任重道远。本项工作得到原卫生部、中华医学会、财政部和当地政府的高度重视和认可。

（2）提高检验科主任的管理能力及水平。2012 年共进行了 4 次培训，分别是《领导者情商和高效沟通技能》《全面项目化管理之道》《实验室流程优化精益之道》《行为决策管理》，2013 年 4 月在北京举办《检验与临床的高效沟通与管理》培训；开办中华医学会检验分会青年委员管理培训系列课程，2015 年 8 月《医务人员高效沟通技巧研修班》、2015 年 11 月《跨科室多学科流程优化管理和医疗质量持续改进》，2016 年还将继续进行《医学实验室质量管理与人员激励》和《诊断试验准确性系统评价（DTA）》研修班。

5. 提高中国检验医学国际地位

（1）加入与世界病理和检验医学联合会（WASPaLM）：世界病理和检验医学联合会于 1947 年 9 月在巴黎成立，是一个由 18 个国家和地区的 27 个协会、学会和组织组成的世界著名的检验医师学术团体。1980 年左右第一届主任委员叶应妩教授启动此项工作，随后的主任委员继续推进，2011 年 5 月重新启动加入事宜，后经过反复沟通及商谈，最终在 2014 年 1 月双方签署合作备忘录，中华医学会和外交部批准加入 WASPaLM。

（2）与 AACC 商讨签署长期合作备忘录：邀请 AACC 专家参加 CSLM 年会；推荐部分 CSLM 会员以优惠会员费加入 AACC；AACC 联系美国医疗机构能接受 CSLM 会员进行短期交流培训；AACC 免版权费赠与基层检验人员，23 位青年委员参与 50 万字翻译工作，《医学检验项目指南》免费发至全国 2200 余家县医院。

（3）扩大国际及地区间学术交流：与国际临床化学协会（IFCC）、亚太地区临床生化学会（APFCB）、美国临床化学协会（AACC）、中国台湾医事检验学会、中国香港医务化验学会、中国澳门医务检验学会等多个国际、地区学会建立了密切的合作与联系，并与《Clin Chem Lab Med》（CCLM）杂志和《Clin Chem》（CC）等本专业国际一流杂志有良好的交流。继 2010 年分别与 EFCC、IFCC、AACC 合作举办学术会议，使中国学者的学术成果得到国际同行高度评价之后，2012 年首次将 IFCC 科学会议引入中国举办，主题为转科技为关爱（TSIC）；2011 年 5 月孙芾秘书长代表检验分会参加柏林召开的 IFCC 全球实验室会议，作为题为《中国实验室质量管理》的报告；2012 年参加 IFCC 工作会议；2013 年赴印尼参加 APFCB 工作会议，检验医学分会应邀举办传染性疾病分会。2015 年检验医学分会组织召开了每两年举办一次第十一届华人检验医学学术会议，两岸四地的专家共同分享全球华人在检验医学取得的成果，探讨推动中华民族检验医学在世界地位的良策。本次会议以检验新技术检测新理念为主题，来自中国香港医务化验学会、中国澳门医务检验学会、中国台湾医事检验学会和中华医学会检验医学分会的主席、代表等 20 余名检验医学专家做了精彩的报告，针对临床检验技术及方法新进展、临床血液及体液学、生化检验、临床免疫学、临床微生物学、分子生物学检验技术及应用研究等领域展开深入的交流。

6. 认真完成国家／政府交办的工作

（1）充分发挥检验医学在 H7N9 防治中的重要作用：2013 年 5 月，由浙江大学医学院附属第一医院传染病诊治国家重点实验室起草，中国疾病预防控制中心、中华医学会检验医学分会、国家卫生计生委临床检验中心专家审阅，制定《人感染 H7N9 禽流感病毒 PCR 检测操作程序》；开展人感染 H7N9 禽流感病毒检测方法临床评价工作，由中华医学会检验医学分会、浙江大学附属第一医院、中国疾病预防与控制中心、国家卫生计生委临床检验中心工作合作。结果显示：目前市售快速诊断试剂对 H7N9 禽流感临床标本检出率低，不适用于 H7N9 禽流感病例筛查，在 H7N9 禽流感病毒感染者早期识别中宜首先考虑核酸检测。

（2）指南和管理办法的修订：2014 年 3 月国家卫生计生委医政医管局组织召开《医疗机构临床实验室管理办法》修订研讨会，加强医疗机构临床实验室管理，提高临床检验水平；2014 年 3 月国家心血管病中心牵头，心血管病学分会、糖尿病学分会、内分泌学分会、检验医学分会的多专业共同参加，启动修订 2007 年的我国第一部《中国成人血脂异常防治指南》；与临检中心联合向国家卫生计生委提交了《关于全国医院临床检验部门检测项目设置和选择方式的调查报告》。

（3）多个研究报告、方案等的起草、审定：20 余位检验专家参与国家卫生计生委临床路径中检验项目的审核；检验分会专业学组参与中华医学会医学名词审定工作；由教育部、科技部、中国科学院、国家自然科学基金委员会共同征集的医学领域"10 000 个科学难题"的编写工作；撰写国家卫生计生委关于医学检验技术人才队伍建设研究报告；起草国家卫生计生委关于医疗技术人员准入管理方案；审定国家卫生计生委《全国医疗服务价格项目规范》涉及的检验项目；国家卫生计生委《医疗机构诊疗科目名录》的设定；起草中华医学会的《检验医学未来五年临床研究重大问题》；起草《医疗诊疗科目基本标准》中《医学检验科设置基本标准》。

（4）参与基层培训及科普工作：检验医学技术扶贫辽宁铁岭站；在青海举办检验结果科普咨询；向西安市民开展爱肝护肝活动月大型义诊；厦门渔村肝癌高发区进行乙型肝炎与肝癌预防的宣传；向武汉市民宣传抗生素和细菌耐药基本常识；辽宁科技扶贫活动等。2013 年在武汉市黄陂区人民医院举行"检验医学科普日活动"，现场指导地震灾区汶川县、什邡市、丹棱县、西藏自治区藏医院，走进西部到德宏州芒市进行基层工作指导等。

在北京地区开展了"携手同行"基层培训计划，组织北京医学会检验分会委员、青年委员到北京边远地区医疗机构检验开展情况及帮扶需求调研，向北京边远地区医疗机构发放检验开展情况及帮扶需求调查表，深入了解当地实际情况，并组织 10 家包括协和医院、人民医院、朝阳医院、北京医院、同仁医院等三级甲等医院与 10 家远郊区区县医院结对子，组织专家以讲课、笔谈、心得等方式对检验人员开展检验发展动态、新技术新方法、经验交流、沟通技巧等内容开展传帮带活动。

二、"十三五"时期学会创新发展前景展望

为推进健康中国建设，根据《中华人民共和国国民经济和社会发展第十三个五年规划纲要》和《"健康中国 2030"规划纲要》，国务院编制《"十三五"卫生与健康规划》。党中央、国务院高度重视卫生与健康事业发展，提出推进健康中国建设，将卫生与健康事业发展摆在了经济社会发展全局的重要位置。因此，卫生与健康事业发展面临难得的历史机遇。同时，卫生与健康事业也面临新的挑战。经济发展进入新常态，互联网等新兴信息技术快速发展，要求卫生与健康领域加快转变发展方式，创新服务模式和管理方式。因此，必须抓住机遇，加强医学科技发展的顶层设计，完善医学科技创新制度和平台，推动科技资源整合与成果转化应用，提高医学科技创新发展质量，进一步提升检验医学的国际地位及学科建设能力，迎接新的挑战，更好的为人民健康服务。

1. 发展医学科技前沿技术，进一步提升检验医学的影响力

（1）分子诊断技术的发展：着眼于恶性肿瘤或罕见病，对疾病的诊断、治疗及预后判断进行个体化分析，加快特异性分子标志物的筛选及应用，促进精准医学领域的发展。

（2）新技术的应用转化：实验室应根据临床需求，对新技术、新设备等与理工科进行交叉融合，形成有自主知识产权的成果并实现临床转化与推广，探索转化医学研究的新机制。

（3）发展人工智能医疗：检验医学技术中涉及图像或者多项检测结果，如果能够与人工智能技术相结合，在健康管理、疾病早期诊断及风险评估等方面发挥重要的作用，同时也能实现智能服务、数据共享，提高医疗服务效率

2. 为国家紧急重大项目服务

（1）国家临床疾病研究中心建设：建设检验医学国家临床医学疾病研究中心。坚持以临床需求为导向，以规范临床诊疗为目的，建设协同创新网络，打造生物大数据研究中心；开展前瞻性临床协作研究，研发诊疗新技术、新方法，打造临床医学和转化研究高峰。

（2）国家区域医疗中心建设：推进国家区域医疗中心建设，临床学科在建设全国和区域内疑难危重症的诊断与治疗的基地，示范、推广适宜有效的高水平诊疗技术，辐射和引领国内医学发展和医疗服务能力提升，检验医学作为临床医学不可分割的一部分，也应该在全国及区域内建立医疗中心，更好的为临床服务。同时，也可以组织开展全国多中心、大样本的临床研究，协助制定疑难危重症的诊疗技术规范和有关标准。

（3）国家重大传染病防治专项：以"协同性、多中心、规模性"为主要特点，开展流行病学与防控干预研究，自主研发传染病诊断、预防等产品，推广应用研究成果，带动相关产业发展，全面提高我国传染病的预防、诊断、治疗和控制水平。

3. 优化环境，创新医学人才发展

（1）培养高水平医学科技创新人才：依托国家高层次人才培养计划，培养一批具有全球影响力的医学科技领军人才、具有全国影响力的优秀学科带头人，培养和聚集一支具有国际视野、与国际标准接轨的医学科技创新人才队伍。

（2）培育检验医学相关专业青年人才：加强专业技术人员培养和继续医学教育，实施优秀青年人才培养计划，积极发现、引导、支持并培育有创新潜力的青年人才，促进其成长为中青年骨干和学科带头人。

4. 基层服务建设

（1）适宜技术的辐射：以群众健康需求为导向，注重发挥区域医疗中心的临床技术优势和辐射能力，通过加强与区域医疗中心和医疗联合体的合作协同，开展适合于基层的诊疗技术临床研究，进一步在基层普及应用并推广常见疾病的预防和干预技术、防治模式，提高基层卫生服务能力。

（2）健康科普宣传：坚持"健康教育、健康传播、健康促进"的理念，让医学科技发展惠及民众，推进医学科技融入百姓生活，倡导"科学、文明、健康"的生活方式。鼓励和引导检验医学工作者围绕健康相关知识、医学科技成果，开发原创性科普展教具、课件、图书、影视等精品。运用新媒体、新技术促进医学科普的推广并丰富科普推送内容。

第六节　检验专家学者获得国家自然科学基金与重要科研成果分析

一、国家自然科学基金资助情况分析

近年来我国检验医学事业蓬勃发展，国家自然科学基金资助的检验医学领域（H20）项目数和总金额都显著上升。我们收集分析了国家自然科学基金信息系统中近5年（2013—2017年）检验医学领域（H20）4个主要项目的资助情况。受资助项目数及资助项目总金额是主要统计参数。这4个主要资助项目包括面上项目、青年科学基金项目、地区科学基金和重点项目。检验医学领域（H20）的申请代码根据检验医学专业方向分为如下7个条目：H2001-临床生物化学检验，H2002-临床微生物学检验，H2003-临床细胞学和血液学检验，H2004-临床免疫学检验，H2005-临床分子生物学检验，H2006-临床检验新技术，H2007-检验医学其他科学问题。

1. 近5年检验医学领域（H20）4个主要项目资助情况介绍　总体上，2013—2017年受资助项目总数依次为81、79、88、97、100项；总资助金额依次为3650.5万元、4064万元、3202万元、3481万元、3834万元。面上项目，2013—2017年受资助项目总数依次为40、29、39、43、48项；总资助金额依次为2575万元、2105万元、2206万元、2422万元、2560万元。青年科学基金，2013—2017年受资助项目总数依次为36、42、43、48、52项；总资助金额依次为827.5万元、960万元、772万元、834万元、1039万元。地区科学基金，2013—2017年受资助项目总数依次为5、8、6、6、7项；总资助金额依次为248万元、379万元、224万元、225万元、235万元。重点项目，仅在2014年有两项受资助，总资助金额是620万元。在检验医学领域（H20），重大项目、国家杰出青年科学基金项目、优秀青年科学基金项目等重要项目的资助情况并没有检索到。（图1-6-1）可能一部分检验学者在检验医学领域（H20）外的其他领域申请了国家自然科学基金，因而我们从H20口进行检索时，没有被检索到。据我们所知，在医学病原微生物与感染领域（H19），北京大学人民医院检验科的王辉教授获2016年国家杰出青年科学基金（H19：医学病原生物与感染。项目名称：临床微生物学。批准号：81625014）。

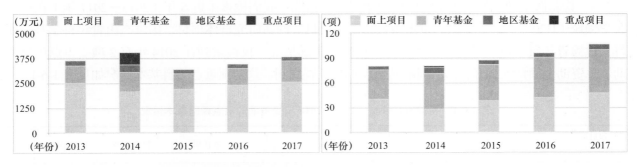

图1-6-1　检验医学领域（H20）4个主要项目资助情况（2013—2017年）

2. 近5年检验医学领域（H20）申请代码细分条目资助情况介绍　下面对近5年（2013—2017年）检验医学领域（H20）的7个条目的资助情况分别阐述（图1-6-2）。H2001-临床生物化学检验：

受资助项目数依次为 7、7、4、5、7 项；总资助金额依次为 208 万元、286 万元、114 万元、234 万元、176 万元。H2002- 临床微生物学检验：受资助项目数依次为 10、9、13、12、15 项；总资助金额依次为 547 万元、386 万元、498 万元、417 万元、582 万元。H2003- 临床细胞学和血液学检验：受资助项目数依次为 8、5、7、10、8 项；总资助金额依次为 420 万元、212 万元、226 万元、206 万元、342 万元。H2004- 临床免疫学检验：受资助项目数依次为 7、9、7、11、12 项；总资助金额依次为 247.5 万元、411 万元、238 万元、336 万元、442 万元。H2005- 临床分子生物学检验：受资助项目数依次为 26、25、28、36、34 项；受资助金额依次为 1167 万元、1257 万元、1038 万元、1400 万元、1417 万元。H2006- 临床检验新技术：受资助项目数依次为 20、22、21、20、22 项；受资助金额依次为 925 万元、765 万元、809 万元、797 万元、693 万元。H2007- 检验医学其他科学问题：受资助项目数依次为 3、2、8、3、2 项；受资助金额依次为 136 万元、127 万元、279 万元、91 万元、45 万元。由此看出，"H2005- 临床分子生物学检验"和"H2006- 临床检验新技术"最受大家关注，是国家自然科学基金项目资助的宠儿。近年来，临床分子生物学检验是目前检验医学领域炙手可热的前沿，也最是大有作为的方向。同时，临床检验新技术也备受关注，体现了我国检验专家对创新探索的孜孜不倦，引领着学科向前更快发展。然而，不得不提的是：虽然其他传统检验方向近两年受资助的项目数和资助金额有所上升，但是学科方向的发展动力明显缓慢，这需要引起相应领域学者的重视。追逐热点没有不对，深入地考虑所在学科中的重要问题和发展困境，对学科发展更为重要。

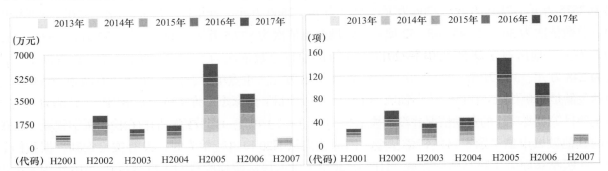

图 1-6-2　检验医学领域（H20）7 个申请代码细分条目资助情况（2013—2017 年）

3. 检验医学领域专家申请受资助的重点项目情况　我们检索了近 5 年（2013—2017 年）在检验医学领域（H20）下，受资助的重点项目、重大项目、创新研究群体项目、国家杰出青年科学基金项目、优秀青年科学基金项目等高水平重要项目的资助情况。仅检索到在 2014 年有 2 项受重点项目资助，总资助金额是 620 万元。所列的其余项目均未查询到。这两项重点项目基本情况如见表 1-6-1。

表 1-6-1　检验医学领域（H20）2014 年受资助的重点课题基本情况

项目批准号	项目名称	项目负责人	依托单位	批准金额	项目起止年月
81430054	亚太赫兹纳米生物传感器快速侦检细菌的关键技术研究	府伟灵	中国人民解放军第三军医大学	320 万元	2015-01 至 2019-12
81430053	基于功能 DNA 纳米技术的 LSAW 生物传感器技术的建立及在珠蛋白生成障碍性贫血基因检测中的应用研究	陈鸣	中国人民解放军第三军医大学	300 万元	2015-01 至 2019-12

这2个项目的共同点都是做生物传感器检测技术研究，都用到纳米技术，并且都是交叉学科研究在检验医学领域的应用研发项目；所立足的检测靶标都是检验医学领域重要的应用方向（感染监控和基因检测）。

此外，北京大学人民医院的王辉教授获2016年国家杰出青年科学基金（H19：医学病原生物与感染。项目名称：临床微生物学。批准号：81625014）。

4. 检验医学专业同行申请国家自然科学基金遇到的困难及解决方式探讨　国家自然科学基金主要支持的是关于疾病机制的基础研究。由于检验医学专业的特殊性，标志物诊断价值、预后判断价值等研究偏向于临床应用研究，对机制探索不够深入。检验医学专业的检测方法、标志物研究、参考物质、质量控制等研究内容多有规范性文件，按部就班去做就行，不能体现创新性，因而普遍不受评审专家的青睐。

全国很多检验专业的同仁考虑做新型检测方法的研究。具体可以考虑的研究方向，比如快速床旁检验（POCT）、生物传感器及近2年大力提倡的精准诊疗检测技术、大数据与医疗等方向。从生物标志物入手，做点简单的机制，把标志物同致病机制联系起来，增加受资助的可能性。检验医学专业特有的工作：如探讨检验质量控制、参考方法、参考物质制备等也是研究方向。还有专家根据地方特有的疾病进行研究。比如云南昆明医科大学段勇教授，近5年受资助2项"地区科学基金项目"（81460325、81760384）。这2项均是云南宣威肺癌新型标志物探索研究，充分利用了当地的特色病患资源，是非常值得借鉴的模式。

二、检验领域重要科研成果分析

在各位检验医学领域专家学者的共同努力下，检验医学近年来发展迅猛，成果丰硕。在检验医学行业标准的制定、感染性疾病诊断防控、生物标志物研究、生物传感器及其他检验新技术的研发等方面获得长足发展，取得了包括国家科技进步二等奖在内的诸多国家、省部级奖励，开创了我国检验医学事业的新局面。

1. 中国人群常用临床检验项目参考区间及相关技术支撑体系的建立　临床检验已成为疾病诊断、预后判断、疗效评价和健康监测的重要手段，检验参考区间是疾病诊断和健康评估的主要依据。参考区间缺乏准确性、适用性将影响疾病诊治效率，甚至导致错误的医学判断或医学干预。而我国检验参考区间长期引用欧美人群数据，且多为20～30年前研究结果；各医疗机构使用参考区间不同，甚至相差数倍，检验结果无法互认，亟需建立国人特有的、统一的参考区间标准。

参考区间研究团队在尚红教授等专家的带领和指导下，受国家"十二五"科技支撑计划课题资助，开创性地展开中国人群常用检验项目参考区间的全国多中心研究，覆盖临床最常用的血常规、生化、免疫学检验项目，为我国人群疾病的有效诊治提供了科学依据。研究结果自2013年8月开始，陆续以卫生行业标准发布。目前已发布的8个卫生行业标准覆盖40个检验项目，截至2017年10月，已在全国近80%的三级和二级医院使用，解决了各医院参考区间不统一，检验结果难以互认的主要"瓶颈问题"，避免了大量的重复检测，有效节省了国家医疗资源，减轻了患者负担。研究结果被纳入《应征公民体检标准》《军队院校招收学员体格检查标准（试行）》《公务员录用体检通用标准（试行）》、献血员筛查体检标准，以及《实用内科学》《实验诊断学》国家规划教材、《全国临床检验操作规程（第 4 版）》等行业指南。中国人群检验项目参考区间的建立，结束了我国一直引用欧美标准的历史，填补了国家空白，为我国人群健康评估和疾病诊断、治疗、预后判断和疗效评价提供了科学依据，为"检验结果互认"提供了必要条件，对推动我国检验行业的发展具有里程碑意义。

该项目首次建立我国检验行业标准化推广体系，形成覆盖全国 31 个省、自治区、直辖市的四级推广网络，组织实施了迄今最大规模，涵盖 3570 家县乡医院技术骨干的检验技术培训；应用标准物质对全国临床实验室进行质量评估和改进，推进了国内临床检验标准化，颁布标准化相关卫生行业标准 7 项；研制"智慧临床检验系统"，实现区域协同，整合基础数据实现医疗检验信息的标准化，获计算机软件著作权 2 项。促进了临床诊疗水平的提高，实现了检验结果互认。

该项目发表 SCI 论文 105 篇，他引 338 次；获批国家发明专利 2 项、软件著作权 2 项，制定 27 个卫生行业标准，形成临床应用建议和专家共识 10 个，获省科技进步一等奖 1 项，省部级二等奖 3 项。研究成果在全国 31 省、直辖市、自治区近 80% 的三级、二级医疗单位应用。

2. 制定个体化医学检测技术指南，推动个体化医学检测的规范化和标准化，有力促进了我国个体化医学检测工作的规范、健康发展　中华医学会检验医学分会联合国家临检中心和遗传学、病理学、药理学、分子医学、医学伦理学、法学以及临床医学等领域院士、专家、学者组成了多中心、跨学科的国家卫生计生委个体化医学检测技术专家委员会，负责个体化精准医学检测技术咨询和指导；负责起草个体化精准医学检测管理办法及管理相关工作；起草个体化精准医学检测相关规范、指南；组织开展培训和试点工作。在"公益性行业科研专项"《个体化医学检测的规范化、标准化研究及推广应用》的支持下，经过 4 年多（2013—2018 年）的工作，指南试用、反馈和反复修订，个体化医学检测技术专家委员会已经完成了一系列技术指南和管理办法的起草编写工作，《遗传病相关个体化精准医学检测技术指南》《测序技术的个体化精准医学检测应用技术指南》《药物代谢与效应基因多态性检测相关技术指南》《肿瘤相关的个体化精准医学检测技术指南》《芯片技术的个体化精准医学检测应用技术指南》和《病原微生物相关的个体化精准医学检测技术指南》已由国家卫生计生委发布实施；《原位杂交技术的个体化精准医学检测应用技术指南》《个体化精准医学检测 LDT 的相关技术指南》正在评审修改中。系列指南的发布为我国个体化精准医学检测提供了标准化分子检测技术和质量管理的技术依据，为患者的精准诊疗提供高效、可靠和安全的精准检测保障；为临床提供科学、精准的诊断、治疗及预后判断的依据；有效提高医疗水平，降低医疗成本，保障了医疗安全。

3. 常规检验项目临床检测应用指南及共识的制定　中华医学会检验医学分会与中华医学会心血管病分会、内分泌分会、糖尿病分会、胸心血管外科学分会、肿瘤学分会、病理学分会合作共同制定相关学科疾病诊疗规范、检测指南和专家共识，进一步规范了行业行为（表 1-6-2）。

表 1-6-2　常规检验项目临床检测应用指南及共识（2014—2018 年）

年份	题目	杂志 / 出版物名
2015	中国原发性肺癌诊疗规范	中华肿瘤杂志
2015	高敏感方法检测心肌肌钙蛋白临床应用中国专家共识（2014）	中华内科杂志
2016	中国成人血脂异常防治指南	中国循环杂志
2016	便携式血糖仪临床操作和质量管理规范中国专家共识	中华检验医学杂志
2017	我国医学检验部门自建检测方法发展与管理建议	中华检验医学杂志
2017	三级综合性医院医学检验部门设置基本要求的建议	中华检验医学杂志
2017	急性冠状动脉综合征患者检测心肌肌钙蛋白的专家共识	中华医学杂志
2017	液相色谱 - 质谱临床应用建议	中华检验医学杂志

4. HIV 感染疾病进展免疫学特征及"血站核酸筛查"新策略的提出　HIV 感染后，不同感染者疾病进展不同，如果能明确疾病快速进展的原因，尽早预测疾病进展的快慢，可为临床的救治指引方向。尚红教授团队通过对 HIV 感染疾病快速进展者的系统研究，首次发现胸腺、骨髓功能损伤，保护性 NK 细胞亚群降低及抑制性 MDSC 细胞、IP-10 升高是快速进展的免疫特征，并发现调控免疫损伤的机制，为增强 HIV 感染者免疫保护提供创新思路。国际上首次发现一组 microRNA 在快速进展者显著低表达，在 HIV 感染早期预测疾病进展的效力达 94%，为判断感染者预后、及早干预提供了创新标志物。研究结果作为封面文章及 journal club 文章发表于 Clinical Chemistry，同期配发专题述评，评价本结果"为 HIV 致病机制提供了创新视角，为临床实验室进行 HIV 感染的诊断及预后评估开辟了新方法"。

尚红教授带领团队，调查研究发现，我国男男性行为人群（MSM）参与无偿献血比例高，HIV 新发感染率高，在血站 HIV 阳性献血员中的比例亦逐年增加，易造成窗口期 HIV 经输血传播，向国家卫计委相关部门建议血站开展核酸筛查。国家卫计委及时采纳了项目组的建议，出台《卫生部办公厅关于开展 2010 年血站核酸检测试点工作的通知》（卫办医政函〔2010〕226 号），在全国部分血站开展了核酸筛查试点工作。北京大学联合国家卫计委的评估报告显示，全国血站核酸试点筛查期间避免了 HIV/HBV/HCV 感染的发生；极大地节省了远期相关治疗费。国务院领导高度重视我国血液安全问题，使我国血站核酸筛查覆盖范围逐渐扩大。2015 年 2 月财政部和国家卫计委联合颁布了《关于做好血站核酸检测工作的通知》（国卫办医发〔2015〕11 号）全面推进血站核酸筛查检测工作，截止 2016 年 2 月底核酸筛查覆盖全国所有血站。血站核酸筛查的广泛开展使我国血液安全提升到发达国家水平，具有重要的社会意义。

尚红教授带领团队历经十余年协同攻关，在"十一五"国家科技重大专项、"十五"攻关、国家重点基础研究发展计划（973 计划）、国家自然科学基金等项目资助下，针对我国艾滋病防治中亟需解决的重大科学问题，明确了我国艾滋病疫情新变化、HIV 流行株、疾病进展及抗病毒治疗的独特性与复杂性，采取针对性的综合防治策略，为降低我国艾滋病的发病率及病死率做出了重要贡献。《我国艾滋病新流行形势下的综合防控策略及应用研究》获 2015 年国家科技进步二等奖。

5. 太赫兹波技术应用于生物样本无标记检测和现场快速检测技术的建立　太赫兹（THz）波生物医学应用具有重要学术价值和重大应用前景，世界范围内的主要国家均意识到利用 THz 波技术在生物大分子、细胞和组织不同层次上揭示生命现象本质和规律的必要性和紧迫性，也是我国当前重大而迫切的科技需求。府伟灵教授牵头国家 973 计划，联合中国工程物理研究院、天津大学、吉林大学、中国科学院重庆绿色智能技术研究院、华中科技大学等单位，积极响应并深入开展 THz 波生物医学应用研究，对我国抢占 THz 生物医学应用研究前沿，带动提升我国生物医学研究水平、创新临床检验诊断相关技术、乃至培育发展 THz 技术应用相关的战略性新兴产业具有重大现实意义。相关研究获得国家 973 计划（2015CB755400，2015—2019，2000 万元，首席科学家）、国家自然科学基金重点项目（81430054，2015—2019，320 万元，项目负责人）、军队后勤科研重大项目（AWS17J010，2017.01-2021.12，2200 万元）等课题的资助。

府伟灵教授团队创新性地将分子生物学技术、生物传感器技术、生物信息学技术、病毒光导灭活技术结合起来，创建了监测战时 / 医院感染病原微生物及细菌耐药特性的系列压电生物传感器关键技术、医院感染计算机预测新技术和 MRSA 暴发流行预测方法，研制出了一系列拥有自主知识产权的生物传感器微阵列检测仪及光敏型病毒灭活仪，制定出了战时 / 医院感染控制与预防新策略，成功实现对感染性病原微生物快速、准确的监控并降低了战时 / 医院感染的发生率，为战时 / 医院感染的快速监测和有效预防提供新技术、新装备和新策略，对促进我国战时 / 医院感染研究的发展和防控水平的提高具有重要的理论意义和实用价值。

2015 年中央军委主席习近平同志签署通令给府伟灵教授记三等功，表彰其为我国临床检验诊断学学科发展和医疗卫生事业做出的杰出贡献。

6. 肿瘤液体活检领域检验专家创新研究成果　肿瘤诊疗已进入精准医学时代。在精准医学的大背景下，液体活检作为一种便捷、微创、能够动态反映肿瘤基因谱全貌的方法在临床研究与实践中发挥着越来越重要的作用。液体活检的标志物包括血液循环肿瘤细胞、血浆游离 DNA 和外泌体。

郭玮教授团队通过 2 项国家自然科学基金面上项目（81572064，81772263），在循环肿瘤细胞（CTC）释放和干性表达等方面做出了原创性的机制研究。郭玮教授团队在前一个面上项目中阐明了 C5a-C5aR 通路对 CTC 释放及干性表达的影响及机制的研究；运用人源肿瘤小鼠移植模型，阐明靶向 C5a-C5aR 通路的抗 CTC 释放、抗干性表达作用；结合临床患者资料，评价 C5aR 作为 CTC 分子标志物的价值，为肝癌转移复发的防治提供新思路和依据。随后，2017 年郭玮教授又获面上项目资助，继续深入研究，将主要关注 miR-4295/ARHGAP24 轴影响 CTC 释放及肝癌肿瘤生物学效应的具体作用，通过临床队列评估血浆外泌体 miR-4295 作为肝癌预后标志物的应用价值，探索通过外泌体抑制 CTC 释放及肿瘤转移的效果，将为肝癌转移复发的防治提供新思路和转化依据。郭玮教授一项专利"一种循环肿瘤细胞测试试剂盒及其应用"（ZL.201410081508.9）2016 年获发明专利授权。

郝晓柯教授团队系统研究了外泌体及循环肿瘤 DNA 甲基化水平在肿瘤发生发展，以及鉴别诊断中的应用价值。他们发现血清外泌体 miR-141 可以用于区分前列腺癌与前列腺良性增生。同时，他们优化了尿液外泌体提取方法，采用二代深度测序和 qRT-PCR 检测，发现尿液外泌体 microRNA 谱（miR-375、miR-451α、miR-486-3p 和 miR-486-5p）能较好地区分前列腺癌患者与健康对照人群，以及区分局限性和转移性前列腺癌患者，有望作为非侵入性的分子诊断标志物。郝晓柯教授团队使用癌症基因组图谱（The Cancer Genome Atlas，TCGA）的全基因组甲基化数据以及计算机学习方法，发现 DNA 甲基化检测可以用于区分 4 种常见癌症（乳腺癌、结肠癌、肝癌和肺癌）的肿瘤组织原发灶和转移灶，以及鉴别原发灶的来源组织。同时，他们还发现结合临床和人口学特征信息的甲基化模式可以更为准确地预测预后和生存。他们将癌症预测的 CpG 位点的差异甲基化与已知癌症生物学进程中重要相关基因的表达相关联，证实了甲基化标志物用于癌症分子表征的效用以及对诊断和预后的意义。他们对肝癌的 ctDNA 甲基化的研究已经充分证明了甲基化可以作为一个很好的癌症检测指标，可以区分正常人群、组织疾病（肝炎，肝硬化等）和肝癌患者；可以很好的反映肿瘤的恶性程度；可以很好的反映手术和治疗效果；可以反映肝癌的分期情况；比现有的肿瘤标志物 AFP 更加敏感。相关成果发表于高水平 SCI 期刊（Oncology Targets Therapy，2016；PNAS，2017；Nature Materials，2017 和 Cell Research，2017 等）。

参 考 文 献

［1］ 国家自然科学基金信息系统网站链接：https://isisn.nsfc.gov.cn/egrantindex/funcindex/prjsearch-list

［2］ 《卫生部办公厅关于开展 2010 年血站核酸检测试点工作的通知》卫办医政函（［2010］226 号）

［3］ 《关于做好血站核酸检测工作的通知》国卫办医发（［2015］11 号）

［4］ 复旦大学附属中山医院. 一种循环肿瘤细胞检测试剂盒及其应用：中国，2014100815089. 2014-03-07

［5］ Li Z, Ma YY, Wang J, et al. Exosomal microRNA-141 is upregulated in the serum of prostate cancer patients. OncoTargets and Therapy, 2016, 9: 139-148

［6］ Hao X#*, Luo H, Krawczyk M, et al. DNA methylation markers for diagnosis and prognosis of common cancers. Proceedings of the National Academy of Sciences of the United States of America, 2017, 114: 7414-7419

［7］ Xu RH, Wei W, Krawczyk M, et al. Circulating tumour DNA methylation markers for diagnosis and prognosis of hepatocellular carcinoma. Nature materials, 2017, 16: 1155-1161

［8］ Zhu J, Ming C, Fu X, et al. Gene and mutation independent therapy via CRISPR-Cas9 mediated cellular reprogramming in rod photoreceptors. Cell research, 2017, 27: 830-833

第二章　检验医学技术研究进展

检验技术发展迅速，本章除介绍血液检验、体液检验、生化检验、免疫检验、微生物检验的技术进展外，还介绍分子诊断、液体活检、质谱、POCT 等快速发展的检测技术。

第一节　血液检验技术研究进展

一、血细胞分析仪研究进展

血细胞分析是临床三大常规检验之一，血细胞分析仪是在医疗检验当中最为常见的一种检验仪器，它不仅能对血液中的红细胞、白细胞、血小板等有形成分进行计数和定量分析，还能够对细胞群进行识别、区分和分析，同时利用计算机强大的信号采集、分析和运算能力，更多具有临床意义的参数也被发掘出来，已在临床诊疗活动中推广、应用和普及。

1. 血细胞分析仪发展历史　20 世纪 50 年代初，Wallace Coulter 根据粒子通过小孔时电阻发生变化的现象而设计的计数微小粒子的装置申请了粒子计数法的技术专利，这就是著名的库尔特原理（the Coulter principle），即电阻抗原理，已成为血细胞计数和分析中最经典的原理。Coulter A 型血细胞计数仪就是基于这个原理设计和制造的第一台现代意义上的细胞计数仪。这台仪器通过人工切换通道可以实现红细胞和白细胞计数。1975 年日本东亚公司（TOA，Sysmex 的前身）推出了 CC-710 和 CC-720 型血细胞计数器，该仪器内置了一套比色装置用于测定血红蛋白，同时用电阻抗法测定细胞数时还对细胞的体积进行测定。20 世纪 70 年代初，日本 TOA 公司利用库尔特阻抗法原理成功研制出第一台血小板计数仪 PL-100。

随着电子技术的发展，血细胞分析已经不仅仅局限于细胞计数，20 世纪 70 年代末到 80 年代初期，利用在导电溶液中细胞大小不同所产生的阻抗不同从而导致电压差异的原理，将白细胞分为大细胞群（相当于粒细胞）和小细胞群（相当于淋巴细胞）即两分群血细胞分析仪，随后又有三分群（3-part）技术将细胞分为小细胞群（相当于淋巴细胞）、中间细胞群（相当于单核细胞、嗜酸粒细胞和嗜碱粒细胞）和大细胞群（相当于中性粒细胞），该技术历经 30 余年，迄今依然在临床血细胞分析仪中使用。1974 年 Technicon 公司首个具有初步白细胞分类功能的白细胞分析仪 Hemalog D 问世。1980 年该技术进一步成熟，推出了能够实现血细胞较准确五分类的产品 H6000 型血细胞分析仪。此后，各家公司在白细胞五分类技术上不断推陈出新，代表性的产品有 Coulter 公司的电阻、电导和激光散射（VCS）技术，Sysmex 公司的多通道阻抗、射频和细胞化学联合检测技术，Abbott 公司的多角度偏振光（MAP）技术，ABX 公司的细胞化学脂质全染色技术结合双鞘流（DHSS）技术等。20 世纪 80 年代末期，第一代网织红细胞计数仪 R-1000 上市。

20 世纪末 21 世纪初，随着临床诊疗活动的增加，临床检验技术的发展而带来的检测量的增加和实验室工作人员的相对不足，独立操作和管理的血细胞分析仪已经越来越无法满足一些大型医院的需要，多台仪器连接实现样本的条码读取识别、自动上样、内置审核规则、连接推片机、染色仪甚至图像分析仪等进一步分析处理设备的血细胞分析流水线陆续面世，推动了实验室效率、质量和管理水平的提升。

我国使用血细胞计数仪始于 1959 年。北京医院引进了瑞典生产的电子血细胞计数仪用于"红白血细胞"计数。我国在 20 世纪 60 年代中期也曾进行电阻抗原理技术的血细胞分析仪的开发和生产。1965 年在上海生产了简单的血细胞计数仪，1975 年北京医疗仪器厂也模仿设计出了简单的红细胞、白细胞计数仪。但受限于国内当时科技和生产力规模与水平，这些细胞计数仪并未能成为商业化的产品。直至 20 世纪 90 年代末期，三分群血细胞分析仪在国内陆续研制和开发，一系列商业化的产品陆续推出，如深圳迈瑞公司的 BC-2000、BC-3000，特康公司的 TEK2000、TEK-Ⅱ型等。随着三分群技术的成熟，国内厂家也开始投入力量进行五分类产品的研究、开发和生产。2006 年深圳迈瑞公司推出了国内首台五分类血细胞分析仪 BC-5500，在实现白细胞分类时采用了细胞化学染色、激光激发散射光测量和流体聚焦等技术，可提供 11 项白细胞分析参数、8 项红细胞和 4 项血小板相关参数。此后国产五分类血细胞分析仪陆续上市。2011 年深圳迈瑞公司再次领先推出了具有网织红细胞、有核红细胞测量功能的 BC-6800 全自动血细胞分析仪。该产品采用鞘流阻抗法、激光散射法、结合荧光染色的流式细胞技术进行细胞分类、计数，采用比色法测定血红蛋白含量，并采用独有的 SFCube 细胞三维分析技术检测和分析血液样本。2012 年又推出 BC-6900 全自动血细胞分析仪，可提供脑脊液、胸腔积液和腹水中红细胞、白细胞、有核细胞数目，并可以细分单个核细胞、多个核细胞数目和比例，更进一步拉近了我国血细胞分析仪产业水平与国际同行的距离。迈瑞公司再次领先推出了具有网织红细胞、有核红细胞测量功能的 BC-6800 全自动血细胞分析仪。该产品采用鞘流阻抗法、激光散射法、结合荧光染色的流式细胞技术进行细胞分类、计数，采用比色法测定血红蛋白含量，并采用独有的 SFCube 细胞三维分析技术检测和分析血液样本。近 10 余年，随着样本处理量日益增大，处理速度要求提高，国际厂家产品的开发重点转入实验室自动化和智能化。2014 年我国首套全自动血细胞分析仪、血细胞推片染色机和轨道系统组成的血细胞分析流水线 CAL-8000 上市，经过多家医院试用和专家评估，该系统被认为达到了当前国际先进水平。

2. 检测方法与原理

（1）红细胞和血小板的检测原理：人体血液中的红细胞和血小板在细胞体积和数量上存在明显差异，因此，两者在同一个测量通道内进行区分计数。主要测量方法为电阻抗法，后期发展出现的光散射法则在细胞计数和体积测量的基础上给出平均血红蛋白含量、平均血红蛋白浓度（MCHC）等更多测量及推导参数。

1）电阻抗法：采用电阻抗法进行细胞测量的检测装置主要由 2 个电极组成，极间电压恒定。未加入血样时鞘流液流速稳定，从而使得极间阻值维持不变。由于血细胞是不良导体，稀释后的血样在鞘流液的引导下以恒定速率通过电极时，进样微孔附近电极间的液体被排开，阻值发生变化，产生计数电脉冲信号。脉冲信号的幅度表征血细胞体积，数目表征血细胞数量。红细胞和血小板在体积上存在较大差异，因此，通过设置脉冲幅度阈值可在单测量通道内对两者进行有效区分：一般将 $2\sim35$ fl 的颗粒统计为血小板，>36 fl 的颗粒统计为红细胞。脉冲信号经过幅度甄别器、滤波、信号放大器及算法处理，得出相应分类的数目。

2）光散射法：红细胞的光散射计数主要是采用高、低 2 个角度测量同一个经戊二醛固定红细胞的散射光。根据 Mie 理论，当球形化的血小板单个通过激光照射区时，在高角度测量细胞的折射指数（RI），它与细胞的密度有关，可准确得出平均红细胞体积、平均血红蛋白含量等参数。低角度测量散射光的转换能量大小可以获得单个红细胞的体积及其总数。光散射法对红细胞和血小板的测量可将小型红细胞、血小板、红细胞碎片及电子噪音进行区别，甚至可以计数 $30\sim60$ fl 的大型血小板。

然而，红细胞和血小板的测量信号常有交叉（如大型血小板脉冲信号误判为红细胞，小型红细胞脉冲信号进入血小板计数），造成实验误差。因此，对两者的精确区分测量采用了以下几种技术。

① 扫流技术：红细胞体积相对血小板较大，已经通过测量室进行脉冲计数的红细胞一旦回流至感应区边缘，则会出现较小涡流而产生类似血小板的。扫流技术在红细胞计数小孔后设置了稳定流路，可保证通过微孔已进行计数的红细胞立即被冲走，进而防止假性计数脉冲的产生。

② 防反流装置：为了防止已进行测量计数的红细胞回流，在计数池小孔后方感应区之外设置挡板，板上存在直径略大于红细胞直径的小孔。进行计数时已通过感应区的红细胞在负压作用下立即通过小孔流走，即使产生涡流，挡板也会阻止红细胞回流保证脉冲计数的准确性。

③ 鞘流技术：为了避免红细胞从计数孔边缘流走及涡流、回流等现象出现，采用鞘流技术。将细胞稀释液通过一毛细管对准测量孔，伴随四周的鞘流液一起流出，这使得中间的细胞稀释液在鞘流液作用下形成单个排列的细胞流，从而确保了在电阻抗和流式测量 2 种方法中红细胞和血小板计数的准确。

④ 浮动界标技术：正常情况下，红细胞和血小板体积差异较大，采用固定阈值很容易进行区分（通常以 35 fl 作为测量阈值）。但在机体病理情况下，血小板体积可能超过 35 fl，在某些贫血（如缺铁性贫血、珠蛋白生成障碍性贫血）患者中，红细胞体积则偏小。因此，固定阈值可能造成血小板和红细胞漏检。针对此类情况，可在脉冲直方图正常值范围内（通常为 $5\sim35$ fl）选取频数最低点作为两者的计数阈值，以此进行浮动界标判断计数。

其他形态红细胞的测量，如网织红细胞（晚幼红细胞脱核后到完全成熟红细胞之间的过渡细胞）的检测是基于其自身的特殊性质：胞质内残存的嗜碱性物质活体状态下可被吖啶橙、碱性槐黄等荧光染料染色，在激光照射下发出固定波长的荧光，仪器通过测试发光细胞数量和光强即可得到网织红细胞的各项参数。有核红细胞和白细胞可同时进行测量，加入溶血剂溶解成熟红细胞后，采用聚次甲基荧光染料进行核染色，检测其荧光强度便可明显区分出 2 个细胞群。

（2）白细胞的测量原理：白细胞的分类测量技术从最初的电阻抗法物理计数逐渐发展到生物与化学染色等技术相结合进行三分类、五分类甚至九分类计数，其测量原理的不断创新是血细胞分析仪发展的主要方面。

1）电阻抗法：早期白细胞测量计数采用电阻抗法。首先对采集到的血样进行一定比例稀释并加入溶血剂，使得红细胞溶解的同时白细胞皱缩、胞质渗出，保留下来的包膜将细胞器包裹在细胞核的周围。然后细胞悬浮液通过计数孔进行脉冲信号采集和直方图输出，各分类细胞值通过计算细胞群在脉冲直方图上的面积得出 35～90 fl 为小细胞亚群（以成熟的淋巴细胞为主），90～160 fl 为中间细胞群（以单核细胞为主），160～450 fl 为大细胞亚群（以中性粒细胞为主）。此方法可对白细胞进行三分类，淋巴细胞和中性粒细胞计数准确度较高。

2）光散射与细胞化学联合分析技术：这种方法主要利用各类白细胞的过氧化物酶（MPO）浓度不同对白细胞进行六分群，同时对嗜碱性粒细胞进行单独测量。白细胞各分群中嗜酸性粒细胞、中性粒细胞、单核细胞（除早期外）内所含过氧化物酶浓度依次降低，淋巴细胞、嗜碱性粒细胞、幼稚红细胞、巨核细胞均不含此酶。待测血样首先加入清洗剂和甲醛混合的等渗稀释液，然后加入过氧化氢和四氯-萘酚，细胞内的过氧化物酶分解过氧化氢产生氧，使四氯-萘酚氧化后显色并沉淀，定位于酶反应部位。采用激光束低角度（0°～5°）和高角度（5°～14°）照射细胞，并采集其散射光强度信号：低角度散射光反映细胞大小，高角度散射光反映核叶数目及大小（核叶多、大则散射光强）。通过分析此测量通道分类图可以得出以上细胞参数并分析出大型不染色细胞群（非典型淋巴细胞或MPO 阴性的原幼细胞）。对于不含过氧化物酶的嗜碱性粒细胞，其测量采用时间差法与红细胞、血小板共用一个通道，加入排他性试剂溶解其他细胞，嗜碱性粒细胞与裸核一起进入测量通道，通过前向角和散射角的测量进行区分计数：嗜碱性细胞呈高狭角散射，位于脉冲直方图的上半部，裸核位于下半部。此外，还可以在细胞悬浮液中加入吖啶橙等荧光染料，经激光照射激发，对网织红细胞进行计数。该项测量技术对白细胞区分较好，计数准确度较高，但测量过程中消耗试剂种类繁多，流路和光路的精密度要求较高。

3）多角度偏振光分析技术：这种技术主要基于嗜碱性粒细胞的吸湿特性和红细胞经低渗鞘流液处理后不影响白细胞计数（鞘流液作用下红细胞内的血红蛋白游离出细胞外，鞘流液渗入，其细胞膜结构依然完整，折光指数与鞘流液基本相同，因此，不影响白细胞计数）的原理。采用鞘流技术使血细胞单个通过检测区，利用 0°、10°、90° 散射光密度测量值列表来进行血细胞分析：0° 前向散射光强度（1°～3°）反映细胞体积及数量；10° 散射光强度（7°～11°）反映细胞结构和核质复杂性；90° 散射光强度（70°～110°）反映细胞内颗粒及分叶状况；90°D（消偏振光）散射光强度（70°～110°）是基于嗜酸性粒细胞可将垂直角度的偏振光消偏振的特性，从而将嗜酸性粒细胞从中性粒细胞中分离出来。该技术的优势在于采用 10° 窄角和偏振加消偏振检测法，系统分辨力得以提高，实现了白细胞五分类，同时对其他异常白细胞可进行提示。

4）VCS 探针技术：该方法是库尔特公司继电阻抗法后又一重要技术。V 表示体积，采用低频电流分析细胞体积，能有效区分淋巴细胞和单核细胞。C 表示电导，采用高频电磁波，根据各种细胞的电导性不同来测定细胞内部结构、核浆比例，可用于区分体积相同的两组细胞群，如小淋巴细胞和嗜碱性细胞。S 表示光散射，适用氦氖激光源发出的单色激光照射细胞，并收集 10°～70° 细胞散射光，可以获得细胞形态结构等信息，从而较好地区分细胞的颗粒构型和质量。待测血样中首先加入只作用于红细胞的溶血剂，溶解红细胞。然后加入抗溶血剂，中和溶血剂作用，使白细胞表面、胞质及细胞大小等特点仍保持与体内相同的状态。样本溶液在鞘流液包围中通过测量区，同时接受 VCS 探针测试。在实现白细胞五分类的基础上，该技术还可以检测幼稚白细胞、异型淋巴细胞、有核细胞、抗溶血红细胞等。

5）电阻抗、射频和细胞化学技术：该技术主要是半导体激光流式细胞技术结合核酸荧光染色技术进行白细胞计数和分类，依据 3 类信号来鉴别细胞类别：前向散射光（FSC）反映细胞体积大小；侧向散射光（SSC）反映细胞的颗粒和细胞核等信息；侧向荧光（SFL）信号用于分析 DNA 和 RNA 的含量。通过在血样中加入 STROMATOLYSER-4DL 试剂（以下简称 4DL）可以溶解红细胞和血小板，并在白细胞膜上打出 10～50 nm 小孔。然后细胞悬浮液中加入试剂 STROMATOLYSER-4DS，其中的聚次甲基染料通过小孔进入白细胞内与细胞器和细胞核中的核酸结合，在 633 nm 激光照射下激发荧光强度与其含量成正比。由于 4DL 对淋巴细胞透化作用最大，染色后其荧光较粒细胞强。嗜碱性粒细胞在 4DL 作用下脱去部分颗粒，其荧光强度最弱。中性粒细胞仅脱去部分胞质，荧光强度介于两者之间。淋巴细胞的细胞器较少，因此，侧向散射光和荧光较单核细胞弱。4DL 与嗜酸性粒细胞的特异性结合可以通过测量侧向散射光信号将其有效区分出来。针对嗜碱性粒细胞，同样采用特异性试剂溶解其他细胞，进行前向散射光和侧向散射光测量即可进行分离。此外，电阻抗法和射频技术也被用于测量幼稚细胞：根据幼稚细胞表面相对成熟的细胞膜脂质较少的特点，在细胞稀释液中加入硫化氨基酸，占位不同使得结合在幼稚细胞表面的氨基酸较多，具有一定抵抗溶血剂的作用。血样加入溶血剂后成熟细胞破碎，通过电阻法可检测出幼稚细胞，而射频技术用于测量细胞核的大小和颗粒的多少。

（3）血红蛋白的测量原理：由于临床检验中难以从血液中分离出血红蛋白，因此，采用比色法进行间接测量。首先向待测血液中加入溶血剂，使得红细胞破裂、血红蛋白溶解出来。然后加入氰化钾将其转化为颜色稳定的氰化血红蛋白，血红蛋白含量越高，则颜色越深，吸光性越强。

3. 检测参数的临床应用 血细胞分析仪检测的白细胞、红细胞和血小板等常规参数在临床疾病的诊断、疗效估计、鉴别诊断中的重要作用众所周知，这里不再赘述。现将近年来仪器检测的某些新参数的的临床应用作简要介绍。

过氧化物酶散点图：拜耳 ADVIA 120 等可对各类白血病及亚型进行初步的分析与诊断。根据各类白细胞的 MPO 活性不同，将外周血或骨髓标本用该类仪器分析后，可得到具有不同特征的过氧化物酶散点图。丛玉隆曾用 Technicon H*1 仪器对 10 例一般血液检查结果正常的非血液病患者和 59 例各型急性白血病患者进行了分析。结果显示，两种检查法的符合率在正常人、急性淋巴细胞白血病（ALL）和急非淋（M3）患者之间为 100%，对急非淋 M1、M2、M4 鉴别诊断的符合率分别为 87.5%、62.5%、66.1%。而且过氧化物酶散点图异常和 MPO 活性减低相结合，也是诊断白细胞 MPO 缺陷症的重要依据。

红细胞九组分布图：丛玉隆等先后用红细胞九组分布图对隐性铁缺乏症及各类贫血的诊断价值进行了探讨，结果显示，以体积基本正常而血红蛋白浓度明显偏低（HC<28 pg）组红细胞百分比值≥0.2% 和小红细胞正色素 V<60 fl，HC 为 28～41pg）组红细胞百分比值≥2.9% 作为隐性铁缺乏症的诊断标准，特异性为 100%，虽然假阳性率稍高（为 38.3%），但基本能满足临床筛查需要，不失为一种较好的快速诊断指标。而在再生障碍性贫血、溶血性贫血和巨幼细胞性贫血标本测量发现，这些病例的红细胞九分图与健康人群的红细胞九分图差异明显，而且各病例之间也有较大的差异，具有一定的临床诊断价值。

红细胞血红蛋白含量：红细胞血红蛋白含量（CH）是拜耳 ADVIA 120 这类仪器用光散射测量的红细胞参数之一，和网织红细胞血红蛋白含量（CH r）及小红细胞与低色素红细胞百分率比值（MICRO%/PYPO%）等参数在贫血的诊断、疗效估计和鉴别诊断中的具有重要作用。特别是在诊断儿童铁缺乏、孕妇铁缺乏的评估、血液透析患者铁缺乏的监测和慢性病贫血时功能性铁缺乏的诊断等方面可以提供早期和更有价值的信息。

造血干细胞：造血干细胞（hematopoietic stem cell，HSC）是体内各种血细胞的唯一来源，主要存在于骨髓血、脐血和外周血中，具有自我更新、多向分化潜能、可塑性、重新构成能力及二次可移植性。HSC 移植正广泛应用在血液系统疾病、实体瘤、免疫缺陷性疾病、遗传性疾病、自身免疫性疾病、急性放射病等各种疾病的治疗。由于 HSC 具有可塑性，可以转变为血管、神经、肌肉等组织细胞，用来代替病变或者功能失调的器官。如对心肌缺血区的干细胞移植可以有效改善心肌缺血区血供，而且移植细胞可发育为成熟心肌细胞，阻止心脏扩大，提高心脏功能。有研究结果表明，心肌缺血区干细胞移植不仅能从早期减轻瘢痕组织的形成，甚至对于已形成的心肌瘢痕也具有良好的修复作用，因此对远期心力衰竭等不良后遗症将起到积极的预防和治疗作用。

4. 血细胞分析仪的主要发展趋势　目前，新的技术、方法、思维、模式不断引入血液分析仪的研发，"技术新、功能多、操作易、速度快、精度高、结果准、标准化、信息化"是现代血液分析仪发展的主要趋势，为临床不同的需求提供了有效的血液细胞学检测参数，对疾病诊断与治疗有重要的临床意义。

展望血细胞分析仪未来的发展有如下趋势。

（1）自动化：数字图像分析或机器视觉技术进入血细胞形态学检验。所谓机器视觉技术是采用机器代替人眼来做测量和判断。它具有与人类相似的视觉处理能力，协助甚至代替人的工作。人工血细胞分析是凭经验对所见物进行识别，机器自动血细胞分析是靠人训练建模进行判断，当被检测标本中的细胞单个通过检测核心系统时，仪器可高速拍摄出清晰的图像，然后通过数字识别技术进行"细胞分类"，如果识别符合实际结果，即可发出检验报告；如有不能识别的细胞，仪器可自动发出信息，提示进一步人工显微镜检查，这类流水线可大大减低血细胞分析的镜检率。这种理念是新一代血细胞分析仪的发展趋势。

（2）多样化：随着微量检测技术和信号处理能力的突破，一方面新推出的一些血细胞分析仪所能检测的样本种类不再局限于血液，而扩展至体液，比如脑脊液、胸腔积液、腹水和关节腔滑液等检测中的细胞，可以对这些体液中的细胞数目包括红细胞、白细胞、有核细胞、单个核细胞和多个核细胞进行快速和高精度的检测。另一方面，血细胞和血浆检测项目的分界正在被模糊化，随着全血样本免疫反应技术的突破，一些传统的免疫项目被整合到血细胞分析仪中，如 BC-5390 CRP 血细胞分析仪不仅可以在 1min 内完成血常规的检查，还可以完成 C 反应蛋白（C-reactive protein，CRP）的检测。未来将降钙素原（procalcitonin，PCT）等参数整合到血细胞分析仪中也极为可能。

此外，利用单克隆抗体和免疫荧光标记技术，在细胞计数的同时，利用针对白细胞分化抗原（cluster of differentiation，CD）的抗体对血细胞进行免疫表型分析，从而更准确地得到细胞亚群的信息和计数。CELL-DYN Sapphire 产品已经尝试检测 CD4 淋巴细胞计数，在艾滋病特别是非洲地区的诊断、监测中发挥了不可替代的作用。

（3）智能化：机内"专家诊断系统"的临床应用。基础医学和临床医学的发展，使血细胞分析仪的功能不断拓展，检测参数不断增多，因此，需要不断地向临床医师介绍参数检测原理、分析方法和临床价值，满足这种需求最佳的途径就是在机内建立高水平的"专家诊断系统"。

（4）信息化与网络化：随着计算机技术的飞速发展，血细胞分析仪的信息化程度也越来越高。仪器内置的条码扫描仪可以自动扫描样本管条码，读取检测申请信息并据此灵活调配样本。目前高端血细胞分析仪还实现了内置复检规则，自动筛选需要复测、推片和染片的样本，通过与医院信息系统（hospital informationsystem，HIS）连接获取患者的历史数据，还可以对样本结果进行趋势分析，或者获取其他检测项目的结果以便对不同项目的结果综合分析判断。通过对临床诊断路径、样本审核要求等信息的分析和整理，智能的信息管理和审核系统可以快速地筛选异常样本，并可以按照设定的规则对样本进行后续的处理，如重新测量、制作涂片、更换模式确认等操作。随着移动互联网技术和远程医疗业务的发展，未来结果的移动和远程接收、分享和审核及云终端等也将在血细胞分析设备上实现。

二、自动化血细胞形态学分析仪进展

自动化血细胞的形态学分析与识别，已经成为临床诊断、病理分析及疾病治疗的重要手段。它可以帮助血液学家诊断疾病，如白血病和血液癌症等。

1. 自动化血细胞形态学分析仪发展历史　随着血细胞分析仪的发展越来越成熟，血细胞分析仪已被普遍应用在医院的常规操作中，但在血细胞形态学分析方面，血细胞分析仪还存在很大的问题，如仪器会产生一些固有的误差，仪器的设计和应用存在缺陷等，使得血液细胞的形态学分析问题从根本上得不到解决。因此，对于目前在血液病诊断方法上，医院将血细胞分析仪作为血细胞分析的过筛手段，对疾病的诊断还要借助人工镜检来完成。然而，外周血细胞涂片显微镜形态学分析目前还是一项人工操作为主、受主客观因素影响较多的技术。因此，在实验室常规检验中迫切需要统一的、标准化的血细胞形态学分析手段和技术将细胞形态学检查这一人工操作技术提升到自动化、标准化和信息化，由此催生了自动化血细胞形态分析系统即血细胞形态分析仪的研究和发展。

早在 1966 年 Prewitt 和 Mendelsohn 发明了第一台用于血涂片图像分析的系统，命名为 Cydac 显微镜扫描系统（Cydac，乌普萨拉，瑞典）。1974 年 Larc 推出了第一台用于自动白细胞分类的仪器（Corning Glass）并投入临床使用，开创了白细胞五分类的先河。这些早期的系统因其结构复杂、性能不稳定等因素，并没有被推广使用。

到 20 世纪 80、90 年代，图像处理和模式识别理论得到了充分的发展，有 3 种自动细胞图像分析系统投入市场供临床使用，分别是：Microx HEG-50（Sysmex，日本）、Micr021-Model200（Beckman-Coulter，美国）和 DiffMaster Octavia（CellaVision AB，瑞典）。1994 年瑞典 CellaVision 公司创立研发出第一代系统，DiffMaster Octavia 系统，是基于先进的人工智能网络（artificial neural networks，ANN）对细胞图像进行运算分析，对经过瑞氏或瑞氏 - 吉姆萨或梅氏染色的外周血涂片均可进行分析，是第一个可以预分类 15 类细胞及 6 类红细胞特征形态的血细胞形态分析系统，也是第一个允许远程审核分析结果的系统，并且数据库中可以储存 2 万张样本图像结果。随着实验室对自动化的需求的不断提高，CellaVision 公司与 Svsmex 公司合作，为 Svsmex 定制了整合到血液流水线的细胞形态分析仪 -DI-60，并于 2013 年在欧洲投入临床使用。CellaVision DM 系列全自动细胞定位及预分类系统，不仅实现了从自动进样、自动滴加镜油、自动转换显微镜头、自动预分类细胞到结果自动存档的全自动化，还具有较高的细胞预分类准确性，实现了网络内的多系统互联，增进了专家间的协作。

目前，得到美国 FDA 注册认证的自动化细胞形态分析仪器有两家：瑞典的 CellaVision 公司（DM- 系统）和美国的 Medica Corp. 公司（EasvCell 系统）。其中 CellaVision 公司的 DM 系统是目前全球使用最为普遍的系统，主要仪器型号包括 DiffMaster、DM8、DM96、DM1200 及 DM9600。此外，日本 Svsmex 公司与 CellaVision 公司于 2013 年合作推出了 DI-60 与 Svsmex XN 系列血细胞分析仪整合的全自动流水线。美国 MedicaCorp. 公司的 EasvCell 系统主要在美国的少数实验室使用。

2. 自动化血细胞形态学分析仪发展趋势 伴随着科技的发展与成熟，高性能计算机、高精密度和快速图像获取设备及大数据库的诞生，自动化细胞图像分析系统正以准确度高、速度快、网络化和人性化走进临床实验室，在加快检验 TAT、为提高检验报告准确度和检验效能中发挥不可替代的作用。相信在不久的将来，与血细胞分析仪配套的形态学分析系统在临床一线将以其准确度高、速度快和解放检验劳动而获得认可。进一步，与细胞相关的胸腔积液 / 腹水、心包积液、滑膜液、尿液、脑脊液等特殊样本的形态学分析，辨识困难细胞的准确识别是检验寄托在自动化细胞形态分析系统的希望。展望未来，细胞形态分析系统与血液、体液分析仪合二为一，检测与分析的硬件与软件融为一体，是临床的需求也是细胞分析仪器的发展方向。

三、出凝血检测技术分析进展

随着止血与血栓基础理论及其应用研究的日益深入和现代生物医学技术的进步，止血与血栓的检测技术与手段日趋先进和自动化。其中一个显著的特点是自动凝血仪的迅速发展和广泛应用，使止血与血栓的检测从传统的手工法发展为全自动凝血仪，操作日趋简便，结果愈加精密和准确。

1. 凝血分析发展历史 DvKe 于 1910 年首先用出血时间（BT）开创了凝血检测指标的先河，随后 Quick、Proctor 和 Rapaport 分别于 1930 年和 1960 年报道了经典的外源和内源性凝血系统的过筛试验凝血酶原时间（PT）和凝血活酶时间（APTT）。1950 年 Schnitger 和 Cross 率先推出可同时分析 4 个标本的自动凝血分析仪。它以凝固法为分析原理，通过检测标本在凝固过程中电流的变化来判断凝固终点。然后，于 20 世纪 70 年代，在临床化学、免疫学、生物技术的促进与推动下，自动凝血分析发展迅速。20 世纪 80 年代，发色底物法检测原理的出现并应用于血液凝固的检测，使自动凝血分析仪除了可以进行一般的筛选试验以外，还可进行凝血、抗凝、纤维蛋白溶解系统等更多项目的检测。

迄今为止，自动凝血分析仪已发展到第三代产品。第一代产品是单纯使用终点法的半自动单通道凝血分析仪，如 Coag-A-Mate×1（Akzo Nobel 公司，1971 年）及后来的 CA100（Sysmex 公司）及 ACL-100（Coulter 公司）。第二代产品出现于 20 世纪 80 年代，是使用多通道和多种测定原理和方法的半自动凝血分析仪，如 Coag-A-Mate× 2、CA500、ACL-200 等。第三代凝血仪的特征是全自动化，可迅速定量分析止血与血栓系统的多种成份和因子,已接近全自动临床化学分析仪的水平,如 MDA-180(1991 年)及随后的 CA6000、Futura 和 STA(Stago 公司)等。自动凝血仪发展的另一趋势是床旁凝血仪的出现,它使用干化学分析原理,仅需 30μl 左右的末梢全血,尤其适用于床旁监测。

2. 分析方法和原理 自动凝血分析方法大致可分为以下 5 类。

(1)生物学方法(Biology)亦称凝固法:通过检测标本在凝固过程中电流的变化来判断凝固点终点。即将凝血因子激活剂加入待检血浆中,使血浆发生体外凝固,凝血仪连续记录凝血过程中一系列变化如光、电、机械运动等,并将这些变化信号转变成数据,用计算机收集、处理数据后得出检测结果。凝血仪使用的凝固法可分为 3 种,即电流法(亦称钩方法)、黏度法(亦称磁珠法)和光学法(包括透射和散射比浊法)。

(2)生物化学法(biochemistry):这类方法主要是通过测定发色物质的吸光度变化,以推算待测物的含量。其基本原理是:首先人工合成某种酶裂解物的化合物,且化合物与发色物质,如与对硝基苯胺(PNA)相连接。待检样品中含有活性酶(原)或经样品中加入过量酶激活剂,在检测过程中发色物质被解离下来,被检样品中出现颜色变化,它与被检物质含量呈数量关系。生物化学法以酶学方法为基础,可直接定量,所需样品量小,测定结果准确、重复性好,便于自动化和标准化。凝血仪目前使用发色物质检测的指标大致分为 3 种模式,即对酶、酶原和酶抑制物进行测定。

(3)免疫学方法(immunology):以被检物作为抗原,制备相应的单克隆抗体,利用抗原抗体的特异性结合反应对被检物质进行定量。自动凝血仪多采用免疫比浊法,它可通过透射或散射比浊分析。

(4)干化学技术(dry reagent technology):这类分析方法主要用于床旁凝血分析。其原理是用惰性顺磁铁氧化颗粒(paramagnetic iron oxide particles,PIOP)均匀分布并结合于可产生凝固或纤溶反应的干试剂中。PIOP 可在一固定垂直磁场作用下移动。当血标本通过毛细管作用进入反应层后,可溶解干试剂,并发生相应的凝固或纤溶反应,同时与试剂结合的 PIOP 在反应过程中通过其移动或摆动幅度的大小而提供纤维蛋白形成或溶解的动力学特征。PIOP 摆动所产生的光量变化通过光电检测器记录。然后通过信号放大、转换、计算而得到检测结果。

(5)超声分析(ultrasonic method):这是一类利用超声波测定血浆体外凝固过程中血浆发生变化的半定量方法。在凝血分析过程中,以频率为 2.0 MHz~2.7 MHz 的石英晶体传感器作为信号的发射器和接受器。当血浆与相应试剂作用时,血浆凝固过程可使石英传感器的发射波产生相应的变化,通过接受、记录和分析这种变化而得到相应的结果。目前这种方法使用较少。

3. 自动凝血分析的临床应用 由于自动凝血分析仪操作简便,可检项目多、准确度较好、结果的精密度高,使其在临床上的应用日益广泛。特别是作为快速、有效的筛选工具,自动凝血分析仪已显示其巨大的优越性。近几年,PT、APTT 的自动分析已逐渐取代原有不敏感的 BT 和 CT,而成为手术前患者出血倾向初步判断的有效手段。APTT 与 PT 已作为内、外源性凝血障碍性疾病较敏感的筛选试验。纤溶蛋白(原)降解产物(FDP)和 D- 二聚体作为纤溶系统活性的筛选试验,在原发性和继发性纤溶综合征筛查与鉴别诊断中起到积极作用。自动凝血分析能为预防和治疗血栓提供较准确、客观和稳定的指标。如用普通肝素和低分子量肝素进行抗凝治疗时前者选用 APTT,后者可选用抗凝血因子 X a、AT- Ⅲ 活性测定作为监测指标。在口服抗凝药时,可选用血浆凝血酶原时间比率(PTR)

或国际标准化比率（INR）作为指标。又如在血栓治疗时，可选用凝血因子Ⅰ、TT和FDP作为监测指标。除能提供满意的筛选项目或常规的监测指标外，自动凝血分析仪还能检测：①凝血因子及其分子标志物如凝血因子Ⅷ、Ⅸ、Ⅺ、可溶性纤维蛋白单体复合物（SMFC）、组织因子（TF）等；②抗凝血因子如PC、PS、AT-Ⅱ、狼疮因子（LA）等；③纤溶因子如PLG，抗纤溶酶（AP）、D-二聚体、组织型纤溶酶原激活物（t-PA）等。它们可为各种出血性疾病、血栓性疾病、纤维蛋白溶解综合征如弥漫性血管内凝血（DIC）及血栓前状态（PTS）的诊断、鉴别诊断与疗效观察及心脑血管疾病的防治提供大量客观、有用的实验数据，并可通过提供可靠的数据而配合上述疾病的基础研究。可以肯定，在基础研究、生物工程技术的推动下，结合其他的先进分析工具和手段，自动凝血分析将显示其更加广阔的应用前景。

4. 自动凝血分析仪发展趋势　自动凝血分析仪操作简便，可检项目多、准确度较好、结果的精密度高，使其在临床上的应用日益广泛。特别是作为快速、有效的筛选工具，自动凝血分析仪已显示其巨大的优越性。在基础研究、生物工程技术的推动下，结合其他的先进分析工具和手段，自动凝血分析将显示其更加广阔的应用前景。未来，与生化分析仪的发展过程一样，自动化血凝仪也会实现高速和恒速化检测：血栓与止血所用的相关试剂也会实现全液体化。现在，随着分子生物技术的进展，早期用于凝血检测的高浊度试剂已逐步被重组蛋白等技术的高清透光试剂取代，且随着复合多波长光电检测和数字分析处理等高技术的快速发展，以上两项技术的共同作用，所以采用现代光电技术的凝血因子分析仪，已可以检测各种病理状态的血液样本。以机电法为技术的仪器，例如血液样本的黏弹性分析仪，由于可以分析全成分血及血栓形成的全过程，可以观察血小板在凝血过程中的作用，对于临床上大量以抗血小板治疗的监测具有重要意义，未来黏弹性分析技术可以实现全自动化和高通量检测。以电测法为技术的仪器和以光电法为技术的仪器，未来均可以实现微型化及POCT。

四、流式细胞术研究进展

1. 概述　流式细胞仪（flow cytomery，FCM）是集现代物理电子技术、计算机技术及激光技术于一体的先进的科学技术设备。流式细胞术即是利用流式细胞仪对处于快速直线流动状态中的单列细胞或者生物颗粒进行逐个、多参数、快速地筛选或定性、定量分析的一种技术。流式细胞术可用于分析血液、骨髓、体液中的细胞及体外培养细胞等。FCM在进行医学检验方面应用广泛，包括肿瘤、血液学、免疫学及微生物学等许多相关疾病的检验，具有检测样品快速、准确及敏感性高等特点，可从1个细胞中测得多个参数，为医学检验提供了一种强有力的手段和全新的医学视角，是医学检验中重要的研究工具。

2. 原理　流式细胞仪只能检测单个细胞或微粒的信号，一般是将待测样品（细胞或微粒）用特异性荧光染料染色后制成悬液标本，在一定压力下其被压入流动室。不含细胞或微粒的缓冲液（又称鞘液）在高压作用下从鞘液管喷出，鞘液管入口方向与待测样品流成一定角度，于是鞘液就能包绕着样品高速流动，从而形成一个圆形的流束（即鞘流），这样，鞘液便包裹着单行排列的待测细胞依次通过检测区。

流式细胞仪通常以激光作为激发光源，经过聚焦整合后的光束垂直照射在样品流上，被荧光染色的细胞在激光束的照射下会产生散射光并激发荧光。这两种信号同时被前向光电二极管和90°方向的光电倍增管（PMT）接收。光散射信号在前向小角度（0.5°～2.0°）进行检测，称为前向散射光（forward scatter，FSC），这种信号基本上反映了细胞体积的大小。与激光束－液流平面垂直的散射光为90°散射光，又称侧向散射光（side scatter，SSC），它对细胞膜、胞质、核膜的变化更为敏感，其信号强度可反映细胞内部结构的信息。荧光信号由荧光素分子受激发后发射，常用的荧光素分子有异硫氰酸荧光素、藻红蛋白、别藻青蛋白和德州红等。荧光信号的接收方向与激光束垂直，经过一系列双色性反射镜和带通滤光片的分离，形成多个不同波长的荧光信号。这些荧光信号的强度代表了所测细胞膜表面抗原的强度或其细胞内、核内物质的浓度，经PMT接收后转换为电信号，再通过模数转换器，连续的电信号转换即为可被计算机识别的数字信号（图2-1-1）。

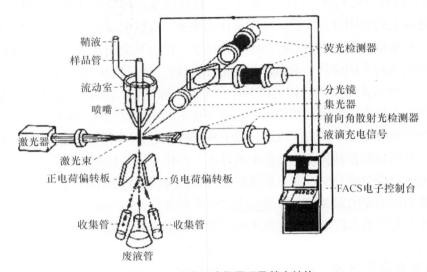

图 2-1-1　流式细胞仪原理及基本结构

　　细胞的分选是通过分离含有单细胞的液滴而实现的。在流动室的喷口上配有一个超高频压电晶体，充电后振动，细胞液流从喷嘴喷出后断裂成一连串的均匀小液滴，待测细胞就分散在这些液滴之中。这些细胞在形成液滴前，光学系统已测定了它们的信号（代表细胞的性质），如果测得信号与所选定的要进行分选的细胞性质符合，或者说，如果发现了要进行分选的细胞时则在这个选定细胞刚形成液滴时，仪器给整个液流充以短暂的正或负电荷。当该液滴离开液流后，其中被选定细胞的液滴就带有电荷，而不被选定的细胞液滴则不带电。当液滴流经带有几千伏的偏转板时，选定细胞的液滴在高压电场的作用下发生偏转，落入各自的收集容器中，不被选定的细胞液滴落入中间的废液容器，从而实现细胞的分选。

　　3. 流式细胞仪基本结构　　流式细胞分析系统包括流式细胞仪、流式细胞分析专用软件及储存、分析、显示数据的电子计算机。无论何种类型的流式细胞仪，基本上由3个相关部分组成，包括液流系统、光学系统、电子系统（见图2-1-1）。

　　（1）液流系统（fluidics system）：液流系统，包括流动室（flow chamber）和液流驱动系统，其作用是依次将待测样本中的细胞或微粒传送到激光照射区，其理想状态是把细胞传送到激光束的中心。流动室是液流系统的核心部件，由石英玻璃制成，充满鞘流液，其内细胞排成单列并被鞘液包绕形成细胞液柱流出流动室喷口。鞘流液是一种稳定的液体，在整个系统中流速不变，这种同轴流动的设计，使样品流在鞘液流的环包下形成流体聚焦，从而保证了每个细胞通过激光照射区的时间相等。流动室的喷口上配有压电晶体，收到震荡信号后可发生振动。

（2）光学系统：流式细胞仪所用的激发光源包括弧光灯和激光两大类。汞灯是最常用的弧光灯，其发射光谱大部分集中于 300～400nm，价格便宜，适合需要用紫外光激发的场合。由于弧光灯在单一谱线上能量较弱且功率不够稳定，现代流式细胞仪的激发光源通常采用激光，激光光源稳定性好、能量高、发散角小。激光光源按照激光器的种类可分为气体激光器、染料激光器和半导体激光器。气体激光器主要有氩离子激光（激发波长 488nm）、氦 - 氖激光（激发波长 633nm）、氪离子激光（激发波长 647nm）、氦 - 氪混合气体激光（激发波长 568nm）。染料激光器的共激物质是一种荧光染料的溶液，需要泵浦激光器（pump lazer）激发才能发出长波长的激光，如氩离子激光器的绿光泵浦含有 Rhodamine 6G 水溶液的染料激光器，则可得到 550～650nm 连续可调的激光，尤其在 590nm 处转换效率最高，约占到 50%。半导体激光器是较新的产品，价格低，结构简单，寿命长。

流式细胞仪的检测是基于对光信号的检测来实现的，包括对荧光的检测和对散射光的检测，因此在流式细胞仪中，光学系统是最为重要的一个系统，它由一系列进行光采集和光过滤的镜片（若干组透镜、滤光片和小孔）组成。为使细胞得到均匀照射，并提高分辨率，照射到细胞上的激光光斑直径应和细胞直径相近，因此需将激光光束经透镜会聚。荧光信号的各个检测通路中都配有特定的带通滤片，以使特定波长的光信号通过，称为单色器。不同的滤光片具有不同的通透特性，常用的有长通（long pass，LP）滤片可阻挡短波而使长波通过，短通（short pass，SP）滤片则与之相反，带通滤片（bandpass filt）可以阻挡高于或低于特定波长范围的光通过，跳光滤片（notch filt）则用于去除连续光谱中某一段特定光谱。双色器也是一种重要光学器件，又称双色性反射镜或分光镜，具有反射特定长波或短波的特性。在进行光路设计时，必须要使两者相互配合，并要考虑到能量的衰减，合理分配光信号的强度，保证最佳的信噪比，从而提高结果的准确性。因此，选择与使用合适的滤光器和双色器对流式细胞仪的检测结果至关重要。

（3）电子系统：流式细胞仪的电子系统主要由光电转换器件光电二极管、光电倍增管（PMT）和信号处理电路（signal processing electronics）组成。经荧光染色的细胞受到激发后所产生的荧光是通过光电转换器转变成电信号而进行测量的。

光电转换器件可将光信号转换为电流信号，由于传统的模拟电路更适合处理电压信号而不是电流信号，因此需要前置放大电路进行处理。前置放大电路将电流信号转换为电压信号，同时调整直流背景噪音为零，是流式细胞仪信号处理电路中的第一个环节。前置放大电路输出的电压信号为脉冲信号，脉冲高度与入射光信号强度成正比，其峰值为被测细胞通过光束中心位置时所产生的最强信号，在前置放大电路后使用峰值检测器记录这一峰值信号。模 / 数转换电路是检测信号传递到计算机系统进行处理前的最后一个环节，模 / 数转换芯片的位数和速度决定了数字信号的精度。电流信号经由前置放大电路、峰值检测器及模 / 数转换电路进行放大转换为数字信号可由计算机进行数据处理和分析。

4. 流式细胞仪数据分析 "设门"，随着数据的图形化分析而产生，指在细胞分布图中指定一个范围或一片区域，对其中的细胞进行单参数或多参数分析。"门"的形状可包括线性门、矩形门、圆形门、多边形门、任意形状门和四象限门。

FCM 的数据显示方式包括单参数直方图（histogram）、二维点图（dot plot）、二维等高图（contour）、假三维图（pseudo 3D）和列表模式（list mode）等。

直方图是一维数据应用最多的图形显示形式，可用于定性或定量分析，形同一般 X-Y 平面描图仪给出的曲线，其只能显示 1 个参数与细胞之间的关系。其中横坐标可以代表荧光信号或散射光信号的强度，用通道（channel）数表示，也就是模 / 数转换器的位数，它和光强度之间为线性或对数关系。纵坐标一般代表该通道内所出现具有相同光信号特性细胞的频率，一般为相对细胞数。

二维散点图能够显示 2 个独立参数与细胞相对数之间的关系。横坐标和纵坐标分别为与细胞有关的 2 个独立参数，平面上每一个点表示同时具有相应坐标值的细胞存在。可以由二维点图得到 2 个一维直方图，但是由于兼并现象存在，二维点图的信息量要 >2 个一维直方图的信息量。二维等高图，类似于地图上的等高线，可以同时表达测量参量和细胞频度。等高图上每一条连续曲线上具有相同的细胞相对或绝对数，即 "等高"。曲线层次越高所代表的细胞数越多。一般层次所表示的细胞数间隔是相等的，因此等高线越密集则表示变化率越大，越疏则表示变化平衡。二维密度图则依据细胞分布的密度大小，细胞密度大的地方点的密度大，细胞密度小则点的密度小，数据显示更直观。

假三维图是利用计算机技术对二维等高图的一种视觉直观的表现方法。它把原二维图中的隐坐标—细胞数同时显现，但假三维图可以通过旋转、倾斜等操作，以便多方位的观察 "山峰" 和 "谷地" 的结构和细节，有助于对数据进行分析。

列表模式其实只是多参数数据文件的一种计算机存储方式，3 个以上的参数数据显示是用多个直方图、二维图和假三维图来完成的。

5. 临床研究及应用进展

（1）在免疫学中的应用：T 淋巴细胞、B 淋巴细胞和 NK 淋巴细胞的水平是监测机体的免疫状态的重要指标。通过表面标志物监测各免疫细胞及细胞内各种细胞因子水平，以及对淋巴细胞各亚群数量的测定可了解患者的免疫状态。流式细胞术与单克隆抗体结合，对细胞表面和细胞内抗原、癌基因及膜受体的定量检测取得了很大的进展。

流式细胞术可用于 HIV 感染后 CD4 阳性 T 细胞的计数，以及多种原发性免疫缺陷病，如自发免疫性淋巴组织增生综合征、多发免疫缺陷、抗体缺陷病的分类和预后评估。流式细胞术对同种异体干细胞移植或同种异体骨髓移植后患者特定免疫细胞的定量对患者移植后的生存分析有重要作用。

（2）在微生物检测中的应用：流式细胞术广泛用于细菌、病原体、毒素、血清抗体及药敏试验。在免疫荧光方法中的流式微球捕获芯片技术（cytometric bead array，CBA）是流式细胞术的一个新应用，它将近似于细胞大小的微珠作为捕获载体，使其携带已知荧光抗原或抗体，来捕获检测物中的相关抗体或抗原。由于遮蔽效应可以使荧光微球的发散光减弱，应用不同大小的荧光微球，可同时检测同一标本的多种抗原或抗体。这种方法能同时检测单一液相样本中多个目的蛋白（如同时测定多种细胞因子、多种自身抗体），检测需用标本量少，灵敏度高，重复性好，直接荧光标志易于使用，检测线性范围宽，避免酶联反应所致的人工假象，可用于单细胞分子水平的多参数检验，也可用于真菌、寄生虫、病毒或混合感染的检测。

（3）在肿瘤诊断中的应用：流式细胞术在肿瘤诊断中的应用，主要是对 DNA 的含量进行比较精确地测定，能够对一些癌前病变的性质及其发展趋势做出判断，有助于恶性肿瘤的早期诊断，指导医护人员对患者进行化学药物治疗及预后护理治疗。DNA 含量的异常增高对恶性肿瘤的诊断具有决定性的意义，肿瘤细胞 DNA 的倍体分析对患者预后的判断具有重要的作用，二倍体瘤细胞患者预后较好，而非整倍体肿瘤细胞患者肿瘤的转移、复发及死亡率较高。流式细胞术的检测标本可为实体瘤标本、穿刺标本和胸腔积液、腹水标本及尿液、胃镜、支气管镜钳取的活检标本等，首先将实体瘤组织解聚、分散制备成单细胞悬液，用荧光染料染色后对细胞的 DNA 含量进行分析，最后将不易区分的群体细胞分成 3 个亚群（G0/GI 期、S 期、G2 期），DNA 含量直接代表细胞的倍体状态，非倍体细胞与肿瘤恶性程度有关，DNA 非整倍体细胞峰的出现即为癌变的重要标志。

（4）在血液疾病诊断中的应用：流式细胞术采用不同的抗血细胞表面分化抗原的单克隆抗体，借助不同的荧光染料对 1 个血细胞的多种参数进行测定，使白血病分类诊断的准确性达到 90% 以上。依据白血病细胞表达的相应种系抗原，可将其分为 5 类：T 细胞系白血病、B 细胞系白血病、红细胞系白血病、髓细胞系白血病及巨核细胞系白血病，同时根据白血病细胞的非特异性标志（主要 HLA-DR 和 CD34），对白血病进行分类与分期，并可以探明慢性粒细胞性白血病性发作时的细胞来源。通过对测定 DNA 倍体及细胞周期，可指导医护人员对白血病患者进行化学药物的治疗，同时通过流式细胞术对白血病细胞增殖情况实时监测，指导用药，提高疗效。流式细胞术还可利用单抗免疫荧光标记血小板膜糖蛋白，以此来监测血小板的功能及活化，评估血小板活化程度在血栓性疾病发生发展中的作用，有利于血栓性疾病的诊断及治疗。

如今，流式细胞术已越来越多地应用于生物医学领域究中，除了在医学检验中的应用，在人体器官移植、神经系统疾病分析、冠心病的诊断、细胞凋亡及精液检测等诸多方面都发挥着重要的作用，随着分子生物学、细胞生物物理、单克隆抗体及各种标记技术的不断发展，流式细胞仪检测技术必将成为临床、检验及科学研究中不可或缺的重要手段。

参 考 文 献

［1］乐家新，丛玉隆. 血细胞分析技术与临床应用［J］. 继续医学教育，2006，20（26）：43-48

［2］杨胜科. 血液分析仪技术及应用［M］. 西安：西安地图出版社，2002

［3］丛玉隆. 现代血细胞分析技术与临床［M］. 北京：人民军医出版社，2004

［4］丛玉隆. 当代血液分析技术与临床［M］. 北京：人民卫生出版社，1997

［5］丛玉隆，乐家新. 现代血细胞分析技术与临床［M］. 北京：人民军医出版社，2005

［6］丛玉隆，乐家新，袁家颖. 实用血细胞分析技术与临床［M］北京：人民军医出版社，2001

［7］熊立凡，刘成玉. 临床检验基础. 第4版［M］北京：人民卫生出版社，2007

［8］叶应妩，王毓三，申子瑜. 全国临床检验操作规程，第3版［M］南京：东南大学出版社，2006

［9］张时民. 血细胞分析仪50年的发展历史和展望，临床检验及实验室设备［J］2004，4：100-102

［10］丛玉隆. 临床检验装备大全（第2卷）仪器与设备［M］北京：科学出版社，2015

［11］丛玉隆. 血细胞分析技术进展与展望. 临床检验杂志［J］，2012，1（1）：4-7

［12］段浩，陈锋，顾彪，等. 血细胞分析技术及其进展［J］研究医疗卫生装备，2015，35（5）：108-112

［13］姚文玲. 血细胞形态学检查法对临床疾病诊断的价值分析［J］临床检验杂志，2018，7（1）：83-84

［14］陈刚，江明，曲建华，等. 血细胞分析仪联合血细胞形态学观察筛查血液系统疾病中的价值研究［J］河北医药，2017，39（08）：1212-1214

［15］刘晶. 自动化血细胞形态学分析及分类关键技术研究［D］山东大学，2016

［16］Heins M, Reinauer H. Automation in coagulation testing [J]. JIFCC, 1996, 8: 117-122

［17］Walenga JM, Fareed J. Automation and quality control in the coagulation laboratory [J]. Clin Lab Med, 1994, 14: 709-728

［18］Mohammed A, Mehrabani PA, Coombs R, et al. The MDA-180 coagulation analyser: a laboratory evaluation [J]. Pathology, 1997, 29: 176-183

［19］丛玉隆，王淑娟. 今日临床检验学. 北京：中国科学技术出版社，1997，29：196-200

［20］Oberhardt BJ, Dormott SC, Taylor M et al. Dry reagent technology for rapid convenient measurements of blood coagulation and fibrinolysis. Clh Chem, 1991, 37: 520-526

［21］Machado JC, Von kruger MA, Fontes EM et al. Evaluation of an ultrasonic method applied to the measurement of blood coagulation and fibrinolysis. Physical Meas, 1997, 18: 113-129

［22］Grogan WM. Guide to flow cytometry methods [M]. New York: Marcel Dekker Inc, 1990: 1-20

［23］王正强，王敏，孙刚. 临床凝血分析研究进展［J］青岛大学医学院学报，2003，39（4）：491-492

［24］沈关心，周汝麟. 现代免疫学实验技术［M］武汉：湖北科学技术出版社，2002：226-230

［25］王书奎，周振英. 实用流式细胞术彩色图谱［M］上海：第二军医大学出版社，2004：1-56

［26］Wang, L. H. Degheidy, et al. Quantitative Flow Cytometry Measurements in Antibodies Bound per Cell Based on a CD4 Reference [J]. Current protocols in cytometry, 2016, 75: 21-22

［27］王建中. 临床流式细胞分析［M］上海：上海科学技术出版社，2005

［28］吴后男. 流式细胞术原理与应用教程［M］北京：北京大学医学出版社，2008

［29］Pockley AG, Foulds GA, Oughton JA, et al. Immune Cell Phenotyping Using Flow Cytometry [J].Curr Protoc Toxicol, 2015: 1-34

［30］Stelmaszczyk-Emmel A, Kopatys A, Górska E, et al. The usefulness of flow cytometric analysis of cytokines in peripheral blood and bone marrow plasma [J]. Postepy Hig Med Dosw (Online), 2013, 67: 879-886

［31］Shapiro HM, Telford WG. Lasers for Flow Cytometry: Current and Future Trends [J]. Curr Protoc Cytom,2018, 83: 191-192

［32］Buzatu DA, Moskal TJ, Williams AJ, et al. An integrated flow cytometry-based system for real-time, high sensitivity bacterial detection and identification [J].PLoS One, 2014, 9 (4): e94254

第二节 体液检验技术研究进展

一、尿液分析技术研究进展

尿液检查是临床检验中一个重要的组成部分，在泌尿系统疾病及全身性疾病诊治中具有重要的意义。

1. 干化学试纸 所谓尿分析的干化学技术，即是将尿中的被检成分与试剂的化学反应，均在试纸上完成，不需要任何外界添加试剂、加热、洗涤等繁杂操作，以试纸块上化学反应后所呈现的颜色变化来判别某物质的有无及大致含量。这种干化学分析法所用试剂被称为尿试纸或尿试带，有单项、2 项、4 项和多联试纸之分，目前在医院临床应用中最多的是 10 项或 11 项多联试纸。

尿试带是许多含有各种化学试剂成分的试剂垫附着在塑料条上构成，许多试纸为单层结构。这些试剂垫的质量是决定尿液化学反应的关键，他一般采用高质量的滤纸，经配置的化学试剂浸泡，然后干燥，剪裁成块状后再按一定顺序和间隔粘贴到塑料条上而制成，当然整个生产工艺非常复杂，生产条件严格，且需要各种专用自动化设备和质量保障体系参与生产的全过程。目前国内外众多的尿干化学试纸，无论是单项还是多联试纸，这种结构的居多。也有干化学试带采用多层试剂垫构成，著名的 Roche 尿干化学试带，其中间为 1～3 层化学试纸构成的反应试块，在表面用一特制的半透尼龙膜覆盖，将所有试块固定在下端的塑料底板上，这种结构的试带每层化学试块都担负一定的化学反应特性，有试剂层、吸水垫及用于中和排除维生素 C 的干扰的特殊结构。

尿液干化学试纸也配有相应的质控品，其质控品有液体类型、干粉类型和条带型等。一般有阴性和阳性两种水平。各仪器生产厂应能提供适合自己试纸和仪器应用的质控品，应给出其参考范围。也有第三方生产的专用尿质控品出售。尿干化学室内质控的基本要求：阴性质控不得出现阳性结果，阳性质控物不得出现阴性结果，阳性质控品测定范围在标定值上下一个浓度为好。优质的尿液干化学分析仪器应该具备自己的完整检测系统，这包括配备质量控制措施，例如空白校正、反光率校准带、质控试带、质控液和校正液、配套的尿干化学试带、方便和完善的操作软硬件系统，使其测定结果具有良好的稳定性和重复性，易于实现标准化操作。

尿干化学法测定原理如下。

尿液酸碱度（pH）原理：采用酸碱指示剂法。尿中 pH 可使该测定区中的甲基红和溴麝香草酚蓝两种指示剂发生颜色改变，可表达 pH5.0～9.0 的变色范围。

尿比密（specific gravity，SG）原理：采用多聚电解质离子解离法。预先处理的高分子电解质与尿中各种离子浓度的关系导致的电离常数的负对数（pKa）的变化。尿中含有以氯化钠（NaCl）为主的电解质，在水中解离为 Na^+ 和 Cl^-，可和离子交换体中的氢离子置换，在水溶液中放出氢离子（H^+）。随着尿液中不断增加的氢离子浓度，使得指示剂溴麝香草酚蓝的颜色发生改变。

尿蛋白（protien，PRO）原理：采用"指示剂蛋白质误差"（protein error ofindicators）原理。尿中存在蛋白质时，由于蛋白质离子对带相反电荷指示剂离子吸引而造成溶液中指示剂进一步电离，在不相同的 pH 时，可使指示剂改变颜色。

尿葡萄糖（glucose，GLU）原理：采用葡萄糖过氧化物酶法。尿中葡萄糖在试纸上的葡萄糖氧化酶催化下，生成葡萄糖酸内酯和过氧化氢，试纸上的过氧化物酶进一步将过氧化氢分解为水并放出新生态氧，可使试纸条上的色原指示剂改变颜色。

尿酮体（ketone bodies，KET）原理：采用亚硝基铁氰化钠法。尿中的丙酮或乙酰乙酸与试纸上的亚硝基铁氰化钠反应，产生浅紫色到深紫色变化。

尿胆红素（bilirubin，BIL）原理：以偶氮反应为基本原理。在强酸介质中胆红素与重氮盐发生偶联反应，生成红色偶氮化合物。

尿胆原（urobilinogen，UBG）原理：采用醛反应法或重氮反应法为原理。在强酸性条件下，尿胆原与试纸中二氯苯胺重氮盐产生偶联反应，生成樱红色缩合物，试剂模块发生黄色到红色的改变。

尿亚硝酸盐（nitrite，NIT）原理：采用亚硝酸盐还原法。尿中含有的亚硝酸盐在酸性环境中先与对氨基苯磺酸反应形成重氮盐，再与 α- 萘胺结合而产生粉红色偶氮化合物。

红细胞（隐血）原理：采用红细胞类过氧化物酶法。血红蛋白中的亚铁血红素具有过氧化物酶样作用，可以催化过氧化氢放出新生态氧，进一步氧化指示剂而产生颜色变化。

白细胞（酯酶）原理：采用粒细胞酯酶（leukocyte esterase）法。中性粒细胞特异性地含有一种酯酶，而这种酯酶在红细胞、淋巴细胞、血小板、血清、肾及尿液中均不存在。试纸反应基质是吲哚酚羟基酸酯，在酯酶作用下将其转变为吲哚酚，再与重氮盐发生反应形成紫色缩合物。

2. 尿干化学分析仪器原理　干化学分析仪器一般采用反射光测定法，但目前也有采用 CCD 相机直接拍摄和测定试带条上的干化学反应颜色改变情况为原理的仪器。所谓反射光检测法就是在一个暗背景环境下，特点波长的光线照射在试纸块上，当尿中某物质含量多时，试纸块所反应的颜色就深，照射光被大量吸收，仪器光感器所采集到的反射光信号就弱；反之尿中没有某物质，试带颜色基本不变化，反射光信号较强。为了适应尿试带上多种不同颜色的反应，各厂家所采用的光源或滤色片多有不同的波长，目前已仪器已经装备 3～6 个波长的高亮度光源或冷光源测定的仪器。

3. 尿干化学分析仪发展历史　尿液干化学（urine dry chemistry）分析技术的发展历史一般被认为始于 20 世纪 50 年代，到目前为止已有 60 多年的发展历史。

16 世纪的英国物理学家 Robert Boyle 首创发明了石蕊试纸，用于测定溶液 pH，这可能是最早的一种用于对溶液进行检验的试纸。1850 年法国化学家 Mauraene 用氧化锡浸泡美丽奴羊毛的纤维，将尿液滴于其上，加热羊毛纤维，如果有葡萄糖存在，纤维变为黑色。这是最早利用干化学法判断尿糖有无的实验。1883 年英国医师 George Oliver 发明了测定尿蛋白和尿糖的药片，这是干化学片剂法用于尿化学分析的方法。1920 年美国大学生 Benidict 首次使用还原法测定尿糖，创建了著名的班氏尿糖检查法。干化学测定方法中就有利用该原理而改进成的片剂法（Clinitest）尿糖测定。1937 年费格尔利用"蛋白质误差（protein error）原理，首次发明了测定尿蛋白的一种单颜色反应，从而取代了沿用很久的沉淀法。此发明奠定了以后发展浸入即读（Dip-and-Read）干化学试带的基础。用于单独测定尿中白蛋白的试纸被命名为 albustix。1941 年 Bayer 公司的 Walter Compton 设计出基于班氏法的干化学尿糖试剂片 Clinitest，省却了原来的加热程序。以及后来出现的尿酮体试剂片 Acetest、隐血试剂片 Ocultest 和胆红素试剂片 Ictotest。1956 年，联合尿糖、蛋白、pH 等多个项目组合的多联试纸问世，从

3～4个项目组合到20世纪90年代的尿液10项干化学试带，已经达到比较理想的境地。1970年起，用于判读尿试带颜色变化的半自动化仪器问世，在美国、德国和日本，此类仪器发展非常迅速，多为配合自己所生产的干化学试带而产出的设备。1980年具有自动进样，点滴，试带传输和打印功能的全自动尿干化学分析仪问世。中国最早出现尿液干化学检验相关研究和产品是在1966年，北京协和医院检验科研发出12种用于测定尿液中化学成分的试纸，开创了我国干化学试纸分析的先河。1990年国内生产尿液干化学试带和仪器的厂家逐渐增多，并有多种引进型号的仪器进入中国市场，如日本、美国、德国和韩国的仪器为主，这些型号的仪器在各大医院均担负主要的尿液分析工作。而此阶段国产仪器也大量问世，其代表性品牌如迪瑞和优利特，已经广为熟知，其生产的尿仪和试纸也占据国内大量用户市场。尿液干化学分析仪器和试带已经扩展为10～11项。

干化学试带项目保持在10～11项，已经有20余年的历史。最近有些产品新增加了尿微量白蛋白检测，使得尿中微量白蛋白测定的敏感性有所提高，例如Bayer公司新生产的尿10项Multistix Pro试带，在蛋白检测中使用了2个试剂块，一个用于高浓度蛋白测定，另一个用于低浓度蛋白检测，这对早期糖尿病肾病的筛查和治疗具有一定价值。迪瑞公司也推出类似的试纸，其检测白蛋白敏感度达到100～150mg/L。目前还有一些新开发的干化学试纸用于尿液筛查，例如对肾病有一定筛查价值的尿肌酐项目，与代谢性疾病和内分泌疾病有关的尿钙筛查测定等。

实现尿干化学结合尿液有形成分分析一体的流水线工作站，将是尿液分析中的一大进步，也就是强调干化学的过筛作用并配合形态学分析，以保证尿液全面分析的质量。尿干化学仪器可与尿液有形成分分析系统相结合，或者与尿显微镜有形成分分析工作站结合，形成完整的尿液分析工作站系统，其最典型设备为日本爱科来AUTION MAX AX-4280，美国的Irisi Q 200和牙利生产的尿液分析流水线系统，而且国内厂家也在开发生产类似的检查系统，如爱威、迪瑞、优利特、龙鑫等公司。

4. 尿液有形成分分析仪研究进展　尿液有形成分分析是常规尿液检验不可缺少的组成部分，也是临床检验重要项目之一，更是核心内容。尿液有形成分种类很多、形态各异、易于破坏或发生形态改变，需要经验积累，一直以经典的显微镜检查方式为主，自动化进程起步较晚。但近年来流式细胞分析技术、计算机技术、数字图像技术和神经网络技术不断发展，带动了这一检验技术变化并快速发展。

20世纪80年代年以前尿液有形成分检查基本上停留在显微镜检查法水平上，已经延续200多年的历史。虽有许多方法的改进，如定量的Addis计数法、1h定量计数法、染色法等，但最终以人工显微镜观察技术为基础，技术性改进并不明显。最早出现的仪器应该是在1983年，美国国际遥控影像集团公司（International Remote Imaging System, Inc., Iris）推出的尿液有形成分检查工作站YellowIris，以电视摄像模式获取尿中有形成分图像并进行颗粒计数分析这一独有技术开创了尿有形成分分析自动化进程的新方法并开始应用，目前此类仪器已经更新升级。1990年日本和美国的公司合作，开发了一款名为UA-IOOO的用于尿液形态学检验的设备，但后来因止步不前而夭折。1995年日本希森美康（Sysmex）公司开发出采用流式细胞分析法为基本原理的尿液颗粒计数器UF-100，发展势头良好，迄今已经升级为UF-1000i。而在1996年美国戴西斯（DiaSvs）首先推出了尿液有形成分数字影像拍摄系统，开创了数字图像尿液有形成分分析的先例；2000年后出现的具有自动识别能力的智能化数字图像尿液有形成分分析系统成为数字图像分析法领域的主流产品。

目前国内外已经有许多公司开发生产不同型号的尿液有形成分分析仪，一些产品以单机的形式出现，但多可以连接某些型号的尿液干化学分析仪器：而另外一些产品是以干化学和有形成分分析仪合并在一起的一体机，被称为尿液分析流水线系统。此外，一些专用的尿液化学定量分析仪器也出现在国内外实验室中。尿液有形成分的自动化分析设备，以目前检测技术而言，所用检测原理可分为 3 个类型，流式尿液有形成分分析系统、流动式数字影像拍摄技术和静止式数字影像拍摄技术。流式尿液有形成分分析系统以半导体激光、鞘流和核酸荧光染色三位一体的综合技术手段，即以物理和化学方法对尿中的有形成分进行测定，简称尿流式分析技术。流动式数字影像拍摄技术，尿液在鞘流液中流经数字摄影装置，在运动过程中拍摄数字图像，然后由软件系统对图像进行分析为基本原理。静止式数字影像拍摄技术，尿液流经进入各种规格的计数板，采用物理方法将其进行沉淀或使其保持一定的静止状态后，经过不同信率的显微镜物镜镜头并由数字摄影装置拍摄数字图像，然后将拍摄的数字图像进行分析为基本原理。采用流式细胞分析原理的仪器，在最新的产品中已经提高了对细菌的检测准确性，此外在红细胞鉴别及对红细胞检测干扰的物质时，也通过特殊的试剂和技术加以解决。采用数字图像分析原理的仪器，数字成像自动识别，简单、快速、自动化程高，是近年来发展起来的新兴的尿液分析技术，但仍不能完全代替人工镜检，选择或使用这类仪器值得注意的问题是一定要评估其对检测靶细胞的识别率和准确率。

二、粪便分析技术研究进展

粪便检验起源于 20 世纪初期，由于肠道寄生虫病的大肆流行，引起对粪便中寄生虫卵检查的重视，以至于粪便寄生虫检查是确认寄生虫病诊断最可靠的方法，目前依然如此。而后对粪便中其他成分的检验包括细胞、隐血、病原微生物、结晶等成分的检查也逐步展开。目前所开展的粪便检测包括一般性状检查、显微镜检查、隐血试验是最常用的检查项目。而粪便中某些化学成分（如粪脂肪、粪胆原、转铁蛋白等）的定量检查也相继展开。此外，还有更多的免疫学检查方法应用于粪便检查，如单克隆抗体法隐血试验、转铁蛋白试验：还有轮状病毒、腺病毒、柯萨奇病毒及幽门螺杆菌抗体检测等。

粪便检验的自动化进程开展较晚，美国公司于 1998 年推出的 DiaSys FE-2 粪便分析工作站，将粪便标本置于一个专用容器中，通过添加稀释液稀释后，再将其通过管道充入一个平板流动计数池内，由数码拍摄系统进行成像，主要用于粪便中肠道寄生虫的筛查。这个系统对粪便显微镜检查的最初实现自动化，起到引领作用。近年来国内许多厂家开始研发和生产粪便检验的自动化设备，应用不同的工作原理，也取得一些进展。

粪便分析工作站采用专用的粪便标本采集管，其结构有标本采集匙、过滤环、残渣收集、生物安全防护、沉渣收集锥形部分等特殊结构。检验时从专用管内取出标本采集匙，用标本采集匙采集粪便标本后，再放回该管"混合室"内并拧紧。在标本室中加入甲醛盐水和乙酸乙酯处理后与离心管连接；离心管自动封闭。经过振摇，粪便呈混悬液，经管内过滤环过滤，粪便中大颗粒分子粪渣隔于残渣收集器内，而寄生虫卵、幼虫、包囊、细胞则通过滤孔进入离心管内，经离心沉淀后聚于底部呈浓积液。系统根据动力管道产生吸力的原理，在微电脑控制台的控制下自动吸样，在蠕动栗作用下，自动吸入沉淀物、染色、混匀、重悬浮，在光学流动管标准流动计数池内计数。系统每次吸入量和吸入时间恒定，并可对高浓度样本自动稀释，观察分析后自动冲洗。粪便分析工作站内置数码光学显微镜或相差显微镜和成像系统，根据光学原理提供相差和平场光2种视场，来观察粪便有形成分立体结构和平面结构。计算机数据处理系统通过成像系统进行文字、图像传输，再经激光打印包括患者资料、检查结果（包含肠道寄生卵、幼虫；原虫、细胞；食物残渣等定量结果及图像结果）的粪便检验报告单。

近些年来，虽然免疫学和分子生物学技术应用在尿液有形成分检验，也取得些效果，但由于形态学检查的直观性、对疾病诊断的直接性、试验成本的经济性、报告时间的快速性，细胞形态学仍是近阶段尿有形成分分析的主要试验手段。鉴于细胞形态的多变性，图像识别（自动或人工）仍是识别的首选方法。数字成像自动识别，简单、快速、自动化程高，近年来发展起来的新兴的粪便自动化分析技术，但仍不能完全代替人工镜检。选择或使用这类仪器值得注意的问题是一定要评估其对检测靶细胞的识别率和准确率。因为不同档次仪器，仪器的原理和内存的数据库不同，对有形成分的识别能力差别很大。可用人工目测与自动识别同一细胞的方法，得出仪器的"识别率"和"准确率"，来评价可信程度。

参 考 文 献

［1］张时民. 实用尿液有型成分分析技术［M］ 北京：人民卫生出版社，2008

［2］丛玉隆. 现代尿液分析技术与临床［M］ 北京：人民军医出版社，2007

［3］丛玉隆. 临床检验装备大全（第2卷）仪器与设备［M］ 北京：科学出版社，2015

［4］张时民. 尿干化学分析技术进展和展望［J］ 中国医疗器械信息，2010，16：6-13

［5］Beňovská M, Wiewiorka O, Pinkavová J. Evaluation of FUS-2000 urine analyzer: analytical properties and particle recognition [J]. Scand J Clin Lab Invest, 2018, 78 (1-2): 143-148

［6］Cui M, Ju S, Shi Y, et al. Performance Verification of the Iris iQ200 Sprint Automated Urine Microscopy Analyzer in a Hospital Routine Laboratory [J]. Clin Lab, 2017, 63 (10): 1607-1612

[7] Ma J, Wang C, Yue J, et al. Clinical laboratory urine analysis: comparison of the UriSed automated microscopic analyzer and the manual microscopy [J]. Clin Lab, 2013, 59 (11-12): 1297-1303

[8] Bartosova K, Kubicek Z, Franekova J, et al. Analysis of Four Automated Urinalysis Systems Compared to Reference Methods [J]. Clin Lab, 2016, 62 (11): 2115-2123

[9] Mayo S, Acevedo D, Quiñones-Torrelo C, et al . Clinical laboratory automated urinalysis: comparison among automated microscopy, flow cytometry, two test strips analyzers, and manual microscopic examination of the urine sediments [J]. J Clin Lab Anal, 2008, 22 (4): 262-270

［10］刘辉，王萍，王立伟. 全自动粪便分析仪临床应用评价［J］ 中日友好医院学报，2017，31（2）：120

第三节　生化检验技术研究进展

一、生化分析仪进展

生化分析仪是目前医院检验科最常用也是最大型的分析设备之一，主要用于血糖、血脂、肝功能、肾功能、心肌酶、性激素、肿瘤标志物、特定蛋白等常规生化指标的检测。同时结合其他临床资料，进行综合分析，可以帮助医务人员诊断疾病，并可鉴别并发因子及决定今后的治疗方案等。

1. 概述　生化分析仪由样品器、取样装置、反应池或反应管道、保温器、检测器、微处理器、打印机、功能监测器等组成。生化分析仪的工作原理：将患者的末梢全血直接加在特定载体（生化试剂板）上，以标本中的水为溶剂，使血液中的预测成分与生化试剂板反应面上固化试剂进行化学反应，根据不同浓度的被测成分所产生有色产物的差异，仪器用反射光度法测定。生化分析仪是将生化分析中的取样、加试剂、去干扰物、混合、保温、比色、结果计算、书写报告和清理等步骤的部分或全部由模仿手工操作的仪器来完成。

自动生化分析仪根据不同分类标准，可分成不同的种类：①按照反应装置的不同可以分为连续流动式、离心式、分立式和干片式4类；②按照可测定项目的数量的不同可以分为单通道和多通道2类，单通道每次可以检测1个项目，但项目可以更换，多通道每次可以同时检测多个项目；③按照自动化程度可分为全自动和半自动2类。按反应装置的结构分类为最常用的分类方法，其中连续流动式和离心式现已很少使用，目前国内外最常见的是分立式自动生化分析仪和干片式分析仪。

连续流动式生化分析仪：所谓流动式主要是基于"气泡隔离连续分析"原理，将相同测定项目的样本与试剂混合后在同一管道中完成化学反应。其工作过程为：首先通过比例泵将样本和试剂按比例地吸到连续的管道系统中，在管道系统内样本和试剂相结合完成混合、分离、保温反应、显色、比色等步骤。然后将所测得的吸光度进行计算，将测试结果显示并打印输出。因为这种检测分析过程是一个样本接着一个样本在连续流动的过程中完成测定，故称之为连续流动式生化分析仪。流动式全自动生化分析仪是从半自动生化分析仪发展而来的。

离心式生化分析仪：所谓离心式，是指将样本和试剂放在特制的圆盘内，圆盘放在离心机上作为转头，在离心力作用下完成混合、反应和测定。圆盘上有呈现放射状的3个一组的孔，可多达30组。其中靠轴心的一个槽加试剂，中间槽加样品，最外边槽的上下表面用透明塑料制成，其作为比色孔。当加入样本和试剂后，转盘转动，在离心力的作用下，内槽中的试剂和中间槽中的样本首先混合，最后进入外槽。单色光是按垂直方向通过比色孔进行比色测定，然后将所测得的吸光度进行计算，并显示及打印测试结果。离心式分析仪主要由两部分组成，一为加样部分，二为分析部分。加样部分包括样品盘、试剂盘、吸样臂（或管）、试剂臂（加液器）和电子控制部分（键盘和显示器等）。加样时转头置于加样部分。加样完毕后将转头移至离心机上。分析部分，除安装转头的离心机外，还有温控和光学检测系统，并有微机信息处理和显示系统。其设计特点①在整个分析过程中，各样品与试剂的混合、反应和检测等每一步骤，几乎都是同时完成的，不同于流动式和分立式分析仪的"顺序分析"，而是基于"同步分析"的原理而设计；②样品量和试剂量均为微量级（样品用 2～50 μl，试剂 120～300μl），快速分析（每小时可分析 600 个样品以上）；③转头是这类分析仪的特殊结构。早期的转头由转移盘、比色槽、上下玻璃卷和上下套壳 6 个部件组成，现已被一次成型的塑料制品代替。转头转动时，各比色槽被轮流连续监测，如转速为 960 r/min，转头上有 20 个比色槽，则每分钟可接受 19 200 个电信号，配有微机控制和数据处理。

分立式生化分析仪：所谓分立式，是指按手工操作的方式编排程序，并以有序的机械操作代替手工，用加样探针将样品加入各自的反应杯中，试剂探针按一定时间自动定量加入试剂，经搅拌器充分混匀后在一定条件下反应，按程序依次完成各项操作的自动分析仪器。分立式生化分析仪由机械部分和电脑控制单元所组成。机械部分包括样品盘、取样装置、反应杯、试剂分配装置、混匀装置、温控装置、清洗站、试剂仓、比色系统等。

干式生化分析仪：干式化学（dry chemistry）又称干试剂化学（dry reagent chemistry），随着酶的分离、提纯、保存技术的进步，反射光度计和微电极的发展，以及电子计算机的应用，干式生化分析技术得到了长足的发展。

2. 生化分析仪发展历史　临床生化分析仪是 20 世纪 50 年代开始问世的，当时仪器命名为自动分析仪，是一台单通道、连续流动式自动分析仪，只能以光密度（OD）值形式报告结果，主要应用于临床实验室的比色分析。1964 年，Skeggs 又报道了能同时测定多个项目的自动化分析仪。随后，泰尔康（Technicon）公司生产出连续多通道自动分析仪系列，70 年代中期又研制出由电子计算机控制，分析速度每小时可达 150 份标本，同时测定 20 个项目的连续流动式自动化分析仪。

从 20 世纪 80 年代至今，各仪器生产厂商如 Roche、Beckman、Olympus、Hitachi、Abbott、Bayer 等纷至沓来，使临床生化分析仪日趋完善。其不仅可应用于临床生化的常规检测，同时还能够测定尿液、脑脊液成分、各种药物与毒品、电解质、特定蛋白、激素等，为实验医学提供了广泛的应用空间。

从 20 世纪 70 年代中期开始，上海医疗器械研究所、北京医疗器械研究所、北京生化仪器厂、北京分析仪器厂、北京第二光学仪器厂等单位先后研制连续流动式、分立式及离式生化分析仪。其中，上海医用分析仪器厂和北京生化仪器厂分别研制生产 SF-1A 型及 Gx B-201 型生化分析仪，但质量不尽人意。有的虽研制成样机，但未形成产品投放市场。因此，此类仪器大部分均依赖进口。近 10 年来，国内已自主研制开发了多种型号的半自动全自动生化分析仪等临床诊断分析仪器。2003 年，我国第一台拥有自主知识产权的 BS-300 全自动生化分析仪由深圳迈瑞公司研制成功并投入临床应用。2005 年，长春全自动生化分析仪研发成功。国内公司在中高端产品上也取得了突破，迈瑞、迪瑞等厂家已研制出模块化流水线产品，迈瑞公司于 2012 年研制出中国首台单机测试速度达到 2000 测试 / 小时的模块化生化分析仪器 BS-2000M，并成功上市。

3. 生化分析仪的现状及主要发展趋势　从近年来发展情况看，流动式仪器受到其复杂的结构、繁琐的操作和交叉污染的限制，除特殊的 Cheml（Technicon）型外，其他已遭淘汰。而 Cheml 的技术过于尖端，发展和普及也受到影响。离心式仪器在批量分析中是承担工作量的好仪器，但它的任选功能和速度的提高受到结构及工作原理的限制，目前无多大进展。而分立式仪器在结构设计上和功能的开发及新技术的应用上有较大的潜力，灵活性大，近年来的发展极其迅速。

生化分析仪性能的改进主要来自于硬件和软件 2 个方面。硬件的发展主要表现在对各种尖端技术和材料的应用，比如光学系统的全息平焦场凹面光栅、发光二极管光源；软件的发展主要是适应高速自动控制的要求和更贴近客户应用习惯的要求等。硬件和软件的结合使得仪器在精密度、准确性、工作效率和应用的灵活性、多功能性、成本效益等方面效果显著，促进了仪器在高速化、微量化、系统化等方面的发展，成为生化仪发展的一大趋势。系统化促进了厂家从提供单纯的生化仪向提供包括仪器、试剂、校准品构成的检测系统转化，把临床结果的准确度与精密度又向前推进了一大步，检测系统产品在市场应用上占据着越来越大的份额。近年来，随着计算机技术和网络技术的飞速发展，使得智能化、网络化、自动化成为生化仪发展的另一大趋势。智能化使仪器操作、参数设置、数据处理和管理等越来越智能；网络化满足了科室、医疗单位和整个社会医疗信息化的需要。自动化实现了生化仪的模块互联，使实验室不仅仅满足于追求更高的单机测试速度，更可进一步实现全实验室自动化，连接免疫、血细胞、血凝、尿液等流水线，满足实验室对海量样本的处理需要。目前高性能仪器一般有以下功能：①用条形码标记样品和试剂并由读码器识别，大大提高了工作准确率，同时操作人员的安全性提高；②比色器的自动清洗功能及惰性液应用能有效地防止交叉污染；③任选式功能（即单通道任选多个化验项目功能）最高者可达 60 项；④各种自检、自动重检功能、警告功能；⑤急诊样本插入功能；⑥管理功能包括实验程序管理、数据管理、质控管理。

总之，自 20 世纪 80 年代以来，自动生化分析仪主要向完善仪器各种功能的方向发展，尤其是电脑软件功能的开发，使仪器发展日新月异。综合来看，当今临床化学分析仪已朝 2 个大方向发展。一个是向更高层次实用化、现场化、简单化发展，以适合急诊、门诊和家庭使用。由于干化学技术进步及各种电极技术如酶电极技术的应用，目前已经研制出很多这一类分析仪器。另一个自动生化分析仪的方向是向开放式、合理化、自动化、智能化、组合化和尖端化方向发展。

二、血气及电解质分析仪进展

1. 血气分析仪

（1）概述：血气分析仪（blood gas analyzer）是利用电极对人全血的酸碱度（pH）、二氧化碳分压（PCO_2）和氧分压（PO_2）进行测定的仪器。根据所测得的 pH、PCO_2、PO_2 参数及输入或直接测得的血红蛋白值，计算出血液中的其他参数，如血液中的实际碳酸氢根浓度（AB）、标准碳酸氢根浓度（SB）、血液缓冲碱（BB）、血浆二氧化碳总量（TCO_2）、血液碱剩余（BE_{blood}）、细胞外液碱剩余（BE_{ECF}）、血氧饱和度（SO_2）等。由于血气分析仪分析快速、准确、可靠。在临床上它主要被用于昏迷、休克、严重外伤等危重患者的抢救及外科手术的治疗效果的观察和研究工作，也是肺源性心脏病、肺气肿、呕吐、腹泻、中毒等疾病诊疗中所必备的设备。

血气分析仪主要是由电极系统、管路系统及电路系统组成。被测血液在管路系统的抽吸下，被抽进样品室内的测量毛细管中测量。毛细管管壁上开有 4 个孔，pH、pH 参比、PO_2、和 PCO_2：4 支电极感测头紧紧将这 4 个孔堵严，其中，pH 和 pH 参比电极共同组成对 pH 的测量系统，被测量的血液吸入测量毛细管后，管路系统停止抽吸；这样，血液中 pH、pH 参比、PCO_2 和 PO_2 同时被 4 支电极所感测。电极将它们转换成各自的电信号，这些电信号经过放大模数转换后被送至计算机统计，计算机处理后将测量值和计算值显示出来并打印出测量结果。

对于 pH 的测量，实际上是测量 H^+ 浓度。而 PCO_2 的测量实际上也是测量 pH 的变化，只有 PO_2 的测量原理有所不同。简单的说，pH、PCO_2 是测定带正电荷的 H^+，从电化学角度来看 pH 的变化就是电极测量电动势的变化。pH 和电动势之间通过"能斯特方程"可以进行转换运算。而 PO_2 的测量是在给定的电压下测量电极电流的变化。

（2）血气分析仪发展历史：自 20 世纪 50 年代末丹麦的 Poul Astmp 研制出第一台血气分析仪 60 多年来，血气分析技术一直在急性呼吸衰竭诊疗、外科手术、抢救与监护过程中发挥着至关重要的作用。随着科学技术的迅猛发展，血气分析仪的各项性能也得到极大的提高。根据血气分析的时代特点，大致可将其分为 3 个发展阶段。

20 世纪 50 年代末至 60 年代：这一时期血气分析仪发展和应用起步不久，电子电路及工业自动化，计算机应用水平还很低，需要专人操作，并且需要手动操作，结构笨重，所需样品量也很大，可测定值较少，有 pH、PCO_2。以丹麦 Radiometer 公司的 AME-1 型为代表。

20 世纪 70 年代至 80 年代：计算机和电子技术的应用导致血气分析仪进入全自动时代，由于采用了集成电路，仪器结构得到重要改进，重量降至 30 kg 左右。传感器探头小型化使得所需样品量降至数百微升至数十微升，工作菜单日趋简单，操作可在提示下进行，可测量和计算的参数也不断增多。各公司生产的仪器均实现了自动定标、自动进样、自动清洗、自动检测仪器故障和电极状态，并自动报警，电极的使用寿命和稳定性不断提高，仪器的预热和测量时间也逐步缩短。丹麦 Radiometer 公司的 ABL 系列、美国 IL 公司的 1300 系列、瑞士 AVL 公司的 AVL 系列、美国 CORING 的 16、17 系列都属于该类产品。

20 世纪 90 年代：90 年代以来，计算机技术进一步渗透到血气分析领域，先进的界面帮助模式、图标模式使操作更为直观，许多厂家把血气和电解质等分析结合在一起，生产出了血气电解质分析仪。软件和硬件的进步使现代血气分析仪具有超级的数据处理、维护、储存和专家诊断功能。为满足日益增长的 POCT 需要，血气分析仪正朝着便携式、免维护、易操作的方向发展。

（3）血气分析仪的现状及主要发展趋势：随着科学的不断进步，计算机技术使血气分析仪具有超级数据处理、维护储存和专家诊断功能。这主要表现在以下 2 个方面。

1）自动化程度越来越高，向智能化方向发展。血气分析仪能自动进样、自动校正、自动测量、自动清洗、自动计算并输出打印结果；以及自动监测的功能。在设定的时间内无标本测定时能自动转入节省方式运行。

2）数据处理功能得到加强。除存储大量的检查报告外，还可以将某一患者的多次结果做出动态图进行连续监测。通过数据传递，使联网的计算机迅速获取检查报告。

当今医院对患者进行护理和成本管理方面对血气分析仪提出了更高要求。由于其检测参数的特殊性，血气分析仪要求在采集的最短时间得以测定，从而保证所获取的数据准确性，帮助医师对患者进行快速诊断并及时治疗。先进的血气分析仪能够大大提高诊断和治疗的效率，使它已成为 ICU 和 CCU 以及手术室和急诊等部门必不可少的设备。同时，也成为实验室诊断科室的良好工具。

血气分析仪新的发展方向主要表现在以下 2 个方面：①系列化。系列化可以适应不同的需求，加快更新步伐，系列化的发展在某些时候是开拓与占领市场最有力措施，但并不总是向越来越高级的方向发展。②功能不断提高。现代的血气分析仪越来越发挥计算的优势——自动进样、自动测量、自动清洗、自动计算、自动显示结果。许多血气分析仪还具有自动监测电极漂移，自动故障调整及报警，加大了屏显信息量，可同时显示数据、仪器状态、故障信息，对具有多科仪器的实验室可以由一台计算机来统一管理和统一信息处理，并将测试结果通过计算机网络迅速地传送。

总而言之，此类仪器正在往自动化、多参数、免维护、POCT 的方向发展。

2. 电解质分析仪　电解质测定方法有许多，如离子色谱法、同位素稀释法、等离子体发射光谱法、质谱法、原子吸收光谱法、火焰光度法、化学分析法、离子选择电极法等。离子选择电极法具有良好的准确度，精密度，操作简单，测定快速，可用于自动化分析，已成为临床生化检验电解质测定的常规方法。以离子选择性电极为基础的多功能、多组合的电解质分析仪已在临床生化检验中得到广泛应用。

（1）电解质分析仪发展历史：在早期的临床检验中，电解质钾（K^+）、钠（Na^+）离子是采用化学沉淀法来测量；氯（Cl^-）离子是用滴定法来测量的。后来发展到用比色法来测量电解质。20 世纪 40 年代成功研制了火焰光度计，随后这种方法在临床检验中得到广泛的应用，直到世界上第一台以离子选择性电极为传感器的临床电解质分析仪的问世（1975 年左右），当时的电解质分析仪只能测定 K^+/Na^+ 2 项，到 80 年代初国外已有测定 $K^+/Na^+/Cl^-$ 3 项的电解质分析仪器。生产该类仪器的有 Orion 公司、IL 公司、Medica 公司、Corning 公司、Beckman 公司、Nova 公司、Kodak 公司等；日本有 Jookoo 公司、A&T 公司、Hitachi 公司、Shimadzu 公司、Fuji 公司、Arkray 公司等；此外还有瑞士 AVL 公司、丹麦 Radiometer 公司、芬兰 Kone 公司、韩国 i-Sens 公司等。

我国电解质分析仪的研制生产起步较晚。20 世纪 80 年代开始，美国 Orion 公司的 1020 型 K^+/Na^+ 电解质分析仪、Corning 公司的 614 型 K^+/Na^+ 电解质分析仪就开始进入我国临床检验部门。随后我国有 2 个单位开始正式引进组装电解质分析仪：南京分析仪器厂引进美国 Instrumentation Laboratory 公司的 11 501 型 K^+/Na^+ 分析仪；上海医用分析仪器厂引进美国 Medica 公司的 Easylyte K^+/Na^+ 分析仪。同时国内的一些医疗器械研究所也开始研制电解质分析仪，如北京医疗器械研究所在分析了美国 Orion 公司 1020 型 K^+/Na^+ 分析仪的基础上研制了 SLD K^+/Na^+ 分析仪；上海医疗器械研究所成功研制了 MEA-201 K^+/Na^+ 电解质分析仪。

（2）电解质分析仪的检测原理分类：电解质分析仪是采用离子选择电极测量技术来实现生物标本如血清、血浆、全血及稀释尿液中电解质检测的设备。该仪器装有钠、钾、氯、离子钙、锂等指示电极和参比电极，通过检测一个已知离子浓度的标准溶液获得校准曲线，从而检测样本中的离子浓度。电解质分析仪具有设备简单、操作方便、对任何样品所测的结果精确、可靠、快速、微量、不破坏被测试样和不用复杂预处理样本等优点。特别是 ISE 可实现微量和连续自动测定，可与自动生化分析仪和血气分析仪等联合进行检测。目前，电解质分析仪已成为临床检测仪器的重要组成部分。

按检测项目分类可分电解质分析仪、含电解质分析仪的血气分析仪和含电解质的自动化生化分析仪三大类。电解质分析仪主要检测 K^+、Na^+、Cl^-、Ca^{2+}，部份仪器尚可检测 Mg^{2+}、Li^+ 等。含电解质分析仪的血气分析仪增加了 pH、PCO_2、PO_2 等血气分析项目，特别适用于急诊检验。含电解质的自动化生化分析仪通常与自动生化分析仪相配套，实现了常规生化项目与电解质分析的同时检测，方便了临床应用。

按自动化程度可分为半自动电解质分析仪和全自动电解质分析仪。半自动电解质分析仪可自动进行校准、进样、测试、测量、冲洗、显示及打印结果。每次进样都需有专人看守检测，每检测一样品需人工操作再放另一样品检测。全自动电解质分析仪可自动进行校准、进样、测试、测量、冲洗、显示及打印结果。只需一次进样，即可同时测定血液中的 K^+、Na^+、Cl^- 等。

按工作方式可分为湿式电解质分析仪和干式电解质分析仪。湿式电解质分析仪是将离子选择性电极和参比电极插入待测样品中组成原电池，通过测量原电池电动势进行测试分析。干式电解质分析仪常采用差示电位法进行测试分析，此类干片包括 2 个完全等同的离子选择电极，两者以一纸盐桥相连，通过加入特定量的样本和参比液，测量差示电位而得到待测物的浓度。

（3）电解质分析仪主要发展趋势：随着科技的飞速发展，电解质分析仪将趋向小型化、便捷化，其可靠性也将进一步加强：将来电解质分析仪的使用量可能会逐渐下降，电解质＋生化、电解质＋血气、电解质＋血气＋生化的组三式将成为主流。随着传感器技术的进一步革薪．毛极结构也越来越精巧，测试项目不断增加。ISE 模块与全自动生化分析仪结合已成为主流。此外，随着自动化技术、计算机技术的不断提高，仪器界面也将更注重用户体验，软件操作更为直观、智能化，维护上也更为简单方便。总而言之，此类仪器正在往自动化、多参数、简维护、POCT 的方向发展。

三、免疫比浊分析仪进展

1. 概述　免疫浊度分析（turbidity analysis of immune）是可溶性抗原抗体在液相中特异结合形成一定大小的免疫复合物，从而致使液相形成一定的浊度，当光线通过此液相介质时形成光的折射或吸收，通过测定这种折射或吸收后的散射光或透射光的变化，从而对液相介质中的抗原进行定量。免疫浊度测定就是利用这一基本原理，当反应体系中保持抗体过量时，形成的复合物随抗原量增加而增加，液相反应体系的浊度也随之增加，与一系列标准品对照，即可计算出待检样本抗原的含量。免疫浊度测定根据测量方式不同可分为散射免疫比浊法（nephelometric immunoassay）和透射免疫比浊法（turbidimetric immunoassay）。

免疫浊度分析是沉淀反应与现代光学测量仪器和自动分析检测系统相结合的一项分析技术。早期主要用于血清、尿和脑脊液中蛋白的测定，与其他免疫分析方法相比，其主要的优点是校准曲线稳定，准确快速，易于自动化，适合大批量标本的同时检测。但免疫比浊法也有自身的不足，对标本质量要求较高，如脂血、黄疸等均可影响检测结果。由于免疫浊度测定仪器性能的不断完善，免疫浊度法的检测范围不断扩大。不同的免疫浊度检测方法由不同的检测仪器完成。

2. 免疫比浊分析仪发展历史及现状　1901 年，Emil von Behring 博士由于在运用抗毒素血清预防与治疗白喉与破伤风等病症方面的功绩被授予首届诺贝尔生理学／医学奖。其后，Emilvon Behring 博士创建了蛋白研究和生产基地——Behringwerke，成为历史上专门致力于血浆蛋白研究的第一家公司。

1959 年，Sehultze 和 Schwick 提出用抗原 - 抗体结合后形成复合物使溶液浊度改变，用普通比浊计测定免疫球蛋白的含量，称为透射比浊法，但是由于敏感性太差而未引起注意。

1965 年，在免疫沉淀和免疫扩散的基础上，利用平板技术测定 40 多种血清蛋白受到科学家的关注，被认为是一种革新。但同样较为烦琐，灵敏度差，不能满足临床快速诊断的需求。

1967 年，Ritchie 提出用终点激光散射比浊法定量测定悬浮的免疫复合物颗粒与入射光束成一定角度时光散射的强度来评估物质含量，之后在终点散射比浊法的基础上进行改进推出了定时散射比浊法，这使经典的凝胶内沉淀法的测定由数十小时缩短至数小时，开创了蛋白免疫分析的新篇章。随之 Technicon 和 Behring 公司基于此种原理制造了自动免疫蛋白分析系统，并将计算机系统运用于该系统中。

1977 年，Sternberg 提出了更快速的、在抗原抗体反应最高峰时测定复合物含量的方法，称为速率散射比浊法（ratenephlometry），由此可使抗原结合反应在数十秒之内得出检测结果，即在尚未出现肉眼可见的反应阶段就能够进行快速检测，使免疫化学分析发生了质的飞跃。

近年来，在免疫比浊法的基础上又出现了乳胶增强比浊法。该方法是利用微小的乳胶颗粒（直径约 1μm）连接抗体后，在液相中与相应抗原结合后产生光吸收或光散射的变化量来测定待测抗原含量，提高了免疫比浊法的灵敏度，同时也大大减少了非特异性反应的影响，精确度和重复性都有较大提升，目前此项技术在散射比浊与透射比浊中均有较好的运用。

在乳胶增强技术的基础上，新的 Durel（dual radius latex-enhanced technology）乳胶增强技术兼顾了更高的分析灵敏度及检测范围。该技术在试剂中加入 2 种直径大小不同酚乳胶颗粒，并且对乳胶颗粒包被不同特点的抗体。在反应初期，抗原低浓度时，较大的乳胶微粒子包被有高反应性的抗体，大颗粒结合迅速，从而即使在非常低的浓度时就可产生强信号，这种作用提高了分析灵敏度；在高浓度抗原反应进入后半期时，灵敏度较小的乳胶微粒子包被有低反应性的抗体，这种作用提供了更高的检测上限，得到更好的测试表现。

经过数十年，以各种技术为原理的免疫比浊分析仪竞相问世，得益于自动化技术的发展，溯源性物质的研究，检测系统的标准化和对检验结果统一性的追求。透射比浊与散射比浊均对国际参考物质 ERM-DA470（CRM470）做出了许多贡献。越来越多的实验室采用免疫比浊法进行特定蛋白检测，该法准确、经济、高效、安全，并且符合临床快速诊断的需求。

3. 免疫比浊分析仪的主要发展趋势　目前，在低浓度样品时（如 IgE、游离轻链的定量检测），散射比浊法更具有优势，在未来，速率测定和乳胶粒子增敏技术的广泛运用是免疫比浊分析的发展方向，我们认识到①现有技术的完善和提高：尽管各生产厂商已使用推荐的国际标准物质 CRM470，但不网检测系统的结果仍不完全可以互认（除了白蛋白），尤其在低浓度样本检测时。因此，抗体质量的提高，包括抗血清的亲和力、抗体的含量、抗体的特异性和抗血清制备过程中的质量规范等仍是我们为之努力的方向，我们希望从一个生产商到另一个生产商的抗体是均一的。只有所有检测程序达到标准化，才能使不同平台间的检测结果得到统一互认，最大程度地提高特定蛋白检测在临床医学应用的优势；免疫浊度测定另一个缺陷是测定速度较慢，测试 1 个项目约 1min，这是由于受抗原抗体结合车本身形成的时间因素限制。将来有无可能使用促进结合的办法，使测试速度更快；此外，波长的选择；抗原、抗体恰当的比例；动力学或终点信号的捕捉；反应体系缓冲液的选择；孵育时间、反应温度等都影响着免疫浊度检测的准确性。②在未来免疫分析仪的发展上，速率测定和胶乳粒子增敏技术是免疫比浊分析的发展方向，临床实验室需要可整合生化免疫于一体的全自动化一体机，与医院实验室信息管理系统一同构成安全的实验室一体化解决方案，这是免疫浊度分析仪发展必然趋势。

四、电泳分析仪进展

1. 概述 电泳是指电介质中带电颗粒在电场的作用下以不同的速度向电荷相反方向迁移的现象，利用这种现象对化学或生物化学组分进行分离分析的技术称之为电泳技术。其利用在电场的作用下，由于待分离样品中各种分子带电性质及分子本身大小、形状等性质的差异，使带电分子产生不同的迁移速度，从而对样品进行分离、鉴定或提纯的技术。电泳过程必须在一种支持介质中进行。最初的支持介质是滤纸和醋酸纤维素膜，目前这些介质在实验室已经应用得较少。在很长一段时间里，小分子物质如氨基酸、多肽、糖等通常用滤纸或纤维素、硅胶薄层平板为介质的电泳进行分离、分析。但目前一般使用更灵敏的技术如高效毛细管电泳（HPCE）等来进行分析。这些介质适合于分离小分子物质，操作简单、方便。但对于复杂的生物大分子则分离效果较差。凝胶作为支持介质的引入大大促进了电泳技术的发展，使电泳技术成为分析蛋白质、核酸等生物大分子的重要手段之一。最初使用的凝胶是淀粉凝胶，但目前使用得最多的是琼脂糖凝胶和聚丙烯酰胺凝胶。蛋白质电泳主要使用聚丙烯酰胺凝胶。电泳装置主要包括2个部分：电源和电泳槽。电源提供直流电，在电泳槽中产生电场，驱动带电分子的迁移。电泳槽可以分为水平式和垂直式两类。水平式电泳，凝胶铺在水平的玻璃或塑料板上，用一薄层湿滤纸连接凝胶和电泳缓冲液，或将凝胶直接浸入缓冲液中。垂直板式电泳是较为常见的一种，常用于聚丙烯酰胺凝胶电泳中蛋白质的分离。电泳槽中间是夹在一起的2块玻璃板，玻璃板两边由塑料条隔开，在玻璃平板中间制备电泳凝胶，凝胶的大小通常是12cm、14cm，厚度为1～2mm。近年来新研制的电泳槽，胶面更小、更薄，以节省试剂和缩短电泳时间。制胶时在凝胶溶液中放一个塑料梳子，在胶聚合后移去，形成上样品的凹槽。由于pH的改变会引起带电分子电荷的改变，进而影响其电泳迁移的速度，所以电泳过程应在适当的缓冲液中进行的，缓冲液可以保持待分离物的带电性质的稳定。了更好的了解带电分子在电泳过程中是如何被分离的，下面简单介绍一下电泳的基本原理。在2个平行电极上加一定的电压（V），就会在电极中间产生电场强度（E），下式中L是电极间距离。

$$E=V/L$$

在稀溶液中，电场对带电粒子的作用力（F）等于所带净电荷与电场强度的乘积：

$$F=q \times E$$

式中：q-带电粒子的净电荷，E-电场强度。

这个作用力使得带电粒子向其电荷相反的电极方向移动。在移动过程中，粒子会受到介质黏滞力的阻碍。黏滞力（F'）的大小与粒子大小、形状、电泳介质孔径大小以及缓冲液黏度等有关，并与带电粒子的移动速度成正比，对于球状粒子，F'的大小服从Stokes定律，即：

$$F'=6\pi r \eta \upsilon$$

式中：r-球状粒子的半径；η-缓冲液黏度；υ-电泳速度（υ=d/t，单位时间粒子运动的距离，cm/s）。

当带电粒子匀速移动时： F=F'，

$$q \cdot E = 6\pi r \eta \upsilon$$

电泳迁移率（m）是指在单位电场强度（1V/cm）时带电粒子的迁移速度：

$$v/E = Q/6\pi r \eta$$

这就是迁移率公式，由上式可以看出，迁移率与带电粒子所带净电荷成正比，与粒子的大小和缓冲液的黏度成反比。

用 SDS－聚丙烯酰胺凝胶电泳测定蛋白质分子量时，实际使用的是相对迁移率 m_R。即：

$$m_R = m_1/m_2 = \frac{\dfrac{d_1/t}{V/L}}{\dfrac{d_2/t}{V/L}} = d_1/d_2$$

式中：d－带电粒子泳动的距离，t－电泳的时间，V－电压，L－两电极交界面之间的距离，即凝胶的有效长度。

因此，相对迁移率 m_R 就是两种带电粒子在凝胶中泳动迁移的距离之比。

带电粒子由于各自的电荷和形状大小不同，因而在电泳过程中具有不同的迁移速度，形成了依次排列的不同区带而被分开。即使 2 个粒子具有相似的电荷，如果它们的分子大小不同，所受的阻力不同，因此迁移速度也不同，在电泳过程中就可以被分离。有些类型的电泳几乎完全依赖于分子所带的电荷不同进行分离，如等电聚焦电泳；而有些类型的电泳则主要依靠粒子大小的不同即电泳过程中产生的阻力不同而得到分离，如 SDS－聚丙烯酰胺凝胶电泳。分离后的样品通过各种方法的染色，或者如果样品有放射性标记，则可以通过放射性自显影等方法进行检测。

2. 电泳技术的分类　电泳技术有很多种，按电泳的原理有 3 种形式的电泳分离系统：移动界面电泳（moving boundary electrophoresis）、区带电泳（zone electrophoresis）和稳态电泳（steady state electrophoresis）或称置换（排代）电泳（displacement electrophoresis）。稳态电泳或称置换电泳的特点是粒子的电泳迁移在一定时间后达到稳态，如等电聚焦和等速电泳。

（1）按有无支持物分为自由电泳（无）和区带电泳（有）。其中区带电泳按支持物的物理性状不同，区带电泳可分为：滤纸及其他纤维（如醋酸纤维、玻璃纤维、聚氯乙烯纤维）薄膜电泳；粉末电泳，如纤维素粉、淀粉、玻璃粉电泳；凝胶电泳，如琼脂、琼脂糖、硅胶、淀粉胶、聚丙烯酰胺凝胶等；丝线电泳，如尼龙丝、人造丝电泳。

而在凝胶电泳中按反应性质分非免疫电泳和免疫电泳，而免疫电泳的种类很多，如：对流免疫电泳（CIEP）、火箭免疫电泳（RIE）、电免疫扩散（EID）。

（2）按支持物的装置形式不同，区带电泳可分为：平板式电泳，支持物水平放置，是最常用的电泳方式；垂直板式电泳，聚丙烯酰胺凝胶常做成垂直板式方式；垂直柱式电泳，聚丙烯酰胺凝胶盘状电泳即属于此类；连续液动电泳，首先应用于纸电泳，将滤纸垂直竖立，两边各放一电极，溶液自顶端向下流，与电泳方向垂直。后来有用淀粉、纤维素粉、玻璃粉等代替滤纸来分离血清蛋白质，分离量最大。

（3）按 pH 的连续性不同，区带电泳可分为：连续 pH 电泳，即在整个电泳过程中 pH 保持不变，常用的纸电泳、醋酸纤维薄膜电泳等属于此类；非连续性 pH 电泳，缓冲液和电泳支持物间有不同的 pH，如聚丙烯酰胺凝胶盘状电泳分离血清蛋白质时常用这种形式。它的优点是易在不同 pH

区之间形成高的电位梯度区，使蛋白质移动加速并压缩为一极狭窄的区带而达到浓缩的作用。

（4）按电泳技术发展先后分为：电泳、毛细管电泳和芯片电泳（微流控芯片电泳）。

3. 电泳分析常用方法

（1）醋酸纤维素薄膜电泳：醋酸纤维素是纤维素的羟基乙酰化形成的纤维素醋酸酯。由该物质制成的薄膜称为醋酸纤维素薄膜。这种薄膜对蛋白质样品吸附性小，几乎能完全消除纸电泳中出现的"拖尾"现象，又因为膜的亲水性比较小，它所容纳的缓冲液也少，电泳时电流的大部分由样品传导，所以分离速度快，电泳时间短，样品用量少，蛋白质可得到满意的分离效果。因此，特别适合于病理情况下微量异常蛋白的检测。醋酸纤维素膜经过冰醋酸乙醇溶液或其他透明液处理后可使膜透明化有利于对电泳图谱的光吸收扫描测定和膜的长期保存。

（2）凝胶电泳：以淀粉胶、琼脂或琼脂糖凝胶、聚丙烯酰胺凝胶等作为支持介质的区带电泳法称为凝胶电泳。其中琼脂糖凝胶孔径较大，对一般蛋白质不起分子筛作用，但适用于分离同工酶及其亚型，大分子核酸等应用较广。聚丙烯酰胺凝胶电泳（polyacrylamide gel electrophoresis，PAGE）普遍用于分离蛋白质及较小分子的核酸。

（3）等电聚焦电泳技术：等电聚焦（isoelectric focusing，IEF）是 20 世纪 60 年代中期问世的一种利用有 pH 梯度的介质分离等电点不同的蛋白质的电泳技术。由于其分辨率可达 0.01pH 单位，因此特别适合于分离分子量相近而等电点不同的蛋白质组分。

（4）双向电泳（2-DIEF/SDS-PAGE）：1975 年 O'Farrall 等根据不同组份之间的等电点差异和分子量差异建立了 IEF/SD S-PAGE 双向电泳。IEF/ SDS-PAGE 双向电泳对蛋白质（包括核糖体蛋白、组蛋白等）的分离极为精细，因此特别适合于分离细菌或细胞中复杂的蛋白质组份。

（5）等速电泳（isotachophoresis）：等速电泳是在样品中加有领先离子（其迁移率比所有被分离离子的大）和终末离子（其迁移率比所有被分离离子的小），样品加在领先离子和终末离子之间，在外电场作用下，各离子进行移动，经过一段时间电泳后，达到完全分离。被分离的各离子的区带按迁移率大小依序排列在领先离子与终末离子的区带之间。由于没有加入适当的支持电解质来载带电流，所得到的区带是相互连接的，且因"自身校正"效应，界面清晰，这与区带电泳不同。

（6）瞬时温度梯度电泳（temporal temperature gradient gel electrophoresis，TTGE）：其检测突变的能力和 DGGE 差不多，但却不需要变性梯度胶。基本方法是在加有一定浓度尿素的聚丙烯酰胺凝胶电泳过程中，使外界温度恒定地增加，这样在跑胶的过程中形成一个温度梯度，变性环境是由恒定浓度的尿素和瞬时温度梯度共同形成。这样使得全过程更加简单迅速，分辨率极高。

（7）毛细管电泳技术（capillary electrophoresis，CE）：又称高效毛细管电泳（high performance capillary electrophoresis，HPCE），它是指离子或带电粒子以毛细管为分离通道，以高压直流电场为驱动力，依据样品中各组分之间迁移速度和分配行为上的差异而实现分离的液相分离分析技术。

4. 电泳分析仪历史及主要发展趋势　1809 年俄国物理学家 Рейсе 首次发现电泳现象。他在湿黏土中插上带玻璃管的正负 2 个电极，加电压后发现正极玻璃管中原有的水层变浑浊，即带负电荷的黏土颗粒向正极移动，这就是电泳现象。

1909 年 Michaelis 首次将胶体离子在电场中的移动称为电泳。他用不同 pH 的溶液在 U 形管中测定转化酶和过氧化氢酶的电泳移动和等电点。

1937 年瑞典 Uppsala 大学的 Tiselius 对电泳仪器做了改进，创造了 Tiselius 电泳仪，建立了研究蛋白质的移动界面电泳方法，并首次证明了血清是由白蛋白及 α、β、γ 球蛋白组成的，Tiselius 由于在电泳技术方面作出开拓性贡献而获得了 1948 年的诺贝尔化学奖。

1948 年 Wieland 和 Fischer 重新发展了以滤纸作为支持介质的电泳方法，对氨基酸的分离进行过研究。

从 20 世纪 50 年代起，特别是 1950 年 Durrum 用纸电泳进行了各种蛋白质的分离以后，开创了利用各种固体物质（如各种滤纸、醋酸纤维素薄膜、琼脂凝胶、淀粉凝胶等）作为支持介质的区带电泳方法。由 80 年代发展起来的新的毛细管电泳技术是化学和生化分析鉴定技术的重要新发展，已受到人们的充分重视。由 90 年代初期发展起来的芯片毛细管电泳技术，亦称微流控芯片技术（microfluidic chip），是发展中微加工技术、微电子技术和分析化学技术相结合的产物，在微管道中实现了带电粒子的分离和分析，使一条线上的毛细管电泳技术变成了在一面上甚至三维空间中的电泳，大大拓展了其发展空间，使其应用领域大大增加。

21 世纪以来，在我国检验医学专业中电泳技术的临床应用有了快速的发展，大多数三级和二级医院已安装了电泳仪，目前国内开展的项目主要有血清蛋白电泳、免疫固定电泳、血红蛋白电泳、尿蛋白电泳、同工酶电泳、脑脊液电泳等。利用毛细管电泳进行血红蛋白分析，在我国南方许多省份的珠蛋白生成障碍性贫血筛查中，发挥着重大的作用。2014 年以来，国内部分医院开始利用全自动毛细管电泳进行糖化血红蛋白检测，已经与国外先进技术接轨，该方法可以排除部分血红蛋白变异体对糖化血红蛋白检测的影响，为糖尿病的诊断和治疗提供了准确的检测的结果。

毛细管电泳 - 质谱联用技术已开始在临床研究实验室使用，但这类技术成本较高，操作人员需要专门的培训，短时间内难以在临床检验实验室普及。

随着生物科学和医学技术的发展，临床电泳的应用必将越来越广泛。临床实验室专家期望电泳技术进一步提高自动化程度，能够匹配流水线。在检测性能方面，具有更高分辨能力、更大通量、更多检测项目，在检验医学中发挥更加重要的作用，为临床提供更多的检验信息。

参 考 文 献

［1］庄俊华，冯桂湘，黄宪章，等. 临床生化检验技术［M］. 北京：人民卫生出版社，2009

［2］David E. Fundamentals Of Clinical Chemistry. 6nd [M]. Elsevier Inc, 2008

［3］丁海铭，吴国强. 电解质分析与计量测试技术［M］. 北京：中国计量出版社，2009

［4］周新，涂植光. 临床生物化学和生物化学检验［M］. 北京：人民卫生出版社，2006

［5］潘承沅. 血气分析仪. 第 1 版［M］. 北京：中国计量出版社，1994

［6］丛玉隆. 临床检验装备大全（第 2 卷）仪器与设备［M］. 北京：科学出版社，2015

［7］Oyaert M, Van Maerken T, Bridts S, et al. Analytical and pre-analytical performance characteristics of a novel cartridge-type blood gas analyzer for point-of-care and laboratory testing [J]. Clin Biochem, 2018, 53: 116-126

［8］Liang Y, Wanderer J, Nichols JH, et al. Blood gas analyzer accuracy of glucose measurements [J]. Mayo Clin Proc, 2017, 92 (7): 1030-1041

［9］ Drevinskas T, Telksnys L, Maruska A, et al. Capillary electrophoresis sensitivity enhancement based on adaptive moving average method [J]. Anal Chem, 2018

［10］ Mehl BT, Martin RS. Enhanced microchip electrophoresis separations combined with electrochemical detection utilizing a capillary embedded in polystyrene [J]. Anal Methods, 2018, 10 (1): 37-45

［11］ Li WL, Kong FZ, Zhang Q, et al. A simple chip electrophoresis titration of neutralization boundary with EDTA photocatalysis for distance-based sensing of melamine in dairy products [J]. Anal Chem, 2018

［12］ Akamine Y, Sato S, Kagaya H, et al. Comparison of electrochemiluminescence immunoassay and latex agglutination turbidimetric immunoassay for evaluation of everolimus blood concentrations in renal transplant patients [J]. J Clin Pharm Ther, 2018

［13］ Piñeiro M, Pato R, Soler L, et al. A new automated turbidimetric immunoassay for the measurement of canine C-reactive protein [J]. Vet Clin Pathol, 2018, 47 (1): 130-137

第四节　免疫检验技术研究进展

一、酶免疫分析仪进展

1. 酶免疫分析　　酶免疫分析（enzyme immunoassay，EIA）是标记免疫分析中的一项重要技术，是以酶标记的抗体（抗原）作为主要试剂，将抗原抗体反应的特异性和酶催化底物反应的高效性和专一性结合起来的一种免疫检测技术。作为经典的三大标记技术之一，酶免疫技术在检验医学中得到广泛应用并不断得到更新，不断和其他先进技术如荧光、发光技术以及仪器自动化相融合，日臻完善，许多自动化仪器实际上是 EIA 技术和其他现代化技术的复合体，其分析敏感度已达到甚至大大超过放射免疫分析（radioimmunoassay，RIA）的水平，因试剂稳定无放射性污染且分析形式日趋多样化，简易灵活，临床应用广泛而倍受重视。

20 世纪 70 年代初，Engvaii 和 Perlaman 等学者首次创建了非均相的酶免疫检测技术，也称固相酶免疫检测技术，即酶联免疫吸附试验（enzyme linked immunosorbent assay，ELISA）。此法的基本原理是将酶连接到结合在固相载体上的抗体或抗原分子上，进行免疫反应，免疫复合物上结合的酶作用于特定的发色底物使其产生特定的颜色，然后用分光光度计进行测定，由颜色的深浅确定被测物的量。因酶催化底物可与核素一样起到信号放大作用，而且没有放射性废物，曾被认为可以完全取代 RIA 的方法。20 世纪 70 年代以来，酶免疫分析已被大量应用于多种物质测定中，临床上在感染类免疫标志物、自身免疫性疾病等检测方面应用十分广泛。

（1）用于检测抗原的 ELISA 分析类型：包括双抗夹心法、双位点一步法、竞争法等。

1）双抗体夹心法：将已知特异性抗体包被在同相载体上，形成固相抗体，加入待检标本，如果样品中有抗原存在，将与固相抗体结合形成复合物，再加入特异性的酶标抗体，形成固相 Ab- 待测 Ag- 酶标 Ab 免疫复合物，再加入相应底物，在酶的作用下生成有色产物，根据颜色的有无和深浅进行待测物的定性和定量分析。本法常用于检测带含 2 个以上表位的大分子抗原，如 HBsAg、HBeAg、

AFP 等。本法在操作方法上分一步法和两步法。一步法是将待检标本和酶标抗体同时加入反应体系中，简化了步骤，节省了时间，但如果待测抗原浓度高时，发生钩状效应（hook effect）导致假阴性。两步法是将待检标本和酶标抗体分两步加入反应体系中，或适当稀释标本，可以克服钩状效应。此法可受内源性物质 RF 的影响，如待检标本中含有 RF、Cl$_q$、异嗜性抗体等，其可与固相抗体和酶标抗体结合，出现假阳性结果。

2）双位点一步法：应用针对抗原分子上 2 个不同表位的 2 种单克隆抗体分别作为固相抗体和酶标抗体。测定时将待检标本和酶标抗体同时加入进行结合反应，经过一次温育和洗涤，再加入底物进行显色测定，可用于检测带不同表位的大分子抗原。

3）竞争法：将已知特异性抗体包被在固相载体上，形成固相抗体，加入待检标本和相应的一定量的酶标抗原，待检标本中的抗原和酶标抗原竞争与固相抗体结合，洗涤后加入底物进行显色测定，颜色的深浅与待测抗原含量成反比。本法适用于不能用双抗体夹心法检测的激素、药物等单价小分子抗原或半抗原。

（2）用于检测抗体的 ELISA 分析类型：包括双抗原夹心法、间接法、竞争法、抗体捕获法等。

1）双抗原夹心法：将特异性抗原包被在固相载体上，形成固相抗原，加入待检样品，如果样品中有抗体存在，将与固相抗原结合形成免疫复合物，再加入已知的酶标抗原，便形成固相 Ag- 待测 Ab- 酶标 Ag 免疫复合物，再加入相应底物，在酶的作用下生成有色产物，根据颜色的有无和深浅对待测物进行定性和定量分析。本法适用于 HBsAb、HIV 等不易纯化的抗体的检测。

2）间接法：将特异性抗原包被在固相载体上，形成固相抗原，加入待检标本，如果样品中有抗体存在，将与固相抗原结合形成复合物，再加入酶标抗抗体，便形成固相 Ag- 待测 Ab- 酶标抗 Ab 免疫复合物，再加入相应底物，在酶的作用下生成有色产物，根据颜色的有无和深浅对待测抗体进行定性和定量分析。本法适用于易纯化的相应抗体的检测，如丙型肝炎病毒抗体、丁型肝炎病毒抗体、戊型肝炎病毒抗体和结核杆菌抗体的检测。由于本法采用的酶标二抗是针对一类 Ig 分子，因此，只需更换不同的固相抗原，即可用一种酶标二抗检测多种特定抗体，具有通用性，故是检测抗体最常用的方法。

3）竞争法：将特异性抗原包被在固相载体上，形成固相抗原，加入待检标本和相应的一定量的酶标抗体，待检标本中的抗体和酶标抗体竞争与固相抗原结合，洗涤后加入底物进行显色测定，颜色深浅与待测抗体含量成反比。本法用于抗原材料中干扰物质不易除去而得不到纯化抗原的相应抗体的检测，如 HBcAb 的检测。

4）抗体捕获法：原理是先用抗人 IgM 重链抗体包被固相载体，加入待检标本，标本中所有 IgM 都被固相抗体捕获，然后加入特异性抗原，孵育反应、洗涤后加入特异性酶标抗体。最后加入底物进行显色测定。主要用于血清中甲肝抗体等 IgM 类抗体。

（3）酶标记免疫分析方法学的局限性：包括以下几个方面。

1）酶标记免疫分析检测的特异性，实际上决定于单克隆抗体所针对的抗原决定簇。因而受试剂中包被所用抗原、抗体的纯度、特异性，酶标记物的稳定性、特异性、纯度、亲和力及制备工艺等诸多因素的影响，故对检测试剂盒应严格比较和选定。

2）酶标记免疫分析以固相反应为主，在测定中要注意克服固相不同部位包被抗原（抗体）的量不一致所引起的表面效应（surface effect），温育时要防止边缘孔与中心孔反应条件不一致引起的边缘效应（edge effect），以及抗原、抗体间比例不匹配可能引起的钩状效应（hook effect），而且操作简易的"一步法"常比"两步法"更易发生钩状效应，必须引起注意。

3）固相材料存在非特异性吸附，样品溶血或冰箱储存可释放过氧化物酶，冰箱储存时间过长可导致血清 IgG 聚合，均易引起显色反应的本底偏高，甚至严重干扰测定。

需要指出的是，随着技术进步和仪器自动化程度越来越高，酶标记免疫分析的这些缺陷在自动化程度较高的仪器和工作量较大、样品能够及时测定的实验室中已不十分明显，现在有单位甚至开发了专利性的可消除边缘效应的酶标板，在实验时可减少酶标板边缘孔与中心孔之间的热动力不平衡问题，使反应温度的均一性提高，从而消除边缘效应。但在手工操作和样品量少、需在冰箱储存后集中测定时，这些缺陷还是显而易见的。

酶标记免疫分析由于存在这些局限性，其灵敏度和稳定性未能高于 RIA，因而始终未能完全替代 RIA。

除此之外，近年来又在 ELISA 的基础上发展建立起来一些新的免疫标记技术。如斑点免疫标记技术，它是利用金、银、硒等为标志物，在微孔膜载体上进行抗原抗体反应及检测的一种固相免疫标记技术。它利用微孔膜易与多种蛋白质进行交联，而且具有过滤性及毛细管作用的特点，使所有反应液均自膜上滤过，具有浓缩作用，从而提高了方法的灵敏度。操作简单，省略了温育过程，因而更加快速。但是只能定性，不能定量，且重复性不够理想。生物素-亲和素系统（BAS）是一种新型生物反应放大系统，除具有高度的亲和力、特异性外，还可偶联抗体等一系列大分子活性物质，又有可被酶、荧光素、同位素等标记的特性，对免疫反应具有多级放大功能。BAS 常与荧光、ELISA、PCR 免疫技术联合使用，使得免疫技术的检测方法更灵敏、快速、简单、经济。

2. 酶免疫分析在方法学上与现代化技术的融合发展　酶免疫测定具有高度敏感性、特异性，而且它的试剂比较稳定，操作简单且无放射性危害，更由于现代生物学技术的发展，抗原抗体制备和酶标记技术的完善，特别是商品试剂盒的标准化和自动化仪器的应用，使其成为一种适用于各级检验部门的免疫标记技术。随着检验医学的不断发展，酶免疫测定在不断与现代化技术的融合中得到发展。

斑点-ELISA 的原理与 ELISA 的区别在于用对蛋白质有极强吸附力的硝酸纤维素膜代替塑料制品作为固相载体，酶作用底物后在硝酸纤维素膜上形成有色沉淀而使膜着色。它的灵敏度较一般 ELISA 高 6～8 倍、可达 ng 水平，试剂用量小，不需其他设备条件。

免疫印迹法是将电泳与 ELISA 结合起来的一种方法，分为电泳、转印、酶免疫测定 3 个阶段。免疫印迹法结合了电泳的高分辨率和酶免疫测定的高敏感性和特异性，是一种能用于分析样品组份的免疫学测定方法。

发光酶免疫测定：发光酶免疫测定与一般 EIA 的区别是酶所催化的底物是发光剂。产物不是一般 EIA 的有色物质，而是发光产物，所发出的光可用特定的仪器测定。常用 HRP 和 AP 作为标记酶与其发光底物作用进行分析。

增强发光酶免疫分析（enhaned lu-minescene enzyme immunoassay，ELEIA）：是 EIA 技术的新发展。其特点是酶促增强发光信号，并稳定和延长发光信号时间。既保持发光免疫分析的高灵敏度，又克服了传统发光酶免疫分析所发信号时间短的缺点，目前国外已实现自动化分析。

BAS-酶联免疫吸附试验：BAS-酶联免疫吸附试验是将生物素-亲和素（BAS）放大系统与

ELISA 结合起来的一种技术。生物素（B）有 2 个环状结构，其中一个可以和亲和素结合，另一个可以和包括酶、抗原（抗体）的多种物质结合。亲和素（A）有 4 个可与生物素稳定结合的亚基，此为放大系统的关键，即有 1 个亲和素就能结合 4 个生物素，亲和素也可被酶标记。在 BAS 的应用中正是利用了生物素和亲和素的这些特点，设计了 2 类反应类型，一类是以游离亲和素为"桥"，分别连接生物素化抗原抗体反应系统和酶标生物素，此种类型有 BAB 法和 ABC 法。另一类是直接用标记亲和素连接生物素化抗原抗体反应系统，此种类型有 BA 法。这种通过 BAS 放大作用可将更多的酶聚集在固相载体上，使酶免疫技术检测的灵敏度进一步得到提高。

酶促荧光放大免疫分析技术（Fluorescence Enzyme Im-munoassay，FEIA）：原理是利用具有潜在荧光的底物作为酶标物催化放大的显示系统，由于累积放大和荧光的高敏感性，使方法学的灵敏度提高很多。

酶促放大时间分辨荧光免疫分析（EATRFIA）：其突出特点是引入了时间分辨荧光免疫技术，有利于排除特异荧光的干扰，并经酶促信号放大，增强了测量的特异性。

3. 酶免疫分析仪进展　1966 年，美国的 Nakane 和 Pierce 及法国的 Avrameas 和 Uriel 同时报道了以新的标志物——辣根过氧化酶替代荧光素，定位组织中抗原的酶免疫组织化学技术（enzyme immuno-histochemistry，EIH）。1971 年，Engvall 和 Perlmann 在酶免疫组织化学的基础上，又发展出一种酶标固相免疫测定技术，即酶联免疫吸附试验（ELISA），成为继荧光免疫、放射免疫分析技术之后的第三大标记免疫分析技术。由于酶免疫测定技术（enzyme immunoassay，EIA）具有灵敏度高、操作简单易行、试剂有效期长，且对环境污染小等优点，使其自出现后不仅成为一种非常简便的研究工具，而且迅速被应用于各种血清学标志物和生物活性物质的临床检测，并在临床应用中逐步取代了放射免疫分析技术。

20 世纪 70 年代中期，随着杂交瘤技术的发展，出现了单克隆抗体，将其应用于酶免疫测定中又极大地提高了酶免疫测定的灵敏度和特异性，使一步法双抗体夹心等酶免疫测定方法相继出现。近年来，酶免疫分析技术飞速发展，酶免疫分析仪则是 ELISA 测定的专用仪器。80 年代初普通的酶免疫分析测定仪，即酶标仪商品问世。我国于 1981 年也生产出第一台酶标仪（510 型酶标比色计）。最初的酶标仪是一种用于微孔板比色测定的光电比色计，经过不断改进，如今已发展为自动化、高效率、高精密度的测定仪。在酶标仪问世前，甚至在问世后的 10 多年间，临床实验室曾经历过依靠肉眼观察有无显色，判读 ELISA 检验结果的年代，直至 90 年代，酶标仪才逐渐在医院和血站临床实验室广泛投入使用。至 90 年代后期，随着 ELISA 测定技术的应用和发展，国外陆续研发出具有各种各样功能的新型酶免疫分析仪，使酶免疫分析仪从单一的比色读板功能发展成为集多种功能为一体的全自动酶免疫分析仪，实现了一台机器可将 ELISA 实验从加样、孵育、洗涤、振荡、比色到定性或定量分析的各个步骤都根据用户事先设计的程序自动进行，直至最后完成报告存储与打印。

根据全自动酶免疫分析仪发展过程中所能达到的基本技术特征可将其分为三代产品。第一代全自动酶免疫分析仪，实现了单针/多针加样系统与酶标板处理系统一体化，但多数微孔 L 板的孵育位置至少 4 块板。第二代全自动酶免分析仪为非常任务和单一轨道，但由于不能同时处理两种过程（如洗板的同时，不能加试剂等），因此，其工作任务表（或时间管理器 TMS）的"堵车"现象仍无法避免，试验完成时间延长。第三代全自动酶免分析系统的基本特征是采用多任务、多通道完全实现平行过程处理。

酶免疫分析仪按其性能分为普通酶标仪和全自动酶免疫分析仪。前者仅对 ELISA 结果进行比色，测量每一测试微孔的吸光度值；后者则是具有自动加样本、加试剂，自动控温温育，自动洗板和自动判读等功能的分析系统。

从 20 世纪末至 21 世纪初，在国内各大医院和中心血站随着检验样品数量的增加，全自动酶免疫分析仪已成为工作的首选，使实验过程实现了标准化、规范化，提高了实验室的运行能力和检测的精确度、特异性和重复性，同时也避免了手工操作的误差，降低了操作人员的劳动强度，提高了操作人员的自身安全性。目前国产酶标仪的发展无论在硬件和软件上还都滞后于国外产品，故国内医院和血站实验室应用的酶免疫分析仪还是以进口仪器为主，仪器品牌和型号已多达数十种，且不断有新型仪器问世。

二、荧光免疫分析仪进展

荧光免疫技术在医学和生物学中的应用已有近 60 年的历史。荧光免疫分析技术是利用荧光技术的高度敏感性与免疫学技术的高度特异性相结合，为免疫学、临床组织化学和实验室诊断提供了一项其他方法不能取代的、具有独特风格的检测技术。目前荧光免疫分析仪除用于细菌、病毒、原虫、蠕虫及真菌等的鉴定和相关疾病的诊断外，还广泛用于血清抗体（包括自身抗体）的检测，自身免疫疾病的诊断与研究，病理学抗原、抗体及补体的鉴定和定位，免疫复合物的病理研究，细菌、病毒与宿主之间的抗原关系及受体、配体研究，肿瘤免疫的诊断与研究，细胞膜表面抗原及其受体的研究等技术。

1941 年，Coons 和 Kaplan 用荧光素和抗体结合来定位组织中的抗原，从而提出了荧光免疫分析法（fluorescencelmmunoassay，FIA）的概念。荧光素等有机荧光分子一直是分析领域中常用的标志物。在特定光的激发下，某些有机荧光分子很容易被激发至饱和状态并发出荧光，而这些荧光分子还能在很短的时间内进行多次的重复激发和测量。正是因为有机荧光分子的这些特点，自 20 世纪 70 年代以来，Ambrose、Mathies 和 Nguyen 等分别成功地实现了荧光单分子检测。然而，在实际检测分析中，由于生物制品、溶剂及溶质等的散射光、本底荧光及化学发光物质的干扰，以及荧光染料之间的一些光谱重叠，使检测所受的干扰极多，致使传统荧光分析的敏感性大大降低，其灵敏度仅是理论值的 0.1%～1%，很难适应对微量抗原抗体的检测识别。

在这个大背景下，两种现代荧光免疫分析方法迅速发展。荧光偏振免疫分析法（fluorescence polarization immunoassav，FPIA）就是其中之一，它以快速、精确和特异的优势很快便为人们广泛接受。FPIA 主要用于测定药物，激素等小分子物质。其检测是根据竞争结合法的原理和偏振光的特性进行测量。标记在小分子抗原上的荧光素经 485nm 的激发偏振光照射后，吸收光能跃迁到激发态，激发态的荧光素不稳定，很快以发出光子的形式释放能量而返回到基态。发射出的光子经过偏振仪形成 525～550nm 的偏振光，这一偏振光的强度与荧光素受激发时分子转动的速度呈反比。游离的荧光素标记抗原，由于分子小，在溶液中进行活泼的旋转运动，激发后发射的光子偏振光信号很弱，而与抗体大分子结合的荧光素标记抗原，因分子大，旋转运动受抑制，激发后产生的荧光比较集中，因此偏振光信号比未结合时强得多。在测定过程中待测抗原小分子、荧光标记抗原小分子和特异性抗体大分子同时加入到一反应杯中，经过温育，样品中抗原与一定量的荧光标记抗原和抗体进行竞争反应，样本中的抗原越多，与抗体结合的标记抗原就越少，从而测得的荧光偏振光度也就越少，根据已知浓度的标记抗原与荧光偏振光强度的关系就可以计算出被测物的浓度。

1983 年，Soini 和 Kojola 等首先报道以镧系元素为标记示踪螯合物与时间分辨荧光测量相结合，建立了一种新的非放射性微量分析技术——时间分辨荧光免疫分析（time-resolved fluoroimmunoassay，TRFIA）。TRFIA 的测定原理与通常的荧光免疫法有所区别，通常采用镧系元素铕（europium，Eu）或钐（samarium，Su）、铽（terbium，Tb）和镝（dysprosium，Dy）的螯合物对反应物进行标记，以代替传统使用的放射性同位素、酶、大分子荧光底物和发光底物，利用时间分辨荧光计延迟一段时间，待血清、容器、样品管和其他成分的短半衰期荧光衰变后再测量，这时只存在 Eu^{3+} 标志物的特异性荧光。通过这种时间分辨技术，几乎能够完全消除各种非特异性荧光物质的干扰，这是 TRF 能够实现高灵敏度和低干扰检测的原因之一。加之镧系荧光的发射光波峰窄，有利于进一步降低本底。此外，单位分子的镧系粒子所释放的荧光信号远远超过 ^{125}I 原子所释放的信号，所以检测的灵敏度甚至超过了 RIA，实现了分析方法灵敏度的突破，检测限可高达 10^{-19}mol/L。再者，标志物为原子标记，体积很小，标记后不会影响被标志物的空间立体结构，这既保证了被检测物质特别是蛋白质的稳定性，又可实现多位点标记。由于标志物稳定，就可以对标志物进行多达上千次的激发，通过对每次激发的荧光信号累加后取平均值的办法，就可大大减少偶然误差，提高检测的准确度；同时多位点标记技术不仅使检测更灵敏，也使一个试剂盒能够同时检测两种甚至两种以上的项目。在仪器方面，由于采用了较为简单的氮分子激发器作为激发源，使得时间分辨仪甚至比普通荧光仪更为廉价和实用。TRF 技术在已被广泛应用于临床样品检测，可以快速检测激素、肿瘤标志物、维生素和治疗药物浓度等，而且用于检测的样品可以是血液、感染组织、培养物、分泌排泄物，也可以是土壤、水、杂物等。TRFIA 可做双标记和多标记分析，美国珀金埃尔默（PerkinElmer，PE）公司的 1420 系列 Victor 多标记免疫分析系统集时间分辨免疫荧光分析、化学发光免疫分析、荧光分析及酶联免疫吸附分析于一机，实现一次反应多项结果，一台仪器多种功能。

三、化学发光免疫分析仪进展

化学发光免疫分析（chemiluminescence immunoassay，CLIA）是将高灵敏度的化学发光检测技术与高特异性的抗原抗体免疫反应结合起来，藉以检测被测物中的抗原或抗体的一种分析技术。自 20 世纪 70 年代中期 Arakawe 首先报道 CLIA 以来，发展至今已经成为一门成熟的、先进的痕量活性物质检测技术，可用于各种抗原、抗体、激素、酶、脂肪酸、维生素和药物等的检测，目前，不同类型的化学发光免疫分析系统已经在临床检验工作中得到广泛应用。

化学发光免疫分析技术的主要优点是：①高灵敏度，由于不需要外来光源，具有比荧光法更高的信噪比，最低可以检测到 10^{-21}mol 的痕量物质，灵敏度比 RIA 或 EIA 高 1~2 个数量级，可以达到甚至超过 TRF 的灵敏度；②发光标志物稳定，有效期长达数月甚至数年；③检测范围宽，可达

6 个数量级；④自动化程度高，可提高检测工作效率，避免手工操作可能带来的误差，提高分析方法的精密度和准确性。近年来 CLIA 技术发展迅速，是目前发展和推广应用最快的标记免疫分析方法之一。

1. 化学发光免疫分析的基本原理 化学发光免疫分析包含 2 个主要的组成部分，即免疫反应系统和化学发光分析系统。免疫反应系统是根据抗原抗体反应的基本原理，将发光物质直接标记在抗原或抗体上，或是将酶用于发光底物；化学发光分析系统是利用化学发光物质经催化剂的催化和氧化剂的氧化，形成激发态，当这种不稳定的激发态分子返回到稳定的基态时，释放能量发射出光子（hV），利用光信号检测仪测定发光反应的发光强度从而计算出被测物质的量。其反应原理如下：

$$\text{抗原 + 发光物或发光底物标记抗原 + 待测抗体} \xrightarrow{\text{起动发光试剂}} hV$$

$$\text{固相抗体 + 发光物或发光底物标记抗体 + 待测抗原} \xrightarrow{\text{起动发光试剂}} hV$$

2. 标记免疫技术 免疫标记技术是指将标记技术与抗原、抗体的免疫学技术相结合的一类技术，利用抗原 - 抗体结合反应的特异性，加上各种标志物的可测量性来实现方便敏感地检测各种痕量生物活性物质的目的。标记免疫技术可测定的生物活性物质包括多肽、蛋白质、核酸、激素、抗原、抗体、受体、肿瘤标志物、神经递质、细胞因子、血药浓度等。标志物有同位素、荧光素、酶、发光剂、胶体、金和银等。

根据标记物的不同，标记免疫分析技术分为放射免疫分析（radioimmunoassay，RIA）、酶免疫分析（enzyme immunoassay，EIA）、化学发光免疫分析（chemiluminescence immunoassay，CLIA）和荧光免疫分析（fluoroimmunoassay，FIA）等。

（1）放射性核素标记免疫技术：1959 年 Yalow 和 Berson 创建了放射免疫分析技术，将传统的免疫学方法与现代标记方法相结合，为生物医学的微量物质分析开创了新的领域。它是将放射性核素示踪的高灵敏度与抗原 - 抗体反应的高特异性结合起来的一种超微量分析方法，应用于实验分析的放射性核素通常是碘 -125（^{125}I）、磷 -32（^{32}P）、碳 -14（^{14}C）、氚（^{3}H）等，应用最多的是 ^{125}I。放射性核素标记免疫分析技术的精髓一是不直接测量被测物，而是检测被测物上的标记信号，利用标志物的放大效应，改善了被测物的可测量下限；二是废除了无机或有机试剂，代之以抗体作为结合试剂，大大提高了方法的特异性，从而使免疫分析从定性变为定量，从常量分析提高到微量和超微量分析。

放射免疫分析在应用上的优点是准确、灵敏、特异性强、仪器试剂价格相对低廉、技术成熟，在我国仍有较广泛的使用市场和价值，但是该技术必须使用放射性同位素作为标志物，存在着辐射防护及防止污染的问题，试剂盒使用时间短，批间、批内变异较大，每次操作都要做标准曲线，可测量范围相对较窄，难以实现操作及测量的自动化等方法学上固有的弱点使发展受到一定限制。

（2）酶标记免疫分析：酶标记免疫分析是在 RIA 基本理论的基础上发展起来的一种非放射性标记免疫分析技术。早期只有一种反应模式，只限于病原微生物抗原或抗体的快速定性测定。20 世纪 70 年代初，Engvaii 和 Perlaman 等首次创建了非均相的酶免疫检测技术，也称固相酶免疫检测技术，即酶联免疫吸附试验（enzyme linked immunosorbent assay，ELISA）。此法的基本原理是将酶连接到结合在固相载体上的抗体或抗原分子上，进行免疫反应，免疫复合物上结合的酶作用于特定的发色底物使其产生特定的颜色，然后用分光光度计进行测定，由颜色的深浅确定被测物的量。因酶催化底物可与核素一样起到信号放大作用，而且没有放射性废物，曾被认为可以完全取代 RIA 的方法。1974 年以来，酶免疫分析已被大量应用于多种物质测定中。

酶标记免疫分析的局限性如下。

1）酶标记免疫分析检测的特异性实际上决定于单克隆抗体所针对的抗原决定簇。因而受试剂中包被所用抗原、抗体的纯度、特异性，酶标志物的稳定性、特异性、纯度、亲和力以及制备工艺等诸多因素的影响，故对检测试剂盒应严格比较和选定。

2）酶标记免疫分析以固相反应为主，在测定中要注意克服固相不同部位包被抗原（抗体）的量不一致所引起的表面效应，温育时要防止边缘孔与中心孔反应条件不一致引起的边缘效应，以及抗原、抗体间比例不匹配可能引起的钩状效应，而且操作简易的"一步法"常比"两步法"更易发生钩状效应，必须引起注意。

3）固相材料存在非特异性吸附，标本溶血或冰箱储存可释放过氧化物酶，冰箱储存时间过长可导致血清 IgG 聚合，均易引起显色反应的本底偏高，甚至严重干扰测定。

需要指出的是，随着技术进步和仪器自动化程度越来越高，酶标记免疫分析的这些缺陷在自动化程度较高的仪器和工作量较大、标本能够及时测定的实验室中已不十分明显，但在手工操作和标本量少需在冰箱储存后集中测定时，这些缺陷还是显而易见的。

酶标记免疫分析由于存在这些局限性，其灵敏度和稳定性未能高于 RIA，因而始终未能完全替代 RIA。

除此之外，近年来又在 ELISA 的基础上发展建立起来一些新的免疫标记技术。如斑点免疫标记技术，其利用金、银、硒等为标志物，在微孔膜载体上进行抗原抗体反应及检测的一种固相免疫标记技术。它利用微孔膜易与多种蛋白质进行交联，而且具有过滤性及毛细管作用的特点，使所有反应液均自膜上滤过，具有浓缩作用，从而提高了方法的灵敏度。操作简单，省略了温育过程，因而更加快速。但是只能定性，不能定量，且重复性不够理想。生物素 - 亲和素系统（BAS）是一种新型生物反应放大系统，除具有高度的亲和力、特异性外，还可偶联抗体等一系列大分子活性物质，又有可被酶、荧光素、同位素等标记的特性，对免疫反应具有多级放大功能。BAS 常与荧光、ELISA、PCR 免疫技术联合使用，使得免疫技术的检测方法更灵敏、快速、简单、经济。

（3）荧光标记免疫分析：荧光免疫分析技术的原理与 RIA 相同，只是标志物由同位素改成荧光素。荧光素是一种在激光的照射下能发生强烈荧光的物质。荧光免疫分析的方法很多，如荧光偏振免疫分析、时间分辨荧光免疫分析等。

时间分辨荧光免疫分析（time-resolved fluorecent immunoassay，TRFIA，TRF）是 20 世纪 80 年代初发展起来的、最具有潜力的 FIA 技术。其测定原理与通常的荧光免疫法有所区别，通常采用镧系元素铕（Eu^{3+}）或其螯合物对反应物进行标记，以代替传统使用的放射性同位素、酶、大分子荧光底物和发光底物，利用时间分辨荧光计延迟一段时间，待血清、容器、样品管和其他成分的短半衰期荧光衰变后再测量，这时只存在 Eu^{3+} 标志物的特异性荧光。通过这种时间分辨技术，几乎能够完全消除各种非特异性荧光物质的干扰，这是 TRF 实现高灵敏度和低干扰检测的原因之一。加之镧系荧光的发射光波峰窄，有利于进一步降低本底。此外，单位分子的镧系粒子所释放的荧光信号远远超过 ^{125}I 原子所释放的信号，所以检测的灵敏度甚至超过了 RIA，实现了分析方法灵敏度的突破，检测限可高达 10^{-19} mol/L。再者，标志物为原子标记，体积很小，标记后不会影响被标志物的空间立体结构，这既保证了被检测物质特别是蛋白质的稳定性，又可实现多位点标记。由于标志物稳定，就可以对标志物进行多达上千次的激发，通过对每次激发的荧光信号累加后取平均值的办法，就可大大减少偶然误差，提高检测的准确度；同时多位点标记技术不仅使检测更灵敏，也使1个试剂盒能够同时检测2种甚至2种以上的项目。

在仪器方面，由于采用了较为简单的氮分子激发器作为激发源，使得时间分辨仪甚至比普通荧光仪更为廉价和实用。TRF技术在国外已被广泛应用于临床检测，可以快速检测激素、肿瘤标志物、维生素和治疗药物浓度等数十种，而且用于检测的样品可以是血液、感染组织、培养物、分泌排泄物，也可以是土壤、水、杂物等。

法国CIS公司于1996年在欧洲推出KRYPTOR全自动时间分辨荧光免疫分析系统：用三价镧系元素铕（Eu^{3+}）与TBP（trisbipyridine diamine，一种空穴结构物）的螯合物（TBP_2Eu^{3+}）标记抗体或抗原，另一特异抗体或二抗与增强荧光剂XL_{665}连接，反应体系生成的免疫复合物在337nm处激发荧光，经能量增强后放大了的荧光在655nm处测得C_{665}，在620nm处测定荧光C_{620}进行本底校正，作为双道（665，620）时间分辨荧光分析，以C_{665}/C_{620}为纵坐标，标准品浓度为横坐标，得到校准曲线。近年来，该系统已可供临床实验室应用的有肿瘤标志物、唐氏综合征筛查指标、性激素、心血管标志物、骨代谢标志物、甲状腺自身免疫性疾病等检测试剂盒。

TRFIA可做双标记和多标记分析，美国珀金埃尔默（PerkinElmer，PE）公司的1420系列Victor多标记免疫分析系统集时间分辨免疫荧光分析、化学发光免疫分析、荧光分析及酶联免疫吸附分析于一机，实现一次反应多项结果，一台仪器多种功能。

3. 化学发光免疫分析的类型　化学发光免疫分析技术也是标记免疫分析技术之一，区别于RIA、EIA和FIA，化学发光免疫分析是将标志物改为能产生化学发光的化合物，最后是检测化学发光信号的强弱。抗体通常以小分子吖啶酯标记，它具有空间阻碍小，可增加标记物的扩散性；1s内完成快速强发光；非靶物质不产生化学发光；在37℃温育非平衡期反应等特点。吖啶酯体系的灵敏度与自动化程度较高，但发光时间较短，重复性稍差。根据标志物的不同，化学发光免疫分析主要分为三大类：直接化学发光免疫分析，酶促化学发光免疫分析和电化学发光免疫分析。

直接化学发光免疫分析（chemiluminescence immunoassay，CLIA）是用化学发光剂直接标记抗原或抗体，使其与待测标本中相应抗体或抗原以及结合在磁性颗粒上的抗原或抗体反应，通过磁场的作用把结合在磁性颗粒上的抗原抗体复合物与游离状态的抗原或抗体分离开来，然后加入发光促进剂进行发光反应，最终通过检测反应的发光强度实现对被测物的定性或定量检测。直接化学发光免疫分析常用于标记的化学发光物质有吖啶类衍生物，如吖啶酯类或吖啶磺胺类。分离物为包被在磁珠上的固相抗体。如果检测小分子抗原则用吖啶酯标记抗原（AE-Ag），竞争性结合形成抗原抗体复合物（AE-Ag/Ag-Ab）；如果检测大分子抗原则用吖啶酯标记单克隆抗体（AE-Ab），与磁珠上的固相抗体形成双抗体夹心复合物（AE-Ab-Ag-Ab）。抗原抗体反应后在磁场中进行2～3次洗涤后，将未结合的游离Ag和标记Ab洗去，实现免疫复合物与游离物质的磁性分离，结合了抗原（或抗体）的吖啶酯吖啶环上的C-9过氧化氢存在的情况下发生电化学氧化，形成有张力的不稳定的二氧乙烷，此二氧乙烷分解为CO_2和电子激发态的N-甲基吖啶酮（N-methylacridone），后者在返回到基态的过程中产生发射峰在430 nm的蓝色光，发光的强度与被测物浓度相关，经光电倍增管（PMT）检测发光强度并与校准曲线比较，计算出被测物的含量。化学发光免疫分析的优点是有很高的灵敏度，无放射性元素对人体的危害。主要缺点是发光时间短，需要严格掌握测量的时间，否则会影响实验结果。

化学发光酶免疫分析（chemiluminesc enzyme immunoassay，CLEIA）实际上也属酶免疫分析，只是酶作用的底物是发光剂而不是显色剂，其操作步骤与酶免分析几乎相同：以酶标记生物活性物质（如酶标记的抗原或抗体），进行免疫反应，免疫反应复合物上的酶再作用于发光底物，在信号试剂作用下发光，用发光测定仪测定发光的强度实现对检测物的定量分析。目前化学发光酶免疫分析常用的标记酶为辣根过氧化物酶（horseradish peroxidase，HRP）和碱性磷酸酶（alkaline phosphatase，ALP），它们有各自的发光底物。CLEI 根据酶促反应底物不同可分为：荧光酶免疫测定技术和化学发光酶免疫测定技术。根据免疫学反应模式可分双抗体夹心法和双抗原夹心法和固相抗原竞争法。CLEIA 其技术类型根据酶促反应底物不同可分为：荧光酶免疫测定技术和化学发光酶免疫测定技术。根据免疫反应模式可分为双抗体夹心法、双抗原夹心法和固相抗原竞争法。

电化学发光免疫分析（electrochemiluminescence immunoassay，ECLIA，简称 ECL）是 20 世纪 90 年代初发展起来的一种新型化学发光免疫分析技术，与一般化学发光分析不同，它是在电极表面由电化学引发的特异性化学发光反应，实际上包括了电化学和化学发光 2 个过程。ECL 和普通化学发光技术相比具有明显的优势，主要区别在于标志物的不同。一般化学发光如酶促发光是标记催化酶（辣根过氧化物酶等）或化学发光物质（鲁米诺、吖啶酯等），这样的发光反应一般发光不够稳定，为间断的闪烁性发光，而且在反应过程中易发生裂变，导致反应结果不稳定；此外，检测时需对结合相与游离相进行分离，操作步骤多，产生的干扰因素也多。而 ECL 是电致化学发光，其参与发光反应的物质为三联吡啶钌络合物和三丙胺等具有电化学活性的底物，可产生高效、稳定的连续发光；结合生物素 - 亲和素生物反应放大系统和磁性分离技术，使得电化学发光分析技术具有十分广阔的应用前景。电化学发光免疫分析技术实质上也是化学发光免疫分析。它是用发光底物标记抗原或抗体，然后在电极表面进行电致化学发光反应从而对被测抗原或抗体进行定量的一种新型的免疫标记分析技术，常用的发光底物为三联吡啶钌，另外还有三丙胺等参与反应。电化学发光反应主要在电极表面进行，是一个相当复杂的反应体系。发光底物为三联吡啶钌（$[Ru(byp)_3]^{2+}$），另一反应物三丙胺（TPA）。主要的反应包括三联吡啶钌的电化学氧化反应、三联吡啶钌与三丙胺的偶联反应和三联吡啶钌的电化学还原反应等 3 个过程。目前在临床实验室应用的电化学发光免疫分析仪器主要是罗氏诊断（Roche diagnostics）的 Elecsys 1010、2010、Modular E170 及 Cobas e601 等系列产品，它们均是采用三联吡啶钌 - 三丙胺发光体系的电化学发光分析仪器。该系列仪器将 ECL 与链霉亲合素包被磁珠的微粒子技术及链霉亲和素 - 生物素放大系统结合起来，形成一种新型的均相免疫分析技术，检测灵敏度可达 1pmol/ml，线性范围宽。试剂和校准液的相关参数储存在二维条码中，每次测定只需两点校准，应用方便。

参 考 文 献

［1］庄俊华，冯桂湘，黄宪章，等. 临床生化检验技术［M］北京：人民卫生出版社，2009

［2］ 尹东光，贺佑丰，刘一兵，等. 几种主要化学发光物质的发光性能及其化学发光免疫分析体系［J］标记免疫分析与临床，2002，9（4）：225-230

［3］ 韩佩珍. 化学发光免疫分析［J］国外医学·放射医学核医学分册，2000，24（5）：196-201

［4］ 许亚辉. 免疫学检验现状与发展［J］现代中西医结合杂志，2005，14（19）：2610-2619

［5］ 郝繁运，王长印. 酶免疫分析技术进展与自动化［J］中国误诊学杂志，2007，7（1）：23-26

［6］ 刘文阁. 对临床常用酶联免疫吸附试验技术类型的评价与分析［J］中国医药导报，2011，8（4）：11-12

［7］ 丛玉隆. 临床检验装备大全（第2卷）仪器与设备［M］北京：科学出版社，2015

［8］ 王兰兰. 免疫学和免疫检验［M］第3版. 北京：人民卫生出版社，2003：67-108，236-252

［9］ 郭积燕. 免疫学检验中的酶免疫技术［J］中华检验医学杂志，2005，28（2）：221-224

［10］ Yonezawa S.Covalent coupling of steroid to microwell plates foruse in Competitive enzyme-linked immuosorbent assay [J]. J Im-munol Methods, 1993, 166 (1): 55-61

［11］ Shang Z, Zhou X, Li C, et al. A Study on Micropipetting Detection Technology of Automatic Enzyme Immunoassay Analyzer [J].Sci Rep, 2018, 8 (1): 5757

［12］ Liu Z, Huang J, Ou RM, et al. A dual-label time-resolved fluorescence immunoassay for the simultaneous determination of ferritin and β2-microglobulin [J]. J Clin Lab Anal, 2017, 31 (6): 1-5

［13］ Zhou B, Zhang J, Lv Z, et al. Simultaneous determination of free and total prostate-specific antigen by a magnetic particle-based time-resolved fluoroimmunoassay [J]. J Clin Lab Anal, 2017, 31 (6): e22137

［14］ Hawa G, Sonnleitner L, Missbichler A, et al. Single step, direct fluorescence immunoassays based on metal enhanced fluorescence (MEF-FIA) applicable as micro plate-, array-, multiplexing-or point of care-format [J]. Anal Biochem, 2018, 549: 39-44

［15］ Chen W, Yao X, Zhou X, et al., Electrochemiluminescence based competitive immunoassay for Sudan I by using gold-functionalized graphitic carbon nitride and Au/Cu alloy nanoflowers [J]. Mikrochim Acta, 2018, 185 (5): 275

［16］ Akamine Y, Sato S, Kagaya H, et al. Comparison of electrochemiluminescence immunoassay and latex agglutination turbidimetric immunoassay for evaluation of everolimus blood concentrations in renal transplant patients [J]. J Clin Pharm Ther, 2018:Apr 20

［17］ Sund H, Blomberg K, Meltola N, et al. Design of Novel, Water Soluble and Highly Luminescent Europium Labels with Potential to Enhance Immunoassay Sensitivities [J]. Molecules, 2017, 22 (10): 1087

第五节　微生物检验技术研究进展

引起人类感染的病原微生物包括八大类，即细菌、放线菌、支原体、病毒、衣原体、螺旋体、立克次体和真菌，其中，对于细菌、放线菌、支原体、真菌等病原，通常可用培养的方法检测，并根据临床需要做药敏试验；而病毒、衣原体等难培养或不能培养的病原，则采用免疫学、分子生物学等快速方法检测。不同的仪器和方法有其适合检测的范围和应用条件，培养方法和非培养方法是病原微生物检测的两大支柱，各有所长，互为补充，在对感染性疾病诊断的不同阶段，发挥着相互补充和不可完全替代的作用。了解、掌握和合理运用这些技术和方法，对于准确、快速检测病原微生物，给临床提供病原学诊断依据、抗感染治疗具有重要意义。

一、微生物检测发展历史

临床微生物学家的一个重要角色就是分离、鉴定和分析引起人类感染性疾病的病原微生物，其重要性主要体现在 3 个方面：①从患者标本中培养到可疑病原微生物；②分离微生物并进行分类和鉴定确认；③预测和解释相关病原微生物对抗菌药物的敏感性。

培养方法依然是经典微生物学的金标准，数十年来，微生物检验经历了商品化鉴定系统从手工、半自动到全自动的发展过程。过去，微生物学者一直依靠肉汤、琼脂培养基培养和分离细菌，其生化和代谢特征可用于鉴定微生物的属种。从临床标本中分离到可疑的感染病原菌，常规鉴定需在特殊的碳水化合物成生化底物上培养 24～48h。从 1950 年到 1960 年，传统的生化试验趋于小型化，开始引进小管试验和塑模的容器。然而，简便的试验未能改善对报告结果的周转时间（turn around time，TAT）。1970 年，微生物学家开始依靠计算机的数据库，同时处理大量的结果，利用统计学的可能结果来鉴定未知微生物。虽然因此提高了结果的重复性，但仍未能缩短报告时间。

1966 年，Bauer 及其同事共同建立并标准化自：纸片扩散法（Kirby-Bauer 法），因其选药灵活、价格便宜，现仍广泛用于各国的临床微生物实验室，但由于此方法未能更好地实现自动化操作，且是定性检测，其发展受到了一定的局限。1970 年以前，临床微生物实验室主要采用手工操作的方法进行药敏试验。

1974 年，Pfizer 公司推出第一台自动化药敏分析系统应用于临床检测，届时，已有将鉴定和药敏系统的判读及数据库系统集成一体，形成半自动鉴定和药敏仪，使许多实验室缩短了 TAT 时间，提高了劳动效率，得到了比原来更准确的试验结果。20 世纪 80 年代初，第一代 VITEK 系统对大多数快生长的需氧菌能够在 4～10h 快速鉴定，将微量肉汤稀释法应用于商品化的自动化操作，半定量的最小抑菌浓度（minimum inhibitorv concentration，MIC）卡问世。20 世纪 80 年代初，美国 BIOLOC 公司开发了一种新的微生物鉴定方法——代谢指纹法，根据细菌对碳源（或氮源）利用的差异来区别和鉴定细菌，并将其应用于微生物的自动化检测。

随着先进技术的飞速发展并向微生物学的渗透和多学科的交叉，微生物的鉴定逐渐向快速化、微机化、全自动化方向发展，且取得了许多突破性的进展，出现了很多自动化微生物检验系统、微生物自动鉴定系统和药敏分析系统。

二、微生物鉴定药敏分析仪

1985 年第一台 VITEK 自动化微生物鉴定药敏仪进入中国并成功使用。1999 年底法国生物梅里埃公司（BioMerieuxInc.）推出 VITEK2 系统，次年在美国上市，从接种物稀释、密度计比较及卡冲填和封卡等步骤均实现了自动化。随后，MicroScan Walkaway 40/96、Phoniexl00 和

Sensitire 2X 全自动鉴定药敏仪陆续上市，进入全自动药敏试验发展的飞跃期，这些快速、准确、简易、自动化程度高的方法技术，大大缩短了实验室的检测时间，提高了检测的准确性及标准化程度，产品还在不断改进和软件更新升级，以适应行业发展的需要，成为全球全自动微生物鉴定药敏仪的主流产品。

根据检测原理，微生物鉴定药敏分析仪可分为自动微生物鉴定系统（分为半自动系统和全自动系统）和自动药敏系统。

大多数微生物半自动鉴定系统的检测采用浊度法和比色法原理，多采用数码鉴定原理进行细菌和酵母样真菌的鉴定。检测原理主要是微生物利用碳水合物产酸、利用蛋白质或释放含氮化合物产碱，引起 pH 指示剂颜色变化（多为 15～24h）；或利用酶学反应，将酶水解相应无色底物后释放显色物质（多为 2～4h）；或利用四氮唑标记碳水化合物，检测微生物代谢过程中转移电子至无色的四唑氮标记的碳源，导致出现紫色作为生长的判断。半自动微生物鉴定系统的众多生化反应均基于微生物的生长，将试剂置于微量滴度盘中，试剂盘经冷冻干燥或封闭在卡/盘里，将一定浓度的菌液充填后置普通温箱中，经 16～24h 过夜培养，并由硬件系统判读结果，由软件系统解释和报告结果。鉴定系统多采用数码鉴定原理进行细菌和酵母样真菌的鉴定，应用数码鉴定方法是细菌鉴定分析史上的一个重大进步。数码鉴定也称编码鉴定，是指通过数学的编码技术将细菌的生化反应模式转换成数学模式，给每种细菌的反应模式赋予一组数码，建立数据库或编成检索本。通过对未知菌进行有关生化试验，并将生化反应结果转换成数字（编码），查阅检索本或数据库，得到细菌名称。

全自动微生物鉴定药敏系统的自动化程度比半自动仪在智能化方面提升很多，相比半自动鉴定系统的细菌鉴定速度，全自动微生物鉴定系统普遍增加了敏感的荧光检测方法，运用胞外酶技术，经孵育后不同细菌分泌的酶和荧光底物发生的特异性反应，使无色的底物被相应的酶水解后，释放出显色物质或荧光物质，通过仪器判读，利周数码计算原理，将反应转换成一组编码，继而对应一种细菌名称，从而达到快速鉴定的目的。通过实时监测，仪器最快可在 2～4h 报告鉴定结果。

目前市场上多数自动药敏分析系统均采用微量肉汤稀释方法，抗菌药物种类的选择主要是根据美国国家临床实验室标准化委员会（Clinical LaboratoryStandard Institute，CLSI）制定的相关药敏标准，部分系统还同时采用欧洲药敏试验联合委员会（European Committee on Antimicrobial Susceptibility Testing，EUCAST）的推荐，抗菌药物的浓度则根据 CLSI 或 EUCAST 中药物敏感性折点设定（检测折点的药敏板仅覆盖敏感及耐药折点，每种药物设定 2～4 个浓度；而检测 MIC 的药敏板则设置不少于 5 个连续稀释梯度的药物浓度，且包括敏感、耐药折点），通过光电比浊、氧化还原反应等不同原理的方式对结果进行判读，最后获得相应的敏感、中介和耐药结果（包括折点板和 MIC 板），MIC 板还提供检测的 MIC 值或范围。将审核后的自动药敏试验结果与实验室信息系统（LIS）和医院信息系统（HIS）连接，结果可作为临床医师治疗的依据。理论上，早报告可缩短住院时间，对合理使用抗菌药物有重要作用，可减少医疗费用。半自动药敏检测系统对经培养 18～24h 的药敏板进行生长和不生长判读，报告 MIC 值和敏感度，并打印报告。全自动药敏检测系统采用了快速的荧光检测等方法，当荧光分子团与底物以共价键结合时不产荧光；细菌生长过程中产生某种酶，分解底物释放出荧光分子团，便产生了较强的荧光信号，以此作为细菌生长与否的判断标准。系统边培养边实时检测，当所有的反应孔与生长对照孔相比较，达到反应终止阈值后，即可自动报告苭敏结果，大大缩短了检测和报告药敏结果的时间。

虽然自动化微生物鉴定药敏分析系统可缩短检测时间，节省劳动力，促进微生物检验结果标准化的建立，但目前仍存在一系列的问题：固定设备的投入和单个测试的费用都很高、部分样本的检测还需进行补充试验、药敏试验中的药物组合固定、检测部分耐药表型还存在问题、整个检测系统尚不能实现完全自动化等。因此，发展自动化程度更高、费用更低、检测时间更短、药敏种类组合更灵活的微生物鉴定药敏系统，将是微生物临床实验室、临床专家与微生物检测系统开发商共同追求的目标。

随着近些年 CLSI 对抗菌药物折点及相关规则的变更，以及实验室对鉴定菌库需求的增加，未来鉴定系统发展方向将是不断地更新软件和增加对更多少见或新型病原菌的鉴定能力；药敏系统的发展方向将是抗菌药物的灵活组合，更适合国内注册和上市及适合新折点的试剂卡和软件。

近几年质谱技术 MALDI-TOF（基质辅助激光解吸，飞行时间）在临床微生物鉴定方面已得到应用，可在数分钟内对微生物（细菌、真菌等）的蛋白质组进行分析，然后与 VITEK MS 数据库中不同微生物家族的种/属特定图谱相比对，从而得出鉴定结果。2012 年和 2013 年，法国生物梅里埃公司开发的 VITEK IS 分别在中国和美国上市，目前，还有德国布鲁克公司开发的 MALDI-TOF 飞行质谱仪已在全球开始使用，目前可用于 193 种致病细菌和酵母菌（2013 年 FDA 批准）的临床快速鉴定，飞行质谱仪的优势在于适宜临床微生物实验室应用，操作简便，能在数分钟内准确检测致病微生物，大大提高了对微生物的鉴定效率，也是一次革命性的进步。

三、全自动血培养系统

血液感染患者的病原学快速诊断对于感染的治疗和预后至关重要。血培养的检测方式由手工、半自动化方法，发展至由计算机控制的全自动、无损伤连续监测系统，使血培养方法更简单、快速和准确。由于手工血液增菌培养时间长、每日肉眼观察 1 次，当培养液明显浑浊时才转种，不能及时发现阳性生长的标本，不能满足临床对血液感染快速诊断的要求。因此，自 20 世纪 60 年代已开始研发自动血液培养系统。1968 年美国 BD 公司生产出世界上第一台 BACTECrM 110 半自动血培养检测系统，其特点是：人工培养，仪器终点检测，其采用检测微生物在含 ^{14}C 培养液中生长时产生的放射性二氧化碳的变化，提高了检测的敏感度，但因具有放射性污染，早已停止使用。1980 年又推出世界上第一台 BACTECTM 460 半自动结核分枝杆菌检测系统。

随着新技术的不断发展，新型自动化血液培养系统不断涌现。20 世纪 90 年代，BD 公司推出了 BACTECrM9000 系列全自动血培养系统；原荷兰欧加侬（Organon Teknika）公司也推出了 BacT/Alert120 全自动血培养系统和 MB/BacT 全自动结核菌培养系统；法国生物梅里埃公司之后推出了 Vital 全自动血培养系统等。1998 年，生物梅里埃公司收购了欧加侬公司，新研发的 BacT/Alert 3D 全自动血培养/分枝杆菌培养仪替代了原有的血培养和结核培养仪。2008 年，BD 公司推出新一代血培养系统 BACTECnu FX；2014 年又推出适用基层实验室并可模块扩展的 BACTECTm FX40。美国 Thermo Fisher 公司收购了 VersaTREK Instrument 全自动血/分枝杆菌培养及药敏系统，包括台式

VersaTREK240 系列和立式 VersaTREK528 系列。

目前国内也有多个品牌自主研发生产了全自动血培养系统，如深圳迈瑞公司的 TDR 系列、山东鑫科生物科技股份有限公司（山东鑫科）的 LABSTAR 系列和珠海迪尔公司的 BT 系列自动血液细菌培养仪。近年来国产血培养系统质量稳步提升，逐渐在国内市场上得到临床微生物室用户的认可。

以上几个系列的新型全自动化血液培养系统大致包含 3 个部分：孵育系统、监测系统和数据处理系统。此类血培养系统特点在于非穿刺检测，大多检测细菌生长的代谢产物（CO_2 等），或采用气压感应技术检测培养瓶内消耗气体（如 O_2）和（或）产生气体（如 CO_2、N_2H_2 等），由此引起培养瓶内气压的改变，绘制生长曲线，仪器通过强大的运算法则自动报告培养的结果。

全自动血培养使操作更加简单、安全，同时缩短了血培养的检出时间，提高了阳性检出率。

四、其他检测设备

1. 自动标本前处理系统　目前上市的自动标本前处理系统有 3 种类型，分别是自动标本接种系统、自动接种和培养系统、自动接种培养和检验流水线系统。

生物梅里埃公司的全自动平板接种仪 PREVI™ Isola，能自动接种尿、无菌体液、痰等标本。

意大利 COPAN 公司的微生物全自动样本处理系统 WASP 集自动接种、自动传送、自动培养一体的流水线系统。

武汉迪艾斯公司开发的 Probact System 自动化细菌分离培养系统，包括自动接种和适合不同微生物培养环境模块。

2. 质谱技术鉴定培养物系统　基质辅助激光解吸飞行时间质谱技术（MALDI-TOF）与微生物蛋白组学指纹图谱，数据库的大小决定可鉴定的培养菌落的分类范围和种类，包括临床常见致病性细菌、放线菌、分枝杆菌、厌氧菌和真菌的快速鉴定。

3. 分子检测方法

（1）自动核酸抽提系统

1）MagNA Pure 核酸提取仪：MagNA Pure 系列核酸提取仪基于磁珠法和自动化技术实现了核酸的高通量自动化提取。MagNA Pure 96 是罗氏诊断公司当前最快的高通量全自动核酸纯化系统，支持 1h 内完成 1～96 个样本的同时自动纯化。MagNA Pure LC 2.0 支持 45min 内完成 1～32 个样本的同时自动纯化。

2）NucliSENS easyMAG 全自动核酸提纯仪：生物梅里埃公司开发的 NucliSENS easyMAG 全自动核酸提纯仪采用硅胶磁珠分离原理，能够在 1 h 内全自动处理 1～24 份样本，可应用于多种临床样本，如血浆、血清、全血、精液、尿液、痰液、细胞、组织和粪便等。

（2）全自动 PCR 抽提扩增检测一体化分析系统

1）GeneXpert@ 全自动医用 PCR 分析系统介绍：GeneXpert@ 系统是模块化、全自动、一体化的基于 PCR 方法的核酸检测系统。每个模块均是独立的运行体系，包含了温度控制、压力控制、利用阀旋转引导被测液体在不同分区空间内流动及检测报告软件。

2）BD MAXTM 全自动分子诊断工作站：BDMAX 全自动化的分子检测系统，核酸提纯采用亲和磁珠法，Real-time PCR 采用微流体毛细管实时荧光 PCR。能够对多种标本类型中的核酸进行提取和纯化，并对目标核酸序列进行扩增和检测，以上均由机械加样手臂和电脑完成，以供在临床、工业和科研中使用。

（3）结核病痰标本的分子诊断设备：HAJN GT-Blot48 全自动核酸印迹微生物检测系统。HAIN Lifescience 公司最早（2004 年）开发出了基于 PCR 和核酸杂交为技术背景的结核病快速鉴定药敏系统。10 年内，逐步更新技术并相继推出了直接用于痰标本中结核分枝杆菌鉴定药敏产品、非结核分枝杆菌鉴定产品、结核分枝杆菌二线药物药敏测试等多种结核分子诊断产品。

HAIN 结核分子诊断方法在技术上属于"线性探针法"（line probe assay）。HAIN GT-Blot48 配合GenoType MTBDRplus 试剂可以快速完成结核分枝杆菌的鉴定和药敏全自动化分析。GenoType 系列测试的原理是反向杂交技术。

4. 自动感染性免疫荧光分析系统 VIDAS 全自动荧光免疫分析仪采用具有优异敏感性和特异性的酶联荧光分析技（enzyme link fluorescence assay. ELFA），使标本与包被在固相包被针内的相应抗原或抗体进行反应，通过测得的荧光底物的荧光值来给出定性或定量的结果。

5. 自动分子流行病学分型系统 Diversilab 微生物基因分型系统是用于微生物菌株分型的全自动化分析设备。可在 4h 内完成多个未知菌株的分子分型和聚类分析。它的检测基于细菌细胞中菌株特异性的重复 DNA 序列信息，利用生物芯片技术确定不同来源菌株的同源性。

6. 厌氧培养装置

（1）ANOXOMAT MARKII 厌氧微需氧培养系统：ANOXOMAT MARKII 厌氧微需氧培养系统采用 Maclntosh&Filde 气体抽排，置换法厌氧气体环境培养、微需氧气体环境培养，用户可自定义 O_2 浓度（0～20% 可调）及罐内压力等不同的培养条件。产品升级后，用户可设定 CO_2，H_2 浓度细胞培养。

（2）MPI 多功能微生物培养系统：MPI 多功能微生物培养系统采用 Maclntosh&Filde 气体抽排置换法，可提供厌氧气体环境、微需氧气体环境和 CO，培养环境。

（3）TDR-Y100 厌氧培养系统：TDR-Yl00 厌氧培养系统采用气体抽排置换法，通过外置控制装置控制抽气和换气次数，系统即可在数分钟内使培养罐达到厌氧、微需氧、CO。培养环境或者用户自定义的环境条件，采用智能控制系统，过程无须人工干预。待厌氧罐生成厌氧环境后将其放入恒温培养箱中培养一定时间即可，操作方便、经济快捷。

7. 自动染色仪

（1）DL-DYE 系列全自动染色机：DL-DYE 系列自动染色机采用的微量滴加浸泡方法，通过磁力泵和电磁阀以精确控制微量定量的液体染料在预先微生物涂片的载玻片上来实现定量染色。

（2）PREVlr\ Color Gram 全自动革兰染片仪：PREVITM Color Gram 全自动革兰染片仪是一种适合各种标本涂片的自动化革兰染色系统，可以快速提供标准化的实验结果。

（3）RAL Stainer：RAL Stainer 用于痰等其他标本涂片的染色，快速筛选结核阳性标本的全自动化仪器。可用于涂片的荧光染色及抗酸荠 - 纳染色。

参 考 文 献

［1］ 丛玉隆. 临床检验装备大全（第 2 卷）仪器与设备［M］北京：科学出版社，2015

［2］ James Versalovic, Karen C Carroll, Cuido Funke, et al. Manual of Clinical Microbiology. [M]. loth ed. Washington DC: ASM Press, 2011

［3］ Jorgensen J, Ferraro MJ. AnticriicroLial susceptibility testing：a review of general principles and contemporary practices [J]. Clin infect Dis, 2009, 49 (11): 1749-1755

［4］ Clark CM, Costa MS, Sanchez LM, et al. Coupling MALDI-TOF mass spectrometry protein and specialized metabolite analyses to rapidly discriminate bacterial function [J]. Proc Natl Acad Sci U S A, 2018:Apr 23

［5］ Li X, Tang Y, Lu X. Insight into Identification of Acinetobacter Species by Matrix-Assisted Laser Desorption/Ionization Time of Flight Mass Spectrometry (MALDI-TOF MS) in the Clinical Laboratory [J]. J Am Soc Mass Spectrom, 2018: Apr 9. [Epub ahead of print]

［6］ 杨晶，王伟欢 . VITEK2Compact 系统的应用及鉴定结果分析［J］ 中国卫生检验杂志，2016，26（18）：2643-2645

［7］ 王庆玲，梁冰 . Versa TREK 血培养系统的临床应用及评价［J］ 实用医药杂志，2017，34（2）：116-118

第六节　分子诊断技术研究进展

一、核酸提取技术进展

美国生物学家沃森和英国生物学家克里克在 1953 年提出 DNA 双螺旋模型以后，生物学的研究方式发生了前所未有的变化。从细胞中提取纯净的 DNA 已成为生物学界进行物种鉴定、病原性的微生物检测、物种起源、物种进化、评估物种间亲缘关系及物种多样性等方面的基础，而能否提取高质量 DNA 直接关系到核酸分子生物学实验的成败。可以说分子生物学的基础便是 DNA 的提取。

1. 核酸提取技术的原理　生物体内核酸通常以与蛋白质结合的状态存在，核酸提取就是根据核酸和其他细胞组分理化性质的差别，将核酸（DNA，RNA）从细施中逐级分离并纯化出来。核酸提取是进行几乎所有核酸检测的基础. 也是进行克隆、Southern 杂交、基因分型等分子生物学实验的核心工作。核酸提取的一般步骤有沮织或细胞裂解，去除与核酸结合的蛋白质以及多搪，脂类等生物大分子，核酸酶的灭活以及去除盐类、有机溶剂，纯化干燥等。核酸提取方法的成功取决于以下几个方面：①核酸提取的纯度要高，尤其对于扩增抑制物质要尽量除去。样本中一旦含有扩增抑制物质，如金属离子、蛋白等，则后续的 PCR 扩增过程会很程度上被抑制，使得检测结果失真。②核酸提取效率高。对于只含有痕量核酸的样本，高效率的提取方法是进行后续 DNA 扩增和分析的必要前提。

③定量化提取。定量化的提取可以提高扩增成功率和增加检测结果的准确度。④自动化提取。自动化提取一方面可以大大提高了作效率，另一方面可以消除人源污染，使检测结果更可靠和更客观。⑤提取成本低，是大批量推广应用的基础。

1869 年，瑞士医师 Friedrich Miescher 首次成功从细胞中提取了 DNA，自此分子生物研究人员在材料、试剂等方法学应用上不断的进行探索，提取原理从经典的酚－氯仿法到新发展的磁珠分离法等已发展出一系列核酸提取方法，提取方式也受当今自动化技术快速增长的带动，从原始的纯手工提取发展到现在的自动化提取。

2. 常用的 DNA 提取方法

（1）酚－氯仿法：酚－氯仿法提取 DNA 一般是指细胞裂解后，加入等体积的酚氯仿混合液，根据 DNA 易溶于水，不易溶于有机溶剂的特性，在有机溶剂环境下，蛋白质经过变性沉淀和离心后，有机溶剂存在于试管底层中，DNA 存在于上层水中，蛋白质沉淀存在于两种液体之间。最后用乙醇将 DNA 从水中分离，沉淀，离心之后即可回收 DNA。

酚－氯仿法的应用范围很广，基本上适用于所有的生物样本，尤其对腐败、陈旧、污染检材及指甲、毛干等更有效。酚－氯仿法提取的 DNA 纯度高、结构完整，但提取过程需要多次复杂的离心操作，耗时长，容易造成样本的交叉污染，使得 DNA 产量巧少，不适合大批量提取。

（2）盐析法：盐析法分离 DNA 和 RNA 是利用了其两者在电解溶液中的溶解度差异，常见的步骤为 1 M 氯化钠提取，将得到 DNP 黏液与含有少量辛醇的氯仿混匀乳化，再用离心除去蛋白质，此时蛋白质凝胶停留在水相及氯仿相中间，而 DNA 位于上层水相中，用 2 倍体积 95% 乙醇可将 DNA 从钠盐沉淀出来。

该方法提取过程操作简便. 快速，且所用试剂均为实验室常见。避免了过程繁多而导致的人为操作误差，提高了 DNA 的提取质量，具有效果稳定的特点。

（3）硅固相吸附法：硅固相吸附法提取基因组 DNA 的作用机制为，在高离子强度的缓冲溶液中，硅表面的负电荷逐渐减少，从而使 DNA 分子脱水后暴露的磷酸基团带有的负电荷与硅表面产生的排斥力减小，形成了大量的水合离子，DNA 分子的水合程度降低而被驱使聚合到硅的表面上。同时细胞裂解剂也会干扰双链 DNA 分子间的氢键形成而产生单链的 DNA 分子，单链 DNA 分子与硅表面形成氢键，而这种氢键的作用力远远大于 DNA 分子与硅表面的静电排斥力。如果高离子强度缓冲溶液的 pH 低于硅表面的 PKa 值，这种静电排斥力会变小，这就大大提高了硅表面对 DNA 分子的吸附能力，但当缓冲溶液的 pH 离于硅表面的 PKa 值时，硅表面上吸附的 DNA 分子，会被缓冲溶液洗脱下来，即可为各种分子生物学实验提供 DNA 模板。

此方法可以直接从化物样品中提取基因组 DNA，操作简便、快速，并且不需要特殊的设备，不使用有机溶剂，对提取的基因组 DNA 没有任何损伤，完全可以满足 PCR 扩增，分子杂交，限制性酶切分析及基因芯片分析等多种分子生物学实验的需要。

（4）离子交换法：阴离子交换树脂巧用明离子交换原理，利用了树脂表面带正电荷的二乙基胺基乙基纤维素（DEAE）和 DNA 骨架上带负电荷的磷酸盐之间的相互作用，树脂表面积大能稠密地偶合 DEAE。

在较大范围的盐浓度环境下，DNA 可与 DEAE 基团均可相互结合。用中浓度盐溶液洗脱除去树脂上的蛋白质和 RNA 杂质，最后用高盐的酸性溶液洗脱仍结合在树脂上的核酸 DNA。其中，核酸结合与洗脱很大程度上依赖缓冲液的盐浓度和 pH。

（5）磁性纳米颗粒吸附法：由于磁珠在特定的条件下可特异性地与核酸结合，而不与样本中的蛋白、糖类和脂类等杂质结合因而被广泛地应用于核酸提取、病原体检测等方面。磁性纳米颗粒吸附法的基本原理是 $FeSO_2$ 或 Fe_3O_4 等表面富含正电荷化学基团的高分子材料为原料，制备成带正电荷的磁性纳米颗粒。将这些磁巧纳米颗粒加入到经过裂解后的混合液中，在偏酸性（pH 5.0）的缓冲液中，从细胞中游离出来的 DNA 分子很快彼吸附到带正电荷的磁性纳米颗粒上。吸附有 DNA 的磁珠在磁场作用下可定向团聚在试管的侧面。此时，吸取并丢弃管中液体，加入洗涤缓冲液，试管移开磁场，反复清洗几次后再次放入磁场，磁珠又可以团聚在管壁。加入偏碱性（pH 8.0）的 TE 缓冲液洗脱或 PB 缓冲液中，可以将 DNA 从磁性纳米颗粒上洗脱下来，从而得到纯化的基因组 DNA 溶液。

基于磁性纳米颖粒的 DNA 提取方法是一个简单、快速、有效的 DNA 分离方法，整个提取操作过程中无须离也或采用柱分离，可同时处理多个样品，易实现自动化操作。

3. **核酸摄取仪**　核酸自动提取仪，又称核酸自动纯化仪，是一种应用配套的核酸提取试剂来自动完成样本核酸快速提取工作的仪器。根据其提取原理可分为离心柱法和磁珠法两种。离心柱法全核酸自动提取仪主要采用离心机和自动移液装置相结合的方法，通量一般在 1～12 个样本，操作时间和手工提取差不多，并不能提高实际工作效率，且价格昂贵，不同型号仪器的耗材也不能通用，仅适合经费充足的大型实验室使用。而磁珠法核酸自动提取仪则是以磁珠为载体，利用磁珠在高盐低 pH 下吸附核酸，在低盐高 pH 下与核酸分离的原理，再通过移动磁珠或转移液体来实现核酸的整个提取纯化过程。由于其原理的独特性，所以可设计成很多种通量，既可以单管提取，也可以提取 8～96 个样本，且其操作简单快捷，提取 96 个样本仅需 30～45min，大大提高了实验效率，且成本低廉，因而可以在不同实验室使用。

根据仪器型号大小又可分为两大类：一类是大型的自动化仪器，一般称为自动液体工作站；另一类是小型的自动化仪器，利用封装好的配套试剂自动完成核酸提取纯化的过程。大型自动液体工作站，功能非常强大，可以自动完成液体分液、吸液等工作，甚至可以将扩增、检测等仪器设备整合在一起，一次性实现标本提取、扩增、检测全自动化操作。提取核酸只是其功能的一个应用，因为其设备成本高昂，运行成本高，不太适合常规实验室使用，一般都应用在一次提取大量（至少 96 个，一般数百个）同一类标本的实验需求上，所以真正得到应用的比较少。而小型的自动化仪器是通过运行结构的特殊设计来达到自动提取核酸的目的，其仪器设备和运行成本低，操作方便，因而得到越来越多的应用，

目前国外很多知名分子诊断仪器厂商都有推出自主品牌的核酸提取设备，国外核酸提取设备的主流是移液式核酸提取仪，厂商主要集中在美国、德国和瑞士，如 Beckman Culter 是全球知名生命科学和临床诊断领域解决方案供应商，主要的核酸纯化产品有 Biomek 系列自动工作站系统。国内实验室自动化系统研究相对来说起步较晚，但随着我国综合实力的提升，国家在生化诊断领域仪器研发的投入和重视不断加大，国内自动化核酸提取领域已初具规模。

二、扩增技术进展

聚合酶链式反应（PCR）是一种能够进行快速 DNA 复制的分子生物学技术，能够使微量的遗传物质在数小时内得到数百万倍的扩增。自发明以来，PCR 技术已经彻底改变了基础研究和医学诊断的方法。

1. PCR　DNA 在细胞中的复制是一个比较复杂的过程，参与复制的基本因素有：DNA 聚合酶、DNA 连接酶、DNA 模板、由引发酶合成的 RNA 引物、核苷酸原料、无机离子、合适的 pH，以及解开 DNA 超螺旋及双螺旋等结构的若干酶与蛋白质因子等。

PCR 是一种在体外选择性地扩增 DNA 或 RNA 片段的方法。用 PCR 方法进行的基因扩增过程类似于体内 DNA 的复制过程。主要是利用 DNA 聚合酶依赖于 DNA 模板的特性，模仿体内的复制过程，在附加的一对引物之间诱发聚合酶反应。PCR 全过程由变性、退火和延伸 3 个步骤组成。

（1）变性：将待扩增的 DNA 于高温下变性，双链解开变成单链，成为 DNA 单链模板而游离于反应体系中，此过程称为变性。此过程在达到所需要的变性温度后，最快可以在几秒内完成。

（2）退火：在降温退火过程中，加入反应体系中的两种引物将分别同被扩增的特异靶序列 DNA 片段两侧对应的两条链进行互补结合，配对复性。由于在反应体系中添加的引物比起始 DNA 的分子数大为过量，因此，含有模板及引物的反应体系升高温度使双链 DNA 解开，再降低温度的复性过程中引物与模板 DNA 形成复合物的概率大大高于 DNA 分子自身的复性。

（3）延伸：将反应系统调节到所选用的 DNA 聚合酶的最适温度，在有 4 种 dNTP 底物存在的条件下，DNA 聚合酶将单核苷酸从引物 3′端开始掺入，沿模板由 5′端向 3′端方向延伸，合成 DNA 新链，引物链就被整合进扩增产物中。新合成的引物延伸链则可作为下一轮反应的模板。

PCR 反应就是这样由变性、模板与引物结合（退火）及引物延伸 3 个步骤组成的不断循环的过程，每次循环的 3 个步骤称为 1 个周期，其中每一个步骤的转换则是通过温度的改变来控制。由于每一个周期所产生的 DNA 均能成为下一循环的模板，所以 PCR 的扩增倍数 $Y=2^n$（n 为循环指数）。经过 25～30 次周期之后，理论上可使基因扩增 10^9 倍以上，实际上一般可达到 10^6～10^7 倍（图 2-6-1）。

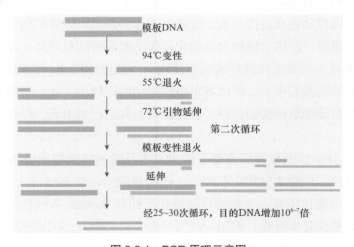

图 2-6-1　PCR 原理示意图

将扩增产物进行电泳，经过溴化乙锭染色，在紫外灯（254nm）照射下一般都可见到 DNA 的特异扩增区带。

我们可以看到在第一循环中，原始的双链起模板作用，引物从它的 3′ 端开始延伸，延伸片段的 5′ 端是人工合成的引物，是特定的，3′ 端没有固定的终止点，长短不一。在第二循环中，引物除与原始模板结合外，还要同新合成的链结合；引物与新链结合时，由于新链 5′ 端顺序是固定的，所以，这次延伸的片段 3′ 端被固定了终止点。经过这次循环后，延伸的模板由第一循环的 4 条增为 8 条（包括原始模板在内）。依此类推，以后每一循环后的模板均比前一循环增加 1 倍。理论上讲，扩增产物的产量为 2^n 拷贝，在每一循环中，均有以原始的双链 DNA 为模板合成的 5′ 端特异、3′ 端无特异性的两条新链，n 次循环后，其扩增量为 2n，即 25 个循环后才增至 50 个，特异性（即只含靶序列）的扩增产物理论上可到达 $2^{(n-1)}$，即 2^{24} 条，以至于反应产物不需要提纯可直接用于多种分析。

2. PCR 的主要类型　PCR 技术建立以来，因其较高的实用性而在各个领域广泛使用。PCR 方法本身又在使用中不断得到发展，除常规 PCR 外，形成了一系列适用不同目的的特殊方法。

（1）反转录 PCR（reversed transcript PCR，RT-PCR）：是将 RNA 的反转录反应和 PCR 反应相结合分析基因表达的快速灵敏的方法，主要用于对表达信息进行检测或定量分析，还可以用于检测基因表达差异而不必构建 cDNA 文库克隆 cDNA。即首先以 RNA 为模板，在反转录酶的作用下合成 cDNA，再以 cDNA 为模板通过 PCR 反应来扩增目的基因。RT-PCR 是目前从组织或细胞中获得目的基因以及对已知序列的 RNA 进行定性定量分析的最有效的方法之一，它具有敏感度高、特异性强和省时等优点。不过，由于 PCR 反应产物的量是以指数形式增加的，在比较不同来源样品的 mRNA 含量时，最初很小的含量差异，到了最终产物阶段将会被放大很多倍，从而影响对检测样品中原有 mRNA 含量的准确判断。

（2）巢式 PCR：由于巢式 PCR（nested PCR）系统比一般的 PCR 系统的敏感性和特异性都高，所以在进行基因片段多态分析时常被采用。与通常的单一引物对 PCR 不同，巢式 PCR 具有两对引物，在第一对引物引导的扩增反应结束后，第二对引物继续放大第一次的扩增产物，使得巢式 PCR 比单一引物对的 PCR 有更高的敏感性和特异性。

（3）多重 PCR（multiplex PCR）：是在一次反应中加入多对引物，同时扩增一份 DNA 样品中不同序列的 PCR 过程。由于每对引物扩增区位于模板 DNA 的不同部位，因而扩增片段长短不同，由此检测是否存在某些基因片段的缺失或突变。例如杜氏肌营养不良症（duchenne muscular dystrophy，DMD）是一种致死性 X- 连锁遗传病，在男婴中位于 X 染色体短臂 Xp21 区抗肌萎缩蛋白基因的突变或部分缺失是导致 DMD 的原发分子病因。该基因有 2000kb，突变常发生于基因结构多处，相邻数十至数百 kb 距离，超出一般 PCR 技术所能扩增的有效长度。对此采用多重 PCR 方法，即在同一试管中加入多对引物，扩增同一模板的几个区域，如果基因某一区域缺失，则 PCR 产物电泳图谱的相应条带就会消失。多重 PCR 和 Southern blot 一样可靠，但显然要简便得多。

（4）共享引物 PCR（shared primer PCR）：是利用 3 条引物扩增两种不同的 DNA 序列，其中 1 条引物与两种待扩序列都互补，它与另 2 条引物分别组成两对 PCR 引物。这种 PCR 方法常用于细菌学鉴定，确定同一种属细菌的不同种类。

（5）原位 PCR（in situ PCR）：就是在组织细胞里进行 PCR 反应，它结合了具有细胞定位能力的原位杂交和高度特异敏感的 PCR 技术的优点，是细胞学科研与临床诊断领域里的一项有较大潜力的新技术。实验用的标本是新鲜组织、石蜡包埋组织、脱落细胞、血细胞等。其基本方法为①固定组织或细胞。将组织细胞固定于预先用四氟乙烯包被的玻片上，并用多聚甲醛处理，再灭活除去细胞内源性过氧化物酶。②蛋白酶 K 消化处理。用 60μg/ml 的蛋白酶 K 将固定好的组织细胞片 55℃消化处理 2h 后，96℃ 2min 以灭活蛋白酶 K。③ PCR 扩增。在组织细胞片上，加 PCR 反应液、覆盖并加液状石蜡后，直接放在扩增仪的金属板上，进行 PCR 扩增循环。有的基因扩增仪带有专门用于原位 PCR 的装置。④杂交。PCR 扩增结束后，用标记的寡核苷酸探针进行原位杂交。⑤显微镜观察结果。原位 PCR 既能分辩鉴定带有靶序列的细胞，又能标出靶序列在细胞内的位置，于分子和细胞水平上研究疾病的发病机制和临床过程及病理转归具有实用价值，其特异性和敏感性高于一般的 PCR。

（6）免疫 PCR（immuno-PCR）：是新近建立的一种灵敏、特异的抗原检测系统。它利用抗原 - 抗体反应的特异性和 PCR 扩增反应的极高灵敏性来检测抗原，尤其是适用于极微量抗原的检测。免疫 PCR 试验的主要有 3 个步骤①抗原 - 抗体反应；②与嵌合连接分子结合；③ PCR 扩增嵌合连接分子中的 DNA（一般为质粒 DNA）。该技术的关键环节是嵌合连接分子的制备。在免疫 PCR 中，嵌合连接分子起着桥梁作用，它有 2 个结合位点，1 个与抗原抗体复合物的抗体结合，1 个与质粒 DNA 结合，其基本原理与 ELISA 和酶免疫染色相似，不同之处在于其中的标志物不是酶而是质粒 DNA，在操作反应中形成抗原抗体 - 连接分子 -DNA 复合物，通过 PCR 扩增 DNA 来判断是否存在特异性抗原。免疫 PCR 的优点：一是特异性较强，因为它建立在抗原抗体特异性反应的基础上；二是敏感性高，PCR 具有惊人的扩增能力，免疫 PCR 比 ELISA 敏感度高 105 倍以上，可用于单个抗原的检测；三是操作简便，PCR 扩增质粒 DNA 比扩增靶基因容易得多，一般实验室均能进行。

（7）不对称 PCR：采用不对称 PCR（asymmetric PCR）技术可以方便、快速、大量地制备单链 DNA，使 DNA 序列测定的模板制备更为简便。不对称 PCR 的原理是两条引物使用不同的浓度，一般以 50：1～100：1 的比例，加入反应液中，其中低浓度引物通常为 0.5～1.0pmol/L。在 PCR 前 25 个循环中，主要生成双链 DNA 产物。在低浓度引物逐渐耗尽时，高浓度引物介导的 PCR 反应就会产生大量单链 DNA，分离此扩增产物中单链 DNA，利用原引物或扩增单链 DNA 序列内的引物直接测定序列。

（8）荧光定连接酶链反应（ligase chain reaction，LCR）：是一种新的 DNA 体外扩增和检测技术，主要用于点突变的研究和靶基因的扩增。LCR 的基本原理为利用 DNA 连接酶特异地将双链 DNA 片段连接，经变性 - 退火 - 连接 3 个步骤反复循环，从而使靶基因序列大量扩增。

（9）标记 PCR（labelled primers，LP-PCR）：是利用核素或荧光素对 PCR 引物的 5′ 端进行标记，用于检测靶基因是否存在。彩色 PCR（color complementation assay PCR，CCAPCR）是 LP-PCR 的一种，它用不同颜色的荧光染料标记引物的 5′ 端，如 JOE（4′,5′-dichloro-2′,7′-dimethyoxy-6-carboxyfluorescein）和 FAM（5′-carboxyfluorescein）呈绿色荧光，TAMRA（6-carboxylelra-methyl rhodamine）和 ROX（6-carboxy-x-rhodamine）呈红色荧光，COUM（7-amino-4-methylcoumarain-3-aceticacid）呈蓝色荧光，因而扩增后的靶基因序列分别带有 5′ 的染料，通过电泳或离心沉淀，肉眼就可以根据不同荧光的颜

色判定靶序列是否存在及其扩增状况，此法可用于检测基因的突变，染色体重排或转位，基因缺失以及微生物的型别鉴定等。

（10）反向PCR：常规PCR扩增的是已知序列两引物之间的DNA片段，反向PCR（reverse PCR）是用反向的互补引物来扩增两引物以外的未知序列的片段。实验时选择已知序列内部没有切点的限制性内切酶对该段DNA进行酶切，然后用连接酶使带有黏性末端的靶序列环化连接，再用一对反向的引物进行PCR，其扩增产物将含有两引物外的未知序列，从而对未知序列进行分析研究。

（11）锚定PCR（anchored PCR，A-PCR）：是一种用于分析与克隆具有可变末端的DNA序列的方法。该法首先分离细胞总RNA，反转录合成cDNA，然后用DNA末端脱氧核苷酸转移酶在其3′末端加上一个polyG尾，最后可用与polyG相对应的锚定引物polyC和3′引物进行PCR扩增。利用此法可扩增带有同源多聚尾的cDNA序列。

（12）差异显示PCR（differential display PCR，DD-PCR）：又称mRNA差异显示（mRNA DD）或差异显示反转录PCR（DDRT-PCR），是一种筛选和克隆受发育、突变、各种因素影响下差异表达基因的方法。其基本原理是首先将所要比较的两种mRNA样品（例如细胞诱导前后）反转录生成cDNA第一链。然后利用3′锚定引物（T11MA、T11MG、T11MC、T11MT，M代表A、G、C3种脱氧核苷酸中任何一种）和5′十聚随机引物进行PCR反应。按理论计算，使用24～26种5′十聚随机引物和12种3′锚定引物构成组合，共计288个PCR反应（两种mRNA为596个RT-PCR反应），就能将哺乳动物细胞内任何一种cDNA中的一个片段扩增出来。PCR的产物作为相应mRNA的代表，采用变性或不变性聚丙烯酰胺凝胶电泳相互比较，可以发现两种样品PCR产物的差异片段。再经过片段回收、扩增和mRNA杂交分析、克隆和序列分析，最终确定差异表达（表达增强或减弱）的基因。有许多实验室成功地应用DDRT-PCR分离获得各种生物状态中表达差异的基因，包括肿瘤、糖尿病相关基因等。但在实际应用中，这种方法存在假阳性高、操作繁琐、不易获取全长cDNA等缺点。

（13）重组PCR：研究基因结构与功能关系，常需要突变基因结构，包括碱基替代、缺失或插入等，以观察基因功能的改变。通常的方法是用合成带突变的引物，复制完整的突变基因。PCR反应能使体外定点突变过程既简便又省时，PCR参与的体外基因突变过程称之为重组PCR（recombinant PCR）。

3. 实时荧光PCR　实时荧光PCR技术基于荧光共振能量迁移（fluorescent resonance energy transfer，FRET）原理：当两个荧光基团靠近时，高能量荧光墓团会将受激发产生的能量转移到相邻的低能量荧光基团上。由于标记在探针上的两种荧光基团所发出荧光信号的变化可以反映PCR扩增产物的数量变化，从而使得荧光PCR技术可以起到实时检测的目的。

荧光PCR仪将传统PCR检测模式中的PCR扩增和检测相结合，在同一个密闭容器中将PCR扩增反应与荧光标记的产物检测结合在一起，在每一个PCR循环后检测扩增产物，实时动态监测每一循环，可以得到样品实际扩增曲线。通过分析这些反应曲线，得到每一样品模板DNA的起始拷贝数，不但可以得到病原体的定性检测结果，还可以对病原体的数量进行精确定量。

实时荧光PCR不仅具有普通PCR的高灵敏性，而且由于应用了荧光探针，可以通过光电传导系统直接探测PCR扩增过程中荧光信号的变化以获得定量结果，所以还具有DNA杂交的高特异性和光谱技术的高精确性，克服了常规 PCR 的许多缺点。目前常用于临床检测及科研的技术有以下几种：Taqman 技术、Lightcycler 技术、Molecular beacon 技术、AmpliSensor 技术、DNA 结合染色、杂交探针、复合探针、自身淬灭技术等。

（1）Taqman 技术：TaqMan 探针技术原理。TaqMan 探针法是高度特异的定量 PCR 技术，其核心是利用 Taq 酶的 5′→3′ 外切核酸酶活性，切断探针，产生荧光信号。由于探针与模板是特异性结合，所以荧光信号的强弱就代表了模板的数量。在 TaqMan 探针法的定量 PCR 反应体系中，包括 1 对 PCR 引物和 1 条探针。探针只与模板特异性地结合，其结合位点在 2 条引物之间。探针的 5′ 端标记有报告基团（reporter，R），如 FAM、VIC 等，3′ 端标记有荧光淬灭基团（quencher，Q），如 TAMRA 等。当探针完整的时候，报告基团所发射的荧光能量被淬灭基团吸收，仪器检测不到信号。随着 PCR 的进行，Taq 酶在链延伸过程中遇到与模板结合的探针，其 5′→3′ 外切核酸酶活性就会将探针切断，报告基团远离淬灭基团，其能量不能被吸收，即产生荧光信号（图 2-6-2）。所以，每经过一个 PCR 循环，荧光信号也和目的片段一样，有一个同步指数增长的过程。信号的强度就反映出模板 DNA 的拷贝数。

TaqMan 探针根据其 3′ 端标记的荧光淬灭基团的不同分为两种：普通的 TaqMan 探针和 TaqMan MGB 探针。MGB 探针的淬灭基团采用非荧光淬灭基团（non-fluorescent quencher），本身不产生荧光，可以大大降低本底信号的强度。同时探针上还连接有 MGB（minor groove binder）修饰基团（图 2-6-3），可以将探针的 Tm 值提高 10℃左右。因此为了获得同样的 Tm 值，MGB 探针可以比普通 TaqMan 探针设计得更短，既降低了合成成本，也使得探针设计的成功率大为提高。因为在模板的 DNA 碱基组成不理想的情况下，短的探针比长的更容易设计。实验证明，TaqMan MGB 探针对于富含 A/T 的模板可以区分得更为理想。

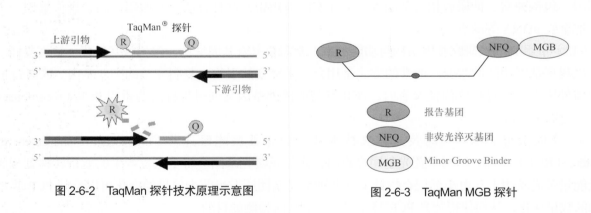

图 2-6-2　TaqMan 探针技术原理示意图　　　　图 2-6-3　TaqMan MGB 探针

（2）AmpliSensor 技术：AmpliSensor（扩增敏感）技术设计了一通用的 AmpliSensor 探针，该探针是由 2 条长短不一的单链组成的双链，长链比短链多 7 个碱基（GCGTCCC），且长链标记淬灭基团，称为猝灭探针，而短链则标记荧光基团，称为荧光探针。PCR 扩增前应通过连接酶将半套式引物（其 5′ 端含有与猝灭探针互补的序列）与荧光探针连接，组成特异的 AmpliSensor 探针引物复合物。AmpliSensor 技术分为两步：首先在外引物的作用下，进行不对称扩增，造成某一模板链大量过剩。然后加入特异的 AmpliSensor 探针引物复合物扩增时探针引物复合作为半套式引物掺入到模板中，释放出猝灭探针，破坏探针的荧光共振能量转移，因而产生荧光，且荧光强度与起始的模板量成正比。该方法尽管采用了半套式引物，能提高检测的灵敏度，但无法辨别引物二聚体而降低了特异性，而且由于在扩增过程中，加入特异的 AmpliSensor 探针引物复合物，易造成污染。

（3）Molecular beacon 技术：Molecular beacon（分子灯塔/分子信标）技术与 Taqman 技术一样，在一条探针的两端分别标记发光基团（报告基团）与猝灭基团，所不同的是该探针能自身环化，且其 5′ 端与 3′ 端可形成 8 个碱基左右的发卡结构，因此发光基团与猝灭基团相互接近，发生荧光共振能量传递，发光基团发出的荧光被猝灭基因所吸收，当反应体系中有特异性模板时，探针与模板进行杂交，探针的发卡结构被破坏，荧光共振能量转移作用消失，于是发光基团便发出荧光，且荧光强度与起始的模板量成正比。不过尽管 Molecular beacon 技术采用非荧光染料为猝灭基团，本底较低，但是模板与探针杂交时，探针不能完全与模板结合，因此稳定性较差，而且标记过程复杂。

（4）Lightcycler 技术：Lightcycler 技术是由瑞士 Roche 公司所开发的定量 PCR 技术，与 Taqman 技术不同的是，Lightcycler 技术采用了 2 个不同探针，分别称为供体荧光探针与受体荧光探针，供体荧光探针（探针 1）的 5′ 端标记荧光素分子，而受体荧光探针（探针 2）3′ 端标记另一荧光素分子（报告基团），由于 2 条探针能与模板链相邻的序列杂交，借助于荧光共振能量传递，供体荧光探针所发出的荧光被受体探针所吸收，报告基团发出另一波长的荧光，也就是只有 2 条探针均与模板链杂交时，报告基团才发出荧光，因此荧光强度的检测是退火后进行，且荧光强度与起始的模板量成正比。尽管该方法荧光本底较低，但是由于采用了 2 个探针而影响了扩增效率，且成本较高。可采用内参照与 Lightcycler 技术作定量检测。

（5）DNA 结合染色：该法使用一种可与 DNA 结合的荧光染料－SYBR Green I，SYBR Green I 是一种只与 DNA 双链结合的荧光染料（图 2-6-4）。当它与 DNA 双链结合时，发出荧光；从 DNA 双链上释放出来时，荧光信号急剧减弱。因此，在一个体系内，其信号强度代表了双链 DNA 分子的数量。SYBR Green 荧光染料法定量 PCR 的基本过程是①开始反应，当 SYBR Green 染料与 DNA 双链结合时发出荧光。② DNA 变性时，SYBR Green 染料释放出来，荧光急剧减少。③在聚合延伸过程中，引物退火并形成 PCR 产物。④聚合完成后，SYBR Green 染料与双链产物结合，定量 PCR 系统检测到荧光的净增量加大。SYBR Green I 是一种 DNA 结合染料，能非特异地掺入到双链 DNA 中去。在游离状态下，它不发出荧光，但一旦结合到双链 DNA 中以后，便可以发出荧光。它的最大优点就是可以与任意引物、模板相配合，用于任意反应体系中，从经济角度考虑，它也比其他的探针的价格要便宜得多，但由于它能与所有的双链 DNA 结合，所以一旦反应体系中出现非特异扩增，那它就会影响到定量结果的可靠性与重复性。

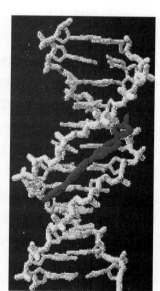

图 2-6-4 SYBR Green I 荧光染料与 DNA 双链的结合

（6）杂交探针：该技术将荧光分子和淬灭分子分别标记在 2 个不同的探针上，产生发光探针和淬灭探针，发光探针的 5′ 端连接荧光分子，淬灭探针的 3′ 端连接淬灭分子，由于两探针设计时可与模板同一条链相邻（相距仅 1bp）从而发生 ERET 而使荧光淬灭，荧光淬灭的程度与起始模板的量成反比，以此可以进行 PCR 定量分析。

（7）复合探针（complex probe）：首先合成 2 个探针，一是荧光探针，长度 25bp 左右，5′端接一荧光分子；一是淬灭探针长度 15bp 左右，3′端接一淬灭分子，淬灭探针能与荧光探针 5′端杂交。当两探针早结合时荧光探针发出的荧光被淬灭探针吸收，溶液中没有荧光产生，当两探针分离时荧光探针发出的荧光不再被淬灭探针吸收，溶液中即有荧光产生。PCR 扩增时当溶液中没有模板时，两探针特异结合，溶液中没有荧光产生，当溶液中有模板时，在较高温度下荧光探针优先与模板结合，从而使探针分离产生荧光，荧光强度与溶液中模板数量成正比，因此可进行定量 PCR（图 2-6-5）。

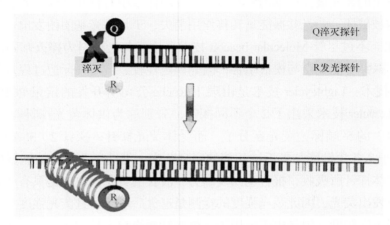

图 2-6-5　复合探针法原理示意图

（8）自身淬灭技术：引物由单个荧光报告基团标记在与 3′末端相差 1 个碱基的位置上，引物 5′末端加入一个 5～7 个核苷酸的尾巴，不需要淬灭剂，当引物与 PCR 产物不能连接时，引物自身可形成发夹结构，这样可使 PCR 产物达到初始浓度 8 倍以上后引物的初始荧光干扰较小。这种夹子序列的寡核苷酸与线性引物同等有效，而且保证了 PCR 的特异性防止形成引物二聚体和出现错误引导，当引物与 PCR 产物能连接时，发夹结构打开出现荧光，荧光强度与 PCR 产物量成正比，故可定量。

4. PCR 仪　PCR 技术是 20 世纪 80 年代中期由美国 Cetus 公司 Mullis 等发明的一种可快速实现体外基因扩增的技术。该技术由高温变性、低温退火及适温延伸等几步反应组成一个循环，经多次循环达到使目的 DNA 被迅速扩增的目的，具有特异性强、灵敏度高、操作简便、省时等特点。普通 PCR 仪也称为基因扩增仪，实际上相当于一个高效率地温控系统，能够在短时间内高效率地切换 PCR 酶反应所需要的温度。该仪器主要应用于实验研究、医学临床、检验检疫等领域。

根据功能不同可分为以下三大类。

（1）普通 PCR 仪：一次扩增只能运行一个特定退火温度的 PCR 仪，也称为传统 PCR 仪。主要用于已明确退火温度目的基因的扩增。如果要用于做不同退火温度的扩增，以摸索目的基因适合的退火温度，则需要多次运行。

（2）梯度 PCR 仪：带梯度 PCR 功能的基因扩增仪，在反应过程中每个孔的温度控制条件可以在指定范围内按照梯度变化。根据结果，一步就可以摸索出最适合的反应条件，既节省实验时间，提高实验效率，又节约实验成本。梯度 PCR 仪，在不设置梯度的情况下也可以做普通 PCR 扩增。

（3）原位 PCR 仪：是由普通 PCR 仪衍生出的带原位扩增功能的基因扩增仪，用于对细胞内靶

DNA 的定位分析，如病膘基因在细胞的位置或目的基因在细胞内的作用位置等。PCR 反应体系渗透到组织和细胞中，在细胞内靶 DNA 所在的位置上进行基因扩增，既能检测到靶 DNA，又能标出靶序列在细胞内的位置。整个过程保持了细胞或组织的完整性，可在分子和细胞水平上研究疾病的发病机制和临床过程及病理的转变。

PCR 仪本质上就是一种可实现精确温度控制的仪器。随着科技的不断进步，PCR 扩增仪经历着以下几种温度控制方式上的变化。

1）水浴锅 PCR 仪：属于第一代 PCR 基因扩增仪，用不同温度的水浴锅串联成一个控温体系，并通过机械臂操作将试管移动到不同的水浴来改变反应的温度。该机温度可调、恒温精度高、温度均匀、价格低廉，适于基层实验室使用，其缺点是自动化程度低，机械臂易出故障，移动过程耗时多，移动的过程中容易导致非特异性产物的产生。

2）压缩机 PCR 仪：属于第二代 PCR 基因扩增仪，由电阻丝加热升温、压缩机制冷降温。控温方式比第一代 PCR 基因扩增仪方便，但压缩机故障率高且控温效果不佳，比如存在严重的边缘效应及稳度 overshooting 现象。

3）半导体 PCR 仪：属于第三代 PCR 基因扩增仪，由半导体自动控温，金属导热。该机体积小，升降温速度快，检测样品通量大，样品基座温度准确、均一性好，自动化程度高，扩增程序容量大，操作简单、方便，检测结果稳定可靠性高，是目前国内外生产和使用较为普遍的 PCR 基因扩增仪。

5. PCR 的临床应用　人类疾病的发生，常涉及内源基因的改变和外源基因的侵入。前者可引起各种遗传性疾病或肿瘤；后者如细菌、病毒、寄生虫等感染机体，把它们的基因也带入人体。不论其致病是否由基因所致，也不管其基因是否整合到人体基因中，只要病原体存在，机体就会有其核酸存在，而且这种核酸顺序与人体基因组顺序往往不重复。故 PCR 及其相关技术的发展为临床诊断提供了行之有效的方法。由于该技术敏感且操作简单，加上商品化 PCR 试剂盒的广泛应用，使得大多数实验室可以应用此技术。

致病病原体的检测及诊断：细菌（螺旋体、支原体、衣原体、分枝杆菌、立克次体、白喉杆菌、致病大肠埃希菌、痢疾杆菌、嗜水气单胞菌和艰难梭菌等）；病毒（HTLV-1、HIV、HBV、HCV、HPV、EV、CMV、EBV、HSV、麻疹病毒、轮状病毒、细小病毒 B19 和拉萨病毒等）；真菌（曲霉菌）；寄生虫（疟疾等）。

遗传病的诊断：Lesh-Nyhan 综合征、珠蛋白生成障碍性贫血、血友病、BMO、DMD、囊性纤维化等。

癌基因的检测和诊断：胰腺癌、结肠癌、肺癌、甲状腺癌、黑色素瘤、血液系统恶性肿瘤等。

生物医学研究领域：基因克隆、DNA 测序、突变分析，基因重组与融合、鉴定与调控蛋白质结合的 DNA 序列，转座子插入位点的绘图，检测基因的修饰，合成基因的构建，检测某基因内切酶多态性等。

免疫学研究：HLA 分型，器官移植配型，T 细胞受体和抗体多样化的定性，自身免疫病基因作用等。

人类基因组工程研究：用散布重复序列产生 DNA 标志，遗传图谱的构建（检测 DNA、多态性或精子绘图），物理图谱的构建，测序，表达图谱等。

其他方面：亲子关系鉴别、法医物证、动植物检疫等。

三、分子杂交技术进展

核酸分子杂交（nucleic acid hybridization）是指具有互补序列的 2 条核酸单链在一定条件下按碱基配对原则形成双链的过程，该技术利用 DNA 变性与复性这一基本性质进行 DNA 或 RNA 定性或定量分析。杂交的双方分别称为探针与待测核酸，杂交后形成的异源双链分子称为杂交分子。

核酸分子杂交按作用方式可大致分为固相杂交和液相杂交两种。常用的固相杂交包括菌落原位杂交（colony in situ hybridization）、斑点杂交（dot blotting）、狭缝杂交（slot blotting）、Southern 印迹杂交、Northern 印迹杂交和组织原位杂交（tissue in situ hybridization）。液相杂交技术包括吸附杂交、发光液相杂交、液相夹心杂交等。

1. 核酸分子杂交技术的原理　核酸分子杂交是通过配对碱基对之间的非共价键（主要是氢键）结合，从而形成稳定的双链区。杂交分子的形成并不要求两条单链的碱基顺序完全互补，所以不同来源的核酸单链只要彼此之间有一定程度的互补顺序（即某种程度的同源性）就可以形成杂交双链。核酸分子杂交可在 DNA 与 DNA、RNA 与 RNA 或 RNA 与 DNA 的 2 条单链之间进行。由于 DNA 一般都以双链形式存在，因此在进行分子杂交时，应先将双链 DNA 分子解聚成单链，这一过程称为变性，一般通过加热或提高 pH 来实现。在杂交体系中已知的核酸序列称作探针（probe），探针通常用核素或非核素示踪标记。

要检测某一样品或基因组 DNA 中特定的 DNA 顺序或基因片段，首先必须获得相应的探针，并使它带上可检测到的示踪标记，如放射性核素或非放射性核素标志物。一般先将待测的单链靶核酸固定在适当的载体上，然后置于含相应单链核酸探针的杂交反应体系中，通过碱基互补配对原则，2 条单链的同源顺序通过氢键互相结合，形成双链。经过对标记探针的检测可以判断待检样品中相应顺序的存在与否及分子量大小。但有时也将待测核酸和已知核酸同时放在液体中进行杂交反应。无论是固 - 液相杂交还是液相杂交，基本原理一致。

2. 核酸分子杂交的基本方法　核酸分子杂交包括固相杂交和液相杂交两种类型。

固相杂交是将参加反应的 1 条核酸链先固定在固体支持物上，1 条反应核酸链游离在溶液中，固体支持物有硝酸纤维素滤膜、尼龙膜、乳胶颗粒、磁珠和微孔板等。在固相杂交中，未杂交的游离片段可漂洗除去，膜上留下的杂交物容易检测。常用的固相杂交类型有：原位杂交、斑点杂交、狭缝杂交、Southern 印迹杂交、Northern 印迹杂交等。

液相杂交参加反应的两条核酸链都游离在溶液中，是一种研究最早且操作简便的杂交类型，由于液相杂交后过量的未杂交探针在溶液中除去较为困难和误差较高，所以不如固相杂交使用普遍。近几年由于杂交检测技术的不断改进，商业性基因探针诊断盒的实际应用，推动了液相杂交技术的迅速发展，下面对固相杂交和液相杂交分别进行介绍。

（1）固相杂交

1）Southern 印迹杂交：Southern 印迹杂交是指 DNA 与 DNA 的杂交。将电泳分离的待测 DNA 片段转印并结合到一定的固相支持物上，然后用标记的 DNA 探针检测待测 DNA 的一种方法。1975 年英国爱丁堡大学的 Southern 建立了该方法，Southern 印迹杂交由此得名。Southern 印迹杂交的基本步骤是将 DNA 标本用限制性内切酶消化后，经琼脂糖凝胶电泳分离各酶解片段，然后经碱变性，将固相支持物放在胶上通过毛吸作用或电转移将 DNA 从凝胶中转印至硝酸纤维素膜上、烘干固定后与 32P 标记的探针杂交，放射自显影确定 DNA 带位置，从而可以确定在众多消化产物中含某一特定序列的 DNA 片段的位置和大小（图 2-6-6）。Southern 印迹杂交是研究 DNA 图谱的基本技术，在遗传病诊断、DNA 图谱分析及 PCR 产物分析等方面有重要价值。

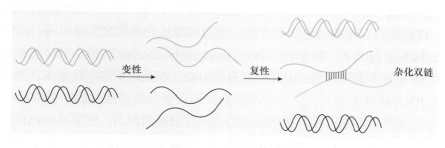

图 2-6-6　核酸杂交示意图

2）Northern 印迹杂交：Northern 印迹杂交是指将待测 RNA 样品经电泳分离后转移到固相支持物上，然后与标记的核酸探针进行固 - 液相杂交，对 RNA（主要是 mRNA）进行检测的方法。其基本原理和基本过程与 Southern 印迹杂交基本相同，只是有几点区别①所检测的靶核酸是 RNA，RNA 极易被环境中存在的 RNA 酶降解，因此在制备 RNA 样品时，所有器皿都要进行处理，尽可能除尽 RNA 酶；②进样前用甲基氢氧化银、乙二醛或甲醛使 RNA 变性，防止 RNA 分子形成二级结构（发夹结构），维持其单链线性状态，而严禁使用 NaOH，因为它会水解 RNA 的 2'- 羟基基团（图 2-6-7）。

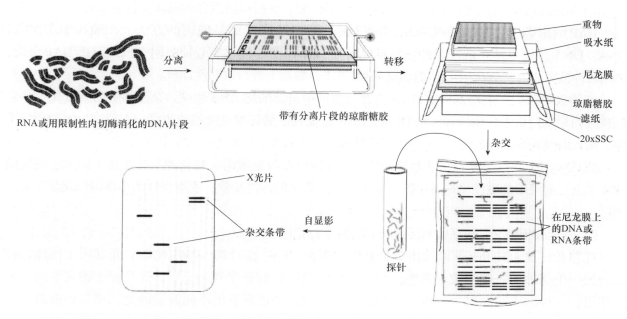

图 2-6-7　Southern 杂交和 Northern 杂交过程示意图

3）菌落原位杂交：将细菌从一平板转移到硝酸纤维素滤膜上，然后将滤膜上的菌落裂解释放出DNA，将DNA烘干固定于膜上与 32P 标记的探针杂交，放射自显影检测菌落杂交信号、并与平板上的菌落对位。

4）斑点及狭缝印迹杂交：将 RNA 或 DNA 变性后直接点样于硝酸纤维素膜或尼龙膜上，用于基因组中特定基因及其表达的定性及定量研究，称为斑点印迹（dot blot）。若采用狭缝点样器加样后杂交，则称为狭缝杂交（slot blotting）。斑点杂交和狭缝杂交的区别只是点样形状的不同。与 Southern 和 Northern 印迹法相比，其优点是简单、快速，可在同一张膜上进行多个样品检测，常以此法确定最佳探针浓度。但缺点是不能鉴别待测核酸的分子量，而且特异性不高，有一定比例的假阳性。

5）原位杂交：核酸保持在细胞或组织切片中，用适当方法处理细胞或组织后，将标记的核酸探针与细胞或组织中的核酸进行杂交，称为原位杂交（in situ hybridization）。原位杂交能在成分复杂的组织中进行单一细胞的研究而不受同一组织中其他成分的影响，因此对于那些数量少且散在于其他组织中的细胞内 DNA 或 RNA 研究更为方便，同时原位杂交不需要从组织或细胞中提取核酸，对组织中含量极低的靶序列有很高的灵敏度，并可完整地保持组织与细胞的形态，更能准确地反映出组织细胞的相互关系及功能状态。原位杂交具有高度灵敏的特点，用放射性标记的 RNA 探针可检测到细胞 20 个拷贝的 mRNA。

根据检测对象的不同可将原位杂交分为细胞内原位杂交和组织切片原位杂交。原位杂交既可以检测 DNA，也可以检测 RNA，所用的探针可以是 DNA 或 RNA。核酸原位杂交的基本步骤包括组织细胞的固定、预杂交、杂交、冲洗及信号检测。

（2）液相杂交：液相杂交是指待测核酸分子与核酸探针都存在于杂交液中，碱基互补的单链核酸分子在液体中配对形成杂交分子。目前常用的液相杂交有吸附杂交、发光液相杂交、液相夹心杂交和复性速率液相分子杂交。

1）吸附杂交：包括羟基磷灰石（HAP）吸附杂交、亲和吸附杂交和磁珠吸附杂交。

HAP 吸附杂交：羟基磷灰石层析或吸附是液相杂交中最早使用的方法，在液相中杂交后，DNA∶DNA 杂交双链在低盐条件可特异地吸附到 HAP 上，通过离心使吸附有核酸双链 HAP 沉淀，再用缓冲液离心漂洗数次 HAP，然后将 HAP 置于计数器上进行放射性计数。

亲和吸附杂交：生物素标记 DNA 探针与溶液中过量的靶 RNA 杂交，杂交物吸附到酰化亲和素包被的固相支持物上，用特异性抗 DNA∶RNA 杂交物的酶标单克隆抗体与固相支持物上的杂交物反应，加入酶使底物显色，可在 2h 内快速检测 RNA。

磁珠吸附杂交：探针和靶序列杂交后，杂交物可特异地吸附在磁化的有孔小珠（阳离子磁化微球体）上，溶液中的磁性小珠可用磁铁吸出，经过简单的漂洗步骤，吸附探针的小珠可用化学发光法测定。

2）发光液相杂交：包括能量传递法和吖啶酯标记法。

能量传递法：Heller 等设计用 2 个紧接的探针，一个探针的一端用化学发光基团（供体）标记，另一个探针的一端用荧光物质标记。当探针与特异的靶序列杂交后，这些标志物在空间上相互靠近，一种标志物发射的光被另一种标志物吸收，并重新发出不同波长的光，调节检测器自动记录第二次发射光的波长，只有在 2 个探针分子靠得很近时，才能产生激发光，这种方法具有较好的特异性。

吖啶酯标记法：吖啶酯标记探针与靶核酸杂交后，未杂交的标记探针分子上的吖啶酯可以用专门的方法选择性除去，所以杂交探针的化学发光与靶核酸的量成比例。该法的缺点是检测的敏感度低（1ng 的靶核酸），仅适用于检测扩增的靶序列，如 rRNA 或 PCR 扩增产物。

3）液相夹心杂交：在靶核酸存在下，2 个探针与靶核酸杂交，形成夹心结构。杂交完成后，杂交物可移到新的管或凹孔中，杂交物上的吸附探针可结合到固相支持物上，而杂交物上的检测探针可产生检测信号，该试验保持了固相夹心杂交的高度特异性。

4）复性速率液相分子杂交：该方法是根据细菌等病原微生物的基因组 DNA 通常不包含重复顺序，在液相中复性时，同源 DNA 比异源 DNA 的复性速度要快，同源程度越高，复性速率和杂交率越高。利用这个特点，可以通过分光光度计直接测量变性 DNA 在一定条件下的复性速率，进而用理论推导的数学公式来计算 DNA-DNA 之间的杂交度。

3. 核酸分子杂交技术的应用领域　核酸分子杂交技术是目前生命科学研究领域中应用最广泛的技术之一，是定性或定量检测特异 DNA 或 RNA 片段的有力工具。核酸分子杂交技术可用于遗传病的基因诊断，限制性片段长度多态性对疾病的相关分析，基因连锁分析，法医学上的性别分析和亲子鉴定等，在人类学研究中，核酸分子杂交技术在 HLA 分型等方面也有应用价值。

用放射性标记或非放射性标记的寡核苷酸或 cDNA 探针进行菌落杂交，可从 cDNA 文库或基因组文库中筛选出特定的克隆，获得某一重组体。原位杂交可以确定探针的互补序列在胞内的空间位置，这一点具有重要的生物学和病理学意义。例如，对致密染色体 DNA 的原位杂交可用于显示特定序列的位置；对分裂期间核 DNA 的杂交可研究特定序列在染色质内的功能排布；与细胞 RNA 的杂交可精确分析任何一种 RNA 在细胞中和组织中的分布。此外，原位杂交还是显示细胞亚群分布和动向及病原微生物存在方式和部位的一种重要技术。荧光原位杂交（fluorescence in situ hybridization，FISH）是一门新兴的分子细胞遗传学技术，是 20 世纪 80 年代末期在原有的放射性原位杂交技术的基础上发展起来的一种非放射性原位杂交技术。目前这项技术已经广泛应用于动植物基因组结构研究、染色体精细结构变异分析、病毒感染分析、人类产前诊断、肿瘤遗传学和基因组进化研究等多个领域。

利用 Southern 印迹杂交技术可进行克隆基因的酶切图谱分析、基因组中特定基因的定性和定量、基因突变分析及限制性片段长度多态性（RFLP）分析等，进而在分子克隆、遗传病诊断、法医学、肿瘤的基因水平研究和移植等方面发挥重要作用。Northern 印迹杂交是研究基因表达常用的方法，可推算出癌基因的表达程度。斑点印迹杂交技术仅需 1 滴液体样品，就可快速判断出样品是否含有某个基因和基因的点突变，被广泛应用于对病原体的检测和单核苷酸多态性分析，但不能检出基因的大小。

四、基因测序技术

基因测序（DNA 测序）技术的不断突破和成本不断降低，使得测序技术进入临床领域变得可能。通过检测基因预知个体的未来健康状况，有针对性地进行个性化保健和治疗，颠覆了传统的健康管理观念，帮助人们从被动预防、治疗走向主动预知健康，这是一次医学史上的全新改变。

1. 普通测序（一代测序） 传统的化学降解法、双脱氧链终止法及在它们的基础上发展来的各种 DNA 测序技术，如荧光自动测序技术、杂交测序技术，统称为第一代 DNA 测序技术。第一代基因测序技术曾经在分子生物学研究中发挥过重要的作用，如人类基因组计划的完成主要基于第一代基因测序技术。

（1）化学降解法：化学降解法是根据某些化学试剂可以使 DNA 链在特定的 1 个碱基或 2 个碱基处发生专一性断裂的特性，对待测 DNA 末端进行放射性标记，通过 5 组（或 4 组）相互独立的化学反应分别得到部分降解产物。由于每一组反应特异性地针对某一种或某一类碱基进行切割，因此，在反应后可得到 5 组（或 4 组）长短不一的放射标记的 DNA 片段。每组中每个 DNA 片段都有放射性标记的共同起点，但 DNA 片段的长度取决于该组反应针对的碱基在原 DNA 片段上所处的位置。最后，各组反应物通过聚丙烯酰胺胶电泳进行分离，再通过放射自显影检测末端标记的分子，即可直接读取待测 DNA 片段的核苷酸序列。

因为化学降解法所测序列来自原 DNA 分子而不是酶促合成产生的拷 DNA，所以排除了合成时造成的错误。化学降解法在问世之初，凭借较高的准确性，且较易为普通研究人员所掌握的优点，被广泛使用。但由于化学降解法繁琐的操作步骤，逐渐被简便快速的 DNA 链末端合成终止法所替代。

（2）DNA 链末端合成终止法：DNA 链末端合成终止法又称为 Sanger 法，DNA 链末端合成终止法与化学降解法的区别在前者是利用 DNA 合成时的末端终止，后者需要对原 DNA 进行解旋变性和化学降解。Sanger 法的基本原理是将 2'，3' - 双脱氧核苷酸（ddNTP）掺入到合成的 DNA 链中，由于聚合酶链延伸需要 3'-OH 基团，而脱氧核糖上没有 3'-OH 基团，因此不能与下一个核苷酸反应形成磷酸二酯键，导致 DNA 合成反应终止。在进行测定时，首先将模板分为 4 个反应管，分别加入引物和 DNA 聚合酶及磷 ^{32}P 或 ^{35}S 任意一种标记的 4 种 ddNTP 形成混合底物。4 组反应体系反应一定时间后，分别按比例加入 4 种 ddNTP 中的一种，因为 ddNTP 没有 3'-OH 基团，所以只要是双脱氧核苷掺入链的末端，该链就停止延长，若链端掺入单脱氧核苷，链就可以继续延长。最后获得 4 组分别以各自的双脱氧碱基为 3' 端的一系列长度不等的 DNA 片段。通过高分辨率变性聚丙烯酰胺凝胶电泳分离这些片段，随后利用放射白显影，根据片段 3' - 端的双脱氧核苷，便可依次读出合成片段的碱基排列顺序。

因为 DNA 链末端合成终止法操作简便，所以应用广泛。后来发展形成的多种 DNA 测序技术部分是基于此法，其中最重要的当属荧光自动测序技术。

（3）荧光自动测序技术：荧光自动测序技术基于 DNA 链末端合成终止法原理，所不同的是用荧光标记代替同位素标记，采用成像系统进行自动检测，使得 DNA 测序速度更快、准确性更高。荧光自动测序技术采用不同的荧光分子标记 4 种双脱氧核苷酸，然后进行 Sanger 测序反应，反应产物经平板电泳或毛细管电泳后分离后，通过 4 种激光激发不同大小 DNA 片段上的荧光分子使之发射出 4 种不同波长荧光，检测器采集荧光信号，并依此确定 DNA 碱基的排列顺序。

（4）杂交测序技术：杂交测序法是将一系列已知序列的簞链寡核苷酸片段固定在基片上，把待测的 DNA 样品片段变性后与其杂交，根据杂交结果排列出样品的序列信息。杂交测序技术具备第二代基因测序技术测定速度快、成本低的特点，但其误差较大，不能重复测定，技术仍有待改进。

2. 高通量测序（二代测序） DNA 测序技术在过去数十年里发生了翻天覆地的变化，在第一代测序技术的堆础上逐渐发展成为第二代测序技术。它逐渐克服了第一代测序技术操作步骤繁琐、效率低和速度慢等缺点，不断得到创新与改良。第二代测序技术主要包括使用合成法测序（Sequencing by Synthcsis）的罗氏 454 公司的 GSFIX 测序平台和 Illumina 公司的 Solexa Genome Analyzer 测序平台，以及使用连接法测序（Sequencing by Ligation）的 AB 公司 SOLID 测序平台。在保证基因组测序准确度的前提下，第二代测序技术操作程序逐步优化，测定通最急速增加，测试成本也呈下降趋势。

（1）454 测序法：454 测序技术主要是利用了焦磷酸测序原理。其具体操作步骤如下。

1）DNA 文库准备：将基因组 DNA 打碎成 300～800bp 长的片段，在单链 DNA 的 3'-端和 5'-端分别连上不同的接头。

2）连接：带有接头的单链 DNA 文库被固定在特别设计的 DNA 捕获磁珠上。每一个磁珠携带了 1 个独特的单链 DNA 片段引物。随后扩增试剂将磁珠乳化，形成油包水的混合物，这样就形成了只包含 1 个磁珠和 1 个独特片段的微反应器。

3）扩增：每个独特的片段在自己的微反应器里进行各自独立的扩增，排除了其他可能竞争或污染序列的影响。如此，整个 DNA 片段文库进行平行扩增。对于每一个片段而言，扩增完成后产生了成千上万个相同的拷贝。随后打破磁珠乳化混合物，扩增的片段仍然结合在磁珠上。

4）测序：携带 DNA 的捕获磁珠被放入只能容纳 1 个磁珠（20μm）的直径为 29μm 的 PTP 板中进行测序。放置在 4 个单独的试剂瓶里的 4 种碱基，依照 T、A、C、G 的顺序依次循环进入 PTP 板，每次只进入 1 个碱基。如果发生碱基配对，就会释放 1 个焦磷酸。这个焦磷酸在 ATP 硫酸化酶和萤光素酶的作用下，经过合成反应和化学发光反应后将萤光素氧化成氧化萤光素，释放出光信号，同时被仪器配置的高灵敏度 CCD 相机捕获到。一旦 1 个碱基和测序模板配对，就会捕获到一分子的光信号，如此操作就可以准确、快速地确定待测模板的碱基序列。

454 测序技术也称为焦磷酸测序，与其他第二代测序技术相比，454 测序法的优点是读长。运用 454 测序原理的 GSFIX 测序系统的序列读长已超过 400bp。

（2）Solexa 测序法：Solexa 测序技术是由英国剑桥大学派生的 Solexa 公司创建的，该技术以单分子阵列技术为基础，是在合成测序技术的基础上发展而来。其具体操作步骤如下。

1）基因组 DNA 样品的准备：将 DNA 片段打碎成 100～200 个碱基的小片段，随机地在小片段的两个末端加上接头。

2）固定 DNA：DNA 片段变成单链后，通过接头与芯片表面的引物根据碱基互补配对原则，使一端被"固定"在芯片上。

3）架桥：DNA 片段另外一端随机地和附近另外一个引物碱基互补，也被"固定"，形成片段架桥。

4）产生 DNA 簇：经过数十轮扩增，每个单分子扩增约 1000 倍，成为单克隆 DNA 簇；单克隆 DNA 簇产生后，随即被线性化。

5）测序：加入改造后的 DNA 聚合酶和带有 4 种荧光标记的 ddNTP。在 DNA 合成时，每个核苷酸加到引物末端时都会释放出焦磷酸盐，可作为能量提供给生物发光蛋白发出荧光。不同的碱基用不同的荧光标记可激发出不同波长的荧光。实时读取每条模板序列第一轮反应所聚合上去的核苷酸发出的荧光后，将这些荧光基团的 3'- 端羟基化学切割，恢复 3'- 端黏性，随后添加第二个核苷酸。如此循环，直到每条模板序列都完令被聚合为双链。最后，统计每轮收集到的荧光信号结果，即可得到每个模板 DNA 片段的序列。

Solcxa 测序的特点是不受物种限制，对人、动物、微生物和植物都可进行研究；高敏感性、精确性及重复性；不需要预先知道模式物种基因组序列，也不需要测前合成探针，就可以直接进行拿基因组表达的研究；无须实验假设的支持；可检测到单拷贝分子的变化；无传统方法的荧光背景噪声的干扰。

（3）SOLiD 测序法：SOLiD 全称为 supported oligo ligation detetion，是 ABI 公司于 2007 年底推出的全新测序技术，已发展到 SOLiD 3 Plus。SOLiD 测序技术不同于 454 和 Solcxa 的合成测序，它的特点在于以四色荧光标记寡核苷酸的连续连接合成为基础，取代传统的聚合酶链反应（PCR）。可对单拷贝 DNA 片段进行大规模扩增以及高通量并行测序。SOLiD 3 系统就通量而言，技术的改进是革命性的。其具体操作步骤如下。

1）文库准备：SOLiD 系统支持两种测序模板，一个是片段文库（fragment library），另一个是配对末端文库（mate-paircd library）。片段文库就是将基因组 DNA 打断成数百个碱基的小片段，两端加上接头形成的片段文库。该文库适用于转录组测序、miRNA 研究、RNA 定量、重测序、甲基化分析和 ChIP 测序等。配对末端文库是将基因组 DNA 打断后，与中间接头连接，环化，再用 *Eco*P15 酶切，使中间接头的两端各具有 27 bp 的碱基，两端加上接头，制成文库。该文库适用于全基因组测序、结构重排、SNP 分析和拷贝数分析等。

2）扩增：与 454 测序法类似，在微反应器中加入测序模板、PCR 反应元件、微珠和引物形成磁珠乳化混合物，进行扩增。扩增结束后，磁珠表面就固定有同一 DNA 模板拷贝数目巨大的扩增产物。

3）连接：扩增结束后，模板变性，富集带有延伸模板的微珠，微珠上的模板经过 3'- 修饰，能够与玻片共价结合。因为每张玻片能容纳更高密度的微珠，所以在同一系统中可以轻松实现更高的通量。SOLiD 测序反应在 SOLiD 玻片表面进行，每个磁珠经 SOLiD 测序后可得到 1 条序列。

4）测序：SOLiD 连接反应的底物是一个被荧光标记的 8bp 长的核酸探针片段。这段 8bp 长的核酸探针片段是经过设计的，假如其中第 5 位碱基上标记上荧光，连接反应完成后，就可以采集荧光图像。在第 5 位碱基和第 6 位碱基之间被切断，去掉荧光标签。如此反复，即可获得每间隔 4 个碱基的第 5 位碱基的确切信息，比如第 5 位碱基、第 10 位碱基、第 15 位碱基以及第 20 位碱基等。经过几轮循环之后，已经获得延伸的引物会变性脱落，再重新结合上新的引物从头开始新一轮测序，不过这次可能获得的是第 4、9、14、19 位碱基的信息。在实际操作中，使用不同长度的引物（+1 或者 –1）或者使用在不同位点（比如第 2 位碱基）标记荧光的 8bp 核酸探针片段可以达到这个目的。采用这种方式，最终就可获得整条模板片段的完整序列信息。

以上这些新型测序法均使用了一种新的测序策略，即循环芯片测序法（cyclic-array sequencing）。所谓循环芯片测序法，简言之就是对布满 DNA 样品的芯片重复进行基于 DNA 的聚合酶反应（模板变性、引物退火杂交及延伸）以及荧光序列读取反应。与传统测序法相比，循环芯片测序法具有操作更简易、费用更低廉的优势，于是很快就获得了广泛的应用。

3. 第三代基因测序技术　目前，出现了以单分子测序为特点的第三代 DNA 测序技术，如生物科学公司（BioScience Corporation）的 HeliScope 单分子测序仪（HeliScope Single Sequencer）及正在研制的太平洋生物科学公司（Pacific Bioscien）的单分子实时 DNA 测序技术［Single Molecule Real Time（SMRT）DNA Sequencing Technology］和牛津纳米孔技术公司（Oxford Nanopore Technologies Ltd）的纳米孔单分子测序技术等。

（1）HeliScope 测序仪：HeliScope 测序仪是由 Quake 团队设计开发的，它也是一种循环芯片测序设备。与第二代测序技术不同的是 HeliScope 测序仪无需对测序模板进行扩增，它使用了一种高灵敏度的荧光探测仪可以直接对单链 DNA 模板进行合成法测序。具体步骤是①将基因组 DNA 打断成随机的小片段 DNA 分子，并在每个 DNA 片段末端加上 poly-A 尾；②通过 poly-A 尾和固定在芯片上的 poly-T 杂交，将待测模板固定到芯片上，制成测序芯片；③借助聚合酶将荧光标记的单核苷酸掺入到引物上，采集荧光信号，切除荧光标记基团，进行下一轮测序反应。如此反复，最终获得完整的序列信息。根据最近的报道，经过数百轮这种单碱基延伸可以获得 25bp 或更长的测序长度。

（2）单分子实时 DNA 测序技术：太平洋生物科学公司的单分子实时 DNA 测序技术，能够实时开展、监控并分析单分子生化反应。其使用 1 个大孔径物镜和 4 个单光子照相机来收集荧光所发射的光脉冲，实现对整个过程监测。另外，它还使用一套优化的算法，将光学系统所捕获的信息翻译成 ACGT 碱基。当测序开始后，实时的数据就传送到初步分析流水线，进而识别碱基和质量值。荧光脉冲的到达时间和持续时间反映了有关聚合酶动力学的信息，所以可以直接检测 DNA 模板链中的修饰核苷酸，包括 N6- 甲基腺嘌呤、5- 甲基胞嘧啶和 5- 羟甲基胞嘧啶。根据各种修饰对聚合酶动力学的不同影响，可以将它们区分开。

（3）纳米孔单分子测序技术：在纳米孔测序技术中，DNA 分子被称为核酸外切酶的蛋白质以 1 次 1 个碱基的速度通过小孔。核酸外切酶不但可以准确地区分 4 个 DNA 碱基编码 ACGT，同时也可以检测出该碱基是否被甲基化，1 个单孔能在 70 天左右测定一个完整的基因序列。纳米孔技术不需要荧光标志物，同时也很可能不需要进行扩增，就能直接并快速"读"出 DNA。使用该技术测序比较廉价，进而促使进行大量重复实验成为可能。纳米孔公司已经研发出包含数百个纳米孔的芯片，该芯片可以在一台机器上操作，快速并且廉价地给大量 DNA 进行排序。

在过去数十年里基因测序技术飞速发展，测序更快、方法更简便、成本减低。未来在较短的时间内花费 1000 美元测一个人的基因组将不再是梦想。简便、快速、经济的基因测序技术，不仅可以对人类熟悉的物种基因进行测序、指导科研工作者更合理地进行实验设计，进而推动生物学的研究进展；另外，基因测序技术的飞速发展对人类进入个体医疗时代也具有促进作用。

4. 基因测序技术的应用领域　基因测序技术能够为基因序列提供最真实、可靠的信息，可以比较全面地描述基因的复杂性和多样性，是分析基因分型及多态性的金标准，广泛应用于移植配型、人类白细胞抗原（human leucocyte antigen，HLA）易感性疾病的检测、亲子鉴定以及用药指导等各个方面。

（1）在骨髓库 HLA 配型和 HLA 基因分型中的应用：为了提高 HLA 基因分型的准确性，避免漏检尚未被发现的 HLA 等位基因，发现和鉴定特定人群中的 HLA 等位基因已经成为当前国际上人类研究的热点。骨髓库为新基因的发现提供了巨大的标本来源，DNA 测序技术为新基因的发现和 HLA

基因分型提供了强大的技术平台。

自 2002 年中华骨髓库重新启动以来，各地血液中心相继报道利用 DNA 测序技术发现了新基因。到目前为止，全世界已经发现 2510 个 HLA 等位基因，中国发现 20 余个。在人群中 HLA 基因出现频率越高，其价值就越大。中国新发现的等位基因在中国人群中具有一定的频率和普遍性，能够对器官及造血干细胞移植进行更加准确地配型，有效防止移植排斥反应发生和延长患者生命。特别是随着无血缘关系供受体移植迅猛增加，发现 HLA 相同的基因，就能提高造血干细胞移植配型的成功率和精确度。同时，新基因的发现将有效提高骨髓移植成功率，有助于阐明某些疾病的发病机制，还可广泛用于法医学鉴定、人类种族迁移等相关研究。

（2）在 HLA 易感性疾病方面的应用：迄今已发现 60 余种疾病与 HLA 有关联，例如强直性脊柱炎、多发性硬化症与 HLA-B27 强相关，银屑病与 HLA-Cw0602 相关等，多属于病因或发病机制未知、与免疫异常有关或有家族倾向及环境诱发因素的疾病。在 HLA 复合体中发现这些疾病的易感基因，检测出这些基因的核苷酸序列，有助于阐明这些疾病的发病机制，并制定全新的防治措施。

（3）在亲子鉴定中的应用：短串联重复序列（short tamden repeat，STR）是广泛存在于人类基因组中具有长度多态性的 DNA 序列，STR 基因座遵循孟德尔遗传规律，呈共显性遗传，是广泛用于法医学个体识别和亲子鉴定的重要遗传标记系统。DNA 测序技术是目前国内外应用于个体识别和亲子鉴定的主要技术之一，也是能够较好解决混合样本个体识别问题的一种技术手段。通常检测 STR 基因座上的 15 个位点，对每个位点来说，纯合子应有 1 个基因峰，杂合子有 2 个基因峰。观查 STR 分型结果，若 15 个 STR 基因座中有多个出现 3～4 个等位基因，表现为嵌合峰，这样的结果应考虑 2 种可能，即一种是来自不同个体的混和样本或污染样本；另一种是骨髓移植后受者的血液样本。

由于突变的因素，存在事实亲子关系的样本有时会表现出 1～2 个 STR 基因座不符合遗传规律，给结果判断和解释增加了难度。在亲子鉴定中，3 个以上 STR 基因座不符合遗传规律时，可排除亲子关系；当 1 个或 2 个 STR 基因座不符合遗传规律时，增加检测手段，仍未发现新的不符合遗传规律的遗传标记，且 RCP 值＞99.99% 的，可以肯定亲子关系。

（4）在用药指导方面的应用：疾病症状的错综多变和人类基因的差别是影响药效的主要因素，人类几乎所有的疾病都与基因相关，因此基因可以为设计新药提供依据。同样的药物和疾病，不同人的治疗效果可能完全不同。通过基因组学研究发现，同一个药物在不同个体内的效果和不良反应差异可以达到 300 倍，而不同的人对同样的药物也会产生不同的效果，这种现象主要由单核苷酸（snp）决定。所以，不同的人对药物的选择应根据基因的差别决定，即使在选择同种药物时应考虑计量、剂型的差别。如临床上用于治疗肺癌的一线化疗药物易瑞沙，美国食品及药物管理局已给出相应指引，在用药前需检查患者的 EGFR 的基因突变位点及相应的基因表达水平。另外，临床样品中，突变基因的丰度较低，必须选用高敏感性的检测手段。基因测序能同时检测各种突变及表达水平，敏感性高。21 世纪的医学是个性化医疗，今后随着药物基因组学的研究深入，将从对症下药转变为对人下药，患者可将根据自己药物遗传信息以及疾病和治疗相关信息，获得不良反应最小、疗效最好、最适合自己的个性化药方。

五、生物芯片、生物传感器、微流控技术的研究及应用进展

1. 生物芯片的研究及应用进展

（1）生物芯片和生物芯片技术：生物芯片（biochip）技术是20世纪90年代初随人类基因组计划而出现的一项高新技术，因其具有与计算机芯片类似的微型化、高通量分析和处理大量生物信息的特点而得名。作为高度集成化的分析技术，它的出现和应用引起国际上的广泛关注，Science把生物芯片评为1998年度十大科技突破成果之一。经过30多年的发展，生物芯片技术已取得重大进展，成为生物学研究的一种重要技术手段，并逐步发展为实验室中的常规实验技术，也显示出良好的市场应用前景。

生物芯片是指采用微量点样或光导原位合成等方法，将大量核酸片段、抗原、抗体、多肽分子等生物样品有序地固化于支持物（玻片、玻璃片、硅片等）表面，形成密集的二维分子排列形式，一般生物芯片只会采用一种类型的探针，即用核酸或抗体作为探针，然后与已标记的待测生物样品中的靶分子杂交，通过特定的仪器如电荷偶联摄影像机（CCD）或激光共聚焦扫描仪对杂交信号的强度进行快速、并行、高效地检测分析，从而判断样品中靶分子的种类和数量。由于生物芯片常用玻片/硅片作为固相支持物，且在制备过程模拟计算机芯片的制备技术，所以称之为生物芯片技术。一般情况下，生物芯片技术包括4部分，即芯片方阵的构建、样品的制备、杂交反应、数据分析。生物芯片技术的基本原理是依据生物信息分子之间的相互识别。对不同生物芯片而言，这种相互识别的含义不同。例如，基因芯片是利用核酸分子杂交的特异性，抗体芯片是利用抗体和抗原的专一性结合。此外，生物信息分子间的相互识别还包括酶与底物相互作用的专一性、小分子化合物与蛋白质的特异性反应等。

生物芯片根据其构造不同可分为阵列型芯片、微流控芯片、纳米芯片等；根据其分析的探针不同可分为基因芯片、糖芯片、蛋白芯片、细胞芯片、组织芯片等；根据其应用不同可分为表达谱芯片、诊断芯片、检测芯片、基因组SNP分析芯片、基因组染色体变异分析芯片及药物分析芯片等。

生物芯片主要特点有：①高通量。采用原位合成法或直接点样法将探针排列在滤膜、硅片、玻璃等介质上形成微矩阵，待检样品用同位素或荧光分子标记后，与芯片杂交，通过扫描及计算机分析即可获得样品中大量的基因序列及表达信息，以达到快速、高效、高通量地分析生物信息的目的。②高敏感性。芯片检测结果的灵敏度为96.2%，每种病毒检测的最低量为10 copies/μl，使生物芯片具有较高的敏感性。③高特异性。芯片在杂交反应完毕后进行洗脱，使不与靶标结合或非特异性结合的部分洗脱掉，芯片检测结果的特异度为99.3%。

（2）生物芯片技术的发展历史：生物芯片的设想最早始于20世纪80年代用杂交法测定核酸序列新技术的成功，即来源于基因序列分析。人类有近30亿个碱基对，3万个基因，每个基因由数十万、数百万个碱基组成，用常规方法对逐个碱基对检测，意味着巨大的工作量。为了提高检测效果，俄罗斯恩格尔哈得分子生物学研究所Mirzabekov（1989）和美国阿贡国家实验室的科学家Fodor（1991）最早提出了核酸的杂交法测定技术，当时用的是八聚寡核苷酸探针。英国的Southern取得了

载体固定寡核苷酸杂交测序法专利。1991 年 Affymax 公司 Fodor 领导的小组首先利用光引导寡核苷酸合成技术在固相表面原位合成了高密度 DNA 探针分子阵列，通过与样品的杂交反应获取其中的核酸序列信息。这是 DNA 序列的首次报道。5 年后生物芯片产品正式投入市场。1994 年俄罗斯科学院研制出第一个实用的芯片，用于人类基因组计划，其速度比传统基因测序方法（Sanger 法或 Gibert 法）快 1000 倍。在短短的 15 年时间内，生物芯片技术得到了飞速的发展，已经在分子生物学的各个领域中展示着它的威力，也将给疾病的诊断、新药的筛选及给药个性化等行业，乃至整个人类社会带来意义深远的变革。

生物芯片技术的发展也与微电子工业及其他相关行业的各种微加工技术及材料科学的发展息息相关，科学家们采用各种微加工技术在硅、玻璃、塑料等基质上加工制作了不同的生物芯片。生物芯片分析是传感器分析的组合，芯片点阵中的每一个单元都是一个传感器的探头，生物芯片的阵列检测可以大大提高检测效率和增加可比性，所以生物芯片技术的发展也离不开传感器技术的发展。由于生物芯片技术的数据信息处理十分复杂，它的发展同样也依赖于各种计算机软件的开发。

生物芯片技术的进展同样离不开商业资本的投入，这些资金是生物芯片技术快速发展的强有力的经济基础。如今，世界各国已有上百家公司先后涉足生物芯片的相关工艺、设备、检测手段及软件开发，各国政府也不断加强扶助力度，支持大学或研究所在生物芯片技术上和应用上的研究。生物芯片技术的飞速发展引起了世界各国的广泛关注和重视。1998 年 6 月 29 日美国宣布正式启动生物芯片计划，美国国立卫生部、能源部、商业部、司法部、国防部、中央情报局等均参与了此项目。同时，斯坦福大学、麻省理工学院及部分国家实验室也参与了该项目的研究和开发。世界各国也纷纷加大投入，英国剑桥大学、欧亚公司正在从事该领域的研究。世界大型制药公司尤其对基因芯片技术用于基因多态性、疾病相关性、基因药物开发和合成或天然药物筛选等领域感兴趣，都已建立了或正在建立自己的芯片设备和技术。以生物芯片为核心的相关产业正在全球崛起，目前美国已有 10 多家生物芯片公司股票上市，平均每年股票上涨 75%。专家统计：全球目前生物芯片工业产值为 10 亿美元左右，预计今后 5 年之内，生物芯片的市场销售可达到 200 亿美元以上。

我国对生物芯片的研究虽晚于国外（始于 1997 年），但近年来已经组建了自己的生物芯片研究队伍和基地，致力于拥有自主知识产权的生物芯片产品的研制开发。

在国内外生物芯片检测仪器发展方面，国外关注度比较高的有英国朗道实验诊断有限公司研制的 Evidence investigator-生物芯片仪，是全球第一台用于蛋白质和分子列阵的生物芯片监测仪器，仪器采用三明治法和竞争法的免疫学原理实现了临床、毒理学、农药残留、兽药残留、科研研究等多种检测需要。此外，由美国分子仪器有限公司研制的 Gene Pix 4000 B 生物芯片扫描仪，是世界上唯一能进行双波长同步扫描的仪器，并且是现有用户最多的生物芯片扫描仪。

国内，关注度比较高的有上海禾工科学仪器有限公司研制的全分析系统（Miniaturized Total Analysis System，μ-TAS），通俗地称为"芯片实验室"（Lab-on-a-chip）。其特点有激光诱导荧光检测，检测灵敏度高，分离效率高，样品消耗量少，三维调节台等，可广泛应用于生物医学领域中的应用氨基酸分析、核酸分析、蛋白质分析、细胞分析、药物手性分析。此外有博奥生物有限公司暨生物芯片北京国家工程研究中心研制的新一代的微阵列芯片平台，性能优异，其特点是高度集成化，自动化操作，检测时间缩短，动态杂交原理可实时监控，应用广泛。然而，外接台式计算机和复杂的仪器结构对运输和现场装调带来了诸多不便。此外，目前生物芯片检测仪器高额的费用并不适用于小型医院或资金不充裕又迫切需要的单位和机构。

为了实现更为复杂的功能而造成的体积、重量等原因也大大制约了仪器在野外现场检测的能力。因此，小型化、集成化、自动化成为生物芯片检测仪器发展的又一新趋势。

（3）生物芯片技术的临床应用：由于生物芯片技术并行、多样性、微型化和自动化等特点，使得在实际应用中，大大的提高检测效率，提供多指标测定，并且能够减少人工操作，检测成本降低。疾病诊断时，在同一张芯片上，可以同时对多种疾病进行检测。用更少量的样品，在更短的检测时间，可以向医师提供大量的疾病诊断信息，更容易找到正确的治疗方法。比如利用生物芯片技术可以对肿瘤、糖尿病、传染性疾病等常见病和多发病的临床检验及正常体检。药物筛选方面，当今大部分制药公司都不同程度地采用了生物芯片技术，应用生物芯片来寻找药物靶标，检查药物的毒性或不良反应，用芯片做大规模的筛选研究可以极大的缩短药物研发周期，推进新药物的研究与开发。基因测序方面，可以进行大规模的基因测序，包括基因多态性、突变、缺失的检测。目前已经可以在 $1.28cm^2$ 的生物芯片上，用分子探针检测 32Kb 至数百 Kb 区域中任何区段，这对指导治疗和预测病情有极其要的意义。个体化医疗方面，临床上，同样剂量的药物的药效可能会因人而异，在药物疗效和不良反应方面，患者的反应差异会很大。这主要由于单核苷酸的多态性，同样的药物对人体产生了不同的反应。另外，生物芯片在农业、食品监督、环境保护、司法鉴定等方面都将做出很大的贡献。

2. 生物传感器的研究及应用进展 传感技术是获取与量化各种信息的重要手段，是信息科学的支柱技术之一。生物医学传感技术是获取人体生理病理信息的关键技术，是生物医学工程学的新的重要分支学科，是推进生命科学的驱动性技术。鉴于生物医学传感技术在生物医学工程中的作用与地位，学者们十分关注它的发展，美国 11 位生物医学工程专家和教授曾代表 IEEE 向美国国家研究委员会提出的有关生物医学工程的现状与前景的报告中把生物医学传感技术列为 8 个重点发展领域的首位。中国生物医学工程学会于庆祝成立十周年年会上（1990，北京），正式成立了生物医学传感技术专业委员会。

（1）生物传感器概念，特点及分类：生物传感器（biosensor）概念来源于 Clark 关于酶电极的描述，关键是传感器的构成中分子识别元件为具有生物活性的材料。但后来一直有一些异议，不少学者认为能用于测定活体生理的装置均属于生物传感器，尽管许多这类装置是属于物理本质或化学本质的。美国《科学技术名词术语词典》称传感器是把输入信号变成不同形式输出信号的一种装置。美国仪器仪表学会则称传感器是把测量的量变换为有用信号的一种装置。我国《电子工业技术词典》中称传感器是能够敏锐反映或检测所需测量参数的元件。目前，较早经过审定成为"部标"的是七机部的 QJ30-78 标准。它以 IEC 标准为主，着重于测量需要，综合了国内研制传感器较早、使用较广的单位的意见。在这一标准中，传感器被定义为"为测量的目的，将传感的物理量（一般为非电量）按照相应的关系，转换成另一种物理量（一般为电量）输出的装置"。而人们习惯把传感器定义为能将自然界中的一切非电量信号转换成电量信号的电子器件。

生物传感器具有以下主要特点。

1）采用固定化生物活性物质作催化剂，价值昂贵的试剂可以重复多次使用，克服了过去酶法分析试剂费用高和化学分析繁琐复杂的缺点。

2）多样性。根据生物反应的特异性和多样性，理论上可以制成测定所有生物物质的酶传感器。

3）小型化和自动化，方便现场检测。分析速度快，可以在 1min 得到结果。

4）准确度高，一般相对误差＜1%。

5）操作系统比较简单、快速、准确，容易实现自动分析，便于利用计算机收集和处理数据，又不会或很少损伤样本或造成污染。

6）成本低，在连续使用时，每例测定仅需要几分钱。无试剂分析。除了缓冲液以外，大多数酶传感器不需要添加其他分析试剂。

7）专一性好，只对特定的底物起反应，而且不受颜色、浊度的影响。

8）有的生物传感器能够可靠地指示微生物培养系统内的供氧状况和副产物的产生。在生产控制中能得到许多复杂的物理化学传感器综合作用才能得到的信息。同时，它们还指明了增加产物得率的方向。

生物传感器主要由生物分子识别元件（感受器）和处理信号的辅助仪器（换能器）两部分组成。其中敏感元件包括了敏感基元和换能器，它是传感器的核心。根据生物传感器中分子识别元件即敏感元件可分为 5 类：酶传感器（enzymesensor）、微生物传感器（microbialsensor）、细胞传感器（organallsensor）、组织传感器（tis-suesensor）和免疫传感器（immunolsensor）。显而易见，所应用的敏感材料依次为酶、微生物个体、细胞器、动植物组织、抗原和抗体。

根据生物传感器的换能器即信号转换器分类有：生物电极（bioelectrode）传感器，半导体生物传感器（semiconductbiosensor），光生物传感器（opticalbiosensor），热生物传感器（calorimetricbiosensor），压电晶体生物传感器（piezoelectricbiosensor）等，换能器依次为电化学电极、半导体、光电转换器、热敏电阻、压电晶体等。

以被测目标与分子识别元件的相互作用方式进行分类有生物亲合型生物传感器（affinitybiosensor）。

（2）生物传感器的发展历程

1）第一次发展高潮：各种物理和化学换能原理被采用，推动领域形成。20 世纪 60 年代，美国学者电分析化学专家 Leland C. Clark Jr 提出，对生物化学物质的测定，能否像 pH 电极那样便捷？这导致了酶电极（enzyme electrode）即第一个生物传感器（biosensor）的问世。20 世纪 70—80 年代，一方面，各类生物大分子和生物材料被选作用于生物传感器的分子识别元件，包括酶、抗体、核酸、细胞、组织片、微生物、完好（intact）生物器官（如动物神经触角）等，多种生化和免疫物质（即环境化学物质）得以被快速检测。另一方面，众多物理和化学换能器（transducer）原理被纷纷采用，形成生物传感大家族。

2）第二次发展高潮：新原理生物传感和 DNA 芯片促进大规模商业化。20 世纪 80 年代，美国 YSI 公司（Yellow Spring Instruments Inc.）实现了酶电极在食品发酵行业的商业化应用；表面等离子体共振（surface plasmon resonance，SPR）生物传感器广泛用于生物分子相互作用研究；DNA 芯片实现基因表达高通量分析，被认为是生物传感的高通量形式。

3）第三次发展高潮：纳米技术被普遍用于提升生物传感性能。

（3）几种生物传感器的介绍

1）酶传感器：主要由固定化酶膜和变换器组成：固定化酶膜可以选择性地"识别"被检测的物质，并且催化被"识别"出的物质发生化学反应；变换器则把这一催化反应中底物或产物的变量转换成电信号，进而通过仪表显示出来。如用血糖快速测试仪检测血糖，具有灵敏度高和速度快等优点。酶传感器还可以用于水质监测。例如，酚是一类对人体有害的化合物，经常通过炼油和炼焦等工厂的废水排放到河流和湖泊中。根据测定水中酚含量的需要，科学家利用固定化多酚氧化酶研制成多酚-氧化酶传感器。酶传感器一般由固定化酶和电化学装置（电极）组合构建而成，所以又称为酶电极（enzyme electrode）。使用的酶或电极不同，就可构成各式各样的酶传感器，在众多酶传感器中，葡萄糖酶传感器最为成熟，并已实现了商品化。将葡萄糖氧化酶固定在能透过葡萄糖和氧的薄膜上，然后固定在氧电极的前端。当溶液中存在着葡萄糖时，葡萄糖在通过固定化酶膜时被葡萄糖氧化酶氧化。反应时需消耗氧气，而这种消耗量可用氧电极测定到。由氧电极测出的氧浓度变化，可以算出溶液样品中葡萄糖的含量。由固定化葡萄糖氧化酶、氧电极、相关的检测设备及自动传送等辅助装置构成的葡萄糖酶传感器的测定过程，一般只需十几秒。由于固定化葡萄糖氧化酶的稳定性极高，一张固定化酶膜可以使用1年以上，所以检测费用很低。

2）免疫传感器：就是利用其双重功能将抗体或抗原和换能器组合而成的装置。由于蛋白质分子（抗体或抗原）携带有大量电荷、发色基团等，当抗原抗体结合时，会产生电学、化学、光学等变化，通过适当的传感器可检测这些参数，从而构成不同的免疫传感器。免疫传感器是一类能检测抗原或抗体的传感器。例如利用碘离子选择性电极，可以测定乙型肝炎抗原。这是一种酶免疫分析传感器。制作这种电极时，需要将乙型肝炎抗体固定在碘离子选择性电极表面的蛋白质膜上。测定时，将此电极插入含有乙型肝炎抗原的溶液中，使抗体与抗原结合，再用过氧化酶标记的免疫球蛋白抗体处理。另一种有趣的免疫传感器是离子免疫电极。例如载有特定离子的红细胞抗原，能与待测抗体结合。这种结合物能被一种称为补体的酶识别，并使红细胞溶解，释放出细胞所载的离子。这些释放出来的离子可用离子选择性电极来检测。利用这种原理，以羊红细胞作为离子载体，三甲基苯胺作为标记离子，可以测定牛血清蛋白抗体。

免疫传感器相对于一般免疫检测方法的主要优势在于：它不但能弥补目前常规免疫检测方法不能进行定量测定的缺点，而且还能实时检测抗原-抗体反应，不需分离步骤，即在抗原-抗体反应的同时就把反应信号动态而连续的记录下来，有利于抗原-抗体反应的动力学分析；另外，它还可以使免疫检测手段朝自动化、简便化和快速化方向发展。

3）微生物电极传感器：将微生物（常用的主要是细菌和酵母菌）作为敏感材料固定在电极表面构成的电化学生物传感器称为微生物电极传感器。其工作原理大致可分为3种类型①利用微生物体内含有的酶（单一酶或复合酶）系来识别分子，这种类型与酶电极类似；②利用微生物对有机物的同化作用，通过检测其呼吸活性（摄氧量）的提高，即通过氧电极测量体系中氧的减少间接测定有机物的浓度；③通过测定电极敏感的代谢产物间接测定一些能被厌氧微生物所同化的有机物。最典型的一个应用是测定生化需氧量。微生物电极传感器在发酵工业、食品检验、医疗卫生等领域都有应用。例如，在食品发酵过程中测定葡萄糖的佛鲁奥森假单胞菌电极；测定甲烷的鞭毛甲基单胞菌电极；测定抗生素头孢菌素 Citrobacterfreudli 菌电极等。微生物电极传感器由于价廉、使用寿命长而具有很好的应用前景，然而它的选择性和长期稳定性等还有待进一步提高。

4）组织传感器：直接采用动植物组织薄片作为敏感元件的电化学传感器称组织电极传感器。其原理是利用动植物组织中的酶，优点是酶活性及其稳定性均比离析酶高，材料易于获取，制备简单，使用寿命长等。但在选择性、敏感性、响应时间等方面还存在不足。动物组织电极主要有肾组织电极、肝组织电极、肠组织电极、肌肉组织电极、胸腺组织电极等。植物组织电极敏感元件的选材范围很广，包括不同植物的根、茎、叶、花、果等。植物组织电极制备比动物组织电极更简单，成本更低并易于保存。

5）芯片生物传感器：从生物传感器定义上看，生物芯片其实是一种大型的生物传感器。其测试原理是通过原位反应，芯片上的探针分子就会与某一组织中的蛋白质分子结合在一起。然后去掉芯片上没有结合的蛋白质分子，最后用质谱仪读出与芯片结合的蛋白质的分子量，从而得出被测样本中蛋白质的指纹图谱。只要对用蛋白质芯片测得的正常人与患者的蛋白质指纹图谱进行比较，就可以找出与疾病相关的蛋白质分子。目前被广泛采用的生物芯片扫描仪，其信号转换和接收原理与光纤生物传感器完全一致。只不过是扫描信号通道更多，分析软件更强大而已。与传统的生化技术相比，芯片生物传感器信号检测快、样品耗量低、稳定性高、没有交叉污染、制作容易、成本低等优点。正因为芯片生物传感器想成了一个相对封闭的检测环境，从而使检测的适应温度、pH范围大大拓宽。2006年6月，在中国科学院知识创新工程和国家自然科学基金的资助下，力学所国家微重力实验室靳刚课题组经过多年努力，成功研制出"蛋白质芯片生物传感器系统"及其实用化样机。该研究将多种蛋白质活性微列阵、生物分子特异结合性、与高分辨率椭偏光学成像技术相结合，提供了一种新型无标记蛋白质分析技术。蛋白质芯片生物传感器系统的特点在于：它使用单一非标记试剂检测靶分子，能够更好地保持生物分子的活性，减少非特异信号的影响，提高蛋白质分子相互作用检测的灵敏度，实时、直观地显示检测结果，并具有鉴别伪信号的功能。以乙型肝炎五项指标的检测为例，采用目前临床酶联免疫逐项检测方法，至少需要1d才能得到结果，而蛋白质芯片检测系统只需40min，大大提高了检测效率；传统检测方法至少需要数毫升血液，而新系统采用了微流道蛋白质芯片反应器，实现了高灵敏度光学无接触、无扰动、无标志物的多元分子检测技术，只需要数十皮升血液即可得到检测结果，显著降低了样品的消耗。由于高通量的优势，该装置可应用于蛋白质和蛋白质谱的检测、疾病标志物的识别和药物筛选等领域。目前，已成功实现了乙型肝炎五项指标同时检测、肿瘤标志物检测、微量抗原抗体检测、SARS抗体药物鉴定、病毒检测及急性心肌梗死诊断标志物检测等多项应用实验，显示出在生物医学领域的广泛应用前景。

6）基因传感器：所谓基因传感器，其原理就是通过固定在传感器或称换能器探头表面上的已知核苷酸序列的单链DNA分子（也称为ssDNA探针），和另一条互补的ssDNA分子（也称为目标DNA）杂交，形成的双链DNA（dsDNA）会表现出一定的物理信号，最后由换能器反映出来，从而推断出被检DNA的量。基因传感器提供了一种简单的、可靠的的DNA杂交测试方法。它具有较高的敏感性，可探测出微克级的双链DNA分子，可以制作成微电极形式。同时，它与目前的DNA生物芯片技术兼容。其不足之处是不能完全定量检测，因为电极制备的每一个过程并非定量进行。

7）表面等离子体共振生物传感器：表面等离子体共振（surface plasma resonance，SPR）生物传感器是20世纪80年代出现的一种生物传感器技术，是生物学与物理学原理相结合的又一个成功的例子。它的原理是（以免疫学分析为例）将某种受体结合在金属膜表面，加入含相应配体的样品，配体与受体的结合将使金属与溶液界面的折射率上升，从而导致共振角度改变。如果固定入射光角度，就能够根据共振角的改变程度来对配体浓度定量。配体与受体的亲和反应有广泛的含意，如 DNA/DNA 杂交、酶 / 底物复合物、抗原 / 抗体反应。在这项技术发明初期，能够在 25s 内区分 0.2～2μg/ml 的抗体浓度。以人血清白蛋白为抗原测定 IgG，抗原层厚度为 6nm，发生免疫反应以后厚度增至 20nm，相当于 4 层 IgG。由于共振角的漂移是由反射强度变化反映出来的，因此直接监测反射率或反射角的变化速度便可以对底物进行速率法测定。它不仅能够适时地检测生物分子特异性相互作用，而且有极高的敏感性。

8）纳米传感器：纳米技术引入化学和生物传感器领域后，提高了化学和生物传感器的检测性能，并促发了新型的化学和生物传感器。因为具有了亚微米的尺寸、换能器、探针或者纳米微系统，该种传感器的化学和物理性质和其对生物分子或者细胞的检测灵敏度大幅提高，检测的反应时间也得以缩短，并且可以实现高通量的实时检测分析。利用纳米材料制成极为灵敏的生物和化学传感器，可以对癌症、心血管疾病等进行早期诊断；利用碳纳米管和其他纳米微结构的化学传感器能够检测氨、氧化氮、过氧化氢、碳氢化合物、挥发性有机化合物以及其他气体，与具有相同功能的其他分析仪相比，利用纳米技术制作传感器尺寸减小、精度提高等性能大大改善，更重要的是，纳米传感器是站在原子尺度上，从而极大地丰富了传感器的理论，推动了传感器的制作水平，拓宽了传感器的应用领域；在生物传感器中，用纳米颗粒、多孔纳米结构和纳米器件都获得了成功的应用。

9）基于石墨烯的传感器：石墨稀是碳单层原子呈六边形排列的片状二维材料，具有独特的电子结构与优良的电学性能。石墨烯材料经氧化修饰后可作为传感器的基本组成材料，石墨烯材料具有很好的双极性，无论是吸收电子或是供给电子，均会对材料化学性能的提高有很好效果，有利于建立优秀的电阻式传感器。由于石墨烯的超高比表面积与其独特的电子结构特征，使得石墨烯基底上任何分子的破坏均很容易被检测，并且石墨烯导向传感器可高灵敏度检测单个分子在其表面的吸附或脱附。采用石墨烯作为主要基底，可构建高灵敏度的光学传感器、电化学传感器及场效应晶体管传感器等。

10）量子点生物传感器：量子点是一种新型的纳米发光材料，可用于建立新型量子点生物传感器。量子点的尺寸一般为数纳米到数十纳米，量子点的特点如下，即激发光谱宽，谱线连续分布，易于被激发；其发射峰窄，呈对称分布，峰的重叠小，这样不易互相干扰，易于分析检测；它还具有高的荧光产率，光强及光稳定性好，易于对目标物实行长时间的实时监控。另外，量子点的生物相容性非常好，可用于活体生物标记和检测。随着基于传感器平台的生物传感技术的进一步发展，将量子点技术整合到生物传感技术中，研发新型的细胞 - 量子点双标型生物传感器、信号分子 - 量子点载体型生物传感器及皮下植入型神经细胞传感器等系列整合创新型量子点 - 生物传感器将是未来的重点发展方向，在生物物理、生物化学领域具有更好的应用前景。

（4）生物传感器的应用

1）体外诊断：用酶、免疫传感器等生物传感器来检测体液中的各种化学成分，为医师的诊断提供依据。在临床医学中，酶电极是最早研制且应用最多的一种传感器，目前，已成功地应用于血糖、乳酸、维生素 C、尿酸、尿素、谷氨酸、转氨酶等物质的检测。其原理是用固定化技术将酶装在生物敏感膜上，检测样品中若含有相应的酶底物，则反应产生可接受的信息物质，指示电极发生响应可转换成电信号的变化，根据这一变化，就可测定某种物质的有无和多少。利用具有不同生物特性的微生物代替酶，可制成微生物传感器，在临床中应用的微生物传感器有葡萄糖、乙醇、胆固醇等传感器。若选择适宜的含某种酶较多的组织，来代替相应的酶制成的传感器称为生物电极传感器。如用猪肾、兔肝、牛肝、甜菜、南瓜和黄瓜叶制成的传感器，可分别用于检测谷酰胺、鸟嘌呤、过氧化氢、酪氨酸、维生素 C 和胱氨酸等。

DNA 传感器是目前生物传感器中报道最多的一种，它引起了广大研究者的兴趣。用于临床疾病诊断是 DNA 传感器的最大优势。对感染类疾病诊断有关于结核杆菌、乙型肝炎病毒（HBV）、Ⅰ型艾滋病毒（HIV-Ⅰ）DNA 传感器的报道。在传统方法中，细菌感染是通过血液体外培养来诊断的，这需要数天甚至数十天的时间，严重耽误了疾病的治疗时机。过去，病毒感染的诊断用的是免疫法，通过检测感染后的病毒基因组表达产生的抗原蛋白来间接诊断。由于在病毒感染与表达出可检测到的抗原蛋白质量浓度之间有一定的时间差，因此免疫法诊断存在明显的滞后性，这对尽早发现和治疗疾病很不利。利用 DNA 传感器，可以在 10~20min 内，在 ng/ml 水平上直接检测到病源微生物的存在。将 DNA 传感器与 PCR 技术结合，则可以实现更低浓度水平的病源微生物感染的诊断。不仅操作简单，快速准确，可及时尽早诊断和预防如霍乱、天花、麻疹、SARS 等病原微生物。

基因遗传病是当前威胁人类健康的天敌，许多基因遗传病至今还没找到根治的方法，例如众多癌症、帕金森综合征、阿尔茨海默病等。对这类病，只有在发病的前期发现，才有治愈的希望。DNA 传感器诊断的快速准确性，无疑迎合了该类疾病诊断及时的要求，所以受到众多研究者的重视，成为近年来基因遗传病诊断研究的热点之一。

随着分子生物学的发展及人们对疾病过程的认识加深，传统的医学检验技术已不能完全适应微量、快速、准确、全面的要求。生物芯片的出现为疾病诊断开创了新天地，它能在短时间内对细胞蛋白质、基因及其他与生命过程相关的物质进行大量信息采集，可以帮助医师从"DNA、RNA、蛋白质及其相互作用层次"上了解疾病的发生、发展过程，有助于对疾病的及时诊断和治疗。

2）监测：在体（in vivo）监测可以实时，定点、动态、长期观测体内发生的生理生化过程。在体监测所提供的医学信息是切合实际的。伴随着传感技术的进展出现了多种多样的在体监测技术。植入式传感器可将体内的信息发射或传送至体外，导管式传感器可连续传感血管内或心脏内的血压，血气与电解质，经皮气体传感器可传感血液中的 PO_2/PCO_2。

尖端在 1μm 以下的微电极可进行细胞内环境监测，微电极与微型生物传感器的应用受到国内外学者的重视。细胞内监测技术已从生物医学扩展到了环境科学。纳极（nanode）的研制为把微环境的监测由细胞内伸向细胞核内提供了可能性。细胞核是遗传物质的聚集之处，对细胞核内环境的监测以获取遗传信息将导致生命科学的突破性进展。

美国 Cygnus 公司开发的手表式血糖监测仪是一种连续的自动血糖监测装置。在对其校准之后，该装置无疼痛地进行监测并显示大量的血糖数据，可帮助糖尿病患者更好地控制其忽高忽低的血糖值。该装置像一块戴在腕部的手表，使用低电流无痛地将血糖抽取到自耗式经皮透渗贴片（自动传感器）。该自动传感器内置一个生物传感器，安放在手表式血糖监测仪的背面，紧贴在皮肤上。收集到的血糖在自动传感器内引发电化学反应，产生电子。临床和家庭应用评价表明：该方法与手指血测定结果相关。在家庭条件下，两种方法测定结果平均差别为 0.26mmol/L，相关系数 r＝0.80；＞94% 的测定仪测定误差属于临床上允许范围；变异系数 CV 约为 10%；能够报警低血糖，检出 75% 糖原分解不足；＞87% 的试用者皮肤无红肿，即便有，经数天以后便能自愈，无须任何处理。

慕尼黑 Max Plank 生物化学研究所将蜗牛神经细胞置于一个硅芯片上，使用微型塑料桩将它们围在特定位置，邻近的细胞彼此之间以及与芯片之间形成连接。每个神经细胞受刺激后产生电冲动，作用于芯片上的电冲动从一个神经细胞传到另一个，再传回到芯片。这种生物芯片可以在脊髓受损部分建立起连接"桥梁"，也可作为生物传感器检测作用于神经细胞上的有毒物质或药用物质。英国纽卡斯尔大学科学家研发了可用于检测肿瘤蛋白及耐药性 MASA 细菌的微型生物传感器。该系统利用一个回旋装置来检测，类似导航系统和气袋的原理。振荡晶片的大小类似于一颗尘埃尺寸，有望可使医师诊断和监测常见类型的肿瘤，获得最佳治疗方案。

3）生物医药：生物技术药物是指采用 DNA 重组技术或其他生物技术研制的蛋白质或核酸类药物。生物传感器已在癌症药物的研制方面发挥了重要的作用。进行药物检测也是 DNA 传感器的一大亮点。如将癌症患者的癌细胞取出培养，然后利用生物传感器准确地测试癌细胞对各种治癌药物的反应，经过这种试验就可以快速地筛选出一种最有效的治癌药物。利用生物工程技术生产药物时，将生物传感器用于生化反应的监视，可以迅速地获取各种数据，有效地加强生物工程产品的质量管理。因此运用生物传感器技术实现化合物准备、生物活性测定和数据分析处理的自动化，建立简便快速的大规模的生物检测方法是未来新药研究开发的关键之一。

（5）生物传感器的发展趋势：发展生物传感器最初的目的是为了利用生化反应的专一性，高选择性的分析目标物。但是，由于生物单元的引入，生物结构固有的不稳定性、易变性，生物传感器实用化还存在着不少问题。因此，人们做出了一些努力与设想来提高生物传感器的性能。

选择性：主要可从两方面提高生物传感器的选择性：改善生物单元与信号转换器之间的联系以减少干扰；选择、设计新的活性单位以增加其对目标分子的亲和力。如在酶电极中加入介体或对酶进行化学修饰可以提高这类电极的选择性，其中介体或用于修饰的物质大都具有一定的电子运载能力。在此启发下，一些研究者设想将酶活性中心与换能器之间用一些分子导线通过自组装技术连接起来以消除电化学的干扰。目前，杂环芳烃的低聚物是研究的热点，它们极有可能成为这一设想的突破口。另外，随着计算化学的发展，更精确地模拟、计算生物分子之间的结合作用已经成为可能。在此基础上就可根据目标分子的结构特点设计，筛选出选择性和活性更高的敏感基元。

稳定性：为了克服生物单元结构的易变性，增加其稳定性，最常用的手段是采用对生物单元具有稳定作用的介质、固定剂。研究表明用合适的溶胶 - 凝胶作为生物单元的固定剂应用于酶光极，可以大大提高生物单元的稳定性。但就目前的技术水平而言，很多生物单元的稳定性远远不能满足实际应用的需要。这种情况下寻求生物酶模拟技术的帮助是一种值得尝试的途径。Turner 等就曾成功的将人工酶（一种金属卟啉化合物类催化剂）应用于卤代烷的电化学分析。

灵敏度：对于一些特定的分析对象已发展了一些能大幅度降低检测限的技术。如基于酚 - 醌氧化还原电对进行循环氧化还原放大信号而将苯酚的检测限降至 10^{-9} 数量级的气相微型生物传感器。另外，Turner 等研制的一种以 DNA 为敏感源的传感器，利用液晶分散技术将 DNA 聚阳离子配合物固定在换能器上，所有能影响 DNA 分子间交联度的化学和物理因素均能被灵敏地捕获，并反映为一个强的、具有"指纹"结构的圆二色谱吸收峰。在用 DNA- 鱼精蛋白配合物测量胰蛋白时检测限低至

10^{-14}mol/L。

随着生物传感器在食品、医药、环境和过程监控等方面应用范围的扩大,对生物传感器提出了更高的要求。为了获得高灵敏度、高稳定性、低成本的生物传感器,人们已着力于下面的研究与开发。

1)开发新材料:功能材料是发展传感器的重要基础,由于材料科学的进步,人们可以控制材料的成分,从而可以设计与制造出各种用于传感器的功能材料。

2)采用新工艺:传感器的敏感元件性能除了由其功能材料决定外,还与其加工工艺有关,集成加工技术、微细加工技术、薄膜技术等的引入有助于制造出性能稳定、可靠性高、体积小、重量轻的敏感元件。

3)研究多功能智能式集成传感器:对于复杂体系中多组分的同时测定,生物传感器阵列提供了一种直接、简便的解决方法。人们正尝试用干涉、三维高速立体喷墨、光刻、自组装和激光解吸等技术发展多功能智能式集成传感器,在尽可能小的面积上排列尽可能多的传感器,并同时兼有检测、判断、信息处理等功能。例如美国科学家已初步研制成功的一种平板式的集成组件,它由DNA传感器阵列、特定的基因序列和生物电信号处理芯片3部分构成,完成信号采集、数据分析与管理复杂基因信息。

4)研究仿生传感器:仿生传感器就是模仿人感觉器官的传感器。目前,只有视觉传感器与触觉传感器解决得比较好,真正能代替人的感觉器官功能的传感器还有待研制。

5)生物传感器的市场化:1975年,Yellow Springs仪器公司首次成功地将葡萄糖酶电极市场化。自此以后,生物传感技术的新进展不断地走向市场化应用。1976年,Miles公司将酶电极用于人造胰腺的血糖监控。近年,VIA医疗公司又研制成功了半连续导管血糖测定仪。1990年,BIACore公司将表面等离子共振技术市场化。由于生物传感器具有突出的优越性,使得生物传感技术的新进展正不断地走向市场化应用,并已开始大量取代相同领域内的其他分析产品。

3. 微流控技术的研究及应用进展　微流控(microfluidics)指的是使用微管道(尺寸为数十到数百微米)处理或操纵微小流体(体积为纳升到阿升)的系统所涉及的科学和技术,是一门涉及化学、流体物理、微电子、新材料、生物学和生物医学工程的新兴交叉学科。因为具有微型化、集成化等特征,微流控装置通常被称为微流控芯片,也被称为芯片实验室(Lab-on-a-Chip)和微全分析系统(micro-total analytical system)。

人类目前对于生命的本质和规律认识欠缺,众多科研人员投身到基因组学、代谢组学、蛋白质组学等生物研究中,体外研究细胞、组织或器官的需求极大地促进了微流控技术用于生物应用的发展,微流控技术广泛应用于药物筛选、细胞分析、细胞捕获、生物小分子(如核酸、蛋白质等)分析等生命分析化学领域。与上述生物应用息息相关的微流控技术主要有:芯片材料与制作技术、表面改性技术、样品前处理技术、液滴技术和检测等。

芯片材料与制作技术:微流控芯片材料的选取决定芯片制作方法和通道内壁的表面性质,如常见的聚二甲基硅氧烷(PDMS)芯片需采用标准软光刻技术制作,通道内壁为疏水表面;而以滤纸为材料的纸芯片制作常用喷蜡打印法,且滤纸本身具有良好的亲水性。

基于细胞的微流控芯片常用的制作材料主要有聚二甲基硅氧烷(PDMS)、聚甲基丙烯酸甲酯（PMMA）及水凝胶等。PDMS 和 PMMA 是实验室中常见的芯片材料，均属于聚合物材料。PDMS 自身具有良好的透气性、透光性和生物相容性，易加工成型，成本低，应用最为广泛，但耐压性差、易形变等特点限制了 PDMS 在某些分离芯片上的应用，却为其应用于气动阀等制作提供了可能。与 PDMS 相比，PMMA 制作的芯片硬度更大，封接后的芯片更牢固，能承受较大的压力，然而 PMMA 芯片制作过程相对繁琐。水凝胶是一种高分子网状体系，所具有的高分子网络结构，能为三维培养细胞提供三维生长的骨架，因此，芯片上的三维细胞培养系统一般需在细胞培养室中注入水凝胶和细胞的混合溶液。除上述材料外，研究人员也将聚碳酸酯（PC）等高聚物用作芯片制作材料，进行细胞分析和药物筛选等相关研究。PC 材料属于热固性材料，质地坚硬，冲击强度极佳，但 PC 芯片的制作工艺复杂。Churski 等以聚碳酸酯为芯片材料，用数控铣机器制作，结合微流控液滴装置用于检测氨苄西林（氨苄青霉素）、四环素、氯霉素对大肠埃希菌的最小抑制浓度及抗生素间的相互作用。纸芯片微流控技术是一种新型微流控技术，与传统的微流控芯片相比，纸芯片材料来源丰富、成本低，试样消耗更少，生物相容性好，依靠毛细管作用驱动流体而不用外加注射泵。二维纸芯片常用的制作方法为喷蜡打印法。纸芯片的独特优势，使其在细胞培养和药物筛选等方面得到应用。近年来，3D 打印技术不断发展，使用 3D 打印技术制作微装置，操作简单方便，能够直接添加制作材料，而不需要额外的刻蚀或溶解处理，制作过程环保、效率高。然而，3D 打印技术也存在加工材料种类有限，打印精度较低，表面平整度不佳等问题，限制了 3D 打印在微流控技术中的推广和应用。目前，3D 打印技术已用于打印制作芯片器官、类皮肤软组织和三维微血管网络等，弥补了传统芯片加工技术难以制作复杂空间结构上的不足，使体外仿生模型更立体、更真实。

表面改性技术：是对选取的芯片材料不足的补充，通过对通道内壁进行功能化修饰，使通道内壁表现出更理想的表面性质。芯片材料的表面化学性质对细胞分析具有较大的影响，对细胞尤其是贴壁细胞来说，细胞成功贴壁后才能在通道表面进行后续细胞的扩散。以 PDMS 微流控芯片为例，PDMS 芯片通道内壁表现为疏水性，对细胞的黏附力较差。Yu 等通过表面引发的原子转移自由基聚合法在 PDMS 的表面修饰上一种较复杂的高聚物，引入环氧基、羟基等亲水基团，改善了细胞生长的贴壁能力。研究表明，采用聚 L- 赖氨酸或聚 D- 赖氨酸涂层的方法也可以提高细胞的贴壁能力。

液滴技术：在微流控装置中，将两相互不相溶的流体，一种作为连续相，另一种作为分散相，分散相在连续相的剪切力作用下，以微小体积的形式分散于连续相中，这一过程即为微液滴的生成。液滴技术所生成的微液滴体积小，一般为纳升级甚至皮升级，与细胞的尺寸接近，小分子或细胞等可被封装在单分散的液滴内形成独立的分析系统。液滴技术制备的微液滴可作为微反应器、且液滴内与外界无交叉污染，可用作细胞捕获、细胞分选等的平台。随着 3D 打印技术的风靡，Villar 等以 3D 生物打印的方法为基础，开发了一种合成类生物组织材料的打印方法。他们利用该方法打印出数以万计的液滴，液滴之间由于单脂质双层的存在最终形成紧密连接、协同操作的液滴网络结构，这种网络结构可用膜蛋白功能化修饰，从而允许电信号沿着特定路径的快速传播，并且这一网络还可通过渗透压梯度进行自主调控，使其按照可预测的方式折叠形成直接打印难以实现的结构。

参 考 文 献

［1］Galluzzi L, Ceccarelli M, Diotallevi A, et al. Real-time PCR applications for diagnosis of leishmaniasis [J]. Parasit Vectors, 2018, 11 (1): 273

［2］Quan PL, Sauzade M, Brouzes E. dPCR: A Technology Review [J]. Sensors, 2018, 18 (4)

［3］Faraji R, Behjati-Ardakani M, Moshtaghioun SM, et al. The diagnosis of microorganism involved in infective endocarditis (IE) by polymerase chain reaction (PCR) and real-time PCR: A systematic review [J]. Kaohsiung J Med Sci, 2018, 34 (2): 71-78

［4］Shakeel M, Rodriguez A, Tahir UB, et al. Gene expression studies of reference genes for quantitative real-time PCR: an overview in insects [J]. Biotechnol Lett, 2018, 40 (2): 227-236

［5］Moreira OC, Yadon ZE, Cupolillo E. The applicability of real-time PCR in the diagnostic of cutaneous leishmaniasis and parasite quantification for clinical management: Current status and perspectives [J]. Acta Trop, 2017

［6］Matsuda K. PCR-Based Detection Methods for Single-Nucleotide Polymorphism or Mutation: Real-Time PCR and Its Substantial Contribution Toward Technological Refinement [J]. Adv Clin Chem, 2017, 80: 45-72

［7］冯作化. 医学分子生物学［M］北京：人民卫生出版社，2001

［8］王淳本. 实用生物化学与分子生物学实验技术［M］武汉：湖北科学技术出版社，2003

［9］Suárez-Díaz E. Variation, differential reproduction and oscillation: the evolution of nucleic acid hybridization [J]. Hist Philos Life Sci, 2013, 35 (1): 39-44

［10］Zhang DY, Chen SX, Yin P. Optimizing the specificity of nucleic acid hybridization [J]. Nat Chem, 2012, 4 (3): 208-214

［11］Asif A, Mushtaq S, Hassan U, et al. Fluorescence in Situ Hybridization（FISH）for Differential Diagnosis of Soft Tissue Sarcomas [J]. Asian Pac J Cancer Prev, 2018, 19 (3): 655-660

［12］王琪，方向东. 缩微芯片［J］生命的化学，2002，20：87-89

［13］He Z, Yang C, Yang C, et al. Optimization-based peptide mass fingerprinting for protein mixture identification [J]. J Comput Biol, 2010, 17 (3): 221-235

［14］Chen YC, Rajagopala SV, Stellberger T, et al. Exhaustive benchmarking of the yeast two-hybrid system [J]. Nat Methods, 2010, 7 (9): 667-668

［15］尹一兵. 分子诊断学［M］北京：高等教育出版社，2007

［16］马文丽. 基因测序实验技术［M］北京：化学工业出版社，2012

［17］Nakano K, Shiroma A, Shimoji M, et al. Advantages of genome sequencing by long-read sequencer using SMRT technology in medical area [J]. Hum Cell, 2017, 30 (3): 149-161

［18］毛亚文，陈江华. DNA测序技术的发展进程. 亚热带植物科学，2018，47（1）：94-100

［19］李明爽，赵敏. 第三代测序基本原理［J］现代生物医学进展，2012，12（10）：1980-1982

［20］Paolillo C, Londin E, Fortina P. Next generation sequencing in cancer：opportunities and challenges for precision cancer medicine. Scand J Clin Lab Invest Suppl [J], 2016, 245: S84-91

［21］丁金凤，杨渝珍，张先恩. 基因分析和生物芯片技术［M］武汉：湖北科学技术出版社，2004

［22］刑婉丽，程京. 生物芯片技术实验教程［M］北京：清华大学出版社，2005

［23］P. 鲍尔迪，C. W. 哈特菲尔德. DNA 芯片和基因表达［M］北京：科学技术出版社，2003

［24］Marshall A, Hodgson J. DNA chips: An array of possibilities. Nature Biotechnology [J], 1998, 16: 2731

［25］陆德如，陈永青. 基因工程［M］北京：化学工业出版社，2002

［26］傅桂莲. 分子生物学检验技术［M］北京：人民卫生出版社，2003

［27］Sambrook J, Russell DW. Molecular Cloning: a laboratory manual [M]. 3rd edition. USA: Cold Spring Harbor Laboratory Press, 2001

［28］梁国栋. 最新分子生物学实验技术［M］北京：科学出版社，2001.

［29］Coleman WB, Tsongalis GJ. Molecular Diagnostics (second edition) [M]. Human press, 2006

［30］Urtis CA, Ashwood ER, Bruns DE. Tietz Textbook Of Clinical Chemistry And Molecular Diagnosis [M]. 4th edition. USA. W. B. Saunders Company, 2005

［31］Fryszczyn BG, Brown NG, Huang W, et al. Use of periplasmic target protein capture for phage display engineering of tight-binding protein-protein interactions [M]. Protein Eng Des Sel, 2011

［32］Kanno E, Ishibashi K, Kobayashi H, et al. Comprehensive screening for novel rab-binding proteins by GST pull-down assay using 60 different mammalian Rabs [J]. Traffic, 2010, 11 (4): 491-507

［33］丛玉隆. 临床检验装备大全（第 2 卷）仪器与设备［M］北京：科学出版社，2015

［34］Liu F, Ni L, Zhe J. Lab-on-a-chip electrical multiplexing techniques for cellular and molecular biomarker detection. Biomicrofluidics [J], 2018, 12 (2): 021501

［35］Hu J, Sheng Y, Kwak KJ, et al. A signal-amplifiable biochip quantifies extracellular vesicle-associated RNAs for early cancer detection. Nat Commun [J], 2017, 8 (1): 1683

［36］Biagetti M, Cuccioloni M, Bonfili L, et al. Chimeric DNA/LNA-based biosensor for the rapid detection of African swine fever virus [J]. Talanta, 2018, 184: 35-41

［37］Fernandes AC, Gernaey KV, Krühne U. "Connecting worlds-a view on microfluidics for a wider application" [J]. Biotechnol Adv, 2018

第七节　液　体　活　检

一、循环肿瘤细胞

1. 循环肿瘤细胞概述　1896 年 Ashwort 对一例癌症死亡患者进行尸检时发现其外周血中类似肿瘤细胞的存在，首次提出了循环肿瘤细胞（circulating tumor cells，CTCs）这一概念。此后，循环肿瘤细胞引起无数研究者的兴趣，成为近年来的研究热点。通过现有的研究成果，对于循环肿瘤细胞的定义是脱落于原发肿瘤部位，经由上皮间质转化后进入血液循环，可在远端部位定位，发生间质上皮转化后增殖形成新的病灶。因而可以认为，循环肿瘤细胞在上皮肿瘤转移中起到了关键作用。

一般认为外周血中的循环肿瘤细胞有 3 类：有些循环肿瘤细胞在液体剪切力和免疫攻击中凋亡；有些循环肿瘤细胞则能够逃避宿主的免疫系统，以休眠的形式潜伏在体内；更有些循环肿瘤细胞则随血液循环转移至远端器官，在适宜的肿瘤微环境条件下形成微转移灶。有研究发现在乳腺癌、前列腺癌和胰腺癌等多个实体肿瘤中存在有干细胞特性的细胞，这些具有干细胞标记的循环肿瘤细胞可能和癌症的转移复发相关，因而进一步的研究可能有助于识别形成转移灶能力的循环肿瘤细胞亚群。

除了常见的单个循环肿瘤细胞外，近年来多个科研团队研究报道，还有一种由 2～50 个肿瘤细胞组成的循环肿瘤细胞团存在血液中。尽管其在肿瘤扩散中的作用还不明确，美国哈佛医学院的一项综合性研究发现循环肿瘤细胞团可以明显促进肿瘤转移的发生。所以说，循环肿瘤细胞可以独立的单个形式存在，也可以是脱落形成的寡细胞克隆体，同时循环肿瘤细胞团避免了"失巢凋亡"，其生存能力和转移位的形成也更强。

循环肿瘤细胞不仅在发生转移的患者血液中存在，在那些表面并未发生转移的患者外周血中也有发现。对循环肿瘤细胞的研究将在患者的疾病进程、预后判断、疗效预测、临床治疗指导及分子特征分析等方面进行。大量实验已经证明了循环肿瘤细胞在癌症早期诊断、转移监控、辅助治疗等的重要作用。同其他检测方法相比而言，外周血更易获得、对患者的创伤小、检测时间更灵活、可反复多次重复等优势，将成为临床检测癌症较为理想的标本。

2. 循环肿瘤细胞富集技术

（1）膜滤过分离肿瘤细胞技术（Isolation by size of epithelial tumor cells，ISET）：这一技术是基于细胞大小，通过 8μm 孔径滤过膜过滤，使较小的淋巴细胞和中性粒细胞通过，将体积较大的 CTC 细胞阻留在膜上，从而保持了细胞的活性和完整性，以利于后续的检测技术。该方法经济简便、敏感度高，可以有效避免多步骤操作引起的细胞损伤和丢失，但是有研究发现不是所有肿瘤细胞都＞8μm，因此直径＜8μm 或者有溶解的细胞会被滤过而无法收集。

（2）密度梯度离心法（density gradient centrifuge）：密度梯度离心法是利用配制的分离液密度将不同密度的细胞区分在不同区域。将外周血平铺于分离介质上层，离心作用加速密度大于分离液的细胞沉降，而密度小于分离液的细胞则聚集于分离液面上层，从而达到分离效果。常用的分离介质密度为 1.077g/ml，红细胞、粒细胞密度比其大，离心后会沉于管底；淋巴细胞和单核细胞密度小于或等于分离介质，离心后会漂浮于分离介质上层或悬浮于介质中，肿瘤细胞主要也是留存于单核细胞富集层。有时候，肿瘤细胞也会迁移入血浆成分，于是产生了新的改进技术 Onco Quick，即在梯度离心介质上安置一层多空膜屏障，这样可以在离心前延滞血液样本中的循环肿瘤细胞扩散，减少了肿瘤细胞的丢失。但是，这样得到的循环肿瘤细胞同大量白细胞和单核细胞混在一起，降低了后期鉴别 CTC 的效率。

（3）免疫磁珠技术（immunomagnetic bead，IMB）：IMS 将抗原抗体反应的高度特异性和免疫磁珠的富集分离作用相结合，达到特异性的生物活性物质和细胞的富集与分离效果，并可对细胞进行形态学分析。筛选富集模式有阳性分选和阴性分选两种，也可将两种模式结合，进一步降低血细胞含量，提高富集效率。其中阳性分选磁珠的富集效率比一般的分离方法提高（1～10）×10^3 倍。但由于目前仍缺乏高特异的肿瘤相关抗原，同样由于肿瘤的异质性，使得 IMS 在分离过程中出现假阳性或假阴性结果。

3. 循环肿瘤细胞检测方法

（1）免疫细胞化学法（immunocytochemistry，ICC）：ICC 是指以显色剂标记的特异性抗体在组织细胞原位通过抗原抗体反应和细胞化学呈色反应，对相应抗原进行定位、定性和定量测定的技术。目前为止，ICC 仍是评价循环肿瘤细胞（CTCs）检测方法的金标准。但该技术检测的细胞量少，检出率低，难以从外周血中大量的单核细胞中检测出极少量的肿瘤细胞，单纯免疫细胞化学法无法对肿瘤患者 CTCs 进行临床检测。

（2）流式细胞术（flow cytometry，FCM）：FCM 是一种在功能水平上对单细胞或其他生物粒子进行定量分析和分选的检测手段，它可以高速分析上万个细胞。其优点在于可在免疫检测的同时进行 DNA 倍数分析，还可以对细胞做物理、化学特性的多参数分析。然而，FCM 检测靶细胞的敏感度仅为 $1/10^4$，而外周血中 CTCs 的数量常＜$1/10^6$，因此单纯依靠 FCM 测定 CTCs 的敏感性仍存在争议。

（3）反转录聚合酶链反应（reverse transcriptase polymer-ase chain reaction，RT-PCR）：RT-PCR 是聚合酶链式反应（PCR）的一种广泛应用的变形，标记组织或肿瘤中某种物质的 mRNA 作为检测指标。通过 RT-PCR 法扩增肿瘤细胞特异性或组织特异性基因，能高度灵敏地从 $10^6\sim10^7$ 个正常细胞中检测出 1 个肿瘤细胞，较免疫组化至少灵敏 100 倍，是目前检测肿瘤隐匿微转移最有效的方法。但由于 RT-PCR 检测 CTCs 可能缺乏一定的特异性，其应用于临床诊断的价值受到限制。

为解决这一问题，定量反转录多聚酶链反应（QPCR）、荧光定量反转录多聚酶链反应（FQ-PCR）等新技术不断产生。有研究表明，免疫磁珠结合 RT-PCR 技术检测 CTCs 能克服单独使用 RT-CR 技术时存在假阳性和假阴性的缺点。

（4）光导纤维阵列扫描技术（fiber-optic array scanningtechnology，FAST）：FAST 拥有扩大视野的光学收集系统，能够进行连续扫描，并从大量免疫荧光染色的单核细胞中找出 CTCs。由于大量的外周血标本能被间时分析，与常规显微镜相比避免了纯化和富集步骤造成的 CTCs 丢失。

（5）镭射扫描细胞计数器（laser scanning eytometer，LSC）：LSC 提高了扫描荧光染色细胞的有效率且兼具图像分析功能。在联合使用抗人上皮抗体和抗 CD45 抗体标记细胞后，这种计数器采用前向散射作为其门限参数分析其荧光，使背景荧光改变的修正得以提高，进而提高其检测精度，同时它能在众多阳性细胞中重新定位 CTCs，并通过显微镜进行视觉确认。

（6）循环肿瘤细胞富集与分析相结合的技术：Cell Search 是一种结合 IMS 和 ICC 法检测循环肿瘤细胞（CTCs）的商品化设备，已获美国食品和药品管理局（Food and Drug Administration，FDA）批准用于临床检测转移性乳腺癌或前列腺癌患者 CTCs 及预测无进展生存期（PFS）及总生存期（OS）。Naoe 等证实了 Cell Search 系统是一种可靠的检测转移性乳腺癌患者 CTCs 的方法。该技术是目前最有潜力大规模临床应用的一种富集与检测方法，但最近有研究发现 Cell Search 不能特异性识别类正常的循环乳腺癌细胞。

微芯片技术获得的细胞中 CTCs 的纯度比 Cell Search（该系统通过免疫磁珠法能自动检测和计数 CTCs）的分离纯度高出 2 个数量级，更有利于分子生物学检测。但芯片结构复杂，造价昂贵，限制了其在临床检测中的应用价值。CTC-hip 是一种更为先进的检测 CTCs 的技术。这一检测系统选用

CKs 和 DAPI 作为阳性分选，用 CD45 作为阴性分选，因此敏感性非常高，在所有肿瘤患者外周血样本中都能检测到 CTCs 的存在。

4. 循环肿瘤细胞的临床应用

（1）循环肿瘤细胞（CTCs）与肿瘤转移：虽然手术、放疗等局部治疗手段不断改进，在没有发现淋巴结转移及常规可检测病灶的情况下，仍然有超过 20% 的患者在 5 年内出现复发转移。发生治疗失败的主要原因可能是由于肿瘤在侵袭和转移的早期阶段就有癌细胞入血，即微转移造成的。2008 年的一项大规模的 II 期临床研究表明，肿瘤患者术后或化疗前 CTCs 的检出是肿瘤早期复发的独立预测指标。Uen YH 等使用 RT-PCR 方法定性分析 52 例胃癌患者 CTCs 的水平，结果表明 CTCs 水平可用于早期发现胃癌患者的微转移。因此，可以认为 CTCs 是肿瘤转移的一个重要因素，其数量变化可能成为监测早期转移的指标。

（2）循环肿瘤细胞（CTCs）与个体化治疗：当前对恶性肿瘤的治疗是基于肿瘤大小、病理分级、淋巴结与远处转移、患者一般状况及肿瘤发展趋势等因素的综合治疗，缺乏个体化。随着对循环肿瘤细胞（CTCs）研究的深入，人们发现检测 CTCs 有助于建立个体化的治疗方案。Molnar 等研究认为，CTCs 数量的改变可以反映肿瘤对治疗的敏感性及增殖活性，可为个体化治疗提供依据。Cristofanilli 等研究发现，转移性乳腺癌患者经一线化疗的第一个周期后 CTCs 的变化即可反应治疗效果，结果显示第 1 个周期化疗后 CTCs 数量仍 ≥5 个 /7.5ml 可提示患者对该化疗方案不敏感，治疗效果欠佳。对于此类患者及时换用其他化疗方案是否能提高生存期，目前一项名为 SWOGS0500 的前瞻性、随机对照、双盲、临床 III 期试验正在进行研究。以上研究说明 CTCs 的数量变化可在早期预测治疗效果，为评价治疗方案的敏感性提供依据，有利于临床医师根据患者个体情况及时调整治疗策略，选择最佳治疗方案和时间，尽量使患者免受不必要的痛苦。

（3）循环肿瘤细胞与预后：传统影像学和显微镜下诊断临床转移之前已经发生了肿瘤细胞的播散，目前众多的研究显示循环肿瘤细胞（CTCs）可以预测肿瘤的侵袭性，其存在提示患者预后较差。Chi Wu 等认为 CTCs ≥2 个 /7.5ml 组的非小细胞肺癌患者较 CTCs <2 个 /7.5ml 组的生存期更短。Bluemke 等报道 CTCs 的存在与淋巴结阳性及肾细胞癌同期转移有关，研究认为肾癌外周血检测 CK 阳性的 CTCs 是一个独立的预后因素。以上研究提示恶性肿瘤中 CTCs 的数量是一个重要的预后指标。

二、循环肿瘤 DNA

1. 概述　循环肿瘤 DNA(circulating tumor DNA, ct DNA) 是一类源于肿瘤细胞的双链 DNA 片段，大小为 0.18～21 kb，主要存在于血液、滑膜液和脑脊液等液体中，可经尿液和粪便排出，含量极微。

1948 年科学家们首次发现人体血液中存在着循环游离 DNA（circulating free DNA，cf DNA），1997 年，研究发现癌症患者的循环游离 DNA 明显高于正常患者。17 年后，人们才现这些 DNA 来自肿瘤，并含有肿瘤的标志性突变。最开始，循环 DNA 的实际应用并不在癌症领域，而是在产前诊断。Lo 等推测胎儿 DNA 能够进入血液，并于 1997 年向人们成功展示，孕妇血液中携带着男性胎儿的 Y 染色体。这让无创产前诊断成为可能，是产前诊断的一次革命。癌症研究晚于产前诊断，这是因为肿瘤 DNA 比胎儿 DNA 更难检测，而且早期的测序技术还不够准确可靠。近 10 年，随着第二代测序技术（next-generation sequencing，NGS）的到来，大大提高了 ctDNA 检测灵敏度和特异性，使得 ct DNA 检测在临床研究及应用中起到重要的作用。同时 ctDNA 可以作为动态监测肿瘤的有效工具，目前有关 ct DNA 在乳腺癌、肺癌、胃癌等肿瘤中对于肿瘤辅助诊断和预后监测的相关科研成果已被相继报道。

2. 循环肿瘤 DNA 的分离提取技术　循环肿瘤 DNA（ctDNA）在血液中的含量极少，片段很小，提取难度大。目前提取 ctDNA 最常用的方法主要有传统的酚 - 氯仿 - 异戊醇法，磁珠法（SIGMA）、硅胶膜吸附柱法（QIAamp DNA MiniKit，Qiagen）等。传统的 ctDNA 的提取方法是酚 - 氯仿 - 异戊醇法，后来在传统的酚 - 氯仿 - 异戊醇法的基础上加以改进，在 DNA 沉淀步骤中配合使用 DNA 助沉剂，以更高的 DNA 含量及纯度，但是两种方法的 DNA 纯度未达到 1.8～2.0 这一理想区间，提示所提取 DNA 中可能含有蛋白或多糖污染。磁珠法的主要材料是一种表面包裹有介孔二氧化硅的磁性复合微粒——介孔纳米磁珠，其特点为具有较大的表面积和较强磁分离能力，且制备工艺过程简单，成本相对较低，尤其适合于痕量 DNA 样品的提取。但这种方法纯度相对较低，这可能是由于磁珠的吸附能力的限制。介孔纳米磁珠理论吸附能力为 1 μl 磁珠可吸附 10 ng DNA 分子，适用于 DNA 含量极少的样品。QIAamp 试剂盒是目前较公认的 ctDNA 提取试剂盒。

3. 循环肿瘤 DNA 的检测方法　近年来，高敏感性和高特异性的检测技术在肿瘤学领域层出不穷，主要分为两个方面：一是循环肿瘤 DNA（ctDNA）的浓度或含量检测，二是 ctDNA 的遗传学变异检测。根据所依赖的技术平台，ct DNA 检测方法大致可以分为两类：一类是针对少量已知突变的基于 PCR 的检测方法，主要以扩增阻滞突变系统 PCR（amplification refractory mutation system-PCR，ARMS-PCR）、数字 PCR、磁珠乳液扩增方法（beads、emulsion、amplification、magnetics，BEAMing）为代表；另一类是靶向多基因的基于 NGS 技术的方法，主要是选定十几个到数十个肿瘤相关基因进行测序，技术关键在于如何富集这些相关基因。根据富集策略的不同，基于 NGS 的技术目前又可分为靶向扩增子测序（targeted amplicon Seq，TAS）及目标序列捕获测序（targeted capture sequencing，TCS）：前者是针对目的基因设计数十对甚至上百对 PCR 引物，利用多重 PCR 扩增富集，代表性方法有标记扩增深度测序（tagged-amplicon deep sequencing，TAM-Seq）、环化单分子扩增与重测序技术（circulating single-molecule amplification and resequencing technology，SMART）等；而后者是针对目的基因设计探针，通过捕获杂交的方法富集，该方法较为经典的是深度测序肿瘤个体化建档法（cancer personalized profiling by deep sequencing，CAPP-Seq）。

数字 PCR（d PCR）技术：d PCR 技术作为一种新的核酸定量检测方法，采用"分而治之"的策略，将一个标准的 PCR 反应分配到大量微小的反应器中，实现"单分子模板 PCR 扩增"，扩增结束后，无需依赖标准曲线和参照样本，通过阳性反应器的数目直接检测出目标序列的拷贝数。d PCR 技术具有极高的扩增特异性，使其在癌症标志物、稀有突变和线粒体突变检测方面具有天然的优势，已有研究发现可通过 d PCR 技术检测到黑色素瘤患者 ct DNA 中的 BRAF 和 NRAS 突变以达到对其治疗反应的监测。此外，Takegawa 等通过 d PCR 技术对结直肠癌患者血清中的 ct DNA 进行分析发现：在绝大多数获得抗 EGFR 抗体治疗抗性的结直肠癌患者中存在 HER2 的扩增，提示 HER2 扩增可能成为未来结直肠癌的一个治疗靶点。与传统的 Q-PCR 技术相比，d PCR 技术具有更高的灵敏度、特异性和准确性，可实现单分子 DNA 绝对定量，使其能够检测到痕量的 DNA 分子并对其进行定量分析，为临床监测肿瘤复发和微小残留疾病等方面提供可靠的依据。但是，d PCR 技术对于绝大多数科研工作者来说仍然是一种全新的核酸检测方法，目前无法广泛地应用于临床检测中。

微滴式数字 PCR（droplet digital PCR，dd-PCR）技术：dd PCR 技术是一种真正意义上的绝对定量技术。dd PCR 系统在传统的 PCR 扩增前对样品进行微滴化处理，经 PCR 扩增后，对每个微滴的荧光信号进行逐一分析，根据泊松分布原理及阳性微滴的个数与比例即可得出靶分子的起始拷贝数或浓度。dd PCR 技术作为目前检测肿瘤细胞突变 DNA 最灵敏的方法，可有效应用于肿瘤的早期筛查。Tsao 等利用 dd PCR 技术对 ct DNA 进行监测发现所有试验的黑色素瘤患者都能检测到 ct DNA，且其浓度变化和他们的疾病状态相关。而且，相关研究还发现在接受目标治疗的黑色素瘤患者的 ct DNA 中可以检测到与 BRAF 和 MEK 抑制物抗性有关的突变。此外，Yang 等发现利用 dd PCR 技术可以对肺癌患者 EGFR 突变进行定量和动态检测，且其灵敏度极高，检测下限可达 0.04%，同时可对肺癌患者进行 EGFR-TKI 治疗后的生存率评估，从而指导后期肺腺癌患者的个体化治疗。dd PCR 所需样本量很低，这对于临床来说意义重大，尤其是当病理样本太少时，dd PCR 可以帮助检测其突变。dd PCR 技术在 ct DNA 检测速度、费用方面与其他 PCR 技术类似，但其以绝对定量和极高灵敏度的特性为临床提供了广阔的应用前景。需要注意的是，该技术在 ct DNA 检测方面仍然存在一些不足，如只能检测到已知的基因突变且一次只能检测到一种突变，这将限制其在临床上的应用，不过此缺点可以通过结合 NGS 技术来克服。NGS 虽然灵敏度不如 dd PCR（在检测肺癌 EGFR 突变的频率只有 5%），检测费用也比 dd PCR 技术高，但 NGS 在稀有基因检测方面显示出不可比拟的优越性。未来如果能将 dd PCR 技术和 NGS 结合起来共同应用到临床监测中，将会有广阔的应用前景。

BEAMing 技术：BEAMing 技术结合 d PCR 以及流式技术，其利用每一类 DNA 分子可特异地与相应的磁珠相连接，然后通过流式细胞仪检测荧光标记，从而对每一类 DNA 分子之间的差异做出评估。Higgins 等发现通过 BEAMing 技术只需要利用患者的外周血对 ct DNA 进行检测就可以检测出转移性乳腺癌患者的 PIK3CA 突变、非小细胞癌患者中的 EGFR 突变、结直肠癌患者体细胞中的 KRAS 突变和转移性黑色素瘤患者中的 BRAF 突变。作为 DNA 检测最灵敏的技术之一，BEAMing 扩增法的应用使 ct DNA 检测的灵敏度大大提高。然而，BEAMing 技术在 ct DNA 检测方面也存在一定缺陷，如当肿瘤负荷过小时，有可能造成一定的假阴性；目前只能检测非常明确的待测突变（如非小细胞癌和结直肠癌患者中的 KRAS 突变、转移性黑色素瘤患者中的 BRAF 突变等），不能用于发新的突变。

标记扩增深度测序（tagged-amplicon deepsequencing，TAm-Seq）技术：TAm-Seq 是一种新一代的高通量测序技术，主要特点是测序通量高、测序时间和成本显著降低，一次能对数十万到数百万条 DNA 分子进行序列测定。Forshew 等曾指出可以通过非侵袭性的 TAm-Seq 技术检测出肿瘤的新生突变。该团队发现通 TAm-Seq 分析可以在卵巢癌患者的血浆中检测到 TP53 突变，并且随着肿瘤的进展还可以检测到 EGFR 突变。在肿瘤突变的检测中，TAm-Seq 对 ct DNA 等位基因的的突变频率检测下限可达 2%，灵敏度和特异度都 >97%。之前用于监测个体肿瘤动态的方法、技术均需依赖于昂贵的特异性探针或利用整个基因组序列识别基因重排，这些方法虽然灵敏度比 TAm-Seq 高，但通常很难实现。TAm-Seq 技术的发现允许临床治疗中只需用一个患者的血浆标本就可以监测出肿瘤负荷随时间的变化，与全基因组测序相比更加经济有效。而且，与其他更快更准确的测序技术或稀有等位基因扩增技术相比，这种方法更有利于指导个体化用药。虽然 TAm-Seq 技术能够全面分析晚期癌症患者血浆携带的信息，但却存在着高阅读背景错误概率所引起的假阳性问题，所以将此技术应用于临床前仍需要进一步改进，如需要更高的深度测序和保真度、额外的复制体等。

癌症个体化深度测序分析方法（cancer person-alized profiling by deep sequencing，CAPP-Seq）：CAPP-Seq 利用定制化的 Nimble Gen Seq CapEZ Choice Library 作为"筛选器"对样本进行靶向捕获后再进行深度测序，其对非小细胞肺癌（non-small cell lung cancer，NSCLC）的 ct DNA 检测结果灵敏度高、特异性强且经济可行。非小细胞肺癌约占所有肺癌类型的 83%，而约 80% 的 NSCLC 患者确诊时已经晚期或者已经发生了远处转移，大大降低了 5 年生存率，所以寻找一种早期诊断 NSCLC 的方法迫在眉睫。CAPP-Seq 是目前所有用于 ct DNA 分析的方法中灵敏度最高的一种方法。研究者利用 CAPP-Seq 方法对不同阶段非小细胞癌 ct DNA 进行检测后发现，Ⅱ 期以上的 NSCLC 中 ct DNA 检测敏感性为 100%，Ⅰ 期的 NSCLC 中 ct DNA 检测敏感性为 50%，而检测特异性在各期肺癌中均为 96%，甚至 ct DNA 比例低至 0.02% 的时候也能被检测到。这些特点促进了 CAPP-Seq 技术对微小残留病灶的检测，足以证明 CAPP-Seq 检测的灵敏度。除此之外，有研究还发现用 CAPP-Seq 测定的 ct DNA 水平和肿瘤大小之间存在显著相关性，而且 CAPP-Seq 能够准确测定肺癌的基因型，其检测效能与作为金标准的肿瘤活检相比毫不逊色。美中不足的是 CAPP-Seq 检测不如全基因组测序全面，无法有效地捕捉到足够的相关基因融合物，导致对肿瘤负荷的低估。虽然目前 CAPP-Seq 的研究主要是针对肺癌，但研究人员认为，CAPP-Seq 未来将会广泛应用于临床，指导多种类型恶性肿瘤的临床检测，促进个性化癌症治疗的发展。

条形码测序技术（barcode sequencing tech-nology）条形码测序技术是一种针对鉴别个体分子而兴起的高保真度目标测序技术，该技术通过适配体连接来增加条形码序列，从而进行目标深度测序，然后运用线性扩增来消除由聚合酶链反应早期循环所导致的错误。其最具代表的就是 NOIR 测序系统。研究者利用 NOIR 测序系统对胃癌和肺癌患者血浆中的 cf DNA 进行监测分析发现，这种方法几乎完全消除了假阳性，确保检测到血浆中 cf DNA 绝对数量的突变。目前这个系统主要是针对 KRAS 和 TP53 的热点区域设计，覆盖了癌症突变位点的 50%，并且这个系统很容易延伸到对其他基因突变的检测，如 PIK3CA、PTEN 和 EGFR 基因。在 PCR 的过程中每 100 个条形码标签将会损失 2～3 个，但是其损失对条形码在实际应用中造成的影响微乎其微。条形码测序技术可用于检测肿瘤患者基因的稀有突变，并且大大降低了因 PCR 扩增而出现错误的概率，未来很有可能广泛应用于临床中指导临床医师对 ct DNA 的检测和病情分析。

4. 循环肿瘤 DNA 的临床应用　目前循环肿瘤 DNA（ct DNA）被认为是肿瘤应用领域最具发展潜力的分子标志物，主要用于监测肿瘤负荷及病情发展，检测微小残留病变、评估疾病预后，并制定个体化用药方案、评估治疗反应、追踪耐药及复发、休眠性克隆等。

辅助诊断早期癌症及评估预后：癌症的发生发展是多个基因多种变异积累的复杂病变过程，早期检测是癌症研究和治疗的关键，通过对人体血液中痕量的 ct DNA 进行捕捉检测，可以在影像学还未发现病灶时指示肿瘤的存在，目前正成为肿瘤早期诊断领域努力的新方向之一。但是，癌症早期患者血液中 ct DNA 的含量往往更低，而且被大量的正常细胞基因组 DNA 污染和稀释，对检测技术的要求更为严格。截止目前，针对 ct DNA 的不同检测平台均存在较低信号背景噪声比的问题，对原发灶肿瘤早期诊断的敏感性均不够，影响分析的敏感，Bettegowda 等仅在约 50% 的实体肿瘤患者体内检测到了 ct DNA。有研究证实，基线 ct DNA 的浓度是一个独立的预后因素，基线具有较高浓度的患者比基线具有较低浓度的患者具有更差的无病生存期和总生存期。另外，相对于 ct DNA 的体细胞突变，ct DNA 甲基化可以作为更早的肿瘤标志物被检测到。

制定调整个体化用药方案并监测病情进展：肿瘤治疗正在逐渐从宏观的对"症"用药转向更微观的对"基因"用药，也就是"同病异治"或"异病同治"。个体化治疗已经成为肿瘤治疗的公认趋向，基因检测是肿瘤个体化治疗的必要环节，其应用覆盖肿瘤的易感基因检测、早期筛查、致病基因确定、个性化用药指导和预后评价。近年来研究最多且已经用于临床实践的是 EGFR 基因突变检测。

发现微小残留病灶并追踪耐药突变以预测肿瘤复发：传统的影像学检查对疾病复发转移的诊断在时间上要滞后于 ctDNA 检测。Newman 等采用 ctD-NA 和影像学检查对早晚期 NSCLC 患者治疗反应进行随访监测发现，影像学观察到的肿瘤体积减小而 ct DNA 浓度上升可能预示着微小残留病变的存在与发展。

ct DNA 溯源肿瘤位置：DNA 甲基化具有时空特异性，不同类型的组织和细胞间存在特殊的差异甲基化模式，通过对比已知的甲基化图谱，可以辨别 ct DNA 的组成成分，提供血浆的全景图，从而指出 ctDNA 的来源。近年来，国内学者研发了一种甲基化 CpG 串联序列扩增及测序方法（methylated CpG tandems amplificationand sequencing，MCTA-Seq），该方法对富含 CGCGCGG 的位点进行扩增，因此可以检测出 cf DNA 中成千上万超甲基化的 CpG 岛，并进一步鉴别出了血液中有潜力，检测出早期阶段肝癌的一些高性能标志物。

三、外泌体

1. 概述　外泌体（exosomes，EVs），是细胞通过内吞-融合-外排等一系列生物学机制产生并通过主动分泌作用排出细胞外的囊性小，其本质是脂质双分子层。外泌体的细胞来源，以及其内部的蛋白质含量决定了它的密度。一般来说，外泌体的分子直径为 25～95nm。外泌体形态呈杯形或双凹碟形，但在人体体液中呈球状。

细胞分泌的膜性囊泡有多种存在形式，如外泌体、凋亡小体，以及脱落微球。外泌体内含有 miRNA，以及各种蛋白成分，参与调节细胞各项生理功能。而其后的研究证明其不仅在正常细胞内发挥作用，外泌体及其内部成分也广泛指导肿瘤细胞的生长发育，但值得注意的是，外泌体均不含有 DNA 成分。在外泌体广泛的生理作用中，细胞间的信息交流及物质传递最为重要，其机制为以下 4 方面：外泌体作为一种信号物质直接作用于受体细胞；外泌体将特异性传染颗粒或功能性蛋白质传递给受体细胞；外泌体通过 mRNA、microRNA 等物质进行遗传信息的呈递；外泌体可直接在细胞间进行受体转移，而此时外泌体进入受体细胞后，通过指导转录和翻译，对蛋白进行修饰和定位，并通过一系列过程进而影响受体细胞的细胞表型及生物功能。

2. 外泌体的提取和鉴定　外泌体提取的方法有离心法、过滤离心法、密度梯度离心法、免疫磁珠法和色谱法等，但没有一种方法能同时保证外泌体的含量、纯度、生物活性。离心法是外泌体提取常用的方法，得到的外泌体量多，但是纯度不足，而且这种物理作用可导致外泌体结构及大小的改变。过滤离心法是利用不同截留相对分子质量（MWCO）的超滤膜离心分离外泌体，这种操作简单、省时，不影响外泌体的生物活性，但分离的外泌体纯度也不足。外泌体目前广泛应用的提取方法是蔗糖密度梯度超速离心法，通过逐步去除细胞、细胞碎片，在高达 100 000g 离心力的情况下得到富含外泌体的沉积物，在蔗糖梯度液中将其中含有与外泌体非特异性合的蛋白质、蛋白质聚集物等杂质超速离心进行进一步的纯化。此种方法分离得到的外泌体纯度高，但前期准备工作繁杂、耗时、量少。免疫磁珠法是利用包被有单克隆抗体的球型磁性微粒特异性结合靶物质得以分离外泌体，这种方法可以保证外泌体形态的完整，特异性高、操作简单、不需要昂贵的仪器设备，但是非中性 pH 和非生理性盐浓度会影响外泌体的生物活性，不便进行下一步的实验。另外，根据凝胶孔隙的孔径大小与样品分子尺寸的相对关系，利用色谱法也可对外泌体进行分离，此法分离到的外泌体在电镜下大小均一，纯度高，但需要特殊的设备，应用不广泛。

外泌体是细胞内内溶酶体微粒内陷形成多囊泡体，并在刺激作用下多囊泡体与细胞膜融合向胞外分泌的大小均一，直径为 40～100nm 的囊泡，可以通过电镜进行观察；外泌体的特异性蛋白包括 Alix、Flotillin-1、Lamp-1、Lamp-2、CD63 和 CD9 等，可通过免疫印迹分析及流式细胞仪进行鉴定。目前的实验技术主要依靠离心速率法来分离各类微泡，但物理作用能导致微泡结构及大小的改变，流式细胞仪可以同时检测物质的大小和密度，但 300nm 以下的囊泡无法被测到。微泡没有独特的表面标志物，其膜脂质成分、蛋白组成、密度也还需进一步检测。

3. 外泌体与临床　在疾病诊断方面，外泌体含有蛋白质，mRNA，miRNAs 等信号分子，它们反映分泌细胞的生理状态和功能状态，甚至还会包含细胞病态相关的分子信息，从而提供了丰富的潜在的生物标志物分子源。临床研究已发现，不同疾病的不同类型细胞都能分泌含有 RNAs 的外泌体，这使得从人体体液中纯化外泌体再对其 RNA 成分及序列分析成为可能，有望用于疾病诊断及监测，尤其在肿瘤标志物检测方面。外泌体作为生物标志物虽然还处于起步阶段，但随着进一步的研究，外泌体的临床应用可能会有良好的前景。

外泌体与肿瘤：肿瘤细胞也可以分泌外泌体，并进入机体发挥双重调控作用，既可促进肿瘤发生发展，同时也可以抑制其发生发展。外泌体及其分泌的各种生物学物质，均可在肿瘤细胞的发生发展过程中起重要生理作用。经研究发现，肿瘤细胞分泌外泌体含量远大于正常细胞，期内的遗传信息物质参与肿瘤发生发展的多个方面。外泌体检测可用于肿瘤的早期诊断，其中 miRNAs 还可以反映肿瘤进展，判断肿瘤分期以及监测肿瘤是否转移。外泌体还可应用于监测肿瘤患者的病情变化，并及时反馈信息指导临床。至今大量研究表明，应用外泌体制备的肿瘤疫苗，在增强机体免疫功能方面发挥不可或缺的作用。

外泌体与神经系统疾病：经由肿瘤细胞分泌的外泌体，可通过两方面发挥作用，其一是通过其内蛋白及核酸促进肿瘤发生发展，其二是利用其内抗原诱导免疫反应，及免疫耐受与抑制。而在神经退行性病变中，蛋白质突变导致错误分选或错误折叠，蛋白质降解途径遭到阻碍使得大量蛋白质堆积，进而在特定部位形成包涵体。外泌体可携带错误折叠或突变后的蛋白质，造成有毒蛋白质的扩散，从而促进神经退行性疾病的发生发展。

外泌体与心血管疾病：心脏球，是在近期研究过程中产生的新概念，即在人体外对心脏组织进行分离培养而获得的细胞集团，因其成球形外观，故而得名。外泌体可经由心脏球细胞分泌，与其他微粒体共同在心脏组织与异体细胞间的传递信息。与此同时，内皮细胞来源外泌体在心血管形成时发挥极其重要的功能。

参 考 文 献

[1] Muller V, Stahmann N, Riethdod S, et al. Circulating tumor cells inbreast cancer: correlation to bone marrow micrometastases, heteroge-neous response to systemic therapy and low pmliferative activity [J]. Clin Cancer Res, 2005, 11 (10): 3678-3685

[2] Pachmann K, Clement JH, Schneider CP, et al. Standardized quan-tification of circulating peripheral tumor cells from lung and breastcancer [J]. Clin Chem Lab Med, 2005, 43: 617-627

[3] lalle M, de Rosa L, Marzetti L, et al. Detection of breast cancercells in the bone marrow or peripheral blood: methods and prog-nostic significance [J]. Tumeri, 2000, 86 (3): 183-190

[4] Guo J, Yao F, Lou Y, et al. Detecting carcinoma cells in peripheralblood of patients with hepatocellular carcinoma by immunomagnefic beads and RT-PCR [J]. J Clin Gastroenterol, 2007, 41 (8): 783-788

[5] K, Dengler R, Lobodasch K, et al. An increase in cellnumber at completion of therapy may develop as all indicator ofearly relapse: quantification of circulating epithelial tumor cells (CETC) for monitoring of adjuvant therapy in breast cancer [J]. JCancer Res Clin Oncol, 2008, 134 (1): 59-65

[6] Naoe M, Ogawa Y, Morita J, et al. Detection of circulating urotheli-al cancer cells in the blood using the Cell Search System [J]. Cancer, 2007, 109 (7): 1439-1445

[7] Sieuwerts AM, Kraan J, Bolt J, et al. Anti-epithelial cell adhesion molecula antibodies and the detecttion of circulating normal like breast tumor cells [J]. J Natl Cancer Inst, 2009, 101 (1): 61-66

[8] Uhr JW. Cancer diagnostics: one step shop [J]. Nature, 2007, 450 (7173): 1168-1169

[9] Nagrath S, Sequist LV, Mabeswaran S, et al. Isolation of rare circu-lating tumor cells in cancer patients by microchip technology [J]. Nature, 2007, 450 (7173): 1235-1239

[10] Molnar B, Sipos F, Galamb O, et al. Molecular detection of circu-lating cancer cells. Role in diagnosis, prognosis and follow up ofcolon cancer patients [J]. Dig Dis, 2003, 21 (4): 320-325

[11] Cristofanilli M, Budd GT, Ellis MJ, et al. Circulating Cumor cells, disease progression, and survival in metastatic breast cancer [J]. Cancer, 2004, 351 (8): 781-791

[12] Cristofanilli M, Hayes DF, Budd GT, et al. Circulating Cumorcells: a novel prognostic factor for newly diagnosed metastaticbreast cancer [J]. J Clin Oncol, 2005, 23 (7): 1420-1430

[13] National Cancer Institute (NCI). Treatment decision makingbased on blood levels of tumor cells in women with

metastaticbreast cancer receiving chemotherapy. Clin Trials, 2011, 12: 25

［14］Chi Wu, Huaijie Hao, Longyue Li, et al. Preliminary investigation of the clinical significance of detecting circulating tumor cells en-riched from ling cancer patients [J]. J Thorac Onco1, 2009, 4: 30-36

［15］Bluemke K, Bilkenroth U, Meye A, et al. Detection of circulatingtumor cells in peripheral blood of patients with renal cell carcino-ma correlates with prognosis [J]. Cancer Epidemiol Bioma － kersPrev, 2009, 18 (8): 2190-2194.

［16］陈淑敏，何姝仪，刘怡，等. 循环肿瘤 DNA 检测技术的研究进展［J］ 生命科学研究，2017，21（4）：365-369

［17］郭巧梅，娄加陶. 循环肿瘤 DNA 的研究进展［J］ 中国肿瘤生物治疗杂志，2016，23（5）：601-608

［18］Gorgannezhad L, Umer M, Islam MN, et al. Circulating tumor DNA and liquid biopsy：opportunities, challenges, and recent advances in detection technologies. Lab Chip, 2018, 18 (8): 1174-1196

［19］Nanou A, Coumans FAW, van Dalum G, et al. Circulating tumor cells, tumor-derived extracellular vesicles and plasma cytokeratins in castration-resistant prostate cancer patients. Oncotarget, 2018, 9 (27): 19283-19293

［20］Chen Y, George AM, Olsson E, et al. Identification and Use of Personalized Genomic Markers for Monitoring Circulating Tumor DNA. Methods Mol Biol, 2018, 1768: 303-322

［21］Gutteridge A, Rathbone VM, Gibbons R, et al. Digital PCR analysis of circulating tumor DNA：a biomarker for chondrosarcoma diagnosis, prognostication, and residual disease detection. Cancer Med, 2017, 6 (10): 2194-2202

［22］Forshew T, Murtaza M, Parkinson C, et al. Noninvasive identification and monitoring of cancer mutations by targeted deep sequencing of plasma DNA. Sci Transl Med, 2012, 4 (136): 136ra68

［23］于歌，谢风. 外泌体的研究进展［J］ Clin J Lab Diagn，2017，21（12）：2206-2208

［24］刘艳华，王小中. 外泌体在疾病诊疗中的研究进展［J］ 实验与检验医学，2014，32（3）：267-271

［25］Carretero-González A, Otero I, Carril-Ajuria L, et al. Exosomes: Definition, Role in Tumor Development and Clinical Implications. Cancer Microenviron, 2018 (3): 1-9

第八节 精 准 医 疗

一、精准医疗简介

2015 年 1 月 20 日美国 "精准医疗计划" 的发布，使得精准医疗获得了举世瞩目的关注。部分著名的研究机构对精准医疗概念进行了解读，现将具有代表性的解释摘录如下。

维基百科对精准医疗的定义是：精准医疗是一种推动定制医疗实现的新医学模式，即为患者提供个性化的临床决策、服务和药物。在这种模式中，诊断测试基于患者基因内容语义或分子、细胞分析，被用于选择合适的最佳的治疗方案，其工具包括分子诊断、图像和数据分析软件。

美国国家研究委员会（National Research Council）认为精准医疗是根据每个患者的个体特征制定医疗方案的医学模式。它不仅包括为特定的患者研发药物和医疗设备，也包括将患者分类的能力。该定义与 "个性化医疗" 很相近，易产生混淆。

美国国立卫生研究院（National Institutes of Health，NIH）认为精准医疗是一种考虑了个人基因变异性、个人生活方式和环境的关于疾病诊疗和预防的新方法。

"2015 清华大学精准医学论坛"会议指南给出的定义为：精准医疗是一种新型医学范畴，将现代科技手段和传统医学方法统一起来，科学地认知人体机能与疾病本质，力求以最有效、最安全、最经济的医疗服务来获取个体与社会健康效益的最大化。

大量的文献研究表明，精准医疗并不是新生的概念。德国的免疫学家 Paul Ehrlich 被人们尊称为"化疗之父"，19 世纪末 20 世纪初，他提出了"magic bullet"的概念，核心思想是先找到靶（即致病因子），再设计具有针对性的药物"magic bullet"。这种理念被认为是最朴素的精准医疗概念。1960 年，美国科学家 Peter Nowell 和 David Hungerfor 发现了费城染色体（Philadelphia chromosome，Ph chromosome），为费城染色体融合基因 BCR-ABL 靶向药物设计奠定了基础。2004 年，《Targeting Targeted Therapy》一文在 The New England 杂志发表，文中描述了非小细胞肺癌患者的治疗方式，即通过基因测序的方法寻找患者基因突变的位置，而后有针对性的用药，实现对癌症的精准打击。这被认为是对精准医疗最早的论述，阐释了精准医疗的新模式。2007 年，美国系统生物学研究所创始人 Leroy Hood 教授提出了"P4 医学模式"（Predictive，Preventive，Personalized，Participatory），即预测、预防、参与及个体化医疗。后来，为实现 P4 医学的目的，学者提出第 5 个 P，即精准，融合了其他 4 个部分的内容，同时考虑数字医与大数据，关注分子水平的信息，从个体基因的组成、所处的环境、日常生活方式及其他信息出发，可用于个体健康的未来预测，也能反馈个体在获取治疗选择时的反应。哈佛商学院的 Clayton Christensen 教授在 2008 年最早提出精准医疗的概念，认为精准医疗就是利用分子诊断等辅助医师准确的做出临床决策。2011 年，美国国家研究委员会在《Toward Precision Medicine：Building a Knowledge Network for Biomedical Research and a New Taxonomy of Disease》中正式提出精准医疗的概念。

中国在 21 世纪初就开始关注精准医疗。我国肝胆外科领域著名的董家鸿教授和黄志强院士于 2006 年率先提出了精准外科的概念，得到了国内外医学界的一致认可。精准外科的目标是通过合理的资源调配、全流程的成本调控，从而获得效益与耗费之比的最大化。后来，精准外科的理念被引用到肿瘤放疗、妇科等医学领域。

综合考虑现有的精准医疗典型的定义以及精准医疗概念的提出与发展，可以发现，精准医疗与基因组学（genomic medicine）、个性化医疗（personalized medicine）有关，同时也涉及转化医学。还与密切相关。转化医学（translational medicine），也称转化研究（translational research），倡导以患者为中心，旨在建立基础研究与临床应用之间的双向转化通道。转化医学研究的重要资源是生物样本库，在精准医疗服务中，将成为关键的精准医疗大数据资源中心，为精准医疗大数据的分析提供资源保障。

二、组学大数据

随着信息化时代的到来，我们在生活的方方面面都积累了大量的数据。所谓大数据（big data），不仅仅是信息量的巨大，同时也是信息的复杂性和多样性。随着 DNA 测序、质谱测序等高通量技术的快速发展，生命科学领域进入了以海量多元组学数据为特征的大数据时代。组学大数据给生命科学研究带来了前所未有的机遇，在研究人类基因功能、人类疾病、精准医疗等方面具有重要意义。近几年，千人基因组项目已经绘制了详细的人类基因组变异图谱，收录了数百万个以前未曾发现的 SNP 及其他变异，ENCODE 项目也取得重大发现，人类基因组中约 80% 的 DNA 从生化角度来看是具有功能的，TCGA 和 CPTAC 项目则促进了我们在分子层面上对癌症的理解。与此同时，组学数据的暴发式增长也对海量数据的处理和分析提出了新的挑战。面向组学大数据的生物信息学研究，有助于我们快速有效地挖掘组学大数据中蕴含的生物学知识。

大数据一般存在"3V"特征，即：规模性（volume），指数据量级大，如 TB、PB 甚至 ZB 等；多样性（variety），指数据类型多，如结构、半结构及非结构数据等等；高速性（velocity），指生成速度快。除此之外，一些组织在"3V"基础上增加了价值性（value）或者真实性（veracity），价值性指价值密度低，真实性指数据的可靠程度。与其他领域强调大数据的相关性不同，生物学家更希望得到有价值的因果关系。

随着 DNA 测序、质谱测序等高通量技术的快速发展，生物信息学面临海量组学数据处理任务。欧洲生物信息学研究所 EBI，在 2014 年存有将近 40 PB 的基因、蛋白质和小分子数据，相比 2013 年（18 PB）数据存储量翻一番以上。此外，人类蛋白质组原始质谱的谱图数量也已经达到了上亿级别。

与此同时，随着高通量测序技术的应用越来越普遍，生物信息学面临多种多样的组学大数据分析任务。TCGA 项目计划从分子层面增加对癌症的理解，已经测定了 20 余种癌症的基因序列变异、拷贝数、mRNA 表达、蛋白质表达等多种类型数据。ENCODE 项目计划鉴定人类基因组中所有的功能元件，产生了 2 600 个基因组数据集，来自 Ch IP-seq、RNA-seq、Ch IA-PET、CAGE、high-C 等实验技术的共 1 479 个 Ch IP-seq 数据集测量了不同人类细胞系的转录因子结合位点和组蛋白修饰模式，其中 1 242 个数据集包含了 199 个转录因子。C-HPP 项目于 2011 年在日内瓦正式启动，是 HUPO HPP 项目的重要组成部分。C-HPP 采用以染色体为中心的策略，希望得到人类基因组编码的蛋白质列表，包括翻译后修饰、可变剪接及单氨基酸变异等，项目进行过程中产生了海量蛋白质组质谱数据。千人基因组项目于 2008 年启动，计划对全球各地至少 1000 个人类个体的基因组进行测序，绘制详尽的人类基因组遗传多态性图谱。该计划已获得了来自欧洲、东亚、撒哈拉以南非洲和美洲的共计 1 092 个样本的全基因组测序数据（测序深度为 2～6×）、靶向外显子组测序数据（测序深度为 50～100×）和 SNP 基因分型数据，如今又涌现出了万人基因组项目和 10 万人基因组项目，仅千人基因组项目就已经面临 100 TB 数据的处理任务，10 万人基因组项目估计将产生 100 倍以上的数据。

近几年，大数据研究也得到各国政府的关注，比如美国政府启动的 20 亿美元的大数据计划、NIH 的 BD2K 计划、IBM 投资 1 亿美元在中国的大数据建设等。面向组学大数据的生物信息学研究有助于增进我们对生命体系的理解，具有重要科学意义。Kandoth 等使用来自 12 种癌症类型的 3 281 个肿瘤样本，基于生物信息学分析癌症中的点突变和插入删除变异，建立了不同类型癌症的突变频率分布，将其与组织起源、致癌物和 DNA 修复缺陷等过程联系起来。该研究利用癌症基因组大数据，鉴定到 127 个显著突变基因，分布于多个癌症相关通路。Fredriksson 等基于生物信息学系统分析了 14 种癌症类型的非编码体系突变与基因表达的关系，利用 505 个肿瘤样本大数据，发现一些基因的启动子区域有重复出现的突变，特别是 TERT 基因的启动子区域的突变与基因组范围的表达量升高有十分明显的相关性。进一步对 TERT 基因分析发现，这种相关性的强度在不同癌症中高度变化，在甲状腺癌等拷贝数稳定的癌症中相关性最强。该研究还发现 TERT 启动子突变对邻近 CLPTM1L 基因的表达有调控作用。Zhou 等利用基因组大数据训练深度学习模型，预测非编码突变的功能影响，作者使用该生物信息工具提高了对 e QTLs 和疾病相关突变的分析效果。Wilhelm 等构建了基于质谱大数据的生物信息学平台 Proteomics DB，绘制了基于质谱的人类蛋白质组草图，对理解人类蛋白质组以及蛋白质的组织特异性等方面有重要意义。

组学大数据给传统生物信息学提出了新的挑战。一方面，中小实验室缺乏计算资源，需要解决数据计算问题；另一方面，组学数据具有复杂、多层次的特点，需要解决数据分析问题。缺乏相应的生物信息学工具是大数据时代生命科学领域面临的主要瓶颈，面向组学大数据的生物信息学离不开数据的计算和分析。

组学大数据的规模成为了生物信息学分析的计算瓶颈，云计算技术为大数据计算提供了新的解决方案。NIST 定义云计算为："云计算是一种计算模型，实现无处不在、便捷、可通过网络按需访问的可配置计算资源池（例如，网络、服务器、存储、应用程序、服务），这些资源可以快速调配，最小化管理开销或与服务提供商的交互"。GFS、Map Reduce、Bigtable 被称为云计算底层技术三基石，不过 Google 并没有公布其技术细节与核心，于是就催生了 Apache Hadoop 这样一个开源项目。Hadoop 是一个能够对大量数据进行分布式处理的软件框架，创立至今，逐渐发展为一个庞大的生态体系。Map Reduce 框架为数据处理提供了可扩展性。Map Reduce 将问题划分为多个相互独立的子问题，待并行处理完成这些子问题后，任务便被解决。Map Reduce 在一些应用中表现出了优秀的性能，比如序列比对，2 条独立的序列在查询数据库的过程中不需要任何通信，因此可以非常容易的在 Map Reduce 框架内实现分布式处理。一般这类问题也被称为松偶合问题。Map Reduce 框架将并行计算过程抽象为 Map 和 Reduce2 个运算单元：Map 阶段将输入数据切割成数据分块，以键值对的形式分配到计算节点上的 Map 函数并行分析处理，Map 函数的输出同样以键值对的形式保存在各自的计算节点上；Reduce 阶段负责将所有的中间结果根据键值进行合并，然后生成最终结果。Map Reduce 框架简化了分布式计算的编程模型，比如它会自动执行数据同步，并且重新执行异常状态的任务，通过增加计算节点数量便可加快数据处理速度等。云计算技术在生物信息学领域得到了广泛应用。在蛋白质组领域，研究人员发现使用云计算技术可以加速质谱数据处理。Kalyanaraman A 等首次将 Map Reduce 框架用于质谱鉴定，在 MSPolygraph 算法的基础上开发了 MR-MSPolygraph，用于并行处理质谱数据的多肽鉴别。

随着高通量测序技术的飞速发展，生命科学领域的研究人员收集数据的能力得到了极大提高，测量样本的不同层次的生命组学数据，这些数据从不同层次描述了细胞的分子功能。考虑不同组学数据之间的关联，有利于对候选疾病基因进行筛选和排序。然而多组学数据的整合分析研究仍不成熟，亟需建立多组学数据分析体系解决生物学问题。基于组学数据鉴定癌症亚型是十分重要的问题，但是肿瘤样本之间存在着高度的遗传异质性。传统基于微阵列技术的基因表达数据的分子分型已经发现了新的癌症亚型，例如 Tothill 等使用 k-means 聚类算法鉴定出卵巢癌的分子亚型，并与临床结果相关，2011 年 TCGA 对卵巢癌的独立研究重复了 Tothill 等发现的亚型。为了充分利用不同层次的组学数据，更准确的进行疾病亚型的分类，并理解不同癌症亚型之间的分子机制，Shen 等提出了一个联合隐变量模型 i Cluster，该模型可以同时使用多种类型组学数据来进行聚类分析。该研究成功将 i Cluster 应用于 TCGA 乳腺癌和肺癌的生物信息学分析，利用拷贝数变异和基因表达两种数据，发现了潜在癌症亚型。

随着生物技术的飞速发展和应用，未来我们将面临更复杂的知识发现任务。比如对世界不同人种的大规模测序，帮助我们发现人种之间的区别和关联，寻找人类起源的线索。除了遗传学，我们也将看见大数据在农业、微生物、流行病及大脑等研究领域的应用。多组学数据整合分析技术将发挥越来越重要的作用。

三、基于大数据的精准医疗服务体系

1. 应用服务　基于大数据的精准医疗服务主要提供精准诊断、精准治疗与精准药物。

（1）精准诊断：目前精准诊断主要是指分子诊断。首先，通过电子病历等系统完整收集患者临床信息记录，利用生物样本库等完整采集患者生物样本信息；其次，通过基因测序平台采集患者分子层面的信息；最后，利用基于大数据的生物信息学分析工具对所有信息整合分析、可视化展现，形成精确的临床诊断报告，帮助医师预测疾病的发生、发展和结局。

（2）精准治疗：对医师而言，这一环节是指收集患者信息及样本，利用组学和大数据分析技术对大样本人群与特定疾病类型进行生物标志物的分析、鉴定、验证、应用，从而精确寻找到病因和治疗靶点，为临床决策提供精确的支持和依据。对患者来说，精准治疗则指患者将获得精确的最佳药物及用药效率、无效药物及不良反应等信息。

（3）精准药物：精准药物是精准医疗的本质体现，是指根据疾病类别进行靶向特异性药物研发，利用基因组个体差异指导用药。靶向特异性药物在提高临床疗效方面已经取得巨大进展，但在药物毒性和治疗抵抗领域面临巨大挑战。未来的药物研发需针对疾病亚型，体现更高的特异性和更低的毒性。

2. 应用支撑技术体系　技术体系主要包括生物样本库、生物信息学、电子病历和大数据分析技术。前 3 个方面是精准医疗的前提条件，最后一个方面则是实现精准医疗的关键。

（1）生物样本库：转化医学研究为精准医疗提供重要的组学数据和临床医学信息，是其重要的组成部分。生物样本库保存并提供人类生物资源及其相关信息，是转化医学研究的重要资源，因此被认为是精准医疗的前提条件之一。通过统计学、分子生物学、计算机科学等领域的方法和软件，结合组学技术，开展队列和疾病研究，分析生物样本库中的生物样本，发现和验证生物标志物，真正体现生物样本的资源保障作用。

（2）生物信息学：生物信息学综合利用统计学、分子生物学、计算机科学，存储和分析生物数据，研究重点包括基因组学、蛋白质组学、蛋白质空间结果模拟、药物设计等。结合患者信息和实验结果，生物信息学可以发现蛋白质、基因、代谢产物等生物标志物，从而帮助确定药物设计和诊疗方案。

（3）电子病历：生物标志物的发现需要临床数据与患者样本数据相结合。因此，电子病历需要承载整合生物信息数据、临床数据、患者基本信息等信息的功能，从而为基因和分子信息分析及其他

数据分析奠定基础。

（4）大数据分析：利用数据挖掘、本体等大数据分析技术方法对医疗云、服务器集群等数字化平台中存储的精准医疗大数据进行转化规约，并可视化展现给患者、医师、生物制药公司等不同用户，实现"正确的目标、正确的药物、正确的患者"的"金三角治疗"。

3. 基础设施　基础设施主要是指数据生成、存储、分析和展现过程中的软硬件和网络。数据生成设施包括基因测序平台、移动健康监测设备、电子病历系统等，数据存储设施包括医疗云和服务器仓库等，数据分析设施包括生物信息学、大数据分析技术和工具，数据展现设施包括基因组浏览器、IGV 等图形化软件。在网络方面，主要依赖智慧医疗卫生信息专网，也需考虑与其他领域网络的融合性、共享性和安全性。

4. 生物医学研究知识网络　生物医学研究知识网络主要是指涉及人类疾病知识的各种数据库，其内容包括临床诊断、病理分析等表型信息和基因组、转录组、蛋白质组等各种生物分子信息。生物医学研究知识网络数据库以个体为中心，根据知识库，将从一个个体获取的各种类型的生物学数据之间建立起高度的内部连接，从而准确挖掘致病因子或者诊断标志物，对特定的个体患者进行准确地个性化诊断和治疗。

5. 安全保障　安全保障主要涉及生物样本数据、电子病历数据等的数据隐私、数据保护、数据安全和数据正确使用问题，其内容包括数据可及、数据权限、保密性和数据来源等。

参 考 文 献

［1］ 范美玉，陈敏. 基于大数据的精准医疗服务体系研究［J］中国医院管理，2016，36（1）：10-11

［2］ CHEN R, SNYDER M. Promise of personalized omics to precision medicine [J]. Wiley Interdisciplinary Reviews: Systems Biology andMedicine, 2013, 5 (1): 73-82

［3］ MIRNEZAMI R, NICHOLSON J, DARZI A. Preparing for precision medi-cine [J]. New England Journal of Medicine, 2012, 366 (6): 489-491

［4］ CHAUSSABEL D, PULENDRAN B. A vision and a prescription for bigdata-enabled medicine [J]. Nature immunology, 2015, 16 (5): 435-439

［5］ 杨帅. 面向组学大数据的生物信息学研究［D］北京：中国人民解放军军事医学科学院博士学位论文，2016

［6］ Ginsburg GS, Phillips KA. Precision Medicine: From Science To Value [J]. Health Aff (Millwood), 2018, 37 (5): 694-701

［7］ Vaithinathan AG, Asokan V. Public health and precision medicine share a goal [J]. J Evid Based Med, 2017, 10 (2): 76-80

［8］ Carrasco-Ramiro F, Peiró-Pastor R, Aguado B. Human genomics projects and precision medicine [J]. Gene Ther, 2017, 24 (9): 551-561

［9］ Raza S, Hall A. Genomic medicine and data sharing [J]. Br Med Bull, 2017, 123 (1): 35-45

［10］ Chaussabel D, Pulendran B. A vision and a prescription for big data-enabled medicine. Nat Immunol, 2015, 16 (5): 435-439

第九节 质 谱 技 术

一、质谱技术

1. 质谱技术概述 质谱技术，特别是 2002 年诺贝尔化学奖软电离（soft ionization）技术即生物大分子电离技术，使生物质谱成为目前质谱学中最为活跃和最富有生命力的研究领域，可用于测定多肽、蛋白及核酸等生物大分子的分子量，描绘肽质量指纹谱及辅助多肽序列分析，成为蛋白质组学研究和发展的关键技术。同时也在检验医学中对血药浓度检测、代谢组学（metabonomics）的研究和应用方面起到了关键的作用。伴随着质谱技术的不断更新，其研究和应用呈现出突飞猛进的发展，成为生命科学领域的热门话题。

质谱技术的发展史：① 1912 年，汤姆逊（J. J Thomason）发现质谱现象；② 1919 年，阿斯顿（Aston）和丹麦斯特（Dempster）发明质谱仪；③ 1943 年，美国加州统一工程中心製成第一部商业质谱仪；④ 20 世纪 40 年代，用于同位素测定和无机元素分析；⑤ 20 世纪 50 年代，复杂碳氢混合物中的各组分分析（石油化工）；⑥ 20 世纪 60 年代，GC-MS 联用技术，复杂化合物的鉴定和结构分析；⑦ 20 世纪 70 年代，计算机引入数据处理；⑧ 20 世纪 80 年代，快原子轰击电离，基质辅助激光解吸电离，电喷雾电离，大气压化学电离，LC-MS 联用，感应耦合等离子体质谱仪，傅立叶变换质谱仪等；⑨ 20 世纪 90 年代，基因组学、代谢组学、蛋白组学。

质谱法的基本作用是：定性分析、定量分析。质谱法特有的优点包括：分析范围广、可同时测定精确分子量并根据碎片特征进行化合物的结构分析、分析速度快、灵敏度高（10^{-9}）、超微量样品、准确，能最有效地与各种色谱法在线联用从而成为分析复杂体系的有力手段。目前质谱技术存在自动化程度相对差、对人员的要求高、技术相对复杂、仪器昂贵，维护复杂等不利因素。

2. 质谱技术的基本原理 质谱技术是应用多种离子化技术（如电子流轰击、化学电离、强电场作用、大气压离子化等），使物质分子失去外层价电子形成分子离子（M^+），若获得的能量超过其离子化所需能量时，分子离子中的某些化学键可能继续发生断裂而形成不同质量的碎片离子（fragment ion）：

$$质量精度 = \frac{|M - M_0|}{m} \times 10^6 （ppm）$$

一般选择其中带正电荷的离子进入质量分析器，使其在电场或磁场的作用下根据其质荷比的差异进行分离。按各离子 m/z 顺序对离子的相对强度大小记录的图谱即为质谱。一般的质谱给出的数据有两种形式：棒图即质谱图和质谱表。质谱图（图 2-9-1）是以质荷比（m/z）为横坐标，相对强度为纵坐标构成。一般将原始质谱图上最强的离子峰为基峰并定为相对强度为 100%，其他离子峰以对基峰的相对百分值表示。质谱表是用表格形式表示的质谱数据。质谱表中有两项即质荷比和相对强度。从质谱图上可以直观地观察整个分子的质谱全貌，而质谱表则可以准确地给出精确的 m/z 值及相对强度值，有助于进一步数据分析。

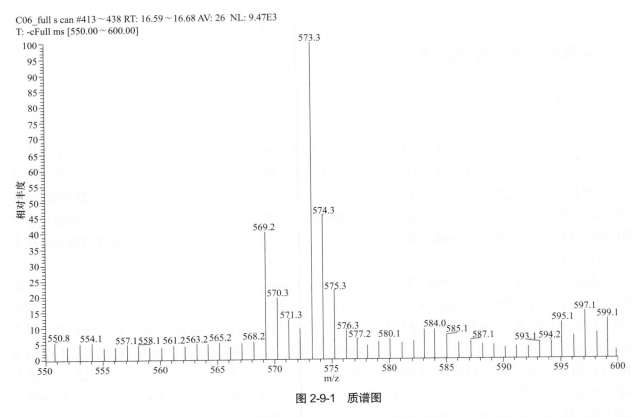

图 2-9-1　质谱图

　　质谱分析的基本步骤为：①将不同形态的样品（气、液、固相）导入质谱仪；②样品分子在离子源内电离成气相离子形式；③依质荷比（m/z）不同在质量分析器内分离各个样品离子；④各样品离子到达检测器被检测出来；⑤在资料处理系统中，离子信号被转换成可读或图谱方式呈现并进行分析。

　　3. 质谱仪　质谱仪种类非常多，工作原理和应用范围也有很大的不同。从应用角度，质谱仪可以分为下面几类：有机质谱仪、无机质谱仪、同位素质谱仪及气体分析质谱仪等。有机质谱仪又分为气相色谱 - 质谱联用仪（GC-MS）、液相色谱 - 质谱联用仪（LC-MS）、基质辅助激光解吸飞行时间质谱仪（MALDI-TOF-MS）、富立叶变换质谱仪（FT-MS）等。无机质谱仪则包括火花源双聚焦质谱仪、感应耦合等离子体质谱仪（ICP-MS）、二次离子质谱仪（SIMS）。以上的分类并不十分严谨。因为有些仪器带有不同附件，具有不同功能。例如，一台气相色谱 - 双聚焦质谱仪，如果改用快原子轰击电离源，就不再是气相色谱 - 质谱联用仪，而称为快原子轰击质谱仪（FAB MS）。另外，有的质谱仪既可以和气相色谱相连，又可以和液相色谱相连，因此也不好归于某一类。在以上各类质谱仪中，数量最多，用途最广的是有机质谱仪。质谱仪是通过对样品电离后产生的具有不同的 m/z 的离子来进行分离分析的。质谱仪的基本结构根据分析的步骤依次可分为五大部分：包括进样系统、离子源、质量分析器、检测器及数据处理系统。同时，离子分离需要一套真空系统维持整个系统的运行，一般来讲，真空系统也是质谱仪的关键组成部分。质谱仪基本构造如图 2-9-2 所示。

二、质谱技术的临床应用

由质谱仪分析可得到各种有价值的样品信息：元素分析、化学结构的决定、直接精确的分子质量测定、混合物中各组成的分析等。有机质谱是鉴定有机化合物结构的重要工具之一。它可提供精确的分子量信息

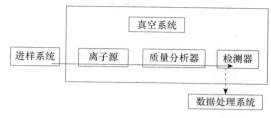

图 2-9-2　质谱仪的基本构造

及丰富的离子碎片信息，为分析鉴定有机化合物的结构提供可能。质谱可以进行纯物质的相对分子质量测定、化学式确定及结构鉴定等。质谱检出的离子强度与离子数目成正比，通过离子强度也可进行定量分析。同位素稀释质谱技术（isotope dilution mass spectrometry，ID-MS）是一种最有效、最准确的测量痕量及超痕量物质的方法，是具有权威性的基准方法。经过数十年的不断发展，质谱技术已经广泛运用于各领域，包括药物发现和开发、食品安全分析、环境保护、法医和毒物学、中草药研究、临床疾病诊断检验与研究以及蛋白组学与生物标志物等。

1. 质谱技术在检验医学中的应用

（1）同位素稀释质谱技术：1995 年国际计量委员会（international committee for weights and measures，CIPM）和物质量咨询委员会（consultative committee for amount of substance，CCQM）确认了同位素稀释质谱法、库仑法、重量法、滴定法和凝固点下降法是具有权威性的基准方法。这些方法是可以依据基本测量单位直接测量或者通过准确的数学公式表示并通过物理或化学理论间接地联系到基本单位进行测量的方法。这些方法有可靠的理论基础和严格的数学表达式，不确定度能够估计和表达，准确度高，并能直接溯源至国际单位。

同位素稀释质谱技术（ID-MS）是一种最有效、最准确的测量痕量及超痕量物质的方法。它通过同位素丰度的精确质谱测量和所加入稀释剂的准确称量，求得待测样品中某元素的绝对量，有效地把元素的化学分析转变为同位素测量，因此具有同位素质谱测量的高精度和化学计量的高准确度。

临床检验的结果，基本上采用定标物定标的相对分析方法，其测量结果的准确度受到各种因素影响。提高和保证检验结果准确性和可比性的有效手段是开展量值溯源工作，建立临床检验的参考系统，包括参考方法、参考物质和参考实验室。检验医学溯源联合委员会（Joint Committee on Traceability in Laboratory Medicine，JCTLM）针对临床检验的检测项目所建立的参考测量程序中，有机小分子检验项目 57 种参考方法的 52 种采用同位素稀释质谱技术。我国目前正在开展临床检验重要常规项目准确测量技术与方法研究项目中，也涉及该技术的应用。当然在临床检验参考测量中也存在 ID-MS 仪器、试剂和运行成本很高、处理样品时需要加入的同位素稀释剂制备成本较高、试剂来源较困难等因素，其应用也受到一定制约。

（2）电感耦合等离子体质谱技术：元素分析，特别是微量元素定量测定是临床检验的一个重要组成部分，传统的元素分析方法包括分光光度法、原子吸收法（火焰与石墨炉）、原子荧光光谱法、ICP 发射光谱法等。这些方法都各有其优点，但也有其局限性。例如，样品前处理复杂，需萃取、浓缩富集或抑制干扰；或是不能进行多组分或多元素同时测定，耗时费力；或是仪器的检测限或灵敏度达不到指标要求等。

电感耦合等离子体质谱技术（inductively coupled plasma mass spectrometry，ICP-MS）是质谱分析方法之一，可以同时测定痕量多元素的无机质谱技术，几乎克服了传统方法的大多数缺点，并在此基础上发展起来的更加完善的元素分析法，因而被称为当代分析技术的重大发展。

随着生命科学研究发展的需要，要求对元素分析的检测限也越来越低，对元素存在的形态要求也越明确。因为元素的形态不同，作用的机制不同。在农业、医药、环保、食品、还有工业产品等，用 ICP-MS 进行这些产品中多元素的分析测定，是目前国际上在这一领域检测水平最高的分析技术，可为产品提供国际技术领域认可的实验数据。

ICP-MS 在医学中的应用包括无机元素测定，快速、准确地检测人体内必需元素和有毒有害元素；稳定同位素示踪研究；元素形态分析，元素的不同形态具有不同的毒性特点、化学特性和生理功能，定性和定量地分析元素的不同化学形态（如 As、Pb、Hg、Sn 和 Cr 等元素）；随着 ICP-MS 仪器的逐渐普及和研究工作的不断深入，ICP-MS 灵敏度高、分析速度快、方法可靠、易与其他技术联用等特点都符合了临床检验医学研究的发展需要。

ICP-MS 在元素分析方面早已成为成熟的常规分析技术，随着 ICP-MS 仪器的改进，其同位素分析也取得了显著进步，并在同位素比值分析中发挥重要作用。但样品制备和样品引入仍然是目前最薄弱的环节，特别是在生命科学领域的研究中，样品微量而且复杂，然而目前有很多工作致力于研究将此方法与一些化学仪器进行联用（如液相和气相色谱以及毛细管电泳等分离技术与 ICP-MS 的联用、激光剥蚀 ICP-MS 等技术的联用）。这些联用技术的迅速发展将使 ICP-MS 分析技术在检验医学中发挥更重要的作用。

（3）质谱联用技术

1）新生儿疾病筛查：遗传性代谢病（inborn error of metabolism，IEM）是一类涉及氨基酸、有机酸、脂肪酸、尿素循环、碳水化合物、类固醇等多种物质代谢的疾病。其种类繁多，是儿科临床的疑难杂症，虽然其单一病种患病率较低，但总体发病率高，对人口素质、家庭乃至社会的发展构成了极大威胁，其诊断主要依赖实验室的特异性检查。

1966 年 Tanaka 运用 GC-MS 发现首例异戊酸血症以来，GC-MS 在遗传代谢病的筛查与诊断中广泛应用，并成为有机酸尿症的主要诊断方法。在一些国家和地区，GC-MS 作为常规筛查手段运用于新生儿筛查或高危筛查。氨基酸代谢病可通过尿液 GC-MS 分析进行生化诊断，如高苯丙氨酸血症、枫糖尿症、鸟氨酸氨甲酰基转移酶缺乏症等。线粒体脂肪酸代谢病中长链酯酰辅酶 A 脱氢酶缺乏、多种酯酰辅酶 A 脱氢酶缺乏、原发性肉碱缺乏导致线粒体脂肪酸 B 氧化障碍，血液中不饱和脂肪酸浓度增高等，运用 GC-MS 尿液有机酸分析及血液脂肪酸分析均可进行筛查与诊断。

串联质谱为新生儿筛查带来了巨大发展，扩大了新生儿检测的范围，实现了"一种方法检测多种疾病"。串联质谱不仅有更高的准确性，而且有更高的实效性，它可以同时检测包括氨基酸病、有机酸代谢紊乱、脂肪酸氧化缺陷在内的 25 种以上的遗传代谢病，大大提高了筛查效率。另外，串联质谱在糖代谢、脂代谢异常诊断、血药浓度检测、兴奋剂筛查方面也一直有很好的应用。

2）治疗药物监测：目前药物检测主要通过免疫化学法进行，虽然简单易行，但所测定药物种类较少。LC-MS/MS 法更加准确，多组分同时监测功能能够充分发挥作用，几乎可以用于所有药物的监测。如抗癌药、免疫抑制剂等。尤其是免疫抑制剂，移植后患者需要应用大量免疫抑制剂以减少免疫排斥反应的发生，免疫抑制剂只有在特定浓度范围内才能发挥理想作用使用过量则会降低机体免疫力从而引发其他疾病，因此需要准确测定药物浓度，而 LC-MS/MS 法准确率超过95%，而且还可以检测唾液样本中的环孢素浓度，这些其他办法都无法实现。另外，也可用于抗HIV 感染的反转录酶抑制剂拉米夫定和齐多夫定浓度监测及用于控制抗生素临床用量和心血管药物浓度监测。

3）激素水平测定：LC-MS/MS 法可以用于激素水平检测和先天性肾上腺增生等疾病的诊断，对药物滥用及兴奋剂检测也具有重要意义。甾体类激素一般用 GS-MS 和免疫分析方法测定，运用 LC-MS/MS 可以使特异性提高，并且减少样品处理工作量。LC-MS/MS 法还可以定量分析合成代谢类激素雄烯二酮、睾酮和双氢睾酮，大大地提高了灵敏度。雄烯二酮、睾酮最低检出限为0.05ng/ml，双氢睾酮为 1ng/ml。先天性肾上腺增生诊断通常采用免疫方法测定 17- 羟孕酮、氢化可的松、雄烯二酮，但是假阳性率非常高，应用 LC-MS/MS 可以将假阳性率降低 85%。LC-MS/MS 法对于良性前列腺增生与其他有临床表现的雄激素依赖性疾病的鉴别诊断也有重要价值，还可用于甲状腺疾病的诊断。

4）微生物鉴定：近年来，质谱技术在微生物检验方面的应用越来越多，这主要得益于其得天独厚的优势。①可用于多种微生物标本，如痰液、血液、尿液、脑脊液和胸腔积液、腹水及经过培养的标本；②可用于几乎所有类型的病原体鉴定和分类检测，包括细菌、真菌及其孢子、病毒、寄生虫等；③可对病原的多种成分进行分析，包括蛋白质、脂质、脂多糖、脂寡糖、DNA、多肽及其他可被离子化的分子；④检测速度快，例如一个病原微生物的质谱检定实验，包括样品的采集和制备，整个过程不到 10min；⑤标本用量少；⑥样本前处理简单，对样品的分子量几乎没有什么限制；⑦特异性和准确性高；⑧高敏感性，如液相串联质谱可以检测到 10～100 个细菌或 20～50 个孢子的存在。在对生物样本进行处理后，甚至可以在单个菌水平发现并确定致病菌。这些优势使其在微生物鉴定尤其是传染病病原体方面具有巨大的优势，近年来已建立了微生物胞膜蛋白质、脂多糖、核酸等的指纹数据库，使其检测更加准确和快速。

质谱之所以能用于微生物检验是因为其含有一些成分（包括蛋白质、脂类、脂多糖（LPS）、脂寡糖（LOS）、DNA、多肽及其他能被离子化的分子），这些成分能给出唯一的质荷比，可以作为生物标志分子特异鉴定细菌。LC-MS/MS 法通过母离子扫描、子离子扫描或中性丢失扫描等各种扫描方式对裂解细胞进行检测，找出种间和株间特异性峰如 3- 羧基脂肪酸（内毒素的标志物）、麦角固醇（真菌数量的标志物）、胞壁酸（肽聚糖的标志物）等，以此进行细菌识别。蛋白质在细菌体内的含量高，常用于细菌属、种和株的鉴定。LPS 和 LOS 是革兰阴性菌的外部细胞膜成分，是细菌毒性的主要组成部分，其混合物易于提取，去除脂肪酸残基后肼解产物进行 LC-MS/MS 法分析，可用于血清型分类。应用 LC-MS/MS 法对细菌提取物在不同条件下进行试验，证明温度及时间稳定性较好，可以进行高通量分析，因此在细菌临床诊断方面有广阔的应用前景。

2. 质谱技术在蛋白质组学中的应用　蛋白质是 1 条或多条肽链以特殊方式组合的生物大分子，复杂结构主要包括以肽链为基础的一级结构（氨基酸序列）及由肽链卷曲折叠而形成三维（二级，三级或四级）结构。目前质谱主要测定蛋白质一级结构包括分子量、肽链氨基酸排序及多肽或二硫键数目和位置。传统蛋白质的研究中，是使用 SDS-PAGE 技术得到的粗略的分子量，其准确度<5%，使

用银染技术灵敏度为 1～5ng。现在利用质谱技术灵敏度可低至 pmol 至 fmol 样品量之间，分子量准确性达到 0.05%，而且理论上分子量范围并无限制。

质谱相关的技术已成为连接蛋白质与基因的重要技术，开启了大规模自动化的蛋白质鉴定之门，其基本技术路线如图 2-9-3。蛋白质组数据库（proteome database）被认为是蛋白质组知识的储存库，包含所有鉴定的蛋白质信息，如蛋白质的顺序、核苷酸顺序、2-D PAGE、3-D 结构、翻译后的修饰、基因组及代谢数据库等。

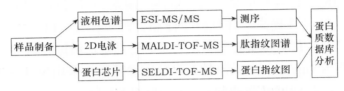

图 2-9-3　蛋白质质谱研究基本技术路线图

（1）电喷雾电离质谱：ESI-MS 是一种连续离子化的方法而且多肽离子带有多个电荷。通过高效液相色谱等方法分离出液体多肽混合物，当样本由细针孔射出时，喷射成雾状的细小液滴，这些细小液滴包含多肽离子及水分等其他杂质成分。去除这些杂质成分后，多肽离子进入串联质谱分析仪，质量分析仪选取某一特定 m/z 的多肽离子，并以碰撞解离的方式将多肽离子碎裂成不同电离或非电离片段。随后，依 m/z 对电离片段进行分析并汇集成离子谱，通过数据库检索，由这些离子谱得到该多肽的氨基酸序列。氨基酸序列信息即可通过蛋白氨基酸序列数据库检索蛋白鉴定。依据氨基酸序列进行的蛋白鉴定较依据多肽质量指纹进行的蛋白鉴定更准确、可靠。

现有的肽和蛋白质测序方法包括 N 末端序列测定的化学方法（Edman 法）、C 末端酶解方法、C 末端化学降解法等，这些方法都存在一些缺陷，如测序速度较慢、样品用量较大、对样品纯度要求很高、对于修饰氨基酸残基往往会错误识别而对 N 末端保护的肽链则无法测序等。C 末端化学降解测序法则由于无法找到理想的化学探针，其发展仍面临着很大的困难。在质谱测序中，灵敏度及准确性随分子量增大有明显降低，所以肽的序列分析比蛋白容易许多，许多研究也都是以肽作为分析对象进行的。利用待测分子在电离及飞行过程中产生的亚稳离子，通过分析相邻同组类型峰的质量差，识别相应的氨基酸残基，其中亚稳离子碎裂包括"自身"碎裂及外界作用诱导碎裂。C 末端酶解方法与 Edman 法有相似之处，即用化学探针或酶解使蛋白或肽从 N 端或 C 端逐一降解下氨基酸残基，形成相互间差一个氨基酸残基的系列肽，名为梯状测序（ladder sequencing），经质谱检测，由相邻峰的质量差得到相应氨基酸残基。

随着 ESI-MS 技术的成功发展，以及较好地与 HPLC 及 CE 分离手段相结合，扩展了质谱仪分析化合物的范围，特别是在生物化学领域获得了日益广泛的应用，而且最新发展的超灵敏度的纳升电喷雾串联质谱技术（nano-ESI-MS-MS）的出现，可在最小的样品消耗量下获得最大灵敏度，灵敏度可高达 fmol，已被成功地用于二维凝胶电泳分离的蛋白质的鉴定。近年来，串联质谱分析仪发展迅猛，其数据采集方面的自动化程度、检测的敏感性及效率都大大提高，大规模数据库和一些分析软件的应用使得串联质谱分析仪可以进行更大规模的测序工作。

（2）基质辅助激光解析离子化 - 飞行质谱：利用 MALDI-TOF-MS 测得肽质量指纹谱（peptide

mass fingerprinting，PMF），然后通过数据库检索的方式鉴定蛋白质，是目前蛋白质组学研究中普遍应用的最主要的方法之一。这套完整的系统具备蛋白质组研究所需的众多功能：2D 电泳、图像获取、2D 胶分析、蛋白样品切割、蛋白消化、MALDI 样品准备、消化及点样、数据分析整合，数据管理和检索系统。

MALDI 系统主要流程包括：2D（二维）电泳（等电聚焦电泳和 SDS-PAGE 电泳）利用等电点和分子量不同分离蛋白质，染色后可利用图像分析仪对不同蛋白质点进行数质量分析（图谱比较差异点、表达丰度等），将蛋白质点酶解，放在基质分子中并形成晶体，激光照射晶体时，基质分子吸收激光能量使样品解吸附，基质样品之间发生电荷转移使样品分子电离，基质吸收了激光大部分能量并气化，同时将样品分子带入气相，样品分子只吸收了少量激光能量，从而避免了分子化学键的断裂。进一步质谱分析得到肽质量指纹图谱（PMF）。并利用相应数据库检索进行鉴定数据鉴定蛋白质技术。这已成为蛋白质组研究中主要的蛋白质鉴定技术。

由于蛋白质是由 20 种氨基酸分子以不同数目及排序聚合而成的，用某些特定蛋白质分解酶（如胰蛋白酶 Trypsin）可以将蛋白质分子中某些特定氨基酸（如 Arginine 及 Lysine）分解，使每一个蛋白质被切割成为一群独特的、大小不同、质量不一的氨基酸片段。将这一群氨基酸片段的质量数目组合，对于原来未被切割的完整蛋白质分子而言，就如同指纹对于每一个人一样，具有独特性，重复的机会非常小。在基因和蛋白质资料库越来越完备的情况下，几乎每一个基因所制造出来的蛋白质氨基酸序列，及其被胰蛋白酶切割成所形成氨基酸片段的质量数目组合，可以利用生物资讯学发展出的分析软体加以预测。因此，在二维电泳胶片上所分离的上千种蛋白质，可以分别取出并利用胰蛋白酶切割成氨基酸片段（酶解后的样品适用于多种后续分析，包括液相色谱 LC 和毛细管电泳 CE），接着送入 MALDI-TOF 质谱仪分析这些氨基酸片段的个别质量。质量测定出来后，直接将这些质量数目组合输入资料库（胰蛋白酶切割所有已知蛋白质所形成氨基酸片段的质量数目组合资料库）内比对，立刻可以得知蛋白质的身份。这些数据可以用于构建数据库或和已有的数据库进行比较分析。实际上像人类的血浆、尿液、脑脊液、乳腺、心脏、膀胱癌和鳞状细胞癌及多种病原微生物的蛋白质样品的二维电泳数据库已经建立。可以登录进行查询，并和已知的同类研究进行对比分析。高灵敏度生物质谱仪的高解析能力与高效率，大大加速了蛋白质组学的研究步伐。

（3）表面增强激光解析离子化飞行时间质谱：SELDI-TOF-MS 技术系统，包括由磁珠 / 蛋白芯片和质谱仪组成的 2 个部分。蛋白芯片 / 磁珠表面经化学或生物（阴 / 阳离子、亲 / 疏水、金属离子螯合、抗体 - 抗原、受体 - 配体、DNA- 蛋白质等）处理后，与相应蛋白作用，通过选择性清洗，获得高分辨率的保留蛋白谱。在激光照射后，发生解离作用，产生的离子通过飞行质谱分子大小绘出峰图（蛋白质指纹图谱），同时直接显示样品中各种蛋白的分子量、含量等信息，若将它与正常人或某种疾病患者的蛋白谱图进行数据检索，或许能够发现和捕获新的特异性相关蛋白及其特征。软件系统能比较不同疾病组之间的质谱差异表达谱图。

SELDI 技术可检测小分子量低丰度粗样品检测，例如尿液、血清、组织提取物等。与 MALDI 有相似的工作原理，具有高通量筛选、俘获的低丰度蛋白或多肽种类多，保证了系统的特异性。与双向电泳和液质联用质谱技术相比，其优势是简便易行。

（4）蛋白质其他质谱研究内容

1）研究非共价蛋白复合物：由于生物质谱温和的电离过程可以使以很弱的非极性共价键相互结合的完整的蛋白复合物直接被检测出来。这些蛋白复合物包括蛋白质与肽的复合物，蛋白质与金属离子的复合物，蛋白质与核酸的复合物及亚蛋白质结构之间的结合。

2）蛋白质折叠过程：蛋白质的折叠是包含多肽链的氨基酸序列的信息转换成一个特定的三维结构的过程。ESI-MS 作为一种新的技术通过分析电荷状态分布来阐明蛋白质的折叠过程。

作为 21 世纪的最前沿科学之一，随着人类第一张基因序列草图的完成和发展，生命科学的研究也将进入一个崭新的后基因组——蛋白质组学时代。作为生命活动的真正执行者，蛋白质的研究尤为重要。正如分子生物学的基本技术 PCR，蛋白质组学也将会借助于现代生物质谱技术得到迅猛发展。21 世纪是生命科学的世纪，大量质谱新理论、新技术不断涌现，新的质谱仪器不断开发出来，质谱技术为人类探索生命奥秘提供了强有力的工具，虽然这些新技术本身还不成熟、方法相对复杂、操作成本相对较高，且主要应用于科研。但是不可否认，其在临床上的作用将是不可估量的。从长远来看，随着技术和经济的不断发展，质谱技术将以其不可比拟的强大功能逐渐成为临床检验诊断的主要手段之一。

3. 质谱技术在药物代谢研究中的应用　药物代谢是指药物在体内吸收、分布、生物转化、排泄等一系列过程。其中生物转化过程包括药物分子功能团的增减、变换、分子的缩合、降解等。药物经生物转化后，其相应的理化性质亦发生变化，从而引起其药理和毒理活性的改变。药物代谢的研究，包括药物及其在各种复杂的样品基质（全血、血浆、尿、胆汁及生物组织）中代谢物的分离、结构鉴定及痕量分析测定。利用 MS/MS 和 LC-MS/MS 等联用技术，不仅可以避免复杂、繁琐、耗时的分离纯化代谢物样品的工作，而且能分离鉴定以往难以识别的痕量药物代谢物，从而迅速、方便地解决问题。因此，在探讨药物代谢特征、确定药物代谢物结构及代谢途径与药物及代谢物的药理作用及不良反应间的关系，即结构－代谢－活性 / 毒性三者之间的相关性等药物代谢研究方面，色谱质谱联用技术已经成为应用非常广泛的分析平台。

MS/MS 在混合物分析中有很多优势。在质谱与气相色谱或液相色谱联用时，即使色谱未能将物质完全分析，也可以进行鉴定。MS/MS 可从样品中选择母离子进行分析，而不受其他物质干扰。MS/MS 在药物领域有很多应用。子离子扫描可获得药物主要成分、杂质和其他物质的母离子的定性信息，有助于未知物的鉴别，也可用于肽和蛋白质氨基酸序列的鉴别。

在药物代谢动力学研究中，对于生物复杂基质中低浓度样品进行定量分析，可用多反应监测模式（MRM）消除干扰。如分析药物中某特定离子，而来自基质中其他化合物的信号可能会掩盖检测信号，用 MS/MS 对特定离子的碎片进行选择监测可以消除干扰。MRM 也可同时定量分析多个化合物。在药物代谢研究中，为发现与代谢前物质具有相同结构特征的分子，使用中性碎片丢失扫描能找到所有丢失同种功能基团的离子，如羧酸丢失中性二氧化碳。如果丢失的碎片是离子形式，则母离子扫描能找到所有丢失这种碎片的离子。

目前，与质谱联用的色谱技术主要有气相色谱、液相色谱、毛细管电泳、芯片、超临界流体色谱等。在医药研究领域中，由于大量药物是极性较大的化合物，仅有约 20% 的药物可用 GC 分析，其中多数还必须经过衍生化步骤，因此 GC 或者 GC-MS/MS 局限性很大。LC 可以直接分析不挥发性化合物、极性化合物、热不稳定化合物和大分子化合物（包括蛋白、多肽、多糖、多聚物等），分析范围广，而且不需衍生化步骤。因此，LC-MS/MS 长期为人们所关注。LC-MS/MS 技术具有比 MS/MS 和 LC/MS 更优越的性能。通过 LC 的分离，使 MS/MS 可以分析具有大量杂质的混合物中的待测物并提高分析的专一性和灵敏度，而且 LC 可以分离同分异构体，弥补了 MS/MS 的不足。另外，LC-MS/MS 相对于 LC-MS 可以提供更多待测物的结构信息。

4. 质谱技术的其他应用　液相色谱 - 质谱法在现代中药与天然产物分析中研究中的应用也非常广泛，包括中草药单一有效成分体内药物浓度测定及多组分同时测定、中草药体内代谢产物的鉴定与分析、临床药理研究中药质量控制和溯源、杂质分析和药物降解物分析、农药残余物的分析和鉴定等。中草药特别是中药方剂，成分较复杂，较化学药物的分析研究更困难；而液相色谱 - 质谱法结合了液相色谱的高分离能力和质谱的高灵敏度和极强的定性专一性，适于现代中药与天然产物的分析研究。我国越来越多的研究机构和药物厂家正在采用串联质谱技术进行现代化中药的开发和研究。

质谱技术在法医和毒物学研究方面也有应用，为分析确证基质复杂的样品组提供了无与伦比的高性能平台。广泛应用于有毒物质定性（谱库检索）和定量分析，生物体液、血、尿和唾液样品中未知物和目标物的筛选，麻醉品等违禁药物的确认，乙醇（酒精）、毒品及毒物的结构确认、添加剂的分析及火灾、射击、车祸等现场的微量物证分析等领域。同时，质谱技术在食品安全分析方面也占有主导地位，轰动一时的毒奶粉中的"三聚氰胺"就是利用质谱技术检出。质谱技术在多目标未知有毒化合物分析、农药残留及食品污染物筛选、兽药残留及化学污染物的分析和确认、真菌毒素污染物的分析以及海洋生物毒素分析等方面正发挥着越来越重要的作用。

参 考 文 献

［1］庄俊华，冯桂湘，黄宪章，等. 临床生化检验技术［M］. 北京：人民卫生出版社，2009

［2］李发美. 分析化学（第 6 版）［M］. 北京：人民卫生出版社，2009

［3］Burtis CA, Ashwood ER, Bruns DE. Clinical chemistry.6th Ed [M]. USA.Elsevier, 2008

［4］Kaplan LA, Pesce AJ. Clinical chemistry.5th Ed [M]. USA.Elsevier, 2010

［5］Covey TR, Thomson BA, Schneider BB. Atmospheric pressure ion sources [J]. Mass Spectrom Rev, 2009, 28 (6): 870–897

［6］Zhao Y, Jia W, Sun W, et a1. Combination of improved ^{18}O incorporation and multiple reaction monitoring: a universal strategy for absolute quantitative verification of serum candidate biomarkers of 1iver cancer [J]. J Trauma, 2010, 9 (6): 3319-3327

［7］Sury MD, Chen JX, Selbach M, et a1. The SILAC fly allows for accurate protein quantification in vivo [J]. Mol Cell Proteomics, 2010, 9 (10): 2173-2183

［8］Morton J, Leese E. Arsenic speciation in clinical samples: urine analysis using fast micro-liquid chromatography ICP-MS [J]. Anal Bioanal Chem, 2011, 399 (5): 1781-1788

［9］Kushnir MM, Rockwood AL, Bergquist J.Liquid chromatography-tandem mass spectrometry applications in endocrinology [J]. Mass Spectrom Rev, 2010, 29 (3): 480–502

［10］Stepman HC, Vanderroost A, Van UK, et al. Candidate reference measurement procedures for serum 25-hydroxyvitamin D3 and 25-hydroxyvitamin D2 by using isotope-dilution liquid chromatography-tandem mass spectromtry [J]. Clin Chem, 2011, 57 (3): 441-448

［11］Thienpont LM, Van Uytfanghe K, Beastall G, et al. Report of the IFCC Working Group for Standardization of Thyroid Function Tests; Part 2: Free Thyroxine and Free Triiodothyronine [J]. Clin Chem, 2010, 56 (6): 912-920

［12］朱金蕾，张锴，何锡文，等. 基于质谱技术蛋白质定量方法的研究进展［J］分析化学，2010，38（3）：434-441

［13］Cherkaoui A, Hibbs J, Emonet S, et al. Comparison of two matrix-assisted laser desorption ionization-time of flight mass spectrometry methods with conventional phenotypic identification for routine identification of bacteria to the species level [J]. J Clin Microbiol, 2010, 48 (4): 1169-1175

［14］吴婕，张萍. 基质辅助激光解析 - 飞行时间质谱分析技术在致病性细菌研究中的应用［J］仪器仪表与分析监测，2010，（2）: 1-4

［15］Bergeron M, Dauwalder O, Gouy M, et al.Species identification of staphylococci by amplification and sequencing of the tuf gene compared to the gap gene and by matrix-assisted laser desorption ionization time-of-flight mass spectrometry [J]. Eur J Clin Microbiol Infect Dis, 2011, 30 (3): 343-354

［16］Yunus ZM, Rahman SA, Choy YS, et al. Pilot study of newborn screening of inborn error of metabolism using tandem mass spectrometry in Malaysia: outcome and challenges [J]. J Pediatr Endocrinol Metab, 2016, 29 (9): 1031-1039

［17］Pérez E, Bierla K, Grindlay G, et al. Lanthanide polymer labels for multiplexed determination of biomarkers in human serum samples by means of size exclusion chromatography-inductively coupled plasma mass spectrometry [J]. Anal Chim Acta, 2018, 1018: 7-15

［18］Qi X, Zhao L, Zhao Q, et al. Simple and sensitive LC-MS/MS method for simultaneous determination of crizotinib and its major oxidative metabolite in human plasma：Application to a clinical pharmacokinetic study [J]. J Pharm Biomed Anal, 2018, 155: 210-215

［19］Márta Z, Bobály B, Fekete J, et al. Simultaneous determination of thirteen different steroid hormones using micro UHPLC-MS/MS with on-line SPE system [J]. J Pharm Biomed Anal, 2018, 150: 258-267

［20］Santos IC, Martin MS, Carlton DD, et al. MALDI-TOF MS for the Identification of Cultivable Organic-Degrading Bacteria in Contaminated Groundwater near Unconventional Natural Gas Extraction Sites [J]. Microorganisms, 2017, 5 (3): 47

［21］Kim J, Hong SK, Kim M, et al. MALDI-TOF-MS Fingerprinting Provides Evidence of Urosepsis caused by Aerococcus urinae [J]. Infect Chemother, 2017, 49 (3): 227-229

第十节　POCT 检测技术及临床应用进展

POCT（ point-of-care testing 或 point of care in vitro diagnostic testing，POCT ）是在患者身边进行的检测，这种检测包含了一大类操作简单快速、试剂稳定且便于保存和携带而又不缺乏准确性的临床检测方法。POCT 不是一个新生事物，相反，在诊断测试建立的初期，POCT 就随着诊断技术的进步而形成。

现在比较多的说法是，POCT 起源于尿检测技术。在公元 1500 年前，当时的医师注意到蚂蚁被患有一种神秘的消瘦病患者的尿液所吸引，由此认识了糖尿病。另有一种看法是 POCT 可以追溯到 19 世纪的尿糖浸测试纸条试验（dip-and-read test stick），1957 年检测血糖和尿糖的浸测试纸条商品就已面世，由于操作简便，给糖尿病患者的自测带来极大的方便。1995 年，加利福尼亚召开的 AACC（美国临床化学协会）年会展览会上辟出一个特殊的展区，专门展示一些可以快捷移动、操作简便、结果准确可靠的技术与设备，这些新颖的技术和设备带给所有参观者以崭新的概念，即"在靠近患者的地方于极短的时间内以混合型实验室的形式获得准确测量结果的装置与仪器"。

一、POCT 检测技术

1. POCT 的定义　1999 年 Hicks 等将 POCT 定义为接近患者的检验，并将其分为狭义和广义两种。狭义的 POCT 是指针对患者由医师进行或由患者自己进行的检验。

广义的 POCT 是泛指接近患者的检验，包括在医院中进行的检验。

Handorf 曾试图用合理的术语来说明这种诊断方法的"可选取性和床边监测性"。"可选性"是指床边检测承担了医院的职能但又无须传统的医院实验室设备。"床边监测性"是指检测既可在内科诊所也可在开动的汽车上完成。"可选性"和"床边监测性"都表明检测在体外进行，病床边展开。

2005 年 10 月美国病理家学会（CAP）有关 POCT 的定义：为那些毋须常备专用场所就可进行的检测。其涉及的是那些在医院内提供却在临床实验室之外的设备上进行的患者检测活动。所需的试剂盒和设备可以手提或直接带到需要立刻检测的患者附近（如毛细血管血糖检测）或分析用设备能暂时带入患者接受医疗的场所（如手术室、ICU 等）。POCT 项目不包括有固定场所的那些特定服务的卫星实验室。CAP 实验室认证项目不审核或认证患者的自助检测。

结合 POCT 的具体应用，以下定义可能更为通俗易懂并且更能代表 POCT 的真正含义即：不仅是专业的医护人员，经过简单培训的患者及其家属也能独立完成并能获得有助于临床诊断的信息的移动检验系统。

临床实验室检测与 POCT 检测的比较，见表 2-10-1 中列出了临床实验室检测与 POCT 检测有关周转时间、标本处理等方面的特点。

表 2-10-1　临床实验室检测与 POCT 检测的比较

	临床实验室	POCT
周转时间	慢	快
标本处理	通常需要	不需要
血标本	血清、血浆、全血	全血
校正	频繁而且烦琐	不频繁并且简单
试剂	需要配制	随时可用
消耗品	相对少	相对多
检测仪	复杂	简单
对操作者的要求	专业人员	普通人亦可以
每个试验费用	低	高
实验结果质量	高	一般

2. POCT 的优点

（1）简便、快速、灵活：仪器、试剂体积小，快速得出结果，携带和操作简便，容易使用，检测周期短，能对患者实施连续监测、诊断、管理和筛查，对基于实验室的分析作重要的补充

（2）人性化服务的最佳体现：医师根据症状开检验单，门诊患者尤其是对于急诊科的患者，绝大多数的症状都是原始的，没有经过药物或手术处理，医师此时开的检验项目都是针对当时的症状，这时的检验结果更能反应患者的真实情况，对医师的正确诊治将提供非常有益的帮助。检验人员可即时报告结果利于和患者当面交流，体现了快速满意的人性化服务。

3. POCT 的缺点

（1）质量控制体系不完善。

（2）检验成本偏高。

（3）操作者的技术水平参差不齐。

（4）临床管理不够完善。

1）POCT 的法律法规不健全。

2）POCT 的行政管理和规章制度不完善。

3）POCT 的结果报告形式混乱。

二、POCT 的相关技术

POCT 发展很快，主要得益于一些新技术的应用。POCT 技术的基本原理大致可分为 4 类：①把传统方法中的相关液体试剂浸润于滤纸和各种微孔膜的吸水材料内，成为整合的干燥试剂块，然后将其固定于硬质型基质上，成为各种形式的诊断试剂条；②把传统分析仪器微型化，操作方法简单化，使之成为便携式和手掌式的设备；③把上述两者整合为统一的系统；④应用生物感应技术，利用生物感应器检测待测物。

有关 POCT 的技术学分类，见表 2-10-2。

表 2-10-2　POCT 的技术学分类

分 类	方法原理
简单显色	直接观察 / 半定量
酶标记	免疫学反应
免疫渗滤和免疫层析	免疫学反应
生物传感器	光学和电学方法识别酶和抗体
电化学检测	电子探头对某些化学分子的敏感性
分光光度	光学吸光度
生物芯片	蛋白质之间相互作用

POCT 保留了传统的胶乳技术和干化学技术，它的发展得益于电化学、膜载体的酶免疫测定（生物薄膜技术、层析技术、单层或多层材料的装置，横向流动技术）、胶体金标记技术、生物传感技术，生物芯片技术的建立。目前应用的具体技术，归纳起来主要有以下方面。

1. 胶乳技术　简便快速的胶乳凝集和凝集抑制试验在 POCT 中已广泛应用。所用载体颗粒一般为聚苯乙烯胶乳，它是一种直径约为 0.8μm 大小的圆形颗粒，带负电荷，可以物理吸附蛋白质分子，但结合牢固度较差。也可制备成具有化学活性基团的颗粒，如带有羧基的羧化聚苯乙烯胶乳，抗原或抗体以共价键交联在胶乳表面。这种交联法致敏的胶乳试剂性能稳定，保存期长。带有化学活性基团的胶乳，除羧化聚苯乙烯之外，常用的还有丙烯酸型胶乳、苯乙烯和丁二烯的羧化共聚物。这些胶乳颗粒除了带有羧基外，还可以按需要在其表面引进氨基、羟基等基团。根据胶乳颗粒表面基团的不同，可以采用不同的方法和蛋白质中有关基团进行化学交联，为制备各种性能优异的免疫胶乳创造了条件。

2. 干化学技术　干化学技术是用被测样品中所存在的液体作反应介质，被测成分直接与固化于载体上的干试剂进行反应。将待测样品滴加到干片上，造成干片上的化学块变色，肉眼可定性判断。如用反射光度计可检测出样品浓度，作为半定量或定量用，如尿液分析仪和干化学分析仪。

3. 膜载体的酶免疫技术　用硝酸纤维素膜或微孔膜浸渍了试剂后，干燥，各层间试剂通过惰性聚合材料分隔开，试剂层含有半透膜或抗干扰试剂，当全血滴加上去后，此膜可阻止红细胞进入反应层，还可分解干扰物质，待检成分与浸渍在层析纸上的试剂产生颜色反应，待检的有色产物与标准色板比较而定量。根据液体流动的形式分为：纵向穿流形式的称为免疫渗滤实验（immunofiltration assay，IFA）和横向流动形式的称为免疫层析实验（immunochromatography assay，ICA）。

举例：斑点 - 酶免疫吸附实验

以硝酸纤维素膜作为固相载体，膜上封闭抗原，检测血清中的相应抗体，洗涤后滴加酶标记第二抗体，加底物形成不溶性双抗体夹心有色复合物，膜上形成肉眼可见的有色斑点（阳性）。此法较一般的 ELISA 灵敏度高 6～8 倍，操作简便，结果可长期保存。

4. 选择性电极技术　用离子选择性电极结合传感器包括生物传感器和化学传感器技术，制成了便携式快速检测血气（pH、PCO_2、PO_2 等）和电解质（K^+、Na^+、Cl^- 等）的仪器，已被广泛应用于临床。

5. 斑点金免疫渗滤技术（dot immunogold filtration assay，DIGFA）　此项技术是将抗体包被在硝酸纤维素膜上，作为固相载体，加入待检标本中的抗原，经液体纵向穿流与膜上胶体金标记的抗体结合，洗涤后在膜的底部形成包被抗体 - 待检抗原 - 胶体金标记的抗体的复合物，阳性结果呈红色斑点，红色深浅表示阳性的强弱。也可将圆形斑点改变成线条式：质控斑点横向包被成横线条，如"–"；反应结果斑点纵向包被成竖线条，如"I"若符合质控的阳性反应结果，在膜上显示红色的"＋"号；其阴性反应结果只有质控横线条出现，如"–"号。

6. 斑点金免疫层析技术（dot immunogold chromatographic assay，DIGCA）　此项技术综合了胶体金标记技术和蛋白质层析技术，并以硝酸纤维素膜作为固相载体，通常在膜上分为 5 个区域：B 区为吸水纸，C 区为包被的羊抗兔免疫球蛋白抗体，T 区为包被兔型特异性抗体，G 区为金标兔型特异性抗体，A 区为加样区域。滴加待检标本后，待检物受载体膜毛细管的作用向 C 区移动，与 G 区的金标兔型特异性抗体形成特异性免疫复合物，与上述同样的作用免疫复合物移动到 T 区，就与该区的兔型特异性抗体形成金标特异性抗体 - 待检抗原 - 特异性抗体复合物，并沉积在 T 区显示红色线条，为阳性反应。剩余的金标特异性抗体继续向前移动至 C 区与羊抗兔免疫球蛋白抗体形成另一种免疫复合物，也显示红色线条，供质控用。

举例：另一种免疫层析装置一张膜上分 2 个区，一个区固定有标记抗体，另一个区固定有第二个抗体的显色区。将标本滴入膜上，标本根据横向流动原理与标记抗体结合，再与第二抗体作用呈色反应，最后经反射光度计定量。常用此技术测定 HCG、衣原体、药物、毒品、心肌梗死标志物。另一种方法为胶体金一步法：标本中待检抗原与胶体金标记的特异抗体结合，形成抗原抗体复合物，此复合物移动到包被有抗原的检测区，与之发生竞争性结合作用，当标本中抗原浓度达到一定量时可阻止红色条带形成，因此阳性标本在检测区不显现红色条带，反之在检测区有红色条带者为阴性结果。

7. 电化学发光技术　电化学发光技术和免疫检测技术结合起来，就成为电化学发光免疫技术（electrochemilu – minescence immunoassay，ECLIA），用化学发光剂三联吡啶钌 $[RU(bpy)_3]^{2+}$ 标记抗体，和生物素标记抗体与待检标本同时加入到反应杯中孵育，然后加入链霉亲和素包被的磁珠，再孵育，使生物素和亲和素结合，使抗体连接到磁珠上，形成双抗体夹心物：磁珠 - 链霉亲和素 - 生物素 - 抗体 - 待检抗原 - 抗体 - $[RU(bpy)_3]^{2+}$。经蠕动泵将上述双抗体夹心物吸入流动测量室，此时，磁珠被敏感电极下面的磁铁吸附于电极表层。同时，游离的标记抗体或抗原也被吸出测量室。蠕动泵加入含三丙胺（TPA）的缓冲液，同时电极加电压，启动电化学发光反应，该反应在电极表层周而复始地进行，产生大量光子，光电倍增管检测光强度，光强度与三联吡啶钌呈线性关系，根据标准曲线算出待检抗原的含量。本法快速、简便、特异、灵敏度高（可达 pg/ml 水平），可自动化。

8. 生物传感技术　它综合了酶免疫化学、电化学和计算机技术，将一个生物传感器和一种特定的生物检测器（酶、标记抗体、核酸探针）结合，经换能器对靶分析物直接分析，可以对生物液体中的分析物进行超微量分析。将一排捕获抗体打印在一个反射表面构成光栅，样品中的抗原被上述抗体捕获后，改变折光方式和反射光的颜色，用光学检测器定性或定量检测免疫复合物的颜色。

9. 生物芯片技术　目前生物芯片可分为基因芯片（genechip 或 DNA chip）、蛋白质芯片（proteinchip）和细胞芯片（cellchip），它们具有高灵敏度、分析时间短、同时分析项目多等优点，它是将生命科学研究中所涉及的许多分析步骤，利用微电子、微机械、物理技术、传感器技术、计算机技术，使样品检测、分析过程，连续化、集成化、微型化，而且它还可促进缩微实验室的构建。而缩微实验室具有体积小、携带方便，能同时检验多种生物分子的特点，随着科学技术的发展，在不久的将来芯片式的 POCT 仪将会逐步应用到各个领域。如蛋白质芯片已经应用于很多领域，包括生物标志物的检测。

三、POCT 的临床应用

由于新技术不断用于 POCT，POCT 正日益受到人们的重视，POCT 具有快捷、灵敏、不受场地条件等限制，在诊断、治疗及判断预后中起着越来越大的作用。POCT 无论是在使用场所上，还是在临床应用的范围上都越来越广。

1. POCT 的使用场所

（1）医院内的 POCT

1）急诊化验室 POCT：应配置功能和项目完善的 POCT 仪，适应各临床科室抢救患者所需，及时提供抢救患者的检验信息，缩短从采取标本到送出检验报告所需时间即检验周转时间（turnaround time，TAT），在医疗工作中缩短检验 TAT 极为重要，在某些须即时得出检验结果的情况下，POCT 是最有效的方法，为成功抢救患者赢得时间。

2）ICU POCT：ICU 患者的床边检验能对临床医师及时诊断与处理提供即时实验室数据，若将 POCT 与生理监测器相连，便组成了一个真正的床边实验室。

3）手术室现场 POCT。

4）新生儿和早产儿病房 POCT：POCT 样本采用全血、用量少的优点得到很好的体现。

5）各科门诊 POCT：例如糖尿病门诊的血糖、妇产科门诊的 HCG 等。

（2）医院外 POCT

1）医师诊所 POCT：不受场地限制，即时提供一般检验数据。

2）救护车 POCT：在救护车上进行心肌标志物及电解质等项目的检测，为随后的抢救提供检验信息。

（3）出入境检验 POCT

（4）野外场所 POCT：事故现场、地震场所、战场、太空等。

（5）家用 POCT：为家庭护理的一部分，在家中通过 POCT 监测病情变化，为维持或改变治疗措施提供检验信息，此举对缩短住院时间，节约医疗资源大有益处。

2. POCT 的临床应用

（1）POCT 在儿科疾病中的应用：成人和儿童的就诊方式完全不同，适合儿童的诊断行为需要轻便，易用，样本需求量少，样本无需预处理，快速得出结论等。POCT 除了结果快速可靠外，父母还可以一直陪伴在孩子身边，随时了解孩子的病情，更好的与医护人员交流，增强了治愈疾病的信心。

（2）POCT 在心血管疾病中的应用：如果能够准确及时地检测胸痛患者是否存在心肌坏死，将能够使那些 AMI 患者得到救治，非 AMI 患者避免无端的耗费，事实证明 POCT 能够更快更好地评估心肌梗死患者的死亡危险。临床上 POCT 方法诊断心脏疾病主要有以下几个方面。

1）B 型钠尿肽（BNP）：在心室负荷过重或张力增加时，BNP 主要由心室特别是在左心室中大量合成。因此，BNP 可协助诊断充血性的心力衰竭，是早期诊断发现心力衰竭的良好指标。AMI 患者发病早期血浆 BNP 显著升高，24h 内达到高峰，且峰浓度与梗死面积呈正相关。POCT 检测 BNP 仅用 15min，可以即时诊断充血性心力衰竭（CHF），对于鉴别诊断心源性和肺源性引起的急性呼吸困难有很大的临床价值。

2）肌钙蛋白 -I（cTnI）和肌钙蛋白 -T（cTnT）：肌钙蛋白 -I（cTnI）具有高度的心肌特异性，是诊断 AMI 的首选标志物。cTnI 心肌梗死后 4～8h 开始升高，8～16h 达峰值并可维持 5～10d。是目前诊断心肌损伤临床灵敏度和特异度最好的生物标志物，在急性冠状动脉综合征的危险度分级和预后估计中也有重要的临床应用价值。D- 二聚体与肌钙蛋白联合应用既可辅助对 AMI 的诊断，又可以作为溶栓治疗时的观察指标。肌钙蛋白 -T（cTnT）也是诊断 AMI 的标志物。

3）肌红蛋白（Myo）：肌红蛋白（Myo）分子量小，心肌梗死发作 1～2h 后血清中即开始增高。3～8h 达高峰，是心肌梗死最早期的敏感指标。肌红蛋白的检测有助于更准确地进行风险分层分析，尤其是在预测死亡率方面。

4）CK-MB：CK-MB 为心肌损伤的特异性标志物。若由于某些原因不能检测 CTnI 也可使用 CK-MB 质量检测。在临床观察了解 AMI 后有无再梗死或梗死区域有无扩大时 CK-MB 或肌红蛋白是较好的标志物。

Myo、CK-MB、CTnI 的联合检测，可在发病后的不同时间段捕获到心肌梗死的证据，多项指标的检验方案对患者进行检测较化验单项指标检查可更早地发现阳性患者。同时为分秒必争刻不容缓的心肌梗死治疗，特别是在心肌梗死发生后 6h 内最佳溶栓时间，争得了时间。

（3）血液相关疾病

1）血栓与止血：心脏手术进行时的凝血功能的监测，肺部血栓和深层静脉血栓的诊断都需要实验室快速、准确地提供反映患者凝血功能的数据。在溶栓治疗前，医师需要立即确定患者是否有止血缺陷，是否对所使用的溶栓药物有抵抗作用。口服抗凝药治疗（oral anticoagulation therapy）过程中，在溶栓治疗过程中，需要随时了解到抗凝药物、溶栓药物是否起到作用及溶栓目的是否达到。应用 POCT 数分钟内就可以得到凝血酶原（PT）、部分凝血活酶时间（APTT）及溶解开始时间（lysisonset time，LOT）的结果。另外，我们知道机体发生凝血时，同时纤溶系统被激活，降解交连纤维蛋白形成 D- 二聚体（D-Dimer）碎片。D- 二聚体是继发性纤溶的有效指标。POCT 检测 D- 二聚体主要利用免疫学方法。显色的程度与标本中的 D- 二聚体含量成正比，与标准卡比较或用专门检测计测量即可得到样本 D- 二聚体的含量范围。对于血栓病的及时诊断，以及溶栓治疗的疗效监测具有重要意义。

2）血红蛋白定量和血细胞计数：定量和血细胞计数方面包括妊娠女性和老年人群定量监测血红蛋白含量；放疗、化疗患者随访时采用 POCT 方法计数总白细胞和各种白细胞数量以代替去中心实验室的不便和漫长等待。另外，白细胞快速计数可以帮助早期诊断中性粒细胞减少症（WBC<1.0×10^9/L）和全身性感染（systemic infection）。血小板快速计数可以减少心脏手术时对血浆的需求量。

3）全自动血液流变分析仪和全自动红细胞沉降率仪：全自动血液流变分析仪和全自动红细胞沉降率仪也是 POCT 应用的一个方面，使得操作更简便，结果更准确快速。

（4）感染性疾病：POCT 在诊断微生物方面要比传统的培养法或染色法快速和灵敏得多，这可以让那些私人诊所不具备条件的社区医疗机构也能快速得到诊断结论，帮助医师们确定病情。避免了诸多的不便和长时间的等待。POCT 的出现正好填补了这方面的空白，大大推进了基层医院、民营诊所、社区保健和社区医疗的进步。

如乙型肝炎 5 项、HCV、梅毒、HIV 等抗原和抗体定性的快速检测；手术前传染病 4 项检测；内镜前的肝炎筛查；用于优生优育的 TORCH-IgM5 项快速检测卡；用于结核病耐药基因的筛查等都可以为临床提供较传统方法更为快速、灵敏的检测指标。

（5）内分泌疾病：糖尿病（DM）检测常用的有快速血糖、糖化血红蛋白与尿微量白蛋白等。

1）血糖监测。

2）糖化血红蛋白（HbA1c）。糖化血红蛋白可以反映 1～2 个月血中葡萄糖的平均水平。糖化血红蛋白测定是诊断和治疗糖尿病过程中疗效监测的重要手段。

3）尿微量白蛋白。尿微量白蛋白的检测，有助于早期发现糖尿病肾病，在肾功能尚处在可逆阶段时，及时采取措施，可中断微血管的损伤，延缓或终止糖尿病肾病等并发症的发生。常用的方法为干化学法（蛋白质指示剂误差的原理）。

4）快速检测副甲状腺激素（PTH）已用于外科手术切除副甲状腺组织纠正原发甲状腺功能亢进症的指导。

（6）发热性疾病：发热患者的血常规和 CRP 联合检测，对鉴别细菌病毒感染比单一检测更具有特异性。给临床提供更充足的实验实验指标和诊断依据，该检测组合已经得到临床的普遍认可和支持。

（7）血液生物化学分析：免疫层析实验近 10 年来取得了迅猛的发展，生物芯片技术和生物传感技术也得到了一定的发展，特别是在 POCT 方面应用广泛。

1）干化学：干化学测定已在临床检验中普遍采用，如蛋白质、糖类、脂类、酶、电解质、非蛋白氮类、红细胞、白细胞、上皮细胞及肿瘤细胞甚至是一些血药浓度的测定，几乎覆盖了常做的临床化学相关检验项目，操作简便、快速，常用于急诊检验。

2）电解质和血气分析：对于血气分析技术，POCT 更显示出极大的优越性。由于检测参数的特殊性，血气分析要求样本在最短时间内得到测定，以保证获得的数据有高的可信度，从而帮助临床医师进行快速准确的诊断并进而及时有效地采取治疗措施，POCT 血气分析仪正为越来越多的医院和医师所接受。POCT 血气分析仪主要由专门的气敏电极结合传感器包括生物传感器和化学传感器技术分别测出 PCO_2、PO_2 和 pH 3 个数据，并推算出一系列参数。POCT 血气分析仪的广泛应用大大提高了诊断和治疗的效率。

3）hs-CRP（定量金标检测法检测高敏感 CRP）：已经在许多实验室得到应用，金标法是一种固相夹心免疫试验，采用抗人 CRP 的特异性单克隆抗体，可检测血清或末梢血中的 CRP 抗体，较适用于临床婴幼儿特别是新生儿及大面积烧伤等静脉采血困难的感染者。

4）胆固醇芯片：胆固醇是人体内的主要指标之一。胆固醇和 hs-CRP，Lp（a），同型半胱氨酸（homocysteine，HCY）等一起被视为心脏病发作的危险因素指标，利用色谱原理开发的荧光芯片，可以用于测定血清中的总胆固醇含量。该方法有操作简单、快速（8 min）、取样量少（5μl）等特点。

5）HCY 检测：脑心血管疾病是每年造成国人因心脏病或卒中死亡甚或猝死的十大死亡原因之一。近年来国内外很多研究都发现且证实 HCY 的代谢与脑心血管疾病或卒中猝死等有着极大的关联。POCT 检测同型半胱氨酸的原理为还原型荧光生化检测法，具操作简便、高通量、简便快速、高特异性和敏感性、成本低等特点。HCY 的荧光生化分析方法可以作为一个筛检的方法应用于心血管疾病。

（8）优生优育：优生优育是我们国家的基本国策，包括 TORCH-IgM 5 项快速检测卡；抗卵巢抗体快速检测卡；抗透明带抗体检测卡；抗子宫内膜抗体快速检测卡；抗 β-HCG 的金标早孕测试卡；排卵测试卡等可以为优生优育提供技术支持和保证。

（9）其他：过敏原快速检测；利用金标层析检测抗心磷脂抗体。

3. 国内目前使用 POCT 进行检测的项目

（1）糖尿病检测：尿糖半定量检测，血糖、β-羟丁酸定量检测。

（2）心肌标志物：肌红蛋白、肌钙蛋白定性或定量检测等。

（3）内分泌检测：HCG、甲状旁腺激素（PTH）等。

（4）消化道出血检测：隐血金标试剂、转铁蛋白金标试剂等。

（5）肝炎系列：HBV 5 项、HCV 血清标志物金标试剂等。

（6）病原菌血清学检测：幽门螺杆菌抗体金标试剂、结核抗体金标试剂、肺炎支原体金标试剂等。

（7）寄生虫检测：肝吸虫抗体检测等。

（8）性病检测系列：HIV 血清标志物金标试剂等。

（9）重症监护和术中监护：血气分析、电解质分析等。

（10）其他：凝血分析。

4. POCT 发展的主要原因和应用前景

（1）POCT 发展的主要原因

1）医学模式的转变。

2）高效快节奏的社会运转方式。

3）POCT 的发展为生产和供应诊断用品的厂商带来了极大商机。

4）POCT 学术刊物"point of care"已于 2002 年创刊，内容包括 POCT 及其技术，促进人们对 POCT 的了解。

5）POCT 技术的发展对检验医学起了很大的推动作用，高质量仪器和试剂的使用又推动了 POCT 的发展。

6）提供院外卫生保健的需求变得越来越明显，POCT 是院外管理患者的手段之一。

7）另外网络技术和模式的发展可以促进改善 POCT 质量，从而加速其发展。

（2）POCT 的应用前景

1）应用范围更为广泛。

2）实验数据具有更好的连通性。

3）仪器更加微型化。

参 考 文 献

［1］ 刘锡光 . POCT 基本理论和临床医学实践.［M］北京：中国医药科技出版社，2007

［2］ 赵卫国. 即时检验.［M］上海：上海科技出版社，2007

［3］ Carl A. Burtis, Edward R. Ashwood, David E. Bruns. Tietz Textbook of Clinical Chemistry and Molecular Diagnostics. Fourth Edition [M]. Elsevier Saunders, 2007

［4］ 庄俊华，冯桂湘，黄宪章，等. 临床生化检验技术［M］北京：人民卫生出版社，2009

［5］ Dalcin D, Bogoch II. Point-of-care testing for HIV [J]. CMAJ, 2018, 190 (18): E569

［6］ Klemenz B. Evidence-based physical examination and point-of-care testing to improve patient care and avoid unnecessary hospital admission. Br J Gen Pract, 2018, 68 (670): 225

［7］ Goble JA, Rocafort PT. Point-of-Care Testing [J]. J Pharm Pract, 2017, 30 (2): 229-237

［8］ Abel G. Current status and future prospects of point-of-care testing around the globe [J]. Expert Rev Mol Diagn, 2015, 15 (7): 853-855

［9］ Tricoli A, Neri G. Miniaturized Bio-and Chemical-Sensors for Point-of-Care Monitoring of Chronic Kidney Diseases [J]. Sensors, 2018, 18 (4)

［10］ McIntosh BW, Vasek J, Taylor M, et al. Accuracy of bedside point of care testing in critical emergency department patients [J]. Am J Emerg Med, 2018, 36 (4): 567-570

［11］ Grant DA, Dunseath GJ, Churm R, et al. Comparison of a point-of-care analyser for the determination of HbA1c with HPLC method [J]. Pract Lab Med, 2017, 8: 26-29

［12］ Guan W, Reed MA. Extended Gate Field-Effect Transistor Biosensors for Point-Of-Care Testing of Uric Acid [J]. Methods Mol Biol, 2017, 1572: 189-203

［13］ Motta LA, Shephard MDS, Brink J, et al. Point-of-care testing improves diabetes management in a primary care clinic in South Africa [J]. Prim Care Diabetes, 2017, 11 (3): 248-253

［14］ Millot G, Voisin B, Loiez C, et al. The next generation of rapid point-of-care testing identification tools for ventilator-associated pneumonia [J]. Ann Transl Med, 2017, 5 (22): 451

［15］ Lu S, Yu T, Wang Y,et al. Nanomaterial-based biosensors for measurement of lipids and lipoproteins towards point-of-care of cardiovascular disease [J]. Analyst, 2017, 142 (18): 3309-3321

［16］ Zarei M. Advances in point-of-care technologies for molecular diagnostics [J]. Biosens Bioelectron, 2017, 98: 494-506

第三章　疾病相关实验室检测项目研究进展

近年来，随着现代检验技术的发展。新的检验项目，新型疾病分子标志物的研发给临床检验诊断带来更多的创新和机遇。从细胞层面，流式细胞术、免疫组织化学丰富了对于细胞层面变化的理解，抗体技术和各类化学发光技术使得免疫学抗原、抗体检测达到前所未有的简易和便捷。分子诊断的进步，尤其是测序技术的普及使得遗传和基因突变的检测更易实现。各类酶学技术、显色技术，使得生化、血凝学不断往前发展。

临床使用方面，考虑新型检验项目给临床诊疗带来的变化，检验人积极参与临床多学科讨论合作（MDT 模式），要为临床评价项目的敏感性、特异性、阴性预计值、阳性预计值，确定合理的参考范围和诊断界限值。另一方面，为临床诊疗提供合理的检查项目方案。如根据临床症状体征和临床需求，提供合理的检验项目和解释。随着基层医疗的推进，如何制定针对不同疾病的检验路径，还有很多值得商榷的地方，需要更多循证医学证据。

本章内容以疾病介绍入手，系统评价了该疾病领域出现的新检测项目及其给诊疗带来的变化。有些项目已经进入各类指南，成为指导临床工作的金标准；有些项目还有待进一步临床研究论证。

第一节　心血管疾病

一、疾病概述

1. 心脏的解剖及生理功能

（1）心脏的解剖　心脏位于中纵隔内，约 1/3 位于正中面右侧，2/3 位于左侧。前方与胸骨体和第 2～6 肋软骨相邻，后方平对第 5～8 胸椎，两侧与肺相邻，上连出入心的大血管，下方坐落在膈肌上。心脏是一个中空器官，其内部分为左、右心房与左、右心室四个腔。左心房是位置最靠后的心腔，左心室构成心左缘，是最靠左侧的心腔，右心房构成心右缘，是最靠右侧的心腔，右心室是最前方的心腔。全身的静脉血由上下腔静脉口入右心房，而心脏本身的静脉血由冠状窦口入右心房。右心房的血液经三尖瓣口流入右心室。静脉血由右心室前上方肺动脉瓣流入肺动脉，由肺进行气体交换后的氧合血液，再经过左右各两个肺静脉口流入左心房。左心房的血液经二尖瓣流入左心室，再由左心室上方主动脉瓣口射入主动脉。

心脏有节律地跳动，是由于心脏本身含有特殊的传导系统，包括窦房结、房室结、房室束和浦肯野纤维。窦房结是心脏的正常起搏点，位于右心房壁内，窦房结内的起搏细胞产生兴奋通过过渡细胞传至心房肌，使心房肌收缩。同时兴奋可经结间束下传至房室结。房室结位于房间隔下部，由房室结发出房室束进入心室。房室结将窦房结发出的冲动传至心室引起心室收缩。房室束进入室间隔分成左右束支，分别沿心室内膜下行，最后以细小分支即为浦肯野纤维分布于心室肌。

冠状动脉是供应心脏本身血液的血管，分为左、右冠状动脉。

（2）心脏的生理　心肌动作电位：分为除极过程（0期）和复极过程（快速复极初期1期、平台期2期、快速复极末期3期和静息期4期）。

心肌的生理特性：兴奋性、传导性、自律性和收缩性。

心脏的泵血过程包括：心室收缩期和心室舒张期。前者包括等容收缩期、快速射血期和减慢射血期；后者包括等容舒张期、快速充盈期和减慢充盈期。

2. 心血管系统疾病的分类

心血管疾病的分类有其特殊性，应包括病因、病理解剖和病理生理的分类。

按病因分类：

（1）先天性心血管病（先心病）：为心脏大血管在胎儿期发育异常所致。

（2）后天性心血管病：

1）动脉粥样硬化：常累及主动脉、冠状动脉、脑动脉、肾动脉、周围动脉等。

2）风湿性心脏病（风心病）：瓣膜病变。

3）原发性高血压：显著而持久的动脉血压增高可影响心脏功能。

4）肺源性心脏病（肺心病）：为肺、肺血管或胸膜疾病引起肺循环阻力增高而导致的心脏病。

5）感染性心脏病：为病毒、细菌、真菌、寄生虫等感染侵犯心脏而导致的心脏病。

6）内分泌性心脏病：如甲状腺功能亢进性心脏病、甲状腺功能减退性心脏病。

7）血液性心脏病：如贫血性心脏病。

8）营养代谢性心脏病：如维生素 B_1 缺乏性心脏病。

9）心脏官能症：为自主神经功能失调引起的心血管功能紊乱。

10）其他因素引起的心脏病。

按病理解剖分类：

（1）心内膜病：如心内膜炎、弹性纤维组织增生、心内膜脱垂、黏液样变性等导致瓣膜狭窄或关闭不全。

（2）心肌病：如心肌炎症、变性、肥厚、缺血等导致心脏扩大、心肌收缩力下降。

（3）心包疾病：如心包炎症、心包积液、积血或积脓、心包缺损等。

（4）大血管疾病：如动脉粥样硬化、动脉瘤、血管炎症、血栓形成、栓塞等。

（5）各组织结构的先天性畸形。

按病理生理分类：

（1）心力衰竭：主要是心肌机械性收缩和舒张功能不全，可分为急性或慢性，左心、右心或全心衰竭。

（2）休克：为周围循环血液灌注不良造成的内脏和外周组织缺血等一系列变化。

（3）冠状循环功能不全：为冠状动脉供血不足造成的心肌缺血表现。

（4）乳头肌功能不全：二尖瓣或三尖瓣乳头肌缺血或病变，不能正常调节瓣叶的启闭，引起瓣膜关闭不全。

（5）心律失常：为心脏的自律、兴奋或者传到功能失调，引起心动过速、过缓和心律不规则的变化。

（6）高动力循环状态：为心排血量增多、血压增高、心率增快、周围循环灌注增多的综合状态。

（7）心脏压塞：为心包腔大量积液、积血或积脓，或纤维化、增厚妨碍心脏充盈和排血。

（8）其他：体动脉或肺动脉、体静脉或肺静脉压力的增高或降低等。

3. 心血管系统疾病在我国的流行情况

近30年来，我国人群的心血管病患病率、发病率及其危险因素水平呈不断上升的趋势，随着我国人口老龄化趋势的加快，老年心血管病日益突出，并成为致残致死的主要原因。在多数国家心血管疾病是老年男性死亡的第一位原因，在女性则是仅次于肿瘤的第二位原因。由于心血管疾病是糖尿病重要的并发症与合并症，糖尿病与心血管疾病之间存在共同发病基础，故有"2型糖尿病是冠心病危症"这一共识。近年来，风湿性心脏病发病率在减少，而其他心血管病却在增加。

纵观全世界，心血管疾病作为全人类的一大恶疾，每年有几百万人因此死亡，我国是人口大国，老龄化严重，据调查，到2013年底，我国约有近2.5亿人患有不同程度的心血管疾病，平均10个成人中就有2人患有心血管疾病，从目前研究数据来看，男性的患病比例高于女性，年龄大的人患病率更高，每年死于心血管疾病的人高达420万，与其他疾病相比，心血管疾病引发死亡率最高，约占40%。

4. 心血管系统疾病的诊断

诊断心血管疾病应根据病史、临床症状和体征、实验室检查和器械检查等资料作出综合分析。

（1）症状　心血管病的常见症状有：发绀、呼吸困难、胸痛、心悸、水肿、晕厥，其他症状还包括咳嗽、头痛、头昏或眩晕、上腹胀痛、恶心、呕吐、声音嘶哑等。多数症状也见于一些其他系统的疾病，因此诊断时要作出仔细的鉴别。

（2）体征　体征对诊断多数心血管病具有特异性，尤其有助于诊断心脏瓣膜病、先天性心脏病、心包炎、心力衰竭和心律失常。心血管病常见体征有：

1）视诊：主要观察一般情况、呼吸状况（是否存在端坐呼吸等）、是否存在发绀、贫血、颈静脉怒张、水肿等。此外，环形红斑、皮下结节等有助于诊断风湿热，两颧呈紫红色有助于诊断二尖瓣狭窄和肺动脉高压，皮肤黏膜瘀点、Osler结节、Janeway点等有助于诊断感染性心内膜炎，杵状指（趾）有助于诊断右向左分流的先天性心脏病。

2）触诊：主要观察是否存在心间搏动异常、毛细血管搏动、静脉充盈或异常搏动、脉搏的异常变化、肝颈静脉反流征、肝脾大、下肢水肿等。

3）叩诊：主要观察是否存在心界增大。

4）听诊：主要观察是否存在心音的异常变化、额外心音、心脏杂音和心包摩擦音、心律失常、肺部啰音、周围动脉的杂音和"枪击音"等。

（3）实验室检查　实验室检查主要包括血常规、尿常规、多种生化检查，包括动脉粥样硬化时血液中各种脂质检查，如磷脂酶A2、CD40/CD40L、妊娠相关血浆蛋白A、血栓前体蛋白、组织型纤溶酶原激活物及其抑制物、脂蛋白-α；急性心肌梗死时血肌钙蛋白、肌红蛋白和心肌酶的测定；心力衰竭时脑钠肽的测定等。此外微生物和免疫学检查有助于诊断，如感染性心脏病时体液的微生物培养、血液细菌、病毒核酸及抗体等检查；风湿性心脏病时有关链球菌抗体和炎症反应（如抗"O"、血沉、C反应蛋白）的血液检查。

5. 心血管系统疾病的防治

（1）心血管疾病的三级预防

一级预防：指从儿童和青年时期起，采取有益健康的生活方式和行为，进行社会整体人群的预防，即改变不良生活方式，遵从健康生活方式。不良生活方式，如吸烟、饮食无节制、运动少本身就是危险因素，或者与高血压、肥胖、血脂紊乱、糖代谢失调有关。也就是说，生活方式导致疾病的发生、发展，影响疾病的康复与预后。健康生活方式应该包括以下几点。

1）饮食总量控制，结构调整，以总量控制为主；少吃多活动，以少吃为主。

2）对于运动，应该坚持：循序渐进、量力而行、持之以恒、因地制宜。

3）管住你的嘴，迈开你的腿；少坐电梯，多爬楼梯；以步代车。

4）戒烟少酒，劳逸结合。

5）少有成就，老有所为。

6）爱人爱己，心理健康。

（2）二级预防：指对患者采取药物或非药物措施以预防病情复发或加重，即控制危险因素。积极防治高血压、糖尿病、高脂血症、肥胖病等危险因素导致动脉粥样硬化斑块的形成，加速动脉粥样硬化病变的进展，使动脉粥样硬化斑块不稳定，发生破裂后导致心脑血管事件。

（3）三级预防：指重病抢救，预防并发症发生和患者的死亡，其中包括康复治疗，即对高危的患者进行有效的抗栓治疗。

高危患者主要指那些有心脑血管疾病家族史和有各种危险因素的患者，男性心脑血管疾病发病比女性早。多数情况下，疗效肯定、价格低廉并容易得到的抗栓药物是阿司匹林，无论心血管还是脑血管疾病，无论一级预防还是二级预防都有肯定的疗效，但采用阿司匹林治疗也应当掌握适应证，在医师的指导下应用。

6. 心血管疾病的治疗

（1）药物治疗 药物治疗是基础，是最为重要和首选的方法之一。治疗心血管疾病的常用药物按作用机制进行分类，有血管紧张素转换酶抑制剂（ACEI）类、血管紧张素受体拮抗剂（ARB）类、β-受体拮抗剂、扩血管药、利尿剂、α-受体拮抗剂、正性肌力药物、调脂类药物、抗心律失常药、钙通道阻滞剂等。按具体疾病的治疗药物选择进行分类，如降血压药物、治疗冠心病药物、治疗心功能不全药物、抗凝抗栓药物等。药物的药理作用、适应证、禁忌证、不良反应及应用注意事项对临床实践都非常重要。同时个体化治疗也是药物治疗成功的关键。

（2）介入治疗 经皮冠状动脉介入术（PCI）已经成为治疗冠心病的一种最常用、最成熟和最有前途的技术，尤其是药物涂层支架的出现大大改善了患者的预后和生活质量。射频消融术这种方法创伤小、成功率极高，已成为根治快速性心律失常的首选方法，除已成熟应用于治疗房室旁道及房室结双径路引起的折返性心动过速、房性心动过速、心房扑动、室性心动过速外，随着三维标测系统的出现，它已经成为治疗心房颤动非常有效的方法。外科治疗包括冠状动脉旁路移植手术、心脏各瓣膜修补及置换手术、先天性心脏病矫治手术、心包剥离术、心脏移植等。其他治疗如筛选致病基因对于遗传性或家族倾向性心脏病的防治具有重要意义，干细胞移植和血管新生治疗在动物实验中取得许多进展，具有良好的应用前景。分子心脏病学也终将为临床实践带来更多更新的诊疗方案。此外，基因治疗是治疗心血管疾病的又一新途径，其主要步骤包括目的基因的制备，用适当的载体将目的基因导入靶细胞以及目的基因在靶细胞内的表达与调控等，随着分子克隆技术的日益完善，这一新的方法有可能使心血管疾病的治疗产生重大变革。

7. 心血管系统疾病的进展和展望

心血管疾病方面众多的临床试验、新观念、新技术将继续指导我们的临床实践向前发展。

（1）新型抗血小板药物替格瑞洛，作用"快起快落"，且抗血小板疗效更强、更一致，为急性心肌梗死（STEMI）患者的优化抗栓策略带来了更好的选择。

（2）降脂治疗：与单用辛伐他汀（40mg/d）相比，联合应用辛伐他汀（40mg/d）与依折麦布可以显著降低低密度脂蛋白胆固醇（LDL-C）水平，并进一步降低急性冠脉综合征患者主要终点事件的发生率；强化了 PCSK-9 抑制剂的研发，展示了良好前景。

（3）新型口服抗凝药：与华法林相比，达比加群酯（泰毕全）常规治疗后的大出血和脑卒中发生率更低。尽管成本高于华法林，但有其绝对优势——改善临床结局、不需要密切观察，血浆凝血酶原时间衍化出的国际标准化比值（INR）、没有药物和食物相互作用的限制。

（4）植入性器械：美国心脏联合会（American Heart Association，AHA）公布的 MagnaSafe 临床注册研究结果显示，1.5T 非胸部磁共振成像检查可安全用于安置心脏起搏器及植入埋藏式心律转复除颤器（ICD）的患者。

近几年，心血管疾病方面类似以上的重大新进展依然在不断涌现，引领着当前心血管研究的趋势，即技术引领未来，基础推动临床，指南提高实践以及生活方式主导健康。随着科技进步发展，医疗在进步，很多不治之症都在攻克中，心血管疾病需要我们做更大的努力。普及心血管疾病常识，加强健康意识在疾病常识方面要做好普及教育工作，对高危人群做基本排查，有条件的建立健康档案，在政府及相关单位支持下，邀请群众参与其中，发动整个社会的力量，做好疾病防控，对于早发现的疾病患者要做好治疗的准备，对危险因素较多的患者做主要观察。

二、新项目

本节选择心血管疾病时可用于检测的几个新的标志物进行阐述，这些标志物在各种急性冠状动脉综合征（acute coronary syndrome，ACS）和心力衰竭病理生理机制下，释放入血液循环，但是这些新的潜在的生物标志物的特点是不具有：①一致性的检测实验；②标准化的检测方法；③确定的参考区间。

1. 半乳糖凝集素 3　半乳糖凝集素 3（galectin-3）是由 130 个氨基酸组成的凝集素家族蛋白质，其结构中含有的碳水化合物识别结合结构域（carbohydrate-recognition-binding domain，CRD）能够特异性结合 β-半乳糖苷酶，在上皮细胞、炎症细胞等多种细胞中均有表达，可介导多种生物学及病理生理学过程。Gal-3 已被证明参与到多种生物过程，包括细胞黏附、细胞活化、化学吸附、细胞的生长和分化、细胞周期和细胞凋亡。临床上，已发现半乳糖凝集素 3 涉及癌症、炎症、纤维化、卒中和心脏疾病。同时半乳糖凝集素 3 的表达与以下疾病或过程相关：心力衰竭、肌成纤维细胞的增殖、纤维化、组织修复、炎症和心室重塑。关于 Gal-3 致心肌纤维化的分子生物学机制，目前已有众多的研究与猜想。研究显示，Gal-3 可以有选择性地激活巨噬细胞，而激活的巨噬细胞可进一步分泌 Gal-3，同时 Gal-3 通过旁分泌作用特异性作用于心肌细胞的细胞外基质（extracellular matrix，ECM），与其中某些蛋白如细胞表面受体、胶原蛋白、弹性蛋白、纤连蛋白相结合，参与胶原蛋白的成熟、外化和交联过程。在此过程中，Gal-3 被激活并和其它 Gal-3 残基结合成二聚体，形成网状结构，从而使细胞外基质堆积、组织僵硬度增加。同时，Gal-3 可募集单核细胞、巨噬细胞、肌成纤维细胞、成纤维细胞至心肌组织内，与上述细胞一同定位于纤维化部位，促进该处炎症细胞浸润，并诱导一系列炎症因子如转化生子因子 β（TGF-β）、白细胞介素 1（IL-1）、白细胞介素 2（IL-2）的释放，加速成纤维细胞的增殖以及转化，直接诱导 I 型胶原蛋白在细胞外基质中沉积。另外，Gal-3 可通过 TGF-β 进一步发挥其促炎、促纤维化的作用。Gal-3 五聚体可与 TGF-β 受体氨基端多聚乙酰氨基乳糖结构域结合，使 TGF-β 受体滞留在肌成纤维细胞表面并内化，由此增强 TGF-β 及其下游通路的作用。动物实验表明，Gal-3 可能通过激活 TGF-β/Smad3 通路介导的肌成纤维细胞增殖来促进心肌和血管纤维化形成。目前有研究证实，肾素 – 血管紧张素 – 醛固酮系统与 Gal-3 在介导心肌纤维化中存在共同的信号通路。在一种双转基因小鼠模型中，实验组小鼠高表达醛固酮合酶以及肾素基因，高醛固酮水平导致了心肌的巨噬细胞浸润，并促进了心肌中 Gal-3、骨桥蛋白、单核细胞趋化蛋白 1（MCP-1）mRNA 的表达，提示醛固酮在刺激巨噬细胞分泌 Gal-3 以及稳定纤维化 – 抗纤维化平衡中发挥重要作用。

2. 异前列腺素（isoprostane）是脂质过氧化的最终分解产物，其尿液浓度已被用于评估氧化应激的水平。现在认为低密度脂蛋白（low-density lipoprotein，LDL）的氧化是动脉粥样硬化进展的必经之路，高密度脂蛋白（high-density lipoprotein，HDL）以及其他抗氧化物质通过拮抗该氧化应激物来发挥其作用。尿异前列腺素可以评估这一关键过程。目前最常用于检测的是 F2- 异前列腺素，还有许多其他的物质可以用于检测。

3. 未结合型游离脂肪酸（FFA） 未结合型游离脂肪酸（unbound free fatty acid，uFFA），是指非酯化的脂肪酸。血中的 FFA 主要由皮下和内脏脂肪脂解产生，是脂肪代谢的中间产物，是细胞膜脂质结构和前列腺素合成的供体，也是人体重要的能源物质之一。FFA 可作为缺血的标志物，血浆中大多数的脂肪与蛋白结合，而局部缺血被认为增加了少量未结合的部分。研究表明，与三酰甘油和血清总胆固醇相比，FFA 的变化能更敏感地反映机体脂代谢。FFA 升高损害了胰岛素对肝糖原输出的抑制作用，增加了极低密度脂蛋白的合成，并加速血管内脂肪沉积，导致血管粥样硬化。血浆 FFA 水平增高是导致线粒体功能紊乱、诱导氧化应激的主要原因。高 FFA 血症一方面使机体活性氧（reactiveoxygenspecies，ROS）增加，另一方面损伤机体抗氧化能力，两者协同作用诱发机体氧化应激病理改变。FFA 在冠状动脉粥样硬化形成和发展中有促进作用，是一个新的独立的预测 CHD 的危险因素，与总胆固醇、三酰甘油相比，FFA 的优点在于它能更准确敏感地反映机体脂代谢，这对于临床是一个非常重要的优点。

4. 组织型纤溶酶原激活物抗原和纤溶酶原激活物抑制剂 1（t-PA、PAI-1） 组织型纤溶酶原激活物（tissue plasminogen activator，t-PA）是人体生理性的纤维蛋白溶解活化剂。纤溶酶原激活物抑制药 1（plasminogen activator inhibitor 1，PAI-1）是 t-PA 的内源性抑制剂，并与其结合。纤溶的抑制提示复发性梗死。由于最大的抑制通常出现在凌晨，这也许可以解释 AMI 的昼夜变化。这也可能是糖尿病患者病程不稳定的原因，因为胰岛素生长因子刺激了 PAI-1 的增加。

5. 生长分化因子 -15　生长分化因子 -15 是转化生长因子 - β（Transforming Growth Factor-β，TGF-β）超家族成员之一，是心力衰竭患者死亡的预测因子。GDF-15 在合成过程中先形成前体蛋白，蛋白裂解释放 N - 端多肽后成为 GDF-15 的成熟形式，再以 25kD 的二聚体形式分泌到血清中。GDF-15 蛋白前体由 308 个氨基酸合成，包含 29 个氨基酸信号肽、167 个氨基酸前肽和 112 个氨基酸成熟域。由于其首次在激活的巨噬细胞中发现，且正常情况下在胎盘的表达水平较高，因此又称巨噬细胞抑制因子（Macrophage Inhibitory Cytokine-1，MIC-1）、胎盘转化生长因子 - β（Placental transforming growth factor，PTGF-β）。健康人中，GDF-15 在除胎盘以外的组织中表达水平极低；病理情况下，如炎症、肿瘤、心血管疾病时，GDF-15 的表达水平显著升高。GDF-15 的生物学作用依据所处环境而定，在疾病不同阶段可能发挥不同作用。如在患有急性心肌梗死的小鼠中，GDF-15 可通过直接抑制骨髓细胞募集来干扰趋化因子信号通路的整合及活化，从而发挥抗炎作用，阻止心梗后心脏破裂的发生。但亦有研究发现，GDF-15 可通过调节血管内皮细胞凋亡和 IL-6 依赖的炎症反应参与动脉粥样硬化病变的进展，起到一定的促炎作用研究显示，在疾病早期，GDF-15 表达水平显著升高且对相关心血管事件和死亡的预测有一定的价值，可预测急性胸痛、心肌梗死和慢性心绞痛的不良结局，其水平还与左心室射血分数（Left ventricular ejection fraction，LVEF）的下降、心肌舒缩功能及运动能力的减弱相关。GDF-15 水平对心血管疾病的诊断和预后判断有重要价值，且在不同疾病的不同时期，GDF-15 水平可为传统危险因素和其他血清学生物标志物增加预测信息，有益于疾病的早期诊断。

6. 可溶性 CD40 配体　可溶性 CD40 配体（sCD40 ligand，sCD40L）是一种与组织坏死因子（tissue necrosis factor，TNF）α 相关的跨膜蛋白，CD40-CD40L 在体液免疫中对于 T 细胞介导的 B 细胞的活化具有重要的意义，具有促血栓形成和促粥样硬化效应。循环 sCD40L 95% 来源于血小板。目前已知 sCD40L 可以活化粥样斑块内的内皮细胞、平滑肌细胞、巨噬细胞。sCD40L 被发现表达于在体血栓中活化的血小板中，对于血小板介导的内皮活化具有重要意义。早期的研究发现，ACS 患者斑块的破裂和后续的血栓形成导致循环血小板表达 sCD40L。一般认为，sCD40L 作为炎症介质引起粥样硬化斑块的不稳定及破裂。鉴于 sCD40L 和心血管事件的相关性，一度有研究基于 sCD40L 为靶点开发新的治疗策略。他汀类药物、glitazone 格列酮、糖蛋白Ⅱb/Ⅲa 拮抗剂、氯吡格雷证实可以减少 sCD40L 水平。

7. 黏附分子（PECAM-1、P 选择素、E 选择素、VCAM-1）　黏附分子（adhesion molecule）是一些可以检测后作为评估白细胞和（或）血小板及其他黏合剂蛋白与内皮基质黏附的分子，其中有些是受体，包括血小板内皮黏附分子 1（platelet-endothelial adhesion molecule 1，PECAM-1），P 选择素，E 选择素，以及血管细胞黏附分子 1（vascular cell adhesion molecule 1，VCAM-1）。

8. 和肽素（copeptin）是由 30 个氨基酸组成的构成精氨酸加压素 C- 末端的糖蛋白。对 cTn 正常、但疑似 ACS 的患者检测和肽素，可以作为 AMI 快速和早期的排除标志物。为精氨酸加压素（AVP）前体的羧基末端，与 AVP 等摩尔量释放。但由于 AVP 以脉冲形式释放入血，在体内极不稳定，体外测定相当困难，从而限制了 AVP 的临床应用。和肽素稳定性好、易保存、检测迅速方便等特点，和肽素与 AVP 等摩尔量释放，可作为其检测的替代物。AVP 可以结合 3 种受体：1）AVP 通过结合 V1a 受体引起血管收缩、血小板聚集，同时参与糖异生和糖原分解，而高浓度的血浆 AVP 优先刺激 V1a 受体。2）AVP 结合垂体和胰腺中的 V1b 受体，促进促肾上腺皮质激素、胰岛素及胰高血糖素的释放。3）AVP 作用于肾中的 V2 受体发挥抗利尿作用。和肽素对预测心肌梗死后心肌缺血导致的心力衰竭也存在价值。心力衰竭时激活了交感神经系统及肾素 - 血管紧张素 - 醛固酮系统，组织低灌注及心房、心室张力增加等因素使多种体液细胞因子发生变化。研究结果发现，AVP 在心力衰竭时升高，与其严重程度呈正相关性。AVP 具有抗利尿、收缩血管等作用，和肽素作为 AVP 的同源糖肽，其水平的升高也提示患者预后不良。和肽素是一个没有受体和酶切位点的循环性多肽片段，只能由肾排泄，因此十分稳定，能够精确反映精氨酸加压素的浓度。

9. 单核细胞趋化蛋白（MCP-1） 单核细胞趋化蛋白（monocyte chemotactic protein，MCP-1）是负责招募单核细胞进入粥样硬化斑块的趋化因子。研究发现 MCP-1 可以成为 ACS 患者的评估指标，并且还可以作为其长期的预测指标。

10. 妊娠相关血浆蛋白 A（PAPP-A） 妊娠相关血浆蛋白 A（pregnancy associated protein A，PAPP-A）是锌结合金属蛋白酶超家族成分，最初从妊娠妇女检出，是孕早期检出 Down 综合征的重要指标。研究发现 ACS 患者血清 PAPP-A 升高，其和妊娠妇女的不同在于前者没有结合嗜伊红细胞基础蛋白形成物（proMBP），而后者是结合的。所以临床检测时使用的试剂盒一定要注意使用范围，往往用于妊娠检测的试剂盒不能用于 ACS 时 PAPP-A 的检测，因为它们的抗原识别表位涉及的位点不一致，检测的蛋白不完全一致，这一点尤其重要。目前发现，PAPP-A 不仅是一个斑块不稳定的指标，还是一个急性缺血事件发生后的不良预后的指标。为什么 PAPP-A 在不稳定斑块表达还不是很清楚，但是目前的研究已知，PAPP-A 在受侵蚀或破裂的斑块大量表达，而在稳定斑块表达不高。

11. 脂联素（APN） 脂联素（Adiponectin，APN）主要来源于脂肪细胞，能够发挥胰岛素抵抗、抗动脉粥样硬化及抗炎等作用。研究表明：在肥胖、高血压、糖尿病、心肌受损、动脉粥样硬化等患者血清内具有较低水平的脂联素。很多临床试验结果显示脂联素浓度明显降低与高血压、血管内皮受损、冠心病及心肌梗死等病变的发生发展存在紧密的联系。在发生冠状动脉粥样硬化（atherosclerosis，AS）疾病的过程中，脂联素能够对血管平滑肌细胞的分化、繁殖进行抑制，并避免巨噬细胞不断转化为泡沫细胞，使脂联素在内皮细胞中发挥抗 AS 功效。在 AS 早期，内皮细胞可被炎症细胞激活在血管壁上沉积，并呈剂量依赖性抑制 TNF 诱导的在人体主动脉内皮上的细胞黏附作用。当发生动脉硬化或其他大血管病变时，大量的脂联素会聚集在受损的血管壁上，而导致患者脂联素的消耗血浆。脂联素随着动脉粥样硬化的发展呈进行性降低。脂联素血症是冠状动脉粥样硬化发展的独立危险因子。脂联素缺乏小鼠在动脉发生损伤的时候表现为严重的内膜增厚，使用外源性脂联素可使内膜增殖得到改善。男性的脂联素往往低于女性，有人认为这可能是女性冠心病发病率低于男性的一个原因。脂联素每升高 1μg/ml，心血管的危险性则下降 3%。

12. 基质金属蛋白酶 -9（MMP-9） 基质金属蛋白酶 -9（matrix metalloproteinase-9，MMP-9）MMPs 是一个蛋白酶超家族，最早在 1962 年被发现，主要由巨噬细胞分泌，在人体内有 30 多位成员，均为锌结合蛋白，并且依靠钙离子维持稳定性，故称"金属蛋白酶"。其主要功能为降解细胞外基质（ECM），使细胞外基质重塑，故称"基质金属蛋白酶"。激活的 MMPs 对细胞外基质成分有较高的亲和力，几乎可降解所有 ECM 成分，包括胶原纤维和弹力纤维，使纤维帽变薄、破裂，这一点成为斑块不稳定的主要因素。MMP-9 作为基质金属蛋白酶类中分子质量最大的酶，是降解Ⅳ、Ⅴ型胶原最主要成员之一。胶原纤维的降解降低了内皮细胞基质膜的完整性，使纤维帽变薄，并促使中膜平滑肌细胞向内膜迁移，加速了动脉粥样硬化的进程及斑块的破裂。在血管组织 MMP-9 和其他 MMPs 定位在斑块的肩部，该区域薄而易破，单核细胞富含 MMPs，并且能够被特异的 T 细胞通过 CD40L 信号激活。在心脏组织，MMP-9 降解心肌损伤后组织，一些模型里，抑制 MMPs（包括 MMP-9）抑制急性心梗后的心室重构，临床上有可能将它转为可能的治疗策略靶点。同时，MMPs 是心脏损伤后修复的重要因素。最近对 MMP-9 的研究总结如下：① MMP-9 降解细胞间质，与斑块的不稳定与心脏重构有关。② MMP 在胸痛当天或是第 3 天达峰，并在 7 天后将至对照组水平。③介入和他汀类药物可以降低 MMP 含量，且 MMP 的降低与心脏主要不良事件的降低相关。

13. 髓过氧化物酶　髓过氧化物酶（myeloperoxidase，MPO）是粒细胞进入循环之前在骨髓内合成并贮存于嗜天青颗粒中的一种血红素蛋白酶，主要存在于中性粒细胞、单核细胞和某些巨噬细胞中，是血红素过氧化物酶超家族成员之一。它是含铁溶酶体酶，通过产生自由基等机制影响机体的免疫功能，并参与炎症的发生，尤其是促进冠状动脉斑块形成和不稳定性增加，并通过放大氧化应激过程而引起 ACS。作为中性粒细胞的功能标志和激活标志，其水平及活性变化代表着嗜中性多形核白细胞（PMN）的功能和活性状态。MPO 以 3 种亚形存在于髓系细胞中，分别为 MPO Ⅰ、Ⅱ、Ⅲ。MPO 阳性有助于发现"健康"人群心脏疾病低密度脂蛋白（LDL）、高密度脂蛋白（HDL）或 C 反应蛋白（CRP）水平正常的健康人群，MPO 水平升高意味着发生心脏疾病的风险升高。MPO 水平可独立预测健康人群首发冠心病和冠心患者群主要不良心血管事件（MACE）的复发。MPO 阳性对于冠心病的诊断和危险分层在心肌梗死的早期诊断方面 MPO 的血浆浓度升高出现比传统的生物标记早，在临床症状出现 2h 以后 MPO 血浆浓度已经升高，并能被实验室检测到。MPO 阳性作为急性冠状动脉综合征（ACS）的不良预后判断指标 MPO 是冠状动脉粥样硬化斑块不稳定性的标志物，在从稳定型心绞痛（SA）发展为 ACS 甚至是急性心肌梗死（AMI）的过程中，MPO 水平会逐步提高。入院时血浆 MPO 水平即可预测 ACS 患者 30 天和 6 个月主要心脏不良事件发生的风险。MPO 与冠脉疾病的严重程度相关，它是一个可预测冠状动脉不良事件的独立危险因素，而且如果能够与传统的标志物结合起来对于患者的早期诊断及预后具有很大帮助。MPO 的水平可以评估患者实行冠脉介入治疗的风险，保证治疗的安全性。MPO 水平也可以提示心房颤动，也能反映心力衰竭的严重程度并预测心力衰竭患者长期不良事件发生的危险性。检测方法：①连续监测法在酸性条件下，以四甲基联苯胺、邻甲氧基苯酚 3，3'- 二甲氧基联苯胺为底物，测定血液或组织中 MPO 活性。这种方法具有快速、灵敏、成本低等特点，但易受其他过氧化物酶和某些血红素蛋白的干扰。②酶联免疫吸附法（ELISA）利用 MPO 抗原性制备特异抗体，通过免疫学方法直接测定血液中酶的蛋白质含量。此方法灵敏度高，可达到 ng/mL 水平，特异性较高，几乎不受体液中激活剂、抑制剂的影响，也不受过氧化物酶和血红素蛋白干扰。③流式细胞仪测定法测定中性粒细胞胞浆中 MPO 的含量。特异性强、灵敏度高，但是技术程序比较复杂，需使用特殊仪器。

14、缺血修饰性白蛋白（IMA）　缺血修饰性白蛋白（Ischemic modified albumin，IMA）当机体发生缺血时细胞及细胞外氧供应减少、酸性代谢产物增多、细胞膜能量依赖的钠泵破坏、钙泵失控，这些因素将导致人血清白蛋白氨基末端部分分子显著改变或丧失，降低了体内白蛋白结合过渡金属（包括铜、钴和镍离子）的能力，这种因心肌局部缺血而致其 N 末端受损或铜占据时的血清白蛋白即为 IMA。心肌细胞在无氧代谢情况下，会导致局部微环境酸度增加，循环蛋白释放铜离子，后者导致羟自由基增多，人血清白蛋白被氧自由基修饰转化而成缺血修饰性白蛋白。IMA 是急性心肌缺血发生后到发生细胞坏死前的一个非常早期指标，心肌缺血一旦发生 IMA 迅速升高（5～10min），缺血停止后仍持续数小时。应用于临床时必须记录胸痛的起始时间及抽血时间，对于发病＜3h 的 ACS 心肌缺血，血清学诊断上优先考虑 IMA，若 IMA 阳性，不能立即诊断为 ACS，应延长监测并多次检查 ECG 以及其他心脏标志物（如 cTn 和 Mb 等），对发病 6h 以上的患者，血清学诊断上应进行 IMA、cTnI 及 Mb 的联合检测。胸痛患者入院后描记心电图同时采血测定 IMA 和 cTn。cTn 阳性或心电图示 ST 段改变（抬高或降低）的患者可诊断为 ACS，需住院治疗。对有胸痛症状而 cTn 及心电图均无改变的患者，IMA 阴性则认为患者发生心肌缺血事件危险性小，允许患者出院，IMA 阳性提示个体发生心肌缺血的危险性大，需积极早期治疗。美国国家药品和食品管理局（FDA）批准 IMA 用于 ACS 排除诊断，可使 50% 以上的胸痛患者排除心源性病因，联合心电图、心肌肌钙蛋白可以早期排除 ACS。同时联合应用 IMA 可以更加有效地将患者分成高风险组和低风险组，从而选择相应的治疗方式。IMA 作为糖尿病患者一个新的危险因素和广泛内皮功能障碍、低度炎症及未来可能发生大血管病变的标志物。对于 T2DM 患者来讲，IMA 检测的意义是可以反映活性氧基团的慢性产生。IMA 的提高是对其他因素的反应，如白蛋白慢性高血糖糖化反应。指标评估的技术要点：IMA 的测定是采用白蛋白钴结合试验，目前该方法已通过 FDA 认证，这是 FDA 批准的第一个用于评价心肌缺血的试验。该测定可在全自动生化分析仪上进行，检测 IMA 的 cutoff 值常定为 75U/mL。测定标本以血清标本为宜，不能使用肝素、EDTA 和枸橼酸钠抗凝的血浆标本。采血后 2.5h 内完成标本分析，否则需将标本在 -20℃冻存。冻存标本测定时，先在室温下融化，低速振荡或轻柔颠倒混匀后测定，应避免反复冻融。标本由低温冰箱取出到完成测定不能＞1.5h，且标本不能稀释，当测定结果高于分析范围，以高于定标物最高浓度值的形式报告。

三、心肌标志物（TnI，CKMB，MYO）

1. 肌钙蛋白 T/I（TnT/I）　肌钙蛋白（Tn）是肌肉收缩的调节蛋白，分子呈球形，紧密附着于收缩纤维上，主要存在于骨骼肌和心肌中，调节肌肉的收缩和舒张。Tn 由三种不同的亚基组成，包括：肌钙蛋白 T（TnT）、肌钙蛋白 I（TnI）和肌钙蛋白 C（TnC）。TnI 和 TnT 均有快骨骼肌亚型、慢骨骼肌亚型、心肌亚型 3 种，分别有不同的基因编码，cTnI 和 cTnT 具有心肌特异性。cTnT 的健康人参考值为＜0.05μg/L；＞0.05μg/L 高度怀疑急性心肌梗死，AM 的临界值为＞0.5μg/L。cTnI 的健康人参考值为＜0.04μg/L，cTnI＞0.04μg/L 高度怀疑急性心肌梗死，急性心肌梗死的临界值＞0.5μg/L，但在实际工作中应按照使用的厂家试剂提供的参考值标准判断。肌钙蛋白 T/I 的诊断：cTn 升高用于诊断急性心肌梗死（AMI）cTnT 和 cTnI 在急性心肌梗死诊断方面无显著差异，诊断价值一致，cTn 升高提示存在心肌损伤。胸痛患者初诊检测结果阴性时，建议 2h 后重复测定，如果胸痛发生 8h

后仍为阴性结果，则可以排除心肌损伤的诊断。cTn 在 AMI 患者发病后 3～6h 升高，发病 10～120h 内检测敏感性最大，与发病后 10～48h 达到高峰，可以用于 AMI 的诊断，特别是对于非 Q 波心肌梗死（MI）、亚急性 MI 或用 CK-MB 无法判断的患者更有意义。对于任何冠状动脉疾患患者，即时心电图或其他检查阴性，只要 cTn 增高，应视为具有高危险性。持续增高的 cTn 表明存在不可逆的心肌坏死，仅仅局部或间质浸润的心肌炎患者较少出现 cTn 升高。目前，国内外指南主流推荐对于诊断或排除 ACS 可以根据 hs-cTn 两点变化率进行，推荐使用 0h/3h 法，入院即查和 3h 后复查 hs-cTn，可以根据两次结果的相对变化情况，同时结合参考值第 99 百分位和动态变化，排查 ACS。cTn 升高用于诊断微小心肌损伤（MMD）：cTn 升高可以发现未达到 AMI 诊断标准的不稳定心绞痛（UAP）患者出现 MMD 的发生 UAP 患者 cTn 增幅小，治疗后多数可以转阴，说明心肌细胞一过性损伤或微损伤。动态监测 cTn 水平变化对于诊断和判断 UAP 具有重要意义，如 UAP 患者 cTnT 阳性应密切监视，必要时可行冠脉造影，观察冠脉病变严重程度，并给予药物治疗。cTn 对 UAP 诊断的时间窗为胸痛发作后数小时至数天，也可达到数周，应联合监测 CK-MB 综合判断。

另外，其他情况引起的 MMD，例如心肌炎、钝性心肌外伤、心肌挫伤、甲状腺功能减退患者的心肌损伤、药物的心肌毒性、严重脓毒血症导致的左心衰竭等情况 cTn 也可升高。此外，急性心肌炎患者检测 cTn 具有较高的敏感性，然而这种升高多为低水平升高。

cTn 结合其他心肌标志物变化用于判断 AMI 后进行溶栓治疗是否出现再灌注，cTn 对于冠脉再灌注平均指数要优于 CK-MB 和肌红蛋白（Mb），结合典型的临床表现或心电图的变化可以用于判断溶栓疗效。心肌梗死后梗死的血管再灌注会使大量 cTn 释放，溶栓治疗后 cTn 测定结果急剧升高是治疗成功的标志。

cTn 水平可以估计梗死的面积和心功能 cTn 后期的峰值与梗死面积正相关，可以反映心肌细胞坏死的数量，但是这种方法可靠性不大，容易受到梗死动脉出现再灌注的干扰。cTn 累计释放量和心功能受损程度呈正相关。

cTn 水平能用于评估经皮冠状动脉腔内血管成形术（PTCA）和围手术期心脏受损的程度，特别是冠状动脉搭桥手术后 MI 和 MMD 的鉴别，cTn 被推荐用于评估 PTCA 和围手术期心脏受损程度，确定有无围手术期 AMI 或了解心脏及瓣膜手术时心脏保护措施是否得当，特别是冠状动脉搭桥术后 MI 和 MMD 的鉴别。一般围手术期 MI 者 cTnT 会持续释放，术后第 4 天达到高峰；而无 MI 者 cTnT 释放取决于心脏停搏时间的长短。

cTn 还能用于心力衰竭的危险分层。cTn 可用于诊断急性心肌梗死等心力衰竭（heart failure，HF）的原发病，也可应用于心力衰竭的危险分层。在没有心肌缺血的心力衰竭患者中，若肌钙蛋白水平持续升高，表明患者心肌细胞存在进行性损伤及坏死。推荐将肌钙蛋白联合脑钠肽 /N 末端脑钠肽原（BNP/NT-proBNP）测定用于对心力衰竭患者进行危险分层，能更好地预测心力衰竭患者的死亡风险。

此外，目前发展的高敏肌钙蛋白（hs-cTn）在各种病因 HF 的诊断、危险分层、预后、再住院率及病死率的预测上有重要价值，比 NT-proBNP 和超敏 C 反应蛋白（hs-CRP）更能提供强大和独立的预后价值。

cTn 升高在慢性肾衰竭血透患者表明不良心血管事件。cTnT 增高代表慢性肾衰竭患者预后不良，冠状动脉粥样硬化性心脏病或猝死的可能性加大。cTnI 敏感度较 cTnT 差很多。联合心电图 ST 段压低的程度来判断心肌缺血损伤的程度，作为原发性高血压左心室肥厚的标志物。

伴随临床症状的鉴别诊断：

1）伴胸痛患者具有典型的胸痛表现就诊后，应对相应心肌损伤标志物进行检查，检测 cTn 能够帮助诊断 AMI 或冠心病（ACS），在胸痛发生 3～6 h 内很少检测出肌酸激酶（CK）活性超出正常参考上限，但却可检测到 cTn，后者同时具有极好的心肌组织特异性，成为心肌损伤诊断的优势诊断标志物。对于这一类患者，除典型胸痛外，肌钙蛋白升高多超过 1.0mL，常伴有 CK-MB 的升高，肌钙蛋白的变化往往是由升高转为降低，不伴有 BNP/NT-proBNP 的出现。

2）伴心电图的改变　心电图改变是诊断 AMI 的标准之一，心肌损伤标志物 cTn 升高超过参考值上限 99% 伴有心电图出现病理性 Q 波形成或提示新发缺血性改变可以明确诊断 AMI。

3）伴呼吸困难　怀疑肺部疾病的呼吸困难患者常伴有咳嗽、咳痰，呼吸困难进行性加重，此时检查 cTn 也会存在升高，需要用肺功能检查来确诊是否为慢性阻塞性肺病（chronic obstructive pulmonary disease，COPD）。COPD 患者检查 cTn 常提示心肌损伤，会增加住院死亡率。

4）伴影像学改变　通过 cTn 检测诊断为 AMI 或 ACS 的患者可以进行影像学检查检测相关动脉和心血管损伤情况，从而明确诊断和病变部位。

5）伴高血压　cTn 是心肌损伤的敏感而特异的指标，但在很多高血压患者中也有 cTn 升高的现象，这种现象是由于高血压时发生了心肌损伤或高血压本身疾病所致。

6）伴肾衰竭　肾衰竭患者检测 cTn 能够很好的判断心肌是否发生了微小损伤，肾衰竭患者常发生冠状动脉综合征，cTns 水平的连续性升高表明具有心肌损害。晚期肾病患者血清中 cTnT 的升高可能是由于存在一定程度的心肌损伤。

7）伴心前区疼痛　患者出现心前区疼痛，怀疑可能是发生了心肌炎疾病。在可疑心肌炎病例可出现 cTn 水平升高，其持续时间与炎性状态进展的严重性相平行，成为急性心肌炎的诊断标志物。然而明确心肌炎的诊断需要依靠病理组织学检查。

伴随实验室指标的鉴别诊断：

1）结合心肌损伤标志物，可以对于 AMI 不同时期进行诊断：①早期标志物：Mb 和 CK-MB，AMI 发生 6 h 内即可升高；②确诊标志物：cTn 在 AMI 发生 6～12 h 内升高。临床上结合 cTn 和 CK-MB 组合，能够用于 AMI 诊断。

2）其他的心肌损伤相关蛋白　如缺血修饰性白蛋白（IMA）、髓过氧化物酶（MPO）、CD40L、妊娠相关血浆蛋白等也可以与 cTn 同时检测用于评价心肌缺血和对 ACS 危险性分类，进一步帮助临床得到更精确的结论。

伴 BNP/NT-proBNP　在心力衰竭患者体内均可检测到 hs-cTn、NT-proBNP、心房利钠肽前体、中段心房利钠肽前体及和肽素等 5 项心脏标志物水平的升高，且与肾功能有关，可用于心力衰竭患者的危险分层。联合检测 hs-cTnT 和 NT-proBNP 比单一检测其中一项更有助于判断心力衰竭患者的预后。

伴高血脂　高血脂是 ACS 的高危险因素之一，高血脂患者检测出现 cTn 升高表明心肌发生损害，应怀疑 ACS 甚至 AMI 的发生。

伴血同型半胱氨酸（HCY）　血 HCY 升高是 ACS 的独立危险因素，HCY 升高患者检测出现 cTn

升高也表明心肌发生损害，应怀疑 ACS 甚至 AMI 的发生。

伴血糖升高　cTn 检测在糖尿病患者中用于判断出现心肌损伤或预测未来发生严重的心脏损害疾病具有很大意义。

需进一步检查的实验室指标：

1）血清学心肌损伤标志物，如 Mb、CK-MB 等，结合其他心肌损伤标志物能够确诊冠心病，用于诊断急性心肌梗死，也能反映心肌损伤的程度，有助于后续检测和治疗。

2）NP、NT-proBNP 血清学检查，结合 BNP 的指标进一步确定心肌损伤程度和功能。

3）心电图检查，结合心电图持续监测可以帮助确诊冠心病甚至心肌梗死。

4）血管影像学检查，心血管影像学检查包括胸部 X 线片、CT 等，能帮助识别心血管器质性损伤和病变。

5）血脂检查，可以判断心血管疾病的危险程度，为冠心病的发生提供病因学依据。

6）血清 HCY 检测，作为心血管疾病的独立危险因素能够为冠心病的发生提供病因学依据。

7）血糖检查，可以帮助判断冠心病可能的病因和并发症。

8）功能检查，如肌酐、尿微量蛋白等肾功能检测可以帮助判断冠心病患者是否存在肾功能损伤相关并发症。

指标评估的技术要点：应用于 cTnT 的检测方法有免疫比浊法、化学发光法、电化学发光法和金标层析法，试剂已由罗氏公司申请专利，方法试剂不存在标准化问题，避免了由于多个厂家生产造成的实验标准不一的问题。cTnI 测定多采用金标层析法、化学发光法和电化学发光法。由于生产厂家较多，各家试剂测定标准不一、结果不等。cTnI 的参考值应该与 cTnT 具有一致性和可比性。

随着先进生产技术的投入，各种检测灵敏度、检测低限更低，在 CV 小于 10% 的前提下，可以测量到第 99 百分位或更低的技术的超敏肌钙蛋白检测方法相继问世。hs-cTn 检测系统和试剂的方法不但能够检测到 AMI 患者血中 cTn 升高或降低，还能检测到健康人群血中 cTnI 的含量。hs-cTn 检测是一项改进传统 cTn 性能的检测方法，具有灵敏度更高，检测下限、不精密度更低，参考区间更小等优点。当心肌细胞出现微小损伤时，就可检测到 hs-cTn 的升高。最好的检测方法是化学发光免疫检测法，且可在全自动分析仪上完成，操作简便。

指标评估的影响因素：cTnT 为罗氏公司独家专利，因方法单一，易实现标准化，避免了由方法内在所致的测定结果可比性的差异；而 cTnI 测定方法众多，由方法本身内在因素对测定结果可比性的影响也较大。

1）氨基酸序列抗体 cTn 在患者的血清中会有不同程度的降解，由于其在血清中存在形式的不同其半衰期也不同，各种检测方法针对不同抗原决定簇的 cTn 抗体，其免疫反应也必然不同。

2）标本抗凝剂　采用全血或血浆标本时的某些抗凝物质（如 EDTA）也会对检测产生影响，EDTA 螯合血标本中的钙离子影响检测值，肝素也可以直接与 cTn 结合阻断抗原表位或改变分子构象而影响检测结果。

3）储存时间和温度

4）对测定产生的影响　类风湿因子（RF）、心肌肌钙蛋白自身抗体、人抗鼠抗体（HAMAs）或嗜异性的抗体对商品试剂有明显的干扰。cTn 也可能受内源物质，如血红蛋白（Hb）、纤维蛋白和胆红素的干扰。溶血、黄疸或高胆红素血症及风湿等因素对 cTn 测定也有一定的影响，有的可能会产生假阳性结果。血 pH 的水平也会影响 cTn 的测定结果。

5）少数无心肌受损的非心源性疾病 如慢性肾功能衰竭、皮肌炎和 Duchenne 肌营养不良以及横纹肌溶解症患者血清中会出现心肌肌钙蛋白的假性增高，应结合其他指标判断是否存在真正的心肌损伤。冠状动脉造影剂也可引起一些 cTnI 检测系统测定结果的假性升高，尤其是造影术后 4 h 内采样，cTn I 的检测结果应仔细分析和辨别。

6）年龄以及某些生理变异会导致 cTn 的变异情况。新生儿血清 cTn 基线水平略高于成人，同时，在肥厚型心肌病中也存在与 cTnI 具有相似作用的"野生型" cTnI。

2. 肌酸激酶（CK） 肌酸激酶（creatine kinase，CK）及其同工酶 CK-MB 是目前常用于国内外临床的心肌酶学检测指标，据 20 世纪初期统计其检测次数多达 1 千万至 1 亿余次。临床上诊断心肌损害标准是在排除服用对心肌有损害药物及其他引起心肌酶心电图异常疾病的基础上，出现含 CK-MB 在内至少 1 项心肌酶增高同时心电图可能表现异常，或心肌酶任意一项增高并合并心电图异常，以 ST-T 的改变最为常见心肌酶谱作为心肌损伤的一项重要检测指标在临床广泛应用，而心肌酶 CK-MB 是一种心肌特异性的酶学指标，颇受临床重视，CK-MB 在心肌中含量很高，几乎不存在其他组织，占心肌总 CK 的 14%。当心肌细胞受损时，病变部位细胞膜的通透性增加，使 CK-MB 不断释放入血，致血液中 CK-MB 水平增高，对临床诊断具有指导意义。正常 CKMB/CK<5%，一般认为血清 CK-MB/CK ≥ 6% 是心肌损伤的指标。理论上，CK-MB 活性不可能大于总 CK 活性。肌酸激酶同工酶（CK-MB）：主要存在于心肌细胞及骨骼肌细胞的胞质中，早期诊断仍缺乏较高敏感性。传统的诊断标准有 3%～8% 的 AMI 患者被漏诊，为 AMI 极早期诊断带来一定困难。但化学发光法提高了 CK-MB 检测的灵敏度，它可更早更灵敏地反映心肌损伤，被誉为临床医师诊断 AMI 中最信赖的心肌酶，3～8h 开始升高，8～24h 达到高峰。在诊断梗死延展或再梗死，监护急性心肌损害，非 Q 波急性心肌梗死的诊断，心肌再灌注等有临床意义。

（1）同工酶 CK-MB

1）肌酸激酶（CK）也称为肌酸磷酸激酶（CPK）是一种与细胞内能量转运、ATP 的再生、肌肉收缩有直接关系的重要激酶，其主要功能为催化肌酸和 ATP 之间高能磷酸键的可逆性转移，提供肌肉收缩和运输系统的能量来源肌酸激酶的组成与分布 CK 是由 M 与 B 两个亚基组成的二聚体，形成 3 种同工酶：① CKMM（CK3），主要存在于骨骼肌与心肌中，其又分为 MM1，MM2，MM3 亚型；② CK-MB（CK2）主要存在于心肌中；③ CK-BB（CK1）主要存在于脑，也分布于前列腺、肺、肠等组织中，正常人的血清中主要以 CK-MM 为主占 94%～96%，CK-MB<5%，CK-BB 含量极微甚至检测不到。

2）活性检测的影响因素及临床意义，CK 水平受性别、年龄、生理状态及种族等生理性因素的影响。CK 的活性男性高于女性，新生儿可因出生时暂时性缺氧或骨骼肌损伤致 CK 活性增高，运动后 CK 明显增高。CK 主要存在于胞质与线粒体中，以骨骼肌和心肌中含量最多，在心肌损伤、心肌炎、肌肉疾病及手术患者中 CK 活性增高，当心肌受损时，CK 及其同工酶释放入血，其在血液中的含量增高心肌受损 3～8h CK 水平即开始增高，10～36h 达峰值，3～4d 恢复正常。此外脑损伤和脑炎患者血清 CK 与 CK-BB 常同时升高，恶性高热或某些药物的应用，有机磷农药苯酚等中毒时，CK 也可升高，而在久卧床、甲状腺功能亢进及使用激素治疗等患者血液中 CK 活性减低。

3）同工酶 CK-MBCK-MB 分为 MB1 和 MB2 两种异型，CK-MB 在心肌细胞中的主要以 MB2 的形式存在，当心肌细胞受损时 MB2 就会被释放，致使短时间内血清 CK-MB 水平增高。CK-MB 可以较早的反映心肌损伤，心肌细胞发生损伤时，CK-MB 释放进入血液并在发病 6h 内迅速升高，24h 达到峰值，72h 后开始下降并逐渐恢复到正常水平，且 CK-MB 升高先于 CK，36h 内波动曲线与 CK 相平行。CK-MB 几乎只存在于心肌中，是心肌损伤敏感而特异的指标，已被临床广泛应用，其在心肌损伤中的灵敏度达 97.5%，特异性 100%。因此，CK-MB 曾被认为是诊断心肌损伤的金指标。CK-MB 活性增高还可见于肌肉疾病及手术患者，但其 CK-MB/CK 常＜6%，可与心肌损伤进行鉴别。

（2）常用检测方法

1）免疫抑制法：由于免疫抑制法测定 CK-MB 活性，检测成本低，速度快，检测简便且不需要特殊的仪器设备，因此是目前国内实验室最常用的检测方法。免疫抑制法测 CK-MB 活性的原理是通过抗 CK-M 抗体抑制 M 亚基活性，检测 B 亚基活性，因正常人血清中 CK-BB 含量极微或为 0，可忽略不计，故所测结果乘 2 即可大致反映血液中 CK-MB 的活性。影响检测的因素由于正常成人血液中 CK-BB 含量极微，所以采用免疫抑制法测得的结果可比较真实地反映其血液中 CK-MB 的活性。采用此法所测的 CK-MB 活性将为 CK-MB 与 CK-BB 中 B 亚基之和，结果再乘以 2，但是当血清中 CK-BB 异常升高时，使得检测结果中 CK-MB 活性为 CK-MB 活性和异常增高的 CK-BB 活性之和的 2 倍，这将导致所测 CK-MB 活性的假性升高。由于儿童的生理原因，血液中 CK-BB 可高于成人，因此采用本法测得其 CK-MB 活性也将升高，甚至出现 CK-MB 活力大于 CK 总活力的现象。因此，基于儿童各方面的生理特征与成人有差别，衡量儿童 CK-MB 的水平时不应直接引用成人 CK-MB 活性的参考标准，而目前临床上尚无其儿童参考标准，因此，应根据儿童的特点设定其特定的医学参考值范围，作为临床相关疾病诊断的参考标准，以免造成误诊。同时也有研究认为 CK-BB 与癌胚抗原、甲胎蛋白类似，存在于肿瘤或胎儿组织中，恶性肿瘤患者血清中 CK-BB 的检出率高达 25%～41%，当能排除脑部疾病时，血清中出现异常水平 CK 和 CK-BB，应怀疑肺、胃肠道、前列腺、胆囊等富含 CK-BB 等器官的恶性肿瘤。当出现 M 亚基活性不能被抗 M 亚基抗体抑制时也可造成 CK-MB 活性假性升高。由于巨 CK 相对分子量较大，不易被单核巨噬细胞系统吞噬降解，在体内不易被排出，且有较长的半衰期，因此在血中存留时间较长，故当血清中出现 CK 同工酶与免疫球蛋白 IgA 或 IgG 形成的大分子复合物巨 CK1 或出现由线粒体 CK（CK-Mt）相互聚合形成的大分子聚合物巨 CK2 时，也将引起免疫抑制法所测 CK-MB 活性的假性增高。据国外相关文献报道巨 CK1 常见于妇女和 70 岁以上的老年人血液中，巨 CK1 出现与肌炎及心血管疾病、甲状腺功能减退症、自身免疫性疾病等相关。国内也有相关研究认为巨 CK1 的出现一般是良性现象，多见于心脏病、肌炎、风湿等疾病，如干燥综合征继发多发性肌炎、进行性萎缩性肌炎等，巨 CK1 的发生率为 4%～13.8%，以妇女、老年人血液中多见。当血清中存在巨 CK2 分子时，由于 CK-Mt 与 CK-M 亚基的抗原性不同，检测试剂中抗 M 亚基的抗体不能抑制其活性，将会影响 CK-MB 的检测结果。有研究认为巨 CK2 在肿瘤患者中检出率高，同时与肝硬化密切相关，一般不会出现在健康人的血液中。据报道，巨 CK2 与恶性肿瘤有密切的相关性，肺癌患者巨 CK2 的发病率为 56.8%，结肠癌、胃癌患者亦常有巨 CK2 的检出。此外，因人体红细胞中含有腺苷酸激酶（AK），其可直接参与 CK 速率法的第二步反应，因此 AK 也可使 NAD 还原成 NADH，从而引起 340nm 处吸光度上升。尽管检测试剂中加入 AMP 以抑制 AK 的干扰，但其抑制率仅为 90%～95%，所以标本溶血也会对 CK-MB 活性的检测产生影响，可使检测结果值偏高。因此免疫抑制法测 CKMB 活性的特异性较差。

2）酶质量法：CK-MB 质量（CK-MBmass）是以 μg/L 为检测单位，其检测优于以 U/L 为检测单位的酶活性测定。目前检测 CK-MB 质量是采用化学发光免疫分析技术建立一种的对肌酸激酶同工酶 CK-MB 进行定量检测的方法。其检测原理是基于化学发光免疫分析的双抗体夹心法，以磁微粒为固相载体包被抗人 CK-MB 抗体，以另一抗体交联碱性磷酸酶为标志物，用于检测标本中 CKMB 以达到定量分析的一种检测方法。此反应体系与酶促反应相比较，因其采用的是单克隆抗体，具有抗原抗体反应的特异性及高度专一性，与其同工酶 CK-BB 及 CK-MM 无交叉反应，且 CKMB 质量检测不受血清中巨 CK1 及其他酶类、蛋白物质的等多因素的影响。其检测的特异性与灵敏度均高于 CK-MB 活性。但此法检测成本高且需要特殊仪器设备，因此临床上未得到普遍广泛地应用。

3）电泳法：琼脂糖凝胶电泳法分离 CK-MB 是根据 CK 各同工酶分子量不同，所带电荷各异，从阴极到阳极依次为 CK-MM，CK-MB 和 CK-BB。通过对各条酶谱进行扫描，可得各区带所占百分比，结合总酶 CK 活力，求得各区带同工酶的酶活力。电泳法优点是很容易从电泳图谱上发现异常条带如巨 CK1、巨 CK2 分子。巨 CK1 位于 CK-MM 和 CK-MB 中间，因巨 CK2 分子量大则位于靠近阴极端。此法不会因为 CK-BB、巨 CK1、巨 CK2 等异常同工酶的出现的而干扰检测结果，也有助于 CK-MB 假性增高的原因分析。但此法没有免疫抑制法简便迅速的优点，也不能达到 CK-MBmass 的定量检测。

3. 肌红蛋白　肌红蛋白（myoglobin）存在于哺乳动物 I 型、II a 型骨骼肌和心肌组织细胞质中，是一种重要的细胞内色素蛋白。1963 年由 Kendrew 第一次阐明了肌红蛋白的三级结构，表明其是一条多肽链，有 8 段 α- 螺旋区，每个 α- 螺旋区含 7～24 个氨基酸残基，分别称为 A、B、C…G 及 H 肽段。肌红蛋白通过其亚铁血红素辅基与氧结合，血红素是铁卟啉化合物，其由 4 个吡咯通过 4 个甲炔基相连成一个大环，Fe^{2+} 居于环中，多肽链通过 2 个组氨酸残基（His64 和 His93）与血红素结合。血红素的 Fe^{2+} 与 4 个咯环的氮原子形成配位键，另 2 个配位键，1 个与 His93 结合，1 个与 O_2 结合。这种构象有利于运氧和储氧功能，同时也使血红素在多肽链中保持稳定。肌红蛋白的三级结构有 8 段 α- 螺旋区，每个 α- 螺旋区含 7～24 个氨基酸残基，分别称为 A、B、C、D、E、F、G 及 H 肽段。有 1～8 个螺旋间区，约 70% 的主链是由 8 个双性的右手 α- 螺旋折叠而成，这 8 个螺旋由不规则的环链接。肽链拐角处为非螺旋区（亦称螺旋间区），包括 N 端有 2 个氨基酸残基，C 端有 5 个氨基酸残基的非螺旋区，处在拐点上的氨基酸残基 Pro、Ile、Ser、Thr、Asn 等。极性氨基酸分布在分子表面，内部存在一口袋形空穴，血红素居于此空穴中。在折叠过程其包含的疏水缝隙与血红素的结合是获得其生物学活性的重要步骤。血红素是铁卟啉化合物，它由 4 个吡咯通过 4 个甲炔基相连成一个大环，二价铁居于环中。铁卟啉上的 2 个丙酸侧链以离子键形式与肽链中的 2 个碱性氨基酸侧链上的正电荷相连。血红素的二价铁与 4 个吡咯的氮原子形成配位键，另 2 个配位键 1 个与 F8 组氨酸结合，1 个与氧气结合，故血红素在此空穴中保持稳定位置。

肌红蛋白基因位于第 22 号染色体，含 3 个外显子，目前对其结构功能已有相当了解。虽然有报道显示，高海拔居民的肌红蛋白明显高于低海拔居民，对于肌红蛋白外显子 2 基因的研究显示，高原藏族肌红蛋白 79A 等位基因的频率高于海平面居民，但在藏族人内，其基因频率与海拔高度和血红蛋白浓度无相差性，也未表现出与其他各族不同的基因多态性，其等位基因未发现和缺氧反应相关的功能。肌红蛋白的主要功能是储存 O_2。当海洋哺乳类动物在水下进行长期无氧生活时，肌红蛋白便为深海生存提供了必要条件。肌红蛋白的储氧功能已被许多研究证实，研究发现，水中活动的哺乳类动物和鸟类所含有的肌红蛋白是其他动物的 10～30 倍。因此，当在水中 O_2 停止供应时，结合在肌红蛋白上的 O_2 便开始供给运动的肌肉使之能够进行有氧代谢。在某些物种中骨骼肌的肌红蛋白水平与该物种在水中的持续时间成正比。居住在高海拔地区的人体内肌红蛋白水平也会增加。另外在动物模型中，缓慢收缩运动会使肌红蛋白的表达增加。

（1）肌红蛋白与心肌梗死的关系　肌红蛋白对早期心肌梗死及再梗死的诊断：肌红蛋白是存在于细胞质中的小分子蛋白质，心肌梗死一发生它就立即从细胞释放到血中，因此它可用于心肌梗死的早期诊断，尽管它并不是心肌梗死的特异性标志物，但却是心肌梗死患者病死率的一个强烈预测因子；但肌红蛋白缺乏心脏特异性，其升高并不能作为导致心脏损伤的必要指标。在 Holmvang 等的研究中，相对于死亡患者的心电图和肌钙蛋白或不稳定型心绞痛的心肌损伤和非 Q 波性心肌梗死，肌红蛋白并不能作为一个独立的危险因素。多种因素分析表明，肌红蛋白比肌钙蛋白对于诊断更加有预测性，肌红蛋白对心肌梗死保持着最佳的独立的预测病死率的能力，deLemos 等发现了相似的结果，将临床多变的因素以及肌钙蛋白也考虑在其中，肌红蛋白对于超过 6 个月患者的病死率是一个独立的预测因子。Postnikova 等对 4 例急性心肌梗死患者每隔 4h 采血一次，连续跟踪 72h，发现血清肌红蛋白含量随病情好转而下降，证明肌红蛋白是随着病情的变化而变化的。Srinivas 等的研究发现血栓溶解后的 90min，相对于肌钙蛋白 I 和肌酸激酶同工酶，肌红蛋白对于低风险患者的病死率有更好的预测能力，多变量分析和治疗前后的心脏标志物、年龄、性别、梗死动脉位置和 90minTIMI 血流表明，只有 12h 的肌红蛋白可作为 30d 病死率的独立预测因子。有研究表明，目前为止，肌红蛋白是唯一一个被用作诊断急性心肌梗死超急性期的标志物。虽然肌红蛋白有很高的死亡预测能力，但对再梗死的预测能力很低。

（2）肌红蛋白相关酶 - 亚硝酸还原酶在心血管中的保护作用　亚硝酸盐在血浆中的浓度为 0.3～1.0μM，在组织中为 1～20μM，它参与缺氧时血管的舒张和信号的传导，亚硝酸盐是体内生物可利用的一氧化氮的存储池，在体内的亚硝酸盐可被转化为一氧化氮的机制包括酸性歧化反应、通过黄嘌呤氧化还原酶的酶转化法、线粒体酶和脱氧肌红蛋白。肌红蛋白随着氧梯度的改变而改变，在常规氧条件下，氧合肌红蛋白可作为一氧化氮的清除剂，将一氧化氮代谢为硝酸盐，在缺氧时脱氧肌红蛋白可将亚硝酸盐还原为一氧化氮，而这一过程在亚硝酸盐还原酶存在时发生。通过对肌红蛋白基因（表达 / 不表达）小鼠的研究发现，脱氧肌红蛋白通过动态地抑制细胞呼吸、限制活性氧的产生和缺血再灌注损伤后线粒体酶的氧化失活促使亚硝酸盐还原成一氧化氮，但只是在肌红蛋白线性表达而非隐性表达的心脏中才出现；亚硝酸盐还原酶限制再灌注时活性氧的产生以及顺乌头酸的失活，对心肌细胞具有保护作用，而这一作用是依赖肌红蛋白而发挥的。亚硝酸盐治疗可改善 29% 的局部缺血后左心室压力的升高，在体内亚硝酸盐可减少 61% 有肌红蛋白基因表达的小鼠的心肌损伤，而对无肌红蛋白基因表达的小鼠并无这样的作用，这些数据提示肌红蛋白和亚硝酸盐还原酶在调节肌红蛋白基因敲除小鼠的细胞缺氧 - 复氧的反应中具有关键的作用。目前，对于低剂量的亚硝酸盐在心、肝、肾和脑缺血再灌注损伤中的细胞保护作用已被一些调研组证明，但外源性亚硝酸盐的细胞保护作用的确切机制却仍是一个有争议的问题。有学者提出黄嘌呤氧化还原酶促使心脏中亚硝酸盐转换为一氧化氮，而一氧化氮可调节心脏的功能和能量的供应，并且可改善左心室功能；但究竟是脱氧血红蛋白还是黄嘌呤氧化还原酶负责在心肌缺血中介导亚硝酸盐还原为一氧化氮仍不清楚。最近的研究表明，在亚硝酸盐诱导下能减少缺血再灌注的损伤面积以及改善小鼠心脏的功能，而这种功能是依赖肌红蛋白而发挥的。

（3）肌红蛋白的新功能 新研究发现，肌红蛋白除了与氧结合等功能外还有另外的功能，即与 NO 结合。NO 对细胞功能的影响既有好的方面也有坏的方面，NO 能够引起血管扩张，并能抑制细胞色素 C 的氧化，从而损伤线粒体的呼吸作用。Brunori 指出，基于肌红蛋白有结合 NO 的功能，其在心肌和骨骼肌里具有清除 NO 的重要作用。随着肌红蛋白检测技术的发展，肌红蛋白在临床中的应用也日趋广泛。肌红蛋白是一个灵敏、可靠的早期诊断急性冠状动脉综合征和检测溶栓疗效的指标。其作为心肌早期损伤敏感指标已应用于临床，用于骨骼肌损伤的研究在运动医学中有部分报道。血清肌红蛋白与创伤严重程度密切相关，并在判断损伤患者预后及肾衰竭时有较好的价值。

肌红蛋白是氧气的临时储存器，这一功能在收缩期缺氧的心内膜中尤为重要，对心肌细胞还具有保护作用，它能够清除一氧化氮，这种清除能力有助于对氧化呼吸链的保护且平衡心肌细胞内的一氧化氮水平，同时肌红蛋白对过氧化氢和过氧化亚硝酸盐的毒性具有保护作用，在心肌梗死和肺栓塞方面有一定的诊断价值；但肌红蛋白在心脏内的生理作用尚未完全了解，它在心肌抗氧化应激方面的机制仍有待于进一步的研究。肌红蛋白和肌红蛋白相关酶在心肌梗死中如何提高对梗死面积的预估，是否有一种检查方式能通过检测肌红蛋白、肌红蛋白相关酶、联合检测肌红蛋白和其他梗死标志物进而达到对梗死面积、梗死程度的一个精确诊断仍有待进一步的探索。

四、BNP 与 NT—proBNP

人类和非人类脊椎动物利钠肽家族（NP）包括 A 型（ANP）、B 型（BNP）、C 型（CNP）、D 型（DNP）、V 型（VNP）利钠肽和肾型肽尿扩张素。其受体有 3 种，其中受体 A 和 B 作为鸟苷酰环化酶配对受体起生物学效应，受体 C 作为细胞质主受体起清除肽分子和可能的调节细胞增生的作用。利钠肽的作用为维持循环系统的容量、渗透压和压力调节的稳态，并在心肌结构和功能控制中起自分泌和旁分泌的作用。脑钠肽（B-type-Natriuretic Peptide，BNP）由日本学者 Sudoh 等于 1988 年首先在猪脑中发现，而 Hunt 等在 1995 年第一次对 N- 端脑钠肽前体（N-terminal-pro-BNP，NT-proBNP）进行了描述。大多数哺乳 BNP 结构由 17 个氨基酸通过 2 个胱氨酸残基之间的二硫键连接构成环状结构。BNP 的生物学效应包括扩张血管、利尿、排钠、拮抗。肾素 - 血管紧张素 - 醛固酮系统及抗心肌纤维化。BNP 主要由左心室分泌，在心肌细胞受到容量负荷和压力负荷增高时，非活性前体 Pro-BNP

裂解为活性 BNP 和非活性 NT-proBNP。NT-proBNP 可用于评价心功能不全和心室壁节段运动协调性，是诊断心力衰竭和评价心功能敏感有效标志物；且 NT-proBNP 半衰期较 BNP 长，在血液中浓度稳定，仅通过肾排泄，因而更适于体外检测。BNP 和 NT-proBNP 的分泌调节主要发生在基因转录水平，BNP 基因转译后，产生初始基因产物前 BNP 前体（pre-proBNP），该肽的一个由 26 个氨基酸组成的信号肽被立刻去除，形成了一个包含 108 个氨基酸的激素原 proBNP；随后，proBNP 被蛋白水解酶分解为无生物学活性的含有 76 个氨基酸的氨基端部分 NT-proBNP 和有生物学活性的 32 个氨基酸组成的 BNP。当心室牵张和心室壁张力增加时，通过特定的反馈机制可增加 pre-proBNP 的快速基因表达，使其瞬间合成并产生大量的 BNP 和 NT-proBNP（BNP 与 NT-proBNP 生物学作用的区别，见表 3-1-1）。

　　动物的 BNP 组织表达位置在心脏，且在心房的表达比心室更丰富。然而由于心室更大，在正常情况下 70% 的 BNP 来自心室，在病理情况下能达到 88%，并同时受到压力和容量两种因素的调控。其他心外来源有脑、肺、肾、主动脉和肾上腺，但其浓度都较心房低许多。

　　1、BNP 的清除方式有 3 种：①通过与受体 C 结合被清除；②通过血流中的中性肽链内切酶的活性清除；③经高血流量器官如肾脏等，通过被动排泄清除。相对的，NT-proBNP 缺乏主动清除机制，它在肌肉、肝、肾等高血流量器官被动清除。

表 3-1-1　BNP 与 NT-proBNP 生物学作用的区别

	BNP	NT-proBNP
氨基酸	32	76
分子量（kd）	3.5	8.5
半衰期（min）	22	60～120
清除		
主要方式	中性内肽酶	肾
清除受体	NFR-C	肾
血液透析	不能	不能
床旁即时检测	有	有
与 GFR 相关性	轻微	严重
生物活性	有	没有
检测范围（pg/ml）	0～5000	0～35000

　　2、BNP 的实验室检测　引起 BNP 释放增多的因素是心室压力增高或心室扩张，而心室腔体积大小是 BNP 释放的关键因素。血浆 BNP 水平与左室舒张末压力（1eft ventricular enddilated pressure，LVEDP）呈正相关关系，而与左室射血分数（1eft ventricular ejection fraction，LVEF）呈负相关。心力衰竭早期，血浆 BNP 和 NT-proBNP 水平增高，且其增高幅度与心力衰竭严重程度呈正相关关系。BNP 的生理功能包括：① BNP 通过调节血管渗透压，舒张冠脉血管，抑制冠脉痉挛，增加冠脉血流量；② BNP 在肾组织中直接作用于肾小球和髓质内的集合管，从而抑制肾素的释放和醛固酮的分泌，达到利尿利钠的作用；③舒张血管平滑肌，扩张动静脉，使血压下降，减少心脏后负荷；④具有

抑制心肌纤维化作用，抑制血管平滑肌、系膜细胞及纤维母细胞增生，减缓和逆转心肌重构而改善心功能。心力衰竭（HF）、急性冠脉综合征、心肌病或心脏瓣膜病、心律失常、急性或慢性肺动脉高压（如急性肺栓塞）及其他可引起左心室收缩功能障碍（LVSD）或左心室肥厚（LVH）的疾病均可引起 NT-proBNP 的升高，因此，NT-proBNP 的水平可用于这些疾病的诊断和预后评估等。

BNP 检测需用 EDTA 作抗凝剂，因血液中激肽释放酶与玻璃接触后会被活化而使 BNP 迅速降解，因此，标本不能被存放在非硅化玻璃管内。而 NT-proBNP 的检测不受采血标本的影响，血清和肝素化血浆中得到的结果可互用，且血样无论抽进玻璃管或塑料管中均不会改变其稳定性。

3、检测方法及评价

（1）存储的影响：BNP 的稳定性依赖于具体的试剂盒，在室温条件下甚至在冷冻情况下都不稳定。而 NT-proBNP 则不受存储条件的影响，在血清或血浆中的浓度都较稳定。两者半衰期的差异很大，BNP 的半衰期为 20min，NT-proBNP 的半衰期为 60～120min，故检测方法不能通用，NT-proBNP 较 BNP 更方便处理。

（2）性别和年龄的影响：NT-proBNP 的参考值在健康女性中通常比男性高 1.4 倍，年龄＞65 岁的个体比＜65 岁的个体高 1.5 倍。在诊断急性失代偿性心力衰竭时，应根据年龄适当调整 NT-proBNP 的截定点，而不是性别。

参考区间：美国 FDA 和 Roche 公司建议健康人群 NT-proBNP 的参考值为：75 岁以下者＜125 pg/ml，75 岁或以上者＜450pg/ml。健康女性的 NT-proBNP 水平要高于健康男性。欧洲对男、女性有不同的参考值，即男性：50 岁以下者＜84pg/ml，50 岁以上者＜194pg/ml；女性，50 岁以下者＜155pg/ml，50 岁以上者＜222pg/ml。

我国的心力衰竭相关指南指出：如 BNP＜100ng/L 或 NT-proBNP＜400ng/L，心力衰竭可能性很小，其阴性预测值为 90%；如 BNP＞400ng/L 或 NT-proBNP＞1500ng/L，心力衰竭可能性很大，其阳性预测值为 90%。急诊就医的明显气急患者，如 BNP 或 NT-proBNP 水平正常或偏低，几乎可以除外急性心力衰竭的可能性。

BNP 和 NT-pmBNP 检测的影响因素：①运动的影响：心力衰竭患者运动后其 BNP 和 NT-proBNP 浓度会较运动前升高，在健康参考人群中未发现类似的升高。②姿势对于 NT-proBNP 值并没有太大的影响，但仍建议个人在抽样检测前静坐或静卧 10～15 min。③目前没有发现 NT-proBNP 有持续的昼夜节律变化。

4、BNP 临床意义

（1）心力衰竭的诊断：对于因憋气就诊的患者，错误的诊断会增加死亡风险，结合患者症状和 BNP 或 NT-proBNP 水平来诊断或除外急、慢性心力衰竭具有很高的可靠性多项研究证实了 BNP 对急性呼吸困难患者的诊断价值。利钠肽与左心室功能保留的心力衰竭患者预后的相关性提示，利钠肽水平升高也能反映心室舒张功能不全和室壁张力升高，有助于舒张性心力衰竭的诊断。利钠肽水平与舒张末室壁张力、二尖瓣 E 波速度密切相关。BNP 与左心室肥厚和充盈障碍有关，有助于高血压患者左心室舒张功能不全的诊断。Sonoda 等研究了 NT-proBNP 水平与心室舒张功能之间的关系，结果显示，存在左心室舒张功能障碍的患者血 NT-proBNP 水平显著升高，56.5pg/ml 的界值具有很高的敏感性，而 197pg/ml 的界值则有很高的特异性。

（2）心力衰竭的预后判断：对于慢性心力衰竭患者。利钠肽水平是很重要的危险分层指标，其与再次住院和猝死风险有相关性。患者出院时的 BNP 水平是 6 个月死亡或再次住院很强的预测指标。NT-proBNP＞500pg，ml 的慢性心力衰竭患者死亡率也会显著增加。我国的心力衰竭指南指出，有心力衰竭临床表现、且 BNP/NT-proBNP 水平显著增高者属高危人群；临床过程中 BNP 或 NT-proBNP 持续走高，提示预后不良。心力衰竭治疗后 NT-proBNP＜200ng/L 提示预后良好。

（3）指导心力衰竭治疗：醛固酮拮抗剂、β 受体阻滞剂等药物治疗能降低心力衰竭患者的 BNP 和 NT-proBNP 水平，而利钠肽水平的下降与侵入性方法测得的血流动力学改善之间有相关性。

（4）在冠心病患者中的应用：心肌缺血会导致左心室收缩和舒张功能障碍、室壁张力增加，因此利钠肽升高也常见于冠心病患者。非 ST 段抬高性急性冠脉综合征患者血清 BNP 和 NT-proBNP 水平均升高，并且是心力衰竭和死亡等不良预后的独立危险因素，但与再发缺血事件没有关系。另外，急性冠脉综合征患者中 NT-proBNP 最高的 1/3 患者能够从早期有创治疗中产生更多获益。对于稳定型心绞痛的患者，NT-proBNP 水平与冠状动脉病变范围有相关性，且 BNP 和 NT-proBNP 升高提示预后不良。

（5）在高血压和糖尿病患者中的应用：高血压患者的 BNP 水平一般较高。NT-proBNP 的水平与临床和 24h 动态血压、左心室质量有关，伴显著左心室收缩功能障碍的患者其升高的程度比单纯左心室肥厚的患者明显，并且是预测死亡率和发病率的一种强有力工具。糖尿病患者糖尿病患者的 BNP 水平比非糖尿病患者高。因为在糖尿病患者中有症状的心力衰竭发病率更高，且发生较早，＜75 岁的患者因糖尿病引起的 HF 发生率比无糖尿病者高 3 倍；此外，糖尿病患者中无症状或轻微症状左心室收缩功能障碍的发病率也大幅增加。NT-proBNP 对 1 型和 2 型糖尿病均具有强大的预后判断价值。

（6）在其他疾病中的应用：引起 NT-proBNP 浓度升高的其他疾病还包括：心肌疾病如肥厚性心肌病、浸润性心肌病（如淀粉样变性）、急性心肌病（如心尖球形综合征）、炎症（包括心肌炎和化疗）；心脏瓣膜疾病如主动脉瓣狭窄和反流、二尖瓣狭窄和反流；心律失常如房颤和房扑；贫血；危重疾病如败血症、烧伤、成人呼吸窘迫综合征；卒中；肺心病如睡眠呼吸暂停、肺栓塞、肺动脉高压等。其增高的程度不仅与疾病的活动性和严重性平行，并对诊断和预后判断具有重要价值。因此，NT-proBNP 不应简单地只被视为心力衰竭的标志物，在非心力衰竭情况下的升高不应视作假阳性，不应该放弃预后不良的考虑。

NT-proBNP 可以作为一种工具用于筛查普通人群是否存在潜在的有意义的心脏结构和功能的异常，以及一些心血管事件如死亡、心力衰竭、中风和心肌梗死等的发生，尤其在年龄＞60 岁、糖尿病、高血压或已知的冠心病高危患者中特别有价值。因此，当门诊患者怀疑 HF 时，如果 NT-pmBNP 结果是阴性，则诊断 HF 的可能性非常低；如果发现其水平升高，则应进一步行超声心动图等其他相关心血管系统方面的检查。

为使 NT-pmBNP 的快速床旁诊断得以实现，以方便临床医师做出相应决策，目前已有 3 种 NT-pmBNP 的床边诊断仪器在欧洲和美国上市。床边诊断仪器不仅能够迅速得到检测结果，而且与自动检测设备的结果非常一致。随着 BNP 和 NT-proBNP 在尿液中被检测到，且检测尿液发现 LVSD 的灵敏度比血浆高，尿液检测已被认定可以作为替代血清或血浆检测的一种简便方法而应用于人群筛检。

五、C 反应蛋白（CRP）

1. 定义：超敏 C 反应蛋白（hypersensitive CRP，hsCRP），与普通 CRP 属于同一种蛋白，只是由于测定方法更为敏感而得名。hsCRP 主要采用乳胶增强的免疫散射比浊法和免疫透射比浊法进行检测，使灵敏度得到了很大地提高，检测低限延伸至 0.005～0.10mg/L，使低浓度 CRP 的测定更加准确。

2. 临床应用：除普通 CRP 的临床应用外，hsCRP 最重要的是能够诊断和预测心血管事件的发生，主要有以下几个方面：①对健康人群首发心血管事件进行预测。将 hsCRP 纳入常规胆固醇筛查中，诊断和预测心血管事件的风险不再单独依赖于 LDL-C 一个指标，即通过 hsCRP 浓度的升高筛选出胆固醇水平正常，但未来心血管病事件的高风险无症状者，以此来提高对心血管风险的预测水平。研究显示，hsCRP 长期在 3～10mg/L 时，提示存在心血管病的高风险。②预测冠心病患者心血管事件再发风险。过去十年的众多研究表明，hsCRP 是冠状动脉疾病预测和诊断的良好标志物。当冠心病患者血清中 hsCRP 浓度每增加一个标准差时，发生非致命性心肌梗死的相对危险将增加 45%。再者，hsCRP 可作为冠心病患者病情恶化及发生心肌梗死危险的独立预报因子，提示可利用 hsCRP 来区分高危险和低危险者。③监测药物疗效。hsCRP 升高（＞2.1mg/L）的健康男子，服用阿司匹林可使其未来心肌梗死危险降低 60%；另外，血脂正常而 hsCRP 升高的人群，早期使用他汀类药物可使发生心血管事件的风险几乎减半。④预测所有因素的死亡率。文献报道，若患者入院时 hsCRP 浓度＞5mg/L，则任何原因导致的死亡率均升高 50%～330% 不等，若入院时 hsCRP 浓度＞10mg/L，死亡危险性将成倍增加。因此，作为一项独一无二的死亡危险性分选标志物，hsCRP 应作为患者入院时的常规检测，并根据检测结果来分选出需要特别监护的高危患者。⑤预测心力衰竭和心绞痛。有研究显示，hsCRP 浓度升高的不稳定型心绞痛患者，出院后有 64% 的再入院率。综上，我们可以看出，hsCRP 是健康人群或心绞痛 / 心肌梗死患者发生心血管事件的有效预测指标，是独立于脂类之外的危险因子，美国一些临床医师已将 hsCRP 的检测作为每年健康体检的内容之一。

3. hsCRP 评估的影响因素：①年龄：40 岁以下男女 hsCRP 水平相当，40 岁以上男性高于女性。②肥胖：肥胖可导致 hsCRP 水平升高。③吸烟：吸烟可导致 hsCRP 水平升高，产生大量炎症因子。

4. hsCRP 对于伴随其他实验室指标或临床症状疾病的鉴别诊断、指标评估的技术要点等均同普通 CRP。

六、胆固醇（小而密低密度脂蛋白胆固醇，small dense low-density lipoprotein cholesterol，sdLDL）

胆固醇是人体不可或缺的脂类物质之一，其不仅参与组织细胞膜的形成，而且是合成维生素 D、胆汁酸及甾体激素的重要物质。人体内的胆固醇主要与脂蛋白结合而存在，多数是与脂肪酸结合的胆固醇酯，游离态的胆固醇仅 10% 左右，而脂蛋白主要起运输作用将胆固醇传递到机体各组织器官发挥其相应的生理功能。低密度脂蛋白胆固醇（LDL-C）是目前血脂异常诊疗中的常规检测项目，是低密度脂蛋白和胆固醇的结合体，其主要成分是胆固醇，LDL 将 LDL-C 从肝脏运输到周围组织。血浆低密度脂蛋白（1ipoprotein，LDL）具有异质性，由一系列大小、密度和化学组成各异的颗粒组成。LDL 是一个多分子复合物，由胆固醇酯和三酰甘油为核心，磷脂、自由胆固醇和 1 个 ApoB100 为外壳的球状蛋白质。LDL 的大小取决于脂类的含量，而其蛋白的含量是不变的。当脂类少时，LDL 变小，而蛋白 / 脂类却增加，使其密度增高。用密度梯度超速离心法，非变性梯度凝胶电泳法和亲和层析法将 LDL 按密度和颗粒大小可以分为 2～15 个亚组分。LDL 的密度范围为 1.019～1.063g/ml，可分为 2 种亚型，颗粒较大、密度接近 1.02g/ml 为 A 型；颗粒较小、密度接近 1.06g/ml 为 B 型，直径约 25nm，即小而密低密度脂蛋白胆固醇（sdLDL-C）。从代谢角度来讲，血脂正常的人群中，sdLDL 的生成有两条途径：（1）部分来自极低密度脂蛋白。该途径受肝细胞内合成的三酰甘油量的控制。（2）随血浆三酰甘油升高而增加。血浆中各种脂蛋白的脂类不断交换，处于动态平衡之中。研究表明，不同亚型的 LDL-C 与动脉粥样硬化（AS）间的相关性存在一定的差异。有研究报道 LDL-C 亚型中 sdLDL-C 占优势或血清 sdLDL-C 水平较高的个体，其心脑血管事件的发生率更大。Nishikura 等实验显示 sdLDL-C 可作为冠心病的独立危险性因子，其风险评估水平甚至优于传统的危险因素指标，如三酰甘油（TG）、LDL-C 及高密度脂蛋白胆固醇（HDLC）等。与传统的血脂监测项目比较，sdLDL-C 具有更强的促血管内皮细胞损伤、机体氧化应激性、诱发人体血栓素的合成从而导致血栓等作用，致 AS 作用更明显，与冠状动脉痉挛、心绞痛、ACS 及冠状动脉狭窄程度等显著相关。作为新发现的致 AS 的危险因素，sdLDL-C 对心血管系统疾病的预测能力备受关注，国内外已有大量的流行病学、回顾性及前瞻性地研究 sdLDL-C 与冠心病的相关性。

1. sdLDL-C 的生成　根据内芯胆固醇的含量，LDL-C 可分为胆固醇含量多、颗粒大的 LDL-C（LDL-C-A）和胆固醇含量少、颗粒小的 LDL-C（LDL-C-B），每个 LDL-C 都含有载脂蛋白 B(ApoB)。sdLDL-C 主要产生于极低密度脂蛋白胆固醇（VLDL-C）→中间密度脂蛋白（IDL）→LDL 途径。乳糜微粒和 VLDL-C 富含 TG，TG 可经胆固醇酯转移蛋白（CEPT）作用，到达 LDL-C，经肝脂酶水解，产生 sdLDL-C。当发生胰岛素抵抗性代谢综合征、糖尿病等，机体产生游离脂肪酸（FFA）的能力增强，肝脏中 FFA 含量升高进而促进 TG 的生成，使肝内 ApoB 分解减少而生成富含 TG 的 VLDL-C 颗粒；通过 CEPT 作用，VLDL-C 吸收 LDL-C 及 HDL-C 中的胆固醇酯，产生胆固醇酯缺乏的 LDL-C 和 HDL-C，并将携带的 TG 转给它们；在肝脂酶的作用下，LDL-C 和 HDL-C 接受 TG 分解，体积变小，产生小而致密的 LDL-C 与 HDL-C；HDL-C 颗粒小，可从肾中排除，造成 HDL-C 减少，进而产生高 TG、低 HDL-C、高 sdLDL-C；sdLDL-C 是小而密低密度脂蛋白与胆固醇的结合体，主要成分为胆固醇，1 个分子的 sdLDL-C 约含 2100 个分子的胆固醇。

2. sdLDL-C 致动脉硬化的机制　大量的动物体内及离体实验表明 sdLDL-C 比 LDL-C 具有更强的致 AS 作用。sdLDL-C 是 LDL-C 促 AS 发生和发展的主要分型，近年来国内外很多研究也相继证实了 sdLDL-C 致 AS 的作用强于 LDL-C。基于 sdLDL-C 的功能特点，其作用机制及原因：① sdLDL-C 分子中的 ApoB 空间构象结构与 LDL-C 亲和力低，在血液中清除缓慢，不易被肝脏分解。② sdLDL-C 颗粒小，数量多，具有较大的比表面积，更容易穿过血管内皮。③ sdLDL-C 中唾液酸含量少，表面更易暴露，有利于与血管壁上阴离子蛋白多糖（如糖胺聚多糖等）的结合，易进入血管内皮细胞，促使脂质逐渐沉积从而转变为泡沫细胞。④易发生过氧化，sdLDL-C 可增加 LDL-C 氧化应激反应，减少抗氧化物维生素 E 和辅酶 Q 的生成，氧化型 LDL（ox-LDL）产生一定的细胞毒性导致血管内皮损伤，致使血管平滑肌细胞增殖及向内膜迁移，且 sdLDL-C 中维生素 E 含量低，不能有效阻止机体中铁、铜离子介导的氧化作用，也会促进 LDL 的氧化易感性；ox-LDL 造成趋化因子、黏附分子聚集，诱导单核细胞吸附于血管内皮从而转化为巨噬细胞，胆固醇在细胞内聚集产生大量的泡沫细胞，诱发 AS。⑤易引起血管内皮细胞功能障碍，产生纤溶酶原激活剂抑制 1 与血栓素 A2，导致一系列的促 AS 行为。因此，与普通 LDL-C 比较，sdLDL-C 具有更强的致 AS 作用，对血管壁的损伤也更持久。

3. sdLDL-C 的调控因素　有研究发现不同亚型的 LDL-C 与动脉粥样硬化过程的相关性有一定的差异，调控 sdLDL-C 颗粒大小也成为研究者们的关注热点。sdLDL-C 的调控在一定程度上取决于 LDL-C，大量的研究表明，LDL-C 可受遗传基因的影响。Tao 等报道了可通过 FOXO3 转录因子和 SIRT6 去乙酰化酶调节控制 LDL-C 的颗粒大小及体内平衡，这种调控是通过控制前蛋白转化酶枯草溶菌素 9（PCSK9）基因表达实现的。Van Craeyveld 等研究发现在家族遗传性高脂血症患者中，17q21 染色体变异不仅使血清总胆固醇（TC）、LDL-C 和 TG 含量异常，且使 LDL-C 颗粒直径缩小。Inamori 等研究表明 CEPT 也是影响 sdLDL-C 生成的重要因素；而 CEPT 基因变异对 LDL 颗粒大小也有影响。ApoB 基因等可调控 LDL-C 的清除效率而影响 sdLDL-C 的代谢，因此 sdLDL-C 的生成和代谢可能受多个基因调控。此外有研究显示，他汀类药物能调控 LDL-C 颗粒大小，大剂量他汀类药物可以减少 VLDL-C，将 sdLDL-C 转化为大的 LDL-C；烟酸与贝特类药物也可以将 sdLDL-C 转为大颗粒 LDL-C。但目前尚不清楚通过调控改变 LDL-C 颗粒大小是否能减轻冠心病，退伍军人管理局的 HDL-C 干预试验（VA-HIT）用吉非贝齐治疗 HDL-C 低水平、LDL-C 健康者，结果表明冠心病发生率明显减少，而 LDL-C 的含量无改变，MRI 检测证实吉非贝齐使 sdLDL-C 水平下降，而 LDL-C、HDL-C 颗粒增大。糖尿病动脉粥样硬化干预研究（DAIS）表明采用非诺贝特治疗冠心病可使冠脉造影斑块缩小，LDL-C 颗粒增大。有关调控 sdLDL-C 颗粒大小与心血管疾病发生的相关性及其机制研究还有待进一步发展。

小而密低密度脂蛋白胆固醇测定方法有：磁共振光谱法、分子筛色谱法、电子显微镜技术、动态光散射法、微流控芯片毛细管电泳法等，其中常用的主要是以下几种：密度梯度超速离心法是美国 Atherotech Diagnostics 公司 Vertical Auto Profile（VAP）胆固醇检测系统，是一种扩展型脂质特征测定产品，可报告 22 种血液胆固醇成分（包括对非空腹 LDL 亚型及脂蛋白所有子类的直接测定），是目前国际上小而密低密度脂蛋白胆固醇测定的参考方法。管式凝胶电泳（TGE）是美国 Quantimetrix 公司的 Lipoprint 脂蛋白分类检测系统采用管式聚丙烯酰氨凝胶电泳原理，可完全分离鉴定所有脂蛋白（含 7 种 LDL 亚型），10 种法均需要特殊实验设备，并且耗时久，操作复杂，并不适合临床常规检测。过氧化物酶法是在国际上，日本电化生研公司最先推出了适用于临床常规开展的均相酶法，在中国与九强生物合作，开发出了过氧化物酶法检测 sdLDLC，在所有临床实验室应用当前设备都可以进行检测。也使得，小而密低密度脂蛋白胆固醇作为冠心病的一个标志物将可能具有更广泛的临床实用性。

众多研究表明，与传统的血脂监测项目比较，sdLDL-C 具有更强的促血管内皮细胞损伤、机体氧化应激性、诱发人体血栓素的合成从而导致血栓等作用，致 AS 作用更明显，与冠状动脉痉挛、心绞痛、ACS 及冠状动脉狭窄程度等显著相关。小而密低密度脂蛋白胆固醇的临床意义在国内外很早就已被发现，早在 2007 年的中国成人血脂异常防治指南中亦有指出，其作为低密度脂蛋白胆固醇的亚组分之一，更容易导致动脉粥样硬化，但受于方法学限制，使得临床检测并未广泛开展。近年来，作为新发现的致 AS 的危险因素，sdLDL-C 对心血管系统疾病的预测能力备受关注，小而密低密度脂蛋白胆固醇的检测方法在不断更新，逐渐适用于临床的检测开展，其在临床应用方面的实验数据等也不断丰富完善，sdLDL-C 检测项目的开发和开展具有较大的应用前景，对实现冠心病的早期发现及预防具有重要的临床意义。

七、神经酰胺

神经酰胺是脂类家族中非常重要的一组脂类分子，主要功能包括：细胞膜的组成成分；细胞应激反应时，炎症信号的传导及介导细胞凋亡等。在细胞生理和病理过程中发挥了重要的作用。代谢功能异常和血脂异常的病理状态下，神经酰胺未被脂肪吸收而蓄积在组织中。近年来欧美顶级研究机构发现了三种特有的神经酰胺分子 Cer（16：0）、Cer（18：0）、Cer（24：0），它们与心血管疾病的发生高度相关。神经酰胺作为心血管疾病风险预测因子的临床研究结果让我们看到了一个极具潜力的新型生物标志物的诸多特质。动脉粥样硬化及其后续炎症改变，即心肌梗死、卒中以及周围血管疾病，是全世界最常见的死亡原因之一。有证据显示鞘磷脂参与了动脉粥样硬化的疾病发生和发展进程。研究表明血浆鞘磷脂含量与动脉粥样硬化的发展密切相关，而且还是冠状动脉性心脏病（CAD）的独立预测因子。鞘磷脂的累积可能通过影响脂蛋白代谢和脂质外排并作为一个关键信号分子来影响动脉粥样硬化进程。研究给小鼠喂食富含鞘脂饮食，会显著增加小鼠主动脉标本中的动脉粥样硬化病变。神经酰胺是参与多项冠脉粥样硬化过程的重要第二信使。神经酰胺主要是通过鞘磷脂酶通路生成，鞘磷脂酶会降解细胞膜中的鞘磷脂并释放神经酰胺。除了其在膜结构中的作用，神经酰胺还可以作为信号分子调节许多细胞反应及功能，包括细胞分化、增殖、凋亡、ROS 产生及如细胞因子等的基因表达。这其中的某些作用直接参与了心血管疾病的分子机制神经酰胺可以通过多种机制诱发心血管疾病，该分子具备作为生物标志物和治疗靶点的潜质。

1. 神经酰胺在心血管疾病中应用　目前临床实践中，LDL-C 浓度经常用于 CAD 的风险分层。然而，LDL-C 仅能代表脂质代谢的一个方面。脂质组学分析已经证明，人血浆中存在数百种分子脂质种类。可以合理推测，这些脂质种类中的一部分（包括神经酰胺分子）也直接参与动脉粥样硬化的发生。评估此类"高风险"分子脂质可能进一步增加我们对动脉粥样硬化发病的认识，还可能改善 CAD 风险分层方法。

2. 神经酰胺用于斑块不稳定的风险评估　传统的 CAD 危险因素不能充分区分动脉硬化斑块不稳定型患者与良性病变患者。而斑块不稳定恰恰是严重心血管事件的最重要的原因。目前通用的心血管事件风险模型和传统脂质分子检测如，LDL-C、non-HDL、ApoB 等，均只能预测相当长时间内复合心血管事件的风险大小，这不能满足临床医师对患者实施精准医疗需求。斑块的发生发展是渐进的，整个疾病过程斑块可能经历稳定和不稳定的周期变化。对于临床医师来说，这类患者不仅仅是需要更为密切的随访与临床观察，更重要的是，在发生 ACS 之前的早期预警可能将是整个防治策略中最有价值的一环。然而，目前尚没有一个理想的生物标志物可以对 ACS 做出早期的预测。因此有许多研究者希望通过脂质代谢组学分析，以期获得更有实用价值的生物标志物。

3. 神经酰胺作为独立的脂类标志物预测心血管主要不良事件（major adverse cardiac events，MACE）血浆神经酰胺预测心血管疾病风险与传统风险因子包括年龄、性别、体重指数、吸烟状态和血液胆固醇无关。梅奥诊所 Jeffrey W 医生回顾性研究发现，随访中出现心血管相关死亡的 51 例患者血浆神经酰胺浓度显著性升高。进行相关因素校正后，神经酰胺的预测能力仍显著。结合 3 种预测性血浆神经酰胺及其与第 4 种神经酰胺的比值，Jeffrey W 医师团队构建了一套神经酰胺评分系统。并在此后的 2 项大型观察性研究（每项研究＞1500 例患者）中使用神经酰胺风险评分系统，结果均表明得分 10～12 分的患者与得分≤2 分的患者相比，出现心血管疾病风险增加 6 倍，显示出神经酰胺评分系统精准的预测效能。FINRISK 2002 研究大样本健康人群，通过数据分析得出，神经酰胺高分组发生 MACE 及死亡的风险明显高于低分组，而不同浓度的 LDL-C 之间却没有明显的差异，也证实了神经酰胺是独立于 LDL 外的风险预测标志物。另外，两个分别在瑞典和挪威进行的队列研究发现，两个实验的幸存者神经酰胺浓度差异显著，处于神经酰胺高评分组的死亡风险远远高于低平风组，且传统的脂质标志物差异不明显，两个实验的结果都表明，神经酰胺能够独立对心血管疾病的预后进行评估。这些临床研究结果均显示神经酰胺血在评估心血管不良事件时优势明显，可作为一个独立有效的预测因子。

4. 神经酰胺弥补了传统脂质标志物的缺陷 血脂检测指标 TC 和 LDL-C 与动脉粥样硬化及其临床表现如急性冠脉事件显著相关，长期以来用作其危险分层的基础。然而，这些传统的风险指标不能识别相当大一部分具有较高冠脉事件风险的患者。低 LDL-C 是否确实意味着低危？事实上，真核细胞的脂质体包括几千种脂质，其作为细胞的基本组成成分，贮存能量以及作为生物活性分子发挥作用，其中的某些分子脂质密切参与动脉粥样硬化的发展。Kirill Tarasov 等研究表明特定的分子脂质种类与 CAD 死亡显著性相关。更为重要的是，神经酰胺的预测潜力优于当前使用的标准 LDL-C 检测指标，这表明了脂质代谢谱分析的价值。使用神经酰胺检测可以提高对高风险 CAD 患者的鉴别，并且此类检测结果还可作为调脂药物更好的有效性指标。

5. 神经酰胺临床应用

（1）与传统脂质分子联合使用：当前各个脂质管理指南一再强调 LDL-C 和 non-HDL 在心血管风险中自诊断到评估的应用价值。然而，患者的个体差异千变万化，无论是诊断初期和治疗随访期都存在传统脂质分子无法解释的问题，以现有的循证医学证据为基础，神经酰胺分子及评分为我们脂质管理提供了一个有效的新工具，与传统脂质分子联合使用将更全面的解释和评估患者在病程各个阶段的脂质代谢状态，更精准的预测心血管事件的风险。当然随着对神经酰胺进一步的研究深入，新的数据将可能给我们带来更多更有价值的发现，实现神经酰胺分子从增加指标到更优指标的转变。

（2）作为低 LDL-C 水平高危患者的二级干预靶点：目前 TC 和 LDL-C 仍然是各指南中推荐的一级干预靶点。然而"高危人群的低 LDL-C 真的安全吗？"梅奥诊所研究低 LDL-C 人群中（即 LDL 低于 100mg/dL）对比高神经酰胺组（指高评分组）发现，后者发生心脏病、卒中、溶栓治疗和死亡的比率高达 16.4%，而在低神经酰胺组别中发生此类事件的比率仅为 3.7%。也就是说高危人群降脂治疗后 LDL-C 水平达标，将极大的降低 MACE 的发生率，但是那些仍然发生 MACE 的患者是否应该重新个性化审视脂质检测的合理策略？根据现有的临床证据，神经酰胺或将成为一个可能的选择。

（3）作为正常人群脂质筛查指标：在正常人群的体检中传统脂质分子被常规用于对心血管事件的筛查，"正常人群的 LDL-C 水平正常能够定义低心血管事件风险吗？"梅奥诊所研究报道从另一个方面给予我们确切的回答。研究显示这些没有发生 CAD 的人群随访 8 年期间，发生心血管事件的概率仅为 3.1%，远远低于平均水平。但是检测此人群的神经酰胺后发现，高神经酰胺人群发生心血管疾病概率（7.8%）是低水平人群发病概率（2.2%）的 4 倍。该研究提示传统意义上的低风险人群中（低 LDL-C），以及影像学检测中没有发现明显冠脉阻塞的低风险人群，发生不良心血管事件的概率和神经酰胺浓度紧密相关。即在长期随访中，其高危者是可以通过神经酰胺评分所甄别出来的。神经酰胺有助于从看似健康的人群中发现及预警心血管不良事件的潜在个体。

（4）作为监测降脂治疗的生物标志物：CAD 一旦确诊，就需要进行药物治疗或者手术治疗，如何对药物疗效进行评价。Zora 生物科学公司联合芬兰，德国等欧洲国家心血管研究中心研究结果显示神经酰胺在监测临床药物的有效性方面也是优于 LDL-C 的。

综上所述，神经酰胺可以作为预测心血管事件的新型生物标志物。不仅如此，在一些方面诸如对低危人群心血管事件的预测，降脂治疗的检测，对近期严重心血管事件的预测方面显示出特有的优势。随着对神经酰胺分子研究的进一步深入，该分子将迎来更广阔的临床应用前景。

八、脂蛋白相关磷脂酶 A2（Lp–PLA2）

1. **Lp-PLA2 与心血管疾病相关研究进展**　人血清 Lp-PLA2 活性与低密度脂蛋白胆固醇浓度具有较强的相关性，可作为传统心血管病事件风险评估的重要补充指标。范艳平等研究了 Lp-PLA2 水平与老年稳定型冠心病患者心血管事件的相关性，发生心血管事件的稳定性冠心病患者组 Lp-PLA2、肌酐、TG 及 LDL-C 水平明显高于对照组，且该组糖尿病、高血压、高脂血症患者比例明显高于对照组。多元 logistic 相关分析显示，Lp-PLA2 水平是影响老年稳定型冠心病患者心血管事件的独立危险因素（$OR=3.012$，$95\%CI$：$1.203\sim7.511$，$P=0.018$）。朱月平等研究了 Lp-PLA2 对急性冠脉综合征（ACS）早期诊断的意义。104 例 ACS 患者按发病时间分为 Ⅰ 组（$<3h$）、Ⅱ 组（$3\sim6\,h$）、Ⅲ 组（$>6\,h$），与健康对照组相比，Ⅰ 组、Ⅱ 组及 Ⅲ 组血清 Lp-PLA2、缺血修饰性白蛋白和肌钙蛋白水平均明显升高（$P<0.05$）；Lp-PLA2 和 IMA 灵敏度较高，而肌钙蛋白特异性较高，三者联合检测能够有效提高阳性检出率，降低漏诊率。唐媛媛等以冠心病合并 2 型糖尿病患者为研究对象，以 T2DM 非冠心病患者为对照组，采用冠脉病变支数及 Gensini 评分系统评估冠脉粥样硬化病变程度。结果发现，观察组血浆 Lp-PLA2 水平与冠脉病变支数、Gensini 积分有相关性（$P<0.05$），可提示冠脉病变严重程度。阮浩航等探讨了冠心病患者血清超敏 C 反应蛋白（hs-CRP）、Lp-PLA2 水平与冠状动脉（简称冠脉）罪犯血管脂质斑块纤维帽厚度的关系。结果显示，NSTEMI 患者血清 hs-CRP、Lp-PLA2 水平高于 SAP、UAP 患者（P 均 <0.05），UAP 患者高于 SAP 患者（P 均 <0.05）；冠心病患者血清 hs-CRP、Lp-PLA2 水平均与罪犯血管脂质斑块纤维帽厚度呈负相关

（*r* 分别为 -0.681、-0.714，*P* 均＜0.05）。牛丹丹等研究了血浆 Lp-PLA2 水平和抗凝血酶Ⅲ活性对非 ST 段抬高型急性冠状动脉综合征患者危险分层及近期风险评估的应用价值。该研究选取明确诊断且予正规治疗的 NSTE-ACS 患者 260 例，将同期住院且经冠状动脉造影排除冠心病诊断的 50 例患者为对照组，按照 GRACE 评分危险分层分为低危患者（≤108 分，*n*=121）、中危患者（109～140 分，*n*=73）、高危患者（＞140 分，*n*=66）进行比较。结果表明，NSTE-ACS 患者 Lp-PLA2 水平较对照组偏高（*P*＜0.01），而 AT-Ⅲ活性较对照组偏低（*P*＜0.05）；GRACE 评分危险分层 NSTE-ACS 组低危患者、中危患者、高危患者之间两两比较 Lp-PLA2 水平依次增高，且差异均有统计学意义（*P* 均＜0.01）；多因素 Logistic 回归分析显示 Lp-PLA2 水平、GRACE 评分、HDL-C 是 NSTE-ACS 患者发生近期 MACE 的独立预测因子。因此，血浆 Lp-PLA2 水平、AT-Ⅲ活性对 NSTE-ACS 患者危险分层有重要预测价值，但 AT-Ⅲ活性在近期风险评估方面价值不如 Lp-PLA2 水平与 GRACE 评分。渠莉等研究了绝经后女性原发性高血压患者颈动脉斑块稳定性与 Lp-PLA2、脂肪细胞型脂肪酸结合蛋白（A-FABP）和高敏 C 反应蛋白（hs-CRP）的相关性，根据彩色多普勒超声检查所见斑块特征分为稳定斑块组（96 例）和不稳定斑块组（29 例）。经统计学分析，绝经后女性原发性高血压患者 hs-CRP、A-FABP 水平与颈动脉斑块的稳定性相关，Lp-PLA2 水平与颈动脉斑块稳定性无明显关系。张光辉等研究了 Lp-PLA2 酶活性及其基因 R92H 多态性与冠心病病变支数及 Gensini 评分的相关关系，观察组患者随着病变程度及 Gensini 积分的不断增加，Lp-PLA2 水平也呈逐渐上升趋势（*P*＜0.05）。在观察组中，RR 基因型患者的多支病变人数所占比例及 Gensini 积分明显低于 RH＋HH 基因型患者，差异均有统计学意义（*P*＜0.05）。因此可认为，Lp-PLA2 水平及其基因 R92H 多态性与冠心病存在密切相关性。

2. Lp-PLA2 与脑血管疾病相关研究进展　研究发现 Lp-PLA2 为冠心病和缺血性卒中的独立危险因素，美国 FDA 已批准其用于预测冠心病和缺血性卒中风险。夏文翠等对 Lp-PLA2 与缺血性脑卒中发生的相关性进行了荟萃分析，共有 8 篇文献 46 034 例符合纳入标准，但分析显示，Lp-PLA2 水平与缺血性脑卒中发生的合并效应量的危险比（95% 可信区间）[*RR*（95%*CI*）]为 1.04（0.98～1.11），Lp-PLA2 活性与缺血性脑卒中发生的相关性合并效应量 *RR*（95%*CI*）为 1.03（0.96～1.10），提示 Lp-PLA2 水平或 Lp-PLA2 活性均与缺血性卒中发生无相关性。王智军等研究了 Lp-PLA2 浓度变化对于动脉粥样硬化性脑梗死患者的临床意义。病例组血清 Lp-PLA2 浓度（179.24±44.71）ng/ml 明显高于对照组（158.04±32.30）ng/ml（*t*=2.184，*P*=0.032）；有斑块组血清 Lp-PLA2 浓度（188.57±45.92）ng/ml 较无斑块组（153.59±32.68）ng/ml 显著增高（*t*=3.805，*P*=0.000）。可见，测定 Lp-PLA2 浓度有助于制定预防策略，为脑梗死的预防和临床治疗提供依据。陈亚南等研究了 Lp-PLA2 和神经元特异性烯醇化酶（NSE）水平变化在急性脑梗死（ACI）患者中的临床意义。依据美国国立卫生研究院卒中量表（NIHSS）评分分为轻度 ACI 组 10 例（1～4 分）、中度 ACI 组 26 例（5～15 分）和重度 ACI 组 16 例（＞15 分），ACI 组血清 Lp-PLA2、NSE 水平均显著高于对照组，中度 ACI 组和重度 ACI 组患者血清 Lp-PLA2、NSE 水平显著高于轻度 ACI 组。Pearson 相关性分析显示，ACI 组患者血清 Lp-PLA2、NSE 表达水平与 NIHSS 评分呈正相关（*r*=0.788，*P*=0.035；*r*=0.950，*P*=0.001）。Lp-PLA2 和 NSE 与患者病情及预后密切相关，可作为 ACI 患者治疗、预后和评估的参考依据。沈华等探讨了 Lp-PLA2 水平在危重症心脑血管病患者预后评估中的价值。入院第 1 天危重症心脑血管病组 D-二聚体、Lp-PLA2 水平均显著高于非危重症心脑血管病组；危重症心脑血管病患者 APACHE Ⅱ 评分与 Lp-PLA2 呈正相关（$P<0.05$）。危重症心脑血管病组存活患者第 1、3、7 天的 Lp-PLA2 水平明显低于死亡患者（均 $P<0.01$）；同时，存活患者 Lp-PLA2 水平随时间依次降低（均 $P<0.01$），而死亡患者 Lp-PLA2 水平随时间依次增高（均 $P<0.01$）。结果表明在危重症心脑血管病患者中 Lp-PLA2 水平与病情严重程度相关，对预后评估有一定价值。

《脂蛋白相关的磷脂酶 A2 临床应用中国专家建议》如下

（1）无症状高危人群的筛查：尤其是动脉粥样硬化性心血管疾病中等危险的人群，在传统危险因素评估的基础上检测 Lp-PLA2 以进一步评估未来心血管疾病的风险。

（2）已接受他汀治疗且胆固醇控制较好的患者，Lp-PLA2 水平可提高心血管病事件风险预测价值。

（3）发生急性血栓事件的患者，包括 ACS 和动脉粥样硬化性缺血性卒中患者，Lp-PLA2 有助于远期风险评估，如与 hs-CRP 联合检测可提高预测价值。

参 考 文 献

［1］ 吕永利. 人体形态科学（第 2 版）. 北京：科学出版社，2009：197-198

［2］ 葛均波，徐永健. 内科学（第 8 版）. 北京：人民卫生出版社，2013：155-161

［3］ 候建云. 我国心血管疾病流行现状以及研究展望. 现代养生，2015，（4）：73

［4］ 庞明. 广西医学. 2007，29（1）：139-140

［5］ Maiolino G, Rossitto G, Pedon L, et al. Galectin-3 predicts long-term cardiovascular death in high-risk patients with coronary artery disease. [J]. Arterioscler Thromb Vasc Biol, 2015, 35 (3): 1029-1030

［6］ Van der Velde AR, Meijers WC, Ho JE, et al.Serial galectin-3 and future cardiovascular disease in the general population. Heart. 2016, ; 102 (14): 1134-1141

［7］ Carl A. Burtis, David E. Bruns. Tietz fundamental of clinical chemistry and molecular diagnostics (seventh edition), 2015

［8］ Miyamoto J, Kasubuchi M, Nakajima A, et al.Anti-Inflammatory and Insulin-Sensitizing Effects of Free Fatty Acid Receptors. Handb Exp Pharmacol, 2017, 236: 221-231

［9］ Liu DD, Mei YA .Effects of growth differentiation factor-15 (GDF-15) on neurological systems, cardiovascular diseases, and cancer progression. 生理学报. 2017，69（1）：109-121

［10］胡大一，杨铁生，刘梅颜. 心脏分子标志物临床应用. 北京：人民军医出版社，2009

［11］Apple FS, Goetz JP, Jaffe AS. Tietz textbook of clinical chemistry and moleculardiagnostics.5th ed. St Louis: Saunders/Elsevier, 2012: 1457-1522

［12］Cavoretto P, Giorgione V, Cipriani S, et al. Nuchal translucency measurement, free β -hCG and PAPP-A concentrations in IVF/ICSI pregnancies: systematic review and meta-analysis. Prenat Diagn, 2017, 37 (6): 540-555

［13］Sawaguchi T, Nakajima T, Hasegawa T, et al. Serum adiponectin and TNFα concentrations are closely associated with epicardial adipose tissue fatty acid profiles in patients undergoing cardiovascular surgery. Int J Cardiol Heart Vasc. 2017, (18): 86-95

［14］ARMSTRONG E J, MORROW D A, SABATINE M S. Inflammatory biomarkers in acute coronary syndromes: part Ⅳ: matrix metalloproteinases and biomarkers of platelet activation. [J]. Circulation, 2006, 113 (9): 382-385

［15］ZEBRACK J, ANDERSON J L. The role of inflammation and infection in the pathogenesis and evolution of coronary artery disease [J]. Curr Cardiol Rep, 2002, 4 (4): 278-288

［16］Krintus M, Kozinski M, Kubica J, et al. Critical appraisal of inflammatory markers in cardiovascular risk stratification. Crit Rev Clin Lab Sci, 2014, 51 (5): 263-279

［17］Loria V, Dato I, Graziani F, et al. Myeloperoxidase: a new biomarker of inflammation in ischemic heart disease and acute coronary syndromes. Mediators Inflamm, 2008, 2008: 135625

［18］Turk A, Nuhoglu I, Mentese A, et al. The relationship between diabetic retinopathy and serum levels of ischemia-modified albumin and malondialdehyde. Retina, 2011, 31 (3): 602-608

［19］徐自强，乐东友，黄丽芝等. 缺血修饰性蛋白在急性胸痛中的鉴别诊断价值. 大众健康：理论版，2012，28（6）：247-248

［20］杨曦明，曹永彤. 循环系统疾病. 北京：北京科学技术出版社，2014

［21］朱丽华. 实验诊断学. 北京：北京医科大学出版社，2002

［22］Gary L. Myers et al. Emerging Biomarkers for Primary Prevention of Cardiovascular Disease and Stroke. The National Academy of Clinical Biochemistry: Laboratory Medicine Practice Guidelines

［23］王鸿利. 实验诊断学. 北京：人民卫生出版社，2010

［24］中华医学会心血管学分会，中华心血管病杂志编辑委员会. 中国心力衰竭诊断和治疗指南 2014. 中华心血管病杂志，2014，42（2）：98-122

［25］Morrow DA, Cannon CP, Jesse RL, et al. National Academy of Clinical Biochemistry Laboratory Medicine Practice Guidelines: Clinical characteristics and utilization of biochemical markers in acute coronary syndromes. Circulation, 2007, 115 (13): e356–e375

［26］陈新民. 儿童高肌酸激酶血症常见病因及鉴别诊断［J］. 中国实用儿科杂志，2013，28（7）：487-488

［27］Kyriakides T, Angelini C, Schaefer J, et al.European Federation of Neurological Societies.EFNS guidelines on the diagnostic approach to paucior asymptomatic hyper CK emia [J]. Eur J Neurol, 2010, 17 (6): 767-773

［28］杨振华，潘柏中，许俊堂. 中华医学会检验学会文件心肌损伤标志物的应用准则［J］. 中华检验医学杂志，2002，25（3）：185-189

［29］王霞. 肌酸激酶同工酶 MB 活性大于总肌酸激酶活性的原因分析［J］. 国际检验医学杂志,2016,37（13）：1860-1862

［30］沈霞. 电泳技术的现状和发展［J］. 中华检验医学杂志，2001，24（5）：263-265

［31］Zorova LD, Pevzner IB, Chupyrkina AA, et al.The role of myoglobin degradation in nephrotoxicity after rhabdomyolysis [J]. Chem Biol Interact, 2016, 18 (256): 64-70

［32］Silverstein TP, Kirk SR, Meyer SC, et al.Myoglobin structure and function: a multiweek biochemistry laboratory project [J]. Biochem Mol Biol Educ, 2015, 43 (3): 181-188

［33］Noren SR, Williams TM. Body size and skeletal muscle myoglobin of cetaceans: adaptations for maximizing dive duration [J]. Comparative Biochemistry & Physiology Part A Molecular & Integrative Physiology, 2000, 126 (2): 181 -191

［34］Terrados N. Altitude training and muscular metabolism [J]. International Journal of Sports Medicine, 1992, 13 (S1): S206

［35］Li WH, Han JY, Sun CQ, et al.Study on the relationship of cPLA2, CK-MB, and membrane phospholipid content in acute myocardial infarction [J]. Heart Vessels, 2011, 26 (1): 64-68

［36］Postnikova GB, Shekhovtsova EA.Fluorescence studies on the interaction of myoglobin with mitochondria [J]. Biochemistry, 2012, 77 (3): 280-287

［37］Sabatasso S, Mangin P, Fracasso T, et al.Early markers for myocardial ischemia and sudden cardiac death [J]. Int J Legal Med, 2016, 130 (5): 1265-1280

［38］Arndt HK, Florian G, A SU, et al.Associated factors for non-ischemic serum myoglobin release after cardiac surgical procedures [J]. Heart Surg Forum, 2014, 17 (3): 163-168

［39］Jin J, Chen M, Li Y, et al. Detecting acute myocardial infarction by diffusion weighted versus T2-weighted imaging and myocardial necrosis markers [J]. Tex Heart Inst J, 2016, 43 (5): 383-391

［40］Brunori M. Nitric oxide moves myoglobin centre stage [J]. Trends Biochem, 2001, 26: 209 - 210

［41］徐善祥，张茂，干建新，等，血清肌红蛋白和肌酸激酶评估多发伤预后的比较研究［J］中华创伤杂志，2014，30（1）：50-54

［42］刘凤奎，刘贵建。临床检验与诊断思路. 北京：科学技术出版社，2008

［43］Young B, Gleeson M, Cripps AW. C-reactive protein: A critical review. Pathology, 1991, 23 (2): 118-124

［44］Kuller LH, Tracy RP, Shaten J, et al. Relation of c-reactive protein and coronary heart disease in the MRFIT nested case control study.Multiple Risk Factor Intervention Trial.AM J Epidemiol, 1996, 144 (6): 537-547

［45］Ridker PM, Cushman M, Stampfer MJ, et al. Plasma concentration of c-reactive protein and risk of developing peripheral vascular disease.Circulation, 1998, 97 (5): 425-428

［46］Danesh J, Wheeler JG, Hirschfield GM, et al. C-reactive protein and other circulating markers of inflammation in the prediction of coronary heart disease.NEng J Med, 2004, 350 (14): 1387-1397

［47］Rayner KJ, Suárez Y, Dávalos A, et al.MiR-33contributes to the regulation of cholesterol homeostasis [J]. Science, 2010, 328 (59): 1570-1573

［48］Nishikura T, Koba S, Yokota Y, et al.Elevated small dense low-density lipoprotein cholesterol as a predictor for future cardiovascular events in patients with stable coronary artery disease [J]. J Atheroscler Thromb, 2014, 25 (2): 39-41

［49］Florentin M, Liberopoulos EN, Moutzouri E, et al.The effect of simvastatin alone versus simvastatin plus ezetimibe on the concentration of small dense low-density lipoprotein cholesterol in subjects with primary hypercholesterolemia [J]. Curr Med Res Opin, 2011, 27 (3): 685-692

［50］Maeda S, Nakanishi S, Yoneda M, et al.Associations between small dense LDL, HDL subfractions and risk of atherosclerosis in Japanese-Americans [J]. J Atheroscler Thromb, 2011, 25 (3): 34-35

［51］Schoepfer AM, Safroneeva E, Bussmann C, et al.Delay in diagnosis of eosinophilic esophagitis increases risk for stricture formation in a time-dependent manner [J]. Eur Gastroen Hepat, 2014, 26 (2): 249-252

［52］Tao R, Xiong X, de Pinho RA, et al.FoxO3transcription factor and sirt6deacetylase regulate low density lipoprotein (LDL)-cholesterol homeostasis via control of the proprotein convertase subtilisin/kexin type 9 (pcsk9) gene expression [J]. J Biol Chem, 2013, 288 (41): 29252-29259

［53］van Craeyveld E, Gordts SC, Nefyodova E, et al. Regression and stabilization of advanced murine atherosclerotic lesions: a comparison of LDL lowering and HDL raising gene transfer strategies [J]. J Mol Med, 2011, 89 (6): 555-567

［54］Inamori T, Goda T, Kasezawa N, et al.The combined effects of genetic variation in the SIRT1gene and dietary intake of n-3and n-6polyunsaturated fatty acids on serum LDL-C and HDL-C levels: apopulation based study [J]. Lipids Health Dis, 2013, 12 (4): 4-5

［55］Davidson M, Liu SX, Barter P, et al.Measurement of LDL-C after treatment with the CETP inhibitor anacetrapib [J]. J Lipid Res, 2013, 54 (2): 467-472

［56］Thongtang N, Masumi A, Otokozawa S, et al.Effects of maximal atorvastatin and rosuvastatin treatment on markers of glucose homeostasis and inflammation [J]. AmJ Cardiol, 2011, 107 (3): 387-392

［57］李江，鄢盛恺. 临床血脂分析与应用新进展. 临床检验杂志，2013，31（5）：324-327

［58］Cheng JM, Suoniemi M, Kardys I, et al.Plasma concentrations of molecular lipid species in relation to coronary plaque characteristics and cardiovascular outcome: Results of the ATHEROREMO-IVUS study. Atherosclerosis.2015, 243: 560-566

［59］Pan W, Yu J, Shi R, et al.Elevation of ceramide and activation of secretory acid sphingomyelinase in patients with acute coronary syndromes. Coron Artery Dis.2014, 25: 230-235

［60］Tarasov K, Ekroos K, Suoniemi M, et al.Molecular lipids identify cardiovascular risk and are efficiently lowered by simvastatin and PCSK9 deficiency. J Clin Endocrinol Metab.2014, 99: E45-52

［61］Havulinna AS, Sysi-Aho M, Hilvo M, et al.Circulating Ceramides Predict Cardiovascular Outcomes in the Population-Based FINRISK 2002 Cohort. Arterioscler Thromb Vasc Biol. 2016, 36 (12): 2424-2430

［62］Bergman BC, Brozinick JT, Strauss A, et al.Serum sphingolipids: relationships to insulin sensitivity and changes with exercise in humans. Am J Physiol Endocrinol Metab.2015, 309 (4): E398-408

［63］范艳平，卢经君，唐静怡，等. 脂蛋白相关磷脂酶 A2 水平对老年稳定性冠心病患者心血管事件相关性的临床研究. 中华老年心脑血管病杂志，2017，19（3）：312-313

［64］朱月平，姚瀚鑫，陈显秋，等. 脂蛋白相关磷脂酶 A2 在急性冠脉综合征早期诊断中的应用. 中国老年学杂志，2017，37（2）：384-385

［65］唐媛媛，王军，吴翔. 冠心病合并 2 型糖尿病患者血浆脂蛋白磷脂酶 A2 水平与冠脉病变的相关性. 南通大学学报，2017，37（5）：462-464

［66］阮浩航，曹乾嫱，吴志勇. 冠心病患者血清 hs-CRP、Lp-PLA2 水平与冠脉脂质斑块纤维帽厚度的关系. 山东医药，2017，57（48）：77-79

［67］牛丹丹，李文华，郑迪，等. 血浆脂蛋白相关磷脂酶 A2 水平和抗凝血酶Ⅲ活性对非 ST 段抬高型急性冠状动脉综合征患者危险分层及近期风险评估的应用价值. 中国循环杂志，2017，32（12）：1167-1171

［68］渠莉，刘霞，闫晓艳，等. 绝经后女性原发性高血压患者颈动脉斑块稳定性与 LP-PLA2、A-FABP 和 hs-CRP 的关系. 中国循证心血管医学杂志，2018，10（2）：173-175，178

［69］张光辉，周金敬，陈爱保. 脂蛋白相关磷脂酶 A2 酶活性及其基因 R92H 多态性与冠心病的相关性研究. 国际检验医学杂志，2018，39（4）：498-500

［70］夏文翠，胡中扬，宋治. 脂蛋白相关磷脂酶 A2 与缺血性脑卒中相关性的 Meta 分析. 中南大学学报，2017，42（2）：208-214

［71］王智军，白蓉. 血清脂蛋白相关磷脂酶 A2 与动脉粥样硬化性脑梗死的相关性分析. 中国实用神经疾病杂志，2017，20（2）：22-24

［72］陈亚南，王昌铭。脂蛋白相关性磷脂酶和神经元特异性烯醇化酶在急性脑梗死患者中的动态变化及意义. 中华老年心脑血管病杂志，2018，20（3）：290-293

［73］沈华，马明洲，张铮，等. 脂蛋白相关磷脂酶 -A2 对危重症心脑血管病患者预后的评估价值. 内科急危重症杂志，2018，24（1）：58-59

第二节　消化系统

幽门螺杆菌抗体抗原及胃蛋白酶原Ⅰ（PGI）、胃蛋白酶原Ⅱ（PGⅡ）与胃泌素 -17（G-17）是近年来新开展的临床检测项目。幽门螺杆菌与胃溃疡及胃癌有关。PGI、PGⅡ和 G-17 与胃癌及慢性胃炎等相关。

一、幽门螺杆菌抗体

刘刚等选择 208 例早期胃癌患者与 208 例体检正常者，回顾性分析两组幽门螺杆菌抗体阳性率及 PGI/PGII 比值检测结果显示其对胃癌筛查有重要意义。赵连梅等用 4 株幽门螺杆菌菌株免疫奶牛，制备抗幽门螺杆菌抗体牛奶，幽门螺杆菌感染者饮用 2 个月抗幽门螺杆菌抗体牛奶能够有效清除胃内幽门螺杆菌。樊贞玉等使用血清幽门螺杆菌抗体分型联合 14C- 尿素呼吸试验能够准确筛查幽门螺杆菌感染者并进行分型，对临床抗生素治疗具有重要指导作用。卢良军等研究了湖北省黄石市 300 例体检儿童，幽门螺杆菌感染率为 29.67%，感染组儿童在血红蛋白、白蛋白、血尿素氮、血清铁蛋白及 Zn 等营养指标及身高等体格指标均显著低于对照组，提示感染幽门螺杆菌会影响儿童的营养状况和体格发育。钟华等回顾性分析了符合要求的 186 例胃黏膜正常及相关胃病患者的临床资料及幽门螺杆菌抗体和血清胃蛋白酶原（PGⅠ，PGⅡ，PGⅠ/PGⅡ）水平，结果显示幽门螺杆菌感染可影响血清胃蛋白酶原水平，PGⅠ、PGⅠ/PGⅡ水平明显降低可使胃癌发生风险明显增大，根据 PGⅠ、PGⅠ/PGⅡ值结合幽门螺杆菌抗体检测可协同提高对早期胃癌的预测水平。邱学勋等分析了 2015 年 1 月至 2016 年 12 月来该院体检人员幽门螺杆菌抗体检测结果，显示幽门螺杆菌感染率为 35.8%，与性别无关，41～50 岁年龄段感染率最高。崔花等采用免疫印迹法检测 1386 例上消化道疾病患者幽门螺杆菌抗体分型，结果显示幽门螺杆菌抗体Ⅰ型感染率女性显著高于男性，且与年龄无关。幽门螺杆菌抗体 I 型阳性患者中消化性溃疡感染率显著高于其他患者。田旭等对 100 例急性脑梗死患者和 36 例健康体检者进行幽门螺杆菌 IgG、14C 尿素呼气试验、血清同型半胱氨酸和肿瘤坏死因子 -α 等进行检测，结果显示急性脑梗死患者血清同型半胱氨酸和肿瘤坏死因子 -α 与幽门螺杆菌感染呈正相关，且与病情进展有关，提示清除幽门螺杆菌感染可能成为一种临床治疗急性脑梗死的策略。邵志坚等对 128 例因慢性胃炎和消化性溃疡住院患者胃镜下取材培养幽门螺杆菌阳性患者用免疫印迹法检测幽门螺杆菌相关抗体，并确定毒力分型，比较不同分型菌株对抗菌药物耐药性差异。结果显示高低毒力型在消化性溃疡和慢性胃炎分布无显著差异，且毒力分型与体外耐药性无明显相关性。刘爽等表达纯化幽门螺杆菌 σ54 蛋白并制备 σ54 蛋白的多克隆抗体，为幽门螺杆菌的诊断与治疗提供新的方案。Chen M 等对 51 例声带白斑患者和 35 例声带息肉患者进行幽门螺杆菌特异性免疫球蛋白抗体、快速尿素酶和 PCR 检测，回归分析显示幽门螺杆菌感染是声带白斑的独立危险因素。Shan JH 等选取 395 名受试者进行生化检测、血清胃蛋白酶原和幽门螺杆菌抗体水平测定，结果显示幽门螺杆菌感染可提高 LDL-C 水平，增加男性动脉粥样硬化的风险，尤其是老年男性。Gong Y 等应用 Meta 分析对尿液中幽门螺杆菌 IgG 抗体进行分析，提示尿中幽门螺杆菌抗体可作为诊断幽门螺杆菌感染的良好指标。Sun L 等分别检测了胃癌患者和健康者血清中胃蛋白酶原、幽门螺杆菌抗体和骨桥蛋白，通过逻辑回归和 ROC 曲线分析显示三者相结合可提高对胃癌诊断的准确性。

二、幽门螺杆菌抗原

孙娟等探讨粪便幽门螺杆菌抗原与幽门螺杆菌感染"金标准"胃黏膜快速尿素酶法在敏感度、特异度、准确度、阳性预测值与阴性预测值的差异，结果显示粪便幽门螺杆菌抗原检测方法与金标准具有较高的一致性，可作为非侵入性诊断幽门螺杆菌感染的可靠方法。李志平等应用 Meta 分析分别对 13C 呼吸试验和粪便抗原检测试验诊断儿童幽门螺杆菌感染诊断儿童幽门螺杆菌感染诊断价值进行研究，结果显示 13C 呼吸试验诊断价值高于粪便抗原检测试验。王琼等将胃镜下确诊的胃炎及消化性溃疡的胃黏膜组织标本进行幽门螺杆菌分离培养，共获得 80 株 G- 弯曲杆菌和 5 株不典型球菌，经 PCR 鉴定均为幽门螺杆菌，提升幽门螺杆菌可发生球形变异，可能会造成临床实验室微生物学诊断的假阴性。Zhang R 等通过转化等将幽门螺杆菌编码 HpaA 蛋白的基因整合至乳酸乳球菌基因组内，诱导乳酸乳球菌表达 HpaA 蛋白并感染小鼠能够使小鼠体内产生幽门螺杆菌抗体，为通过乳酸乳球菌制备幽门螺杆菌疫苗提供了依据。

三、PG I 、PG II 和胃泌素 –17

张正勋等研究并评估了 PGI、PGR（PG I / PG II 比值）、G-17 在胃癌诊断中的价值。采用酶联免疫吸附试验（ELISA）法测定健康对照组（$n=90$）、萎缩性胃炎（AG）组（$n=180$）、胃癌组（$n=120$）受试人员血清中的 PGI、PGR 、G-17 水平。根据受试者工作特征曲线评估以上指标在胃癌诊断中的价值。结果发现 AG 组血清 PGI、PGR 水平较健康对照组明显下降，差异均有统计学意义（$P<0.05$）。AG 组血清 G-17 水平较健康对照组下降，但差异无统计学意义（$P>0.05$）。胃癌组血清 PGI、PGR 水平较健康对照组、AG 组明显下降，而血清 G-17 水平较健康对照组、AG 组明显提高，差异均有统计学意义（$P<0.05$）。胃癌组与健康对照组经 ROC 权限分析，PGI 曲线下面积为 0.788，最佳界值为 PGI$<$37.00ng/ml，其灵敏度和特异度分别为 0.892 和 0.799。PGR 曲线下面积为 0.798，最佳界值为 PGR$<$2.700，其灵敏度和特异度分别为 0.882 和 0.692。G-17 曲线下面积为 0.765，最佳界值为 G-17$>$26.80pmol/ L，其灵敏度和特异度分别为 0.706 和 0.910。显示 PGI、PGR 和 G-17 联合检测在胃癌中有较高的诊断价值。康运凯等为了探讨 CEA、CA19-9、CA72-4、CA24-2、CA50 和 PGI、PGR（PGI/PG Ⅱ）7 项血清标志物在胃癌术前术后检测的临床价值，选择了 41 例胃癌初诊和手术治疗的患者（胃癌组）及健康对照者 60 名作为对照组。采用 AutoLumo A 2000 化学发光仪检测 41 例胃癌术前术后患者和 60 例健康对照者血清中的 CEA、CA72-4、CA50、CA19-9、CA24-2 和胃蛋白酶原 Ⅰ（PGI）、胃蛋白酶原 Ⅱ（PG Ⅱ）的水平并进行比较。采用 SPSS17.0 秩和检验进行统计分析。结果发现胃癌术前亚组血清中的 PGI、PG Ⅱ 和 PGR 水平显著低于对照组（Z 值分别为 −10.309、−2.695、8.637，$P<0.05$），术后亚组患者的 Ⅰ 水平显著低于术前亚组，差异有统计学意义（Z 值为 −2.109，$P<0.05$）；术后亚组的 PG Ⅱ、PGR 水平虽然比术前亚组有所降低，但差异无统计学意义（Z 值分别为 −1.506、−0.838；P 值分别为 0.132、0.402）。PGI、PGII、G-17 检测与其他血清标志物一样有助于胃癌的术前诊断和术后监测。在用于早期胃癌筛查方面，高萍等探讨血清酶联免疫吸附试验（ELISA）法结合胃镜检查筛查早期胃癌的临床价值。该研究选取了 1000 例以胃镜检查为基本依据的胃癌高危人群作为研究对象，采用 ELISA 法检测患者血清胃蛋白酶原 Ⅰ（PGI）、PG Ⅱ 和胃泌素 -17（G-17）表达水平。针对我国胃炎、胃溃疡及胃癌等胃疾病是通过胃镜和组织病理学确诊，但方式具有侵入性，费用昂贵，并且不适合儿童、老年人及心功能不全患者，不能作为常规普查项目这一情况来看，为研究血清胃蛋白酶原 Ⅰ、Ⅱ 的水平变化与胃黏膜病变的关系，江翠等收集急性胃炎患者 17 例，同期确诊为慢性胃炎的患者 56 例，确诊的胃溃疡患者 20 例，确诊的胃癌患者 14 例，成人健康体检者 40 名，无近期酗酒或食刺激食物，无服用胃黏膜损伤药物，无心脏及风湿等病史，肝、肾功能及血脂、血糖均正常，作为对照组。结果分析显示，急性胃炎组、慢性胃炎组、胃溃疡组、胃癌组和对照组血清 PG Ⅰ、PG Ⅱ 及 PG Ⅱ /PGI 水平差异有统计学意义（F 值分别为 8.65、5.94、4.51，P 均<0.01）。两两分析可见，胃溃疡组血清 PG Ⅰ、PG Ⅱ 水平明显高于急性胃炎组、慢性胃炎组、胃癌组和对照组；胃癌组血清 PG Ⅱ /PG Ⅰ 水平明显高于急性胃炎组、慢性胃炎组、胃溃疡组和对照组。PGI、PG Ⅱ 和 PG Ⅱ /PGI 的 ROC 曲线下分别为 0.295、0.474、0.739。胃癌组 PG Ⅱ /PG Ⅰ 的 ROC 曲线的正确诊断指数（Youden 指数）最大点为 0.917，灵敏度为 0.917，特异度为 0.893。本研究 ROC 曲线的正确诊断指数（Youden 指数）最大点为 0.917，灵敏度为 0.917，特异度为 0.893，与陶伟等报道的 PG Ⅰ /PG Ⅱ 灵敏度（0.940）一致，明显优于 PG Ⅰ、PG Ⅱ 单独检测。而胃癌患者血清 PGI 水平明显下降，而 PG Ⅱ 水平保持相对稳定，主要是与 PG 分布部位有关。也有部分资料显示，致癌因子使 PG 原基因受损突变，从而失去了分泌 PGI 的能力，使 PGI 分泌持续下降；而 PG Ⅱ 主要由成熟的腺细胞产生，与癌细胞的分化关系不大，故造成 PG Ⅰ /PG Ⅱ 比值明显变化。此外为探讨血清胃蛋白酶原 Ⅰ（PGI）和胃蛋白酶原 Ⅱ（PG Ⅱ）含量在胃炎、胃溃疡和胃癌中的临床诊断价值。李昶等选取了 56 例浅表性胃炎，40 例胃溃疡及 32 例胃癌患者为研究对象，30 例同期体检的健康人群为对照组。分析各组血清中 PG Ⅰ 和 PG Ⅱ 的含量，并计算 PGR 值，观察上述指标

诊断胃病的临床价值。结果发现胃炎、胃溃疡和胃癌 3 组患者血清中 PG Ⅱ 的水平均明显高于对照组（$P<0.05$）；胃癌患者血清中 PG Ⅰ 的水平明显低于对照组及胃炎、胃溃疡组（$P<0.05$）；胃炎、胃溃疡和胃癌三组患者血清中 PGR 的水平均明显低于对照组，且胃癌患者血清中 PGR 的水平明显低于胃炎、胃溃疡组（$P<0.05$）；采用胃蛋白酶原检测胃癌的阳性检出率高达 81.2%，而胃炎和胃溃疡的检出率较低（26.8%、37.5%）。综上所述，血清中 PG Ⅰ、PG Ⅱ 的水平和 PGR 的变化可在浅表性胃炎、胃溃疡、胃癌的鉴别诊断中具有一定的辅助作用，尤其是在胃癌的辅助诊断中具有非常重要的意义。在与侵入性检查临床诊断价值的比较方面，惠文佳等以病理诊断为金标准，将 205 例慢性胃炎患者分为慢性萎缩性胃炎（CAG）组（103 例）和慢性非萎缩性胃炎组（对照组，102 例）。对所有患者均进行血清 PG 检测及胃镜检查，计算 PG 和胃镜诊断 CAG 的敏感性、特异性、阳性预测值、阴性预测值。结果显示 CAG 组血清 PGI 为（74.43±39.62）μg/L、PGR（2.70±1.05）明显低于对照组［PGI 为（94.89±36.30）μg/L、PGR 为 3.55±0.90，$P<0.01$］，而 PG Ⅱ 两组之间差异无统计学意义（$P>0.05$）。血清 PGI、PGR、胃镜诊断 CAG 的灵敏度分别为 66.0%、67.0%、74.8%，特异度分别为 62.7%、77.5%、80.4%，阳性预测值分别为 64.2%、75.0%、79.4%，阴性预测值分别为 64.6%、70.0%、75.9%；PGR 诊断 CAG 的敏感性、特异性、阳性预测值、阴性预测值与胃镜检查比较，差异均无统计学意义（$P>0.05$），PGI 诊断 CAG 的特异性和阳性预测值明显低于 PGR 及胃镜检查（$P<0.05$）。可以看出血清 PGR 与胃镜检查对 CAG 的临床诊断价值相当。在大量筛查 CAG 时或对于不适用胃镜检查的患者，PG 检测有望替代胃镜检查用于对 CAG 的临床辅助诊断。为了探讨血清胃蛋白酶原在胃癌诊断及预后评价中的应用价值。李恩就等以 120 例疑似胃癌患者作为观察对象，所有患者均接受血清胃蛋白酶原Ⅰ（PGI）、血清胃蛋白酶原Ⅱ（PG Ⅱ）、CA72-4 及胃镜检查，以胃镜下活检病理检查结果作为确诊标准，分析 PG Ⅰ/PG Ⅱ（PGR）、CA72-4 及 PGR 联合 CA72-4 检查对胃癌的诊断价值。分析显示所有观察者中，共有 92 例确诊为胃癌。PGR 联合 CA72-4 检查的诊断灵敏性及准确性均高于 PGR 检查及 CA72-4 检查，而诊断特异性低于 PGR 检查及 CA72-4 检查。同时，PGR 检查、CA72-4 检查及 PGR 联合 CA72-4 检查对于胃癌均有一定的诊断价值，而 PGR 联合 CA72-4 检查的诊断价值高于 PGR 检查及 CA72-4 检查（$P<0.05$）。此外，不同病理分期之间 PGR 及 CA72-4 存在统计学差异，以Ⅳ期组 PGR 最低，CA72-4 最高（$P<0.05$）。因此，联合血清胃蛋白酶原及 CA72-4 检查在胃癌的诊断及预后评价中具较高的有明确的应用价值。另外，为了探讨年龄和性别因素对血清胃蛋白酶原Ⅰ（PGI），胃蛋白酶原Ⅱ（PG Ⅱ）和胃泌素 -17（G-17）水平的影响，Jian-Fang Lou 等收集了 2732 例体检者标本通过酶联免疫吸附法（ELISA）测定其血清 PG Ⅰ，PG Ⅱ 和 G-17 水平。并进行统计分析发现在男性和女性中，PG Ⅰ，PGII 和 G-17 与年龄均呈正相关。男性 PG Ⅰ 和 PG Ⅱ 明显高于女性，而 G-17 则不受性别的影响。此外，我们还确定了 PGs 和 G-17 的不同性别和年龄的特定参考区间，从而认为在解释血清这几类指标结果时应考虑年龄和性别。Osumi H 等评估了血清 PG Ⅰ /PG Ⅱ 比值变化的百分比用于确定因幽门螺旋杆菌引起的慢性胃部疾病根除治疗的有效性。共收集了 650 例接受根除治疗的患者，评估了幽门螺旋杆菌根除率和治疗前、后 3 个月血清 PG Ⅰ /PG Ⅱ 比值的百分比变化之间的关系。在根除治疗前后测量 562 例幽门螺杆菌感染患者中的血清 PG Ⅰ 和 PG Ⅱ 水平。433 例患者（77.0%）获得了根除幽门螺杆菌的效果。一线、二线、三线和青霉素过敏根除治疗的比例分别为 73.8%（317/429），88.3%（99/112），75%（12/16）和 100%（5/5）。与治疗前相比，治疗后血清

PG I/PG II比值升高的百分比可以明显区分了根除成功和失败（108.2±57.2 *vs* 6.8±30.7，*P*＜0.05）。使用上述截断值，测定幽门螺杆菌的灵敏度，特异度和有效性分别为93.1%，93.8%和93.2%。推断血清PG I /PG II比值的百分比变化可用作评估幽门螺杆菌根除治疗成功的评估标准。在不同的测量PGs的方法方面，Leja M等对组织学证实的50例胃体胃萎缩样本和755例无胃萎缩样本进行了3种常用的胃蛋白酶原测定方法的检测（包括Biohit（芬兰）和Vector Best（俄罗斯）生产的两种ELISA测定和来自Eiken（日本）的乳胶凝集测定）并比较了诊断性能。Spearman分析定量相关性，使用制造商的优化临界值计算受试者工作特征（ROC）曲线用于与组织学诊断比较。各试验中胃蛋白酶原水平高度相关（成对Rhos：PG I ≥0.84，PG II ≥0.87；所有*P*＜0.01）。用PG I /PG II检测组织学中度至重度的胃体萎缩的Biohit，Vector Best和Eiken灵敏度，特异度和ROC曲线下面积分别为44%/91%/0.70，56%/84%/0.76和52%/90%/0.77。结论指出商业化的胃蛋白酶原测定法具有良好的相对一致性，但是用于胃萎缩的临床诊断并不完美。2017年在检测胃蛋白酶原的技术方法也有了一些发展，以往通常使用的是酶联免疫吸附法（ELISA）、化学发光法、免疫浊度法等，赵亮等应用由美国临床和实验室标准协会（CLSI）制定的《临床定量实验方法的初步评价：批准指南第2版（EP10-A2）》提供的方法，胶体金免疫层析法对低（25 μg/L）、中（50 μg/L）、高（100μg/L）3个浓度水平的PGI质控血清进行测定，连续检测5d，收集相关数据，分析其离散程度、线性、偏移、精密度等。分析得出其线性回归方程为$Y=0.939X+0.7433$，$R^2=0.9992$；绝对偏移分别为0.37、0.77、0.78μg/L，总不精密度分别为3.04%、1.17%、1.08%。结论显示PG I检测试剂盒胶体金免疫层析法的相关技术指标均达到EP10-A2文件的标准，检测结果准确、灵敏度高、稳定性好，符合临床应用的要求。

参 考 文 献

［1］ 刘刚，赵民学，王德盛. 血清胃蛋白酶原、胃泌素17和幽门螺杆菌抗体检测在胃癌筛查中的应用. 吉林大学学报，2017，43（6）：1182-1185

［2］ 赵连梅，魏思思，武一鹏，等. 含幽门螺杆菌特异性抗体牛奶清除幽门螺杆菌效果的临床随机试验. 中国免疫学杂志，2017，2（23）：274-277

［3］ 樊贞玉，胡咏泉，周雪梅，等. 血清幽门螺杆菌抗体分型联合14 C-尿素呼气试验检测幽门螺杆菌感染的临床应用. 泰山医学院学报，2017，12（38）：1350-1351

［4］ 卢良军，贾华芬，程淑娴，等. 儿童幽门螺杆菌感染现状及其对营养状况和体格发育的影响. 实用预防医学，2017，24（7）：862-864

［5］ 钟华，吴雪艳，刘迪群. 血清胃蛋白酶原I、II及比值联合Hp抗体检测对早期胃癌的诊断价值. 重庆医学，2017，46（6）：821-823

［6］ 邱学勋，徐小燕. 1977例健康体检人群幽门螺杆菌感染分析. 临床医药文献杂志，2017，4（41）：8094，8096

［7］ 崔花，李大辉，康荣学，等. 延边地区上消化道疾患者群I型幽门螺杆菌感染率的调查研究. 中国卫生标准管理，2017，10：12-14

［8］ 田旭，赵湘萍. 急性脑梗死患者血清同型半胱氨酸、肿瘤坏死因子-α变化与幽门螺杆菌感染的相关性.

转化医学杂志，20217，6（3）：168-171

［9］邵志坚，司徒瑞儒，赵梁艳，等. 社区患者幽门螺杆菌毒力分型与体外耐药相关性研究. 现代诊断与治疗，2017，28（21）：488-490

［10］刘爽. 幽门螺杆菌 σ54 蛋白多克隆抗体的制备. 细胞与分子免疫学杂志，2017，33（1）：100-103

［11］Chen M, Chen J, Yang Y, et al. Possible association between Helicobacter pylori infection and vocal fold leukoplakia. Head Neck, 2018 Mar: 06, doi: 10.1002/hed.25121. [Epub ahead of print]

［12］Jin-Hua Shan, Xiao-Juan Bai, Lu-Lu Han, et al. Changes with aging in gastric biomarkers levels and in biochemical factors associated with Helicobacter pylori infection in asymptomatic Chinese population.World Journal of Gastroenterology, 2017, 23 (32): 5945-5953

［13］Gong Y, LiQ, Yuan Y.Accuracy of testing for anti-Helicobacter pylori IgG in urine for H. pylori infection diagnosis：a systematic review and meta-analysis.Bmj Open, 2017, 7 (4): e013248

［14］Sun L, TuH, ChenT, et al. Three-dimensional combined biomarkers assay could improve diagnostic accuracy for gastric cancer.Scientific Reports, 2017, 7 (1): 1-7

［15］孙娟，成宏伟. 幽门螺杆菌粪便检测法在上消化道出血患者中的应用价值. 中国临床医学，2017，24（1）：43-46

［16］李志平，孙海洋，姜愚烽，等. 粪便抗原检测和 13C 呼吸试验对儿童幽门螺杆菌感染诊断价值的系统评价和 Meta 分析，现代预防医学，2017，44（23）

［17］王琼，陈峥宏，杨杰，等. 胃粘膜中球形幽门螺杆菌的鉴定及临床意义. 贵州医科大学学报，2017，42（1）：31-35

［18］ZhangR, WangC, ChengW, et al. Delivery of Helicobacter pylori HpaA to gastrointestinal mucosal immune sites using Lactococcuslactis and its immune efficacy in mice. Biotechnol Lett, 2018, 40 (3): 585-590

［19］张正勋，邱光艳. 联合检测 PG Ⅰ、PGR 及 G-17 在胃癌诊断中的价值研究［J］现代医药卫生，2017，33（2）：204-206

［20］康运凯，吴学炜，史小芹，等. 七项血清标志物在胃癌患者术前术后检测的临床意义［J］中华检验医学杂志，2017，40（1）：60-63

［21］高萍，郭延军，李林，等. 血清 ELISA 法结合胃镜检查筛查早期胃癌的临床研究［J］中国现代药物应用，2017，11（2）：19-21

［22］江翠，杨安敏. 血清胃蛋白酶原 Ⅰ、Ⅱ 对胃部疾病的诊断价值［J］实用医技杂志，2017，24（2）：185-187

［23］李昶. 血清胃蛋白酶原含量在胃病中的诊断价值［J］临床和实验医学杂志，2017，16（1）：40-43

［24］惠文佳，周春艳，刘卫东，等. 血清胃蛋白酶原检测与胃镜检查对慢性萎缩性胃炎临床诊断价值的比较［J］检验医学，2017，32（3）：169-172

［25］李恩就，胡莴莴，龚志军，等. 血清胃蛋白酶原联合 CA72-4 在胃癌患者中的诊断及预后价值［J］实用肿瘤学杂志，2017，31（1）：18-22

［26］Jian-Fang Lou, Xian Chen, Jie-Xin Zhang, et al. Discrepant impacts of age and gender factors on serum pepsinogens and gastrin-17 levels [J]. J Lab Precis Med, 2017, 2: 42

［27］Osumi H, Fujisaki J, Suganuma T, Horiuchi Y, et al. A significant increase in the pepsinogen Ⅰ / Ⅱ ratio is a reliable biomarker for successful Helicobacter pylori eradication.PLoS One [J], 2017, 12 (8): e0183980

［28］Leja M, Camargo MC, Polaka I, Isajevs S, et al. Detection of gastric atrophy by circulating pepsinogens: A comparison of three assays [J]. Helicobacter, 2017, 22 (4)

［29］赵亮，鲁旭，肖虎，等. 应用 EP10-A2 对胶体金免疫层析法测胃蛋白酶原Ⅰ进行方法学评价［J］ 国际检验医学杂志，2017，38（5）：622-624

第三节　肾　疾　病

一、疾病概述

泌尿系统主要负责机体尿液的生成和排泄功能，由肾、输尿管、膀胱、尿道及有关的血管、神经等组成。肾不仅是人体主要的排泄器官，也是一个重要的内分泌器官，对维持机体内环境的稳定起相当重要的作用。

1. **肾基本结构及生理功能**　肾位于腹膜后脊柱两旁，左右各一颗。左肾上极平第 11 胸椎，下极与第 2 腰椎下缘齐平。右肾上方与肝相邻，位置比左肾低半个到 1 个椎体，右肾上极平第 12 胸椎，下极平第 3 腰椎。男性一个肾重量为 100～140g，女性略轻。

肾由肾单位、肾小球旁器、肾间质、血管和神经组成。肾单位是肾的结构和功能单位，每个肾由约 100 万个肾单位组成。肾单位包括肾小体核肾小管两部分，肾小体由肾小球和肾小囊两部分组成。肾小球毛细血管壁有内皮细胞、基底膜和脏层上皮细胞构成，形成具有半透膜性质的滤过膜。内皮细胞具有抗凝、抗血栓，合成基底膜及血管活性物质等作用。基底膜对维持正常肾小球结构、固定邻近细胞及构成滤过屏障起着重要组作用。足细胞有多种裂隙膜蛋白，这些蛋白分子相互插入构成了肾小球滤过屏障的分子筛，是防止中、大分子量蛋白质漏出的重要分子屏障。这些裂隙膜蛋白的缺乏或改变可引起大量蛋白尿。肾小球毛细血管间有系膜组织，包括系膜细胞和基质，起支撑肾小球毛细血管丛、调节肾小球滤过率、修补基底膜、清楚异物和基底膜代谢产物等作用。肾小管具有重吸收和分泌的功能。

肾的生理功能主要是排泄代谢产物及调节水、电解质和酸碱平衡，维持机体内环境稳定。肾小球滤过功能是代谢产物排泄的主要形式。其中含氮类废物如尿素、肌酐等多由肾小球滤过排出，部分有机酸如马尿酸、苯甲酸、各种胺类及尿酸等也有一部分经肾小球滤过排出。肾小球每日滤过的原尿可达 180L，其中电解质成分与血浆基本相似。但正常人每日排出的尿量仅 1500ml 左右，原尿中 99% 以上的水和很多物质被肾小管重吸收。近端肾小管主要承担滤液的重吸收功能，滤过的葡萄糖、氨基酸 100% 被重吸收，通过 Na^+-K^+ATP 酶，Na^+ 在近端肾小管中主动重吸收，主要的阴离子碳酸氢根（$HCO3^-$）和 Cl^- 随 Na^+ 一起转运。HCO_3^- 重吸收还继发于 H^+ 的分泌。这样 90% 的 $HCO3^-$、70% 的水和 NaCl 被重吸收。髓袢薄支在逆流倍增过程中起着重要作用，维持髓质间质的高张及尿液的浓缩和稀释。肾不仅是激素作用的靶目标，而且它还合成、调节和分泌激素，影响非肾的功能，例如红细胞生成及骨的代谢。这些激素包括化学上不同的种类，例如蛋白质、肽、脂质、核苷和氨基酸衍生的分子。

2. 肾疾病的检查

（1）尿液检查：常为诊断有无肾损伤的主要依据。

1）蛋白尿：近年来认识到蛋白尿是糖尿病、进展性肾病和心血管病的一种独立的危险因素。直接针对减少蛋白尿的干预性治疗现在已成为慢性肾病治疗的主要方法之一。每日尿蛋白持续超过 150mg 或尿蛋白/肌酐比率（PCR）>200mg/g 称为蛋白尿。微量白蛋白尿的定义是 24h 尿白蛋白排泄在 30～300mg。

产生蛋白尿的原因很多，一般可分为以下 4 类。

生理性蛋白尿：①功能性蛋白尿，是一轻度、暂时性蛋白尿，常伴发热、运动或充血性心衰；②体位性蛋白尿常见于青春发育期青少年，于直立和脊柱前凸姿势时出现蛋白尿，卧位时尿蛋白消失，一般量<1g/d。

肾小球性蛋白尿：其起因主要由于肾小球毛细血管壁屏障的损伤，足细胞的细胞骨架结构和它们的裂隙膜或 GBM 的损伤，使血浆中大量蛋白尿滤过并超出肾小管重吸收能力，而出现于尿中。如病变较轻，则仅有白蛋白滤过，称为选择性蛋白尿；当病变加重，更高分子量蛋白质（主要是 IgG）无选择性地滤出，称为非选择性蛋白尿。

肾小管性蛋白尿：当肾小管受损或功能紊乱时，抑制了近端肾小管对正常滤过的蛋白质重吸收，导致小分子蛋白质从尿中排出，包括 β_2 微球蛋白、溶菌酶等。

溢出性蛋白尿：血中低分子量蛋白（如多发性骨髓瘤轻链蛋白、血红蛋白、肌红蛋白等）异常增多，经肾小球滤过而不能被肾小管全部重吸收所致。尿蛋白电泳显示分离的蛋白峰。

2）血尿：离心后尿沉渣镜检每高倍视野红细胞超过 3 个为显微镜下血尿，1L 尿中含 1ml 血即呈现肉眼血尿。肾小球疾病特别是肾小球肾炎，其血尿为无痛性、全程性血尿，可呈镜下或肉眼血尿，持续性或间发性。血尿可分为单纯性血尿，也可伴蛋白尿，如血尿患者伴较大量蛋白尿和（或）管型尿（特别是红细胞管型），多提示肾小球源性血尿。

可用以下两项检查帮助区分血尿来源：①新鲜尿沉渣相差显微镜检查。变形红细胞尿为肾小球源性，均一形态正常红细胞尿为非肾小球源性。但是肾小球病变严重时也可出现均一形态正常的红细胞尿。②尿红细胞容积分布曲线。肾小球源性血尿常呈非对称曲线，其峰值红细胞容积小于静脉峰值红细胞容积；非肾小球源性血尿常呈对称性曲线，其峰值红细胞容积大于静脉峰值血细胞比容。

肾小球源性血尿产生的主要原因为 GBM 断裂，红细胞通过该裂隙时受血管内压力挤压受损，受损的红细胞其后通过肾小管各段又受不同渗透压和 pH 作用，呈现变形红细胞血尿，红细胞容积变小，甚至断裂。

3）管型尿：尿中管型的出现表示蛋白质在肾小管内凝固，其形成与尿蛋白的性质和浓度、尿液酸碱度及尿量有密切关系，宜采集清晨尿标本做检查。管型尿可因肾小球或肾小管性疾病而导致，但在发热、运动后偶可见透明管型，此时不一定代表肾有病变。但若有细胞管型或较多的颗粒管型与蛋白尿同时出现，则临床意义较大。

4）白细胞尿、脓尿和细菌尿：新鲜离心尿液每个高倍镜视野白细胞超过 5 个或 1h 新鲜尿液白细胞数超过 40 万或 12h 尿中超过 100 万者称为白细胞尿。因蜕变的白细胞称脓细胞，故亦称脓尿。清洁外阴后无菌技术下采集的中段尿标本，如涂片每个高倍镜视野均可见细菌，或培养菌落计数超过 10^5 个 /ml 时，称为细菌尿，可诊断为尿路感染。

（2）肾小球滤过率测定：指肾在单位时间内清除血浆中某一物质的能力。通常以清除率测定肾小球滤过率，推算出肾每分钟能清除多少毫升血浆中的该物质，并以体表面积校正。单纯以血肌酐反映 GFR 不够准确。临床上既往多采取留血、尿标本测定肌酐清除率的方法进行 GFR 的评估。正常值平均在（100±10）ml/min，女性较男性略低。

最近美国国家肾基金会的肾病预后的质量倡议（kidney disease outcome quality initiative，K/DOQI）对慢性肾病（chronic kidney disease，CKD）的临床实践指南中推荐用两种公式计算成人 GFR，一种是 Cockcroft-Gault 公式，一种是 MDRD 的简化公式，其优点是不必留尿。不同国家和民族是否均适用这两种公式尚待进一步的研究。但在某些情况，如年龄或身材大小极端、严重营养不良或肥胖、肌病或瘫痪和素食者，应留血、尿测定内生肌酐清除率。

（3）影像学检查：包括超声显像、静脉尿路造影、CT、MRI、肾血管造影、放射性核素检查等。

（4）肾活检：为了明确诊断、指导治疗或判断预后，在无肾穿刺禁忌证时可行肾穿刺活检。这对明确各类原发性肾小球病，如轻微性肾小球病变、局灶性节段性肾小球硬化、膜性肾病及各类增生性肾小球肾炎等的组织形态学诊断很有帮助；对一些继发性。肾小球病包括系统性红斑狼疮有无肾损害、分型及指导治疗，遗传性疾病，急性肾衰竭和移植肾排斥的鉴别诊断等都十分有帮助。

3. 肾疾病的诊断　肾疾病的诊断应尽可能做出病因诊断、病理诊断、功能诊断和并发症诊断，以确切反应疾病的性质和程度，为选择治疗方案和判定预后提供依据。

（1）病因诊断：首先区别是原发性还是继发性肾疾病。原发性肾病包括免疫反应介导的肾炎、泌尿系统感染性疾病、肾血管疾病、肾结石、肾肿瘤及先天性肾病等；继发性肾病可继发与肿瘤、代谢、自身免疫等疾病，也可以见于各种药物、读物等对肾造成的损害。

（2）病理诊断：对肾炎、肾病综合征、急性肾损伤及原因不明的蛋白尿和（或）血尿，可通过肾穿活检明确病理类型、探讨发病机制、明确病因、指导治疗和评估预后。

（3）功能诊断：临床上对于诊断急性肾损伤和慢性肾病的患者，还要进行肾功能的分期诊断。根据血肌酐和尿量的变化。

（4）并发症诊断：肾病特别是急、慢性肾衰竭可引起全身各个系统并发症，包括中枢神经、呼吸及循环系统等。

4. 肾疾病的分类

（1）肾小球病系指一组有相似的临床表现（如血尿、蛋白尿、高血压等），但病因、发病机制、病理改变、病程和预后不尽相同，病变主要累及双肾肾小球的疾病。可分原发性、继发性和遗传性；原发性肾小球病常病因不明，继发性肾小球病系指全身性疾病（如系统性红斑狼疮、糖尿病等）中的肾小球损害，遗传性肾小球病为遗传变异基因所致的肾小球病（如 Alport 综合征等）。

（2）间质性肾炎（interstitial nephritis，IN），又称肾小管—间质肾炎，是一组以肾间质炎细胞浸润及肾小管变性为主要病理表现的肾疾病。据病因可分为药物过敏性间质性肾炎、感染相关性间质性肾炎及病因不明的特发性间质性肾炎。

（3）尿路感染（urinary tract infection，UTI），简称尿感，是指各种病原微生物在尿路中生长、繁殖而引起的尿路感染性疾病。多见于育龄期妇女、老年人、免疫力低下及尿路畸形者。根据感染发生部位可分为上尿路感染和下尿路感染，前者系指肾盂肾炎（pyelonephritis），后者主要指膀胱炎。肾盂肾炎、膀胱炎又有急性和慢性之分。根据有无尿路功能或结构的异常，又可分为复杂性、非复杂性尿感。复杂性尿感是指伴有尿路引流不畅、结石、畸形、膀胱输尿管反流等结构或功能的异常，或在慢性肾实质性疾病基础上发生的尿路感染。不伴有上述情况者称为非复杂性尿感。

（4）肾小管疾病中常见肾小管酸中毒即因远端肾小管管腔与管周液间氢离子（H^+）梯度建立障碍，或（和）近端肾小管对碳酸氢盐离子（HCO3$^-$）重吸收障碍导致的酸中毒。

（5）肾血管疾病包括肾动脉狭窄、肾动脉栓塞和血栓形成、小动脉性肾硬化症、肾静脉血栓形成

（6）肾损伤包括急性肾损伤和慢性肾损伤。急性肾衰竭（actute renal failure，ARF）是由各种原因引起的肾功能在短时间内（数小时至数周）突然下降而出现的氮质废物滞留和尿量减少综合征。肾功能下降可发生在原来无肾病的患者，也可发生在慢性肾病（chronic kidney disease，CKD）患者。ARF主要表现为氮质废物血肌酐（Cr）和尿素氮（BUN）升高，水、电解质和酸碱平衡紊乱，以及全身各系统并发症。常伴有少尿（<400ml/d），但也可以无少尿表现。各种原因引起的慢性肾结构和功能障碍（肾损伤病史>3个月），包括GFR正常和不正常的病理损伤、血液或尿液成分异常，及影像学检查异常，或不明原因的GFR下降（GFR<60ml/min）超过3个月，称为慢性肾病（chronic kidney diseases，CKD）。

5. 进展和展望　近年来随着分子生物学、细胞遗传学、基因组学、蛋白组学和生物信息学等技术广泛应用于肾病学领域，肾疾病在病因及发病机制方面取得了长足的进展。在肾疾病诊断方面，分子病理技术的引入为揭示肾病的临床亚型、发生机制提供了有效方法，MRI、CT等影像学诊断技术的发展不仅提高了肾病相关血管性及囊肿性病变的诊断敏感性，而且为检测多囊肾病的进展提供了可量化参数。此外，急性肾损伤生物标志物的临床应用也为早期诊断AKI和判断预后提供了重要指标，并且很有希望成为AKI未来分期的重要依据。

二、肌酐及肾清除率

肌酐（creatinine，Cre）是肌肉在人体内代谢的产物，主要由肾小球滤过排出体外。每20g肌肉代谢可产生1mg肌酐，在肉类食物摄入量稳定时，身体的肌肉代谢又没有大的变化，肌酐的生成就会比较恒定。血中的肌酐来源包括外源性和内源性两部分，血肌酐几乎全部经肾小球滤过进入原尿，并且不被肾小管重吸收；内源性肌酐是人体肌肉代谢的产物，每日生成量几乎保持恒定，严格控制外源性肌酐的摄入时，血肌酐浓度为稳定值，因此，测定血肌酐浓度可以反映肾小球的滤过功能。在肌肉中，肌酸主要通过不可逆的非酶脱水反应缓缓地形成肌酐，再释放到血液中，随尿排泄。因此，血肌酐与体内肌肉总量关系密切，不易受饮食影响。肌酐是小分子物质，可通过肾小球滤过，在肾小管内很少吸收，每日体内产生的肌酐，几乎全部随尿排出，一般不受尿量影响。肾功能不全时，肌酐在体内蓄积成为对人体有害的毒素。血浆肌酐的正常上限值为100μmol/L左右。而不同的医院检测标准也不一样，但都不会超过120μmol/L。当血肌酐值高时说明患者的肾功能出现了问题，肾代谢废

物的能力下降，体内的一些有害毒素不能正常的排出体外，由于肾在受到各种病因的侵犯后，先是受损的肾固有细胞发生表型转化，形成病理变化，刺激肾内成纤维细胞转化成肌成纤维细胞，又同时侵犯并激发了固有的正常肾组织，发生同样的病变，从而形成了肾由点到面，由局部到整体的，扩大激发式的蔓延过程，从而进入了器质损伤期（即肾功能损伤期），此时由于肾不断造成损伤，其排泄废物的功能有所降低，就造成了肌酐等毒素在体内的聚集，从而出现血内肌酐、尿素氮升高，尿中肌酐下降，双肾滤过率下降等。同时患者还会有高血压、高度水肿等身体其他症状。

无论血肌酐偏低或是血肌酐偏高患者都应引起重视。人体内的肌酐物质主要是肌肉代谢的肌酸产生，肌酐通过肾排泄到体外。一般情况下，由于人体的肌肉量相对稳定，故肌酐的生成量也是恒定的，血肌酐水平的高低主要取决于肾排出肌酐的多少。肾的代偿功能十分强大，如果2个肾都正常，那么只要一个肾发挥功能，血肌酐就能维持在正常水平。也就是说，肾损伤程度占到整个肾的一半以上时，才会引起血肌酐升高。因此，血肌酐并不能反映早期、轻度的肾功能下降。

肌酐是肌酸的代谢产物，在成人体内含肌酐约100g，其中98%存在于肌肉，每天约更新2%，人体血液中肌酐的生成可有内、外源性两种，如在严格控制饮食条件和肌肉活动相对稳定的情况下，血浆肌酐的生成量和尿的排出量较恒定，其含量的变化主要受内源性肌酐的影响，而且肌酐大部分是从肾小球滤过，不被肾小管重吸收，排泌量很少，故肾单位时间内，把若干毫升血浆中的内生肌酐全部清除出去，称为内生肌酐清除率（Ccr）。内生肌酐清除率试验，可反映肾小球滤过功能和粗略估计有效肾单位的数量，故为测定肾损害的定量试验。标本采集与计算：为排除来自动物骨骼肌和大量蛋白质食物中外源性肌酐的干扰，试验前应给受试者无肌酐饮食3d，并限蛋白入量，避免剧烈运动，使血中内生肌酐浓度达到稳定。试验前24h禁服利尿药，留取24h尿，其间保持适当的水分入量，禁服咖啡、茶等利尿性物质，准确计量全部尿量V（ml）。测尿肌酐（U）和血肌酐（P），将以上V、U和P 3个参数代入公式计算。

$$Ccr = U \times V/P \text{（ml/min）}$$

V：每分钟尿量（ml/min）＝全部尿量（ml）÷（24×60）min

U：尿肌酐，μ mol/L

P：血肌酐，μ mol/L

由于每个人的肾大小不尽相同，每分钟排尿能力也有所差异，为消除个体差异可进行体表面积矫正：

$$矫正 Ccr = U \times V/P \times 1.73/A$$

A：受试者实测体表面积（m^2），A可根据本人身高、体重用测算图或 DuBois 公式求出：

$$1.73： 欧美成人体表面积（m^2）$$

矫正清除率从理论上讲比实际清除率更能准确地反映肾小球滤过功能，但由于缺乏国人的标准体表面积参考值，也不能准确计算出体表面积。

内生肌酐清除率与尿肌酐成正比关系而与血肌酐成反比关系。在尿量一定的情况下，尿肌酐越高，血肌酐越低，肌酐清除率就越高。肾前性少尿与少尿性急性肾衰竭，两者尿量均固定减少，但前者肾小球滤过功能及肾小管重吸收功能均较后者好，因而尿肌酐与血肌酐的比值高，即内生肌酐清除率高，以此可以作为那两类疾病的鉴别。非少尿性急性肾衰竭，由于肾小球滤过功能和肾小管浓缩功能均减少，内生肌酐清除率也降低。由此可见，在尿量固定的情况下，内生肌酐消除率不仅反映了肾小球的滤过功能，还提示了肾小管的浓缩功能。

三、肾早损标志物

急性肾损伤的主要诊断依据是血清肌酐或尿素氮、尿量的改变，但是这些指标受很多因素的影响，例如肌酐是肌酸的体内代谢产物，每日生成的速率较恒定（约为1mg/min），只从尿排出，且不被肾小管重吸收，但是近些年的科学研究发现肌酐除经肾小球滤过排泄外，还有肾小管排泌，而且这一途径随肾功能下降其排泄更加明显。此外，还有不少因素可影响血清肌酐值，如横纹肌溶解可使肌酐生成增加，同时患者年龄、性别、种族、营养情况、用药情况均会影响血清肌酐的变化，而尿量更易受到血容量状态、药物情况等非肾性因素影响。那么面对由多因素引起的急性肾损伤寻找一组新型的生物学标志物就成为了现今的科研工作的关注重点。这种标志物力求像心肌酶诊断急性心肌梗死那样具有特异性高、灵敏度强、可以帮助临床医师评估患者预后。

现今临床中常用的肾损伤的标志物有尿微量白蛋白、转铁蛋白、α_1-微球蛋白、β_2-微球蛋白，常用的检测手段为免疫比浊法，这4个指标多用于区分肾小球和肾小管损伤。随着功能性基因组学和蛋白质组学的发展，研究人员从血液或尿液样本中逐渐筛选出一些有临床应用前景的AKI新型生物标志物，如中性粒细胞明胶酶相关脂质运载蛋白（neutrophilgelatinase-associated lipocalin，NGAL）、白介素-18（interleukin-18，IL-18）、肾损伤分子-1（kidneyinjury molecule-1，KIM-1）、钠氢交换子-3（hydrogenexchanger-3，NHE-3）、肝型尿脂肪酸结合蛋白（liver fatty acid binding protein，L-FABP）、尿富半胱氨酸蛋白61（cysteine-rich protein 61，cyr 61）、尿N-乙酰-β-D-氨基葡萄糖苷酶（尿N-acetyl-beta-Dglucosaminidase，NAG）、尿胎球蛋白A（fetuin-A）、水通道蛋白（Aquaporins，AQPs）、血清胱抑素C（cystatin-C）等。

1. NGAL是小分子蛋白质，为脂质运载蛋白超家族成员，表达于肾小管上皮细胞、肝细胞、免疫细胞等。在肾缺血或肾毒性损害时NGAL显著上调，高表达于受损肾小管上皮细胞，特别是近端肾小管上皮细胞，促进上皮细胞再生，是一种缺血或肾毒性AKI的早期敏感并特异的生物标志物。

NGAL可以自由通过肾小球滤过膜，因而可以在尿液中检测，在肾损伤发生后不久，血液和尿液标本中均检测出来。研究表明，肾缺血再灌注损伤后早期NGAL就开始升高，在再灌注后2 h尿中就能检测到NGAL.

许多临床研究也表明，NGAL能在早期预测AKI，AKI时其上升比血清肌酐上升早24～48 h. 在ICU患者，NGAL的升高提示患者将发生AKI；在肝移植的患者，NGAL的升高与术后发生AKI呈正相关。

近期的一项Meta分析总结了12项成人和7项儿童研究，结果显示，血浆和尿的NGAL水平是心脏手术、造影剂肾病和重症患者是否发生AKI及判断预后的重要指标，而且NGAL的水平随AKI的严重程度而升高。

需要注意的是，血、尿NGAL的测定有各自的优缺点。血NGAL测定的优点是标本容易获得，缺点是需要抽血，因而是有创性检查，而且一些肾外疾病可能影响其浓度，因而使其特异性降低。

尿 NGAL 测定的优点是无创的，且受到的影响因素比较少，缺点是对于无尿的患者无法测定，且利尿剂等可能影响其测定的准确性。因此，选择何种标本测定 NGAL 要根据具体的临床情况确定。

现可通过酶联免疫吸附试验和免疫比浊法进行检测。

2. IL-18 是一种炎症因子，除了在免疫反应中起作用外，它还介导了心、脑、肾的缺血性损伤。最初在动物实验中证实了 IL-18 在缺血性 AKI 中发挥重要作用。之后人们发现在人类的 AKI 中，IL-18 可能也是一种重要的生物标志物。

2004 年，人们首次发现 AKI 患者尿中的 IL-18 水平明显增高，其升高较血清肌酐升高提前 2 d，是预测 AKI 的早期敏感指标，且与 AKI 的严重程度及病死率密切相关。

AKI 患者尿中的 IL-18 水平增高是提示患者预后不良，而且是死亡的独立危险因素。近期关于心脏手术之后 AKI 的研究测定了接受心脏手术的儿童患者术前、术后的尿 IL-18 和 NGAL 水平，结果显示，17% 的患者达到主要终点事件（血清肌酐翻倍或达到透析水平），尿 IL-18 与发生 AKI 的风险呈高度正相关，其水平与住 ICU 时间、住院时间及需要药物干预的时间呈正相关。

3. KIM-1 属 I 型跨膜糖蛋白，在正常肾不表达，但是在缺血性或肾毒性 AKI 的近端肾小管细胞中表达。AKI 患者肾组织活检中，近端肾小管的 KIM-1 表达明显增高。尿 KIM-1 与尿 NAG 联合检测，具有预测临床结局的作用。

Koyner JL 等研究了 KIM-1 在人类各种肾疾病中的表达，并分析了尿液中 KIM-1 浓度是否与肾 KIM-1 的表达、肾组织损伤、肾功能和蛋白尿有相关性。

结果除极微小改变的肾病外，KIM-1 表达在所有肾病中均升高，与血清肌酐呈正相关，与肌酐清除率呈负相关，与尿蛋白之间无相关性。

研究表明，心脏手术前 KIM-1 的水平能预测术后发生 AKI 的风险。研究显示，在术后当时和 3 h 后 KIM-1 预测 AKI 的曲线下面积分别为 0.68 和 0.65，而联合应用 KIM-1、NAG 和 NGAL 则可达到 0.75 和 0.78。现常用酶联免疫吸附试验进行检测。

4. NHE-3 是近端小管含量最丰富的顶端膜钠转运子。主要集中在近端肾小管的顶端膜和近顶端内涵体以及髓襻升支粗段和细段细胞的顶端膜。

负责近端肾小管 60%～70% 钠和碳酸氢盐的重吸收。在健康人尿液中检测不到，当肾小管损伤时 NHE-3 可通过胞吐形式进入尿液中，因此可以作为 AKI 的生物标志物。

NHE-3 可以鉴别 AKI 的不同病因，如肾前性氮质血症、肾后性 AKI 和急性肾小管坏死等。在肾前性氮质血症中各段尿的 NHE-3 上升，而在急性肾小管坏死中，NHE-3 上升的幅度是肾前性氮质血症的 6 倍，且两者没有重叠。在肾后性 AKI 时，尿 NHE-3 检测不出。

NHE-3 是缺血或中毒性 AKI 肾小管损害的特异标志物，缺点是 NHE3 受到许多生物因子的调节，如体内甲状腺激素水平的影响。血管活性药物多巴胺对 NHE3 的排泌有抑制作用，可能影响其对 AKI 的诊断。由于检测方法复杂，限制其在临床的应用。

现常用酶联免疫吸附试验进行检测。

5. FABP 是一种小分子蛋白质，广泛存在于脂肪代谢活跃的各种组织。肾中有两种类型，肝脏型（L-FABP，表达于近端肾小管）和心脏型（H-FABP，表达于远端肾小管），在近端肾小管游离脂肪酸与上皮细胞胞质 FABP 结合，进而转运到线粒体或过氧化物酶体进行 β- 氧化代谢。

尿 L-FABP 是预测心脏手术后 AKI 的敏感、特异、早期和独立的生物学标志物。在顺铂诱导的 AKI 中，尿中 L-FABP 在顺铂使用后 24 h 明显增高，而血清肌酐直到 72 h 才增高。在心脏手术的患者，L-FABP 能预测患者发生 AKI 的可能性。

在儿童心肺分流术后，尿中 L-FABP 于术后 4 h 内升高，是儿童发生 AKI 的预测因素。在已发生 AKI 的患者，尿中 L-FABP 的升高提示患者预后不良。其缺点是，在 CKD 患者，尿中 L-FABP 的水平也可以增高。现常用酶联免疫吸附试验进行检测。

6. Cyr 61 是一种富含半胱氨酸的肝素结合蛋白，为整合素的配体，参与构成细胞膜和细胞外基质，促进创伤愈合及组织重塑。动物实验和临床研究显示，肾缺血损害后 3～6 h 近端肾小管直部即可迅速诱导 Cyr61，尿 Cyr61 排出增多，在 6～9 h 达到高峰，然后降低。

而肾前性氮质血症不增高。但目前有 2 个限制因素限制了其临床应用：实验性缺血再灌注模型中发现即使肾损伤继续并加重，尿 Cyr 61 随后很快下降；尿 Cyr 61 检测方法学的敏感性和效率仍不高。现常用酶联免疫吸附试验进行检测。

7. 尿 NAG 是近端肾小管溶酶体酶，是肾小管损害敏感和持久的指标，在肾毒性物质损伤、移植肾功能延迟恢复、慢性肾小球疾病、糖尿病肾病及心肺分流术后都观察到尿 NAG 增高。尿 NAG 增高是危重患者 AKI 的敏感指标，可早于血清肌酐升高 12～96 h.

AKI 的患者尿 NAG 越高，预后越差。NAG 作为 AKI 的生物学标志物具有敏感和可定量两大优点，来自刷状缘的尿 NAG 与近端肾小管损伤程度直接相关。

已有简捷而重复性好的酶学比色检测方法进行测定。缺点是尿 NAG 活性可能被内源性尿素以及许多肾毒性物质、重金属等抑制；类风湿关节炎、糖耐量受损、甲状腺功能亢进等病理情况在没有 AKI 的情况下也可出现尿 NAG 增高，特异性较差，在临床应用中应注意。现今常用酶联免疫吸附试验和酶法对其进行检测。

8. Fetuin-A 是肝合成并释放入循环的急性期蛋白。动物实验中给予大鼠顺铂造成肾损害后，Fetuin-A 第 2 天就显著增高，早于血清肌酐和肾小管病理损害至少 1 d，并持续至肾小管损害最严重的第 5 天。

在缺血再灌注肾损害中也发现尿 Fetuin-A 增高，而肾前性氮质血症无改变。Fetuin-A 在 AKI 中的病理意义尚不清楚，可能在小管细胞凋亡中发挥作用。缺点是尿 Fetuin-A 的分离与检测的敏感性、效率和量化目前在方法学上还有缺陷，进而限制了其临床应用。现今常用酶联免疫吸附试验检测。

9. 水通道蛋白（aquaporins，AQPs）是一类能介导水分子跨膜转运蛋白家族，分子量为 28KD，AQP-1 在肾中主要表达在肾单位的近曲小管和髓襻降支细段上皮细胞的顶膜，在直小血管下降支的内皮细胞中亦有表达，但基底膜表达较少。由多种原因引起的急性肾损伤中，肾小管壁细胞水肿变性，导致 AQP-1 基因表达减低和蛋白含量减少，从而使近曲小管渗透水的通透性降低、液体重吸收能力降低、亨氏襻降支细段水通透性也降低、逆流倍增系统受到破坏。

现今常用酶联免疫吸附试验检测。

四、C1q 等补体活化

补体分子 C1q 是补体经典途径第一补体成分 C1 的一个亚基，是补体经典途径的始动分子，在固有免疫和特异性免疫之间发挥主要的连接作用。补体 C1q 可调节各种免疫细胞，其不但参与启动机体防御病原体的第一道防线，同时介导单核巨噬细胞对凋亡细胞和循环免疫复合物等的清除，在维持自身免疫耐受及调控炎性反应等方面发挥着重要作用。

补体 C1q 是构成补体 C1 的重要成分。补体 C1 是由 6 个亚单位组成的异源六聚体，其中 C1q 的胶原样区（collage-like region，CLR）与两分子的 C1r 和 C1s 结合形成 C1 大分子（C1qC1r2C1s2）。C1 通过其 C1q 球状结构域（globular C1q domain，gC1q）识别免疫复合物（immunecomplex，IC）中 IgM 的 CH3 区或 IgG 中的 CH2 区而被激活。C1q 与 C4b、C2b 结合形成 C4b2b 复合物，为经典途径 C3 转化酶。在 C3 转化酶作用下级联结合 C3b 形成 C4b2b3b 复合物，为经典途径 C5 转化酶。在 C5 转化酶作用下，与 C6、C7 结合形成 C5b67 复合物，并与 C8、C9 结合最终形成 C5b6789 膜攻击复合物（membrane attack complex，MAC），进而启动补体经典途径。C1q 作为模式识别受体分子（pattern recognition receptor，PRR），不仅能够与 IgG 或 IgM 的 IC 结合而激活补体经典途径，还能够识别多种非自身配体如 C 反应蛋白（C-reaction protein，CRP）等。C1q 除了通过启动经典途径的补体活化裂解病原微生物，还具有调节吞噬凋亡细胞、活化内皮细胞、调节 T 细胞和 B 细胞等作用，从而协助清除循环中的 IC、衰老和凋亡细胞，维持机体自身的稳定和免疫耐受。

C1q 等补体系统的激活，可以有效的转运清除 IC 及凋亡小体，对于维持机体正常的免疫应答至关重要。同时，C1q 可直接通过识别凋亡细胞参与对其的清除，维持机体的稳定。因此，C1q 缺陷或功能障碍，就会导致上述生理过程不能有效进行。

急性肾小球肾炎是以急性肾炎综合征为主要临床表现的一组原发性肾小球肾炎。C1q 肾病是一种临床少见的免疫病理型肾小球肾炎。C1q 肾病除系膜区有 C1q 沉积外，亦多伴有免疫球蛋白及其他补体的沉积，以 C1q 伴 IgG、IgM 沉积最常见。急性链球菌感染后肾小球肾炎患者血清抗 C1q 抗体阳性，抗 C1q 抗体的检测水平有助于识别病程迁延的患者并能反应病情严重程度，抗 C1q 阳性患者蛋白尿和高血压的症状更为明显。

SLE 是一种累及多系统、多器官、临床表现复杂、病程迁延反复的自身免疫性疾病。肾是 SLE 最常受累的脏器之一，狼疮性肾炎（lupusnephritis，LN）是 SLE 最常见和严重的并发症。研究显示，体内抗 C1q 抗体的存在会影响 C1q 生理功能，而 C1q 缺陷或功能障碍是 SLE 发病的危险因素之一。LN 患者血清 C1q 抗体水平显著升高，而穿孔素 3（Pentraxin 3，PTX3）抗体水平显著下调，C1q 抗体 /PTX3 抗体的比值可用于 LN 患者病情的评估。

目前，对于血清 C1q 及其抗体检测的临床价值研究主要集中在免疫性疾病，且尤以肾炎及易并发 LN 的 SLE 为多。虽然肾穿刺活检病理检查是诊断肾疾病的"金标准"，但其创伤大，不易被患者接受。血清 C1q 检测操作简便，有利于判断急性肾小球肾炎的发生和严重程度、判断 SLE 的活动性及早期 LN 的发生，有助于 LN 和 IgA 肾病的鉴别诊断。与抗 dsDNA 和抗 Sm 抗体相比，抗 C1q 抗体对于 SLE 患者诊断的特异性较高，联合检测将有助于降低 SLE 的漏诊率。

第四节　呼吸系统疾病

呼吸系统疾病是严重危害人民健康的常见病、多发病，已经构成影响公共健康的重大问题。由于大气污染加重、吸烟等不良生活习惯滋长、人群结构的老龄化等多种因素，呼吸系统疾病的流行病学和疾病谱分布正在发生改变。

肺结核（pulmonary tuberculosis）在 21 世纪仍然是严重危害人类健康的主要传染病，我国目前仍属于高发传染病，是全球关注的公共卫生和社会问题，也是我国重点控制的主要疾病之一。痰结核分枝杆菌检查是确诊肺结核病的主要方法，也是制定化疗方案和考核治疗效果的主要依据。每一个有肺结核可疑症状或肺部有异常阴影的患者都必须查痰。痰涂片和培养法是主要的检查方法，其他检测技术还包括 PCR、核酸探针检测特异性 DNA 片段、基因芯片、色谱技术检测结核硬脂酸和分枝杆菌等菌体特异成分等。

原发性支气管肺癌（primary bronchogenic carcinoma）简称肺癌（lung cancer），为起源于支气管黏膜或腺体的恶性肿瘤。肺癌发病率为肿瘤的首位，由于早期诊断不足致使预后差，是严重危害人类健康的疾病。癌胚抗原（CEA）、神经特异性烯醇酶（NSE）、cyfra21-1（细胞角蛋白 19 的 2 个可溶性片段）和胃泌素释放肽前体（ProGRP）联合检查时，对肺癌的诊断和对某些肺癌的病情检测有一定参考价值。而对于非小细胞肺癌（non-small cell lung cancer，NSCLC）、EGRF 和 K-ras 突变的检测，有助于进一步病理评估，为患者接受酪氨酸激酶抑制剂（tyrosine kinase inhibitors，TKIs）治疗提供有力依据。

流行性感冒（influenza）是流感病毒引起的急性呼吸道传染病，也是一种潜伏期短、传染性强、传播速度快的疾病。主要是通过空气中的飞沫，人与人之间的接触或与被污染物品的接触传播。一般冬春季节为高发期。快速诊断法可取患者鼻黏膜压片染色找包涵体，或免疫荧光检测抗原。抗体检测的方法有血凝抑制试验、补体结合试验、酶联免疫吸附试验等，患者早期和恢复期 2 份血清，抗体效价升高 4 倍及以上为阳性。RT-PCR 可检测病毒核酸，快速、灵敏度高，但 RNA 在较复杂的温度梯度扩增过程中容易丢失信息，针对核酸检测发展的 NASBA（依赖核酸序列的扩增技术）是一种等温的核酸扩增技术，具有灵敏度高、准确度强、方便、快速等优点。

分子生物学技术为呼吸系统肿瘤和感染性疾病的诊断提供了快速准确而又敏感的检测手段，也在突变分析中发挥重要的作用。

一、结核检查进展

（一）结核的流行病学特点

中国疾病预防控制中心 2010 年全国结核病流行病学抽样调查资料显示，我国结核病年发病数约为 100 万人，年死亡病例 5.4 万人，其中每年新发耐多药结核（multidrug-resistant tuberculosis，MDR-TB）患者约 10 万例。结核病疫情亟需有效的诊断和治疗手段。

（二）结核的实验室诊断技术和方法

1. 直接镜检技术

（1）传统抗酸涂片染色：萋-尼抗酸染色法简单、快速、易行且成本低，适于基层广泛开展工作。但是敏感度较低，明显低于培养法的敏感度。抗酸染色结果阳性，说明在检测样本中有抗酸菌存在，但不能确定为结核、非结核或其他分枝杆菌。萋-尼染色对结核病防控工作的意义是诊断传染性肺结核、评价化疗效果及为流行病学疫情评价服务。

（2）结核荧光染色技术：基于金胺"O"染色后，在含有紫外光源的荧光显微镜下可以发出橘黄色光。该法用于结核杆菌和麻风杆菌的检测，操作简便，结果观察直观、灵敏度较传统萋-尼抗酸染色法高，尤其是对于菌量在（＋）、排菌量较少的标本上。文献报道，荧光染色法的特异度为93.8%，假阳性率为7%。由于荧光染色选择高倍镜观察，视野广，对阴性结果的判读为选取50个视野内为发现即可，这就加快了镜检速度，能满足临床大量标本初筛及迅速出结果的要求。

2. 结核分枝杆菌的培养技术　分枝杆菌培养是按照分枝杆菌的生长规律，根据分枝杆菌对营养和代谢需要的条件，体外分离培养分枝杆菌的方法，是结核分枝杆菌检测和药敏试验（drug sensitivity testing，DST）的金标准。可以分为固体和液体培养方法。

（1）分枝杆菌固体培养：罗氏培养法是对涂片法的补充，能得到具体菌种结果以及获得药敏试验所需的纯培养物，也是评价临床抗结核治疗效果的重要指标，缺点是耗时较长，需4～6周。

（2）液体培养系统：如Bactec MGIT 960（BD Diagnostics，Sparks，Maryland，USA）培养法，提供了较固体培养更为敏感和快速的方法，1～3周即可检测到分枝杆菌的生长。分枝杆菌生长指示管法（mycobacterial growth indicator tube，MGIT）中，管底含荧光复合物，可被氧气淬灭。当分枝杆菌生长时，管内氧气逐渐被消耗即可探测到管底的荧光复合物。MGIT技术不到8d即可显示结果。自动化的MGIT还可以通过添加临界浓度的链霉素、异烟肼、利福平和乙胺丁醇进行药敏检测。目前，WHO和结核战略技术顾问组推荐在有条件的地区逐步启用液体培养，包括低收入国家。液体培养阳性一般作为快速培养分枝杆菌的方法，为临床诊断结核病缩短了时间。

（3）改良液体培养方法：TKSLC-L结核分枝杆菌快速培养系统，通过液体培养基颜色改变（红色变为黄色）可检测到结核分枝杆菌的早期扩增，并可区分真菌和其他革兰阴性杆菌的污染。研究结果表明，与MGIT方法相比，TKSLC-L将报告时间缩短至3～5d，且污染概率较低。TKSLC-L液体培养基在结核病诊断中的应用还在进一步评估和验证中。

3. 分子生物学鉴定技术的应用　（包括病原体检测及耐药检测）

近年来，越来越多的方法在分枝杆菌鉴定方面被应用于临床，显著缩短了诊断的时间以及提高了鉴定准确度与灵敏度，包括核酸测序鉴定、质谱技术鉴定、核酸探针法、基因芯片鉴定及线性探针鉴定等。

（1）核酸测序：测序技术主要原理是通过比较管家基因与标准数据库中序列的差异来进行菌种鉴定，是目前分枝杆菌菌种鉴定技术中分辨率最高的技术，用于分枝杆菌菌种鉴定的最常用序列为16S rRNA编码基因。基因测序技术快速、灵敏、准确，对分枝杆菌菌种鉴定具有非常高的分辨率，但对于相似度比较高的一些菌种，如鸟分枝杆菌与胞内分枝杆菌、脓肿分枝杆菌与龟分枝杆菌等，16S rRNA 编码基因无法很好的区分。

（2）基质辅助激光解析电离飞行时间质谱（matrix-assisted laser desorption ionization time of flight mass spctrometry，MALDI-TOF MS）

该技术在微生物鉴定方面不仅快速准确，而且自动化程度高；出常见细菌外，对于特殊病原体（包括结核杆菌、厌氧菌和真菌等），尤其难鉴定和生长的细菌具有独特优势。运用 MALDI-TOF MS 鉴定使得鉴定时间由数天推进到数小时，操作鉴定，成本低、数据库完善都使得该法在分枝杆菌鉴定方面具有很高的应用前景。

（3）核酸探针法：该法在结核鉴定方面有如下两方面的优势：除开用于结核分枝杆菌复合群的鉴定，该法还可用于胞内分枝杆菌、鸟分枝杆菌、戈登分枝杆菌、堪萨斯分枝杆菌等相似度比较高的非结核分枝杆菌的鉴定；除此之外，此法可在 1h 内得到鉴定结果，试验操作简单，结果准确性高，是目前鉴定结核分枝杆菌的重要手段之一。该法也存在局限性，无法区分复合群中所包含的各种菌种。

（4）基因芯片鉴定：用于定性检测来源于临床疑似结核病和非结核分枝杆菌病患者分离培养的菌株，包括临床常见的 17 个种或群的分枝杆菌。

（5）线性探针鉴定：利用 GenoType ®Mycobacterium CM/AS 可以简单 40 种非结核分枝杆菌菌种。该法能在较短的时间内鉴定出结核分枝杆菌复合群和常见非结核分枝杆菌致病菌，具有较高特异性和敏感性。

（6）以 Xpert MTB/RIF 为代表的盒式诊断技术：Xpert MTB/RIF 检测试剂盒为美国 Cepheid 公司开发，适用于 GeneXpert 仪器，可直接从患者新鲜痰液或冻存痰液中检测结核分枝杆菌及其对利福平的耐药性，整个过程在一密闭环境中进行，手动操作时间不超过 5 min，对操作者和周围环境安全，全程约 2h 即获得结果。Xpert MTB/RIF 以半套式实时定量聚合酶链反应（polymerase chain reaction，PCR）扩增技术为基础，能自动抽提 DNA 并扩增 rpoB 基因。由于 95% 以上的利福平耐药菌株有 rpoB 基因变异，所以在扩增 rpoB 基因的同时可鉴定是否为利福平耐药菌株；而大部分利福平耐药菌株同时对异烟肼耐药，因此 rpoB 基因的检测又可在一定程度上判断是否为 MDR-TB 菌株。2010 年《新英格兰杂志》公布了一项多中心研究结果，表明以培养法为参考标准，Xpert MTB/RIF 的灵敏度为 92.2%，特异度为 99.2%。此后，Xpert MTB/RIF 在多个国家和地区完成了诊断效果的研究和评估，其作为疑似结核分枝杆菌感染的初筛方法，总灵敏度为 88%（95% *CI*：83%～92%），特异度为 98%（95% *CI*：97%～99%）。Xpert MTB/RIF 也被证实可用于儿童结核病、肺外结核病及对非痰标本的检测，均具有较好的诊断效能。

（7）TB-LAMP：核心为环介导等温扩增技术（loop-mediated isothermal amplification，LAMP）。LAMP 是一种快速、简便、有效的 DNA 扩增方法，是一种手工 NAAT。LAMP 的特点在于扩增速度较快，检测结果可在 2h 内完成，且 DNA 扩增不需热循环仪器，不依赖特殊检测设备。TB-LAMP 采用结核分枝杆菌特异性引物，可视化荧光发光检测，在全封闭系统中进行，可减少工作场所 DNA 污染，从而保证检测的准确率。TB-LAMP 已在发展中国家进行的验证显示，其在痰涂片阳性结核病患者中的灵敏度为 97.7%；在痰涂片阴性患者中的灵敏度为 48.8%，特异度为 99.0%。结果证实 TB-LAMP 是一种功能强大的检测方法，具有高度稳定性及成功率。即使是没有分子生物学实验经验的人员，也可熟练操作。初步临床研究证实，TB-LAMP 检测具有较高的灵敏度和特异度。目前，TB-LAMP 在 FIND 基金资助下正在全球 14 个国家和地区开展大规模的临床研究，并与 LED 显微镜和 Xpert MTB/RIF 进行了头对头的比较，其中在冈比亚的研究结果已于 2015 年 12 月发表，证实其诊断结核病的总灵敏度为 99%，特异度为 94%。

（8）结核分枝杆菌耐药分子检测技术：结核分枝杆菌产生耐药性的主要机制是基因突变。当基因突变在耐药菌株中占有较大比例是，则可以用分子生物学的方法检测出来，从而判断出其对抗结核药物的敏感性，称作分子药敏检测。包括线性探针技术、基因芯片耐药检测和实时荧光 PCR 耐药检测。

4. 结核病免疫学诊断 细菌学检查是结核病诊断的"金标准"，但免疫学检查可以利用宿主的特异性体液免疫和细胞免疫应答推断出感染或基本的存在与否，具有简便、快速、灵敏、特异等特点。常用的检查方法包括皮肤结核菌素试验（tuberculin skin test，TST）、结核特异性抗体检测和干扰素释放试验等。

（1）近年来还出现了一项新的免疫学检测技术：Determine TB-LAM Ag（Alere，Waltham，MA，USA）免疫检测试纸条，用于检测尿液标本中的脂阿拉伯甘露糖（lipoarabinomannan，LAM）抗原，全过程仅需 25min。由于 LAM 抗原在结核分枝杆菌和非结核分枝杆菌中存在交叉反应，所以不能区分结核分枝杆菌与非结核分枝杆菌。在 CD4 细胞计数较低的 HIV 感染患者中，Determine TB-LAM Ag 检测可作为现有诊断方法的补充，与痰涂片方法联合应用具有较高的灵敏度。

（2）以细胞免疫反应为基础的 IGRA：如 T-SPOT.TB 和 QuantiFERON-TB Gold 检测近年来获得了较好发展并广泛应用，但仍存在一定问题：诊断灵敏度有待提高，会出现无法判定结果的情况；无法区分活动性结核病与潜伏性结核感染；无法预测潜伏性感染者的活动风险等。改进 IGRA 的研究一直在进行，如增加新的诊断抗原、增加 IFN-7 以外的诊断标记等。

（3）新一代结核诊断试剂盒 QuantiFERON-TB Gold Plus（QFT@-Plus）：QFT@-Plus 含 4 根采血管，管壁上分别包被有阳性对照、阴性对照和 2 个结核分枝杆菌特异性抗原。与上一代产品相比，新产品宣称第一次加入了 CD8 T 细胞应答数据，可对潜伏性感染发展为活动性结核病的风险进行评估，并改进了工作流程，提高了操作效率，便于同时对多个样本进行检测。

（4）IFN-γ 诱导蛋白 10（interferon γ-induced protein 10，IP-10）又称为 CXC-10：是 CXC 家族成员。它是一种促炎趋化因子，主要由炎症部位的单核—巨噬细胞分泌，这些细胞受 T 细胞释放的 IFN-γ 和其他促炎因子刺激后释放 IP-10。研究表明，IP-10 与炎症反应所造成的急性肺损伤有关，并与结核分枝杆菌感染密切相关。IP-10 的释放水平与 IFN-γ 有一定的相关性，但释放量为 IFN-γ 的 10～100 倍。近期一系列研究表明，建立在现有 IGRA 的基础上，IP-10 可作为一种新的诊断标记。2014 年，Guo 等对 14 项 IP-10 诊断研究数据进行的 Meta 分析表明，IP-10 诊断结核分枝杆菌感染的总灵敏度为 73%（95%CI：71%～76%），特异度为 83%（95%CI：81%～86%），其诊断活动性结核病的曲线下面积为 0.88。这些研究均表明，IP-10 可作为诊断结核分枝杆菌感染的生物标记，从而提高诊断准确率。此外，由于 IP-10 释放水平较高，理论上用少量标本即获得检测数据，因此可采措尖血而不用静脉血进行检测。目前已能直接对滤纸上的指尖血斑点进行 IP-10 水平检测，操作简便易行，可用于诊断或监测结核病治疗效果，正在进行大样本和多地区的临床研究。

二、肺癌

据中国卫生统计显示，肺癌是我国死亡率最高的恶性肿瘤，且近年来，女性发病率也逐渐上升，与男性持平，原发性肺癌可分为鳞状细胞癌、腺癌、大细胞肺癌和小细胞肺癌（small-cell lung cancer，SCLC）4 种组织类型，20%～25% 的支气管源性肿瘤是小细胞肺癌，其他 3 种类型的肺癌与 SCLC 在临床表现和生物学行为方面不同，被统称为非小细胞肺癌（non-small-cell lung cancer，NSCLC）。

（一）肺癌的分子检测

肺癌是我国发病率和死亡率均居于首位的恶性肿瘤，早期肺癌可以通过手术治疗和化疗作为治疗手段。晚期肺癌传统化疗的疗效有限，预后仍不容乐观，中位生存时间仅为 8～10 个月，1 年生存率仅 40% 左右。同时，肺癌治疗手段近年进展迅速。随着以表皮生长因子受体 - 酪氨酸激酶抑制剂（EGFR-TKI）和间变性淋巴瘤激酶（ALK）抑制剂为代表的小分子靶向药物的问世，晚期肺癌的治疗疗效和预后得到了显著改善，这类药物可显著延长具有 EGFR 突变或 ALK 基因融合晚期非小细胞肺癌（NSCLC）患者的无进展生存时间（PFS），提高其客观缓解率（ORR），改善生活质量（QoL）。

对于晚期 NSCLC、腺癌或含腺癌成分的其他类型肺癌，应在诊断的同时常规进行 EGFR 基因突变、间变性淋巴瘤激酶（anaplastic lymphoma kinase，ALK）融合基因和 c-ros 原癌基因 1 酪氨酸激酶（c-ros oncogene 1 receptor tyrosine kinase，ROS1）基因检测，如有必要，可进行 RET 基因融合，K-RAS 基因和 BRAF 基因 V600E 突变、人类表皮生长因子受体 2（human epidermal growth factor receptor-2，HER2）基因扩增、MET 基因高水平扩增及 MET 基因 14 号外显子跳跃缺失突变检测。

1. EGFR 突变　EGFR 是表皮生长因子受体（HER）家族成员之一。该家族包括 HER1（erbB1，EGFR）、HER2（erbB2，NEU）、HER3（erbB3）及 HER4（erbB4）。HER 家族在细胞生理过程中发挥重要的调节作用。EGFR 广泛分布于哺乳动物上皮细胞、成纤维细胞、胶质细胞、角质细胞等细胞表面，EGFR 信号通路对细胞的生长、增殖和分化等生理过程发挥重要的作用。研究表明肺癌尤其是 NSCLC 患者体内均存在较高水平的 EGFR 或其配体，此类患者恶性程度高，临床治疗疗效不佳，预后较差。

EGFR 靶向治疗药物包括两类，即表皮生长因子受体络氨酸激酶抑制剂（EGFR-TKIS）和抗 EGFR 单克隆抗体。目前发现存在 EGFR 突变的优势是不吸烟、患腺癌的亚裔女性。突变率为 70%～80%，突变主要位于外显子 18-21，其中外显子 19 缺失突变（delE746-A750）和外显子 21 的点突变（L858R）为敏感突变，占所有突变的 85%。原发性耐药突变常发生于 20 外显子，获得性耐药突变（T790M），T790M 突变导致了对一代 EGFR-TKIS 的耐药。有研究表明细胞毒药物可以阻止

EGFG 抑制剂耐药形成，故认为应用 EGFR 抑制药治疗期间，若患者病情进展可用细胞毒化疗药物延缓耐药形成，EGFR 抑制药联合化疗联合应用，能让患者临床获益。

EGFR 基因突变检测方法：目前，检测 EGFR 基因突变最常用的方法是直接测序法和扩增阻遏突变系统（amplification refractory mutation system，ARMS）。建议使用权威机构批准上市的 EGFR 基因突变检测试剂盒。

EGFR-TKI 耐药后的分子病理检测 EGFR-TKI 治疗失败的患者在条件允许的情况下应再取肿瘤组织活检，明确病变组织类型，如果为 NSCLC，建议进行 T790M 突变、MET 基因扩增、HER2 基因扩增、PIK3CA 突变、BRAF 基因 V600E 突变、ERK 扩增等检测。

2. ALK 基因重排　ALK 基因是表达于间变性大细胞淋巴瘤中的一种亚型，并被认为是驱动基因。2007 年，Soda 等在 1 例 62 岁吸烟男性肺腺癌患者中发现了 EML4-ALK 融合基因。EML4-ALK 融合是在 NSCLC 中 ALK 激活最常见的方式。它是首个被作为治疗靶点的融合性促癌激酶，EML4-ALK 阳性占 NSCLC 的 2%～5%。它仍然有意义的部分原因是因为 NSCLC 的发病率相当高，而且更重要的是，ALK 融合占 EGFR、KRAS、HER2 或 TP53 突变阴性的 25%。研究表明，EML4-ALK 阳性患者的平均年龄较低，多为不吸烟或仅轻度吸烟的患者，对普通药物化疗效率低。

ALK 基因融合主要激活细胞外信号调节激酶（PAS/ERK）通路、信号转导和转录激活因子 3（JAK/STAT3）通路和磷脂酰肌醇 3 激酶（PI3K/Akt）通路。其中，PAS/ERK 通路参与细胞增殖，JAK/STAT 通路和 PI3K/Akt 通路调节细胞的生存。这些下游信号通路的异常磷酸化诱导 ALK 的激活，从而刺激细胞具有转化潜能，最终引起下游细胞的异常激活。

ALK 融合基因检测方法：目前用于 ALK 融合基因的检测方法主要有荧光原位杂交（fluorescence insitu hybridization，FISH）、免疫组织化学（immunohistochemistry，IHC）和反转录聚合酶链反应（reverse transcriptase-polymerase chain reaction，RT-PCR）等。FISH 能特异和灵敏地检测出 ALK 融合基因，是目前检测 ALK 融合基因的经典方法，RT-PCR 能够灵敏地检测出已知类型的融合基因，CFDA 批准的 IHC 技术平台与 FISH 具有高度的检测一致性。

3. ROS1 重排　ROS1 重排是在人脑胶质瘤中首次发现的。到目前为止，ROS1 融合基因已经在多种恶性肿瘤中被发现，其中包括胆管细胞癌、卵巢癌、胃癌和肺癌。ROS1 基因作为酪氨酸激酶受体家族的一员，基因发生重排以后，使得酪氨酸激酶区持续处于活化状态，从而促进肿瘤细胞的生长和肿瘤形成。ROS1 融合基因是肺腺癌中又一种独特的具有临床意义的分子亚型，也是肺腺癌中新的治疗靶点，在 NSCLC 患者中发生率为 0.8%～2%，尽管 ROS1 融合基因型肺癌在 NSCLC 人群中总体发生率低，但在 EGFR、KRAS 野生型和不含有 ALK 易位的肺腺癌患者中，ROS1 融合基因阳性率可高达 11%，其优势人群跟 ALK 融合基因相似，好发于年轻不吸烟的女性且同时与 EGFR、ALK、KRAS 相排斥。研究证实 NSCLC 中 ROS1 重排约有 4% 的激酶域和 77% 的 ATP 结合位点跟 ALK 重排存在高的氨基酸同源性，故 ALK 抑制剂克唑替尼、色瑞替尼、艾乐替尼可抑制 ROS1 重排，对于 ROS1 融合基因突变的 NSCLC 有良好效果。

ROS1 融合基因检测方法：目前用于 ROS1 融合基因的检测方法主要有 FISH、IHC。对于 ROS1，IHC 仅作为初筛方法，尚无 FDA 批准的检测抗体。

（二）肺部相关肿瘤标志物的检测

肿瘤标志物又称肿瘤标记物，是指特征性存在于恶性肿瘤细胞，或由恶性肿瘤细胞异常产生的物质，或是宿主对肿瘤的刺激反应而产生的物质，并能反映肿瘤发生、发展，监测肿瘤对治疗反应的一类物质。肿瘤标志物存在于肿瘤患者的组织、体液和排泄物中，能够用免疫学、生物学及化学的方法检测到。目前常用的肺癌血清学肿瘤标志物包括 CEA、CA125、CYFRA21-1、SCC、NSE 和 ProGRP 等。

1. 癌胚抗原（CEA） 临床应用：1965 年发现的 CEA 可谓是最广谱的指标，它的升高可见于结直肠癌、胃癌、肺癌、胰腺癌、乳腺癌、卵巢癌、子宫及子宫颈癌、泌尿系肿瘤等，其他恶性肿瘤也有不同程度的阳性率。总之，腺癌中 CEA 最容易升高，其次是鳞癌和低分化癌。肿瘤分期晚、瘤体负荷大、肿瘤转移者，也会出现 CEA 升高。此外，肝硬化、肝炎、肺气肿、肠道憩室、直肠息肉、结肠炎等良性病也会导致 CEA 升高，胸腔积液、腹水、消化液、分泌物中的 CEA 常常升高。33% 的吸烟人群的 CEA 会升高，需要特别注意。

2. 糖类抗原 125（CA125） 临床应用：CA125 在临床上最重要的意义就是反映卵巢癌，阳性率达 61.4%，且 CA125 是判断卵巢癌疗效和复发的良好指标，治疗有效时 CA125 下降，复发则 CA125 升高先于症状。CA125 于其他恶性肿瘤也有一定的阳性率，宫颈癌、体癌、子宫内膜癌中阳性率为43%，胰腺癌 50%，肺癌 41%，胃癌 47%，结直肠癌 34%，乳腺癌 40%。其他非恶性疾病也有不同程度的 CA125 升高，虽然阳性率较低，也需引起警惕，如子宫内膜异位症、盆腔炎、卵巢囊肿、胰腺炎、肝炎、肝硬化、结核。良、恶性胸腔积液、腹水中都会发现 CA125 升高，所以不能借此判断其良恶性。早期妊娠，也有 CA125 升高。

3. 细胞角质素片段抗原 21-1（CYFRA21-1） 临床应用：检测肺癌的最佳指标。如果肺部存在不清晰的环形阴影，同时血清 CYFRA21-1 浓度＞30ng/ml，需高度怀疑肺癌。CYFRA21-1在肺癌中的敏感性排序为鳞状细胞癌＞腺癌＞大细胞癌＞小细胞癌，对非小细胞癌有较高的诊断价值，其血清水平随肿瘤分期的增加逐渐升高，与肿瘤的恶性程度和转移相一致，是非小细胞癌重要的预后评估因素。在子宫癌、卵巢癌、乳腺癌、膀胱癌、前列腺癌、胰腺癌、胃癌、结肠癌、肝癌和良性肝病、肾衰竭中，CYFRA21-1 也会升高。

4. 鳞状上皮癌抗原（SCC）：临床应用，用于诊断鳞状细胞癌、宫颈癌、肺癌、头颈部癌等鳞状上皮源性肿瘤。肺鳞癌时 SCC 阳性率约 60%，而其他类型肺癌阳性率不足 30%；患者在接受根治性手术后，SCC 将在 72h 内转阴，而接受姑息性切除或探查术后 SCC 仍高于正常；术后肿瘤复发或转移时，SCC 在临床表现出现之前即可再次升高。其增高也见于肝炎，肝硬化，肺炎，结核病等良性疾病。

5. 神经特异性烯醇化酶（NSE） 临床应用：小细胞肺癌最敏感、最特异的肿瘤标志物。在神经内分泌肿瘤中升高明显，如嗜铬细胞瘤、甲状腺髓样癌、黑色素瘤、胰岛细胞瘤等。肿瘤组织糖酵解作用加强，细胞增殖周期加快，可使细胞内的 NSE 释放进入血液增多，导致此酶在血清内含量增高。需要注意的是，红细胞和血小板含有 NSE，故溶血会导致假阳性。

6. 胃泌素释放肽前体（ProGRP） 临床应用：ProGRP 是于 1978 年从猪的胃组织中分离出的一种具有促胃泌素分泌作用的脑肠肽，ProGRP 是 GRP 的前体结构，主要表达于胃肠道、呼吸道和中枢性神经系统，在血清中具有较好的稳定性。ProGRP 可用于小细胞癌的诊断、疗效监测和预后判断，诊断敏感性为 47%～86%，特异性接近 100%，其作为单个肿瘤标志物的特异性要优于 NSE。

7. 组织多肽抗原（TPA） 临床应用：TPA 由细胞角质蛋白 8、18 和 19 组成，可以直接反映细胞增殖、分化和肿瘤浸润程度。肺癌患者血清 TPA 水平明显增高，TPA 水平与临床分期及淋巴结转移呈正相关，手术后显著下降，复发早期即有明显上升，敏感性与 CYFRA21-1 相当，阳性率约 61%。提示检测血清 TPA 对肺癌的病情监测及复发的早期诊断具有一定的临床意义。血清 TPA 增高还可见于胃癌、乳腺癌、前列腺癌、膀胱癌、卵巢癌及胆管癌等恶性肿瘤，如配合其他肿瘤标志物检查.可早期发现上述肿瘤的复发。

8. 其他 随着分子生物学和高通量技术平台的飞速发展，热休克蛋白 90α 亚型（heat shock protein 90α，HSP90α）、肺癌自身抗体、循环肿瘤 DNA（circulating tumor DNA，ctDNA）、微小 RNA（microRNA，miRNA）、循环肿瘤细胞（circulating tumor cells，CTC）等新型标志物正不断涌现。

（1）热休克蛋白 90α 亚型（heat shock protein 90α，HSP90α）：HSP90α 是一种高度保守的腺嘌呤核苷三磷酸依赖的热休克蛋白，具有分子伴侣的功能和调控细胞增殖和分化的作用。正常状态的细胞 HSP90α 不分泌到细胞外，且含量低至细胞内总蛋白量的 2%～3%；在细胞发生恶变时，HSP90α 表达量增高，且与肿瘤细胞内的癌蛋白相互结合，维持癌蛋白的稳定性和致癌性，促进肿瘤细胞的迁移和侵袭。越来越多的研究表明，血浆中 HSP90α 可作为区分肺部良恶性疾病的有效标志。

（2）肺癌自身抗体：当各种致癌因素或变异细胞攻击人体时，机体的免疫系统能识别出这类细胞内表达异常的蛋白，即肿瘤相关抗原引发免疫反应，经免疫生物信号放大系统可产生的特异性自身抗体。肺癌自身抗体与传统血清学标志相比，具有其独特的优越性。首先，其早期具有高敏感度和高特异度，通常在肺癌患者影像学确诊前 2～10 年即可在血清中检测到自身抗体，而健康人与肺部良性病变者的血清中则均为阴性或者含量很低，易于进行肿瘤早期鉴别诊断。其次，其稳定性好，自身抗体半衰期较长，能够在血清中持续稳定存在，且在肺癌患者与健康对照者血清中存在明显差异，尤其在肿瘤发生早期，血清中自身抗体水平远高于抗原水平。中国国家食品药品监督管理局于 2015 年 11 月批准 7 种肺癌自身抗体检测试剂盒上市，以用于肺癌高危人群的筛查，有效弥补了传统肿瘤标志敏感度低的缺陷，同时其良好的特异度能较好地区分肺癌与良性疾病，这对临床准确及时检测肺癌患者的病理状态，进而改善肺癌患者的预后具有重要意义。

（3）循环肿瘤 DNA（circulating tumor DNA，ctDNA）：ctDNA 是指循环血中游离于细胞外的部分降解了的机体内源性 DNA，其携带有细胞基因突变、缺失、重排、拷贝数异常等生物学信息，采用基因测序技术检测分析突变状态可反映肿瘤基因组信息，其也可作为多种肿瘤的生物学标志。ctDNA 在血液循环中浓度很低以碎片化呈现，且在血液循环中半衰期比较短（约 2 h），这是 ctDNA 检测技术的主要挑战。随着基因组测序技术的发展出现了几组灵敏度较高的检测方法，如二代测序法（next generation sequencing，NGS）、标记扩增深度测序（tagged-amplicon deep sequencing，TAM-Seq）、数字聚合酶链反应技术（digital PCR）、焦磷酸活化的聚合反（pyrophosphorolysis-activated polymerization，PAP）等，极大地提高了 ctDNA 检测的灵敏性。

（4）循环微小 RNAs：微小 RNA（miRNA）是一类长度为 19～25 个核苷酸的内源性非编码调控 RNA，通过靶向结合 mRNA 的 3′ 非翻译区（3′-UTR）导致 mRNA 的降解或翻译受到抑制，从而实现对靶基因表达的调控，参与细胞的增殖、分化、凋亡等一系列重要生物学进程。循环 miRNA 因免于被 RNA 酶消化，故能在血浆、血清中高度稳定存在，已被视为各类肿瘤诊断中新的潜在生物标志。近年来，miRNA 的发现及其研究成果拓宽了肺癌早期肿瘤标志探寻的视野。例如，Geng 等研究发现 5 种 miRNA（miRNA-20α、miRNA–145、miRNA–21、miRNA–21、miRNA-223、miRNA-221）在 NSCLC 组与健康组的表达有明显差异，可作为早期 NSCLC 诊断的肿瘤标志。多个 miRNAs 联合检测可提高肺癌早期诊断的敏感度和特异度。

（5）循环肿瘤细胞（circulating tumor cell，CTC）：循环肿瘤细胞是从肿瘤原发灶或转移部位脱落进入血液循环的恶性肿瘤细胞，在肿瘤的进展和转移中发挥关键作用。CTC 在外周血中浓度极低，晚期肿瘤患者的血液中也只有 1～10 个细胞，但近几年临床检测技术发展逐渐成熟，可从外周血中识别、分离和鉴定这些 CTC，而且越来越多的研究表明，外周血 CTC 检测对肺癌早期诊断具有潜在应用价值。

从上述内容可以看出，肿瘤标志物升高不一定就是癌症；某一些肿瘤并不分泌相关蛋白，故肿瘤标志物正常也不能排除肿瘤。合理应用、实时监测肿瘤标志物才能更好的发挥其应用价值。

三、呼吸道病原体及分子诊断技术在检测中的应用

呼吸道病原体来源多样，传统检测方法由于其操作过程烦琐、敏感性低及检测时间较长，无法满足快速诊断的要求。近年来，某些已被控制的呼吸道感染性疾病又重新开始流行，新发疾病也不断出现，尤其是严重急性呼吸窘迫综合征的暴发和人感染高致病性禽流感、甲型 H1N1 流感的流行，为医学界带来了严峻的挑战。分子生物学技术是快速有效的检测方法，具有很高的灵敏度和特异度，在呼吸道病原临床诊断上具有良好的应用前景。

（一）呼吸道病原体分子生物学诊断技术应用概述

1. 聚合酶链式反应（Polymerasechainreaction，PCR）　PCR 技术是近年来广泛用于临床病原体检测的一种有效手段，该方法特异、灵敏、快速且可使某些不能分离培养或难以培养的病原体得以鉴定。随着 PCR 技术的发展，多重和实时荧光定量技术不断应用于呼吸道病毒的检测，使病原体鉴定发展更快。

多重 PCR 技术即在单一 PCR 体系中加入两对以上特异性引物，能同时扩增多个靶基因片段，根据不同靶基因片段的大小判定结果，在一个反应体系中可同时鉴定多种病原体。该方法为定性检测，但快速灵敏、操作简单，适合于在临床医学领域广泛应用。靶序列富集多重 PCR 技术（TEM-PCR），针对目的基因设计 2 对特异的巢式引物，经过富集、加标签和扩增 3 个阶段，能够在同一体系中快速、特异和高通量地诊断多种呼吸道病原体。

多重实时荧光定量 PCR 技术（MRT-PCR）为多重 PCR 与荧光定量 PCR 相结合，实现了单一体系中多种病原体的并行定量检测，可用于病原体的快速初筛及预防医学的健康人群体检。

2. 基因芯片技术　基因芯片技术基于 DNA/RNA 分子杂交原理，靶序列能与固定在不同材料上的寡核苷酸片段相配对，同时借助一定的荧光检测系统检测待测标记样品的杂交信号，并通过计算机

系统对交信号进行分析和处理，从而快速得出待测品的基因序列及表达的信息。芯片技术在各种病原体的高通量检测及基因分型领域有广泛的应用，主要包括传统的固相芯片、液相芯片及微流控芯片。

（1）固相芯片：传统的固相芯片基于 DNA/RNA 杂交技术，根据病原体序列设计特异的寡核苷酸单链点样于微阵列芯片上，提取待测样本的核酸，经体外扩增、探针标记和靶序列杂交 3 个步骤处理，最后根据荧光信号判定检测结果。此外，根据通量的需求，固相芯片技术可与多种技术联合建立快速、高通量和自动化的检测平台，如 ArrayTube 系统是基于多重 PCR 技术而建立的一种新型的酶标记、低密度、低消耗的芯片；FilmArray 分子诊断平台是集提取、扩增、产物处理及数据分析为一体的全自动检测系统，且在 1h 内可完成检测，该平台已通过 FDA 认证，用于检测 15 种呼吸系统病毒和数种呼吸道病原菌。基于扩增子拯救 PCR 技术（Arm-PCR）的 iCubate 检测系统已经上市，该技术克服了多个靶点扩增条件不兼容，并创新性设计了一次性全封闭卡盒，以及配套的卡盒处理仪、阅读仪及控制软件。目前，该平台已开发出包括呼吸道病原体 V 组（20 种）、呼吸道病原体 B 组（9 种）、流感病毒分型（8 种）、医院获得性病原体（14 种）、分枝菌属（13 种）及葡萄球菌属（9 种）等多重 PCR 检测试剂盒。

（2）液相悬浮芯片：液相芯片（悬浮阵列芯片）技术是一种以荧光编码微球为核心，可同时标记 100 种不同比例颜色配置的荧光微球，应用激光检测和流式细胞仪实现高分辨率和自动化，具有高灵敏度、高通量和并行检测等特点。在核酸研究方面，常用于单核苷酸多态性基因分型、遗传疾病筛选、基因表达分析，以及微生物检测分析，其代表技术为 Luminex 公司研制的 xMAP 技术。目前，基于 xMAP 技术和 Luminex 仪器，开发了 3 种商业化诊断试剂盒，即 Luminex 公司开发的基于靶位特异性引物延伸技术研发的 xTAG 试剂盒（多种呼吸道病毒诊断试剂盒）、凯杰公司开发的基于靶位特异性延伸技术的 ResPlex 试剂盒，以及 EraGene 公司基于靶序列富集多重 PCR 技术开发出来的 MuliCode-PLxRVP 试剂盒。

（3）微流控芯片：20 世纪 90 年代，微全分析系统的出现，通过化学分析将设备微型化与集成化，最大限度地将分析实验室的功能转移到便携的芯片中，实现"芯片实验室"的构想。微流控分析芯片通过微机电加工技术将整个实验室的功能，包括采样、稀释、加试剂、反应、分离、检测等集成在几平方厘米的微流控芯片上，且可多次使用，因而极大地减少了样品和分析试剂的用量，降低了分析的成本，加快了分析的速度，具有广泛的适用性。

3. 核酸恒温扩增技术　核酸恒温扩增技术是一种新型的体外核酸扩增技术，其扩增反应始终在一个温度下进行，反应快速、操作简便、检测灵敏度高，在呼吸道病原体检测方面环介导等温扩增（loop-mediated isotherma amplification，LAMP）、依赖核酸序列等温扩增（nuclear acid sequence-based amplification，NASAB）和森巴（simple amplification based assay，SAMBA）等恒温扩增技术运用较为广泛。LAMP 技术是一种基于链置换酶扩增核酸等温扩增技术，能特异、高效、快速地扩增 DNA，适用于病原体的快速分子生物学诊断；NASAB 是一项以核酸为模板并能实时观测结果的快速等温扩增技术，由 2 条特别设计的寡核苷酸引物介导、3 种酶（反转录酶、RNA 酶 H 和 T7RNA 聚合酶）催化，在 2h 内将模板 RNA 扩增 10 倍，扩增速率和灵敏度要高于常规 PCR，为呼吸道病毒的检测提供快速有效的实验室诊断方法；SAMBA 是一种新型、快速检测病毒载量的方法，该方法基于恒温扩增和可视化纸片技术，能够在 1.5h 内得出诊断结果，且只需要普通的检测仪器，对实验员的要求也不高，适用于临床和社区门诊的快速检测。

4. 高分辨率熔解曲线技术　高分辨率熔解曲线（highresolutionmelting，HRM）技术是基于饱和荧光染料结合的双链 DNA 在温度升高的过程中会形成不同形态熔解曲线而发明的一种新型分子诊断技术，由于其高灵敏度和分析速率，HRM 技术在遗传位点、疾病相关性及病原体检测方面应用较广。基于 HRM 技术原理，市场有一些相关的商品化试剂盒，如获得欧盟体外诊断医疗设备认证的 RespiFinder-SMART-22 试剂盒，能够一次性检测 22 种呼吸道病原体（18 种病毒和 4 种细菌），其体系中包含一份极具竞争力的内部扩增控制，具有单一实时荧光定量 PCR 的灵敏度，且能在核酸提取后 4h 出检测结果。

5. 测序技术　呼吸道病原体最精确的鉴定方法就是获得该病原体的整个基因组信息。2005 年 454 公司基于焦磷酸测序法推出了高通量基因组测序系统，其能够在短时间内多样本、高通量地获得基因组信息，被 Nature 杂志以里程碑事件报道。然而这项技术对实验室要求较高，尤其是大量的测序数据需要有专业的生物信息学人员进行分析，目前还不能在一线临床机构进行推广。当然，未来高通量测序技术将会是呼吸道病原体诊断发展的趋势。

6. 其他技术　变性高效液相色谱技术，是在接近 DNA 解链温度条件下进行的离子对反向色谱分析，是一种新型核酸检测分析技术，具有分辨率高、自动化、高通量和成本低等优势。反向斑点杂交技术是一种结合基因扩增和分子杂交的基因诊断技术，其原理先将特异性探针固定于膜上，再将待测的 DNA 样本与之杂交，探针与待测样本 DNA 单链通过碱基互补配对的原则相结合，凡是与待测 DNA 样本结合的探针均带有生物素标记，加入亲和素偶联的酶后，通过酶底物结合进行显色，进而判断杂交结果。质谱分析技术能够提供大量可靠地蛋白、核酸信息，越来越多地用于病原体分子诊断。质谱分析技术能够与各种色谱分析及其他诊断技术结合，可大大提高其灵敏度，如质谱分析技术与纳米技术相结合可以检测痕量靶向病原体。生物传感技术利用目标检测物与生物感应原件之间相互作用产生响应信号，通过对信号的处理、分析实现目标物检测。表面增强拉曼光谱术能够从分子水平检测吸附在金属表面的物质并提供物质独特的指纹振动峰，进行高特异度、高灵敏度和高精确性的检测分析。

（二）呼吸道病原体（病毒）

1. 流行性感冒病毒　流行性感冒病毒（influenza virus）简称流感病毒，为单股的负链 RNA 病毒，属正黏病毒科（orthomyxocirridae），是引起流行性感冒的病原微生物。

根据核蛋白和基质蛋白抗原性的不同，可将流感病毒分为甲、乙、丙 3 型。流感病毒呈球状或丝状，直径 80～120nm，3 种病毒具有相似的生化和生物学特征。同型病毒又因表面抗原的不同而分为若干亚型。其中甲型流感病毒根据血凝素蛋白（hemagglutinin，HA）和神经氨酸酶蛋白（neuraminidase，NA）抗原性的不同，分为 16 个 H 亚型（H1～H16）和 9 个 N 亚型（N1～N9）。乙型流感病毒和丙型流感病毒尚未发现亚型。甲型流感病毒和乙型流感病毒经常发生变异，其中以甲型流感病毒最为显著，故容易造成新的暴发流行。乙型流感病毒也可引起流行，但范围相对较窄，而丙型流感病毒多为散发。

（1）流感病毒抗原检测：流行性感冒病毒抗原检测的方法主要有酶联免疫吸附试验（enzyme

linked immunosorbent assay，ELISA）、免疫荧光试验（immunofluorescence assay，IF）和胶体金免疫层析试验（gold immunochromatographic assay，GICA）等。

1）ELISA 法：采用特异的流感病毒抗体包被微孔条，患者鼻咽分泌物或支气管肺泡灌洗液中所含的流感病毒抗原与固相载体中存在的抗体结合，HRP 标记的流感病毒第二抗体针对已存在的流感病毒抗原的不同表位发生特异性结合，当加入色原体底物后，产生酶底物色原体反应，生成有色产物，加入终止液后颜色强度与流感病毒抗原含量呈正比。

2）IF 法：荧光标记（如 FITC）的流感病毒特异性单克隆抗体与患者分泌物或支气管肺泡灌洗液中所含的流感病毒抗原结合后，形成抗原 - 抗体复合物，荧光显微镜下显示特异性荧光。

3）胶体免疫层析试验：在试纸条预先固定抗流感病毒核心蛋白单克隆抗体，以及胶体金标记有另一株抗同型流感病毒核心抗原单克隆抗体，建立的双抗体夹心免疫学检测方法。如果样本中有该型流感病，则发生特异性抗原 - 抗体反应，出现阳性结果，如果没有该型流感病毒，则不发生反应，出现阴性结果。

（2）流感病毒抗体检测：流感病毒抗体检测的方法主要有血凝抑制试验和中和试验等。

1）血凝抑制试验。流感病毒颗粒表面的 HA 蛋白，具有识别并吸附于红细胞表面受体的结构，HA 蛋白的抗体与受体的特异性结合能够干扰 HA 蛋白与红细胞受体的结合从而出现抑制现象。

2）中和试验是以检测病毒的感染力为基础，以比较病毒受免疫血清中和后的残存感染力为依据，来判定免疫血清中和病毒的能力。

（3）流感病毒抗原检测的影响因素：① ELISA 法，洗涤步骤是影响检测结果最为关键的一部，洗涤不充分会增加非特异染色，影响结果判断；②免疫荧光试验，细胞碎片等会非特异性吸收荧光，可通过形态上进行区分；③胶体金免疫层析试验，按照试剂说明书规定时间判定结果，时间过短或过长都会影响结果；④血凝抑制试验，注意非特异性凝集素的消除；⑤中和试验，细胞应处于对数生长期。

（4）流感病毒分子生物学检测：以甲型 H1N1 流感病毒为例。

1）基因组结构：甲型 H1N1 流感病毒是携带有 H1N1 亚型猪流感病毒毒株，包含有禽流感、猪流感和人流感 3 种流感病毒的基因片段，同时拥有亚洲猪流感和非洲猪流感病毒特征。为单股负链 RNA 病毒，基因组长度约 13.6kb，由大小不等的 8 个独立片段组成。

2）分子生物学检测

标本采集及处理：推荐采集的呼吸道标本种类有鼻拭子、咽拭子、鼻腔吸取物、鼻腔冲洗液。气管插管的患者需要收集气管吸取物。标本应置于吴军病毒采样液中，并立即用冰块或冰排保存或置于 4℃冰箱，并马上送至实验室。采样同时填写疑似人感染甲型 H1N1 流感病毒病例标本采样单。标本送至实验室后，立即进行处理，避免反复冻融。将原始标本分为 3 份，1 份用于核酸检测，1 份用于病毒分离，1 份保存待复核。

病毒核酸检测：① 基于实时 RT-PCR 的方法检测新型甲型 H1N1 流感病毒（以美国 CDC 设计引物和探针序列为例）：该实验用于检测疑似甲型 H1N1 流感病例的呼吸道标本，建议首先筛选甲型 H1N1 流感病毒并排除季节性 H1、H3 流感病毒亚型和 H5N1 禽流感病毒。具体方案是用一组寡核苷酸引物和双重标记的 TaqMan 探针，对呼吸道样本或体外培养的病毒进行定性鉴定。InfA 引物和探针为检出甲型流感病毒而设计，swInfA 引物和探针可特异性地用于检测出所有的猪甲型流感病毒，swH1 引物和探针克特异型检出猪流感病毒 H1 亚型。该实验用于检测甲型流感病毒抗体阳性的疑似猪甲型流感病毒感染病例的呼吸道样本。② 基于 RT-PCR 的方法检测新型甲型 H1N1 流感病毒（以国家流感中心设计引物和探针序列为例）。该实验对采集的可疑病例标本进行检测，筛选甲型 H1N1 流感病毒并排除季节性 H1、H3 亚型病毒。样本包括鼻拭子、咽拭子、胸腔积液等，或病毒培养物（鸡胚尿囊液或细胞培养液）。具体引物有甲型流感病毒 M 基因通用检测引物（FluA）、H1N1 亚型检测通用引物（H1NA）、人季节性流感病毒 H1N1 亚型检测引物（HuH1NA）、甲型 H1N1 亚型流感病毒引物（SWH1HA-1）及内参基因 RNaseP。当 FluA、H1NA、HuH1NA 及 RNaseP 扩增为阳性时提示人季节性 H1N1 亚型流感病毒，FluA、H1NA、SWH1HA-1 及 RNaseP 扩增为阳性时则提示新型甲型 H1N1 流感病毒。

（5）临床意义：流感病毒的传播途径为呼吸道飞沫传播，传染性强，易引起流行，多发于冬春季，起始急骤，病例数于 2～3 周达到高峰，每次流行持续 6～8 周。流感病毒进入人呼吸道后，仅在呼吸道局部增殖，感染呼吸道黏膜柱状上皮细胞，导致细胞变性、脱落，黏膜充血、水肿。流感的潜伏期为 1～3d，轻者表现为咳嗽、咽痛、流涕、鼻塞等上呼吸道卡他症状，重者以高热、畏寒、乏力、头痛、全身肌肉酸痛等全身中毒症状为特征。病情可持续发展，出现高热不退、全身衰竭、剧烈咳嗽、血性痰、呼吸急促、发绀等一系列肺炎表现，在流感后期可发生继发性细菌感染。

在发病初期 1～3d，患者鼻咽部分泌物中含有大量病毒，此时传染性最强，最适合于病毒抗原检测，通过直接抗原检测，有助于流感病毒感染的诊断，阳性结果具有诊断意义，但阴性不能完全排除感染。检测急性期和恢复期患者血清中流感病毒的总体抗体效价，效价 4 倍升高有助于回顾性诊断和流行病学调查，但不能用于早期诊断。

2. 呼吸道合胞病毒　呼吸道合胞病毒（respiratory syncytial virus）为单股负链 RNA 病毒，属副黏病毒科（paramy-xoviridae），因其在组织细胞培养中能导致细胞融合病变而得名，是引起世界范围内婴幼儿下呼吸道感染的最常见病毒。

根据病毒囊膜上 G 蛋白抗原性的不同可分为 A 型和 B 型，G 蛋白对宿主细胞有吸附作用，另外囊膜上还有 F 蛋白，在组织细胞培养中能导致细胞融合，为融合蛋白。

（1）检测方法和影响因素：参见流感病毒。

（2）临床意义：呼吸道合胞病毒主要通过飞沫传播或接触手、污染物而感染，人群普遍易感，北方多发于冬春季，南方多发于秋冬季，潜伏期一般为 4～5d，感染后现在鼻咽部上皮细胞增殖，然后扩散至下呼吸道，通过 I 型超敏反应引起的免疫损伤致病，很少引起病毒血症。2～6 个月的婴幼儿对呼吸道合胞病毒尤其敏感，常引起较为严重的呼吸道疾病，器官或支气管坏死物与黏液、纤维蛋白等聚集在一起，极易阻塞患儿的呼吸道，严重者造成死亡。成人多表现为普通感冒，老年人则可致慢性支气管炎急性发作。该病毒也是医院内感染的重要病原体。

3. 腺病毒　腺病毒（adenoviruses）是一种无包膜的双链 DNA 病毒，属腺病毒科（adenoviridae），因 Rowe 等于 1953 年首先从腺体细胞中分离出而得名。人腺病毒（human adenovirus）目前有 49 个血清型，根据其基因的同源性分为 A～F 6 个组。

（1）检测方法检测方法和影响因素：参见流感病毒。

（2）临床意义：腺病毒主要通过呼吸道、消化道和眼结膜等传播，消毒不充分的游泳池也能引起本病毒的爆发流行。不同血清型可引起同一种疾病，同一种血清型也可引起不同的疾病，一般具有自限性，感染后机体可获得长期持续的型特异性免疫能力。病毒主要感染儿童，大多无症状，成人感染少见。

4. 副流感病毒　　副流感病毒（parainfluenza virus）为单股负链 RNA 病毒，属副黏病毒科（paramyxoviridae），是引起轻型流感样症状的呼吸道病毒，根据血清学分为 I ～ IV 型。

（1）检测方法检测方法和影响因素：参见流感病毒。

（2）临床意义：副流感病毒主要通过飞沫或密切接触传播，感染后首先在鼻咽部和呼吸道上皮细胞增殖，然后在细胞间扩散，潜伏期 2～5d，引起感冒样症状，很少引起病毒血症，约 25% 感染者引起支气管炎和肺炎，2%～3% 可引起严重的急性喉气管支气管炎。2 岁以下婴幼儿易发生下呼吸道感染，而成年人则以上呼吸道感染为主。4 个血清型中 1 型和 2 型是主要的致病因子，引起哮喘，3 型常引起下呼吸道感染，发病率仅次于呼吸道合胞病毒，4 型只引起轻型上呼吸道感染，不引起严重疾病。1 型和 3 型是医院感染的重要病原。

5. SARS 冠状病毒　　冠状病毒的核酸为非节段单股正链 RNA，长 27～31 kb，是 RNA 病毒中最长的 RNA 核酸链，具有正链 RNA 特有的重要结构特征：RNA 链 5' 端有甲基化"帽子"，3' 端有 Poly "尾巴"结构。这一结构与真核 mRNA 非常相似，也是其基因组 RNA 自身可以发挥翻译模板作用的重要结构基础，而省去了 RNA-DNA-RNA 的转录过程。冠状病毒的 RNA 和 RNA 之间重组率非常高，病毒出现变异正是由于这种高重组率所致。重组后，RNA 序列发生了变化，由此核酸编码的氨基酸序列也变了，氨基酸构成的蛋白质随之发生变化，使其抗原性发生变化。

SARS 冠状病毒基因组属于典型的缺乏 HE 蛋白的冠状病毒，基因组 5' 端约 2/3 的区域，编码病毒 RNA 聚合酶复合蛋白；后 1/3 区域，编码病毒结构蛋白，按基因组上的排列顺序依次为 S 蛋白、E 蛋白、M 蛋白、N 蛋白，未发现 HE 蛋白编码序列。

（1）分子生物学检测

1）标本采集：①标本采集种类，包括咽 / 鼻拭子、漱口液、痰液、下呼吸道标本、血清、全血、粪便、尸检组织标本等。标本采集的时间、位置及质量对能否分离到病毒或提取到有活性的 RNA 至关重要，而标本保存与运输不当也会影响病毒的分离。②标本采集要求：a. 应尽早采集就诊患者、住院患者标本，须在入院后 24～48h 完成，为提高病毒的检出率和观察患者排毒期，可每天采集漱口液等材料进行相关检测。b. 采集单位应制定专人对标本负责登记、收集、管理，并认真填写"SARS 或疑似病例标本采集登记表"。c. 所有标本的收集、运输和保存都应装在有螺旋盖的塑料管中，以防开或管标本管时，产生气溶胶。有标本的塑料管用清洁塑料袋包裹严实。d. 所有标本均应视为高致病性病原微生物标本，必须按照国家有关规定严格管理，相应的实验活动必须在相应登记实验室进行。e. 标本应立即送至当地制定医疗或预防机构，如不能立即送交，48h 内可置于 -40℃ 冰箱保存，超过 48h，应置于 -70℃ 冰箱保存。

2）病毒核酸检测：包括荧光定量 PCR、RT-PCR 等。常见检测方法为荧光定量 PCR，用于检测疑似患者咽拭子、鼻拭子、漱口液、痰液或病毒分离培养物等标本中 SARS 冠状病毒 Mrna，主要原理为选取一对 SARS 特异性引物结合一条特异性荧光探针，提取病毒 RNA 后，经过反转录作用生成

cDNA，后者在耐热 DNA 聚合酶（Taq 酶）的作用下，通过一步 PCR- 荧光探针体外扩增法对 SARS 病毒 Cdna 进行扩增，从而达到快速实时检测的目的。适用于 SARS 感染的辅助诊断及流行病学调查。

（2）临床意义：SARS 冠状病毒（SARS Coronacirus，SARS-CoV）是严重急性呼吸系统综合征（severe acute respiratory syndrome，SARS）的病原体。SARS 是 2002 年年底至 2003 年上半年在全世界范围内流行的一种急性呼吸道传染病，曾被称为传染性非典型肺炎（infectious atypical pneumonia）。自 2002 年 11 月 16 日我国广东佛山市首次报道病例后，我国乃至世界迅速形成流行趋势。2003 年 3 月，WHO 发出全球警报，组织成立了 10 个国家 13 个实验室的协作研究网络，于 2003 年 4 月 16 日正式宣布 SARS 的病原体是 SARS 冠状病毒，其研究速度前所未有。

SARS 的传播途径为近距离呼吸道飞沫吸入传播，传染性强，其临床表现为发热、乏力、头痛、肌肉关节酸痛等全身症状和干咳、胸闷、呼吸困难等呼吸道症状，部分患者有腹泻等消化道症状。患者外周白细胞正常或降低，但大多数淋巴细胞降低，以 CD4＋T 细胞降低明显。胸闷，X 线可见肺部炎性浸润影。

第五节 变态反应性疾病

一、概述

变态反应性疾病（hypersensitivity disease）是人体的防御机制对某些通常是无害的物质所产生的不当的、有害的反应，患病率为人群的 10%～30%。作为一个全球性问题，变态反应性疾病越来越受到广泛重视。1963 年，Coombs and Gell 根据变应原类型以及参与抗体和细胞类型的不同将变态反应性疾病分为 Ⅰ～Ⅳ 4 种不同类型的变态反应性疾病，一直沿用至今。下面将对以上 4 种变态反应性疾病分别进行概述。

（一）Ⅰ型变态反应疾病

Ⅰ型变态反应，也就是通常所说的过敏反应，包括湿疹、皮炎、过敏性哮喘、过敏性鼻炎等，是 4 种变态反应性疾病中最常见的类型。在过去数十年，Ⅰ型变态反应性疾病的发生率在全球有显著和迅速的增加，西方国家比发展中国家多，城市比农村地区多。研究还表明，Ⅰ型变态反应疾病多发生在移居到西方的移民中，西化进程可影响 Ⅰ型变态反应性疾病的发生率。随着生活水平的提高和环境的改善，我国近年来 Ⅰ型变态反应性疾病的发生率也有明显上升的趋势。

目前关于 Ⅰ型变态反应性疾病发病机制的共识是：IgE 抗体介导的过敏性炎症反应。当尘螨抗原、花粉、动物毛发等过敏原通过气道或者皮肤进入机体后被抗原呈递细胞摄取识别，携带过敏原的抗原呈递细胞激活之后迁移至相关引流淋巴结并激活抗原特异性的 CD4＋T 淋巴细胞，进而诱导其分化为产生 IL-4、IL-5 和 IL-13 等细胞因子的 Th2 细胞。其中 IL-4 辅助 B 淋巴细胞分泌抗原特异性的 IgE 抗体，IL-5 激活嗜酸性粒细胞，IL-13 激活巨噬细胞的同时促进黏液分泌。大量的 IgE 抗体进一步与肥大细胞和嗜碱性粒细胞表面的高亲和力 IgE 受体—FceRI 结合，从而使机体致敏，即诱导状态。

再次进入机体的变应原与肥大细胞和嗜碱性细胞表面的 IgE 结合，交叉激活 FcεRI 受体，导致肥大细胞和嗜碱性粒细胞脱颗粒，释放组胺、白三烯等炎性介质，进而引发一系列的炎症反应和组织损伤。

Ⅰ型变态反应的发生与过敏原和特异性 IgE 有关，因此实验室诊断上应侧重寻找过敏原和测定血清中特异性 IgE。目前临床上常用的Ⅰ型超敏反应疾病的检测方法包括皮肤试验（皮内试验、挑刺试验等）、过敏原筛查、血清总 IgE 以及特异性 IgE（specific IgE，sIgE）检测等。

（二）Ⅱ型变态反应疾病

Ⅱ型变态反应又称细胞毒型（cytotoxic type）或细胞溶解型（cytolytic type）超敏反应，由 IgG 或 IgM 抗体与靶细胞表面相应抗原结合后，在补体、吞噬细胞和 NK 细胞参与下，引起的以细胞溶解或组织损伤为主的病理免疫反应。正常组织细胞、改变的自身组织细胞和被抗原或抗原表位结合修饰的自身组织细胞，均可成为Ⅱ型变态反应中被攻击杀伤的靶细胞。例如：①正常存在于血细胞表面的同种异型物质，如 ABO 血型抗原，Rh 抗原和 HLA 抗原；②外源性抗原与正常组织细胞之间具有的共同抗原，如链球菌细胞壁的成分与心脏瓣膜、关节组织之间的共同抗原；③感染和理化因素所致改变的自身抗原；④结合在自身组织细胞表面的药物抗原表位或抗原 - 抗体复合物。

Ⅱ型变态反应中抗体与靶细胞膜表面的响应抗原结合后，主要通过以下途径杀伤靶细胞或者导致靶细胞功能改变：① IgG 或 IgM 抗体与靶细胞表面抗原结合后，通过激活补体活化的经典途径使靶细胞溶解，以及通过补体裂解产物 C3b、C4b、iC3b 介导的调理作用，使靶细胞溶解破坏；② IgG 抗体与靶细胞特异性结合后，通过其 Fc 段与效应细胞表面的 Fc 受体结合，调理吞噬作用，溶解破坏靶细胞；③刺激或抑制靶细胞，抗体与正常细胞表面的受体或者其他膜蛋白结合后，影响这些受体和蛋白发挥正常的生理功能，引起的疾病可能并没有实际的组织损伤。代表性的疾病类型如 Graves 病和重症肌无力。

常见的Ⅱ型变态反应性疾病主要包括：①输血反应，多发生于 ABO 血型不合的输血；②新生儿溶血，母子间血型不合是引起新生儿溶血的主要原因；③自身免疫性溶血性贫血，某些病毒如流感病毒、EB 病毒感染或者长期服用某些药物如甲基多巴后，能使红细胞膜表面抗原发生改变，刺激机体产生红细胞自身抗体；④药物过敏性血细胞减少症，青霉素、磺胺、安替比林、奎尼丁等药物抗原表位能与血细胞膜蛋白或者血浆蛋白结合获得免疫原性，从而刺激机体产生抗药物抗原表位特异性的抗体；⑤肺出血—肾炎综合征，即 Goodpasture 综合征，是由自身抗体（抗Ⅳ型胶原抗体）引起的以肺出血和肾小球肾炎为特征的疾病；⑥甲状腺功能亢进症，又称为 Graves 病，患者体内产生量抗甲状腺上皮细胞表面 TSH 受体的自身抗体；⑦抗基膜型肾小球肾炎和风湿性心肌炎。

目前临床上对Ⅱ型变态反应性疾病的实验室诊断检测主要依赖于疾病相关抗体的检测，例如抗血细胞抗体（Rh 抗体）的检测、抗球蛋白检测，以及一些自身抗体的检测等。

（三）Ⅲ型变态反应疾病

Ⅲ型变态反应疾病由可溶性免疫复合物沉积于局部或全身多处毛细血管基底膜后，通过激活补体，并在中性粒细胞、血小板、嗜碱性粒细胞等效应细胞参与下，引起的以充血水肿、局部坏死和中性粒细胞浸润为主要特征的炎性反应和组织损伤。大小合适的免疫复合物才能在局部滞留并激活补体系统，好发于血管、肾、肺部、皮肤和关节等处。

血液循环中的可溶性抗原与响应的 IgG 或者 IgM 类抗体结合，形成可溶性抗原 - 抗体复合物。通常大小的可溶性免疫复合物易被单核 - 巨噬细胞吞噬清除；小分子可溶性免疫复合物容易透过肾小球滤膜随尿液排出体外；只有中等大小可溶性免疫复合物随血液沉积于毛细血管基底膜，引起Ⅲ型变态反应。循环免疫复合物沉积是引起组织损伤的始动因素，而不是引起组织损伤的直接原因，其组织损伤机制包括以下几种：①补体的作用；②中性粒细胞的作用；③血小板和嗜碱性粒细胞的作用。

常见的Ⅲ型变态反应性疾病主要如下。

1. 局部免疫复合物病

（1）Arthus 反应：是一种实验室性局部Ⅲ型超敏反应，可在注射马血清的部位出现红肿、出血、坏死等剧烈炎性反应。

（2）类 Arthus 反应：可见于Ⅰ型（胰岛素依赖性）糖尿病患者，局部反复注射胰岛素后。

2. 全身免疫复合物病

（1）血清病：通常是在初次大量注射抗毒素（马血清）后 1～2 周发生，其主要临床症状是发热、皮疹、淋巴结增大、关节肿痛和一过性蛋白尿。

（2）链球菌感染后肾小球肾炎：一般发生于 A 族溶血性链球菌感染后 2～3 周。也可由其他病原微生物，如葡萄球菌、肺炎双球菌、乙型肝炎病毒或疟原虫感染后发生。

（3）类风湿关节炎：病因尚未明。

Ⅲ型变态反应的发生主要是中等大小可溶性免疫复合物沉积于局部活着全身多处毛细血管基底膜，激活补体，引起的炎症反应和组织损伤。因此，通过对免疫符合无的检测来诊断疾病、观察疗效和判断预后，具有重要意义。对于沉积于组织中免疫复合物常采用免疫组织化学染色，借助光学显微镜或者电镜观察组织中的沉着情况，而循环免疫复合物的检测方法分为抗原特异性方法和抗原非特异性方法，大致分为物理法、补体法、抗球蛋白法和细胞法。

（四）Ⅳ型变态反应性疾病

Ⅳ型变态反应性疾病又称迟发性变态反应性疾病（delayed type hypersensitivity，DTH），是由特异性致敏效应 T 细胞介导的细胞免疫应答的一种类型。CD4＋T 细胞和 CD8＋T 细胞均可介导该类型疾病反应。如抗病毒的 DTH 反应主要是由 CD8＋T 细胞介导的。而对注射入体内的蛋白质或细胞外的抗原主要由 CD4＋T 细胞所介导。DTH 反应中的最终效应细胞是活化的单个核吞噬细胞。

常见的Ⅳ型变态反应性疾病主要如下。

1. 接触性皮炎　是一种由 T 细胞介导的对环境中抗原的湿疹样皮肤病。引起本病的抗原主要是天然的或合成的有机化合物和金属，如镍、染料、磺胺等药物和有毒植物等，但以毒葛和槲叶毒葛最常见。在美国 50% 接触性皮炎由这两种抗原引起。外来半抗原物质可能与郎格罕斯细胞表面分子结合形成新抗原、富含 MHC 分子的郎格罕斯细胞将抗原加工处理并呈递给 T 细胞。病理特征为小静脉周围有淋巴细胞浸润包绕，上皮细胞有水疱和坏死，有嗜碱性粒细胞和嗜酸性粒细胞，间隙纤维蛋白沉积，皮肤和上皮水肿。急性皮损表现为红肿和水疱，重症者可有剥脱性炎，慢性表现为丘疹和鳞屑。

2. 移植排斥反应　B 细胞和 T 细胞均参与移植排斥反应，但迟发型超敏反应的一个显著临床表现是移植排斥反应。在典型同种异体间的移植排斥反应中，受者的免疫系统首先被供体的组织抗原所致敏。克隆增殖后，T 细胞到达靶器官、识别移植的异体抗原，启动一系列变化，导致淋巴细胞和单个核细胞局部浸润等炎症反应甚至移植器官的坏死。

Ⅳ型变态反应性疾病常见的免疫学检测是Ⅳ型变态反应皮肤试验，用皮内注射、皮肤斑贴等方法将变应原进入已致敏机体，体内致敏的 T 细胞再次接触到变应原后，释放多种细胞因子，造成局部以单核细胞和淋巴细胞浸润为主的炎症反应。1～2d 后局部皮肤出现红肿、硬结、水疱等现象，以此来判断变应原是否引起机体Ⅳ型变态反应或者了解机体的细胞免疫功能状态。具体的应用实例包括结核菌素皮试和斑贴试验（patch test）。

二、血清总 IgE、特异性 IgE 检测

（一）概述

IgE 又被称为反应素或者亲细胞抗体，为单体，分子量约为 190kD，仅次于 IgM，半衰期为 2.5d。其合成部位主要在呼吸道、消化道黏膜，故血清 IgE 水平并不能代表体内 IgE 整体水平。IgE 可通过其 Fc 段与肥大细胞和嗜碱性粒细胞表面相应的 Fc 受体结合，是机体处于致敏状态。当同一致敏原再次进入机体时，可与致敏细胞表面的 2 个或者 2 个以上相邻的 IgE 抗体 Fc 受体结合，诱导 Fc 受体交联，导致细胞脱颗粒，释放多种生物活性物质，引发机体的 I 型超敏反应（如哮喘、过敏性皮炎等）。此外，IgE 还与机体抗寄生虫感染有关。

IgE 是血清中含量最低的 Ig，IgE 有两种单位，一种以 ng/ml 表示，另外一种以国际单位 U/ml 表示（1U/ml＝2.4ng/ml）。IgE 检测包括血清中总 IgE（total IgE）以及特异性 IgE（special IgE，sIgE）检测。前者为初筛试验，后者可用于检测明确特异性致敏原。

（二）总 IgE 检测方法

包括 ELISA、化学发光免疫分析法、免疫比浊法。

关于参考范围：不同年龄组、种族及检测方法产生的血清 IgE 检测结果不同，各实验室因结合检测方法学、试剂盒、人群年龄等因素，建立自己的参考区间。

（三）临床意义

血清总 IgE 升高见于以下疾病。

1. I 型超敏反应性疾病，如过敏性鼻炎、过敏性哮喘、过敏性胃肠炎等疾病。

2. 非变态反应性疾病，如 IgE 型骨髓瘤、寄生虫感染、高 IgE 血症等疾病。

3. 急性肝炎、慢性肝炎、肝硬化、慢性肾病、系统性红斑狼疮、类风湿关节炎等疾病。

血清总 IgE 降低见于：AIDS、原发性无丙种球蛋白血症、肿瘤导致的继发性免疫球蛋白降低、

某些免疫抑制剂的影响等。

值得注意的是，血清总 IgE 检测时一种出初筛试验，可辅助临床上对超敏反应和非超敏反应性疾病进行鉴别诊断，但是其检测缺乏特异性，且受年龄、性别、种族、地域等因素影响，不同患者血清 IgE 水平的可比性不足。此外，部分过敏反应患者血清总 IgE 水平可以正常甚至偏低，某些正常人群血清总 IgE 可能偏高，因此尚需结合患者既往检测结果、病史、地域等情况综合判断。

（四）特异性 IgE 检测

临床上血清特异性 IgE 检测的主要的目在于对 I 型超敏反应的辅助诊断和预防。目前实验室特异性 IgE 检测的主要方法有免疫印迹法、放射性过敏原吸附试验和酶、放射性核素、荧光或者化学发光等标记免疫分析技术。

1. 免疫印迹法（immunoblotting test，IBT） 原理：将多种纯化后的致敏原吸附于固相载体上，常用的是纤维素膜条，然后加入待测血清，若待测血清中含有过敏原相对应的 IgE 抗体，则会与致敏原形成抗原抗体免疫复合物，从而被吸附在膜条的相应区域，随后加入酶标记抗人 IgE 抗体作为二抗，形成双抗体夹心复合物，最后加入酶底物溶液会使相应致敏原区域显色，参比标准膜条可判断致敏原种类以及半定量检测特异性 IgE 含量。

2. 放射性过敏原吸附试验（radio allergy absorbent test，RAST） 原理：将纯化的过敏原吸附于固相载体上，加入待测血清进行孵育，若待测血清中有针对该致敏原的 sIgE 抗体，则会形成抗原抗体复合物，再加入放射性核素（如 ^{125}I）标记的抗人 IgE 抗体进行孵育，会形成"放射性核素标记抗人 IgE 抗体 -sIgE- 致敏原 - 固相载"复合物，最后通过 γ 射线检测仪来检测放射活性，放射活性与 sIgE 含量呈正相关。利用标准曲线可以求得待测标本中 sIgE 含量。

3. ELISA 原理：先将纯化的致敏原固定于聚苯乙烯微孔板内，加入待测血清，若血清内含有针对该致敏原的 sIgE 抗体，则会形成抗原抗体复合物而被捕获在微孔内，洗涤除去血清，随后加入酶标抗人 sIgE 抗体，孵育后形成"酶标抗人 sIgE 抗体 -sIgE- 致敏原 - 固相载体"复合物，最后洗涤除去游离酶标抗体后加入酶底物溶液进行显色。根据显色强度计算待测血清中 sIgE 含量。

4. 基于免疫反应原理的微流控技术 微量，自动化将是特异性 IgE 检测的趋势。

5. 参考区间 检测正常人群血清 sIgE 含量为 0～0.35U/ml。采用试剂盒提供的参考区间或者通过调查本地区一定数量的各个年龄段、性别的健康人群从而建立自己实验室的参考区间，若采用文献或者试剂盒提供的参考范围时，需要事先验证该区间对本实验室的可适用性。

（五）临床意义

临床上检测血清 sIgE 的最常见目的在于寻找特定的过敏原，从而辅助诊断和帮助患者预防过敏反应的发生（包括全身和局部过敏反应）。但是由于个体差异，患者之间的过敏原种类千差万别，目前临床上没有可以检出全部致敏原的检测手段，因此，未检测到 sIgE 并不能排除过敏反应，只能说明与本试验中所选取的致敏原无关。此外，血清 sIgE 水平的动态监测还可以用于过敏患者在经历脱敏治疗后的恢复情况。

三、食物不耐受 IgG 检测

（一）概述

食物不耐受是变态反应性疾病的一种表现，机体的免疫系统会把进入人体内的某种或多种食物当成异物，从而产生异常的保护性免疫反应，产生食物相关性的特异性 IgG 抗体，使机体处于致敏状态，当机体再次接触此类食物后，体内的 IgG 抗体会与食物颗粒通过免疫反应形成抗原抗体复合物（Ⅲ型变态反应），从而进一步引起所有机体发生炎症反应，并表现为全身各系统的症状与疾病。食物不耐受的发生机制在临床上赏不明确，但被普遍接受的是德国科学家 Fooker 阐述的机制，他认为食物在进入消化道后，理论上应当被消化到氨基酸、甘油和单糖水平，这样才能完全转化为人体所需的能源物质。但由于个体差异，许多食物因为缺乏相应的酶而无法被完全消化，以多肽或其他分子形式进入肠道，从而被机体免疫系统当作外来异物，引发机体的免疫反应，产生食物特异性的 IgG 抗体，与不耐受食物形成免疫复合物，沉积于体内。如果不能及时改变饮食结构，不耐受的食物会继续形成复合物，加重原有的症状并致使人体出现一系列的症状或疾病。YORK 营养学实验室对 2567 例疑似食物不耐受患者进行了调查，约 44% 的患者表现为慢性腹痛、腹泻、消化性溃疡、消化不良等消化系统症状，约 16% 的患者表现为皮疹、皮肤瘙痒等，约 12% 的患者表现失眠、偏头痛等神经系统症状，约 10% 的患者表现哮喘、咳嗽等呼吸系统症状，约 7% 的患者表现肌肉、关节酸痛。

（二）检测方法

ELISA 是目前临床上检测特异性 IgG 最常用的方法。

1. 原理　包被有多种纯化致敏原的聚苯乙烯微孔板中加入待测血清，若待测血清中含着相对应的特异性 IgG 抗体，则经过一段时间的孵育后会形成抗原抗体复合物，而被捕获在微孔内，洗涤除去血清后再加入酶标记抗人 IgG 抗体，形成致敏原 - 特异性 IgG 抗体 - 酶标记抗体复合物，洗涤除去未结合物，最后加入酶底物溶液进行显色。根据显色强度计算待测血清中特异性 IgG 含量。

2. 试剂　专业商品化试剂盒，内含包被了多种致敏原的微孔板、酶标记抗人 IgG 单克隆抗体、底物液、质控物、系列标准品、缓冲液、洗涤液、终止液等。

3. 操作流程　主要流程包括：试剂、仪器、标本的准备→加待测血清、质控品及标准品→37℃水浴箱内孵育→洗板→加酶标记抗体→37℃水浴箱内孵育→洗板→加酶底物溶液→37℃水浴箱内孵育→加终止液→测定。具体按照试剂盒说明书或者本实验室 SOP 手册进行操作。

4. 结果计算　以 IgG 系列标准品浓度为横坐标，相应的吸光度为纵坐标，绘制标准曲线。可根据待测标本的吸光度在标准曲线上获取待测血清中特异性 IgG 含量。该过程可以通过酶标仪完成。

5. 参考范围　根据特异性 IgG 浓度不同分为以下 4 级。

0 级：$<50\times10^3$ U/L 为阴性。

1 级：$50\times10^3\sim100\times10^3$ U/L 为轻度不耐受。

2 级：$100\times10^3\sim200\times10^3$ U/L 为中度不耐受。

3 级：$>200\times10^3$ U/L 为高度不耐受。

（三）临床意义

食物不耐受是一种主要由免疫球蛋白 IgG 介导的复杂的变态反应性疾病。根据英国过敏学会统计，人群中有高达 45% 的人会对某些食物产生不同程度的食物不耐受，婴幼儿和儿童食物不耐受的发生率明显高于成人。由于其发病时间较滞后，故而难以及时发现病因及做出诊断。目前临床上主要使用酶联免疫方法（ELISA）检测患者血清中食物相关的特异性 IgG 抗体水平，可以帮助医师判断产生不耐受的食物品种，找出疾病的真正原因，从而制定限制食物计划。此外，动态监测食物相关的特异性 IgG 抗体水平可以帮助医师评估治疗效果。

第六节　肿　　瘤

一、肺癌

本年度肺癌的实验室检测研究进展包括对传统肺癌标志物的系统评估、其他类型肿瘤标志物在肺癌的拓展应用以及新型肺癌标志物如非编码 RNA 诊断价值探索等。Wang L 等对 392 例患者进行系统性血清肿瘤标志物评估，包括 308 例 NSCLC 和 84 例 SCLC、116 例良性肺病患者和 144 例健康对照，手术和化疗后随访 34 例患者。结果表明 CEA、NSE、CA125 和 pro-GRP 可作为 SCLC 的生物标志物，CEA 和 CYFRA21-1 可作为 NSCLC 的生物标志物。Pro-GRP，CA125 和 CEA 与肺癌的临床分期有关，CYFRA21-1，NSE 和 pro-GRP 可用于监测化疗的效果。Zeng Q 等探讨卵巢癌标志物人类附睾蛋白 4（HE4）作为早期肺癌标志物的诊断价值。研究过程纳入 162 例患者，其中早期肺癌 112 例，健康对照者 50 例。与其他生物标志物如 CEA、NSE、CYFRA 21-1 和 pro-GRP 相比，血清 HE4 对于早期肺癌诊断具有最高的灵敏度（43.8%）和特异度（95.0%）。从肺癌组织学结果来看，HE4 是腺癌（AC）和鳞状细胞癌（SC）最好的生物标志物，血清 pro-GRP、NSE 和 HE4 的组合能够以 93.8% 的高准确性确定肺癌的组织学类型。这些发现提示血清 HE4 是早期肺癌较好的生物标志物。Lin J 等通过高通量测序检测了来自肺炎（A 组）、肺结核（B 组）和肺癌（C 组）的 3 种胸腔积液的 miRNA 表达。A 组和 B 组之间检测到 3 种差异表达的 miRNA，A 组和 C 组之间检测到 27 种差异表达的 miRNA。值得注意的是，miR-378i 仅在组 B，而 miR-205-5p 和 miR-200b 仅在 C 组显著增加（$P<0.01$），提示 miR-205-5p 和 miR-200b 可能成为肺癌的诊断标志物。

（一）非小细胞肺癌（NSCLC）

1. 非编码 RNA 类标志物研究进展　Sun M 等以经典肿瘤标志物癌胚抗原（CEA），细胞角蛋白 19 片段（CYFRA21-1），神经元特异性烯醇化酶（NSE）作为对照，比较血清 microRNA21（miR21）在 NSCLC 早期诊断中的临床价值。结果显示 50 例 NSCLC 患者血清 miR21 水平显著高于健康对照组（$P<0.01$）。早期 NSCLC（TNM 分期 Ⅰ～Ⅱ）血清 miR21 和 CYFRA21-1 水平显著低于 Ⅲ～Ⅳ 期（$P<0.05$）。进一步的 Logistic 多因素回归分析显示 NSCLC 的发生与血清 CYFRA21-1（$OR=1.076$）

和 miR21 （*OR*=2.473）水平相关（*P*<0.05）。ROC 的 AUC 分析表明 miR21 对于早期 NSCLC 具有最高的诊断效率。因此血清 miR21 可作为早期 NSCLC 辅助诊断的重要指标，联合检测血清 miR21 和 CYFRA21-1 可提高诊断效率。

2. 其他新型标志物研究进展　Lu J 等采用免疫比浊法测量了 205 例 NSCLC 患者和 210 例正常健康对照的血清触珠蛋白水平。结果表明 NSCLC 患者血清触珠蛋白水平 [（1.985±1.039）mg/ml] 与健康对照组 [（0.922 ± 0.495）mg/ml] 相比显著升高（*P*<0.0001）。血清触珠蛋白水平与晚期 NSCLC 的 TNM 分期、淋巴结转移和远处转移有关。受试者工作特征曲线（ROC）下血清触珠蛋白的面积为 0.809（95%*CI*：0.767～0.852），特异度为 0.881，灵敏度为 0.639。触珠蛋白用于鉴别 NSCLC 与健康对照的最佳截止值为 1.495 mg/ml。Kaplan-Meier 等级分析显示高水平和低水平触珠蛋白组的中位生存期分别为 12.0 周和 26.0 周（*P*<0.01）。进一步的单因素和多因素 Cox 回归分析显示血清触珠蛋白是非小细胞肺癌患者预后的独立危险因素。总之，该研究表明血清触珠蛋白可能作为 NSCLC 进展和预后评估中有用的临床血清学生物标志物。

人肺特异性 X 蛋白基因（LUNX）被鉴定为具有肺组织特异性的特征。Zhou HX 等应用荧光定量聚合酶链反应方法检测 NSCLC、良性肺部疾病、肺外肿瘤和健康受试者血浆和外周血单个核细胞（PBMC）中的 LUNX mRNA。结果显示，与其他组相比，肺癌患者血浆和 PBMC 中的 LUNX mRNA 均显着升高。在血浆中，LUNX mRNA 的敏感性和阴性预测值均高于 PBMC。Ⅲ～Ⅳ 期肺癌患者血浆 LUNX mRNA 水平高于早期肺癌患者。Ⅰ 期和 Ⅱ 期肺癌患者经过一段时间的治疗后血浆 LUNX mRNA 水平显着降低。另一方面，治疗无效的患者 LUNX mRNA 水平明显升高，治疗后血浆 LUNX mRNA 阴性的患者表现出良好的预后和存活率。这些数据初步表明血浆中的无细胞 LUNX mRNA 可作为非侵入性 NSCLC 生物标志物，优于胞内 LUNX mRNA，在 NSCLC 特异性诊断和预后预测中起重要作用。

Chen L 等探讨 B7 家族成员 B7-H3（CD276）的可溶性异构体 sB7-H3 在 NSCLC 来源的恶性胸腔积液（MPE）中的表达及其临床意义。结果显示 52 例 MPEs 和 47 例非肿瘤良性胸腔积液（NPEs）中 sB7-H3 的中位值分别为 41.60ng/ml（四分位间距范围：36.76～51.30ng/ml）和 31.55ng/ml（四分位间距范围：26.97～36.63ng/ml）（*P*< 0.0001）。以 38.41 ng/ml 作为临界值时，sB7-H3 能够区分 NSCLC 来源的 MPEs 和 NPEs，灵敏度分别为 67.3% 和 91.5%。此外，MPEs 中的 sB7-H3 与 NSCLC 患者的吸烟状况（*P*=0.005），肿瘤大小（T 因子，*P*=0.03），区域淋巴结播散（N 因子，*P*=0.019）和远处转移（M 因子，*P*=0.009）相关。因此，MPEs 中 sB7-H3 可能作为非小细胞肺癌衍生 MPEs 的潜在生物标志物。

Luo J 等选取 196 例 NSCLC 患者和 203 例健康对照组，通过免疫比浊法测量血清载脂蛋白 E（ApoE）水平，并分析血清 ApoE 水平与 NSCLC 患者临床病理特征和临床预后的关系。结果提示 NSCLC 患者血清 ApoE 水平明显高于正常对照组 [（41.6±11.63）*vs.*（33.8±6.24）mg/L]，并与 TNM 分期、淋巴结转移状态和远处转移状态有关（均 *P*<0.0001）。ApoE 对于 NSCLC 鉴别诊断的 ROC 曲线下面积为 0.71，特异度为 0.90，灵敏度为 0.47。对于淋巴结转移预测，ROC 曲线下面积为 0.68，特异度为 0.56，灵敏度为 0.73。使用 41.25 mg/L 作为血清 ApoE 截断值，将 NSCLC 患者分为两组，高和低血清水平 ApoE 组患者的中位生存期分别为 11.0 周（95%*CI*=

8.7～13.3）和 20.0 周（95%CI＝15.0～25.0）。NSCLC 患者的血清 ApoE 水平升高也与 TNM 分期、淋巴结转移、远处转移和预后不良有关，提示血清 ApoE 可作为评估 NSCLC 进展的临床血清学生物标志物。

李冬等探讨 NSCLC 患者血清抗菌肽人类阳离子抗菌蛋白 18（hCAP18）在 NSCLC 辅助诊断和预后中的价值。研究对象包括 NSCLC 患者 50 例（腺癌 28 例，鳞状细胞癌 22 例）及 50 名健康对照。结果显示 NSCLC 患者血清中 hCAP18 浓度为（6 733.0±771.8）μg/L，明显高于健康对照（253.0±6.9）μg/L，差异有统计学意义（t＝8.396，P＜0.05）；hCAP18 在肺鳞状细胞癌和腺癌患者血清中浓度分别为（6 300.0±1 221.0）μg/L 和（7 074.0±1 005.0）μg/L，差异无统计学意义（t＝0.494 2，P＜0.05）；NSCLC 患者术后 30 d 血清 hCAP18 值为（433.6±38.2）μg/L，明显低于术前（6 733.0±771.8）μg/L，差异有统计学意义（t＝8.512，P＜0.05）。血清 hCAP18 检测 NSCLC 的 ROC 曲线下面积为 0.931（95%CI＝0.884～0.978），对 NSCLC 诊断的灵敏度和特异度分别达到 95.0% 和 96.3%，优于肺癌肿瘤标志物细胞角蛋白 19（CYFRA21-1）［0.873（95% CI＝0.758～0.917）］对 NSCLC 的辅助诊断效能。血清 hCAP18≤390.0 μg/L 的 NSCLC 患者的复发率为 12.5%（4/32），而血清 hCAP18＞390.0 μg/L 的 NSCLC 患者的复发率为 44.4%（8/18），差异有统计学意义（x^2＝22.64，P＜0.05）。总之，血清 hCAP18 检测对 NSCLC 的辅助诊断具有良好的敏感度和特异度，有可能成为一项潜在的检测指标应用于肺癌的无创诊断和病情监测。

3. 液体活检相关标志物研究进展　郭巧梅等评估了循环肿瘤细胞（CTC）检测对 NSCLC 的诊断价值。选择 2014 年 10 月至 2015 年 4 月就诊于上海市胸科医院胸外科的 162 例 NSCLC 患者（其中 I 期 83 例、II 期 16 例、III 期 27 例、IV 期 36 例）），以 119 例肺部良性疾病患者以及同期接受体检的 52 名健康个体作为对照，检测 CTC 以及 CEA、CYFRA21-1 和 SCC 水平，结果显示 NSCLC 患者的 CTC 中位数为 11.90 CTC Units/3ml，显著高于肺部良性疾病患者（6.72 CTC Units/3ml）和健康对照（5.82 CTC Units/3ml），差异有统计学意义（x^2＝125.990，P＜0.01）；ROC 曲线下面积为 0.8532（95%CI：0.8095～0.8969），cut-off 值为 8.74 CTC Units/3ml 对应的灵敏度为 77.16%，特异度为 90.06%。临床 I 期 NSCLC 患者的 CTC 阳性率为 68.7%，明显高于多联肿瘤标志物（CEA＋CYFRA21-1＋SCC）的阳性率（19.4%），差异有统计学意义（0＝32.98，P＜0.01）。该研究提示 CTC 检测对 NSCLC 诊断具有较好的灵敏度和特异度，有一定的临床应用价值。

来自同一家研究机构的乔理华等研究 CTC 检测在肺部孤立性结节鉴别诊断中的价值。选取因肺部孤立性结节入院患者，其中恶性结节患者 80 例，良性结节患者 54 例，采用配体靶向的聚合酶链反应（LT-PCR）方法检测患者 3 ml 外周血中 CTC 数量。结果显示采用 Mann-Whitney U 检验得出肺部恶性结节患者外周血中 CTC 数量为［11.06（8.77～14.41）units/3ml］，显著高于良性结节［6.65（4.49～7.84）units/3ml］患者，差异有统计学意义（Z＝-6.217，P＜0.001）；在肺部孤立性结节鉴别诊断中，CT 的灵敏度为 80%（64/80），特异度为 85%（46/54）。根据结节直径大小进行统计，CTC 对直径＜8 mm 的肺部孤立性结节诊断灵敏度为 67%（6/9），特异度为 80%（4/5）；对直径 8～20 mm 的肺部孤立性结节诊断灵敏度为 83%（35/42），特异度为 85%（29/34）；对直径＞20 mm 的肺部孤立性结节诊断灵敏度为 79%（23/29），特异度为 87%（13/15）。因此，相对于传统的肿瘤标志物，CTC 对肺部孤立性结节有更好的鉴别诊断性能。

4. NSCLC EGFR 基因突变检测研究进展 黄斐等建立数字 PCR（dPCR）检测 NSCLC 患者表皮生长因子受体（EGFR）基因 T790M 突变平台，并评估其基本性能和临床价值。采用 dPCR 和扩增受阻突变系统（ARMS）检测 10 例经 EGFR-TKI 治疗后发生耐药的 NSCLC 患者肺癌组织和血浆标本。结果显示 dPCR 检测平台空白限为 10 拷贝，功能灵敏度为 0.01%，且在 0.01%～100% 范围内线性良好（Y=1.226X−3.984，R^2=0.999）。dPCR 和 ARMS 检测肺癌组织 EGFR 基因 T790M 突变一致性较高（kappa=0.80），而 dPCR 检测血浆突变阳性率高于 ARMS（50% *vs* 20%，$P<0.05$）Pearson 相关分析发现 dPCR 检测肺癌组织和血浆突变分子丰度高度相关（$R=0.923$，$P<0.05$）。因此高灵敏、绝对定量的 dPCR 可用于检测 EGFR 基因 T790M 突变，其联合血浆 ctDNA 能真正实现"液体活检"，对指导耐药后患者个体化治疗有重要价值。

（二）小细胞肺癌

在小细胞肺癌（SCLC），Gong Z 等研究表明胃泌素释放肽前体（Pro-GRP）下调表达显著降低 SCLC 细胞生长，抑制集落形成并促进癌细胞凋亡。另外，对 Pro-GRP 的抑制也引起细胞周期和神经元特异性烯醇化酶（NSE）表达量的变化。因此 Pro-GRP 不仅可作为 SCLC 的肿瘤标志物，也可能是 SCLC 潜在的治疗目标。Chen S 等检测结肠癌相关转录本 2（CCAT2）在 SCLC 癌组织和细胞系中的表达，并分析 CCAT2 表达与 SCLC 临床病理因素的关系。结果显示 SCLC 癌组织和细胞系中 CCAT2 表达升高，并且与 SCLC 患者的恶性状态和不良预后相关。在体外抑制 CCAT2 表达可有效抑制 SCLC 细胞的生长和转移。因此，CCAT2 作为一种致癌 lncRNA，是 SCLC 患者独立的不良预后因素。

二、肝癌

甲胎蛋白（AFP）是目前诊断肝癌最佳的肿瘤标志物，但仍需要新的诊断肝癌的肿瘤标志物作为甲胎蛋白阴性肝癌诊断的重要补充。

（一）传统肝癌标志物新进展

徐伟红等探讨高尔基体蛋白 73（GP73）、甲胎蛋白异质体（AFP-L3）、AFP、α-L-岩藻糖苷酶（AFU）检测在肝细胞肝癌（HCC）诊断中的临床应用价值。研究对象包括 84 例 HCC 患者、64 例肝硬化患者、86 例慢性肝炎患者及 120 名健康对照。结果表明 HCC 组 GP73、AFP-L3、AFP、AFU 血清水平分别为 202.1 μg/L、9.5%、68.3 μg/L、33.2 μg/L，与正常对照组（69.0 μg/L、2.5%、4.5 μg/L、24.2 μg/L）血清水平比较，差异有统计学意义（U 值分别为 1126.59，564.08，1247.68，204.67，P 均<0.05）；GP73、AFP 在肝癌组中明显高于肝硬化组（151.1 μg/L、18.5 μg/L）（U 值分别为 463.47，368.56，P 均<0.05）；GP73、AFP-L3、AFP 在肝癌组中明显高于慢性肝炎组（93.6 μg/L、3.5%、5.7 μg/L）（U 值分别为 1116.52，213.42，1166.52，P 均<0.05）；AFU 比较结果得，对照组、慢性肝炎组（24.2 μg/L、24.1 μg/L）与 HCC 组（33.2 μg/L）差异有统计学意义（U 值分别为 564.08，487.24，$P<0.05$）。在单项检测中 GP73、AFP 灵敏度（均为 95.24%），高于 AFU、AFP-L3（69.05%，

57.14%）；AFP-L3 的特异度为 94.81%，准确度为 85.88%；GP73、AFP-L3、AFP、AFU 串联检测诊断 HCC 的灵敏度 40.18%，特异度为 98.52%，准确度为 84.75%。因此，AFP 仍是目前诊断 HCC 的重要指标。血清 GP73、AFP-L3、AFP、AFU 联合应用能弥补单项血清标志物的不足，对提高 HCC 的诊断具有临床意义。

袁星星等评价血清铁蛋白（FER）、AFP 及 AFP-L3 对原发性肝癌（PHC）的诊断价值。212 例 PHC 患者（其中 I 期 45 例，II 期 78 例，III 期 81 例，IV 期 8 例）、127 例肝硬化患者、101 例慢性肝炎患者及 98 例健康对照组血清 FER 浓度分别为 308.45（148.98～662.80）μg/L、151.70（51.44～507.40）μg/L、298.20（157.30～701.80）μg/L、113.50（54.98～221.38）μg/L；AFP 浓度分别为 48.50（5.25～748.40）μg/L、3.91（1.80～17.53）μg/L、4.76（2.29～30.56）μg/L、2.57（0.93～3.68）μg/L；AFP-L3 浓度分别为 4.75（0.61～127.95）μg/L、0.61（0.61～2.50）μg/L、0.61（0.61～2.85）μg/L、0.61（0.61～0.61）μg/L，各组间 3 项指标的差异均有统计学意义（$x^2=67.66$、146.31、119.02，$P<0.001$）。随着病理分期（I～IV 的加重，FER、AFP 及 AFP-L3 的血清水平均显著增高，差异有统计学意义（$x^2=21.63$、22.68、21.98，$P<0.001$）。单项检测诊断 PHC 时，FER 的灵敏度最高（75.00%），AFP-L3 的特异度最高（82.52%）；双项检测方案中，FER/AFP 的灵敏度最高（89.15%），FER＋AFP-L3 和 AFP＋AFP-L3 特异度较高（均 86.20%）；3 项目检测时，FER/AFP/AFP-L3 灵敏度高达 89.15%，FER＋AFP＋AFP-L3 特异度高达 86.50%。三者联合检测的 ROC 曲线 AUC 为 0.803±0.019（95% CI：0.765～0.841），显著高于 FER（0.748±0.022，95% CI：0.705～0.790，$Z=4.67$，$P<0.001$） 及 AFP-L3（0.726±0.024，95% CI：0.679～0.772，$Z=$ 3.64，$P<0.001$）单独检测，但与 AFP 单独检测相比差异无统计学意义（0.776±0.021，95% CI：0.735～0.818，$Z=1.34$，$P=0.18$）。因此该研究表明 FER 检测在 PHC 辅助诊断中具有重要价值，FER、AFP 及 AFP-L3 三项联合检测可提高 PHC 诊断水平。

Ji J 等从 4 所学术医疗中心招募了包括 HCC 和各种非 HCC 对照在内的 3 个队列（A、B 和 C）的 1034 例受试者，评估异常凝血酶原（DCP）在诊断乙型肝炎病毒相关 HCC 的表现。A 组包括 521 例受试者，包括 HCC，肝转移，肝硬化（LC）和肝血管瘤以及健康对照（HC）患者，DCP 用于区分 HCC 和各种对照的准确率为 6.2%～9.7%，高于 AFP。B 组 447 例受试者包括 HCC，LC，慢性乙型肝炎患者和 HC 患者，DCP 的准确性进一步提高（比 AFP 提高 12.3%～20.67%）。DCP vs. AFP 的优越性在早期［AUC 0.837（95% CI：0.771～0.903）vs. 0.650（0.555～0.745）］和 AFP 阴性［AUC：0.856（0.798～0.914）］的 HCC 鉴别诊断中更为显著，区分 HCC 与 LC 的准确率分别为 92.9% 和 64.71%。因此，DCP 不仅在鉴别 AFP 阴性 HCC 和排除 AFP 阳性非 HCC（肝硬化）方面与 AFP 相辅相成，而且还表明在 HBV 相关人群中对 HCC 的监测、早期诊断、治疗反应和复发监测具有更好性能得到改善。

（二）非编码 RNA 标志物研究进展

Jing W 等重点研究了长链非编码 RNA（lncRNA）SPRY4 内含子转录本 1（SPRY4-IT1）的表达模式及其在 HCC 诊断中的临床意义。SPRY4-IT1 在 HCC 中表达上调，与肿瘤分化（$r=0.249$，$P=0.039$），肿瘤大小（$r=0.258$，$P=0.024$）和 TNM 分期有关（$r=0.287$，$P=0.015$）。同时，SPRY4-

IT1 在鉴别 HCC 患者与对照者中的灵敏度为 87.3%，可以被认为是 HCC 中潜在的诊断指标。

Zhuang C 等探讨 HCC 血清 miR-21，miR-26α 和 miR-101 的表达及其诊断价值。在 52 例 HCC 患者，42 例慢性肝炎（CH）患者和 43 例健康对照者中，HCC 患者血清 miR-21 水平高于正常对照组（$P<0.05$），miR-26α 和 miR-101 水平明显低于正常对照组（$P<0.001$ 和 $P<0.05$）。ROC 曲线分析显示 miR-21，miR-26α 和 miR-101 区分 HCC 患者和健康对照的 AUC 分别为 0.621（灵敏度 67.4%，特异度 55.8%）；0.754（灵敏度 51.9%，特异度 95.2%）和 0.631（灵敏度 47.1%，特异度 81%）。miRNA 和 AFP 联合后诊断 AUC 达到 0.914（灵敏度 87.0%，特异度 78.0%）。miR-26α 和 miR-101 具有鉴别 HCC 和 CH 的诊断潜力，其 AUC 分别为 0.762（灵敏度 75%，特异度 70%）和 0.623（灵敏度 54.9%，特异度 76.9%）。miR-26α，miR-101 和 AFP 的组合比单独 AFP 诊断效率更佳（AUC 0.854 *vs.* 0.683）。值得注意的是，miR-26α 可以从 CH 中分辨出小肿瘤 HCC（≤3cm），其 AUC 为 0.753（灵敏度 80%，特异度 62.5%）。因此血清 miR-21，miR-26α 和 miR-101 可以作为潜在的 HCC 生物标志物。

Zuo D 等通过定量实时聚合酶链式反应（qRT-PCR）评估 150 例受试者（90 例 HCC 和 60 例无癌患者）中 4 种 miRNA（miR-125b，miR-223，miR-27α 和 miR-26α）的血清表达。在调整年龄和性别后，4 种 miRNA 联合 AFP 鉴别 HCC 患者与非癌症患者的 AUC 为 0.870。此外，在 AFP 阴性受试者中，使用 miR-125b/miR-27α 组合诊断 HBV 相关的早期 HCC 具有较高的灵敏度（80.0%）和特异度（87.2%）。

（三）其他新型肝癌标志物研究进展

岩藻糖基化的触珠蛋白（Hp）在 HCC 中表达增加。Shang S 等开发出一种基于橙黄网孢盘菌凝集素（Aleuria Aurantia Lectin，AAL）的岩藻糖基化 Hp 快速检测 ELISA 技术，并检测 270 例 HCC 患者和正常对照血清中的岩藻糖化 Hp。结果显示其 AUC 为 0.818，灵敏度为 72.59%，特异度为 79.26%，准确度为 75.93%。对于 40 例 AFP 阴性（AFP≤20ng/ml）HCC 病例和 135 例正常志愿者，该技术检测岩藻糖化 Hp 的 AUC 值为 0.892，灵敏度 80%，特异度 81.48%，准确度为 81.14%。提示该技术具有早期 HCC 诊断的应用前景。

与 NSCLC 类似，Ma XL 等研究调查了血清载脂蛋白 A1（ApoA-1）水平对 443 例 HCC 患者的预后价值，发现血清 ApoA-1 水平在复发的 HCC 患者中显著降低，并且是判断 PFS 和 OS 的独立指标。低血清 ApoA-1 水平与多发性肿瘤和高巴塞罗那临床肝癌阶段显著相关。低血清 ApoA-1 水平患者的循环肿瘤细胞（CTC）水平显著高于血清 ApoA-1 水平高的患者（4.03±0.98 *vs.* 1.48±0.22；$P=0.001$）。在可检测到 CTC 的患者中，低 ApoA-1 水平的患者复发率更高，生存时间更短。体外实验表明，ApoA-1 可通过抑制细胞周期抑制肿瘤细胞增殖，并通过下调丝裂原活化蛋白激酶（MAPK）途径促进细胞凋亡。此外，ApoA-1 可能会损害肿瘤细胞的细胞外基质降解特性。总之，血清 ApoA-1 水平降低是 HCC 的一种新的预后因子。

活性氧（ROS）在肝癌发生中起重要作用，超氧化物歧化酶（SOD）参与了 ROS 的修复。Zhang X 等评估了血清 SOD 水平在乙型肝炎病毒（HBV）相关 HCC 中诊断价值。研究对象包括 99 例 HBV 感染者，HCC 患者 73 例及 107 例健康对照者。与无 HCC 的 HBV 患者和健康对照相比，

HCC 患者血清 SOD 水平显着降低（$P<0.001$）。此外，HBV 与 HCC 患者血清 SOD 与 AFP 呈负相关（$r=-0.505$，$P<0.001$）。因此 SOD 和 AFP 应同时检测以提高 HCC 检出率。Wang H 等检测了人肝癌肿瘤组织和 HCC 细胞系 HepG2 和 HuH7 中 TNF-α 的表达。结合 97 例 HCC 患者的生存分析和 Cox 回归分析表明，高水平的 TNF-α 是 HCC 患者预后差的独立预测因子，抗 TNF-α 治疗可能是提高 HCC 患者化疗疗效的一种好方法，TNF-α 也可以用作生物标志物来帮助 HCC 的早期诊断。

近年来，含氧化硝基结构域的蛋白 1（NOR1）已被鉴定为在 HCC 发展中起重要作用。Li DQ 等分别用原位杂交和免疫组化方法检测 NOR1 mRNA 和蛋白表达。结果显示肝炎和肝硬化标本中 NOR1 蛋白和 mRNA 表达阳性率与正常肝标本差异无显著性。然而，与正常肝样本相比，HCC 样本 NOR1 蛋白和 mRNA 表达的阳性率增加。另外，在病理分化程度较差和 TNM 阶段较高的 HCC 患者中，NOR1 蛋白表达阳性率较高。总之，该研究首次提供了人类 HCC 组织中 NOR1 表达增加的证据及其与病理分期和 TNM 状态的相关性。这些发现表明 NOR1 可能参与 HCC 的进展，并且可以用作 HCC 预后预测的生物标志物。

Cavins 家族在小窝形成和细胞过程中起着重要作用。Cavin-2 是 Cavins 的成员之一，已被报道具有抑制癌症作用。Jing W 等研究 Cavin-2 在 HCC 中的表达模式和临床意义。证实 Cavin-2 在 HCC 中表达下调，与肿瘤分化（$r=-0.275$，$P=0.013$）和 TNM 分期有关（$r=-0.216$，$P=0.035$）。OS 分析显示 cavin-2 表达较低的患者预后相对较差，多变量分析显示 cavin-2 是一个独立的 HCC 预后因素。ROC 曲线分析表明血浆 cavin-2 用于诊断 HCC 病例的准确性较高（AUC $=0.901$），对 AFP 低于 200 ng/ml 的 HCC 诊断敏感性也较高。因此 cavin-2 是 HCC 潜在的预后和诊断指标。

景伟等分析 HCC 患者血浆中生长抑制特异性基因 5（GAS5）的表达以及评估手术前后 GAS5 表达差异。243 例患者血浆样本分为 4 组：术前 117 例，术后 1 周 39 例，乙型肝炎 55 例，肝硬化 71 例。结果表明 GAS5 在 HCC 患者血浆中低表达，并且与患者的肿瘤分化程度（$R^2=0.219$，$P=0.011$）和 TNM 分级（$R^2=0.036$，$P=0.044$）相关，同时术后（3.843 ± 0.223）血浆 GAS5 表达较术前（3.958 ± 0.282）增高（$t=2.283$，$P=0.028$），中高等分化（3.873 ± 0.191）与低分化（4.151 ± 0.365）两组间 GAS5 表达在术前差异有统计学意义（$t=2.271$，$P=0.035$），术后中高等分化（3.880 ± 0.154）与低分化（3.879 ± 0.246）两组间差异无统计学意义（$t=0.032$，$P=0.975$），提示 GAS5 可能用于手术治疗效果评估。ROC 曲线分析显示，血浆 GAS5 在鉴别 HCC 与健康人群、肝硬化时具有较高的敏感度［分别为 88%（88/100）和 90%（90/100）］。总之该研究表明血浆 GAS5 有望用于 HCC 的治疗评估。

（四）肝癌细胞学标志物研究进展

Zhou Y 等研究 HCC 患者术前 EpCAM（＋）循环肿瘤细胞（CTC）和调节性 T 细胞（Treg）水平对于预测术后复发的临床意义。结果表明术前 EpCAM（mRNA ＋）CTCs 和 Tregs 细胞的数量与术后 HCC 复发显着相关：EpCAM（mRNA ＋）CTC ≥ 2.22（$P=0.001$）和 Treg（＋）≥ 5.07（$P=0.045$）以及 EpCAM（mRNA ＋）CTC ≥ 2.22（$P=0.003$，$HR=6.668$）是最重要的预测指标。高 CTC/Treg 水平患者发生术后复发的风险显着高于低 CTC/Treg 组（66.7% vs. 10.3%，$P<0.001$）。与低 CTC/ 低 Treg 水平组相比，高 CTC/ 低 Treg 组的 1 年复发率更高（50.0% vs. 10.3%，$P=0.004$）。因此，EpCAM （mRNA＋）CTC 和 Treg/CD4（＋）的联合检测为 HCC 患者提供了一种新的预后预测指标。

Li J 等收集并分析 89 例 CHB 患者，94 例原发性肝癌患者（乙型肝炎病毒），81 例 HCC 患者（无 HBV），69 例正常健康患者和 257 例至少 3 年定期随访的 CHB 患者的资料。结果显示 CHB 和原发性 HCC 患者在其外周循环中具有不同浓度的淋巴细胞，中性粒细胞和单核细胞。进一步的研究表明，外周淋巴细胞计数是 CHB 患者 3 年随访期间 HCC 发生率的独立预后因素。CHB 患者外周淋巴细胞计数，AFP 和肝硬化状态联合在预测 HCC 发病率模型中具有 0.832 的 AUC。

三、胰腺癌

胰腺癌是目前最难诊治的恶性肿瘤之一，起病隐匿，进展快，对放化疗不敏感，预后极差，因此如何对其进行有效的早期诊断是研究的热点。Xu W 等探讨 IQGAP3（含 IQ 基序 GTP 酶激活蛋白 3）在胰腺癌中的表达和作用。与非癌组织相比，胰腺癌组织中的 IQGAP3 mRNA 表达显著增加，并与肿瘤大小、分化、淋巴结转移和患者的 OS 密切相关。作用机制方面，在高表达 IQGAP3 的两种胰腺癌细胞系 BXPC-3 和 SW1990 中敲减 IQGAP3 可显著抑制细胞增殖，迁移和侵袭并诱导细胞凋亡。因此，IQGAP3 可能是胰腺癌的新型诊断标志物和治疗靶点。

胰腺癌患者的肝转移发展很常见，并且预后不良。Qian Y 等通过免疫组织化学分析了 43 例胰腺癌肝转移（其中 15 例同侧转移病例）和 57 例无肝转移或其他远处转移的胰腺癌病例的 B7-H4 表达。结果显示 B7-H4 在 43 例肝转移瘤中有 28 例（65.1%）高表达，15 例同侧转移肿瘤中有 9 例（60.0%）高表达。原发性胰腺癌中高表达 B7-H4 的患者发生肝转移的风险较高（$P<0.05$）。在单变量分析中，B7-H4 表达与死亡风险显著相关（$P<0.05$）；多变量分析发现 B7-H4 是独立的预后指标（$P<0.05$）。该研究结果显示 B7-H4 与胰腺癌肝转移患者预后不良相关，有望成为胰腺癌的潜在预后指标。

目前用于诊断自身免疫性胰腺炎（AIP）的唯一普遍接受的血清学标志物是 IgG4。Hao M 等建立了一个 ELISA 系统来测量血清中杂合 $\kappa\lambda$ 抗体的水平。338 例患者中 AIP 61 例，胰腺癌 74 例，急性胰腺炎 50 例，慢性胰腺炎 40 例，其他胰腺疾病 15 例，胰腺正常 98 例。研究显示 AIP 组中的杂合 $\kappa\lambda$ 抗体水平显著高于非 AIP 组（$P<0.001$）。诊断 AIP 的灵敏度，特异度，阳性预测值和阴性预测值分别为 80.3%，91%，66.2% 和 95.5%。此外，与单独测量 IgG4 相比，血清杂合 $\kappa\lambda$ 抗体和 IgG4 的组合测量倾向于增加敏感性，尽管差异无统计学显著性（90.2% vs. 78.7%，$P=0.08$）。结果表明杂合 $\kappa\lambda$ 抗体可能是诊断 AIP 并将其与胰腺癌分开的新血清学标记。

韦莉等以实验室建立的双抗体夹心 ELISA 法检测胰 85 例胰腺癌患者（术前术后）、22 例胰腺良性肿瘤患者和 40 名健康对照腺癌患者血清中单抗 NJ001 特异性抗原浓度的变化。结果显示 NJ001 特异性抗原在胰腺癌患者组血清中的阳性率明显高于胰腺良性肿瘤以及健康体检组 [50.6%（43/85）和 18.2%（4/22），$x^2=7.451$，$P<0.05$；50.6%（43/85）和 10.0%（4/40），$x^2=19.098$，$P<0.05$]，而胰腺良性肿瘤组与健康体检组差异无统计学意义 [18.2%（4/22）和 10.0%（4/40），$x^2=0.845$，$P>0.05$]。胰腺癌术前术后阳性率有统计学意义 [50.6%（43/85）和 23.5%（20/85），$x^2=13.341$，$P<0.05$]。另外，ELISA 法对 85 例胰腺癌患者血清进行分析，NJ001 特异

性抗原特异性高达 87.1%。虽然其阳性检出率低于电化学发光法检测的 CA19-9 [50.6%（43/85）和 75.3%（64/85），$x^2 = 11.121$，$P < 0.05$]，但两者联合检测亦可提高检测的阳性率 [85.9%（73/85）]。因此胰腺癌患者血清中 NJ001 特异性抗原阳性检出率较高，NJ001 特异性抗原可能是潜在的用于胰腺癌辅助诊断的血清学肿瘤标志物。

四、胃癌

胃癌在我国各种恶性肿瘤中发病率较高，早期胃癌预后较好。因此胃癌的早期发现和诊断，可有效减低胃癌死亡率。

（一）非编码 RNA 标志物研究进展

Zhou H 等在 66 例胃癌患者的配对组织中研究了 14 种癌症相关 lncRNA 的表达，显示 ZFAS1 表达显着上调。以 60 例健康个体作为对照，外周循环 ZFAS1 水平在 77 例胃癌患者（术前和术后）也显著上调，并且术后水平低于术前。功能研究发现 ZFAS1 的表达与循环肿瘤细胞（CTC）的 EMT 呈正相关。该研究结果表明 ZFAS1 在胃癌患者的组织和血浆中均上调，可能成为胃癌潜在诊断标记和治疗靶点。

Zhou L 等发现成熟的 microRNA-27a（miR-27α）的两种同分异构体 miR-27α-5p 和 miR-27-3p 在胃癌组织和细胞系中过表达，miR-27-3p 表达水平明显高于 miR-27α-5p。过表达 miR-27α-3p 显着促进胃癌细胞体外增殖以及体内肿瘤生长。进一步的实验表明，B 细胞易位基因 2（BTG2）是 miR-27α-3p 在胃癌中的直接功能靶标，抑制 miR-27α-3p 显着上调 BTG2 的表达，从而触发 G1/S 细胞周期阻滞并诱导细胞凋亡。这些结果表明 miR-27α-3p/BTG2 轴是胃癌患者潜在的诊断性生物标志物，并且可能是胃癌治疗的潜在治疗靶标。

周期素依赖性激酶 7（CDK7）是 CDK 活化激酶（CAK）复合物的组份，该复合物由 CDK7，细胞周期蛋白 H 和环指蛋白 Mat1 组成，通过磷酸化其他 CDK 而促成细胞周期进展。此外，复合物也是通用转录因子 TFIIH 的重要组成部分，激活 RNA 聚合酶Ⅱ并通过丝氨酸 5 和 7 磷酸化其最大亚基的羧基末端结构域（CTD）来控制转录。

（二）新型胃癌标志物研究进展

Wang Q 等研究显示 CDK7 在 173 个胃癌样本中显着上调并与肿瘤分级、浸润深度、淋巴结、Ki-67 和不良预后正相关。体外结果表明 CDK7 通过 CCK8 促进胃癌细胞增殖。该研究将为 CDK7 在胃癌诊治中的应用提供理论基础。Tong WW 等通过实时荧光定量 PCR 和 Western blotting 证实胃癌组织中 HSP60 和 HIF2α mRNA 和蛋白表达水平显著高于正常组织。抑制 HSP60 或 HIF2α 可诱导胃癌细胞凋亡并抑制细胞迁移。免疫共沉淀（co-IP）证实 HSP60 和 HIF2α 之间的特异性结合。总之，HSP60 或 HIF2α 是胃癌患者潜在的诊疗指标。

Wang L 等通过 ELISA 方法检测胃癌血清 VEGF，结果显示胃癌患者血清 VEGF 水平显着高于健康对照组（$P < 0.001$），并且其血清 VEGF 水平与肿瘤细胞的分化程度、临床分期、肿瘤浸润深度、

淋巴结转移及肿瘤大小均呈显着相关。术后 1～3d 血清 VEGF 水平明显低于术前组（$P<0.001$）和术后 7d（$P<0.001$），化疗后血清 VEGF 水平显着降低（$P=0.001$）。因此，血清 VEGF 是临床监测 GC 患者治疗状况的有价值的生物标志物。

Jiang Y 等回顾性调查 327 例三级医院住院患者，分为胃癌组和对照组，后者为胃息肉或良性胃间质瘤患者。研究显示胃癌组中性粒细胞 - 淋巴细胞计数比（NLR）水平［2.62（1.63～3.09）］显着高于对照组［1.62（0.85～2.32）］（$P<0.001$）。在排除所有已知的混杂因素后，NLR 是胃癌的独立预测因子（$OR=1.446$，95%CI（1.121～1.866）；$P=0.005$），NLR 的 ROC 曲线下面积为 0.694。Spearman 相关分析结果显示 NLR 与肿瘤大小、N 分期、远处转移和总体分期呈正相关（$r=0.256$，0.2516，0.161 和 0.171，P 均<0.05）。因此 NLR 可成为胃癌潜在的生物标志物。

五、食管癌

食管癌是发生在食管上皮组织的恶性肿瘤，早、中期有治愈的可能，晚期难度大。Zhen N 等首先在体外和体内分析了 microRNA-127-3p 在调控食管癌细胞生长中的作用。通过 microRNA 靶向基因预测软件和双荧光素酶报告基因检测证实 microRNA-127-3p 在 mRNA 和蛋白质水平特异性地减少了中国仓鼠细胞 3（RAD51 重组酶旁系同源物之一）中补体缺陷修复的 X 射线修复表达。使用同源重组修复和非同源末端连接修复报告系统发现 microRNA-127-3p 特异性损害了同源重组修复并显着增加了细胞中 DNA 双链断裂。此外，microRNA-127-3p 通过机械地损害 RAD51 在受损部位的招募增加了食管癌细胞对新型菲咯啉 - 二酮衍生物的化学敏感性。总之，该发现不仅提示 microRNA-127-3p 可以用作评估食管癌发展的预测指标，而且还表明它可以用于增加食管癌患者对菲咯啉二酮衍生物的化学敏感性。Pan Z 等通过 qRT-PCR 方法检测临床食管鳞状细胞癌样品和细胞系中 lncRNA CASC9 表达并评估 CASC9 对食管鳞状细胞癌迁移和侵袭的影响。结果显示 CASC9 在食管鳞状细胞癌组织中显着上调表达并与肿瘤细胞分化状态相关，体外敲低 CASC9 水平显着抑制食管鳞状细胞癌细胞迁移和侵袭。因此，CASC9 是食管鳞状细胞癌预后不良的新标志和潜在的治疗靶点。

Wang XP 等回顾性分析了 210 例食管鳞状细胞癌患者和 219 例健康对照的治疗前血清脂质和脂蛋白水平（包括 ApoA-I，Apo-B，HDL-C，LDL-C，TC 和 TG）。采用单因素和多因素 Cox 风险模型分析食管鳞状细胞癌患者血脂和脂蛋白的预后意义。结果显示食管鳞状细胞癌临床特征（年龄、性别、pT 状态、pN 状态、pM 状态、pTNM 状态、组织学分化或酒精指数）对基线 ApoA-I 水平没有影响。食管鳞状细胞癌患者血清 ApoA-I、HDL-C、LDL-C 和 TC 水平显着降低，Apo-B 显着高于正常对照组。单变量分析显示 ApoA-I、酒精指数、pT 状态、pN 状态和 pTNM 状态与生存率显着差有关；ApoA-I（$P=0.039$）、乙醇指数（$P=0.037$）和 pTNM 状态（$P=0.000$）被确定为多因素分析中与更短生存相关的预后因素。因此治疗前 ApoA-I 水平下降的食管鳞状细胞癌患者总生存期较短，提示血清 ApoA-I 水平可作为食管鳞状细胞癌患者生存的预测指标进行评估。

细胞视黄酸结合蛋白 2（CRABP2）是视黄酸（RA）和脂质运载蛋白 / 胞质脂肪酸结合蛋白家族的成员，通过类视黄醇信号传导途径在肿瘤发生中发挥完全相反的作用，取决于核 RA 受体（RAR）

和 PPAR β/δ 受体。Yang Q 等在 mRNA 和蛋白水平检测显示 CRABP2 在临床食管鳞状细胞癌组织中显着表达下调，并且与肿瘤的发生位置、病理学类型、TNM 分期、肿瘤大小、浸润深度和细胞分化密切相关。功能研究表明 CRABP2 在食管鳞状细胞癌变过程中起到了抑制肿瘤的作用，其通过显着抑制细胞生长，诱导细胞凋亡并阻断体外和体内的细胞转移。因此，CRABP2 是诊断和预测食管鳞状细胞癌预后的潜在分子标志物。

六、大肠癌

大肠癌（CRC）是胃肠道中常见的恶性肿瘤，发病率仅次于胃和食管癌，本年度大肠癌研究主要集中在非编码 RNA 类大肠癌标志物的发现和临床应用。

（一）大肠癌非编码 RNA 标志物研究进展

Wang R 等通过芯片研究 6 例 CRC 患者的配对肿瘤和正常组织的 LncRNA 表达谱，并在 80 对肿瘤组织和 2 个独立的血清样本队列中分析候选 lncRNA 的表达水平。结果显示 4 种 lncRNAs（BANCR，NR_026817，NR_029373 和 NR_034119）在 CRC 组织和血清样本中异常表达。4 种 lncRNA 联合检测的 ROC 曲线下面积（AUC）为 0.881，在 TNM Ⅰ期、Ⅱ期和Ⅲ期患者的相应 AUC 分别为 0.774，0.844 和 0.949，明显高于 CEA。Kaplan-Meier 分析显示低水平 $NR: 029373$ 和 $NR: 034119$ 患者的疾病特异性生存率显着降低（P 分别为 0.013 和 0.044）。多变量 Cox 分析表明 $NR: 029373$ 和 $NR: 034119$ 均与疾病特异性生存率独立相关（P 分别为 0.013 和 0.038）。因此该研究建立了具有相当诊断价值的独特 4-lncRNA 组合，并将 $NR: 029373$ 和 $NR: 034119$ 鉴定为用于 CRC 预后预测的潜在生物标志物。

Liu T 等优化了血清外泌体（Exosome）分离方法和 lncRNA 检测方法，测量血清外泌体中大肠癌相关的 lncRNA CRNDE-h，验证外泌体 CRNDE-h 对结直肠癌的诊断和预后价值，探讨外泌体 CRNDE-h 的来源及系统评价外泌体 CRNDE-h 的稳定性。结果表明在 468 例 CRC 患者的血清中可检测到肿瘤细胞来源的外泌体 CRNDE-h 稳定表达。与大肠良性疾病患者和健康对照相比，148 例 CRC 患者血清外泌体 CRNDE-h 表达增加，并与 CRC 区域淋巴结转移（$P=0.019$）和远处转移（$P=0.003$）显着相关。将血清外泌体 CRNDE-h 截断值设定在 0.020 的临界值下，区分 CRC 与结直肠良性疾病患者和健康对照的 ROC 曲线下面积为 0.892，灵敏度为 70.3%，特异度为 94.4%，优于 CEA。此外，外泌体 CRNDE-h 高水平患者的总体生存率低于低水平组（34.6% vs. 68.2%，$P<0.001$）。综上所述，血清外泌体中 lncRNA CRNDE-h 可作为无创性血清肿瘤标志物用于 CRC 的诊断和预后。

Liu T 等采用定量实时聚合酶链反应方法，对 142 个结直肠癌组织及其配对癌旁组织、21 个炎症性肠病、69 个增生性息肉和 73 个结直肠腺瘤样本进行 lncRNA CRNDE-h 表达水平分析。并在 142 个 CRC 组织中检查了 lncRNA CRNDE-h 和易洛魁同源框蛋白 5（IRX5）mRNA 之间的关联。结果显示 CRC 和腺瘤组的 lncRNA CRNDE-h 水平与其他组相比显著升高（均 $P<0.001$）。在 CRC，lncRNA CRNDE-h 的上调与肿瘤大小、阳性区域淋巴结转移和远处转移显着相关（均 $P<0.05$）。高 lncRNA CRNDE-h 表达水平的 CRC 的患者总体生存率低于低 lncRNA CRNDE-h 表达的患者（对数秩检验，

$P<0.001$）。此外，多变量 Cox 回归分析表明 lncRNA CRNDE-h 表达增加是 CRC 独立的预后指标（危险比［HR］$=2.173$；95% 置信区间［CI］，$1.282\sim3.684$，$P=0.004$）。lncRNA CRNDE-h 表达与 CRC 组织中 IRX5 mRNA 呈正相关。因此，lncRNA CRNDE-h 与 CRC 临床特征和不良预后相关，提示其在 CRC 的进展过程中发挥重要作用，可作为 CRC 预后预测因子。

Zheng GX 等采用荧光定量 PCR 技术检测 102 例 CRC 组织中 miR-422α 表达并与癌旁正常黏膜配对，分析 miR-422α 表达与临床病理参数的关系并进行 Kaplan-Meier 分析和 Cox 多变量分析以评估 miR-422α 的潜在作用。结果显示与正常黏膜组织相比，CRC 组织中 miR-422α 水平显着降低（$P<0.05$），miR-422α 水平与局部侵袭（$P=0.004$）和淋巴结转移（$P<0.001$）有显着相关性。Kaplan-Meier 生存和 Cox 回归多因素分析显示 miR-422α 表达（$HR=0.568$，$P=0.015$）和临床 TNM 分期（$HR=2.942$，$P=0.003$）是 CRC 患者总生存的独立预后因素。此外，体外实验显示 miR-422α 过表达抑制 SW480 和 HT-29 细胞的增殖，迁移和侵袭。因此 miR-422α 的下调是 CRC 的独立预后因子。

（二）其他新型大肠癌标志物研究进展

激肽释放酶相关肽酶 5（KLK5）是丝氨酸蛋白酶。Wu Y 等检测 KLK5 在 48 例石蜡包埋 CRC 肿瘤组织标本和同一标本中相应的无瘤区，40 例配对的正常和 CRC 冷冻组织及 70 例 CRC 患者（包括 38 例手术前后采集的血清样品）和 53 例健康对照中的表达。结果表明 KLK5 蛋白在 CRC 高度表达，在匹配的正常黏膜组织中几乎检测不到它的表达。与配对的正常组织相比，CRC 组织中 KLK5 mRNA 表达水平亦显著上调，并且 Dukes' 分期 C/D 期癌症中的 KLK5 mRNA 表达水平高于 A/B 期（$P<0.001$）。此外，CRC 患者的血清与健康对照相比 KLK5 水平显著升高（878.02 $vs.$ 391.07 pg/ml；$P<0.001$）。术前患者血清 KLK5 水平也显着高于术后［（909.48 ± 536.72）$vs.$（644.00 ± 522.87）pg/ml］；$P<0.001$）。血清 KLK5 水平升高与 CRC 淋巴结或远处转移（$P=0.003$）、TNM 分期（$P=0.004$）和 Dukes' 分期（$P=0.005$）相关。总之，该研究表明 KLK5 的 mRNA 和蛋白质表达水平在 CRC 组织和血清中显着上调，并且肿瘤分期相关。

Wang F 等发现 lncRNA 肌动蛋白丝相关蛋白 1 反义 RNA1（AFAP1-AS1）在 CRC 组织中异常过度表达，并与肿瘤大小、TNM 分期和远处转移密切相关。Kaplan-Meier 分析显示 AFAP1-AS1 表达水平高的患者总生存率（OS）和无病生存率（DFS）较差。单变量和多变量 Cox 回归分析进一步确定上调的 AFAP1-AS1 是 CRC 患者的独立预后因素。功能研究方面，AFAP1-AS1 消耗抑制 CRC 细胞增殖和集落形成，AFAP1-AS1 敲低诱导 CRC 细胞 G0/G1 细胞周期停滞。

跨膜肿瘤坏死因子 -α（tmTNF-α）诱导 NF-κB 活化以保护肿瘤细胞。Li X 等发现 98 例 CRC 患者中有 77 例（78.6%）癌组织比癌旁组织 tmTNF-α 表达增加。tmTNF-α 表达与肿瘤分化程度（$P=0.019$）、TNM 分期（$P=0.039$）、淋巴结转移（$P=0.024$）和淋巴管浸润（$P=0.027$）相关，与年龄（$P=0.617$）、性别（$P=0.625$）、肿瘤位置（$P=0.138$）、穿孔/梗阻（$P=1.000$）、侵袭深度（$P=0.327$）和微卫星不稳定状态（$P=0.150$）无关。预后分析显示高 tmTNF-α 表达患者与 PFS（$P=0.0209$）和 OS（$P=0.0163$）降低显着相关。这些数据表明高表达 tmTNF-α 的 Ⅱ / Ⅲ 期 CRC 患者比低表达患者预后更差。

七、乳腺癌

乳腺癌是女性常见肿瘤之一，在女性肿瘤中居首位。乳腺癌特异肿瘤标志物对于乳腺癌的早期诊断及预后有重要作用。Zhang K 等采用实时定量 PCR（qRT-PCR）方法检测 24 对乳腺癌组织和 20 对乳腺癌血浆中 lncRNA H19 的表达水平。结果显示乳腺癌组织和血浆 H19 的表达水平与健康对照组相比有显著性差异（$P<0.05$），血浆 H19 水平与雌激素受体（ER）（$P=0.008$），孕激素受体（PR）（$P=0.025$），c-erbB-2（$P=0.043$）和淋巴结转移（$P=0.006$）显著相关。血浆 H19 鉴别诊断乳腺癌的 AUC 为 0.81（灵敏度为 56.7%，特异度为 86.7%，$P<0.0001$），高于 CEA 和 CA153，因此血浆 H19 可作为乳腺癌早期筛查和预后监测的潜在生物标志物。

长链非编码 RNA（lncRNA）HOX 转录反义 RNA（HOTAIR）在乳腺癌中发挥重要作用。Zhang Y 等采用定量实时聚合酶链反应法检测 30 例组织标本和 148 例血液标本中 HOTAIR 的表达水平，分析 HOTAIR 与临床特征的相关性。结果显示乳腺癌组织和血浆中 HOTAIR 表达水平显著高于对照组（$P<0.05$）。HOTAIR 表达水平与淋巴结转移（$P=0.018$），雌激素受体（ER）（$P=0.012$），c-erbB-2（$P=0.006$）和三重阳性（$P=0.015$）相关。血浆 HOTAIR 的 ROC 曲线下面积为 0.80（灵敏度 69.2%，特异度 93.3%），高于 CEA 和 CA15-3。此外，术后患者血浆 HOTAIR 表达水平低于术前（$P=0.029$），且与乳腺癌组织水平中度相关（$r=0.68$，$P<0.0001$）。因此，HOTAIR 可能是诊断乳腺癌的潜在生物标志物。

Fang C 等采用定量实时聚合酶链反应（qRT-PCR）检测乳腺癌组织及配对非癌组织中 miR-199b-5p 的表达水平。结果显示乳腺癌组织中 MiR-199b-5p 表达显著下调（$P<0.05$），其下降水平与 TNM 分期（$P=0.008$）和淋巴结转移（$P=0.013$）显著相关。细胞实验表明 miR-199b-5p 可调控乳腺癌细胞的增殖和侵袭。低 miR-199b-5p 表达水平的乳腺癌患者总体生存率低于高水平患者（log rank test，$P=0.021$）。MiR-199b-5p 是乳腺癌患者的独立预后因素（$HR=2.318$，$95\%CI=1.086\sim4.949$，$P=0.030$）。因此 MiR-199b-5p 是乳腺癌潜在预后生物标志物，其表达下调与肿瘤恶性临床特征相关。

Tang L 等通过茎环（stem-loop）实时 PCR 检测证实 miR-145 在 30 例三阴 TNBC 患者和 TNBC 细胞中表达显著下调。在 HCC1937 细胞中上调 miR-145 表达显著抑制细胞增殖并诱导 G1 期停滞，而在 MDA-MB-231 细胞则不显示生长抑制。机制研究显示 MiR-145 通过对 TNBC 细胞新靶标 MMP11 和 Rab27a 的转录后调控而抑制细胞侵袭。

Fu L 等探讨乳腺癌患者血清 miR-382-3p，-598-3p，-1246 和 -184 作为乳腺癌筛查生物标志物的可行性。结果显示 miR-382-3p 和 -1246 在乳腺癌患者血清中显著上调，而 miR-598-3p 和 -184 显著下调。4 种 miRNA 表达水平与患者临床分期无关，在鉴别诊断乳腺癌的灵敏度和特异度分别为：miR-382-3p，52.0 和 92.5%；miR-598-3p，95.0 和 85.0%；miR-1246，93.0 和 75.0%；miR-184，87.5 和 71.0%，是乳腺癌潜在的生物标志物。

在其他新型乳腺癌标志物研究进展方面，Ma X 等采用 MALDI-TOF MS 分析显示与邻近组织和正常乳腺上皮细胞 MCF-10A 相比，乳腺癌组织和乳腺癌细胞 MDA-MB-231 中 N- 聚糖（N-glycan）的唾液酸化水平显著增加。进一步分析 20 种唾液酸转移酶基因表达谱表明在乳腺癌组织与癌旁组织之间、以及具有不同转移潜能的两种乳腺癌细胞系 MDA-MB-231 和 MCF-7 与 MCF-10A 细胞之间存在明显差异。肿瘤组织和高度转移性乳腺癌细胞系 MDA-MB-231 表现出更高水平的 ST8SIA4。进一步的数据分析证实 miR-26α/26b 与 ST8SIA4 的 3'-UTR 特异性相互作用并调节后者表达。总之，这些结果表明唾液酸化水平的变化可能是乳腺癌进展的有用标志物，以及 miR-26α/26b 通过靶向 ST8SIA4 调节唾液酸化机制。

Zhang P 等回顾性分析了 162 名乳腺癌患者和长期随访患者红细胞指数（RCIs）和中性粒细胞 - 淋巴细胞比率（NLR）与肿瘤大小、临床分期、组织学分级、雌激素受体、孕激素受体和 HER2 的相关性。平均红细胞血红蛋白（MCH）和 NLR 与患者 DFS 呈反比（$P=0.017$，NLR＝0.039）。单因素分析显示 MCH 和 NLR 均与 DFS 显着相关；Cox 多因素分析表明，只有 MCH 是疾病复发相关的独立预测因子（$OR=1.975$，$95\%CI$：$1.118\sim3.487$，$P=0.019$），没有指标与乳腺癌总生存（overall survival，OS）相关。

八、卵巢癌

卵巢恶性肿瘤是女性生殖器官常见的恶性肿瘤之一，其中卵巢上皮癌死亡率占各类妇科肿瘤的首位，其早期诊断是一大难题。Li L 等选择华南地区妇女探讨 HE4 在鉴别诊断恶性和良性妇科疾病中的临床价值。CA125 对绝经前妇女卵巢癌的鉴别诊断灵敏度和特异度分别为 89.8% 和 67.5%，HE4 为 68.5% 和 97.8%，ROMA 指数为 88.9% 和 78.6%；而 CA125、HE4 和 ROMA 指数对绝经后女性卵巢癌鉴别诊断的灵敏度和特异度分别为 86.6% 和 88.9%，57.3% 和 100%，85.4% 和 94.4%。对于绝经前妇女子宫内膜癌与良性妇科疾病的鉴别，CA125 的灵敏度和特异度分别为 20.3% 和 67.5%，HE4 分别为 56.8% 和 97.8%，ROMA 指数分别为 74.3% 和 78.6%；而在绝经后妇女中，CA125 的灵敏度和特异度分别为 17.8% 和 88.9%，HE4 为 31.5% 和 100%，ROMA 指数为 32.9% 和 94.4%。因此，HE4 在鉴别中国南方人群卵巢癌和子宫内膜癌中比 CA125 具有更好的特异性。

卵巢癌预后评估方面，Chen Y 等检测 43 例卵巢癌患者的肿瘤和癌旁组织 HE4 和 miR-21 的表达并探讨其与肿瘤分级之间关系。结果显示 HE4 mRNA 在癌组织中的表达是癌旁组织的 1.299 倍（$P<0.0001$）。miR-21 在卵巢癌中表达水平和阳性率（76.74%）亦显著高于癌旁组织。miR-21 和 HE4 表达之间存在显著的正相关性（HE4 mRNA 的 $r=0.283$，$P=0.066$；血清 HE4 的 $r=0.663$，$P<0.0001$）。miR-21 与肿瘤分级之间也存在显着相关性（$r=0.608$，$P<0.0001$），新近复发患者（少于 6 个月，$n=17$）比无复发患者具有更高的 miR-21 表达。因此，HE4 和 miR-21 可能在卵巢癌的发生发展中起重要作用，可作为卵巢癌的预后指标。

九、前列腺癌

前列腺癌（PCa）是男性生殖系统最常见的恶性肿瘤。目前 PSA 用于筛查前列腺癌存在过度诊断和过度治疗的问题，因此迫切需要新的前列腺癌特异性标志物的开发和应用。Li S 等评估血清和组织 Ephrin-A2 在 PCa 中的诊断和预后价值。Ephrin-A2 是 Eph/ephrin 家族成员，与肿瘤的发生和进展有关。检测标本包括 145 个冷冻前列腺组织，55 个石蜡包埋的前列腺组织，88 个血清样品和 7 个前列腺细胞系（RWPE-1，LNCaP，LNCaP-LN3，PC-3，PC-3M，PC-3M-LN4 和 DU145）。在 8.6%（5/58）良性前列腺增生（BPH），59.8%（52/87）PCa 和 5 种前列腺癌细胞系中检测到诱导的 Ephrin-A2 mRNA 或蛋白质表达。Ephrin-A2 免疫染色见于 6.7%（1/15）BPH 患者和 62.5%（25/40）临床局限性 PCa 患者。PCa 患者血清 Ephrin-A2 显著高于 BPH 患者和对照者（$P<0.001$）。Ephrin-A2 的表达在 Gleason 评分或 T3～T4 分期升高的肿瘤患者中更高。在基因和蛋白质水平上，Ephrin-A2 表达与 PCa 患者中的 Ki-67 表达相关。因此 Ephrin-A2 是一种潜在的 PCa 诊断和预后生物标志物和分子治疗靶点。

另一方面，血清酒石酸耐受性酸性磷酸酶 5b（TRACP 5b）是一种新型骨吸收标志物，已在临床中逐渐用作骨吸收的特异性和敏感标志物，用于癌症骨转移的早期诊断。Wu ZQ 等报道高浓度的尿酸（UA）干扰 TRACP 5b 检测结果，导致 TRACP 5b 检测值降低。77 例高浓度高尿酸血症患者 TRACP 平均水平（1.47 ± 0.62 U/L），明显低于 77 例健康受试者（2.62 ± 0.63 U/L）（t 检验，$P<0.0001$）。在连续稀释的 UA 中分别加入已知浓度的 TRACP 5b 标准样品，推导出 UA 校正方程：$\Delta TRACP5b=-1.9751lg\Delta UA+3.7365$，$R^2=0.988\ 99$。应用 UA 校正方程后健康受试者和高 UA 个体之间的 TRACP 5b 值在统计学上无显著差异（$P=0.24$）。因此，当 TRACP 5b 用于骨转移癌症患者的早期诊断，评估骨肉瘤的侵袭性或预测前列腺癌和乳腺癌患者的存活率时，应关注 UA 的干扰作用。

十、膀胱癌

膀胱癌占我国泌尿生殖系肿瘤发病率的第一位，临床应用于膀胱癌的肿瘤标志物较少。因此新型标志物的开发应用是研究热点，主要包括以下两类。

（一）非编码 RNA 类标志物

1. 长链非编码 RNA（lncRNA） Duan W 等通过实时定量 PCR 研究了 13 个候选 lncRNA 在 80 例膀胱癌及其癌旁组织的表达并在 240 个血清样本验证差异表达的 lncRNAs。使用训练集（training set）构建逻辑回归模型并在 200 个血清样品（验证集）的独立队列中进行验证。结果显示 3 个 lncRNA（MEG3，SNHG16 和 MALAT1）表达水平存在显著差异，3 个 lncRNA 组合的 AUC 为 0.865，在 200 个血清样品（验证集）为 0.828。lncRNA 组合对 Ta，T1 和 T2～T4 的诊断性能分别为 0.778、0.805 和 0.880，明显高于尿细胞学检查（分别为 0.548，0.604 和 0.682）。通过 Kaplan-Meier 分析（$P=0.028$），单变量 Cox 分析（$P=0.033$）和多变量 Cox 分析（$P=0.046$）确定 MEG3 的低表达与不良无复发生存率（RFS）相关。总之，该研究结果确定了一个用于膀胱癌诊断的 lncRNA 组合和无复发预后因子 MEG3。

lncRNA 可以直接或间接调节 miRNA 的表达。Xie X 等使用 Illumina 深度测序对来自 lncRNA UCA1 敲低和正常高表达 5637 细胞的 miRNA 文库进行测序，分别鉴定出在正常高表达和敲低 UCA1 的 5637 细胞中表达的 225 种和 235 种 miRNA。总体而言，75 个 miRNA 的表达显示与 UCA1 存在显著差异，其中 38 个上调，下调 37 个。GO 分析宿主靶基因揭示这些异常调节的 miRNA 参与复杂的细胞途径，包括生物过程、细胞组分和分子功能。选择 8 个与 UCA1 相关的候选 miRNA 并预测了它们的靶向 mRNA，发现 p27kip1 是这 8 种 miRNA 的重要下游分子，尤其是 miR-196α。KEGG 通路分析显示 PI3K-Akt 信号通路参与调控这 8 个候选 miRNA。在这 8 个候选 miRNA 中观察到 UCA1、miR-196α 和宿主靶 mRNA p27kip1 在膀胱癌细胞和组织中的相关性。UCA1 由 miR-196α 上调，与 miR-196α 呈正相关，而 UCA1 和 miR-196α 与 p27kip1 呈负相关，p27kip1 在膀胱癌患者中下调。因此，该研究为膀胱癌中与 UCA1 相关的 miRNA 提供了有价值的信息，有助于进一步探索膀胱癌进展中相关基因和分子网络的基础。

2. 微小 RNA Chen Z 等使用基于 TaqMan 的 RT-qPCR 技术检测 miR-182 和 miR-100 在膀胱癌中的表达并评估其临床意义。以 148 个正常膀胱上皮（NBE）作为对照，在 134 个膀胱癌病例的组织样本中 miR-182 表达上调，miR-100 表达下调（$P<0.001$），两者鉴别诊断膀胱癌的 AUC 分别为 0.913 和 0.810。miR-182/miR-100 比值进一步提高了诊断性能，AUC 升高至 0.981（灵敏度 97.01%，特异度 90.54%）。此外，miR-182/miR-100 比值与 pT 期、组织学分级、膀胱癌复发和原位癌相关（均 $P<0.05$）。多变量 Cox 回归分析表明 miR-182/miR-100 比值是总生存率（OS）的独立预后因子（OR：7.142；95%CI：2.106~9.891；$P<0.01$）。Kaplan-Meier 曲线分析显示高水平 miR-182/miR-100 比值与膀胱癌患者生存时间缩短显着相关（$P<0.01$）。因此，miR-182/miR-100 比值可作为膀胱癌诊断和生存预测的新型生物标志物。

Jiang X 等对来自 207 例 MIBC 患者，285 例非肌层浸润性膀胱癌（NMIBC）患者和 193 例健康对照的血清进行 Miseq 测序的全基因组 miRNA 分析，然后进行 2 个阶段的 RT-qPCR 测定。鉴定了用于 MIBC 预测的 4-miRNA 组合（miR-422α-3p、miR-486-3p、miR-103α-3p 和 miR-27a-3p），其 AUC 为 0.894（95%CI：0.846~0.931）。对 miRNA 组合的前瞻性评估显示验证组的 AUC 为 0.880（95%CI：0.834~0.917），显着高于等级和尿细胞学（均 $P<0.05$）。此外，Kaplan-Meier 分析显示低 miR-486-3p 和 miR-103α-3p 水平的 MIBC 患者的总生存率较差（分别为 $P=0.002$ 和 $P=0.034$）。Cox 分析显示 miR-486-3p 和 miR-103α-3p 与 MIBC 的总体生存率独立相关（分别为 $P=0.042$ 和 $P=0.021$）。总之，血清 4-miRNA 组合在预测和提供 MIBC 预后信息方面具有相当的临床价值。

Zhang X 等开发一种简化的 RT-qPCR 方法（RT-qPCR-D），该方法直接定量检测尿液中的无细胞 miR-155 而无需 RNA 提取，并评估其作为非肌层浸润性膀胱癌（NMIBC）诊断价值。首先在 60 个尿液样本探讨 RT-qPCR-D 检测无细胞 miR-155 的可行性，然后在 162 例 NIMBC 患者、76 例膀胱炎患者和 86 例健康对照的大量独立队列中定量检测无细胞 miR-155 水平，在 32 例 NIMBC 患者中也分析了手术前后无细胞 miR-155 的变化。结果显示 RT-qPCR 和 RT-qPCR-D 在尿 miR-155 检测中有显著的线性关联。两种方法均显示 NMIBC 患者中无细胞 miR-155 显著增加，并可反映其在组织中的表达。与膀胱炎患者和健康对照相比，162 例 NMIBC 患者无细胞 miR-155 的表达显著增加，其鉴别诊断 NMIBC 的灵敏度为 80.2%，特异度为 84.6%，优于尿细胞学。无细胞 miR-155 与 NMIBC 分期和分级相关，是预测复发和进展为肌肉浸润的独立因素。此外，NMIBC 患者接受经尿道膀胱切除术后，无细胞 miR-155 显着降低。总之，使用 RT-qPCR-D 检测尿液中的无细胞 miR-155 是一种简单且无创的方法，可用于 NMIBC 诊断和预后预测。

（二）其他新型标志物

表观遗传调控因子 PcG 蛋白表达异常与肿瘤的发生、发展密切相关，其核心成分果蝇 Zeste 基因增强子人类同源物 2（EZH2）在人类多种恶性肿瘤中表达增高，与肿瘤的进展和预后密切相关，是肿瘤治疗的潜在靶点。研究显示，从癌细胞释放的无细胞（cf）RNA 可以反映组织的变化，并且在尿中是稳定的和可检测的。尽管常规的实时定量 PCR（qPCR）高度敏感，但尿 cf-RNA 的低丰度通常会导致假阴性。Zhang X 等研究开发了一种嵌套 qPCR（nqPCR）方法来定量检测尿液中的 cf-EZH2 mRNA 并进一步评估其对膀胱癌的临床意义。验证对象包括 40 个尿液样本、91 例健康对照、81 例膀胱炎、169 例非肌层浸润性膀胱癌（NMIBC）和 103 例肌肉浸润性膀胱癌（MIBC）。在 cf-EZH2 mRNA 检测中，nqPCR 方法比 qPCR 敏感性显著增高，并将检测限提高 3 个数量级。基于 nqPCR 方法发现 NMIBC 和 MIBC 患者的尿中 cf-EZH2mRNA 水平显著升高（$P<0.001$）。与细胞学结果相比，cf-EZH2 mRNA 显示出对 MIBC 更高的诊断能力（$P<0.001$），而对于 NMIBC 不显着（$P>0.05$）。此外，它还可以区分 MIBC 和 NMIBC，AUC 为 0.787。对于 MIBC 患者，cf-EZH2 mRNA 的高表达是预后较差的独立预测因子。总之，通过 nqPCR 检测尿中 cf-EZH2 mRNA 是一种敏感和无创的方法，可用于 MIBC 的诊断和预后预测。

黏连蛋白复合物（cohesin complexes）是将姐妹染色单体连接在一起的保守复合物，基质抗原 2（STAG2）是其重要成分之一。Qiao Y 等使用免疫组化方法在 125 例膀胱癌患者的肿瘤组织中的 99 例（79.2%）检测到 STAG2 表达，在 26 例（20.8%）肿瘤组织则完全丧失 STAG2 蛋白质表达。根据临床病理特征和患者的生存情况分析 STAG2 表达。进行单变量和多变量分析以确定无复发生存期（RFS）和癌症特异性生存期（CSS）的预测因子。STAG2 阴性结果与较低的肿瘤组织学等级相关（$P=0.009$）。log-rank 分析显示 STAG2 表达完全丧失与复发风险较低（$P=0.023$）和死亡风险降低（$P=0.034$）相关，特别是在 MIBC 亚组中（RFS 的 $P=0.043$，CSS 的 $P=0.087$）。在多变量 Cox 回归模型中，STAG2 表达的丧失仍然是膀胱癌患者的 RFS 和 CSS 的有利因素。单变量和多变量分析的结果表明 STAG2 表达的完全丧失可以更好地预测 RFS 和 CSS，提示其作为预后生物标志物的潜在价值。

Hu H 等采用免疫组化方法检测膜联蛋白 A2 在膀胱癌细胞系和膀胱癌组织中的表达，在梯度浓度的多柔比星（阿霉素）（0.3 μg/ml、0.6 μg/ml 和 1.0 μg/ml）处理的 PUMC-91 膀胱癌细胞系探讨膜联蛋白 A2 与耐药性的关系。共收集 60 例手术切除的膀胱癌复发组织标本，根据初次手术后复发的频率（<6 个月和>2 年）将其分为 2 组。结果显示正常膀胱上皮细胞株 SV-HUC-1、PUMC-91、0.3 μg/ml 和 1.0 μg/ml 多柔比星处理的 PUMC-91 之间膜联蛋白 A2 表达水平存在显著差异（$P<0.05$）。术后<6 个月时复发的膀胱癌组织膜联蛋白 A2 水平显著高于术后>2 年复发组（$P=0.002$）。膜联蛋白 A2 还与膀胱癌的浸润深度（阶段）相关，例如 T2（浸润性肌肉）组中的表达高于 Tis（原位癌）和 T1（浸润性黏膜固有层）组（$P=0.003$ 和 $P=000$），但与膀胱癌组织中癌细胞的分化（等级）无关（$P=0.593$）。因此膜联蛋白 A2 可作为预测膀胱癌耐药及复发的有价值的生物标志物。

十一、鼻咽癌

鼻咽癌是我国高发恶性肿瘤之一，发病率为耳鼻咽喉恶性肿瘤之首。本年度鼻咽癌实验室检测研究热点包括 EB 病毒相关检测和潜在标志物的鉴定。Xu XF 等探讨鼻咽癌患者血清中 EB 病毒 Rta 蛋白的表达情况，并比较鼻咽癌患者血清 Rta-IgG 与 VCA-IgA 的表达。结果显示鼻咽癌（$n=13$）与非鼻咽癌（$n=10$）组织中 Rta 蛋白表达水平差异有统计学意义（$P<0.05$）。鼻咽癌患者血清 Rta-IgG 水平（3.05，1.19~4.95）明显高于非鼻咽癌患者（0.15，0.08~0.30，$P<0.05$），包括肺癌患者（0.14，0.08~0.19）、乳腺癌患者（0.17，0.10~0.25）、胃癌患者（0.08，0.05~0.16）、恶性淋巴瘤患者（0.13，0.08~0.20）、良性鼻咽疾病患者（1.65，0.74~1.93）和健康志愿者（0.22，0.13~0.32）。设定截断值为 0.92（ELISA S/CO 值），Rta-IgG（灵敏度 83.6%；特异度 82.4%）区分 NPC 患者与对照的诊断效能高于 VCA-IgA。Rta-IgG 阳性率与临床分期有关，但与转移部位无关。放疗有效的鼻咽癌患者的血清 Rta-IgG 浓度有所下降，而放疗无效时 Rta-IgG 轻微升高或无变化。因此鼻咽癌患者的 Rta 表达水平升高，血清 Rta-IgG 在鼻咽癌患者的鉴别诊断和治疗监测中是一个很有前景的生物标志物。

新型标志物鉴定方面，Chen Z 等采用 iTRAQ 标记结合 2D LC-MS/MS 分析鉴定高转移性鼻咽癌（NPC）5-8F 细胞和非转移性 NPC 6-10B 细胞中的差异表达蛋白（DEP）种类，并使用 qRT-PCR 和 Western blotting 确认 DEP 表达。结果显示 101 个 DEPs 被蛋白质组学鉴定并且 12 个 DEPs 被选择性验证。作者进一步检测了鼻咽癌组织标本中 3 种 DEPs（RAN、SQSTM1 和 TRIM29）的表达以评估其作为 NPC 转移生物标志物的价值，发现 RAN、SQSTM1 和 TRIM29 组合可区分转移性 NPC 与非转移性 NPC（灵敏度 88%，特异度 91%）。TRIM29 和 RAN 表达水平与鼻咽癌患者的淋巴结转移和远处转移及临床分期密切相关（$P<0.05$）。通过功能丧失和功能获得方法的组合确定 TRIM29 促进 NPC 细胞增殖、迁移、侵袭和转移。因此 SQSTM1，RAN 和 TRIM29 是可用于预测 NPC 转移的新型潜在生物标志物。

血清组织蛋白酶 B（CTSB）和组织蛋白酶 D（CTSD）在一些肿瘤类型中具有诊断和预后意义。鼻咽癌（NPC）活检组织中 CTSD 和 CTSB 高表达，Tan G 等进一步评估血清 CTSD 和 CTSB 表达水平及其临床意义。收集 40 名健康志愿者和 80 名参加研究的 NPC 患者的血清样本，ELISA 分析显示鼻咽癌患者血清 CTSB 浓度为（12.5±3.5）mg/L（中位数为 12.4 mg/L），CTSD 浓度为（15.7±8.7）mg/L（中位数为 14.7 mg/L）。CTSB 和 CTSD 水平在 NPC 患者显著高于健康对照（$P=0.001$；$P=0.001$）。NPC 患者血清中 CTSB 和 CTSD 的存在与肿瘤结节转移（TNM）评分相关（$P=0.001$）。ROC 分析表明 CTSB 截断值为 12.4 mg/L 时预测无进展生存率的 AUC=0.525［灵敏度为 61.9%；特异度为 63.2%；95%CI：39.7~65.2；$P=0.704$）；而 CTSD 截断值为 14.7 mg/L 时的灵敏度为 66.7%，特异度为 58.5%（AUC=0.552；95%CI：42.3~68.1；$P=0.42$）。因此血清 CTSB 和 CTSD 对鼻咽癌有诊断价值，但平对鼻咽癌患者预后没有影响。

颗粒溶素（GNLY）由细胞毒性 T 淋巴细胞和自然杀伤细胞分泌，在抗肿瘤免疫中起重要作用。Lin J 等在 98 例鼻咽癌（NPC）患者，56 例鼻咽炎（NPT）患者和 99 例健康受试者中测量血清 GNLY 浓度，评估血清 GNLY 和 EB 病毒 VCA-IgA 及 EBV DNA 的之间的关联。结果显示鼻咽癌患者血清

GNLY 水平显着降低，而鼻咽炎患者血清 GNLY 水平显着高于健康对照者，可作为区分 NPC 和 NPT 的生物标志物。血清 GNLY 浓度随着临床分期的相应增加而升高，并与 VCA-IgA 和 EBV DNA 浓度显着相关。因此血清 GNLY 与鼻咽癌的临床特征密切相关，可能是鼻咽癌的潜在生物标志物。

十二、白血病

白血病是一类造血干细胞恶性克隆性疾病，其诊断实验室依据为细胞免疫表型、细胞遗传学检查和分子基因检查，本年度白血病实验室检测研究进展主要在以下 3 方面。

（一）细胞免疫表型研究进展

多参数流式细胞术（MFC）有益于急性早幼粒细胞白血病（APL）的诊断，但 APL 的 MFC 诊断解释取决于个人经验和知识，这不可避免地增加了随意性的风险。Chen Z 等评估了基于 MFC 的逐步判别函数分析（SDFA）的可行性，以优化将 APL 与其他急性髓性白血病（AML）区分开所需的最小变量，而无需复杂的数据解释。327 例患者中，APL 患者（$n=51$）和非 APL AML 患者（$n=276$）的样本随机分配到 SDFA 培训（243 例 AML）和测试组（84 例 AML）中，通过正确的分类检查 SDFA 的判别函数，并通过差异表达验证最终变量。最后还通过 SDFA 方法和形态学分析鉴定了另外 20 个来自非典型 APL 和 AML 可与 APL 混淆的患者样品。加权判别函数揭示 7 个差异表达变量（CD2/CD9/CD11b/CD13/CD34/ HLA-DR/CD117），预测 APL 表征的准确度接近 99%（训练和测试组中 AML 样品分别为 99.6% 和 98.8%）。此外，单独的 SDFA 优于单变量分析或 3 组分分析（CD34/CD117/HLA-DR），并且在诊断功效方面也优于形态学分析。因此，建立在 7 个变量的 MFC 基础上的 SDFA 可以准确快速区分 APL 和非 APL AML。

Li HF 等设计了 B 细胞发育过程中顺序表达的包括 CD10、CD19、CD20、CD22、CD34、CD79a、CD179a 和 IgM 在内的抗原组合，采用流式 9 色技术检测成人 B 细胞急性淋巴细胞白血病（B-ALL）患者中的白血病细胞亚群。在确诊的 23 例患者中，检测到 192 个不同的白血病细胞亚群。与初始诊断时相比，诱导治疗 1 个疗程后亚群的反应也是异质性的。在 CD10 群体中，BCR/ABL 患者中的残余 B 细胞亚群明显减少。23 例患者中有 22 例检测到新亚群，主要位于 CD34CD10 人群中，诱导治疗后克隆进化的亚群是异质的。因此，B-ALL 患者的亚群应该通过诱导治疗前、中、后的发育相关免疫分型来动态监测，并预测该疾病的预后。

（二）疾病进展／复发／预后／标志物研究进展

Song JX 等以 30 例缺铁性贫血（IDA）患者的骨髓活检（BMB）标本作为对照，采用免疫组化方法分析 127 例慢性粒细胞白血病（CML）患者 BMB 标本中巨噬细胞标记分子 CD68、CD163 和 CD206 的表达水平明显升高（$P<0.01$），并在 CML-CP（慢性期）→ AP（加速期）→ BP（晚期胚细胞期）转化过程中表达水平逐渐升高（$P<0.01$）。但与对照组相比，释放组 CD68，CD163 和 CD206 表达下调，存在统计显着性（$P<0.01$）。在 CML-CP → AP → BP 转化过程中 CD163、CD206 与 CD68 的百分比显着增加（$P<0.01$）。因此，CML 患者 BMB 样本中较高比例的 CD68＋、CD163＋和

CD206＋巨噬细胞可被认为是 CML 患者疾病进展的关键因素。

程序性细胞死亡蛋白 4（PDCD4）通过阻止基因转录和翻译来抑制肿瘤发生、进展和侵袭。Zhang X 等研究了 50 例不同阶段的 CML 和 20 例健康个体的 PDCD4 mRNA 和蛋白质表达，并在酪氨酸激酶抑制药伊马替尼处理后的 K562 细胞中研究 PDCD4 表达和细胞增殖。结果表明与健康对照相比，所有 CML 样品中 PDCD4 mRNA 和蛋白质表达均显著下降。CML 慢性期，加速期和急变期慢性粒细胞白血病患者之间 PDCD4 表达无显着差异。此外，PDCD4 表达与 BCR-ABL 基因表达呈负相关（$r=-0.6716$；$P<0.001$）。伊马替尼处理的 K562 细胞表现出显着增强的 PDCD4 表达。这些结果表明 PDCD4 表达的下调可能在人类 CML 的进展和恶性增殖中表现出关键作用。

吴遐等探讨核苷类似物代谢相关基因 NT5C2 mRNA 和外显子突变在 ALL 患者骨髓中表达及意义。研究对象包括儿童急性 B 系淋巴细胞白血病（B-ALL）初诊组 36 例、缓解组 36 例和复发组 16 例，儿童急性 T 系淋巴细胞白血病（T-ALL）初诊组 15 例、缓解组 15 例和复发组 9 例，成人 B-ALL 初诊组 18 例、缓解组 18 例和复发组 12 例，成人 T-ALL 初诊组 11 例、缓解组 11 例和复发组 6 例，初诊 - 缓解 - 复发标本均为相应配对标本。结果表明儿童和成人 B-ALL 的复发组中 NT5C2 mRNA 的表达水平均高于其对应的初诊组、缓解组及对照组（$P<0.01$）；儿童和成人 T-ALL 的初诊组、缓解组和复发组中 NT5C2 mRNA 的表达水平与对照组差异均无统计学意义（$P>0.05$）；儿童和成人 B-ALL 和 T-ALL 初诊组中 NT5C2 mRNA 的表达水平与危险度分级相关性均无统计学意义。因此 NT5C2 mRNA 高表达与儿童和成人 B-ALL 的复发相关。

Li M 等采用定量甲基化特异性聚合酶链反应（qMS-PCR）检测 319 例初诊急性髓性白血病（AML）患者的钙黏蛋白相关蛋白（CTNNA1）启动子甲基化水平，评估 AML 患者 CTNNA1 高甲基化的频率，以改善分子预后模型。研究结果表明在 25% 的 AML 患者中观察到 CTNNA1 高甲基化，与不利核型有关，并且与 ASXL1 和 RUNX1 突变共存的频率也较高。在总体 AML 和非 M3 AML 患者中 CTNNA1 高甲基化患者无复发生存期（RFS）和总生存期（OS）缩短。在多变量分析中，CTNNA1 高甲基化是预测 RFS 但不是 OS 缩短的独立因素。因此，CTNNA1 高甲基化是改善 AML 预后分子模型的可靠因素。Chen X 等分析细胞质 FMR1 结合蛋白 1（Cyfip1）在急性淋巴细胞白血病（ALL）中的表达及其与临床病理特征的相关性，研究共纳入了 86 个 ALL 样本和 32 个正常外周血淋巴细胞（PBL）样本。结果显示 ALL 患者的 Cyfip1 的 mRNA 和蛋白质表达水平显著低于对照样品（$P=0.025$ 和 0.000），mRNA 和蛋白表达均与淋巴结转移呈负相关（$P=0.015$ 和 $P=0.007$）。因此，Cyfip1 可作为 ALL 诊断和预后的潜在生物标志物。

（三）治疗反应性标志物研究进展

含 WW 域的氧化还原酶（WWOX）基因在多种类型的人类实体癌症中的作用已被广泛研究。Luo L 等分析评估了 182 种不同类型的白血病患者和 5 种白血病细胞系的 WWOX 表达谱。结果发现与配对的对照相比，WWOX mRNA 和 WWOX 蛋白在白血病病例和细胞系中表达显著降低或检测不到，白血病病例的 WWOX 阳性率也低于正常对照组。值得注意的是，WWOX 水平在新诊断和复发的病例中，或在急变期的慢性粒细胞白血病中降低，但在缓解样品中升高。此外，WWOX 阴性病例在诱导缓解后表现出 WWOX 表达恢复。这些发现表明 WWOX 有可能成为白血病治疗有效的生物标志物。

原血细胞（hematogones，HGs）为正常增生的前体 B 细胞，常在化疗后的骨髓细胞形态学检查中发现。Wang Y 等根据欧洲 BIOMED-1 标准，通过流式细胞术最小残留病学技术检测 279 例连续 ALL 患者在巩固治疗后 HGs 水平。结果显示总 HGs 与年龄呈负相关，≤2 年和＞2 年之间存在显著差异。HGs 在低危患者中明显高于中高危患者（$P<0.01$），在血液学完全缓解和复发患者间也有显著性差异（$P<0.05$）。TEL-AML1 患者的总 HGs 和 Pro-B ＋未成熟 B HGs 显著高于 BCR-ABL 和 MLL-AF4 患者（$P<0.01$）。HGs＞1% 的 TNCs 的无事件生存期（EFS）显著延长（$P<0.01$），多变量分析表明 HG 与 EFS 延长独立相关。因此 HGs 再生是对治疗有更好反应的标志。

Hu W 等评估了 204 例复发性急性白血病（AL）患者的 D- 二聚体和 LDH 水平，包括新发 AL、完全缓解（CR）和复发性 AL 患者。在新发 AL 患者和复发 AL 患者中，D- 二聚体血浆水平显著增加（分别为 $P=0.005$ 和 $P=0.007$），而在 CR 患者中则没有。新发和复发 AL 患者 LDH 水平均显著高于 CR 患者，与细胞类型无关。血浆 PT、APTT 和纤维蛋白原水平在新发、复发和 CR 患者（除急性早幼粒细胞白血病患者外）之间无显著差异。与达到 CR 的患者相比，新发和复发 AL 的常规血液学指标（白细胞计数、血红蛋白、血小板计数）均有显著差异（$P=0.002$、$P<0.001$ 和 $P=0.001$）；（$P=0.009$、$P=0.003$ 和 $P<0.001$）。这些结果表明测定 D- 二聚体和 LDH 水平有助于预测 AL 化疗期间复发的可能性，但也应该结合常规血液学参数。

参 考 文 献

[1] Wang L, Wang D, Zheng G, et al. Clinical evaluation and therapeutic monitoring value of serum tumor markers in lung cancer. International Journal of Biological Markers, 2016, 31 (1): e80

[2] * Zeng Q, Liu M, Zhou N, et al. Serum human epididymis protein 4 (HE4) may be a better tumor marker in early lung cancer. Clinica Chimica Acta, 2016, 455: 102-106

[3] Lin J, Wang Y, Zou Y Q, et al. Differential miRNA expression in pleural effusions derived from extracellular vesicles of patients with lung cancer, pulmonary tuberculosis, or pneumonia. Tumor Biology, 2016: 1-11

[4] * Sun M, Song J, Zhou Z, et al. Comparison of Serum MicroRNA21 and Tumor Markers in Diagnosis of Early Non-Small Cell Lung Cancer. Disease Markers, 2016, 2016 (1): 3823121

[5] * Lu J, Wang Y, Yan M, et al. High serum haptoglobin level is associated with tumor progression and predicts poor prognosis in non-small cell lung cancer. Oncotarget, 2016, 7 (27): 41758-41766

[6] * Zhou H X, Yang M X, Wang Y, et al. Plasma LUNX mRNA, a non-invasive specific biomarker for diagnosis and prognostic prediction of non-small cell lung cancer. Am J Cancer Res, 2016, 6 (2): 452-458

[7] * Chen L, Zhang G, Sheng S, et al. Upregulation of soluble B7-H3 in NSCLC-derived malignant pleural effusion: A potential diagnostic biomarker correlated with NSCLC staging. Clinica Chimica Acta, 2016, 457: 81

[8] Luo J, Song J, Feng P, et al. Elevated serum apolipoprotein E is associated with metastasis and poor prognosis of non-small cell lung cancer. Tumor Biology, 2016, 37 (8): 1-7

[9] 李冬，权文强，李泽兵，等. 抗菌肽 hCAP18 在非小细胞肺癌患者血清中的表达及其临床应用价值. 中华

检验医学杂志，2016，39（8）：595-598

[10] *郭巧梅，乔理华，王琳，等. 循环肿瘤细胞检测对非小细胞肺癌的诊断价值. 中华检验医学杂志，2016，39（8）：589-594

[11] *乔理华，王琳，娄加陶. 循环肿瘤细胞在良恶性肺部孤立性结节鉴别诊断中的应用价值. 中华检验医学杂志，2016，39（12）：941-945

[12] *黄斐，虞倩，吴炯，等. 数字 PCR 检测非小细胞肺癌患者血浆 EGFR 基因 T790M 突变平台的建立. 中华检验医学杂志，2016，39（3）：170-175

[13] * Gong Z, Lu R, Xie S, et al. Overexpression of pro-gastrin releasing peptide promotes the cell proliferation and progression in small cell lung cancer. Biochemical & Biophysical Research Communications, 2016, 479 (2): 312-318

[14] * Chen S, Hong W, Na L, et al. LncRNA CCAT2, predicts poor prognosis and regulates growth and metastasis in small cell lung cancer. Biomedicine & Pharmacotherapy, 2016, 82: 583-588

[15] 徐伟红，姚怡婷，曹华，等. 血清 GP73、AFP-L3、AFP 及 AFU 检测在原发性肝癌诊断中的应用评价. 中华检验医学杂志，2016，39（4）：262-266

[16] 袁星星，姜菲菲，贾泳梅，等. 血清铁蛋白和甲胎蛋白及甲胎蛋白异质体 -L3 单项与联合检测对原发性肝癌辅助诊断的临床应用价值. 中华检验医学杂志，2016，39（8）：604-608

[17] Ji J, Wang H, Li Y, et al. Diagnostic Evaluation of Des-Gamma-Carboxy Prothrombin versus α-Fetoprotein for Hepatitis B Virus-Related Hepatocellular Carcinoma in China：A Large-Scale, Multicentre Study. Plos One, 2016, 11 (4): e0153227

[18] * Jing W, Gao S, Zhu M, et al. Potential diagnostic value of lncRNA SPRY4-IT1 in hepatocellular carcinoma. Oncology Reports, 2016, 36 (2): 1085

[19] Zhuang C, Jiang W, Huang D et al. Serum miR-21, miR-26a and miR-101 as potential biomarkers of hepatocellular carcinoma. Clin Res Hepatol Gastroenterol. 2016；40 (4): 386-396

[20] Zuo D, Chen L, Liu X, et al. Combination of miR-125b and miR-27a enhances sensitivity and specificity of AFP-based diagnosis of hepatocellular carcinoma. Tumor Biology, 2016, 37 (5): 6539-6549

[21] Shang S, Sun L, Li W, et al. Rapid diagnosis of hepatocellular carcinoma using a haptoglobin ELISA assay based on AAL-coated magnetic beads. Discovery Medicine, 2016, 22 (120): 97-104

[22] * Ma X L, Gao X H, Gong Z J, et al. Apolipoprotein A1: a novel serum biomarker for predicting the prognosis of hepatocellular carcinoma after curative resection. Oncotarget, 2016, 7 (43): 70654-70668

[23] Zhang X, Lu Y, Rong C, et al. Role of superoxide dismutase in hepatitis B virus-related hepatocellular carcinoma. J Res Med Sci, 2016, 21 (6): 94

[24] Wang H, Liu J, Hu X, et al. Prognostic and Therapeutic Values of Tumor Necrosis Factor-Alpha in Hepatocellular Carcinoma. Med Sci Monit, 2016, 22: 3694-3704

[25] * Li DQ, Ming Q, Nie X M, et al. Oxidored-nitro domain-containing protein 1 expression is associated with the progression of hepatocellular carcinoma. Oncology Letters, 2016, 11 (5): 3003-3008

[26] * Jing W, Luo P, Zhu M, et al. Prognostic and Diagnostic Significance of SDPR-Cavin-2 in Hepatocellular Carcinoma. Cell Physiol Biochem, 2016, 39 (3): 950-960

［27］* 景伟，罗萍，朱满，等. 血浆长链非编码 RNA GAS5 在肝细胞癌中表达水平及治疗的评估. 中华检验医学杂志，2016，39（8）：599-603

［28］* Zhou Y, Wang B, Wu J, et al. Association of preoperative EpCAM Circulating Tumor Cells and peripheral Treg cell levels with early recurrence of hepatocellular carcinoma following radical hepatic resection. Bmc Cancer, 2016, 16 (1): 1-9

［29］Li J, Li J, Bao Y, et al. Low Frequency of Peripheral Lymphocyte in Chronic Hepatitis B Patients Predicts Poor Progression to Hepatocellular Carcinoma. J Clin Lab Anal, 2016, 30 (3): 208-215

［30］* Xu W, Xu B, Yao Y, et al. Overexpression and biological function of IQGAP3 in human pancreatic cancer. Am J Transl Res, 2016, 8 (12): 5421-5432

［31］* Qian Y, Sang Y, Wang F X, et al. Prognostic significance of B7-H4 expression in matched primary pancreatic cancer and liver metastases. Oncotarget, 2016, 7 (44): 72242-72249

［32］* Hao M, Li W, Yi L, et al. Hybrid kappa\lambda antibody is a new serological marker to diagnose autoimmune pancreatitis and differentiate it from pancreatic cancer. Scientific Reports, 2016, 6: 27415

［33］* 韦莉，吴蕾，荆俊鹏，等. 胰腺癌患者血清中 NJ001 特异性抗原的表达及临床意义. 中华检验医学杂志，2016，39（4）：277-280

［34］* Zhou H, Wang F, Chen H, et al. Increased expression of long-noncoding RNA ZFAS1 is associated with epithelial-mesenchymal transition of gastric cancer. Aging, 2016, 8 (9): 2023-2038

［35］* Zhou L, Liang X, Zhang L, et al. MiR-27a-3p functions as an oncogene in gastric cancer by targeting BTG2. Oncotarget, 2016, 7 (32): 51943-51954

［36］* Wang Q, Li M, Zhang X, et al. Upregulation of CDK7 in gastric cancer cell promotes tumor cell proliferation and predicts poor prognosis. Exp Mol Pathol, 2016, 100 (3): 514-521

［37］Tong WW, Tong GH, Kong H, et al. The tumor promoting roles of HSP60 and HIF2α in gastric cancer cells. Tumour Biology, 2016, 37 (7): 1-6

［38］* Wang L, Chang Y, Xu J, et al. Predictive Significance of Serum Level of Vascular Endothelial Growth Factor in Gastric Cancer Patients. Biomed Res Int. 2016, 2016 (1): 8103019

［39］Jiang Y, Xu H, Jiang H, et al. Pretreatment neutrophil-lymphocyte count ratio may associate with gastric cancer presence. Cancer Biomarkers, 2016, 16 (4): 523-528

［40］* Zhen N, Yang Q, Zheng K, et al. MiroRNA-127-3p targets XRCC3 to enhance the chemosensitivity of esophageal cancer cells to a novel phenanthroline-dione derivative. Int J Biochem Cell Biol, 2016, 79: 158-167

［41］* Pan Z, Mao W, Bao Y, et al. The long noncoding RNA CASC9 regulates migration and invasion in esophageal cancer. Cancer Medicine, 2016, 5 (9): 2442-2447

［42］* Wang XP, Li XH, Zhang L, et al. High level of serum apolipoprotein A-I is a favorable prognostic factor for overall survival in esophageal squamous cell carcinoma. Bmc Cancer, 2016, 16 (1): 516

［43］* Yang Q, Wang R, Xiao W, et al. Cellular Retinoic Acid Binding Protein 2 Is Strikingly Downregulated in Human Esophageal Squamous Cell Carcinoma and Functions as a Tumor Suppressor. Plos One, 2016, 11 (2): e0148381

［44］* Wang R, Du L, Yang X, et al. Identification of long noncoding RNAs as potential novel diagnosis and prognosis biomarkers in colorectal cancer. J Cancer Res Clin Oncol, 2016, 142 (11): 2291-2301

［45］* Liu T, Zhang X, Gao S, et al. Exosomal long noncoding RNA CRNDE-h as a novel serum-based biomarker for diagnosis and prognosis of colorectal cancer. Oncotarget, 2016, 7 (51): 85551-85563

［46］* Liu T, Zhang X, Yang Y M, et al. Increased expression of the long noncoding RNA CRNDE-h indicates a poor prognosis in colorectal cancer, and is positively correlated with IRX5 mRNA expression. Oncotargets & Therapy, 2016, 9 (1): 1437-1448

［47］* Zheng G X, Qu A L, Yang Y M, et al. miR-422a is an independent prognostic factor and functions as a potential tumor suppressor in colorectal cancer. World J Gastroenterol, 2016, 22 (24): 5589-5597

［48］Wu Y, Chen Y, Li Q, et al. Upregulation of kallikrein related peptidase 5 is associated with the malignant behavior of colorectal cancer. Mol Med Rep, 2016, 14 (3): 2164-2170

［49］* Wang F, Ni H, Sun F, et al. Overexpression of lncRNA AFAP1-AS1 correlates with poor prognosis and promotes tumorigenesis in colorectal cancer. Biomed Pharmacother, 2016, 81: 152-159

［50］Li X, Wang S, Ren H J, et al. Molecular correlates and prognostic value of tmTNF-α expression in colorectal cancer of 5-Fluorouracil-Based Adjuvant Therapy. Cancer Biol Ther, 2016, 17 (6): 684-692

［51］* Zhang K, Luo Z, Zhang Y, et al. Circulating lncRNA H19 in plasma as a novel biomarker for breast cancer. Cancer Biomarkers, 2016, 17 (2): 187-194

［52］Zhang Y, Zhang K, Luo Z, et al. Circulating long non-coding HOX transcript antisense intergenic ribonucleic acid in plasma as a potential biomarker for diagnosis of breast cancer. Thoracic Cancer, 2016, 7 (6): 627-632

［53］* Fang C, Wang F B, Li Y, et al. Down-regulation of miR-199b-5p is correlated with poor prognosis for breast cancer patients. Biomedicine & Pharmacotherapy, 2016, 84: 1189-1193

［54］* Tang L, Wei D, Yan F. MicroRNA-145 functions as a tumor suppressor by targeting matrix metalloproteinase 11 and Rab GTPase family 27a in triple-negative breast cancer. Cancer Gene Therapy, 1903, 23 (8): 258-265

［55］Fu L, Li ZY, Zhu J, et al. Serum expression levels of microRNA-382-3p, -598-3p, -1246 and-184 in breast cancer patients. Oncology Letters, 2016, 12 (1): 269-274

［56］* Ma X, Dong W, Zhen S, et al. Functional roles of sialylation in breast cancer progression through miR-26a/26b targeting ST8SIA4. Cell Death & Disease, 2016, 7 (12): e2561

［57］Zhang P, Zong Y, Liu M, et al. Prediction of outcome in breast cancer patients using test parameters from complete blood count. Molecular & Clinical Oncology, 2016, 4 (6): 918-924

［58］* Li L, Wan J, Cai G, et al. Value of serum human epididymis secretory protein 4 as a marker for differential diagnosis of malignant and benign gynecological diseases of patients in southern China. Clinica Chimica Acta, 2016, 459: 170-176

［59］Chen Y, Chen Q, Liu Q, et al. Human epididymis protein 4 expression positively correlated with miR-21 and served as a prognostic indicator in ovarian cancer. Tumor Biology, 2016, 37 (6): 8359-8365

［60］Li S, Wu Z, Chen Y, et al. Diagnostic and prognostic value of tissue and circulating levels of Ephrin-A2 in prostate cancer. Tumour Biology, 2016, 37 (4): 5365-5374

［61］Wu ZQ, Zhang Y, Xie E, et al. High Uric Acid (UA) Negatively Affects Serum Tartrate-Resistant Acid Phosphatase 5b (TRACP 5b) Immunoassay. Plos One, 2016, 11 (1): e0147554

［62］* Duan W, Du L, Jiang X, et al. Identification of a serum circulating lncRNA panel for the diagnosis and recurrence prediction of bladder cancer. Oncotarget, 2016, 7 (48): 78850-78858

［63］* Xie X, Pan J, Wei L, et al. Gene expression profiling of microRNAs associated with UCA1 in bladder cancer cells. International Journal of Oncology, 2016, 48 (4): 1617-1627

［64］Chen Z, Wu L, Lin Q, et al. Evaluation of miR-182/miR-100 Ratio for Diagnosis and Survival Prediction in Bladder Cancer. Archives of Iranian Medicine, 2016, 19 (9): 645-651

［65］* Jiang X, Du L, Duan W, et al. Serum microRNA expression signatures as novel noninvasive biomarkers for prediction and prognosis of muscle-invasive bladder cancer. Oncotarget, 2016, 7 (24): 36733-36742

［66］* Zhang X, Zhang Y, Liu X, et al. Direct quantitative detection for cell-free miR-155 in urine: a potential role in diagnosis and prognosis for non-muscle invasive bladder cancer. Oncotarget, 2016, 7 (3): 3255-3266

［67］* Zhang X, Zhang Y, Liu X, et al. Nested quantitative PCR approach for urinary cell-free EZH2 mRNA and its potential clinical application in bladder cancer. International Journal of Cancer, 2016, 139 (8): 1830-1838

［68］Qiao Y, Zhu X, Li A, et al. Complete loss of STAG2 expression is an indicator of good prognosis in patients with bladder cancer. Tumour Biol,2016, 37 (8): 10279-10286

［69］Hu H, Zhao J, Zhang M. Expression of Annexin A2 and Its Correlation With Drug Resistance and Recurrence of Bladder Cancer. Technol Cancer Res Treat,2016,15 (6): NP61-NP68

［70］Xu XF, Lu RQ, Xiao R, et al. Rta-IgG as a biomarker for diagnosis and post treatment prognostic of nasopharyngeal carcinoma. Cancer Biomarkers, 2016, 16 (3): 467-476

［71］* Chen Z, Long L, Wang K, et al. Identification of nasopharyngeal carcinoma metastasis-related biomarkers by iTRAQ combined with 2D-LC-MS/MS. Oncotarget, 2016, 7 (23): 34022-34037

［72］* Tan G, Liu Q, Tang X, et al. Diagnostic values of serum cathepsin B and D in patients with nasopharyngeal carcinoma. Bmc Cancer, 2016, 16 (1): 241

［73］* Lin J, Huang Y, Zhang L, et al. Evaluation of serum granulysin as a potential biomarker for nasopharyngeal carcinoma ［J］. Clinica Chimica Acta, 2016, 454 (1): 72-76

［74］Chen Z, Li Y, Tong Y, et al. Stepwise discriminant function analysis for rapid identification of acute promyelocytic leukemia from acute myeloid leukemia with multiparameter flow cytometry. International Journal of Hematology, 2016, 103 (3): 306-315

［75］Li HF, Meng W T, Jia YQ, et al. Development-associated immunophenotypes reveal the heterogeneous and individualized early responses of adult B-acute lymphoblastic leukemia. Medicine, 2016, 95 (34): e4128

［76］* Song JX, Dian ZJ, Wen Y, et al. Assessment of the Number and Phenotype of Macrophages in the Human BMB Samples of CML. BioMed Research International, 2016, (2016-11-24）, 2016, 2016: 8086398

［77］Zhang X, Liu R, Huang B, et al. Programmed cell death 4 and BCR-ABL fusion gene expression are negatively correlated in chronic myeloid leukemia. Oncology Letters, 2016, 12 (4): 2976-2981

［78］* 吴遐, 郝磊, 薛冰, 等. NT5C2 在急性淋巴细胞白血病中表达水平的观察. 中华检验医学杂志, 2016, 39 (7): 501-505

［79］* Li M, Li G, Li Z, et al. CTNNA1 hypermethylation, a frequent event in acute myeloid leukemia, is independently associated with an adverse outcome. Oncotarget, 2016, 7 (21): 31454-31465

[80] Chen X, Qin L, Li P, et al. Cyfip1 is downregulated in acute lymphoblastic leukemia and may be a potential biomarker in acute lymphoblastic leukemia. Tumor Biology, 2016, 37 (7): 9285-9288

[81] Luo L, Chen Y, Cheng X, et al. Reduced expression of the WW domain-containing oxidoreductase in human hematopoietic malignancies. Oncology Letters, 2016, 11 (6): 4083-4088

[82] * Wang Y, Peng L, Dai Q, et al. Clinical value to quantitate hematogones in Chinese childhood acute lymphoblastic leukemia by flow cytometry analysis. International Journal of Laboratory Hematology, 2016, 38 (3): 246-255

[83] Hu WQ, Wang X, Yang R. Evaluation of D-dimer and lactate dehydrogenase plasma levels in patients with relapsed acute leukemia. Oncology Letters, 2016, 12 (1): 591-596

第七节 妊娠相关疾病

一、疾病概述

妊娠相关疾病是指妊娠期发生的，与妊娠相关的疾病。其严重威胁孕产妇健康，与围生儿的死亡率和发病率直接相关，妊娠终止后可缓解或消失。部分是妊娠期新发生的，也有部分是孕妇妊娠之前就已经存在，因妊娠期女性生理环境的改变致疾病加重的情况。最常见的有妊娠期高血压疾病、妊娠期糖尿病、妊娠期肝病、妊娠期甲状腺功能亢进症等。

（一）妊娠期高血压疾病

妊娠期高血压疾病（hypertensive disorders of pregnancy，HDP）是全球范围内严重威胁母婴健康的疾病，我国 HDP 的发生率为 5%～12%，而全球因 HDP 造成的孕产妇死亡数占孕产妇死亡总数的 10%～16%，是导致孕产妇死亡的第二大原因。"妊娠期高血压疾病诊治指南（2015）"修订版将 HDP 分为：妊娠期高血压（gestational hypertension）、子痫前期 - 子痫（preeclampsia-eclampsia）、妊娠合并慢性高血压、慢性高血压并发子痫前期（chronichypertension with superimposed preeclampsia）4 类。

1. 妊娠期高血压（gestational hypertension） 妊娠 20 周后首次出现高血压，收缩压≥140 mmHg（1 mmHg＝0.133 kPa）和（或）舒张压≥90 mmHg，于产后 12 周内恢复正常；尿蛋白检测阴性。收缩压≥160 mmHg 和（或）舒张压≥110 mmHg 为重度妊娠期高血压。

2. 子痫前期 - 子痫（preeclampsia-eclampsia）

（1）子痫前期（preeclampsia）：妊娠 20 周后出现收缩压≥140 mmHg 和（或）舒张压≥90 mmHg，且伴有下列任一项：尿蛋白≥0.3 g/24 h，或尿蛋白 / 肌酐比值≥0.3，或随机尿蛋白≥（＋）（无法进行尿蛋白定量时的检查方法）；无蛋白尿但伴有以下任何一种器官或系统受累：心、肺、肝、肾等重要器官，或血液系统、消化系统、神经系统的异常改变，胎盘 - 胎儿受到累及等。血压和（或）尿蛋白水平持续升高，发生母体器官功能受损或胎盘 - 胎儿并发症是子痫前期病情向重度发展的表现。子痫前期孕妇出现下述任一表现可诊断为重度子痫前期（severe preeclampsia）。①血压持续升高，收缩压≥160 mmHg 和（或）舒张压≥110 mmHg；②持续性头痛、视觉障碍或其他中枢神经系统异常表现；③持续性上腹部疼痛及肝包膜下血肿或肝破裂表现；④肝酶异常，血丙氨酸转氨酶（ALT）或天冬氨酸转氨酶（AST）水平升高；⑤肾功能受损，尿蛋白＞2.0 g/24 h；少尿（24 h 尿量＜400 ml、或每小时尿量＜17 ml）或血肌酐＞106 µmol/L；⑥低蛋白血症伴腹水、胸腔积液或心包积液；⑦血液系统异常，血小板计数呈持续性下降并低于 100×10⁹/L，微血管内溶血［表现有贫血、黄疸或血乳酸脱氢酶（LDH）水平升高］；⑧心力衰竭；⑨肺水肿；⑩胎儿生长受限或羊水过少、胎死宫内、胎盘早剥等。

（2）子痫（eclamgsia）：子痫前期基础上发生不能用其他原因解释的抽搐。

3. 妊娠合并慢性高血压　既往存在的高血压或在妊娠 20 周前发现收缩压≥140 mmHg 和（或）舒张压≥90 mmHg，妊娠期无明显加重；或妊娠 20 周后首次诊断高血压并持续到产后 12 周以后。

4. 慢性高血压并发子痫前期（chronic hypertension with superimposed preeclampsia）　慢性高血压孕妇，孕 20 周前无蛋白尿，孕 20 周后出现尿蛋白≥0.3 g/24 h 或随机尿蛋白≥（＋）；或孕 20 周前有蛋白尿，孕 20 周后尿蛋白定量明显增加；或出现血压进一步升高等上述重度子痫前期的任何一项表现。

HDP 还可出现一种严重的并发症 HELLP 综合征（hemolysis, elevated liver enzymes and low platelets syndrome），以溶血、肝酶水平升高及低血小板计数为特点，可以是妊娠期高血压疾病的严重并发症，也可以发生在无血压升高或血压升高不明显、或者没有蛋白尿的情况下，可以发生在子痫前期临床症状出现之前。国内 HELLP 综合征在妊娠期高血压中的发生概率为 2.77%。HELLP 综合征临床表现往往呈现非典型，临床多样化、病情发展快，疾病早期易被临床漏诊或误诊，临床如漏诊误诊对母婴的预后产生严重影响，孕产妇病死率为 0～24%。

HELLP 综合征确诊主要依靠实验室检查，诊断标准如下。

（1）血管内溶血　外周血涂片见破碎红细胞、球形红细胞；胆红素≥20.5 µmol/L（1.2 mg/dl）；血红蛋白轻度下降；LDH 水平升高。

（2）肝酶水平升高　ALT≥40 U/L 或 AST≥70 U/L。

（3）血小板计数减少　血小板计数＜100×10⁹/L。

（二）妊娠期高血压疾病的危险因素及研究进展

HDP 的病因尚未明确，主要学说认为因胎盘缺血缺氧刺激胎盘释放一系列炎性因子，表皮生长因子、白血病抑制因子、血管细胞黏附分子 -1、妊娠相关血浆蛋白 -A、可溶性细胞分化抗原 40L、肿瘤坏死因子 -α 等，炎性因子进入母体血液循环后可引起氧化应激和血管内皮细胞受损，进一步引起后续的一系列生化指标改变、临床症状及妊娠结局。另外，脂质代谢异常也可能是激活内皮细胞的因素之一。

目前 HDP 主要依赖于临床表现以及实验室指标来进行联合诊断，然而这些诊断方法并不能提供早期的预测功能，大量临床工作者希望通过分子生物学方法找到可以对该疾病进行早期预测、诊断的指标，以达到早期干预的目的。但迄今为止，国内外大部分研究都集中于子痫前期及子痫，其他类型的 HDP 涉及不多。

现有理论认为血管生成因子是 HDP 的一个促使因素，然而一些有关于这些因子在妊娠 20 周前是否可以用于预测子痫前期的研究却未能得到阳性结果。有研究发现可溶性血管内皮生长因子受

体 -1（sFlt-1）与胎盘生长因子（PlGF）比值（sFlt-1/PlGF）在疑似子痫前期的孕妇中具有一定的诊断价值，并统计出 sFlt-1/PlGF≤38 的孕妇 1 周内不会发生子痫前期的阴性预测值是 99.3%（灵敏度 80.0%，特异度 78.3%），而 sFlt-1/PlGF＞38 的孕妇 4 周内发生子痫前期的阳性预测值是 36.7%（灵敏度 66.2%，特异度 83.1%），可应用于临床。若 sFlt-1/PlGF 联合子宫动脉搏动指数则更可将敏感性特异性提高。

另有一些学者从病因和发病机制方面进行研究，发现 β- 人绒毛膜促性腺激素（β-HCG）、胎盘特异蛋白 -1（PLAC-1）、妊娠相关蛋白 A（PAPP-A）、抑制素 A（INHA）、脂联素、瘦素、肿瘤坏死因子 -α 等都有作为早期 HDP 的预测指标的可能，然而这些研究涉及的病例数较少，存在一定的局限性（表 3-7-1）。还有研究发现血清 PAPP-A、甲胎蛋白（AFP）及游离雌三醇（uE3）联合检测预测子痫前期的灵敏度和特异度分别为 73.6%、70.6%；孕 13～16 周联合应用外周血抑制素 A、激活素 A 及子宫动脉搏动指数（UAPI）预测 PE 的特异度和灵敏度分别是 87% 和 86%。其他还有一些研究发现与 HDP 的病情程度和母婴预后有关的指标，例如脂肪细胞因子 Chemerin 和 D－二聚体。

表 3-7-1　妊娠早期子痫前期血清标志物概况

指标名称	PE 时变化	检测方法	灵敏度 %	特异度 %	费用	应用前景
PP13	降低	Western	39～54	85～91	中等	一般
PPAP-A	降低	Western	85.3	81.2	中等	好
MPV	升高	血常规	75	70	低	好
cffDNA	升高	Western	20.5～70.5	38.5～100	高	低
HbF	升高	Western	69	89	中等	一般
sFLt/FlGP	升高	Western	68.7	94	中等	好
NGAL	升高	Western	33.3～70.3	93.5～100	中等	一般
hCG-n	降低	同位素	52～61	36～99	低	一般
Glu298Asp	GT 高	基因多态性			高	低
UTS2S89N	SN 高	基因多态性			高	低

HELLP 综合征尚无较好的预测方法，临床检验指标都是疾病发生后出现的改变。有研究报道可用 D- 二聚体对 HELLP 综合征的疾病发生前兆进行判断。

（三）妊娠期糖尿病

妊娠期糖尿病（gestational diabetes mellitus，GDM）是育龄女性在孕前糖代谢正常或存在潜在的糖耐量异常，直至孕期才出现的一种代谢性疾病。由于许多育龄女性在孕前并未进行糖尿病的筛查，因此，在临床工作中，部分妊娠期糖尿病与孕前发生的糖尿病在孕期进行区分存在一定困难，需产后 2 个月再次进行糖尿病相关检查，进一步明确诊断并再分类。据报道，约 17.5% 的孕妇患有糖尿病，其中 GDM 占 90% 左右。肥胖和高龄是 GDM 与 2 型糖尿病（type 2 diabetes mellitus，T2DM）的易患因素，近年来，GDM 发病率不断上升，关于 GDM 的研究也在不断深入。

目前我国许多产科学者与医疗机构推荐使用"一步法"来筛查 GDM，即在妊娠 24～28 周进行

75 g 口服糖耐量试验（OGTT）检查，诊断界值如下：空腹、1 h、2 h 血糖值分别为 5.1mmol/L、10.0mmol/L、8.5mmol/L，任何一项血糖值达到或超过上述界值，则诊断为 GDM。为进一步区分出孕前糖尿病和 GDM，通常建议在孕早期第一次产前检查时检测空腹血糖情况，如果空腹血糖（FPG）≥7.0 mmol/L、糖化血红蛋白 A1c（GHbA1c）≥6.5%，或随机血糖≥11.1 mmol/L，可判断孕妇孕前就患有糖尿病，此时患者可有或没有糖尿病的典型症状。美国糖尿病协会（American Diabetes Association，ADA）认为糖化血红蛋白也能用于 GDM 的早期筛查，但其灵敏度不如 OGTT 试验，即使早期筛查结果为阴性，妊娠 24～28 周的 GDM 筛查仍然有必要进行，因为早期正常但中后期发展为 GDM 的孕妇占较大比例。

GDM 的危险因素包括种族和母体因素，如年龄较大、胎次多、超重或肥胖、本次妊娠中体重增加过多、身材矮小、多囊卵巢综合征（PCOS）、一级亲属有糖尿病、既往有不良妊娠结局（流产、胎儿丢失）史、既往分娩过巨大儿和（或）本次妊娠中胎儿巨大、既往妊娠有 GDM 史、先兆子痫、多胎等。临床上，具有 1 个或多个上述危险因素的妊娠女性约超过半数，故建议对所有妊娠女性进行 GDM 筛查。

高血糖与不良妊娠结局研究发现，随着母亲孕期血糖水平的升高，其分娩巨大儿、首次剖宫产分娩、需要治疗的新生儿低血糖、婴儿高胰岛素水平的风险也随之升高。Freinkel 假设，来自母体的代谢异常会改变胎儿新生细胞的表型表现，最终对后代产生近期和远期的影响。暴露于异常代谢环境的时间不同，后果也会不同：孕期前 3 个月的早期暴露会导致宫内生长受限和器官畸形，Freinkel 称其为"能量介导的畸形生长（fuel-mediated teratogenesis）"；中间 3 个月是大脑发育和分化的重要时期，异常暴露会导致行为、智力或心理损害；后 3 个月会导致胎儿脂肪和肌肉细胞的异常增殖，同时伴随着胎儿胰岛 B 细胞和神经内分泌细胞增生，这些变化可能是后代未来发生肥胖、高血压和 2 型糖尿病的原因之一。

GDM 筛查时间一般在孕 24～28 周（孕中期），发现 GDM 后对其在分娩前进行干预的时间相对较短，可能存在的高血糖状态或已对孕妇及胎儿产生不良影响，因此，对 GDM 高危人群应在孕早期进行空腹血糖的检测，可酌情提前进行 GDM 筛查，并进行早期干预。

近年来在 GDM 早期预测方面的研究取得了重要进展，认为具有遗传易患因素的育龄女性应作为 GDM 的高危人群重点关注，多种炎性因子可能成为 GDM 早期预测的重要指标，而孕早期空腹血糖和血脂等作为普遍开展的检验项目对于 GDM 的早期防治也具有重要意义。

研究发现 GDM 与 2 型糖尿病有相似的发病机制和遗传基础，两者的发生均与肥胖、胰岛素抵抗和（或）胰岛 B 细胞功能缺陷有关。将 T2DM 的易感基因作为 GDM 基因研究的候选基因，发现转录因子 7 类似物 2 基因、周期蛋白依赖性激酶 5 调节亚基相关蛋白 1 类似物 1 基因、血细胞表达同源盒基因、胰岛素样生长因子 2 结合蛋白 2 基因、细胞周期依赖性激酶抑制基因、锌转运蛋白 8 基因（SLC30A8）、尾加压素 II 基因（urotensin II receptor，UTS2）、Kruppel 样因子 14 基因、钾离子通道基因 KCNQ1 等与 GDM 的易患性相关。

Hotamisligi 认为肥胖、胰岛素抵抗和 T2DM 与慢性炎症之间存在密切关系，推测炎症可能是促进胰岛素抵抗和代谢紊乱的重要因素之一。有研究发现，孕早期增加的白细胞计数和中性粒细胞 / 淋巴细胞比值（neutrophil/lymphocyte ratio，NLR）是 GDM 发生的独立危险因素，但两者是否能预测 GDM 还有待更多研究。其他如瘦素、TNF-α 等可能在早期预测 GDM。

另外也有研究发现孕早期糖化血红蛋白（glycosylated hemoglobin，HbAlc）、促代谢因子Betatrophin 和视黄醇结合蛋白 4（retinol binding protein 4，RBP4）、血清铁蛋白等指标与 GDM 的发生风险相关，但还有待更多临床资料的进一步验证。另外，王扬还发现 HbAlc 水平对 GDM 孕妇的生产结局具有较好的预测作用，认为可将 HbAlc 水平作为孕妇血糖控制情况的重要监测指标。

（四）妊娠期肝病

肝疾病与妊娠临床上表现为相互影响的重要关系。妊娠相关性肝病是妊娠期肝损伤的最常见原因，并且对母亲和胎儿的生存构成严重威胁。妊娠期肝病包括 3 类：①妊娠期特发性肝疾病；②妊娠期发生的肝疾病；③妊娠合并慢性肝疾病。

1. 妊娠期特发性肝疾病

（1）妊娠剧吐（hyperemesis gravidarum，HG）：HG 的发生率占所有孕妇的 0.1%～2.0%，表现为流涎、吐痰、恶心、呕吐，并可导致脱水、酮症及体质量下降。最早可以出现在妊娠 4 周，典型病例到 18 周消失。危险因素包括 BMI 增加、精神疾病、葡萄胎、预先存在的糖尿病、多胎妊娠和既往HG 病史。其病理生理学似乎有一个复杂的代谢背景，激素如绒毛膜促性腺激素、泌乳素和雌二醇均牵涉其中。

（2）妊娠期肝内胆汁淤积（intrahepatic cholestasis of pregnancy，ICP）：ICP 通常发生在妊娠最后3 个月，并在产后迅速痊愈。其特点为与血清胆汁酸和转氨酶升高相关的严重皮肤瘙痒，这些症状和异常生化指标在产后迅速消失，但可能在再次妊娠和使用激素避孕时复发。在 ICP 的发病机制中至少发现 4 个微管转运遗传缺陷。遗传变异可能涉及位于杂合或纯合突变基因的不同位置。重度 ICP（出现血清胆汁酸＞40 μmol/L）与不良妊娠结局相关。

（3）子痫和先兆子痫：先兆子痫发生在妊娠 20 周后和（或）分娩后 24～48 h 内，对 5%～10% 孕妇造成影响，可累及肾、肝、中枢神经和血液系统。

（4）溶血、肝酶升高、血小板减少（haemdysis，elevated liver enzymes，and low platelets，HELLP）综合征：HELLP 综合征与内皮细胞损伤、微血管病血小板活化和消耗相关。其在先兆子痫的发生率为 4%～20%。一旦出现 HELLP 综合征，唯一明确的治疗方法是娩出胎儿。

（5）妊娠急性脂肪肝（acute fatty liver of pregnancy，AFLP）：AFLP 是妊娠期肝细胞小泡性脂肪浸润和肝衰竭的常见原因，是晚期妊娠并发症，常发生在孕 28～40 周。这种疾病非常罕见，发生率为1∶7000～1∶16 000，但却是临床和产科急症。危险因素包括初产妇、先兆子痫、多胎妊娠、男性胎儿妊娠和低 BMI。其病因未明，可能与线粒体内脂肪酸的 β- 氧化缺陷（酶促突变）有关。AFLP 最初临床表现包括头痛、乏力、恶心和呕吐。临床表现各异，从腹痛、黄疸、先兆子痫的症状（50%）、低血糖、肝性脑病、到凝血障碍（DIC）等。实验室生化结果包括转氨酶水平升高（从轻度升高至1000 U/L，通常 300～500 U/L）、胆红素升高＞85.5 μmol/L（＞ 5 mg/dl）、白细胞增多、贫血、血小板减少症和低蛋白血症、血清尿酸升高、肾功能受损、代谢性酸中毒、高血氨症、胰腺炎。

2. 妊娠期发生的肝疾病

（1）急性病毒性肝炎：急性 HBV 感染与死亡率增加或先天性畸形无相关性，尽管它在妊娠的第一周可以引起自发性流产。但是研究发现，妊娠可能是急性 HBV 感染后转化成慢性肝炎的一个危险因素。妊娠期急性 HBV 感染，更容易发生母婴垂直传播。孕期急性戊型肝炎病毒（HEV）感染发展为暴发性肝炎的风险较高（25% 死亡率）。

（2）胆石病：妊娠期胆结石很常见，患病率介于 2.5%～11%。胆石病的发病风险包括肥胖、高密度脂蛋白胆固醇减少和代谢综合征。另外，低磷脂相关胆石症可能与 ABCB4 基因的遗传缺陷相关，伴随微胆管多药耐药蛋白 3 缺失和（或）蛋白质功能的缺失。

（3）肝血管疾病：罕见。

3. 妊娠合并慢性肝病　妊娠合并慢性乙型肝炎、丙型肝炎、自身免疫性肝病等。

对于妊娠期肝病的辅助诊断依靠血清生化指标和凝血酶原时间，未有其他研究报道。

（五）妊娠期甲状腺功能亢进症

甲状腺功能亢进症即甲状腺毒症（hyperthyroidism 或 thyrotoxicosis）是指由于血清游离四碘甲状腺原氨酸（FT4）和（或）游离三碘甲状腺原氨酸（FT3）浓度增高，引起机体兴奋性增高和代谢亢进为主要表现的一组临床综合征。由于甲状腺功能亢进症好发于育龄女性，妊娠期甲状腺功能亢进症是产科经常面临的问题。国内妊娠期甲状腺功能亢进症的发病率为 0.1%～0.2%，其最常见的原因是妊娠期一过性甲状腺功能亢进症综合征（gestational transient hyperthyroidism，GTH），其发病率为 1%～3%。而弥漫性毒性甲状腺肿（Graves 病，GD）则是自身免疫所致甲亢最常见的原因，妊娠期妇女的发病率为 0.1%～1.0%。

妊娠期甲状腺功能亢进症若处理不当，妊娠妇女发生产科并发症的危险性显著增加，对母儿可产生严重不良影响。对于患者本身，可发生如反复流产、早产、妊娠期高血压疾病或子痫前期、胎盘早剥、心力衰竭和甲状腺危象等，其中最严重的并发症为心力衰竭和甲状腺危象。对于胎儿或新生儿也可造成不同程度的损害，如可能发生胎儿生长受限（FGR）、低体重儿、死产、甲状腺功能亢进症或甲状腺功能减退症，以及先天畸形等。故早期、规范、合理的诊断和治疗至关重要。

妊娠期 GTH 是指在妊娠早期出现的短暂性的甲状腺功能亢进，主要是由于妊娠时 HCG 升高所致，本病的发生可能与妊娠剧吐有关。常表现为血清 FT4 或 TT4 升高、TSH 降低或无法检出，甲状腺自身抗体阴性，既往无甲亢病史，临床无甲状腺肿大、眼病等，常提示妊娠期 GTH 的诊断。一般来讲，GTH 属于生理性，多在妊娠早期发生，至妊娠中期逐渐恢复正常，通常采取对症治疗，不建议用抗甲状腺药物治疗。

妊娠期 Graves 病：如果妊娠期间出现体重不随妊娠月数而相应增加、四肢近端肌肉消瘦、休息时心率在 100 次/min 以上应疑及甲状腺功能亢进症；如血清 TSH＜0.1 mU/L，FT3、FT4 升高，可诊断为甲状腺功能亢进症。如同时伴有浸润性突眼（为 GD 重要而较特异的体征之一）、弥漫性甲状腺肿伴局部血管杂音和震颤、血清促甲状腺素受体抗体（TRAb，灵敏度 95%，特异度 99%）或（和）甲状腺刺激抗体（TSAb）阳性，可诊断为 Graves 病。

确诊妊娠期甲状腺功能亢进症是否为 GD，应进行 TRAb 测定，尤其当妊娠期甲状腺功能亢进症的病因不明时。但要注意有约 5% 新诊断的 GD 患者可出现 TRAb 阴性。由于 TRAb 可通过胎盘刺激胎儿甲状腺，且其活性在妊娠期间持续存在，故 TRAb 转阴对改善母婴预后尤为重要。因此，对妊娠期新诊断 GD 或既往有 GD 病史的患者，应在妊娠 22～26 周时检测 TRAb。若在妊娠初期检测出 TRAb 升高，还需在妊娠 22～26 周复查，一旦发现仍有高水平 TRAb，应密切监测胎儿情况，并在生后 3～4 d 和 7～10 d 时筛查新生儿甲状腺功能亢进症。

妊娠期甲状腺功能亢进症患者在妊娠早期就可检测到 FT3、FT4、TRAb 水平升高、TSH 水平下降，应早筛查早期诊断，按照产妇甲状腺功能实施早期、规范的甲状腺功能亢进症控制治疗可有效降低妊娠不良结局发生风险，改善母婴结局。

二、卵巢储备能力检测抗苗勒管激素

卵巢储备即卵巢皮质区卵泡生长、发育、形成可受精卵母细胞的能力，包括卵巢内存留的卵泡数量及质量两方面，代表卵巢产生配子及甾体激素的能力，是生育潜能的体现，也是女性保持身心健康的重要因素。卵巢储备能力在很大程度上反映了女性的生育潜能，也影响到女性的绝经年龄。因此，评估女性的卵巢储备功能，有利于女性制定理想的家庭及工作计划。虽然年龄是反映卵巢储备能力的重要因素，随年龄增长，女性卵泡数量及质量均下降，但由于个体化差异，不同女性生育力下降的速度也难以估计，因此，需要能准确而便捷的监测卵巢储备功能的指标。与其他激素比较，抗苗勒管激素（anti-mullerian hormone，AMH）有不受下丘脑 - 垂体 - 卵巢轴影响的优点，更能稳定反映卵巢的功能状态，对生殖寿命和绝经年龄均有重要的预测价值。除此之外，AMH 还有助于诊断卵巢相关内分泌疾病、预测辅助生殖中促排卵反应性，手术及放化疗预后评价及相关肿瘤的复发监测等，在临床中应用趋于普遍，现就 AMH 与卵巢功能的关系做一综述。

1. AMH 与生殖系统发育关系

（1）AMH 及其来源：AMH 称作苗勒管抑制物质（mullerian inhibiting substance，MIS），是转化生长因子 -β（transforming growth factor-β，TGF-β）超家族成员之一，是由二硫键连接而成的二聚糖蛋白，相对分子量为 140KDa，其基因位于 19 号染色体短臂，大小 2.4～2.8kb，有 5 个外显子，C 端为活性作用端。AMH 由卵巢中生长卵泡的颗粒细胞分泌，具有调节细胞发育及分化，使男性胚胎苗勒管退化的功能。在胚胎期 AMH 与性分化及男性性腺发育有关，由睾丸未成熟支持细胞分泌，其生理功能是使雄性胚胎苗勒管退化，从而参与睾丸的分化和发育在女性，如果缺乏睾丸决定基因，性腺原基具有分化为卵巢的固有特征，苗勒管由于没有 AMH 的抑制作用而得以继续发育，形成子宫、输卵管和阴道的上部。妊娠 36 周的女性胎儿至绝经期的卵巢颗粒细胞分泌的 AMH 是目前发现的唯一抑制始基卵泡的生长因子，同卵泡发育、窦卵泡数量、卵巢的储备都有很强的相关性。

（2）AMH 与卵泡的生长发育：人类卵巢中卵泡的发育始于胚胎时期，至新生儿出生时卵泡总数下降至 100 万～200 万个，经历整个儿童期至青春期，卵泡下降至 30 万～50 万个。这是因为卵泡自胚胎形成后即进入自主发育和闭锁的轨道，此过程不依赖促性腺激素，其机制尚不清楚。但是卵泡自主发育进一步推进至发育成熟的过程需要促性腺激素的刺激。在生育期，只有 400～500 个卵泡发育成熟并排卵，其间经过了始基卵泡 - 窦前卵泡 - 窦状卵泡 - 排卵前卵泡如此的过程。研究发现，妊娠36周的女性胎儿至绝经期妇女的血清中均可检测到AMH，其始基卵泡中无表达，在窦前卵泡和小窦卵泡（直径≤4mm）的颗粒细胞中高表达，在4～8mm卵泡中表达量逐渐下降，而在8mm以上的窦卵泡中，AMH表达消失，在闭锁卵泡中亦无表达。这种表达说明AMH在原始卵泡的募集和优势卵泡的选择上起着一定的作用。

2. AMH 水平的影响因素

（1）年龄：在幼儿期，AMH水平随年龄增加而迅速上升，出生后10年AMH分泌持续增加；青春期AMH达到一生中的分泌高峰，之后随着年龄增长分泌逐渐下降，随着年龄的增加，卵巢功能逐渐衰退，AMH值也随之下降，在绝经期后基本检测不到。

（2）月经周期：育龄健康女性血清中的AMH水平在整个月经周期中具有相对的稳定性。研究表明，在12个年龄18～24岁的健康妇女的一个月经周期中，每隔一天抽取血样检测血清中的FSH、LH、E2、孕酮、抑制素B和AMH水平，并通过纵向研究发现，AMH的血清水平是最稳定的，波动于（3.8±1.2）ng/ml。这与其他的监测卵巢功能内分泌指标（FSH，LH，E2，抑制素B）有着显著的不同，从而使其检测卵巢能力时更有优势。另一项针对AMH在月经周期波动的研究表明，AMH水平在黄体期检测值较卵泡期略低（平均降低7.59%，0.32 ng/ml）。

（3）激素类避孕药：临床上常常会遇到已用或正使用避孕药的患者。2014年有研究对比了各种给药途径（包括口服、经皮肤、经阴道应用）的组合避孕药对AMH的影响作用，用药5周，AMH血清水平下降不明显，继续用药达到9周后，AMH血清水平下降具有统计学意义。另一项大样本回顾性研究对比发现使用避孕药的女性较月经正常的女性及从未使用避孕药的女性AMH值分别减低11%、9%，研究认为短期内AMH下降幅度达到统计学意义并不意味着用药期间卵巢储备功能下降，而可能是避孕药使用期间，对下丘脑 - 垂体 - 卵巢轴的降调作用间接影响到卵泡簇的发育情况。

（4）垂体降调节及促排卵：在IVF周期中使用促性腺激素释放激素激动药（GnRHa）进行垂体降调节已经成为长方案预处理中的常规，在降调节到取卵的过程中，人们对AMH的变化越来越关注。有研究表明，在使用长效或短效GnRHa降调节后第14天，基础血清AMH呈现上升趋势。也有研究表明，GnRHa降调节使基础AMH值低的上升，高的下降，呈现归中的趋势，提示适量的卵泡进入卵泡池，从而获得适量的卵子数。

启动促排卵进程后的研究发现，在使用FSH/LH联合进行卵巢刺激过程中AMH水平有显著的变化。随着卵泡对外源性促性腺激素（gonadotropin，Gn）的应答逐渐增大，AMH水平逐渐下降，取卵日降至最低，此后逐渐回升。在此期间，随着小卵泡如窦前卵泡、小窦状卵泡逐渐生长至FSH依赖阶段的优势卵泡时，颗粒细胞表达的AMH降低至消失，取卵后，优势卵泡对其他卵泡的抑制作用消失，新生的小卵泡开始生长并分泌AMH，使得血清中AMH水平逐渐回升。AMH可能受到中枢性腺轴间接的调控，独立于性腺轴之外则不大可能。

（5）其他因素：卵巢损伤，如卵巢手术化疗等，均会使得卵巢功能受损，在治疗PCOS而行的腹腔镜卵巢打孔手术时可对卵巢局部分泌AMH的颗粒细胞造成损伤，使得分泌AMH的颗粒细胞数目减少，导致AMH水平在手术后出现下降。

3. AMH 的临床应用

（1）AMH 在预测卵巢功能中的应用：在女性卵泡发育过程中，原始卵泡池中的卵泡分批进入募集周期，持续处于周期性的卵泡生长发育及闭锁的动态变化当中，直至原始卵泡耗尽为止。尽管直接测量原始卵泡库存的大小在临床上不可行，但生长卵泡数目可以间接反映原始卵泡库存的大小。而 AMH 正是由非选择性的生长卵泡所分泌，所以，AMH 可以相对真实地反映原始卵泡库存量。相比于其他检测指标，AMH 可以更加准确的为那些月经正常而生育能力下降的妇女做出卵巢储备降低的诊断。作为最新的国际标准，2015 年 ESHRE 起草的"原发性卵巢功能不全（POI）处理指南"降低了 FSH 的诊断阈值（25U/L 代替 40U/L），让早期阶段的患者得到充分的重视和必要的干预，但是，隐匿期患者的诊断识别依然是难点。而 AMH 检测则是一个很好的补充，帮助更好识别诊断 POI 患者。

导致卵巢功能减退的因素除了年龄增长还有很多，如手术、放、化疗等，均可能损伤性腺导致卵巢功能减退，进而引起不孕和过早绝经。一般而言，血清 AMH 水平在化疗期间降低，部分患者可在化疗后 3～6 个月恢复值得注意的是，以烷化药为基础的化疗对卵巢功能具有较大的破坏性，接受该类化疗的患者 AMH 水平在治疗后甚至出现不可逆的下降，而未使用烷化药的患者化疗后 AMH 水平恢复至接近治疗前水平的可能性较大。此检测也适用于青春期前的患者，其血清 AMH 水平在化疗过程中下降，恢复情况同样与化疗药物的毒性程度相关，而其他生殖内分泌激素则无此特点。因此，检测 AMH 有利于指导选择合适的治疗方案以及是否采取必要的生育力保存措施。

（2）AMH 在辅助生殖中的应用：随着 ART 的日益成熟体外受精 - 胚胎移植（IVF-ET）现已被广泛用于治疗不孕症，由于不同原因的不孕患者其卵巢储备功能不同，正确评价卵巢储备力及卵巢对超促排卵的反应性，将有助于指导临床医师制定合理的治疗方案。在 ART 中，卵巢储备功能下降意味着获卵数的下降及可供移植的胚胎数减少而影响妊娠率，因此，尽早的正确评价卵巢储备的下降以估计预后是很重要的。国内有研究显示，AMH＜1.19ng/ml 预测辅助生殖促排卵低反应（获卵数≤3 个）的灵敏度为 89.8%，特异度为 71.2%。AMH≥4.17ng/ml 市预测辅助生殖促排卵高反应（获卵数＞20 个）的灵敏度为 79.4%，特异度为 61.6%。血清 AMH 水平也可预测发生卵巢过度刺激综合征（ovarian hyperstimulation syndrome，OHSS）的风险，在辅助生殖中可以根据 AMH 评估卵巢反应性来设计个体化治疗方案，调整促性腺激素用量，以尽可能减少周期取消和 OHSS 的发生。

（3）AMH 与多囊卵巢综合征（PCOS）：多囊卵巢综合征（PCOS）是女性最常见的生殖障碍性疾病，通常 PCOS 患者伴有各种代谢异常，如肥胖、胰岛素抵抗和代谢综合征等。PCOS 妇女大多以卵泡发育停止、血清 AMH 水平升高、LH 升高或正常 FSH 正常或偏低和雄激素过多症、血清 E2 水平降低为特征。部分 PCOS 患者血清 AMH 的增加不仅仅是因为生长卵泡的数目增多，还包括每个卵泡产生的 AMH 增加。而增加的 AMH 又通过影响颗粒细胞 FSH 受体的表达，降低卵泡对 FSH 的敏感性导致优势卵泡选择受阻，形成卵泡发育障碍的恶性循环，因此，AMH 还可以用于提示 PCOS 的严重程度以及病情控制情况。此外，还有研究显示，除了常见的 PCOS 患者，临床还有一部分特殊的患者同时符合 PCOS（鹿特丹标准）及卵巢功能低下（DOR，基础 FSH＞10U/L 且＜40U/L，或 FSH/LH＞3，或基础 E2＞80pg/ml，或 bAFC≤4）的表征，这部分 PCOS 合并 DOR 患者的内分泌特征既不同于单纯 PCOS 患者，也不完全同于单纯 DOR 患者，是一个特殊的妇科内分泌异常的群体，对这个群体的诊治，以及这个群体对促排卵药物的反应性是否也和单纯 PCOS 患者及单纯 DOR 患者存在差别，尚需进一步临床验证。

（4）AMH 与功能性下丘脑闭经（FHA）：FHA 患者的血清 AMH 水平正常或轻度增加，相反抑制素 B（INHB）减少，提示在这些患者中小窦卵泡并没有发生改变，而是卵巢对 FSH 缺少反应。在较为严重的 FHA 患者中，血清 AMH 水平非常低，可以和 INHB 和 FSH 水平一起预测神经性厌食患者体重增加后，卵巢功能恢复的情况。血清 AMH 水平在 PCOS 患者中显著增加，在卵巢早衰（POF）患者中几乎测不出，而 FHA 患者血清 AMH 水平基本正常，因此检测血清 AMH 水平可能有助于鉴别继发性闭经的原因。

（5）AMH 与卵巢颗粒细胞肿瘤（GCT）：卵巢颗粒细胞瘤（GCT）占卵巢肿瘤的 3%～5%，分泌雌激素是其主要特点，但女性体内雌激素易受干扰，且存在周期性波动，缺乏特异性，而 AMH 仅由颗粒细胞表达的这种特异性，使其可能成为卵巢 GCT 的标志物。从已发表的 AMH 作为 GCT 的标记相关研究中，我们可以得出如下的结论　① 76%～93% 的 GCT 患者 AMH 水平都是升高的；②在手术后若干天，AMH 水平就可以恢复正常；③血清 AMH 的持续不降暗示了可能的残余病灶；④当双侧卵巢均被移除后血清中不能监测出 AMH 水平，这时即使 AMH 水平很低也可能预示有残余病灶；⑤手术后 AMH 水平的再次升高暗示着复发，因此需行相关检查；⑥在术后 5 年每 6 个月都要测量 AMH 水平；⑦青春期的 GCTs 在初次诊断后平均 5～6 个月会复发，所以术后每个月都要测量 AMH 水平。

4. AMH 的检测方法　大量文献报道显示，临床 AMH 的测定主要采用基于免疫分析法的酶联免疫吸附法（enzyme-linked immunosorbent assay，ELISA）进行检测，试剂也经历了几代的变更，每次大的变更均会出现由于试剂体系不同所导致的检测差异，目前国内用于 AMH 的检测，使用较为普遍的试剂盒是采用人特异性 AMH 抗体由广州康润公司生产的 AMH ELISA 定量检测试剂盒，一方面，使用相同试剂体系检测血清 AMH 能有效保持室间结果的稳定性与可比性，另一方面，为了减少手工操作对实验的影响，AMH 检测方法学也逐渐由手工 ELISA 发展到全自动 ELISA，再逐步向化学发光法发展。

综上所述，在预测卵巢功能中，血清中 AMH 水平不随月经周期的变化而波动，且同窦卵泡数量（antral follicles count，AFC）之间有很强的正相关，在辅助生殖中 AMH 不仅能够作为卵巢对促性腺激素反应的标志物，而且也是最好的单一评估超排中卵巢反应的标志物。在多囊卵巢综合征（PCOS）患者中血清 AMH 水平通常显著高于月经周期规律的妇女，但由于 PCOS 的异质性与复杂性，对不同亚型的诊疗策略需要更多的研究进行验证与探讨。在卵巢肿瘤的研究中发现血清 AMH 水平是 GCT 的特异性的标志，可用于评判手术效果，随访监测肿瘤复发情况。随着 AMH 检测方法的不断优化以及临床不断的实践应用，客观的结合 AMH 水平与患者的具体情况可以为临床医师对病情的判断处理提供依据，从而更好的给予干预和治疗，改善患者的预后，提高相关疾病的诊疗水平。

三、无创产前基因检测

1997 年香港中文大学 Dennis Lo 发现孕期母体外周血有胎盘游离 DNA 存在。通过检测孕期母体血浆中游离胎儿 DNA 片段进行各种胎儿染色体病的产前筛查和诊断成为备受关注的研究热点。99% 胎儿游离 DNA（cell-free fetal DNA，cffDNA）以＜313 bp（在 193～313 bp 之间）的小片段存在于母亲的循环血液中，而母源性游离 DNA 片段绝大部分＞300 bp。

随着第二代测序技术（next-generation sequencing，NGS）引入到临床，通过大规模平行测序技术，技术人员可以同时对于包含了母体及胎盘来源的所有游离 DNA 片段前 36 个碱基进行测序，通过生物信息分析技术确定该 DNA 片段来源于哪条染色体，奠定了无创产前检测的技术基础。而且胎儿游离 DNA 在分娩后短时间内将消失，平均半衰期为 16.3 min，2 h 后就无法检出，因此，该技术对再次妊娠时的检测结果没有任何影响。2008 年，Chiu 等首次将第二代测序技术成功运用于非整倍的胎儿染色体异常无创产前检测中。

无创产前基因检测（non-invasive prenatal testing，NIPT）指应用高通量基因测序等分子遗传技术检测孕期母体外周血中胎儿游离 DNA 片段，以评估胎儿常见染色体非整倍体异常风险。检测方法分以下 6 步。

1. 血浆分离　抽取受试者外周静脉血 5ml，采用 EDTA 抗凝，保存于 4℃，并于 8h 内进行血浆分离。先在 4℃下 1600×g 离心 10 min，初步分离的血浆在 4℃下再次离心，16000×g 离心 10 min，2 次离心后所得上清液冻存于 -80℃冰箱，血浆样本总量不低于 2ml。

2. 血浆游离 DNA 提取　采用 DNA 提取试剂盒，按说明书操作提取血浆游离 DNA，提取好的 DNA 保存于 -80℃。

3. 文库构建　将提取的血浆 DNA 用内切酶切割成一定长度范围的片段，应用 T4 DNA 聚合酶、克列诺片段（Klenow Fragment）和 T4 多聚核苷酸激酶对片段末端进行修复。在 3' 端加碱基 "A" 使得 DNA 片段与 5' 端带有 "T" 碱基的特殊接头连接，通过 PCR 技术扩增两端带有接头的 DNA 片段并对 PCR 产物进行纯化。检测文库大小及产量，并使用 Q-PCR 检测文库产量。

4. 文库模板扩增　将文库中的 DNA 分子加入芯片，添加未标记的 dNTP 和普通 Taq 酶进行固相桥式 PCR 扩增，单链桥型待测片段被扩增成为双链桥型片段。通过变性，释放出互补的单链，锚定到附近的固相表面。通过不断循环，将会在芯片的固相表面上获得上百万条成簇分布的双链待测片段。

5. 测序　将扩增好的文库模板连接好测序引物，用高通量测序仪进行全基因组测序。测序过程根据其原理分为两类：合成测序和连接测序。前者使用 DNA 聚合酶和荧光标记或 H＋标记的 4 种 dNTP 进行单碱基扩增延伸反应；后者利用 DNA 连接酶和荧光标记的寡核苷酸探针进行杂交反应。测序反应过程包括加入某种荧光标记试剂→合成链延伸一个碱基→ CCD 相机快速照相采集光学信号→洗涤未反应试剂四个步骤，经过这种测序反应的高效重复，不断记录出现的荧光信号，最后经过计算机软件整合分析获得完整的目标序列信息。

6. 分析　测序已获得分布在每条染色体上的真实的核酸片段数量，利用相关数据处理软件根据生物信息学分析，计算出每条染色体对应的覆盖深度值，并转化为衡量风险的风险指数，计算胎儿患病风险。

NIPT 目前在临床上主要用于胎儿常染色体非整倍体疾病的筛查。胎儿染色体非整倍体是产前诊断最重要的指证，研究证明胎儿唐氏综合征、18-三体综合征、13-三体综合征的发病率分别为为 1/800、1/6000、1/10 000。

NIPT 可分辨孕有唐氏综合征患儿的母血中 21 三体的总量与孕有正常胎儿母血中 21 三体的总量的微小差异，以 z 值为 3 作为截断值，可获得特异度 100%、灵敏度 99% 的检测结果；同时指出，z 值仅与胎儿 DNA 占母血总 DNA 的浓度有关，<4% 由于低于检测需要量而不能检出结果，面与孕妇的年龄、孕周无关。自 2011 年投入临床，包括北美、欧洲及亚洲，至今分析 30 532 例唐氏综合征患儿，其灵敏度及特异度均高于 99%，显著减少了不必要的介入性产前诊断。由于 GC 的含量会影响测序覆盖率进而影响准确性，结果分析时需根据相应 GC 含量对标准化 z 值进行偏移调整，18-三体和 13-三体的灵敏度可达 91.9% 和 100%，特异度 100%。

亦有研究发现 NIPT 可用于胎儿性染色体非整倍体疾病的筛查，但敏感性及特异性均不及常染色体。性染色体非整倍体异常发病率为男性胎儿 1/500、女性胎儿 1/850，主要包括 Turner 综合征（45，XO）、克氏综合征（47，XXY）、超雌综合征（47，XXX）、超雄综合征（47，XYY）。国内研究发现 NIPT 筛查性染色体异常的阳性率为 0.22%～0.29%，准确率为 42%～73%，存在一定的假阳性率，因此，对于在临床上的应用还需谨慎。

双胎妊娠进行胎儿非整倍体鉴定的关键在于双胎合子类型的确定以及单个胎儿游离 DNA 在母血中的含量测定。2012 年 Cranick 等第一次尝试，检测了 25 例样本，成功检测出 7 例 21 三体胎儿、1 例 13 三体胎儿、17 例正常胎儿，检出率 100%。2016 年于文情等检测 423 例双胎孕妇，检测发现异常者 8 例，4 例提示 21-三体高风险，2 例提示 18-三体高风险，2 例提示 X 染色体单体（45，X），最终确认检出率 100%、特异度 99.74%。在单卵双胎中，孕妇外周血中两胎儿的遗传信息一致，NIPT 的准确率与单胎相似；而在双绒双胎中，两胎儿的遗传信息多不同，胎儿游离 DNA 浓度至少要达到 4% 才能够保证检测的准确率，如双胎只有一胎异常，NIPT 可能会由于异常胎儿的 DNA 比例不够产生假阴性的结果。

对于单基因病的筛查，多用于 β-珠蛋白生成障碍性贫血。2010 年，Lo 等通过对多个 SNP 位点进行捕获，然后筛选杂合性的 SNP 位点，运用单倍型相对剂量（relative haplotypedosage，RHDO）分析结合序贯概率比试验（sequential probability ratio test，SPRT）构建单倍型，成功对 β-珠蛋白生成障碍性贫血家庭胎儿的基因型做出诊断。随后，Lam、Hui 等亦利用第二代测序技术对 β 地中海贫血家庭胎儿的基因型做出准确诊断。由于设备昂贵、操作繁琐、捕获效率低、扩增效率低及扩增偏差等问题，珠蛋白生成障碍性贫血的无创产前诊断目前仍处于研发阶段。其他的单基因病如软骨发育不全、强直性肌营养不良、致死性侏儒、亨廷顿病等虽在欧洲一些国家进入临床应用，因其发病率低，需要基于特定疾病专门定制检测方案且检测方法和工作流程复杂，没有良好的商业前景，不容易普及。2017 年 Lo 团队研发了一种普遍适用于单基因病 NIPD 的概念验证研究方法，可能在未来应用于临床实验。

而对于染色体微重复和微缺失的检测尚无大数据支持。

无创产前基因检测结果准确性受多种因素影响，可出现假阴性、假阳性结果。①与胎儿DNA占母血总DNA的浓度有关，<4%无法检出结果。②肥胖，24.3%的肥胖孕妇会检测失败；以及其他可导致孕妇细胞凋亡增多的疾病，例如自身免疫性疾病、高血压等，因母源性游离DNA增多至胎儿游离DNA比例下降。③孕妇的疾病状态，例如常染色体、性染色体结构异常，可因母源性染色体异常致假阳性结果；恶性肿瘤释放游离DNA入血、外源性输入DNA（移植、输血）致假阳性结果。④胎盘染色体嵌合体的存在可致假阳性结果；胎盘钙化、胎盘发育不良、胎盘破损等因胎盘屏障致胎儿游离DNA减少，亦能影响检测。⑤X染色体GC含量造成偏移、X/Y染色体之间的高度同源性、Y染色体与其他染色体相似片段较多、Y染色体含有较多的回文结构、Y染色体长度变异、胎儿染色体存在嵌全可能均可增大检测的难度，致性染色体非整倍体异常的检测的敏感性及特异性均不及常染色体。⑥不能发现胎儿染色体嵌合体异常。⑦双胎或多胎难确定异常来源于哪个胎儿；双胎或多胎亦可致假阴性结果。

随着NIPT广泛应用于临床，国际上一些有影响力的学术组织相继发表和不断更新了关于该技术的应用指南和共识。最初各学会的指南均将NIPT定位于高危人群的筛查选择，由于目前NIPT临床定位为筛查技术，故ACMG（美国医学遗传学与基因组学学会）使用了无创产前筛查（non-invasive prenatal screening，NIPS）而非NIPT这一统称。

国家卫生计生委组织专家总结我国的无创产前检测试点工作经验，结合国际国内的临床研究成果制定了我国《孕妇外周血胎儿游离DNA产前筛查与诊断技术规范》。该技术规范主要包括开展孕妇外周血胎儿游离DNA产前筛查与诊断技术的基本要求、适用范围、临床服务流程、检测技术流程及质量控制指标等内容。为规范、有序地在我国开展该技术进行产前筛查和产前诊断提供了依据。

参 考 文 献

［1］ 苟文丽，薛艳. 妊娠期高血压疾病国际指南与中国实践. 中国实用妇科与产科杂志，2017，（6）：559-563

［2］ 杨孜，张为远. 妊娠期高血压疾病诊治指南（2015）. 中华产科急救电子杂志，2015，（4）：206-213

［3］ 殷为，钟梅. 妊娠期高血压疾病的病因、预测及诊疗进展. 实用医学杂志，2016，（11）：1887-1890

［4］ Widmer, M, et al. Accuracy of angiogenic biomarkers at 20weeks' gestation in predicting the risk of pre-eclampsia：A WHO multicentre study. Pregnancy Hypertens, 2015, 5 (4): 330-338

［5］ Zeisler，H,et al，Predictive Value of the sFlt-1：PlGF Ratio in Women with Suspected Preeclampsia. N Engl J Med，2016, 374 (1): 13-22

［6］ 洪音，等. 血清sFlt-1、PLGF水平及比值变化预测孕妇轻度子痫前期发病的Meta分析. 南京医科大学学报（自然科学版），2016，（10）：1270-1276

［7］蔡莉娜，等．可溶性血管内皮生长因子受体-1/胎盘生长因子与子宫动脉搏动指数联合预测子痫前期的临床价值研究．中国全科医学，2018，（7）：827-830

［8］曲光瑾，等．妊娠早期预测子痫前期的血清生物学指标研究进展．中国妇幼健康研究，2017，（12）：1777-1779

［9］张梅山．血清PAPP-A、AFP及uE3联合检测预测子痫前期的临床价值．陕西医学杂志，2018，（2）：262-264

［10］李丽洁，王梁萍，郑艳鹏．抑制素A、激活素A与子宫动脉搏动指数联合预测子痫前期的效果分析．预防医学，2017，（3）：251-254，259

［11］张志杰，等．脂肪细胞因子Chemerin表达水平对妊娠期高血压的影响分析．中国卫生标准管理，2018，（4）：39-41

［12］赵继栋，D-二聚体与妊娠期高血压疾病患者病情及母婴预后的相关性分析．中国妇幼保健，2017，（20）：4968-4970

［13］王昊，漆洪波，美国妇产科医师学会"妊娠期糖尿病指南（2017）"要点解读．中国实用妇科与产科杂志，2018，（1）：62-66

［14］摩西·霍德，等，国际妇产科联盟（FIGO）关于妊娠期糖尿病的倡议：诊断、管理与护理实践指南．糖尿病天地（临床），2016，（8）：339-352

［15］卢冰，等．血清Betatrophin水平与妊娠期糖尿病的相关性研究．中国糖尿病杂志，2018，（1）：46-49

［16］杜珂珂，徐峰，李喜梅．Betatrophin在妊娠期糖尿病血清中的表达及临床意义．现代实用医学，2018，（1）：86-88

［17］符玲敏，等．血清超敏C反应蛋白、铁蛋白、视黄醇结合蛋白4对妊娠期糖尿病的早期预测价值．包头医学院学报，2017，（12）：10-12

［18］王扬．糖化血红蛋白水平与妊娠期糖尿病孕妇生产结局的关系．中国计划生育和妇产科，2018，（1）：37-39

［19］夏俊霞，等，《2015年意大利肝病学会意见书：肝脏疾病与妊娠》摘译．临床肝胆病杂志，2016，（6）：1054-1059

［20］张慧丽，等．关于"妊娠期甲状腺功能亢进症诊治指南"的解读．中国实用妇科与产科杂志，2012，（8）：561-565

［21］程萍，张丽萍，张昌军．抗苗勒激素在生殖医学中的研究进展［J］医学综述，2012，（22）：3746-3748

［22］Cui L, Qin Y, Gao X, et al.Antimüllerian hormone：correlation with age and androgenic and metabolic factors in women from birth to postmenopause [J]. Fertility and Sterility, 2016, 105（2）：481-485

［23］Gnoth C, Roos J, Broomhead D, et al.Antimüllerian hormone levels and numbers and sizes of antral follicles in regularly menstruating women of reproductive age referenced to true ovulation day [J]. Fertility and Sterility, 2015, 104（6）：1535-1543

［24］Dolleman M, Verschuren W M, Eijkemans M J, et al.Reproductive and lifestyle determinants of anti-Mullerian hormone in a large population-based study [J]. J Clin Endocrinol Metab, 2013, 98（5）：2106-2115

［25］叶云，吴日然，林晓丽，等．促性腺激素释放激素激动剂降调节对血清抗苗勒管激素的影响［J］ 中山大学学报（医学科学版），2013，34（4）：578-584

［26］刘曼琳，杨冬梓．抗苗勒管激素的检测及相关影响因素［J］ 实用妇产科杂志，2015，31（8）：563-565

［27］谭嘉琦，陈晓莉，李予，等．抗苗勒管激素预测卵巢反应性的价值研究［J］ 实用妇产科杂志，2015，31（8）：583-587

［28］金婧，阮祥燕，华琳，等．多囊卵巢综合征合并卵巢储备功能低下患者的内分泌特征［J］ 首都医科大学学报，2017，（4）：515-520

［29］张敏慧，丛晶者，李威，等．抗苗勒管激素与卵巢功能［J］ 现代妇产科进展，2010，（4）：305-307

［30］Lo, YM, et al. Presence of fetal DNA in maternal plasma and serum. Lancet, 1997,350 (9076): 485-487

［31］刘俊涛，无创产前检测国际指南与中国规范．中国实用妇科与产科杂志，2017，（6）：564-567

［32］Lo, YM, et al.Rapid clearance of fetal DNA from maternal plasma. Am J Hum Genet, 1999,64 (1):218-224

［33］Chiu, RW, et al.Noninvasive prenatal diagnosis of fetal chromosomal aneuploidy by massively parallel genomic sequencing of DNA in maternal plasma. Proc Natl Acad Sci U S A, 2008,105 (51): 20458-20463

［34］赵馨，何天文，尹爱华．第二代测序技术与无创产前诊断．分子诊断与治疗杂志，2014，（3）：198-203

［35］李玉芝，等．大规模并行基因组测序技术应用于无创产前诊断染色体非整倍体的研究．华中科技大学学报（医学版），2012，（4）：475-480

［36］孟繁杰，等．无创产前基因检测筛查胎儿性染色体异常．中国医科大学学报，2018，（3）：240-243

［37］洪桂华，等．无创DNA检测在产前诊断中的应用．中国优生与遗传杂志，2018，（1）：66-67

［38］Canick, JA, et al. DNA sequencing of maternal plasma to identify Down syndrome and other trisomies in multiple gestations. Prenat Diagn, 2012,32 (8): 730-734

［39］于文倩，等．无创产前检测技术在双胎染色体非整倍体疾病筛查中应用研究．中国实用妇科与产科杂志，2016（10）：986-989

［40］Lun, FM, et al. Noninvasive prenatal diagnosis of monogenic diseases by digital size selection and relative mutation dosage on DNA in maternal plasma. Proc Natl Acad Sci U S A, 2008,105 (50): 19920-19925

［41］Lam, KW, et al. Noninvasive prenatal diagnosis of monogenic diseases by targeted massively parallel sequencing of maternal plasma：application to beta-thalassemia. Clin Chem, 2012,58 (10): 1467-1475

［42］Hui, WW, et al. Universal Haplotype-Based Noninvasive Prenatal Testing for Single Gene Diseases. Clin Chem, 2017,63 (2): 513-524

［43］招丽坚，王晨虹．无创产前诊断单基因病的研究策略及进展．中国产前诊断杂志（电子版），2017，（3）：27-32

第八节 感染性疾病

一、细菌感染性疾病

2016 年度关于细菌感染性疾病的实验室检测研究进展仍然集中在细菌感染的流行病学调查、细菌毒力基因和细菌耐药基因检测及耐药机制探索。例如，Zhang Y 等对 2013—2014 年中国 19 家医院的 1046 例临床分离菌进行了多中心抗药性监测研究（CARTIPS），调查成人社区获得性呼吸道感染（CARTIs）中肺炎链球菌，流感嗜血杆菌和卡他莫拉菌分离株对抗菌药物敏感性。依据口服青霉素的最低抑菌浓度（MIC）折点，青霉素耐药，青霉素中介和青霉素敏感的肺炎链球菌分别为44.1%、13.7% 和 42.2%，不同城市非青霉素敏感型肺炎链球菌的发生率为 27.9%～72.2%，其中南昌发病率最高。大环内酯类抗生素包括阿奇霉素、克拉霉素和红霉素对肺炎链球菌敏感性最低，耐药率分别为 90.5%、92.2% 和 93.0%，但这些菌株中的 98% 氨苄西林对左氧氟沙星和莫西沙星敏感。大多数抗菌药物对流感嗜血菌分离株显示出良好的抗菌活性，但氨苄西林和甲氧苄啶（甲氧苄氨嘧啶）/磺胺甲噁唑的抗菌活性相对较低，分别为 35.0% 和 54.4%。流感嗜血杆菌和卡他莫拉菌的 β- 内酰胺酶产生率分别为 31.0% 和 87.1%。此外，该研究共鉴定出 15 株 β- 内酰胺酶阴性的氨苄西林耐药（BLNAR）菌株，其对氨苄西林、阿莫西林 / 克拉维酸、头孢克洛和头孢呋辛耐药，大多数抗菌药物对卡他莫拉菌均有较好的抗菌活性，敏感率＞90%。因此，该研究证实了主要 CARTI 病原体的抗菌药物敏感性的区域差异，为 CARTIs 的治疗和流行病学监测提供实验室数据。

（一）革兰阳性球菌

对于从医院获得性感染（HAP）、皮肤和软组织感染（SSTI）及血流感染（BSI）分离到的具有临床研究价值的革兰阳性球菌，Li S 等评估替扎唑胺（Tedizolid）、利奈唑胺和其他对照抗生素的体外抗菌作用。连续收集 2014 年中国 17 个城市 26 家医院的 2140 个独立分离株（23.7% 分离自HAP；46.8% 自 SSTI；29.5% 自 BSI），包括 632 例耐甲氧西林金黄色葡萄球菌（MRSA）、867 例甲氧西林敏感金黄色葡萄球菌、299 例凝固酶阴性葡萄球菌（CoNS）、104 例粪肠球菌、99 例屎肠球菌、13 例肺炎链球菌、23 例 α 溶血性链球菌及 103 例 β 溶血性链球菌。常规临床抗生素的 MIC 依据CLSI 2015 准则通过肉汤微量稀释法测定。替扎唑胺、利奈唑胺、万古霉素、达托霉素、替考拉宁和替加环素对革兰阳性病原体显示出高的体外抗菌活性（≥98.0% 敏感），替扎唑胺比利奈唑胺抗菌活性高 4～8 倍，MIC90s 在 MRSA、α 溶血性链球菌和 β 溶血性链球菌为 0.25 µg/ml vs. 2 µg/ml；在甲氧西林敏感金黄色葡萄球菌、粪肠球菌和肺炎链球菌为 0.5 µg/ml vs. 2 µg/ml；CoNS 和甲氧西林敏感 CoNS 为 0.25 µg/ml vs. 1 µg/ml；粪肠球菌为 0.125 µg/ml vs. 0.5 µg/ml。与不同感染相关的 Tedizolid MIC90s 没有显示出显著的差异，并且该药对于与 HAP、SSTI 和 BSI 相关的革兰阳性病原体（包括利奈唑胺非易感病毒株）表现出优异的抗菌活性。这些数据表明替扎唑胺可以替代利奈唑胺治疗由革兰阳性球菌引起的感染。

葡萄球菌致病机制探讨方面，Panton-Valentine 杀白细胞素（PVL）由 lukSF-PV 基因编码，由不同的葡萄球菌噬菌体携带。PVL 是一种双组分的穿孔毒素，其参与金黄色葡萄球菌致病机制世界各地均有报道。Zhao H 等整合和修改基于 PCR 的方案来检测编码 PVL 的噬菌体类型，通过 PCR 和测序确定噬菌体插入基因座和 lukSF-PV 突变体；通过葡萄球菌盒式染色体 mec 分型（SCCmec）、葡萄球菌蛋白 A（spa）基因多态性分型，脉冲场凝胶电泳（PFGE）分型、辅助基因调节（agr）基因座分型和多位点序列分型 MLST）界定遗传背景。结果显示 78 株（78/1175，6.6%）分离株具有 lukSF-PV 基因，其中 59.5%（46/78）PVL 阳性菌株属于 CC59 谱系。在已知的 8 种不同的 PVL 编码噬菌体类型中，Φ7247PVL/ΦST5967PVL（$n=13$）和 ΦPVL（$n=12$）最常见。归属于 ST30 和 ST59 克隆的 25 个（25/78，32.1%）分离株不能通过基于修饰的 PCR 方案进行分型。在 lukSF-PV 基因中鉴定出 5 个单核苷酸多态性（SNPs）位点，其中 2 个是非同义的。通过附加位点序列的最大似然树分析分别检测到 attR 的 6 个 SNP 图谱和 attL 的 8 个 SNP 图谱。综上所述，该研究所在地区 PVL 阳性的金黄色葡萄球菌主要包括 Φ7247PVL/ΦST5967PVL 和 ΦPVL，lukSF-PV 基因序列，PVL 编码噬菌体和噬菌体插入基因座常随着谱系变化而变化，PVL 阳性克隆可能携带不同的噬菌体。另一方面，生物膜形成被认为是表皮葡萄球菌导致相关医院感染的主要致病机制，有报道显示 SCCmec 相关的 psm-mec 调控了 MRSA 的毒力和生物膜形成。Yang Y 等在 165 株临床分离的表皮葡萄球菌中研究 psm-mec 的分布，突变和表达以及该基因与生物膜形成之间的关系。同时构建了 3 个 psm-mec 缺失突变体，1 个 psm-mec 转基因表达菌株（p221）和 2 个 psm-mec 点突变菌株（pM，pAG），以探索其对表皮葡萄球菌生物膜形成的作用。并测量构建的菌株的生物膜形成量、胞外 DNA（eDNA）和 Triton X-100 诱导的自溶。psm-mec 缺失和转基因表达的结果显示该基因调节表皮葡萄球菌生物膜形成。与对照菌株相比，p221 菌株中形成生物膜的能力、Triton X-100 诱导的自溶和 eDNA 量增加，2 种 psm-mec 突变体 pM 和 pAG 表达 psm-mec mRNA 但没有蛋白质，而在 3 种构建的缺失突变菌株之间未观察到差异，表明 psm-mec 通过上调细菌自溶和 eDNA 的释放来促进表皮葡萄球菌生物膜的形成。

耐甲氧西林金黄色葡萄球菌（MRSA）已成为医院感染重要的革兰阳性细菌，并且多重耐药现象日益严重，我国是 MRSA 感染的流行强度较高地区，防治形势十分严峻。Zhang H 等研究 MRSA 中上调表达 miR-7 的功能效应。临床分离 MRSA 后通过 RT-PCR 检测 miR-7 mRNA 的表达，并通过体外质粒分别建立 miR-7 的过表达、抑制和对照组。转染细菌菌株后，使用微孔稀释法观察 β-内酰胺抗生素对最小抑制浓度（MIC）的作用，并使用动态生长曲线法观察体外抗菌效果。结果显示 miR-7 在敏感 MRSA 中的表达明显上调，差异有统计学意义（$P<0.05$）。MIC 和 miR-7 过表达组的细菌数量显著增加，而抑制组显著降低，差异有统计学意义（$P<0.05$）。对照组和空质粒组显示无显著差异。总之，该研究认为 miR-7 上调 MRSA 的抗菌活性，对其表达的干预有望成为抗菌目标。

社区相关的耐甲氧西林金黄色葡萄球菌（CA-MRSA）的出现和传播已成为全世界严重的公共卫生问题。Wang X 等调查上海某大学医院儿科患者 CA-MRSA 的感染率及其分子和毒力特征。收集 2012 年 7 月至 2013 年 12 月期间 80 株 CA-MRSA 菌株，通过多位点序列分型，葡萄球菌染色体盒 mec（SCCmec）分型和 spa 分型分析，并进行杀白细胞素（pvl）、超抗原和剥脱毒素及黏附素基因的检测。在 80 个分离株中鉴定出 16 种不同的序列类型（ST），其中 ST59 最常见，其次是 ST398

（11.3%，9/80）和 ST88（8.8%，7/80）。SCCmec Ⅳ型和Ⅴ型分别为 60% 和 40%。共鉴定出 30 种 spa 类型，其中 spa t437（23.8%）是最主要的类型。所有 80 株分离株均携带至少 4 种毒力基因，其中 34 个（42.5%，34/80）分离物含有≥10 个测试毒力基因。黏附基因存在于大多数 MRSA 分离株中，包括 icaA（100%）、clfA（100%）、sdrC（95%）和 sdrE（63.8%）。pvl 基因的检出率为 20%，在所有菌株的 36% 中观察到多重耐药性。此外，t43 的 ST59-MRSA-IV 占比 21.3%，是最常见的克隆。携带毒素基因中，hla（100%）和 hlg（87.5%）最常见。总之，来自上海儿科患者的 CA-MRSA 同时携带多种毒力基因并具有相当多样性，t437 的 ST59-MRSA-IV 仍是最主要的类型。毒力基因谱和抗生素耐药性的结合有助于 ST59 在儿童中传播。Li M 等在皮肤、肺和血液感染模型比较了亚洲占优势的 ST59 CA-MRSA 分离株的毒力。研究者在该分离株中构建了重要的 CA-MRSA 毒力决定簇（α- 毒素，PSMα，Agr）的等基因缺失突变体。研究结果表明 ST59 CA-MRSA 的毒力强于医院相关谱系，从而支持 CA-MRSA 增强毒力特征的观点。此外，研究结果显示 Agr，α- 毒素和 PSMα 在 ST59 CA-MRSA 对皮肤、肺和血液感染的发病机制中发挥显著作用，是针对 ST59 CA-MRSA 抗菌药物开发的靶标。

（二）革兰阴性杆菌

1. 鲍曼不动杆菌　为了解多药耐药鲍曼不动杆菌的分子流行病学，Jiang M 等利用脉冲场凝胶电泳（PFGE）研究了山东省 10 家医院 2013 年 8～12 月份期间的鲍曼不动杆菌基因型和多位点序列分型（MLST），通过 PCR 和 DNA 测序分析耐药基因。通过 PFGE 共在这 10 家医院发现了 11 种 PFGE 类型；通过 MLST 将这些分离菌株划分为 12 种序列类型（ST），其中 10 种属于克隆复合物 CC92，包括普遍存在的 ST369，ST208，ST195 和 ST368。2 个新的 ST 即 ST794 和 ST809 只在一家医院检测到。所有耐多药鲍曼不动杆菌分离株都对碳青霉烯耐药，其中只有 2 株不表达 blaOXA-23 碳青霉烯酶基因，表明 blaOXA-23 是碳青霉烯耐药的主要参与者。该研究还发现 armA 可能是导致阿米卡星耐药的原因，并可能在庆大霉素和妥布霉素耐药中发挥作用，Aac（3）-I 是另一个与庆大霉素和妥布霉素耐药相关的基因。总之，该研究发现山东省绝大多数鲍曼不动杆菌菌株都属于 CC92 并在一家医院检测到两个新的 ST。Lei J 等调查了 2013 年 1～3 月份在某三级医院 ICU 和呼吸重症监护病房（RICU）一次交叉传播的广泛耐药鲍曼不动杆菌（XDRAB）暴发情况，XDRAB 基因型通过多位点序列分型（MLST）进行分析。结果显示在此次暴发期间共有 11 例患者感染了 XDRAB 菌株。在暴发开始时，ICU 中有 3 例患者被发现 XDRAB 阳性，此后在 RICU 中的 6 例患者中检测到感染，然后在 2 例 ICU 中患者中重新出现。从患者标本和环境中分离出的所有鲍曼不动杆菌菌株都具有广泛的耐药性，MLST 检测型别为 ST368。经过 3 轮环境筛查和清洁后，连接 ICU 和 RICU 的层流系统被视为传播源，通过多方面的干预措施成功控制了这次暴发。该研究表明应彻底检查和消毒环境包括隐蔽设备，以防止 XDRAB 传播暴发。Fang C 等通过回顾性分析 2011 年 1 月 1 日至 2014 年 12 月 31 日期间在华东地区某三级医院儿科病例（门诊患者除外），评估多药耐药鲍曼不动杆菌（MDR ABC）患儿的感染特点。结果表面从各种样本中共收集到 377 份非重复医院感染的 ABC 菌株，其中包括 200 株（53.1%）MDR ABC 分离株，其中包括从重症监护病房（ICU；MDR 构成比率 62.5%）收集的 MDR ABC 病毒株 158 个，而 200 个 MDR ABC 病毒株中有 98 个是从 1 岁以上的儿童中收集的（MDR 构成比率为 62.8%）。多因素 logistic 分析显示外科重症监护病房（SICU），住院时间延长以及外科手术和机械通气是医院内 ABC 患儿获得 MDR 的独立危险因素。MDR ABC 患儿白细胞介素（IL）-6 水平明显低于非 MDR ABC 患儿。因此，院内 MDR ABC 感染是儿科患者严重并发症，SICU、延长住院时间、手术干预和机械通气增加了医院内 MDR ABC 的风险。

Wang J 等探讨 3 种鲍曼不动杆菌分离株抗生素耐药性差异的分子机制。首先对 50 个鲍曼不动杆菌分离株进行抗生素敏感性试验，然后选择 3 种抗生素耐药性不同的分离株进行同位素标记相对和绝对定量（iTRAQ）蛋白质组学分析，进一步鉴定 3 种鲍曼不动杆菌分离株中的差异蛋白并进行基因本体功能富集分析，最终选择一株抗性分离株（A1）、一株抗性较弱株（A8）和一株敏感株（A9）。A1 和 A8 分离株之间共有 424 个差异表达蛋白（DEP）；A9 和 A1 分离株之间有 1992 个 DEP；A8 和 A9 分离株之间有 1956 个 DEP。A1 和 A8 分离株中 I6TUC8 和 Q0GA83 上调可能是它们对头孢曲松更高抗性的原因。与 A9 相比，A1 和 A8 对庆大霉素的耐药性较高，可能与 O05286 和 D0CCK1 的表达水平较高有关，而较高的 Q2FCY1 表达水平可能与 A1 对庆大霉素的强耐药有关。与 A8 相比，A1 株高水平表达 L9LWL7、L9MDB0、K9C9W3、E2IGU7、B6E129、G8HYR7、D2XTB0 和 D2XTB0 可能是导致其较高的碳青霉烯抗性的原因。碳青霉烯抗性不动杆菌（CRA）引起的医院感染已成为患者发病率，死亡率和住院时间增加的严重问题，CRA 的快速检测对流行病学监测和患者诊疗至关重要。Yang Q 等开发了 2 种多重实时 PCR 检测方法来区分鲍曼不动杆菌和非鲍曼不动杆菌属并检测常见碳青霉烯酶耐药基因，包括 blaNDM、blaOXA-23-like、blaOXA-40-like、blaOXA-51-like 和 blaOXA-58-like 阳性基因。首先通过在临床标本中直接检测这些基因验证检测系统的有效性，通过特别设计引物开发的 2 种多重实时 PCR 测定系统，系统 1 用于检测鲍曼不动杆菌 16S-23S rRNA 内部转录间隔区序列、不动杆菌 recA 基因和 B 类金属酶编码基因 blaNDM；多重实时 PCR 检测系统 2 检测 D 类氧化酶编码基因（blaOXA-23-like，blaOXA-40-like，blaOXA-51-like 和 blaOXA-58-like）。整个测定工作在 ABI Prism 7500 FAST 实时 PCR 系统上进行，使用 CRA 分离株将常规 PCR 和测序进行比较，将已知量的 CRA 细胞添加到痰液和粪便标本中用于测试多重实时 PCR 测定系统。靶向和非靶向扩增结果显示多重实时 PCR 测定结果具有特异性，每个靶标的检测极限是每 20μl 反应体积 10 个拷贝，目标基因在所测定的 6 个对数稀释处呈线性（r2＞0.99），并且批内和批间重现性的变异系数的 Ct 值＜5%。该系统检测结果显示与 400 株 CRA 分离株检测结果的一致性为 100%，对痰液和粪便标本中靶 DNA 的敏感性为 102 CFU/ml。因此，这种新型多重实时 PCR 检测方法可以对 blaNDM-，blaOXA-23-like，blaOXA-40-like，blaOXA-51-like- 和 blaOXA-58-like- 阳性 CRA 检测，成为临床标本中 CRA 检测和医院感染监测的重要工具。Sun Y 等探讨碳青霉烯酶相关的革兰阴性菌中碳青霉烯耐药问题。收集 2008—2012 年在温州一所大学附属医院 3380 例住院患者的 3139 份革兰阴性菌标本，使用 VITEK2 Compact 系统和琼脂稀释法测定抗菌药物敏感性；碳青霉烯酶的表型和基因型用改良 Hodge 试验；PCR 和测序证实并进行结合实验以揭示抗性基因的可转移性；通过质粒分析和 Southern 印迹杂交研究碳青霉烯酶基因的位置；通过脉冲场凝胶电泳（PFGE）和多位点序列分型（MLST）研究分离物的克隆相关性。结果显示 3139 株分离株中有 751 株对碳青霉烯耐药（71/2055 肠杆菌科，510/620 鲍曼不动杆菌和 170/464 铜绿假单胞菌）。碳青霉烯酶编码基因可在 70.4%（50/71）的耐碳青霉烯类肠杆菌科中检测到，包括 blaKPC（80%）和 blaIMP（20%）。进行基因型分析的所有鲍曼不动杆菌均对 blaOXA-51-like 和共同携带的 blaOXA-23-like（80.4%）和 blaIMP（7.8%）呈阳性，在 blaOXA-23-

like 和 blaOXA-51-like 上游检测到 ISAba1。170 株铜绿假单胞菌中的 8 株和 7 株分别携带 blaIMP 和 blaVIM。PFGE 分析鉴定 4 株产 KPC-2 的肺炎克雷伯菌属于相同的序列类型 ST11。

2. 铜绿假单胞菌 为了更好地了解中国多药耐药铜绿假单胞菌（MDR-PA）流行病学，已建立了全国 27 家三级医院的监测网络。Fan 等收集 2011 年 8 月至 2012 年 7 月期间全国 254 例医院感染病例中的 233 株非重复 MDR-PA 分离株；根据 CLSI 指南［M7-A10］，通过肉汤微量稀释法测定 9 种抗生素的最小抑制浓度（MIC）；通过多位点序列分型（MLST）和脉冲场凝胶电泳（PFGE）进行基因分型分析。通过碳青霉烯耐药分离株的分子学方法确定是否存在获得性碳青霉烯酶。结果显示在 19 株（8.2%）分离株中检测到碳青霉烯酶基因，其中 13 株编码 IMP 型酶，5 株含 VIM-2，另一株含 KPC-2。MLST 分析显示所研究的 MDR-PA 分离株之间的显著遗传多样性，并鉴定了 91 个 ST（包括 17 个新 ST）。在西南地区一家医院中发现了一种新型广泛耐药（XDR）ST292/PFGE 基因型 A 克隆的长期暴发。这项研究表明中国大陆的 MDR-PA 从不同的遗传背景演变而来，该菌的克隆传播和某些地区医院暴发的证据表明需要加强现有的 MDR-PA 感染控制措施。

广泛耐药的铜绿假单胞菌（XDR-PA）几乎对所有抗生素耐药，是全球难治感染病原菌之一。Li J 等收集 2011—2012 年湖南省 9 家医院的 37 例非重复性临床 XDR-PA 分离株，采用 PCR 检测耐药基因、外排泵、外膜蛋白和可移动遗传元件基因；使用实时 PCR 检测编码外排泵组分 MexA 和外膜蛋白 OprD 基因表达；通过脉冲场凝胶电泳（PFGE）分析这些 XDR-PA 分离株的克隆相关性。结果显示在所有 XDR-PA 分离株中检测到编码耐药相关的各种基因。特别是分别在 100%、37.8%、22%、22%、19% 和 5% 的分离物中发现了 bla TEM-1、bla CARB、armA、bla IMP-4、bla VIM-2 和 rmtB。值得注意的是，有 2 个分离菌株共存 bla IMP-4、bla VIM-2 和 armA 基因。与抗生素敏感的铜绿假单胞菌菌株相比，所有 37 株 XDR-PA 中 oprD 的相对表达减少，而 mexA 增加。所有 XDR-PA 分离株均含有 I 类整合子以及多种其他移动遗传元件，如 tnpU、tnp513、tnpA（Tn21）和 merA。PFGE 检测菌株之间的高度基因型多样性。因此，多重抗生素耐药机制均参与本研究中 XDR-PA 分离株的耐药，本地区分离的 XDR-PA 株不具有克隆相关性。多种类型的可移动遗传元件在每个 XDR-PA 分离株内共存促进 XDR-PA 菌株的人际传播。

对铜绿假单胞菌致病机制研究也有所突破。生物膜由单细胞微生物聚集形成并且与超过 80% 的微生物感染相关，最近的研究表明去甲精脒（norspermidine）可以阻止和破坏某些革兰阴性菌的生物膜形成。Qu L 等研究去甲精脒对铜绿假单胞菌生物膜形成和消除的作用。使用微量滴定板结合紫外染色研究去甲精脒对铜绿假单胞菌初始附着的影响，然后使用 SEM（扫描电子显微镜），qRT-PCR 和 QS 相关毒力因子检测研究去甲精脒防止铜绿假单胞菌生物膜形成的机制。结果表明高剂量的去甲精脒对铜绿假单胞菌具有杀菌作用，在 0.1mmol/L 和 1mmol/L 浓度下分别开始抑制生物膜形成和根除 24 h 成熟生物膜，其作用机制可能是通过阻止细胞表面附着，抑制泳动能力并下调 QS 相关基因的表达。为了研究去甲精脒在预防导管装置相关感染中的潜在用途，该研究发现将导管浸入去甲精脒可有效根除成熟的生物膜。这些结果表明去甲精脒是一种有效的抗铜绿假单胞菌生物膜形成试剂。

AmpG 是一种具有通透酶活性的跨膜蛋白，可将 meuropeptide 从周质转运至细胞质，这对诱导编码 β- 内酰胺酶的 ampC 非常重要。Li P 等通过比较基因组学分析、二级和三级结构建模、定点突变分析和遗传互补实验研究铜绿假单胞菌 AmpG 结构和功能。不同种属细菌（大肠埃希菌，霍乱弧菌和鲍曼不动杆菌）来源的 AmpGs 可以补充铜绿假单胞菌的 AmpG 功能。野生型菌株 PAO1 对氨苄西林的最小抑制浓度（MIC）为 512 μg/ml，而 ampC 编码的 β- 内酰胺酶活性下降的 ampG 缺失突变菌株（PAO1 Δ ampG）为 32 μg/ml。AmpG 保守位点（G29、A129、Q131 和 A197）的定点诱变导致其功能丧失，从而在 PAO1 Δ ampG 中导致氨苄西林抗性丧失。G29A、G29V、A129T、A129V、A129D、A197S 和 A197D 突变体对氨苄西林的抗性较低并且其 AmpC β- 内酰胺酶的活性显著降低；G29A、G29V、A129V、A197S 和 A197D 突变体 ampG mRNA 转录物水平降低。A129T 和 A129D 突变体具有正常的 ampG mRNA 转录水平，但蛋白质功能大大降低。该实验结果表明保守的氨基酸位点在维持 AmpG 的功能中发挥了重要作用。

（三）结核分枝杆菌

1. 结核发病机制研究进展　Hu X 等评估 WNT 通路中的 25 个单核苷酸多态性（SNPs）与中国汉族人口结核风险关系，并且在藏族队列中进一步验证了 6 个候选易感 SNP。使用荧光素酶报告基因测定法，RT-qPCR 和 Western 印迹来评估 WNT 多态性的功能。结果显示 Bonferroni 校正后有 5 种 WNT 多态性与结核病易感性相关：SFRP1 rs4736958、CTNNB1 rs9859392、rs9870255 和 rs3864004 显示结核风险降低；SFRP1 rs7832767 与风险增加有关（OR=1.81，95%CI=1.30～2.52，P=0.010）。TT 基因型 rs4736958 和 rs7832767 患者与 CRP 浓度较高相关（P=0.003，<0.001）。功能测定表明 rs9859392（G），rs9870255（C）和 rs3864004（A）的突变等位基因与转录活性显著降低，与降低 TB 风险一致的是，CTNNB1 mRNA 表达和 p-β- 连环蛋白水平降低相关。因此，该研究结果提供证据表明 WNT 通路多态性影响结核分枝杆菌的易感性和对结核分枝杆菌的宿主免疫反应，表明这些变异可以作为识别结核病发展风险的新型标记。

另一方面，SFRP1 是 Wnt 信号通路公认的抑制性调节因子，其多态性已被证明与炎症，感染以及癌症的风险相关。Zhao Z 等使用 MassARRAY 方法在 260 例肺结核患者和 252 例健康对照中对 SFRP1 的 6 个候选单核苷酸多态性（SNPs）进行基因分型。对单基因座进行综合分析，包括基因型、等位基因频率和遗传模型、单倍型构建以及基因 - 基因相互作用，以研究 SFRP1 SNPs 与结核病之间的关系。结果显示 SFRP1 基因 rs4736958 和 rs7832767 基因型频率在肺结核组和对照组之间有显著性差异（P=0.011，P=0.008）。携带 rs4736958 C 等位基因的受试者结核病风险降低（OR=0.66，95%CI=0.51～0.87，P=0.003），而携带 rs7832767 T 等位基因的个体结核易感性风险显著增加（OR=1.32，95% CI=1.01～1.74，P=0.046）。遗传模型分析显示 rs4736958 的显性，共显性和隐性模型与结核病易感性降低相关（P 均<0.05），而 rs7832767 的隐性和共显性模型与结核病风险显著增加有关（P 均<0.05）。与 SFRP1 的单元型 CC（代表 rs3242 和 rs4736958）相关的结核风险降低（OR=0.73，95%CI=0.56～0.96，P=0.026）。进一步的分层分析表明，CT 基因型为 rs4736958 的结核病患者与 CRP 浓度较高相关，rs7832767 杂合子患者（CT 基因型）趋向于更高的 ESR 水平。因此 SFRP1 基因 SNPs rs4736958 和 rs7832767 与结核病易感性显著相关，可能影响中国汉族人群肺结核患者炎症标志物的表达水平。

在 268 例确诊的结核病患者，321 例潜伏结核感染（LTBI）和 475 例无 TB 对照标本中，Lu Y 等使用预先设计的 TaqMan® 等位基因分辨方法检测 FOXO3 单核苷酸多态性（SNP）rs12212067：

T＞G，进行基因分型。结果显示 FOXO3 中 rs12212067 位点的 G 等位基因在健康对照和潜伏 TB 组中较活动性 TB 组更为常见（*P*＝0.048，优势比 95% 可信区间（*CI*）＝1.37（1.00～1.89）；*P*＝0.042，OR 95%*CI*＝1.42（1.01～1.99））；此外，在活动性肺结核患者中，FOXO3 中 rs12212067 的 G 等位基因在肺外结核（EPTB）组比肺结核（PTB）组中出现更频繁（*P*＝0.035，*OR* 95%*CI*＝0.57（0.33～0.97）。总之，该研究发现 FOXO3 中的 rs12212067 与活动性结核病风险增加有关。次要 G 等位基因在 LTBI 和健康对照中比活动性 TB 患者更常见，可能是一种保护因子。Kuai SG 等采用 PCR 和 PCR-RFLP 分别检测 47 例结核患者和 50 例健康对照的 2 个巨噬细胞移动抑制因子（MIF）启动子多态性，包括 1 个功能性 -794 CATT5-8 微卫星重复序列（rs5844572）和 1 个 -173G/C 单核苷酸多态性（SNP，rs755622）。同时采用实时荧光定量 PCR（RT-PCR）检测 MIF mRNA 水平；ELISA 法检测 MIF，IFN-γ 和 TNF-α 水平。结果提示与健康对照组相比，MIF mRNA 表达和 MIF 蛋白水平、血清 IFN-γ 和 TNF-α 水平显著增加。根据遗传模型，携带 -794CATT7 或 8 和 -173C 风险等位基因的基因型与活动性结核易感性以及 MIF，IFN-γ 和 TNF-α 显着增加显着相关。这些数据提示 MIF 位点是结核病独特的遗传和免疫致病基础。血清 MIF，IFN-γ 和 TNF-α 谱可将肺结核与炎症表型区分开来，作为活动性结核病的生物标志物。

既往研究已经探讨了结核病发展与中性粒细胞之间的密切关联。新近研究在人外周血单核细胞（PBMC）发现一群特异性 CD15＋粒细胞，这种称为低密度粒细胞（LDGs）的粒细胞群体在许多不同疾病（包括 SLE，哮喘和 HIV 感染）中升高并与疾病活动状态或严重程度相关。Deng Y 等比较了活动性肺结核患者（PTB）和健康对照、轻度至中度和晚期 PTB 患者、以及 PTB 患者抗结核治疗不同时间结核分枝杆菌感染与 LDG 水平之间的相关性。结果表明与健康对照相比，PTB 患者 PBMC 中 LDG 百分比显著升高。与正常密度粒细胞（NDG）相比，结核中的 LDG 表达更高水平的活化标记。结核分枝杆菌可在健康对照来源的全血和分离的 NDG 中诱导 LDG 的产生，表明与结核分枝杆菌感染相关的 LDG 可能起源于原位激活。此外，该研究结果显示 LDG 的发生频率与肺结核的严重程度有关。

2. 结核诊断技术进展　Peng J 等自行设计的纳米硅膜夹心杯系统可以通过 0.45 μm 微孔过滤膜浓缩细菌，并通过细菌染色机器使抗酸杆菌（AFB）染色半自动化。比对结果显示与直接涂片检查相比，通过自行设计的纳米硅膜夹心杯系统在显微镜下观察到红染色的杆菌密度增加。该系统阳性率显著高于直接 AFB 涂片阳性率［10.9%（217/1993）*vs.* 6.2%（123/1993），*P*＜0.05］。与直接涂片方法相比，自行设计的系统的灵敏度增加（97.3% *vs.* 55.2%，*P*＜0.05），特异度并没有下降（100% *vs.* 100%）。因此，其自行设计的纳米硅膜夹心杯和半自动细菌染色机比直接显微镜镜检更有效和快速地检测呼吸道标本中的 AFB，可取代直接涂片检查对结核病患者的诊断。Zhao P 等回顾性比较研究 BACTEC™ MGIT™ 960 系统和 Löwenstein-Jensen（LJ）培养在检测疑似肺结核患者痰标本中的分枝杆菌（TB）的诊断性能。结果显示 M960 方法比 L-J 培养检测到更多的阳性样品［818/1676（48.8%）*vs.* 692/1676（41.3%）］。以 L-J 培养为参考，M960 系统的灵敏度，特异度，阳性预测值和阴性预测值分别为 91.0%、76.1%、77.0% 和 92.2%。M960 的分枝杆菌检测时间为（11.78±5.16）d，L-J 的检测时间为（24.17±8.73）d。因此 M960 系统比 L-J 培养具有更好的诊断能力，两种方法结合可以使其临床诊断价值最大化。

选择插入序列（IS）6110 作为定量分析结核分枝杆菌复合群（MTC）的扩增靶标目前尚存很大争议。Yin XM 等开发一种新型 Taqman 实时聚合酶链反应（RT-PCR），通过扩增单拷贝 PCR 靶标定量分析 MTC。分析 18 个参考菌株和 100 个临床分离菌株计算分析灵敏度、特异度、重复性和标准曲线。通过检测 50 个临床标本评估诊断敏感性、特异度，阳性预测值（PPV）和阴性预测值（NPV）。结果显示该方法的分析灵敏度为 30 个菌落形成单位 /ml，分析特异度为 100%。与商业 Taqman RT-PCR（参考文献）相比，新型 Taqman RT-PCR 的诊断敏感性、诊断特异度、PPV 和 NPV 分别为 85.7%、94.4%、85.7% 和 94.4%。两者比较差异无统计学意义（$\chi^2=0.25$，$P>0.05$），两者有较好的一致性（$\kappa=0.802$，$P<0.05$）。因此新型 RT-PCR 对于 MTC 的检测具有敏感性和特异性。

Huang ZK 等评估直接硝酸还原酶测定法（D-NRA）在高结核负担和资源限制地区快速低成本检测耐多药（MDR-）和广泛耐药结核（XDR-TB）的临床价值。连续收集耐药结核病患者共 225 份涂阳肺结核标本，通过 D-NRA 测试对利福平（RMP），异烟肼（INH），氧氟沙星（OFX）、卡那霉素（KM）和卷曲霉素（CPM）的药敏情况并使用间接 L-J 比例方法（LJ-PM）作为参考。结果显示在 225 例涂阳肺结核标本中，214 株分离菌被鉴定为结核分枝杆菌。进一步分析比较 D-NRA 在检测 RMP、INH、OFX、KM 和 CPM 中的灵敏度分别为 95.1%（97/102）、93.1%（135/145）、97.45（76/78）、88.9%（40/45）和 90.6%（29/32）；特异度分别为 100%（112/112）、97.1%（67/69）、100%（136/136）、98.8%（167/169）和 96.7%（176/182）。D-NRA 培养阳性的中位时间显著短于间接 LJ-PM（14d $vs.$ 70d，$P<0.001$）。因此在高结核负担和资源限制地区 D-NRA 在 MDR 和 XDR-TB 的快速诊断中表现出高敏感性和特异度。

T-SPOT 检测法的一个局限是无法区分活动性结核（TB）和潜伏性结核感染（LTBI）。Wang F 等提出了一种新的 T-SPOT 分析计算方法并评估了其在鉴别活动性 TB 与 LTBI 方面的效果。在 162 名活动性 TB 患者和 97 例 LTBI 患者中，活动性 TB 患者的 PHA 刺激斑点数明显减少，并且活动性 TB 患者的 ESAT-6/PHA 或 CFP-10/PHA 斑点数比率明显高于 LTBI 患者。以 0.295 为结核分枝杆菌特异性抗原（TBAg）与 PHA 斑点数的阈值比（ESAT-6/PHA 和 CFP-10/PHA 值较大者），其鉴别活动性 TB 与 LTBI 的灵敏度和特异度分别为 82.1% 和 90.7%。因此，计算 TBAg/PHA 比值有助于区分活动性 TB 与 LTBI。Wu F 等使用同源夹心鲁米诺氧通道免疫分析技术（LOCI）定量检测 IFN-γ 释放实验（IGRA）中的 IFN-γ 水平。样本收集自 T-Spot 阴性的健康志愿者（$n=40$）和 T-Spot 阳性患者（$n=32$）。结果表明，LOCI 对 IFN-γ 具有低背景和高敏感度、特异性、准确性和重复性，以及缩短的测定时间（仅 30min）。其回收率为 81.63%～102.06%，变异系数 <5%，检出限为 19.0 mU/ml。LOCI IFN-γ 与 T-SPOT. TB 测试之间有极好一致性（97.2% 一致，$\kappa=0.94$）。T-Spot 阳性患者的 LOCI IFN-κ 浓度显著高于健康组（$P<0.001$）。此外，IFN-γ 浓度与 T-SPOT. TB 斑点的数目有关。

3. 肺外结核实验室检测进展　缺乏非特异性症状、侵入性标本采集方法及标本含菌量少是诊断肺外结核（EPTB）的巨大挑战。Wang G 等评价 Myco/F 溶解系统，BACTEC 分枝杆菌生长指示管（MGIT）960 系统和 Lowenstein-Jensen（L-J）培养基用于从无菌体液中回收杆菌的作用。收集临床诊断的 EPTB 患者的 214 个标本（114 个胸腔积液和 100 个脓液）进行 Ziehl-Neelsen 涂片显微镜检查、LJ 培养、MGIT 960 培养和 Myco/F 溶解培养。其中有 103 个无菌体液样品通过以上 3 种方法至少 1 种出现阳性培养结果。在所有培养阳性标本中，Myco/F 溶解、MGIT 960 和 L-J 培养基的回收率分别为 86.41%、75.73% 和 42.72%。平均阳性报警时间（TTP）Myco/F 溶解（27.06±8.03）d，MGIT960 为（22.20±7.84）d，L-J 培养基为（42±8.84）d。Myco/F 裂解，MGIT960 和 L-J 培养基的污染率分别为 6.54%，3.74% 和 2.80%。从无菌体液中回收杆菌方面，Myco/F 溶解和 MGIT960 系统均优于 L-J 培养基，其中 Myco/F 溶解系统比 MGIT960 更有利于回收率和成本效益，因此可以被认为是诊断 EPTB 的 MGIT960 系统的有希望的替代方案。

高迁移率族蛋白 1（HMGB1）是一种炎症性的 DAMP 蛋白，参与许多病理状况。Chen Y 等评估了脑脊液（CSF）HMGB1 作为诊断结核性脑膜炎（TBM）的生物标志物的可用性。共纳入 59 例 TBM 患者和 169 例对照患者，结果显示 TBM 患者 CSF 平均 HMGB1 为 19.36 ng/ml；非结核脑膜炎患者（$n=30$）为 3.12 ng/ml；神经外结核患者（$n=73$）为 2.13 ng/ml，对照组（$n=66$）为 1.06 ng/ml。根据 ROC 计算出 3.4 ng/ml 的截断值，CSF 中 HMGB1 单独诊断 TBM 的灵敏度和特异度分别为 61.02% 和 89.94%。在神经外结核和 TBM 高风险的患者中，CSF HMGB1 是早期鉴别诊断 TBM 的潜在标志物，其临界值为 3.8 ng/ml，灵敏度和特异度分别为 79.49% 和 94.52%。

二、病毒感染性疾病

（一）乙型肝炎病毒

1. 乙型肝炎病毒致病机制研究进展 甘露糖结合凝集素（MBL）是参与先天免疫系统的钙依赖性集合素家族的成员，其介导吞噬作用并通过结合碳水化合物基序来激活补体。Gu X 等研究了 MBL2 基因中 -221C/G 和密码子 54G/A 的等位基因和单倍型频率，以揭示它们与 HBV 相关肝病的发展和进展之间的关系。研究对象包括在 171 例健康对照，133 例 CHB 患者，97 例 HBV 相关肝硬化（LC）患者和 334 例 HBV 相关肝细胞癌（HCC）患者。采用聚合酶链式反应 - 连接检测反应（PCR-LDR）方法检测这两种多态性的基因型。结果显示 54 位密码子的基因型和等位基因频率在健康对照组和进展性 HBV 相关性肝病患者，尤其是肝硬化患者之间有显着差异。与 G 等位基因相比，等位基因 A 对 LC 和 HCC 的发展具有保护作用。在 HBV 相关疾病组中，-221C/G 的 G 等位基因患者的百分比增加。当作为单倍型组合在一起时，较低的单体型 AC 频率与 HBV 相关肝病和 HCC 发展的进展风险降低有关。此外，54 位密码子 G 等位基因的 HCC 患者比 A 等位基因患者的生存率更高。因此，MBL2 基因多态性影响 HBV 相关性肝病的易感性，进展和预后。

AMP 依赖的蛋白激酶（AMPK/PRKAA）是生物能量代谢调节的关键分子，在调节先天免疫和炎症反应中起关键作用。Yuan J 等评估 PRKAA1/AMPKα₁ 在 HBV 免疫应答中的潜在作用。在 276 例 CHB 和 303 例健康对照中，Rs1002424 多态性在等位基因频率上有显著性差异，但基因型频率无差异［等位基因：$P=0.039411$，*OR* 95% *CI*$=0.783479$（0.621067~0.988362）；基因型：$P=0.104758$］。rs13361707 多态性在等位基因分析中显示显著性差异，但在基因型分析中无显著差异［等位基因：$P=0.034749$，*OR* 95% *CI*$=1.284303$（1.017958~1.620335）；基因型：$P=0.098027$］；在 CHB 病例和健康对照之间 rs3792822 多态性基因型和等位基因频率有显着差异［等位基因：$P=0.029286$，*OR* 95% *CI*$=0.741519$（0.566439~0.970716）；基因型：$P=0.034560$］。单倍型结果显示 rs13361707-rs1002424-rs3792822 区段的 CTG 和 TCA 分别与 HBV 发生显着相关［CTG：$P=0.036854$，*OR* 95% *CI*$=1.281$

（1.015～1.617）；$P=0.030841$，OR 95% $CI=0.743$（0.568～0.973）〕。这些结果提示 PRKAA1 多态性与中国汉族慢性 HBV 感染的易感性有关。

Zhao Y 等使用 INNO-LiPA 方法检测 HBV DNA 聚合酶与核苷（酸）类似物（NAs）抗性相关的突变，在未治疗 CHB 患者探讨 NAs 相关的 HBV DNA 聚合酶突变比率。269 例乙型肝炎病毒基因 B 型（81.4%），C 型（17.9%），B 型和 C 型（0.7%）。在 24 例患者（8.9%）中检测到 HBV DNA 聚合酶突变，包括 rtM204I/V（$n=6$）、rtN236T（$n=5$）、rtM250V（$n=2$）、rtL180M（$n=2$）、rtT184G（$n=1$）、rtM207I（$n=1$）、rtS202I（$n=1$）、rtM204V/I & rtL180M（$n=5$）和 rtM204I & rtM250V（$n=1$）。因此该研究发现未治疗 CHB 患者 HBV DNA 聚合酶的自发性 HBV 耐药突变，建议在给予拉米夫定（LAM），阿德福韦酯（ADV）和替比夫定（LdT）等抗病毒治疗前分析与 NAs 相关的 HBV DNA 聚合酶抗性突变。

Wang XL 等探讨 HBV 前 C 和基本核心启动子区（BCP）突变的频率及突变与乙型肝炎相关指标的关系。在 100 例 CBD 患者中采用 PCR 反向斑点杂交和错配扩增突变试验（MAMA）-PCR 检测 HBV 前 C 区和 BCP 区的突变。结果显示 100 例 CBD 中前 C 区有 9.38% 单突变，BCP 区单突变 29.17%，41.67% 在 BCP 和 C 区均有突变，19.79% 为野生型。HBeAg 阳性患者 BCP 和前 C 突变率分别为 65.7% 和 34.3%，HBeAg 阴性患者则分别为 84.6% 和 96.2%。HBeAg 阴性患者前 C 突变率显著高于 HBeAg 阳性患者（$\chi^2=26.62$，$P=0.00$），但 HBeAg 阳性和阴性患者 BCP 区突变分布无显著差异（$\chi^2=2.43$，$P=0.12$）。在 HBV-DNA 含量低的患者中 pre-C（Wilcoxon $W=1802.5$，$P=0.00$）和 BCP 区域（Wilcoxon $W=2906.5$，$P=0.00$）突变更常见。前 C 和 BCP 位点突变患者的 AST 和 GGT 均显著高于野生型位点患者（$P<0.05$）。PCR 反向斑点杂交和 MAMA-PCR 在检测 BCP 和前 C 区突变方面具有良好的一致性，Kappa 值分别为 0.91 和 0.58。因此 HBeAg 阴性患者倾向于 HBV pre-C 突变，这些突变不会导致 DNA 拷贝增加，但与肝功能的损害相关。

2. 乙型肝炎实验室检测进展　Liu X 等在 CHB 患者观察到 HBsAg 和 HBV DNA 之间的低相关性（$r=0.172$，$P<0.001$）。但随着 HBV DNA 水平的增加，相关系数逐渐增加。当 HBV DNA log10＞7 时，相关系数更加显著（$r=0.597$，$P<0.001$）。HBeAg 阳性组 HBsAg 和 HBVDNA 具有显著正相关性（$r=0.321$，$P<0.001$），而 HBeAg 阴性组没有相关性（$r=-0.016$，$P=0.825$）。HBV DNA 量与 HBeAg（$\chi^2=83.07$，$P<0.001$）和 PreS1-Ag（$\chi^2=36.01$，$P<0.001$）相关。HBeAg/PreS1-Ag 双阳性患者 HBV DNA 阳性率（72.26%）高于单阳性组（$P<0.001$）。因此，血清 HBsAg 不是预测 HBV 复制的良好指标，HBeAg 和 PreS1-Ag 联合检测可更好地预测 HBV DNA 复制，作为 CHB 临床诊断和治疗的可靠指标。Tong Y 等通过对数据库中全部 HBV DNA 序列的 RT 区域比对来设计新型通用的引物，在低 DNA 水平下有效扩增 HBV 病毒的 RT 区域，并直接测序所得到的 PCR 产物，通过对参考序列进行定位，可以清楚地获得 HBV 亚型并鉴定 HBV DNA 抗性突变低至 20U/ml。该方法检测到 80 份 HBV DNA 水平在 20～200 U/ml 范围内的临床 HBV 样本中的 HBV 亚型和耐药突变，有助于有效监测 HBV 患者对治疗的反应。

慢性乙型肝炎（CHB）患者高密度脂蛋白（HDL）中的载脂蛋白 M（apoM）水平显著升高。Shen T 等探讨 CHB 患者血清 HBV DNA 载量与血清 apoM 水平之间的关系。研究队列中共有 73 例 HBeAg 阴性 CHB 患者，50 例 HBeAg 阳性 CHB 患者和 79 例非 CHB 对照。通过酶联免疫吸附测定（ELISA）分析测量血清 apoM 水平和 HBV 抗原 HBsAg 和 HBeAg，实时 PCR 分析定量血清 HBV DNA 水平。结果显示 HBeAg 阴性和阳性 CHB 患者血清 apoM 水平升高。血清 apoM 水平与 HBeAg 阴性 CHB 患者血清 HBV DNA 水平呈正相关（$r=0.394$，$P<0.001$），而在 HBeAg 阳性 CHB 没有显著关系（$r=0.197$，$P=0.170$）。HBeAg 阴性 CHB 组 HBV DNA 的中位对数拷贝数 /ml 的临界值是 4.00。值得注意的是，很多 HBV DNA 水平高于临界值的患者血清 apoM 水平也较高（63.38 ± 29.84 vs. 41.41 ± 21.84；$P=0.001$）。因此，该研究结果表明血清 apoM 水平与病毒载量之间的相关性取决于 HBeAg 状态，并与 HBeAg 阴性 CHB 患者的 HBV DNA 水平呈正相关。

Lin S 等评估 HBV 相关性肝硬化患者血清 IgA、IgG 和 IgM 水平，并分析其与肝硬化进展的相关性。研究方案共纳入 174 例 CHB 患者，其中包括 104 例肝硬化（失代偿的期 32 例，代偿期 72 例）和 70 例无肝硬化患者和 55 例健康对照。结果显示与非硬化组和健康对照相比，肝硬化患者血清 IgA 水平显著升高（均 $P<0.001$），失代偿性肝硬化患者的血清 IgA 水平显著高于代偿患者（$P=0.002$）。多因素分析提示血清 IgA、血小板和白蛋白是肝硬化的独立预测因子（均 $P<0.001$）。因此，IgA 水平升高是肝硬化的独立因素，CBD 患者血清 IgA 水平升高与疾病进展之间有很强的相关性。

基线 HBsAg 水平和血小板（PLT）计数是 HBsAg 血清学清除的预测指标。Han ZG 等对 HBeAg 阴性患者每年评估 1 次，6 年后使用二元逻辑回归进行最终评估。在 634 例参与者中，117 例患者（18.45%）6 年后清除了 HBsAg，每年清除率为 3.08%。基线 HBsAg 水平预测 HBsAg 血清清除率优于 PLT 计数 [AUROC：HBsAg，0.965（95% CI：0.947~0.980）；PLT 计数，0.617（95% CI：0.561~0.669）；$P<0.001$]。基线 HBsAg 水平为 10 U/ml 时，预测 6 年后自发性 HBsAg 血清学清除率为 93.4%，灵敏度为 87.2%，特异度为 94.8%，阳性预测值为 79.1%，阴性预测值为值 97.0%。因此血清 HBsAg 水平 <10 U/ml 和 PLT 计数是 HBsAg 清除的准确预测指标。另一方面，天冬氨酸转氨酶与血小板比例指数（APRI）最初被认为是检测慢性乙型肝炎和丙型肝炎患者肝纤维化的非侵入性标志物。APRI 已用于预测慢性丙型肝炎病毒感染或酒精性肝病患者的肝相关死亡率。Mao W 等回顾性纳入 193 例慢性 HBV 感染者（肝硬化 100 例，非肝硬化 93 例）和 88 例健康对照，所有患者随访 4 个月并比较不同 APRI 患者在住院 90 d 内死亡发生率。APRI 在 CBD 和健康对照之间存在显著差异（范围为 0.16~10.00），APRI 升高与 HBV 相关性肝硬化患者严重程度和 3 个月死亡率增加有关。多变量分析显示 APRI（OR：1.456，$P<0.001$）和终末期肝病评分模型（OR：1.194，$P<0.001$）是预测死亡率的两个独立指标。因此 APRI 可作为 HBV 相关失代偿性肝硬化患者 3 个月死亡率的预测指标。

（二）丙型肝炎病毒

1. 丙型肝炎致病机制研究进展　外泌体是细胞间通讯的小分泌细胞囊泡，其含有蛋白质，mRNA 和微 RNA（miRNA）。最近的研究表明，外泌体在包含 HCV、HIV 等传染物的传播中起重要作用。Mao L 等通过定量反转录 PCR（QRT-PCR）和 Western 印迹分析确定 EV71 感染的横纹肌肉瘤细胞释放的外泌体含有 EV71 RNA 和衣壳蛋白 VP1。含有病毒的外泌体颗粒可在人神经母细胞瘤细胞系（SK-N-SH）中建立有效的感染。与游离病毒相比，外泌体可不同程度的抑制 EV71 特异性中和抗体的阻断作用。总之，来自 EV71 感染细胞的外泌体在病毒传播中起重要作用，并部分抵抗中和抗体的作用。

已有研究显示免疫抑制分子人类白细胞抗原 -G（HLA-G）在抑制先天和适应性免疫应答中的作用。Ding SX 等研究聚乙二醇干扰素（IFN）和利巴韦林（RBV）联合治疗前后持续病毒学应答（SVR）和非 SVR 的 HCV 阳性患者中 HLA-G 和 IL-37 的表达情况。研究对象包括 132 例接受 IFN-α 和 RBV 联合治疗的 SVR 和非 SVR 患者。结果显示与健康个体相比，HCV 患者治疗前血浆 HLA-G 和 IL-37 显著增加，治疗后 SVR 患者的 HLA-G 明显降低，而非 SVR 患者的 HLA-G 在治疗后没有变化。与治疗后的基线相比，SVR 和非 SVR 患者 IL-37 的表达显著降低。这些发现提示 HCV 中 HLA-G 和 IL-37 升高可能在 IFN-a 和 RBV 联合治疗中发挥重要作用，治疗过程中监测 HLA-G 的表达有助于调整 HCV 患者的治疗方案。

2. 丙型肝炎实验室检测研究进展　He Q 等探讨红细胞分布宽度（RDW）及血小板 - 淋巴细胞比率（PLR）与丙型肝炎病毒（HCV）相关肝病严重程度之间的关系。研究共纳入 52 例慢性 HCV、42 例 HCV 相关肝硬化患者和 84 例健康对照。RDW、RDW- 血小板比值（RPR）和 1/PLR 值在 HCV 相关性肝硬化患者中显著高于慢性 HCV 患者和健康对照组（均 $P < 0.001$）。基于 HCV 相关性肝硬化患者的四因素（FIB-4）评分，天冬氨酸转氨酶（AST）/ 丙氨酸转氨酶（ALT）比率（AAR），AST 与血小板比值指数（APRI）和纤维化指数显著高于慢性 HCV 患者（均 $P < 0.001$）。用于预测肝硬化的 RDW，RPR 和 1/PLR 曲线下面积分别为 0.791、0.960 和 0.713。双变量 logistic 回归分析显示，RDW 可以独立预测慢性 HCV 患者的肝硬化状态。因此，RDW、RPR 和 PLR 是评估 HCV 严重程度的潜在指标。Meng X 等则探讨 PLR 和中性粒细胞与淋巴细胞比率（NLR）与 HCV 相关肝病患者的疾病严重程度和慢性丙型肝炎（CHC）患者的病毒学应答之间的相关性。研究对象包括 120 例 HCV 感染者和 40 例健康对照者，对 24 例接受随访的 CHC 患者收集治疗初期（第 0 周）和治疗期间的第 4、48 周和第 72 周临床资料。结果显示 HCV 相关肝硬化组和 HCV 相关肝癌组 PLRs（61±31 和 51±23）较正常对照组（115±23）低。HCV 清除组的 PLR（154±85）显著高于 HCV 未治疗组和 HCV 未清除组（分别为 90±28 和 88±40）。PLR 的 ROC AUC 为 0.772（95% 置信区间 0.674～0.869，$P < 0.000$）；NLR 的 AUC 为 0.612（95% 可信区间 0.495～0.730，$P = 0.063$）。此外，PLR 增加表明 CHC 患者病毒学应答良好，而 PLR 稳定或呈下降趋势则预测到第 4～72 周没有达到快速病毒学应答。因此 PLR 与 HCV 相关肝病患者的疾病严重程度及 CHC 患者的病毒学应答密切相关，对 PLR 的动态连续监测将有助于 HCV 感染监测并预测病毒学应答状态。

（三）人类免疫缺陷病毒

1. HIV 流行病学调查情况　中国男男性接触者（MSM）中 HIV 感染率逐渐升高，有关这种新型 HIV 感染途径的流行病学特点和预测因素的国家级信息匮乏，需要多中心协助进行及时和全面的调查。Xu JJ 等于 2012—2013 年在中国 7 个城市采用混合方法招募 4496 例符合条件的 MSM 者，其中年龄≤35 岁（77.5%），移民（60.3%），未婚（69.8%），肛交（70.5%）。通过 Western Blot 和 BED HIV-1 捕获酶免疫分析评估近期和已确定的 HIV 感染并检测了梅毒和单纯疱疹病毒 -2（HSV-2）抗体。结果显示 HIV 感染率为 9.9%，其中最近感染比例为 41.9%，敏感性 / 特异性调整后的 HIV 感染率为 8.9（95%*CI*：7.6～10.2）/100 人年。既往 HSV-2 和梅毒的患病率分别为 12.5% 和 8.5%。新近 HIV 感染与多个男性伴侣（*OR*＝1.4，95%*CI* 1.1～1.9），毒品使用（*OR*＝2.2，95%*CI* 1.6～3.0），肛门出血（*OR*＝2.1，95%*CI* 1.4～3.0），梅毒感染（*OR*＝2.8，95%*CI* 1.9～4.3）和既往 HSV-2 感染（*OR*＝2.3，95%*CI* 1.5～3.3）有关。总之，高频率的新近 HIV 感染是导致中国 MSM 整体 HIV 流行恶化的主要原因，出台旨在解决高风险 MSM 例如多个性伴侣、毒品使用和既往梅毒或 HSV-2 感染史的针对性干预措施迫在眉睫。

最近在中国发现了越来越多的 HIV 第二代重组体（CRF01_AE/07_BC）。An M 等从 HIV-1 阳性的内蒙古异性恋者中分离出一种新的 CRF01_AE 07_BC 第二代重组体，其中一个 CRF07_BC 插入 CRF01_AE 骨架中。多基因分析显示 CRF01_AE 区域与先前报道的 cluster 5 谱系同组，该谱系在中国北方的人群中性传播，从而推断该重组事件可能通过中国北方的异性接触发生。新重组体的出现意味着多重菌株的共存以及 HIV-1 流行病的复杂性，提醒需要将 HIV 监测的重点放在高危人群中，特别是加强 HIV-1 低流行地区的人群预防措施。

2. HIV 实验室检测研究进展　血脂异常见于 HIV 感染者，了解脂质异常的危险因素是提出有针对性的预防方法的迫切要求。Wang Q 等比较男男性接触者（MSM）HIV 感染患者与 MSM HIV 阴性对照之间的脂质参数，包括三酰甘油（TG），低密度脂蛋白胆固醇（LDL-C），总胆固醇（TC），高密度脂蛋白胆固醇（HDL-C）。结果显示 110 例急性 HIV 感染（AHI），110 例慢性 HIV 感染（CHI）和 100 例 HIV 阴性 MSM 中，AHI 和 CHI 组的 TC，HDL-C 和 LDL-C 水平与对照组相比显著降低 [（3.90±0.73）mmol/L *vs.*（3.72±0.74）mmol/L *vs.*（4.49±0.91）mmol/L，*P*＜0.001；（1.00±0.25）mmol/L 和（1.01±0.30）mmol/L *vs.*（1.19±0.29）mmol/L，*P*＜0.001；（2.11±0.57）mmol/L 和（2.22±0.58）mmol/L *vs.*（2.75±0.78）mmol/L，p＜0.001]。AHI 患者的动脉粥样硬化指数（AIP）评分高于对照组 [0.08（-0.05～0.20）*vs.* -0.04（-0.21～0.22），*P*＝0.039]。AIP 与 AHI 和 TG 呈正相关（β＝0.029±0.012，*P*＝0.015；β＝0.273±0.009，*P*＜0.001），与 HDL-C 呈负相关（β＝-0.444±0.023，*P*＜0.001）。因此，HIV 感染导致 TC、LDL-C 和 HDL-C 降低，AHI 提示 AIP 评分。

Zhu S 等评估 Elecsys®HIV combi PT 检测方法在中国西南地区急性和早期 HIV 感染中的应用。对 2012 年 4 月至 2013 年 12 月华西医院的样本分析了假阳性与真阳性结果之间的截断值比率重叠程度；对初筛实验中有反应性标本进行复查并对复查阳性标本进行 Western 印迹、HIV-1 p24 抗原检测或 HIV-1 RNA 确认。在筛选的 241 840 个样品中，Elecsys®HIV combi PT 检测确定了 54 例急性和早期 HIV 感染患者，临界指数比≥50 的病例中，99.8% 为真阳性 HIV 感染；临界指数比值＜15 的病例 95.6% 为假阳性。因此，Elecsys®HIV combi PT 检测可用于筛选急性和早期 HIV 感染，包括第三代 HIV 筛查试剂和 Western 印迹阴性标本。临界指数比值＜15 样本需要进一步的确认以排除假阳性。

（四）甲型流感病毒

甲型流感病毒是人类急性呼吸道感染的主要致病菌。既往研究报道了 2009 年全球 H1N1 病毒的大流行与 H3N2 病毒的季节性流行，在中国则有重组禽流感 H7N9 病毒的散发病例报告。Cui D 等建立多重一步实时反转录聚合酶链反应（rRT-PCR）检测方法，在一个反应管中同时检测和区分甲型流感亚型包括季节性 H3N2 病毒、大流行 H1N1 病毒和禽流感 H7N9 病毒。通过收集流感样疾病（ILIs）患者的临床样本包括咽拭子和痰标本，提取样品或病毒培养物的总病毒 RNA，采用多重 rRT-PCR 测定法进行甲型流感病毒及其亚型的特异性检测。结果显示多重 rRT-PCR 测定的检测限（LOD）为每反应 5.4×10^{-2} 50% 组织培养感染剂量（TCID50）或 3 种病毒的每种病毒 4.8×10^{1} 个拷贝。同时检测 3 种病毒的 LOD 是每反应 1.8×10^{-2} TCID50 或 1.6×10 拷贝（用于检测总甲流病毒 RNA），在一个反应体系检测 H3、H1 和 H7 基因的 LOD 是每反应 5.6×10^{-2} TCID50 或 5.1×10 个拷贝。多重测定法特异性检测甲型流感病毒并未发现与其他病原体的交叉反应，该检测具有可靠的临床灵敏度（100%）和有价值的临床特异性（＞95%）。使用基质（M）基因检测有助于进一步确定甲型流感亚型，并且 Rnase P 基因（RP）被认为是有利评估临床样品质量的内部对照。因此，该研究表明多重 rRT-PCR 检测可以同时检测和区分甲型流感亚型并具有可靠的敏感性和特异性，这对甲型流感感染患者的早期临床诊断和病毒监测具有重要价值。

甲型流感病毒 H9N2 在家禽中广泛流行传播，并可导致人类轻度流感样疾病（ILIs），具有造成流感大流行的潜在危险。并且，在中国引起感染 H7N9 和 H10N8 病毒的 6 个内部基因及一些高致病性 H5N1 毒株均起源于 H9N2。先前研究表明哺乳动物适应性 PB2-Q591K 突变促进 H5N1 和 H7N9 病毒的致病性，但 PB2-Q591K 突变在 H9N2 亚型中的作用尚不清楚。Wang C 等使用体外和体内模型比较 H9N2 的 PB2 基因片段中 PB2-Q591K 突变与病毒聚合酶活性、复制能力和致病性的关系。结果显示与野生型菌株相比，H9N2 病毒中的 PB2-Q591K 突变增强了人 NHBE 细胞中的聚合酶活性和病毒复制，感染 PB2 突变体的小鼠体重明显减轻，伴有更高的病毒复制和肺中的免疫应答。因此该研究证据表明 H9N2 中的 -E627K 突变之外的 PB2-Q591K 突变还增强其对哺乳动物宿主的致病性。

Lin YP 等使用血清学研究来评估广州地区 H7N9 感染的数量和严重程度。收集广州市 2013 年 12 月至 2014 年 4 月及 2014 年 10 月至 2014 年 12 月 5360 份所有年龄段住院患者残留血清，使用针对含有 A/Anhui/1/2013（H7N9）病毒 H7 和 N9 的假病毒的血凝抑制实验筛查血清，筛查效价≥10 的样本进一步通过标准血凝集抑制实验和针对 H7N9 的病毒中和实验确认。使用统计模型阐明残留血清中抗体滴度信息，如果一般人群的残留血清包含 H7N9 感染的代表性图像则说明存在潜在的交叉反应。结果显示有 2 个血清样本 H7N9 抗体血凝抑制效价≥40，中和效价≥40。因此，研究者估计 2014 年初在广州约有 64 000 人（95%CI：7 300～190 000）感染甲型流感 H7N9 病毒，感染 - 死亡风险为每 10 000 次感染有 3.6 人死亡（95%CI：0.47～15）。总之，该研究表明尽管存在很大的不精确性，广州地区流感 H7N9 病毒感染的数量大大超过实验室确诊病例数量，建议进行更大标本数的 H7N9 感染血清学研究。

（五）EB 病毒

既往研究已在包括肺癌在内的几种癌症的肿瘤细胞中检测到 Epstein-Barr 病毒（EBV），但目前对与肺癌相关的 EBV 毒株的基因组特征和多样性知之甚少。Wang S 等从 4 个原发性肺癌肿瘤活检标本中分离出来的 EBV 基因组进行测序，标记为 LC1 到 LC4。比较分析表明 LC 菌株与 GD1 菌株更密切相关。与 GD1 参考基因组相比，在 EBV 的 LC 菌株共发现了 520 个变异，其中包括 498 个位点替换、12 个插入和 10 个缺失。潜伏基因被发现含有大量的非同义突变。系统发育分析表明所有 LC 菌株与亚洲 EBV 菌株密切相关，而与非洲／美洲菌株不同。LC2 基因组与其他 3 种 LC 基因组存在差异，表明在 LC 基因组中可能存在至少 2 种 EBV 的亲本谱系。所有 LC 菌株可分别根据 LMP1 和 EBNA1 的氨基酸序列分为中国 1 和 V-val 亚型。总之，该研究显示从肺癌分离的 EBV 基因组具有多样性特征。

三、梅毒螺旋体感染

（一）梅毒螺旋体亚型及其耐药性调查

Xiao Y 等收集 2013—2015 年湖南各地区全血样本用于评估感染梅毒螺旋体菌株亚型。通过聚合酶链反应（PCR）靶向扩增 polA、tpp47、bmp 和 tp0319 基因作为初步筛选试验，从 2253 例继发或潜伏的梅毒患者的全血样本中获得约 455 个阳性标本。使用基于 CDC 的分型方法结合 tp0548 基因的可变区分析进行分子亚型分型；通过检测 23S rRNA 中的点突变分析 TP 对大环内酯的耐药性并评估 16S rRNA 内 G1058C 点突变与多西环素敏感性降低的相关性。结果显示湖南地区流行的 TP 菌株有 32 个亚型，以 14d/f 亚型为主。23S rRNA A2059G 突变，16S rRNA G1058C 突变缺失，但 23S rRNA A2058G 突变的发生率为 97.5%。因此，该发现建议可使用全血来评估 TP 分子亚型并监测流行菌株的抗生素耐药性。大环内酯类耐药型梅毒螺旋体的高频出现表明大环内酯类抗生素应避免作为湖南地区梅毒的治疗选择。

（二）梅毒螺旋体实验室检测研究进展

神经梅毒是由梅毒螺旋体感染引起的一组中枢神经系统的临床综合征。趋化因子配体 13（CXCL13）在神经炎症中通过募集中枢神经系统中的 B 细胞中发挥作用。Zeng YL 等在 40 例神经梅毒患者、31 例非神经梅毒患者、26 例其他中枢神经系统疾病患者和 49 例健康对照中检测 CSF 和血清 CXCL13 含量。发现与神经梅毒患者 CSF 中 CXCL13 浓度和 CXCL13 指数相比，非神经梅毒（$\chi^2=21.802$，$P<0.001$）和非梅毒患者（$\chi^2=7.677$，$P=0.002$）显著增加。ROC 曲线分析显示 CSF 中 CXCL13 浓度和 QCXCL13 指数可作为区分神经梅毒和非神经梅毒的有价值的生物标志物。

Li Z 等在 20 550 份血清样品中评估了化学发光微粒免疫测定法（CMIA）用于梅毒抗体常规筛查的临床价值。使用快速血浆反应素试验（RPR）和梅毒螺旋体明胶颗粒凝集试验（TPPA）对 CMIA 阳性样品进行复检，斑点免疫印迹分析用于最终确认。结果显示 267 份样本（1.3%）为 CMIA 阳性，其中 185 份（69.3%）CMIA 阳性血清样本 TPPA 阳性。CMIA 的样品信号截断值比与诊断可靠性相关，因为 CMIA 较大的截断值比与 TPPA 结果之间的一致性更大。82 个 CMIA 阳性和 TPPA 阴性血清样本的斑点免疫印迹测试显示 16 个样本（19.5%）是斑点免疫印迹实验阳性，28 个（34.2%）不确定和 38 个（46.3%）阴性。因此该研究认为使用 CMIA 进行常规梅毒筛查时存在一定比例的假阳性结果，建议通过 TPPA 进一步确认诊断结果。尽管在筛选人群中 CMIA 和 TPPA 之间的差异非常普遍，但通过斑点免疫印迹测定可予确认。

Wang KD 等评估自动化学发光微粒免疫分析（CLIA）是否可用于梅毒筛查。采用 CLIA、RPR

和 TPPA 对 3962 例血清进行交叉测定，同时使用 CLIA 对另外 36 000 份血清进行梅毒筛查，阳性样本使用 TPPA、RPR 或免疫印迹进行确认。结果显示 CLIA 的灵敏度和特异度分别为 100% 和 99.8%，RPR 的灵敏度和特异度分别为 65% 和 99.6%。CLIA 的真阳性率随着样品检测的 S/CO 值增加而明显增加，当 S/CO 值超过 10 时，CLIA 的真阳性率达到 100%。CLIA 的假阳性率为 0.22%，孕妇的假阳性结果最多，其次是老年人和癌症患者。因此，该研究建议 CLIA 可作为梅毒诊断的筛查试验，而 TPPA 和 RPR 则用于确认阳性标本并监测其活动性。Li L 等评估 CLIA 对梅毒螺旋体特异性抗体检测的性能影响，并比较 CLIA 和 ELISA 及 TPPA 的检测效能。共收集疑似梅毒患者和术前患者 865 份样本，通过 CLIA 和 ELISA 同时检测梅毒螺旋体特异性抗体并经 TPPA 确认 457 个样本。结果显示高、中、低水平样本中 ELISA 检测的变异系数（CV）均＞5%，低水平样本中最大 CV 值为 54.39%，而不同级别样本的 CLIA 均低于 5%。3 种测定方法中，Spearman 相关性和 Kappa 系数分别为 0.771（$P \leqslant 0.001$）和 0.854（$P \leqslant 0.001$，CLIA 与 ELISA），0.806（$P \leqslant 0.001$）和 0.897（$P \leqslant 0.001$，ELISA 与 TPPA），0.937（$P \leqslant 0.001$）和 0.967（$P \leqslant 0.001$，CLIA 与 TPPA）。CLIA 的 ROC 曲线 AUC 大于 ELISA（0.994 *vs.* 0.989）。在 18 个差异样本中，CLIA 和 TPPA 之间的一致性比 ELISA 和 TPPA 之间的一致性提高（72.22% *vs.* 27.78%，$P=0.008$）。在检测灰区，CLIA 与 TPPA 的一致率高于 TPPA 与 ELISA（90.91% *vs.* 41.67%，$P=0.027$）。因此，CLIA 检测比 ELISA 法检测血清梅毒螺旋体特异性抗体更加可靠、灵敏和准确，是一种对 ELISA 更高敏感性的替代检测方法。

四、真菌感染性疾病

1. 念珠菌感染

（1）念珠菌感染流行病学调查：Ying C 等通过多中心研究调查上海地区 3 家妇产医院阴道念珠菌病（VVC）患者念珠菌属的分布，并研究了阴道拭子标本中白念珠菌对抗真菌药物的敏感性和基因型。在 135 个临床分离株中共检测到 115 个白念珠菌菌株。MIC 测定显示 115 株白念珠菌菌株中有 83% 和 815 对氟康唑和伏立康唑敏感。应用随机扩增多态 DNA 分析（RAPD）鉴定来自不同患者的克隆相关分离物，所有测试菌株分为基因型 A（77.4%）、基因型 B（18.3%）和基因型 C（4.3%）。基因型 A 进一步分为 5 种亚型，B 型分为 2 种亚型。白念珠菌是 VVC 的主要病原体，大部分属于基因型 A 型。唑类暴露是 VVC 患者分离的白念珠菌出现吡咯耐药的危险因素。

抗真菌药物的广泛使用已导致念珠菌属唑类药物抗性增加，其主要机制涉及 ERG11 基因点突变，该基因编码细胞色素 P450 羊毛甾醇 14α- 去甲基化酶。Yang L 等从 657 名中国汉族孕妇中收集阴道拭子标本并适当培养，通过 PCR 扩增获得真菌基因开放阅读框并测序；对分离的念珠菌 ERG11 基因进行扩增和测序，并检测其对抗真菌药物敏感性。结果表明从 124 名妇女的阴道拭子培养物中检出真菌，共分离出 5 种念珠菌，其中以白念珠菌为主。有 12 例（13.8%）分离的白念珠菌对氟康唑耐药，2 株（2.2%）对伊曲康唑耐药。在 31 株白念珠菌分离株的 ERG11 基因中发现了 17 个突变，包括 9 个沉默和 8 个错义突变。该研究结果表明由白念珠菌和非白念珠菌引起的感染在中国汉族育龄女性中很常见，其念珠菌感染的流行病学特征有益于临床女性阴道炎的准确诊断和及时治疗。

（2）念珠菌实验室检测研究进展：近年来念珠菌的血流感染（BSIs）发病率有所增加。迄今为止，BSI 中念珠菌的鉴定仍主要依靠血培养和血清学试验。Guo Y 等提出采用实时 PCR 测定全血标本中的念珠菌，针对念珠菌属的 5.8S rRNA 基因（5.8S rDNA）设计独特的引物 / 探针系统，通过 12 次重复检测中阳性 PCR 的数量来确定分析灵敏度。在 10（1）CFU/ml 血液的浓度下，白念珠菌、近平滑念珠菌、热带念珠菌和克鲁维酵母的全血 PCR 阳性率达到 100%，光滑念珠菌的检测率为 75%。当使用来自临床分离物和人类血液的 DNA 样品评估检测系统时，其反应特异性为 100%，批内和批间的最大 CV 分别为 1.22% 和 2.22%。在临床适用性评估中，对 82 例患者的 328 份血液样本进行前瞻性检测，并将全血实时 PCR 结果与血培养结果进行比较。以血培养法作为金标准，全血 PCR 检测的诊断灵敏度为 100%，特异度为 98.4%。因此，该研究的数据表明其开发的全血标本念珠菌测定可用于临床实验室，有望用于念珠菌血症的早期诊断。

He ZX 等开发了测流免疫测定法（LFIA）检测针对白念珠菌烯醇酶（Eno）的抗体。使用胶体金颗粒标记的小鼠抗人 IgG（1.0mg/L）作为检测试剂，将重组烯醇化酶（rEno, 1.0mg/L）和山羊抗 IgG（1.0mg/L）分别固定在作为捕获试剂的硝化纤维素膜的测试线和对照线上。使用 LFIA 检测来自 38 例临床证实的侵入性念珠菌病（IC）患者及 50 例健康对照者血清中的抗 Eno。结果显示与参比试验间接 ELISA 相比，LFIA 的特异度和灵敏度分别为 98.2% 和 84.8%，$\kappa=0.851$，结果之间具有良好一致性。此外，LFIA 试验与血培养结果之间的一致性也很强（$\kappa=0.658$）。因此该研究数据表明 LFIA 是一种用于基层或设备不完善实验室 IC 血清学检测的合适工具。

2. 曲霉病感染 侵入性曲霉病（IA）是免疫功能低下患者的致命性感染，而从临床样本中快速灵敏地检测曲霉菌是 IA 早期诊断的主要挑战。Du L 等开发了基于核酸序列的扩增的酶联免疫吸附测定（NASBA-ELISA）对 IA 进行有效诊断。选择用于扩增靶基因 18S rRNA 的引物，通过等温地高辛（DIG）标记 NASBA 方法扩增曲霉 RNA。DIG 标记的 RNA 扩增产物与固定在链霉亲和素包被的微量滴定板上的特异性生物素化 DNA 探针杂交，最后加入 ALP 和底物（磷酸 4- 硝基苯基酯二钠）连接的抗 DIG 抗体通过比色检测杂交物。该曲霉 NABSA-ELISA 系统的检测限为 1CFU，通过检测 86 例 IA 高风险患者的血液样品来比较其与 RT-PCR 和半乳甘露聚糖（GM）的检测性能。结果显示 NASBA-ELISA、RT-PCR 和 GM-ELISA 的灵敏度分别为 80.56%（95%$CI=63.98\sim91.81$），72.22%（95% $CI=54.81\sim85.80$）和 58.33%（95%$CI=40.76\sim74.49$）；特异度为 80.00%（95% $CI=66.28\sim89.97$），84.00%（95% $CI=70.89\sim92.83$），82.00%（95% $CI=68.56\sim91.42$）。NASBA-ELISA 和 GM-ELISA 检测组合实现了完美的特异度（100%；95% $CI=92.89\sim100$）和阳性预测值（1005；95%$CI=83.16\sim100$）。NASBA 和 RT-PCR 组合获得最佳灵敏度（97.22%；95% CI 85.47\sim99.93$）和最高 Youden 指数（0.652）。总之，NASBA-ELISA 可用于大规模样品的半定量检测，结果可靠且设备低廉，基于 NASBA 的 RNA 诊断有望成为发展中国家实验室日常检测工具。

参 考 文 献

［1］ Zhang Y, Zhang F, Wang H, et al. J Glob Antimicrob Resist. Antimicrobial susceptibility of Streptococcus pneumoniae,

Haemophilus influenzae and Moraxella catarrhalis isolated from community-acquired respiratory tract infections in China: Results from the CARTIPS Antimicrobial Surveillance Program, 2016, 5: 36-41

［ 2 ］ Li S, Guo Y, Zhao C, et al. In vitro activities of tedizolid compared with other antibiotics against Gram-positive pathogens associated with hospital-acquired pneumonia, skin and soft tissue infection and bloodstream infection collected from 26 hospitals in China. J Med Microbiol, 2016, 65(10): 1215-1224

［ 3 ］ Zhao H, Hu F, Jin S, et al. Typing of Panton-Valentine Leukocidin-Encoding Phages and lukSF-PV Gene Sequence Variation in Staphylococcus aureus from China. Front Microbiol, 2016, 7: 1200

［ 4 ］ Yang Y, Zhang X, Huang W, et al. SCCmec-associated psm-mec mRNA promotes Staphylococcus epidermidis biofilm formation. Antonie Van Leeuwenhoek, 2016, 109(10): 1403-1415

［ 5 ］ Zhang H, Li H, Liu Y, et al. Upregulated effects of miR-7 in methicillin-resistant Staphylococcus aureus. Exp Ther Med, 2016, 12(6): 3571-3574

［ 6 ］ Wang X, Li X, Liu W, et al. Molecular Characteristic and Virulence Gene Profiles of Community-Associated Methicillin-Resistant Staphylococcus aureus Isolates from Pediatric Patients in Shanghai, China. Front Microbiol, 2016, 7: 1818

［ 7 ］ Li M, Dai Y, Zhu Y, et al. Virulence determinants associated with the Asian community-associated methicillin-resistant Staphylococcus aureus lineage ST59. Sci Rep, 2016, 6: 27899

［ 8 ］ Jiang M, Liu L, Ma Y, et al. Molecular Epidemiology of Multi-Drug Resistant Acinetobacter baumannii Isolated in Shandong, China. Front Microbiol, 2016, 7: 1687

［ 9 ］ Lei J, Han S, Wu W, et al. Extensively drug-resistant Acinetobacter baumannii outbreak cross-transmitted in an intensive care unit and respiratory intensive care unit. Am J Infect Control, 2016, 44(11): 1280-1284

［ 10 ］ Fang C, Chen X, Zhou M. PLoS One. Epidemiology and Cytokine Levels among Children with Nosocomial Multidrug-Resistant Acinetobacter baumannii Complex in a Tertiary Hospital of Eastern China. PLoS One, 2016, 11(8):e0161690

［ 11 ］ Wang J, Zhang J, Fu Q, et al. Proteomic Analyses Uncover the Mechanisms Underlying Antibiotic Resistance Differences among Three Acinetobacter baumannii Isolates. J Mol Microbiol Biotechnol, 2016, 26(6): 401-409

［ 12 ］ Yang Q, Rui Y. Two Multiplex Real-Time PCR Assays to Detect and Differentiate Acinetobacter baumannii and Non-baumannii Acinetobacter spp. Carrying blaNDM, blaOXA-23-Like, blaOXA-40-Like, blaOXA-51-Like, and blaOXA-58-Like Genes. PLoS One, 2016, 11(7):e0158958

［ 13 ］ Sun Y, Li M, Chen L, et al. Prevalence and molecular characterization of carbapenemase-producing gram-negative bacteria from a university hospital in China. Infect Dis (Lond), 2016, 48(2): 138-146

［ 14 ］ Fan X, Wu Y, Xiao M, et al. Diverse Genetic Background of Multidrug-Resistant Pseudomonas aeruginosa from Mainland China, and Emergence of an Extensively Drug-Resistant ST292 Clone in Kunming. Sci Rep, 2016, 6: 26522

［ 15 ］ Li J, Zou M, Dou Q, et al. Characterization of clinical extensively drug-resistant Pseudomonas aeruginosa in the Hunan province of China. Ann Clin Microbiol Antimicrob, 2016, 15(1): 35

［ 16 ］ Qu L, She P, Wang Y, et al. Effects of norspermidine on Pseudomonas aeruginosa biofilm formation and eradication. Microbiologyopen, 2016, 5(3): 402-412

［ 17 ］ Li P, Ying J, Yang G, et al. Structure-Function Analysis of the Transmembrane Protein AmpG from Pseudomonas aeruginosa. PLoS One, 2016, 11(12):e0168060

[18] Hu X, Zhou J, Chen X, et al. Pathway Analyses Identify Novel Variants in the WNT Signaling Pathway Associated with Tuberculosis in Chinese Population. Sci Rep, 2016, 6: 28530

[19] Zhao Z, Peng W, Hu X, et al. SFRP1 variations influence susceptibility and immune response to Mycobacterium tuberculosis in a Chinese Han population. Infect Genet Evol, 2016, 37: 259-265

[20] Lu Y, Zhu Y, Wang X, et al. FOXO3 rs12212067: T > G Association with Active Tuberculosis in Han Chinese Population. Inflammation, 2016, 39(1): 10-15

[21] Kuai SG, Ou QF, You DH, et al. Functional polymorphisms in the gene encoding macrophage migration inhibitory factor (MIF) are associated with active pulmonary tuberculosis. Infect Dis (Lond), 2016, 48(3): 222-228

[22] Deng Y, Ye J, Luo Q, et al. Low-Density Granulocytes Are Elevated in Mycobacterial Infection and Associated with the Severity of Tuberculosis. PLoS One, 2016, 11(4):e0153567

[23] Peng J, Liu WE, Li HL, et al. Evaluation of our self-designed nanometer silicon membrane sandwich cup system for diagnosing tuberculosis. Clin Respir J, 2016, 10(5): 647-652

[24] Zhao P, Yu Q, Chen L, et al. Evaluation of a liquid culture system in the detection of mycobacteria at an antituberculosis institution in China; A retrospective study. J Int Med Res, 2016, 44(5): 1055-1060

[25] Yin XM, Wu LJ, Zheng L, et al. Quantification of colony-forming units for M. tuberculosis complex using gyrB-based real-time PCR assay. Int J Tuberc Lung Dis, 2016, 20(7): 967-972

[26] Huang ZK, Luo Q, Qing C, et al. Evaluation of the direct nitrate reductase assay for rapid detection of extensively drug-resistant tuberculosis. Int J Tuberc Lung Dis, 2016, 20(4): 468-473

[27] Wang F, Hou HY, Wu SJ, et al. Using the TBAg/PHA ratio in the T-SPOT(®).TB assay to distinguish TB disease from LTBI in an endemic area. Int J Tuberc Lung Dis, 2016, 20(4): 487-493

[28] Wu F, Wang L, Guo Q, et al. A Homogeneous Immunoassay Method for Detecting Interferon-Gamma in Patients with Latent Tuberculosis Infection. J Microbiol Biotechnol, 2016, 26(3): 588-595

[29] Wang G, Yang X, Zhu J, et al. Evaluation of the efficacy of Myco/F lytic system, MGIT960 system and Lowenstein-Jensen medium for recovery of Mycobacterium tuberculosis from sterile body fluids. Sci Rep, 2016, 6: 37757

[30] Chen Y, Zhang J, Wang X, et al. HMGB1 level in cerebrospinal fluid as a complimentary biomarker for the diagnosis of tuberculous meningitis. Springerplus, 2016, 5(1): 1775

[31] Gu X, Ji Q, Wang H, et al. Genetic variants of mannose-binding lectin 2 gene influence progression and prognosis of patients with hepatitis B virus infection in China. Clin Res Hepatol Gastroenterol, 2016, 40(5): 614-621

[32] Yuan J, Zhang Y, Yan FT, et al. Association of PRKAA1 gene polymorphisms with chronic hepatitis B virus infection in Chinese Han population. Braz J Infect Dis, 2016, 20(6): 564-568

[33] Zhao Y, Wu J, Sun L, et al. Prevalence of mutations in HBV DNA polymerase gene associated with nucleos(t)ide resistance in treatment-naive patients with Chronic Hepatitis B in Central China. Braz J Infect Dis, 2016, 20(2): 173-178

[34] Wang XL, Ren JP, Wang XQ, et al. Mutations in pre-core and basic core promoter regions of hepatitis B virus in chronic

hepatitis B patients. World J Gastroenterol, 2016, 22(11): 3268-3274

［35］Liu X, Chen JM, Lou JL, et al. Correlation between hepatitis B virus DNA levels and diagnostic tests for HBsAg, HBeAg, and PreS1-Ag in chronic hepatitis B. Genet Mol Res, 2016, 15(2)

［36］Tong Y, Liu B, Liu H, et al. New universal primers for genotyping and resistance detection of low HBV DNA levels. Medicine (Baltimore), 2016, 95(33):e4618

［37］* Shen T, Wu WM, Du WH, et al. Positive association between serum apolipoprotein M levels and hepatitis B virus DNA load in HBeAg-negative chronic hepatitis B. Lipids Health Dis, 2016, 15(1): 210

［38］Lin S, Sun Q, Mao W, Chen Y. Serum Immunoglobulin A (IgA) Level Is a Potential Biomarker Indicating Cirrhosis during Chronic Hepatitis B Infection. Gastroenterol Res Pract, 2016, 2016: 2495073

［39］Han ZG, Qie ZH, Qiao WZ. HBsAg spontaneous seroclearance in a cohort of HBeAg-seronegative patients with chronic hepatitis B virus infection. J Med Virol, 2016, 88(1): 79-85

［40］Mao W, Sun Q, Fan J, et al. AST to Platelet Ratio Index Predicts Mortality in Hospitalized Patients With Hepatitis B-Related Decompensated Cirrhosis. Medicine (Baltimore), 2016, 95(9):e2946

［41］Mao L, Wu J, Shen L, et al. Enterovirus 71 transmission by exosomes establishes a productive infection in human neuroblastoma cells. Virus Genes, 2016, 52(2): 189-194

［42］Ding SX, Ma JB, Hu YR, et al. Outcomes of Interferon/Ribavirin Therapy in Patients with HCV Defined by Expression of Plasma Soluble Human Leukocyte Antigen-G but Not IL-37. Med Sci Monit, 2016, 22: 1398-1402

［43］He Q, He Q, Qin X, et al. The Relationship between Inflammatory Marker Levels and Hepatitis C Virus Severity. Gastroenterol Res Pract, 2016, 2016: 2978479

［44］Meng X, Wei G, Chang Q, et al. The platelet-to-lymphocyte ratio, superior to the neutrophil-to-lymphocyte ratio, correlates with hepatitis C virus infection. Int J Infect Dis, 2016, 45: 72-77

［45］Xu JJ, Tang WM, Zou HC, et al. High HIV incidence epidemic among men who have sex with men in china: results from a multi-site cross-sectional study. Infect Dis Poverty, 2016, 5(1): 82

［46］An M, Han X, Zhao B, et al. A Novel HIV-1 Second-Generation Recombinant Form (CRF01_AE/07_BC) Among Heterosexuals in Nei Monggoi Autonomous Region in China. AIDS Res Hum Retroviruses, 2016, 32(8): 818-821

［47］Wang Q, Ding H, Xu J, et al. Lipids profile among ART-naïve HIV infected patients and men who have sex with men in China: a case control study. Lipids Health Dis, 2016, 15(1): 149

［48］Zhu S, Li D, An J, et al. Using Elecsys® HIV Combi PT assay to identify acute and early HIV infection in a teaching hospital of southwest China. Int J STD AIDS, 2016, 27(3): 213-218

［49］Cui D, Zhao D, Xie G, et al. Simultaneous detection of influenza A subtypes of H3N2 virus, pandemic (H1N1) 2009 virus and reassortant avian H7N9 virus in humans by multiplex one-step real-time RT-PCR assay. Springerplus, 2016, 5(1): 2054

［50］Wang C, Lee HH, Yang ZF, et al. PB2-Q591K Mutation Determines the Pathogenicity of Avian H9N2 Influenza Viruses for Mammalian Species. PLoS One, 2016, 11(9):e0162163

［51］Lin YP, Yang ZF, Liang Y, et al. Population seroprevalence of antibody to influenza A(H7N9) virus, Guangzhou, China.

BMC Infect Dis, 2016, 16(1): 632

[52] Wang S, Xiong H, Yan S, et al. Identification and Characterization of Epstein-Barr Virus Genomes in Lung Carcinoma Biopsy Samples by Next-Generation Sequencing Technology. Sci Rep, 2016, 6: 26156

[53] Xiao Y, Liu S, Liu Z, et al. Molecular Subtyping and Surveillance of Resistance Genes In Treponema pallidum DNA From Patients With Secondary and Latent Syphilis in Hunan, China. Sex Transm Dis, 2016, 43(5): 310-316

[54] Zeng YL, Lin YQ, Zhang NN, et al. CXCL13 chemokine as a promising biomarker to diagnose neurosyphilis in HIV-negative patients. Springerplus, 2016, 5(1): 743

[55] Li Z, Feng Z, Liu P, et al. Screening for antibodies against Treponema pallidum with chemiluminescent microparticle immunoassay: analysis of discordant serology results and clinical characterization. Ann Clin Biochem, 2016, 53: 588-592.

[56] Wang KD, Xu DJ, Su JR. Preferable procedure for the screening of syphilis in clinical laboratories in China. Infect Dis (Lond), 2016, 48(1): 26-31

[57] Li L, Cai B, Tao C, et al. Performance Evaluation of CLIA for Treponema Pallidum Specific Antibodies Detection in Comparison with ELISA. J Clin Lab Anal, 2016, 30(3): 216-222

[58] Ying C, Zhang H, Tang Z, et al. Antifungal susceptibility and molecular typing of 115 Candida albicans isolates obtained from vulvovaginal candidiasis patients in 3 Shanghai maternity hospitals. Med Mycol, 2016, 54(4): 394-399

[59] Yang L, Su MQ, Ma YY, et al. Epidemiology, species distribution, antifungal susceptibility, and ERG11 mutations of Candida species isolated from pregnant Chinese Han women. Genet Mol Res, 2016, 15(2)

[60] * Guo Y, Yang JX, Liang GW. A Real-Time PCR Assay Based on 5.8S rRNA Gene (5.8S rDNA) for Rapid Detection of Candida from Whole Blood Samples. Mycopathologia, 2016, 181(5-6): 405-413

[61] He ZX, Shi LC, Ran XY, et al. Development of a Lateral Flow Immunoassay for the Rapid Diagnosis of Invasive Candidiasis. Front Microbiol, 2016, 7: 1451

[62] Du L, Xia Y, He Y, et al. Development and evaluation of enzyme-linked immunosorbent assay of nucleic acid sequence-based amplification for diagnosis of invasive aspergillosis. AMB Express, 2016, 6(1): 91

第九节 糖 尿 病

一、糖尿病概述

糖尿病（diabetes mellitus，DM）是遗传和环境因素共同引起的一组以慢性高血糖为主要特征的临床综合征。胰岛素缺乏和胰岛素作用障碍单独或同时引起糖类、脂肪、蛋白质、水和电解质等代谢紊乱。

全世界的糖尿病患病率明显增加，发展中国家尤为明显，糖尿病已成为临床上最重要的内分泌代谢病，也是联合国倡议全球最重要的慢性非传染性疾病之一。1980年全龄人群的调查结果显示，糖尿病的患病率为 0.67%；而 2007—2008 年的全国 20 岁以上人群中的糖尿病患病率已达 9.7%；2010 年调查研究显示，18 岁以上中国成年人群的糖尿病总体患病率估计为 11.6%。2013 年我国慢性病及其危险因素监测显示，18 岁及以上人群糖尿病患病率为 10.4%。据估计我国有糖尿病患者超 1 亿；据国际糖尿病联盟（IDF）估计，2025 年将达到 1.3 亿。近年流行病学的另外趋势为儿童和青少年 2 型糖尿病增加，成人 2 型糖尿病年轻化。

二、糖尿病分类

糖尿病病因学分型（WHO1999 的分型体系）（见表 3-9-1）

表 3-9-1　1 型糖尿病和 2 型糖尿病

	1 型糖尿病	2 型糖尿病
起病年龄	多＜25 岁	多＞40 岁
起病方式	多急剧，少数缓起	缓慢而隐逸
起病时体重	多正常或消瘦	多超重或肥胖
"三多一少"症状	常典型	不典型，或无症状
急性代谢紊乱	酮症倾向大，易发生酮症酸中毒	酮症倾向小，老年患者易发生高渗性高血糖状态
慢性并发症		
肾病	30%～40%，儿童青少年患者主要死因	20% 左右
心血管病	儿童青少年患者较少	较多，主要死因
脑血管病	儿童青少年患者较少	较多，主要死因
胰岛素及 C- 肽释放试验	低下或缺乏	峰值延迟或不足
胰岛素治疗及反应	依赖外源性胰岛素存在，对胰岛素敏感	生存不依赖胰岛素，应用时对胰岛素抵抗

1. 1 型糖尿病

（1）免疫介导性。

（2）特发性。

2. 2 型糖尿病

3. 特殊类型糖尿病

（1）胰岛 B 细胞功能遗传性缺陷：①第 12 号染色体，肝细胞核因子 -1α（HNF-1α）基因突变（MODY3）；②第 7 号染色体，葡萄糖激酶（GCK）基因突变（MORDY2）；③第 20 号染色体，肝细胞核因子 4α（HNF-4α）基因突变（MORDY1）；④线粒体 DNA 突变；⑤其他。注：MODY：青少年的成人起病型糖尿病

（2）胰岛素作用遗传性缺陷：① A 型胰岛素抵抗；②矮妖精貌综合征（leprechaunism）；③ Rabson-Mendenhall 综合征；④脂肪萎缩性糖尿病；⑤其他。

（3）胰腺外分泌疾病：胰腺炎、创伤 / 胰腺切除术后、胰腺肿瘤、胰腺囊性纤维化、血色病、纤

维钙化性胰腺病及其他。

（4）内分泌疾病：肢端肥大症、库欣综合征、胰高糖素瘤、嗜铬细胞瘤、甲状腺功能亢进症、生长抑素瘤、醛固酮瘤及其他药物或化学品所致的糖尿病。

4. **妊娠期糖尿病**　2000 年日本学者首次报道暴发型 1 型糖尿病，起病急骤，胰岛 B 细胞短时间内大量破坏，导致明显高血糖和酮症酸中毒等严重代谢紊乱且无自身免疫反应证据的一种疾病，认为与遗传、病毒感染和妊娠有关且预后凶险的特殊类型糖尿病。黄种人的发病率高于白种人，日本人发病率最高。

三、诊断与鉴别诊断

糖尿病的临床诊断应依据静脉血浆血糖而不是毛细血管血糖检测结果。若无特殊提示，文中所提到的血糖均为静脉血浆葡萄糖水平值。

糖尿病的诊断首先确定是否有糖尿病，然后进行糖尿病分类，并对有无并发症、合并症及伴发疾病作出判定。目前国际通用的诊断标准和分类是 WHO（1999 年）标准。糖尿病诊断、糖代谢状态分类标准和糖尿病的分型体系，见表 3-9-2。

表 3-9-2　糖尿病诊断标准（WHO，1990）

糖尿病加任意点血糖 11.1mmol/L（200mg/dl）
（典型症状包括多饮、多尿和不明原因的体重下降；任意点血糖值不考虑上次用餐时间，每天中任意时间的血糖）
或
空腹血糖≥7.0 mmol/L（126mg/dl）
（空腹血状态指至少 8h 没有进食热量）
或
75g 葡萄糖负荷后 2h 血糖≥11.1mmol/L（200mg/dl）

注：无糖尿病症状

实验室检查　糖尿病确诊有赖于实验室对血糖水平的检测。目前很多研究认为临床糖尿病检验中，常规检验与生化检验糖尿病都有一定价值，但生化检验比常规检验更快捷、有效及准确率高，可帮助医师对糖尿病患者早诊断早治疗，改善患者预后，减少并发症的发生，值得在临床上广泛应用。

（1）尿糖测定：尿糖阳性是诊断糖尿病的重要线索。但尿糖阳性只是提示血糖值超过肾糖阈（正常人血糖阈为 10mmol/L），因而尿糖阴性不能排除糖尿病可能。并发肾疾病时，肾糖阈升高，虽然血糖升高，但尿内糖阴性。肾糖阈值降低时，虽然血糖正常，尿糖可阳性。杜春妮、张璇乾等通过对尿常规的尿糖检验和生化血糖检验进行对比，发现 DM 患者采用生化检验诊断准确率更高。单独的尿糖检验不能作为糖尿病诊断依据。

（2）尿酮体测定：初发者尿酮体阳性提示 1 型糖尿病，对 2 型糖尿病或正在治疗的患者，提示疗效不满意或出现了机急性代谢紊乱。如果采用硝基氢氰酸盐实验法，只有乙酰乙酸和丙酮可使本实验呈阳性反应，当酸中毒明显时，酮体组分以 β- 羟丁酸为主，故尿酮体阴性并不能排除酮症。

（3）血浆葡萄糖测定：血糖升高是诊断糖尿病的依据，也是评价疗效的主要指标。血糖值反应的是瞬时血糖，目前多用葡萄糖氧化酶法或己糖激酶法。临床经常测量空腹血，餐后 2h 血，或随机血来反映血糖控制情况。静脉血浆或血清血糖比静脉全血血糖约高 1.1mmol/L，空腹时的毛细血管全血血糖与静脉全血血糖相同，而餐后与静脉血浆或血清血糖相同。有研究显示长期处于高糖状态的糖尿病患者血清 CA199 水平显著高于正常人群，王燕等通过对比糖尿病患者和健康人血糖、HbA1c 和 CA199 发现，2 型糖尿病患者血清 CA199 水平显著高于健康人群，血糖、糖化血红蛋白与患者血清 CA199 水平密切相关，是糖尿病患者血清 CA199 升高的危险危险因素，因此临床工作中若 CA199 升高，应联合检测血糖水平，排除糖尿病所致 CA199 升高。

（4）糖化血红蛋白（HbA1c）和糖化血清蛋白（FA）：GHb 浓度反映测定日前 2～3 个月内血糖平均水平，评估血糖控制效果和作为糖尿病并发症进程的危险指标，不用于糖尿病诊断。黎海东等通过对比糖尿病合并微血管病变，单纯糖尿病以及健康人群 HbA1c，发现糖化血红蛋白的检测除有助于对糖尿病患者血糖水平进行观察外，还对微血管病变具有一定的提示作用。但是当患者短期内存在血糖异常升高情况时，HbA1c 水平变化就会落后于血糖那变化，从而误导临床检测。糖化血红蛋白（HbA1c）在糖尿病诊治中既有利也有弊。

糖化白蛋白（GA）：GA 可反应 2～3 周的平均血糖水平。目前 GA 测定一般不作为糖尿病的诊断依据。但 GA 较 HbA1c 不受红细胞相关因素的影响，是对 HbA1c 的有效补充，适用于血糖波动较大的新发糖尿病（DM）、糖尿病终末期肾病透析患者、贫血等患者治疗效果评价、餐后高血糖症，但是目前 GA 作为糖尿病筛查及并发症干预治疗时的阈值尚无统一标准，还需要大样本的前瞻性研究。

（5）葡萄糖耐量试验（OGTT）：当血糖高于正常范围而又未达到诊断糖尿病标准时，需进行 OGTT。OGTT 应在不限制饮食（其中糖摄入量不少于 150g/d）和正常体力活动的清晨（上午）进行，应避免使用影响糖代谢的药物，实验前禁食至少 8～14h，可以饮水。取空腹血标本后，受试者饮用含有 75g 葡萄糖粉（或含有 1 个水分子的葡萄糖 82.5g）的液体 250～300ml，5min 内饮完；儿童按每千克体重 1.75g 葡萄糖服用，总量不超过 75g，在服糖后 2h 采取血标本测定血浆葡萄糖。

（6）胰岛 B 细胞功能检查

1）胰岛素释放试验：成年人空腹基础血浆胰岛素为 35～145pmol/L（5～20μU/ml），口服 75g 无水葡萄糖（或 10g 标准面粉制作的馒头）后，血浆胰岛素在 30～60min 上升至高峰，峰值为基础值的 5～10 倍，3～4h 回复到基础水平。本实验反应基础和葡萄糖介导的胰岛素释放功能。胰岛素测定受血清中胰岛素抗体和外源性胰岛素干扰。

2）C 肽释放试验：方法同上，正常人空腹基础值不小于 400 pmol/L，高峰时间同上，峰值为基础值的 5～6 倍。也反应基础和葡萄糖介导的胰岛素释放功能。C 肽测定不受血清中胰岛素抗体和外源性胰岛素干扰。

3）其他检测 B 细胞功能的方法：如静脉注射葡萄糖 - 胰岛素释放试验和高糖钳夹实验可了解胰岛素释放第一时相；胰高血糖素 -C 肽刺激试验和精氨酸刺激试验可了解非糖介导胰岛素分泌功能等。

（7）并发症检查：急性严重代谢紊乱时的酮体、电解质、酸碱平衡检查，心、肝、脑、肾、眼科、口腔及神经系统的各项辅助检查等。

糖尿病视网膜病变（diabetic retinopathy，DR）是最常见的眼底血管性疾病。在临床工作中，DR的诊断主要依靠眼底照相，明确诊断时一般损伤已经形成，寻找 DR 发生、发展的早期预警标志物，将会减少 DR 的发生。目前越来越多的研究显示，miRNA 在视网膜发育过程中起到重要作用。DR 患者血清中 miRNA-195 的表达明显下调，miRNA-146 的表达明显上调，增殖性 DR 变化较非增殖性DR 更明显，检测血清 miRNA-146，miRN-195 水平对 DR 病变的早期诊断，预防和疗效观察具有重要的意义，也可能为 DR 的治疗提供新的靶点。

糖尿病肾病是指由糖尿病所致的慢性肾病（CKD）。我国 20%～40% 的糖尿病患者合并糖尿病肾病，现已成为 CKD 和终末期肾病的主要原因。糖尿病肾病的危险因素包括年龄、病程、血压、肥胖（尤其是腹型肥胖）、血脂、尿酸、环境污染物等。诊断主要依赖于尿白蛋白和 eGFR 水平，治疗强调以降糖和降压为基础的综合治疗，规律随访和适时转诊可改善糖尿病肾病预后。慢性肾病的分期，见表 3-9-3。

表 3-9-3　慢性肾病（CKD）分期

CKD 分期	肾损害程度	eGFR $[$ ml/min（1.73 m^2）$]$
1 期（G1）	肾损伤伴 eGFR 正常 a	≥90
2 期（G2）	肾损伤伴 eGFR 轻度下降 a	60～89
3a 期（G3a）	eGFR 轻中度下降	45～59
3b 期（G3b）	eGFR 中重度下降	30～44
4 期（G4）	eGFR 重度下降	15～29
5 期（G5）	肾衰竭	<15 或透析

注：eGFR. 预估肾小球滤过率；a. 肾损伤定义为白蛋白尿（UACR≥30 mg/g），或病理、尿液、血液或影像学检查异常

目前对于糖尿病肾病早期病变相关的实验室指标研究非常多，大多数研究主要集中在血清胱抑素 C、尿微量白蛋白、糖化血红蛋白、超敏 C 反应蛋白等指标上。近年来人们发现细胞因子与 DN 的关系密切，其中 BMP-7 较受关注。朱虹等研究发现，BMP-7 与 2 型 DN 病变程度具有相关性，可以作为反映 DN 病情严重程度的参考指标，但能否作为筛查早期 DN 的诊断标准以及是否有协同因子作用还有待于进一步的临床研究。

（8）妊娠合并糖尿病：包括妊娠前糖尿病（PGDM）合并妊娠和妊娠期糖尿病（GDM），其中GDM 约占 80% 以上。常发生于孕中、晚期妇女，伴明显代谢改变，严重危害母婴健康。早期准确诊断，及时治疗将会改善母婴状况，减少危害。

目前国内外相关指南对 GDM 的诊断主要依据空腹血糖（FPG）和口服葡萄糖耐量试验（OGTT），并未使用 HbA1c，而美国高血糖与妊娠不良结局研究团队（HAPO）多项研究显示，孕妇高 HbA1c和空腹血糖值高均提示妊娠不良预后。雷国勤等通过回顾性研究提示：可以通过联合孕妇的HbA1c≥5.35%、中孕空腹血糖≥5.1 mmol/L 来诊断 GDM（该数据来自对重庆市 GDM 患者的研究），但这一联合诊断方法需要更多的前瞻性研究和科学依据。

2001 年 2 个不同实验室通过蛋白组学技术鉴定发现载脂蛋白（Apo）家族的新成员 ApoA5，并证实其与血清三酰甘油（TG）代谢密切相关，魏红霞等研究发现 ApoA5 变化不仅可反映母体肥胖和胰岛素抵抗（IR）状态，而且低水平的 ApoA5 可促进孕期糖耐量受损（IGT）发生。

维生素 D 是人体必需的微量元素，具有调节钙磷代谢功能的脂溶性类固醇激素。有研究显示，维生素 D 与糖尿病发生密切相关。妊娠期孕妇存在不同程度的维生素 D 缺乏，调查表明，47% 的亚洲妊娠期女性存在严重的维生素 D 缺乏，而在我国贵阳地区，约 83.6% 的妊娠期女性存在维生素 D 缺乏。维生素 D 缺乏与妊娠期糖尿病的发生是否存在某种联系，目前尚缺乏大量的数据证明。张雅君等通过对比妊娠期糖尿病孕妇和健康孕妇的维生素 D 水平，发现维生素 D 水平在妊娠期糖尿病孕妇血清中显著降低；维生素 D 缺乏参与了妊娠期糖尿病的发生发展过程，其可能的机制为影响胰岛 B 细胞的功能而增加胰岛素抵抗，针对妊娠期维生素 D 缺乏或不足的高危孕妇及时补充维生素 D，早期干预可控妊娠期糖尿病的发生，以改善母婴健康。

糖尿病在世界范围内的快速增多，将对人类健康水平及社会经济的发展产生巨大的影响。糖尿病容易并发感染、累积全身各重要器官，因此，糖尿病及时有效的诊断、治疗，将会延缓各种并发症的发生，改善预后。

第十节　甲状腺疾病

甲状腺位于颈前区，呈"H"形，分为左、右 2 个侧叶和中间的峡部。甲状腺主要功能是产生和储存甲状腺激素，甲状腺激素的主要作用是调节机体的新陈代谢，促进机体的生长发育。甲状腺激素分泌由垂体释放的促甲状腺激素（TSH）和下丘脑释放的促甲状腺激素释放激素（TRH）及其他因素共同调节。下丘脑、垂体与甲状腺构成调节轴，共同调节甲状腺的功能。

一、甲状腺功能紊乱相关疾病

甲状腺功能紊乱是目前最常见的内分泌疾病，其甲状腺激素代谢紊乱是其根本原因。甲状腺功能紊乱包括甲状腺功能正常的甲状腺肿、甲状腺功能亢进症、甲状腺功能减退症、自身免疫性甲状腺炎及甲状腺肿瘤、正常甲状腺功能病态综合征。甲状腺功能亢进以毒性弥漫性甲状腺肿伴甲状腺功能亢进即 Grave 病最常见。

二、甲状腺代谢紊乱相关指标及常规实验室检测

甲状腺功能紊乱的生物化学诊断指标常见的有：促甲状腺激素（TSH）；血清甲状腺激素，包括总 T3（total T3，TT3）、总 T4（total T4，TT4）、游离 T3（free T3，FT3）、游离 T4（free T4，FT4）和反 T3（reverse T3，r T3）；血清甲状腺素结合球蛋白（TBG）；TRH 兴奋试验及自身抗体的检测。检测的选择在于临床的要求。

1. 促甲状腺激素（TSH）　TSH 是下丘脑 - 垂体 - 甲状腺调节系统的主要调节激素，血中甲状腺激素水平的变化，可负反馈地导致血清 TSH 水平出现指数方次级的显著改变。而且 TSH 不和血浆蛋白结合，干扰因素也比甲状腺激素测定少，因此，在反映甲状腺功能紊乱上，血清 TSH 是比甲状腺激素更敏感的指标。

目前实验室常用的检测方法均为免疫化学法，根据标志物的不同有放免、酶免、荧光免疫、化学发光、电化学发光等多种方法。

TSH 的分泌存在昼夜节律，每天高峰出现在 2:00～4:00，低谷在 17:00～18:00；温度、气温和情绪所致的应激状态可影响 TSH 分泌，应此测定 TSH 时采样时间和个体情况是影响检测的外在因素。

临床 TSH 水平的变化可用于：①甲状腺疾病的筛选和分类诊断；②甲状腺功能减退症患者 L-T4 替代治疗的监测；③监控甲状腺分化癌（DTC）L-T4 抑制治疗；④排除非甲状腺疾病所致的低 T3 综合征；⑤联合 Ft4 区别原发性甲状腺功能减退症和中枢性甲状腺功能减退症；⑥不适当的 TSH 分泌综合征。

2. 甲状腺激素　血清甲状腺激素，包括 TT3、TT4、FT3、FT4 和 r T3。循环中 99% 以上甲状腺激素与相应的血浆蛋白质结合，而游离的甲状腺仅占其总量的极少部分，这些游离激素是甲状腺激素的活性部分。血清游离 T3、T4 测定较 TT3、TT4 有更好的敏感性和特异性。血清 r-T3 主要是由 T4 在外周组织中经 5- 脱碘酶的作用，在甲状腺激素分子的内环处脱碘生成，而 rT3 则几乎无生理活性，但在血清中 T4、T3 和 rT3 维持一定比例，rT3 可以反映甲状腺激素在体内的代谢情况，故 rT3 也是反映甲状腺功能的一个指标。

血清 TT4、TT4、FT3、FT4 均采用免疫法，FT3、FT4 与 TT4、TT4 检测的不同之处是：①使用的抗体仅能与 FT3 或 FT4 发生免疫结合反应；②测定中不需将与血浆蛋白结合的 T3、T4 解离，而是用沉淀剂将血清中所有蛋白（包括 TBG）沉淀去除，直接测定上清液中 FT3、FT4 的含量。

由于甲状腺激素高血浆蛋白结合率的特点，血浆蛋白，特别是 TBG 浓度的改变，将导致 TT4、TT3 水平产生相应的同向变化。此外，循环中的 T3 主要来自 T4 在外周组织脱碘，故使用胺碘酮等脱碘酶抑制剂及严重心、肝、肾功能损害，可因干扰 T4 脱碘生成 T3，出现血清 TT4、FT4 升高，而 TT3、FT3 降低，T3/T4 比值下降的分离现象。在上述情况下，TT4、TT3 水平改变往往与甲状腺功能状态不符。如果出现临床表现为甲状腺功能减退症，而 TT4、TT3、FT3、FT4 均升高，应警惕存在抗甲状腺激素自身抗体的可能。

血清 TT4、TT3、FT3、FT4 测定，对甲状腺功能紊乱的类型、病情评估、疗效监测，均有重要价值，特别是和 TSH 检测联合应用，对绝大部分甲状腺功能紊乱的类型、病变部位均可做出诊断。甲状腺功能亢进症与减退症的激素变化比较见表 3-10-1。

表 3-10-1　甲状腺功能亢进症、减退症的激素变化比较

项目	甲状腺功能亢进症				甲状腺功能减退症		
	Grave 病	甲状腺腺样瘤	垂体腺瘤	异源性	甲状腺性	垂体性	下丘脑性
血清甲状腺激素	升高	升高	升高	升高	降低	降低	降低
血清 TSH	降低	降低	升高	升高	升高	降低	降低
TRH 兴奋试验	阴性	阴性	阳性	阴性	强阳性	阴性	延迟反应

* 以血清 TSH 为甲状腺功能紊乱首选筛查标

3. 甲状腺素结合球蛋白（TBG） TBG 是一种由肝合成的酸性糖蛋白，TBG 是甲状腺激素在血液循环中的主要载体蛋白，对甲状腺激素的储存、运输、代谢以及维持甲状腺激素的浓度和游离甲状腺激素的动态稳定，均具有重要的作用。

临床上多采用免疫分析法或放射免疫法测定 TBG. 刘览等研究发现，化学发光免疫分析法相比放射免疫分析法对甲状腺球蛋白的检测较为准确、安全可靠，为患者后期的治疗提供可靠的参考依据，提高患者的治疗效果。

TBG 增高常见于：①甲状腺功能减退症。甲状腺功能减退症时 TBG 增高，但随着病情的好转，TBG 也逐渐恢复正常。②肝疾病，如肝硬化、病毒性肝炎等 TBG 显著增高，可能与肝间质细胞合成、分泌 TBG 增多有关。③其他，如 Graves 病、甲状腺癌、风湿病、先天性 TBG 增多症等；另外，应用雌激素、避孕药物等也可见 TBG 增高。

TBG 减低常见于：甲状腺功能亢进症、遗传性 TBG 减少症、肢端肥大症、肾病综合征、恶性肿瘤、严重感染等。大量应用糖皮质激素和雌激素等 TBG 也可减低。

为排除 TBG 浓度改变对 TT4、TT3 水平的影响，可用 TT4（μg/L）/TBG（mg/L）的比值进行判断。若此比值在 3.1～4.5，提示甲状腺功能正常；比值在 0.2～2.0，应考虑存在甲状腺功能减退；比值在 7.6～14.8，则应考虑为甲状腺功能亢进。

4. 自身抗体 甲状腺功能紊乱往往与自身免疫反应有关，患者血中常可测得多种针对甲状腺自身抗原的抗体，含 TSH 受体抗体（thyrotropin-receptor antibodies，TRAb）、甲状腺激素抗体（thyroidhormone autoantibody，THAb）及抗甲状腺过氧化物酶抗体（thyroidperoxidaseantibody，TPOAb）。

甲状腺自身抗体的测定方法有间接免疫荧光分析法、放射免疫分析法、电化学发光免疫法及酶联免疫发，各实验室根据自身条件选择具体方法。

甲状腺自身抗体主要用于协助诊断和鉴别自身免疫性甲状腺疾病。

5. 甲状腺动态实验

（1）TRH 兴奋试验：TRH 可迅速刺激腺垂体合成和释放储存的 TSH，因此分别测定静脉注射 200～400μg（儿童按 4～7μg/kg）TRH 前及注射后 0.5h（必要时可加测 1h 及 1.5h）的血清 TSH 水平，可了解垂体 TSH 的合成及储备能力。

（2）^{131}I 摄取试验（^{131}I uptaketest）及 T3 抑制试验（T3inhibitingtest）：是利用甲状腺主动摄取浓集碘的功能，给受试者一定剂量 ^{131}I 后，定时连续观察甲状腺区的放射性强度。以甲状腺摄取碘的速度（峰时间）和量（摄取率）间接反映其合成分泌甲状腺激素的功能。但该法粗糙，影响因素多，特异性低，已少用。T3 抑制试验则是利用 T3 对下丘脑 - 腺垂体 - 甲状腺调节轴的负反馈抑制作用，给受试者口服 T3，每次 20μg，每日 3 次，连续 6d，分别进行用药前和用药后的 ^{131}I 摄取试验。

三、甲状腺功能紊乱实验室检查研究进展

1. 甲状腺相关疾病的指标

（1）血清铁蛋白：周密研究发现甲状腺激素可参与细胞质铁元素表达的调控，甲状腺功能亢进

可能诱发患者铁代谢异常。谷俊朝的研究发现甲状腺肿瘤患者血清铁蛋白水平较高。那么血清铁蛋白的变化是否可以评估甲状腺功能紊乱？丘文慧等通过检测分妊娠女性不同甲状腺紊乱患者的 FT4 和 TSH，发现血清铁蛋白水平在甲状腺功能减退症和亚临床甲状腺功能减退症育龄期女性中降低且与其血清 FT4 和 TSH 水平均相关，可用于育龄期女性甲状腺功能评估的参考指标。

（2）同型半胱氨酸（Hcy）：高同型半胱氨酸血症是动脉粥样硬化性心血管病变和血栓性疾病的独立危险因素，而甲状腺功能异常往往伴有心血管疾病，因此近年来，Hcy 成为内分泌系统研究的热点。Hcy 在甲状腺疾病中的研究临床报道也逐渐增多。姚金元等对比甲状腺功能异常患者有与健康人血浆 Hcy、叶酸、维生素 B_{12}、三酰甘油（TG）、胆固醇（TC）等多项生化指标，发现甲状腺功能减退症患者叶酸、维生素 B_{12} 水平明显降低，Hcy 水平升高，结合 Hcy 降解途径猜想甲状腺功能减退时代谢率降低，胃酸分泌减少，肠道吸收功能不良，可造成叶酸、维生素 B_{12} 缺乏，使 Hcy 代谢受阻，而致 Hcy 堆积。甲状腺功能减退时，转甲基酶的诱导生成减少也影响 Hcy 甲基化，使 Hcy 水平升高。因此监测 Hcy 水平可作为甲状腺功能异常患者一个非常有效的预后指标。

（3）癌胚抗原（CEA）：亚临床甲状腺功能亢进症（SCHT）是一种 FT3、FT4 正常，而 TSH 低于正常的一种特殊类型的甲状腺功能亢进症。其临床表现不明显或非特异性，容易被忽视。亚临床甲状腺功能亢进症对心脏、骨骼甚至神经系统等具有潜在危害，Auer 等及 Sawin 等的研究均认为亚临床甲状腺功能亢进症是心房纤颤的危险因素，亚临床甲状腺功能亢进症者心房颤动发生率达 12.7%，接近于临床甲状腺功能亢进症的 13.8%。癌胚抗原（CEA）是具有人胚胎抗炎特性决定簇的糖蛋白，与肿瘤的发生发展密切相关，出现心脏损伤、炎症等情况时其血清表达水平可出现升高。丘文慧等研究发现，SCHT 患者血清 CEA 水平升高，且与其血清 TSH 水平和心率均相关，这可能与 SCHT 引发心脏损害导致血清 CEA 浓度升高相关，因此 SCHT 患者血清 CEA 水平可能作为其疗效和心脏损害评估的参考指标。

2．甲状腺紊乱实验室检测指标在非甲状腺紊乱疾病中的应用

（1）慢性心力衰竭（CHF）：近年来随着对慢性心力衰竭（CHF）发病机制研究的进一步深入，发现 CHF 的病理过程与甲状腺激素的代谢异常具有相关性，并且国内外已经有应用甲状腺激素治疗 CHF 的报道。陈娟等发现 CHF 患者 T3 水平明显低于健康人，差异有统计学意（$P<0.05$），而 T4、TSH 水平比较差异无统计学意义（$P>0.05$）；给予小剂量左旋甲状腺素片治疗的 CHF 患者 BNP 及 LVEDD、LVEF 均优于较未服用左旋甲状腺素片治疗的 CHF 患者，差异有统计学意义（$P<0.05$）。因此短期小剂量左旋甲状腺素治疗有助于患者心功能的改善，且具有较好的用药安全性。

（2）胰岛素抵抗：甲状腺功能异常是内分泌科最常见的疾病之一，甲状腺功能的异常可以引起全身多个系统的紊乱，包括血糖、血脂等代谢。王炜等对比甲状腺功能异常患者与健康人甲状腺功能指标及胰岛素抵抗指数（HOMA–IR）发现随着血清 TSH 水平的升高，胰岛素抵抗程度增加，患代谢综合征的风险增加，但机制尚不明确。此发现可为 2 型糖尿病合并甲状腺功能紊乱患者治疗提供一定的基础。

（3）妊娠期糖尿病：妊娠期糖尿病在我国发病率较高为 1%～5%，妊娠期糖尿病对孕妇和胎儿的健康均会造成影响，不但容易造成孕妇流产、终身不孕、宫内感染、羊水量异常等，而且也会导致胎儿畸形，患先天性疾病，发育缓慢，宫内死亡等。黄历庆等研究发现，妊娠期糖尿病高危孕妇，血糖

浓度越高，越容易患甲状腺疾病，并加重甲状腺激素紊乱，导致其功能和免疫异常，早期筛查及时治疗能降低甲状腺疾病的发生率，控制糖尿病对孕妇和胎儿造成的影响。

（4）TSH 受体抗体（TRAb）检测：作为 Graves 病患者停药指征及预后判断依据的临床研究。

TRAb 主要用与自身免疫性甲状腺疾病的的诊断。有研究表明，Graves 发病主要与 TRAb 中的兴奋性抗体与甲状腺组织中的 TSH 受体竞争性结合有关，因此 TRAb 在 Graves 病的起病、发展与转归中均起到了关键作用。

3. 妊娠甲状腺紊乱指标的参考范围　人群中各个年龄组均可发生甲状腺功能亢进症，但以育龄期妇女最多见，在国内外报道为 0.02%～0.2%，国内 2000 年报道为 0.067%。近年妊娠期甲状腺功能亢进症的患病率呈增高趋势，但其诊断和治疗较复杂，诊断、治疗的不及时，将会对妊娠妇女和胎儿造成不良后果。张杨通过对单胎妊娠、无妊娠不良结局及产科并发症的孕妇血清 TSH、总甲状腺素（TT4）、游离甲状腺素（FT4），以及尿碘水平的检测，发现妊娠期妇女血清甲状腺激素水平与试剂盒的参考范围存在差异，且妊娠各期之间亦存在明显不同。在早孕期，分别建立孕 4～6 周、孕 7～12 周的血清 TSH 参考范围可能更为合理。有部分相关研究认为各地区应建立该地区的孕妇甲状腺激素、TSH 水平参考范围。俞海珍、马丽等认为各地区、各实验室也应该建立自己的孕妇甲状腺激素、TSH 水平参考范围。

甲状腺是人体重要的内分泌器官，具有调节人体生长、智力发育、物质代谢等极为重要的生理功能。在内分泌领域，甲状腺疾病与糖尿病一样，是威胁人类身心健康的重大疾病，它可影响人体每一个器官、系统的功能。

目前，甲状腺疾病的发病率并没有随着生活水平的提高而下降，相反由于人们自我保健意识的提高、医学科学技术的发展，增加了多种疾病的检查手段，甲状腺疾病的检出率逐年增加。全球范围内超过 3 亿人患有甲状腺疾病，是内分泌领域第二大疾病。目前，我国罹患甲状腺疾病的人数越来越多的原因包括精神紧张、环境辐射、遗传因素、基因突变、饮食缺碘或高碘等。与以前缺碘性甲状腺疾病症状——"大脖子病"不同，现在的甲状腺患者从外观很难发现，患者自己完全察觉不到。因此，检测技术水平的提高，将会对甲状腺疾病的诊断、治疗和预后提供更多的帮助。

第十一节　代谢性骨病

一、概述

骨代谢紊乱（skeletal metabolic disorder）是指由多种因素引起的骨组织中钙、磷等矿物质、成骨细胞和（或）破骨细胞功能异常，继而引起骨基质、骨细胞代谢紊乱。代谢性骨病包含一大类疾病，主要包括骨质疏松症、佝偻病 / 骨软化症、Paget's 骨病、慢性肾病 - 骨矿物质疾病（chronic kidney disease-mineral and bone disorder，CKD-MBD）等等，其中骨质疏松症是最常见的代谢性骨病。

骨质疏松症（osteoporosis，OP）是一种最常见的骨骼疾病，是一种以骨量低下，骨组织微结构破坏，导致骨脆性增加和易于发生骨折为特征的全身性代谢性骨病。2001 年美国国立卫生研究院（National Institutes of Health，NIH）将其定义为：以骨强度下降和骨折风险性增加为特征的骨骼系统疾病。骨质疏松症可发生在任何年龄，但多见于绝经后女性和老年男性。分为原发性骨质疏松症和继发性骨质疏松症两大类，原发性骨质疏松症包括绝经后骨质疏松症（Ⅰ型）、老年性骨质疏松症（Ⅱ型）和特发性骨质疏松症（包括青少年型）。绝经后骨质疏松症一般发生在女性绝经后 5～10 年内，表现为骨吸收增加、骨转换加快、骨量快速丢失，主要累及松质骨。老年性骨质疏松症一般指 70 岁以后发生的骨质疏松症，骨转换减慢，但是骨形成减少。特发性骨质疏松症主要发生在青少年，病因至今尚未明确。而继发性骨质疏松症指由任何影响骨代谢的疾病和（或）药物及其他明确病因导致的骨质疏松症，其原发病因明确，常由内分泌代谢疾病（如性腺功能减退症、甲状腺功能亢进症、甲状旁腺功能亢进症、糖尿病、库欣综合征等）或其他系统疾病（胃肠道疾病、血液系统疾病、风湿免疫性疾病、神经肌肉疾病等）引起。

　　骨质疏松症是一种复杂的疾病，除了与遗传因素有关以外，其发病还受多重危险因素的影响，包括不良的生活方式、长期卧床制动、营养不良、患有影响骨代谢的疾病、服用影响骨代谢的药物等。

　　骨质疏松症发病初期通常没有明显的临床表现，随着疾病的进展，骨量不断丢失、骨微结构逐渐破坏，患者会出现骨痛、脊柱变形，甚至发生骨质疏松性骨折等。部分患者可没有临床症状，仅在发生骨质疏松性骨折等严重并发症后才被诊断为骨质疏松症。有些患者即使已经发生了椎体压缩性骨折，也可无症状。直到出现身体外观的改变，身高缩短、脊柱后凸、胸廓畸形等才被发现。

　　我国人口基数大，目前已成为世界上老年人口绝对数量最多的国家。随着老龄化程度的日趋加重，作为一种与增龄相关的骨骼系统疾病，骨质疏松症已成为我们国家面临的重要公共健康问题。骨质疏松症最大的危害，就是使患病者发生骨质疏松性骨折的风险增加。骨质疏松性骨折（脆性骨折）是指在受到轻微创伤或日常活动中即可发生的骨折，它是骨质疏松症的严重后果。女性一生发生骨质疏松性骨折的危险性（40%）高于乳腺癌、子宫内膜癌和卵巢癌的总和；男性一生发生骨质疏松性骨折的危险性（13%）高于前列腺癌。骨质疏松性骨折的危害非常大，是老年患者致残和致死的主要原因之一。骨质疏松性骨折的常见部位是椎体、髋部、前臂远端、肱骨近端和骨盆等，其中最常见的是椎体骨折，最严重的是髋部骨折。发生髋部骨折后 1 年之内 20% 的患者会死于各种并发症，约 50% 的患者会出现活动障碍、致残、生活质量明显下降。为此需要投入大量的人力、物力和财力，给患者的家庭和社会造成沉重的负担。

　　虽然骨质疏松症的危害非常的大，但是骨质疏松症是可防、可治的，通过对高危人群的早期筛查与识别，早期进行药物干预和生活方式干预，可有效减少骨折的发生，改善患者的生活质量。对于已经发生过脆性骨折的患者，经过适当的治疗，也可以有效降低再次骨折的风险。但是目前我国骨质疏松症的整体诊疗率还非常的低，临床医师对骨质疏松症的知晓率、重视程度、诊治能力不足。即使患者发生了脆性骨折，骨质疏松症的诊断率也仅为 2/3 左右，而接受有效抗骨质疏松药物治疗的患者则更是寥寥无几，尚不足 1/4。近几年来，骨质疏松症诊疗领域的专家们做出来了大量的努力，规范、颁布骨质疏松症的诊疗指南，加强对骨质疏松症诊治专业知识的培训，将骨质疏松症的诊治宣传阵地由三级甲等医院，进一步推进到社区卫生服务中心，帮助老年患者早期发现、早期干预（药物干预＋生活方式干预），减少骨质疏松症的严重并发症的出现。同时，近年来抗骨质疏松症新药的不断研发，治疗监测手段的不断出现，特别是近年来检验专业领域骨代谢指标自动化检测的大力推广，为临床医师提供了有效的检测指标，帮助临床医师能够监测患者早期药物疗效、早期评估患者用药的依从性，为临床医师提供了及时有效的信息、增强了患者规律服药的信心，改变了以往单纯依靠影像学指标，如 DXA 诊断骨质疏松症、监测疗效的缺陷，在骨质疏松症的诊断、辅助诊断、鉴别诊断、疗效监测、辅助判断药物假期等方面发挥了非常重要的作用。

佝偻病（rickets）/骨软化症（osteomalacia）是由于维生素 D（vitamin D，VD）缺乏、代谢异常或者作用异常等原因导致的骨骼矿化障碍性疾病，儿童和青少年期发生的佝偻病，会特征性地出现骨骺生长板矿化延迟，该处的软骨细胞凋亡减少、无序排列，导致骨骺生长板增宽、结构紊乱；骨软化症是指新形成的骨基质（类骨质）矿化障碍；在骨骺生长板闭合前，佝偻病和骨软化症可同时发生，通常仅称为佝偻病；在骨骺生长板闭合后，仅发生骨软化症。

维生素 D 缺乏导致的佝偻病/骨软化症其实验室检查通常表现为血清 ALP 水平升高、PTH 分泌增加、低血磷，低钙血症多出现在中重度维生素 D 缺乏的患者。当 1，25 双羟维生素 D［1，25-dihydroxyvitamin D，1，25-（OH）$_2$D］缺乏时，肠道对钙、磷吸收减少，导致血钙、磷浓度下降，甲状旁腺细胞膜上的钙敏受体接收到这个信号后，促进甲状旁腺分泌 PTH，从而促进骨钙释放入血，维持血钙在正常水平。同时 PTH 会引起肾小管对磷的重吸收减少、尿磷排泄增加、血磷水平减少。1，25-（OH）$_2$D 缺乏的最终效应既是，血钙水平正常或正常低限，血磷水平下降，钙磷浓度乘积减低，导致钙磷不能在骨基质中充分沉积，类骨质不能得以矿化。

当 25（OH）D-1α 羟化酶或 25- 羟化酶作用缺陷时，也可导致佝偻病/骨软化症。维生素 D 依赖性佝偻病 I 型（vitamin D-dependant rickets type I，VDDR I 型）、维生素 D 依赖性佝偻病 II 型（vitamin D-dependant rickets type II，VDDR II 型），均为遗传性疾病。维生素 D 依赖性佝偻病 IA 型（vitamin D-dependant rickets type I，VDDR IA 型），属于常染色体隐性遗传疾病，较罕见，系因 25（OH）D-1α 羟化酶功能缺陷，导致 1，25-（OH）$_2$D 生成障碍，治疗主要采用活性维生素 D 及其类似物，同时补充适量钙剂；维生素 D 依赖性佝偻病 IB 型（vitamin D-dependant rickets type I，VDDR IB 型），系因先天性 25- 羟化酶缺陷，属于常染色体隐性遗传疾病，较罕见，需要较大剂量 VD 治疗，或采用骨化三醇治疗。维生素 D 依赖性佝偻病 II 型（VDDR II 型）也是一种罕见疾病，又称遗传性维生素 D 抵抗性佝偻病（hereditary vitamin D resistantrickets），为常染色体隐性遗传性疾病，系因编码维生素 D 受体的 VDR 基因突变，导致 1，25-（OH）$_2$D 与 VDR 亲和力缺乏，1，25（OH）$_2$D 不能发挥正常的生理功能，血清中 1，25-（OH）$_2$D 浓度异常升高，出现维生素 D 作用抵抗，需要更大剂量的 α-骨化醇或骨化三醇，少数患者甚至需要静脉补充钙剂以维持血钙稳定。低血磷性佝偻病/骨软化症分为遗传性（X- 连锁显性遗传病）和获得性（肿瘤等原因），主要表现为循环中成纤维细胞生长因子（fibroblast growthfactor 23，FGF23）水平升高，抑制肾小管钠磷共转运蛋白的表达和功能，肾小管磷酸盐转运缺陷，使尿磷排出增加，血磷下降。同时 FGF23 抑制 25（OH）D-1α 羟化酶的活性，使合成的 1，25-（OH）$_2$D 水平减少，导致肠道钙、磷吸收减少，加重低磷血症，导致矿化障碍，发生佝偻病/骨软化症，治疗需要补充磷和使用活性维生素 D，通常不需补充钙。同时一些干扰钙磷吸收、代谢的药物，也可导致骨软化症的发生。

Paget's 骨病亦称变形性骨炎、畸形性骨炎，是一种局限性的骨骼疾病，病变可以累及单骨或多骨，病因尚未明确，表现为骨吸收后被混乱形式的骨质所替代，病变常侵袭颅骨、股骨、骨盆和脊柱。实验室检查表现为骨形成标志物如血清总 ALP、骨性碱性磷酸酶水平增高，骨吸收标志物也表现增高。

CKD-MBD 在慢性肾病（Chronic kidney disease，CKD）患者中非常普遍，可出现骨痛、骨折，随着肾功能分期的进展，CKD1 期、2 期、3a 期、3b 期和 4 期患者骨折发病率逐步增加。其发病机制主要是肾功能衰竭时，肾排泄磷酸盐能力减弱，导致高磷血症，为了维持钙磷乘积的正常，导致低钙血症。低钙会反复刺激甲状旁腺分泌 PTH，并使甲状旁腺增生。同时由于肾功能减弱，25（OH）D-1α 羟化酶活性下降，1，25-（OH）$_2$D 合成减少，使得肠道钙吸收下降，导致 PTH 过度分泌，出现高 PTH 性骨病或纤维性骨炎。慢性肾衰竭时，肾排铝能力下降，血清铝浓度增加，铝可沉积在骨骼中破坏骨的矿化，加之 1，25-（OH）$_2$D 的缺乏，共同导致骨软化症的发生。慢性肾疾病 β$_2$ 微球蛋白排泄受损，大量沉积在骨骼中，导致骨骼淀粉样变。实验室检查可见高磷血症、低钙血症、血清 PTH 水平增高、1，25-（OH）$_2$D 水平降低。

二、骨转换标志物

在 20 世纪末，人们对于骨质疏松症的认识基本停留在骨的量这个概念上。随着研究的深入，人们逐渐认识到骨质量的重要意义。2001 年美国国立卫生研究院（NIH）提出，骨质疏松症是以骨强度下降、骨折风险性增加为特征的骨骼系统疾病。而骨强度同时反映了骨骼 2 个方面的主要特征，一个是骨的量，即骨矿密度（bone mineral density，BMD，简称骨密度），反映约 70% 的骨强度；一个是骨的质，即骨质量，反映约 30% 的骨强度。后者受很多方面因素的影响，如骨的显微结构、骨的代谢转换、骨矿化的程度、骨基质（钙化的细胞间质）的特性及微小损伤等。

目前尚缺乏较为理想的骨强度直接测量或评估的方法，临床上主要采用双能 X 线吸收测定法（dual energy X-ray absorptiometry，DEXA）或者定量计算机断层照相术（quantitative computed tomography，QCT）等方法测定 BMD，作为诊断骨质疏松症、预测骨质疏松性骨折风险、疗效监测的定量指标。但是 BMD 的高低，不能反应骨转换的状态；用于疗效监测时，需要至少 6 个月、甚至 1 年的时间，才能观察到最小有意义变化（least significant change，LSC）；同时不能为骨质疏松症的鉴别诊断提供更多的临床信息。而骨质量的检测手段多为有创性的，检测耗时并且价格昂贵，很难在临床广泛开展。而骨转换标志物（bone turnover markers，BTMs）的检测，可以反映部分骨质量的信息，无创、检测方便、可重复检测、价格相对便宜，并且在以下几个方面可以弥补 BMD 检测的不足：首先，BTMs 的检测能够提供骨骼的动态转换信息，反映全身骨骼的代谢状态，在作用和功能上独立于 BMD；并且，在治疗开始后 3 个月，就可以给临床医师和患者提供关于疗效的信息。因此，BTMs 与 BMD 作为互为补充的监测手段，两者结合起来使用将具有更高的临床应用价值。

（一）首先需要明确两个概念，骨转换标志物和骨代谢指标

1. 骨转换标志物　骨转换标志物（BTMs）是在骨转换过程中（分解与合成）骨组织自身的代

谢产物，分布于骨骼、血液、尿液或其他体液中，简称骨标志物。它反映的是全身骨骼的动态状况，代表了骨转换的总体速率。

2. 骨代谢指标　严格地讲，骨转换标志物不完全等同于骨代谢指标，骨代谢指标还应包括参与调节骨代谢的一些主要激素，如甲状旁腺激素、活性维生素 D 和降钙素等。

（二）骨转换标志物的分类及介绍

骨转换标志物主要分为骨形成标志物和骨吸收标志，前者代表成骨细胞活动和骨形成时的代谢产物，是反映成骨细胞功能状态的直接或间接产物，主要包括两大类：成骨细胞分泌的酶、骨基质形成产物；后者代表破骨细胞活动和骨吸收时的代谢产物，也主要包括两大类：破骨细胞分泌的酶类、骨基质降解产物。

1. 骨形成标志物

（1）骨性碱性磷酸酶（bone alkaline phosphatase，BALP）：体内的碱性磷酸酶（alkaline phosphatase，ALP）主要来源于骨骼、肝、肾、小肠、脾、胎盘和各种肿瘤等，是临床上最早用于评价骨形成的指标。其中骨骼来源的碱性磷酸酶，由成骨细胞合成，是通过葡萄糖基磷脂酰肌醇连接在成骨细胞膜表面的胞外酶，其在骨组织矿化过程中的确切作用仍然不是很清楚，认为其主要作用可能是水解单磷酸酯，为羟磷灰石的沉积提供无机磷，是合成骨矿化物质羟磷灰石的必需物质，是骨组织矿化的主要调节因子，合成后部分释放入血。BALP 在反映成骨细胞活动状况和骨形成上有较高的特异性，优于骨钙素。肝功能正常时，肝和骨骼来源的 ALP 各约占血液总 ALP 的 50%。当 BALP 升高时，总 ALP 也会相应升高，故检测总 ALP 可部分反映骨形成状态。目前使用组织特异性的单克隆抗体去测量 BALP 时发现，肝源性和骨源性的 ALP 仍有 10%～20% 的交叉反应，说明肝和骨的同源性很高。

（2）I 型原胶原 N 端前肽（procollagen type I amino-terminal propeptide，PINP）和 I 型原胶原 C 端前肽（procollagen type I carboxy-terminal propeptide，PICP）：骨组织主要由细胞和钙化的细胞间质构成，骨基质的 1/3 是由有机成分构成，剩余的 2/3 是由无机成分构成。而有机成分中 90% 是胶原蛋白，非胶原蛋白只占到 10% 左右。I 型胶原蛋白主要在骨组织内由成骨细胞合成，但骨骼并不是 I 型胶原蛋白的唯一来源，软组织如皮肤、血管、肌腱等也能产生。但由于骨组织中的 I 型胶原蛋白含量在体内最多，并且转换率较软组织高，因此测定 I 型胶原代谢物有助于反映骨形成状态。胶原合成过程中，首先在成骨细胞内经羟化后，三条前 α- 多肽链互相缠绕成绳索状的前胶原蛋白分子（procollagen）。溶解状态的前胶原蛋白分子，两端未缠绕，呈球状构型。分泌到细胞外的前胶原蛋白分子，在肽内切酶的作用下，切去分子两端球状构型部分，形成原胶原蛋白分子（tropocollagen）。被切下来的两端球状构型部分 N 端的就叫作 PINP，C 端的就称为 PICP，它们少量沉积在骨基质中，大部分进入血循环。测定它们的水平在一定范围内是反映成骨细胞活动、骨形成以及 I 型胶原合成速度的特异性指标。

PINP 和 PICP 的相对分子质量较大（分别为 70 000 和 117 000），故肾不能有效滤过清除，因此它们均不受肾功能状态的影响。PINP 由肝内皮细胞清道夫受体清除，而 PICP 则由肝内皮细胞甘露糖受体清除，肝疾病会影响两者血液中的浓度。甘露糖受体容易受激素水平等因素的影响，而清道夫受体所受影响较小。因此 PINP 能够更准确地反映骨形成状态。目前 PINP 是被国际骨质疏松基金会（International Osteoporosis Foundation，IOF）推荐的一种骨形成标志物，用于药物疗效监测以及骨折风险评估。它的循环浓度受饮食影响小，代谢不受肾功能影响，由肝清除、受肝疾病的影响。昼夜差异和个体内变异小，室温中放置稳定期长，在评估骨代谢方面性能优越。

（3）骨钙素（osteocalcin，OC）：OC 又称骨谷氨酰基蛋白（bone glutamyl protein，BGP）是骨基质中最重要的一种特异性非胶原蛋白（钙结合蛋白）。在 1, 25-（OH）$_2$D$_3$ 的刺激下由成骨细胞合成和分泌，与羟磷灰石有较强的亲和力。其 3 个谷氨酸残基（第 17、21、24 位）需要在维生素 K（vitamin K，VitK）的参与下羧基化，只有 γ- 羧基化的 OC 才具有与钙和矿物质结合的能力，是骨基质矿化的必需物质。OC 合成后大部分沉积在骨基质中，小部分释放入血液循环。主要生理功能还不是很清楚，认为主要是抑制异常的羟磷灰石结晶形成，维持骨的正常矿化速度。可以反映成骨细胞活性和骨形成的情况，当骨基质降解时，其中的 OC 便进入血液循环，因此测定血液中 OC 的含量能够反映成骨细胞的活性，但在更大程度上反映的是骨转换，因此是评价骨质疏松妇女骨转换率的一个有用指标。其 N 端一中段（N-MID）的大分子片段（1～43 氨基酸），比完整片段的 OC（1～49 氨基酸）更稳定，利于检测。

当维生素 K 含量不足时，OC 不能完全 γ- 羧基化，羧基化不全骨钙蛋白（undercarboxylationOC，ucOC）不与骨基质融合，从成骨细胞中直接释放入血，进而影响骨骼钙质沉积。WHO 的技术报告指出，ucOC 可以作为髋部骨折的独立风险因子，可预测骨折危险性，而 OC 不具备这样的特性。

和 BALP 一样，OC 的水平随年龄而变化，骨生长活跃的儿童比成年人的水平要高，不论性别、到青春期达到高峰。其后，OC 水平一直稳定到 50～60 岁阶段。之后，女性出现一个显著的增加，这个现象与绝经期的卵巢衰退相关，代表着一种暂时的变化。事实上，OC 在绝经后的 15～20 年，又回归到绝经前的水平，但是造成 OC 水平波动的原因还尚未被揭示清楚。

2. 骨吸收标志物　这些标志物反映骨吸收，其升高程度与破骨细胞活性的增高是一致的。

（1）抗酒石酸酸性磷酸酶 5b（tartrate-resistant acid phosphatase 5b，TRACP 5b）：体内的酸性磷酸酶（acid phosphatase，ACP）主要来源于骨、前列腺、红细胞、血小板和脾脏等，其共有 6 种同工酶。由破骨细胞产生和分泌的酸性磷酸酶，能抵抗酒石酸的抑制作用，故称为抗酒石酸酸性磷酸酶。因其电泳时位于第 5 泳带，所以又称 5 型抗酒石酸酸性磷酸酶。5 型 TRACP 有两种同工酶，即 TRACP5a 和 TRACP5b，人破骨细胞分泌的是 TRACP5b。活化的巨噬细胞（特别是肺内巨噬细胞）也可分泌 TRACP5b，但分泌的 TRACP5b 缺乏酶活性。而破骨细胞来源的 TRACP5b 则具有酶活性，测定血清中具有酶活性的 TRACP5b 水平，主要反映破骨细胞活性和骨吸收状态，是骨吸收的一项生化指标。由破骨细胞刚分泌到血液中的 TRACP5b 是有活性的酶，但当 TRACP5b 在血液循环中被清除之前已无活性，并被降解为碎片。这样 TRACP5b 不会因肝、肾功能受损而在血液中蓄积。

（2）Ⅰ型胶原吡啶交联终肽：主要包括吡啶啉（pyridinoline，PYD）和脱氧吡啶啉（deoxypy-ridinoline，DPD），DPD 只存在于骨和牙齿中，且绝大部分在骨内，而 PYD 存在于骨、软骨、韧带和血管壁中。作为骨吸收标志物，DPD 较 PYD 有更高的特异性。它们是Ⅰ型胶原分子之间构成胶原纤维的交联物，起稳定胶原链的作用。骨吸收时Ⅰ型胶原被降解，DPD 和 PYD 释放入血并从尿中排出，在尿液中相对稳定，是反映骨胶原降解和骨吸收的指标。

（3）Ⅰ型胶原交联 C- 末端肽和 N- 末端肽：成熟的胶原分子，在其氨基端（N- 端）和羧基端（C- 端）具有呈非螺旋的 3 条较短的肽链结构，叫做末端肽（telopeptide）。Ⅰ型胶原交联 C- 末端肽（CTX）和Ⅰ型胶原交联 N- 末端肽（NTX），是Ⅰ型胶原分解的产物，是很好的骨吸收标志物。破骨细胞来源的 NTX/CTX 与其他组织来源的有所不同，骨组织来源的 NTX 为 α_2 亚型，其他组织来源的为 α_1 亚型；CTX 也存在 α 和 β 两种亚型，骨组织来源的主要是 β 亚型。CTX 和 NTX 只来源于成熟Ⅰ型胶原，而不来源于新生Ⅰ型胶原，在体内既不被降解，也不被重新利用，检测不受胶原饮食的影响。IOF 推荐Ⅰ型原胶原 N- 端前肽（PINP）和血清Ⅰ型胶原交联 C- 末端肽（S-CTX）是敏感性相对较好的骨转换标志物。CTX 特异性较好，但受肾功能、肝功能、饮食和昼夜节律等影响。

（4）羟基脯氨酸（Hydroxyproline，Hyp）：Ⅰ型胶原的一个主要氨基酸就是羟基脯氨酸，在胶原分子内部通过氢键起稳定胶原纤维的作用。检测其尿液中的水平用于评估骨吸收，已经被应用了很多年。为了能够正确评估羟基脯氨酸的水平，受试者必须无胶原饮食 1～3d，测量需采集 24h 尿液。由于其来源不特异，影响因素多，已逐渐被淘汰。检测一般用生化法，尿标本经水解后比色测定。也有用高效液相色谱法（high-pressure liquid chromatographic，HPLC）进行检测的，但相对耗时、费钱。

（三）检测方法

骨转换标志物的检测方法很多，如放射免疫测定法、ELISA 方法、化学发光免疫测定法、HPLC 等。采用的方法不同、试剂不同，检测结果间会存在差异。对于连续监测或判断疗效的患者建议在同一家检测机构或医院，使用同一检测系统进行检测，以保证检测结果的可比性。

（四）骨转换标志物的临床应用

近年来随着 BTMs 检测试剂的研发上市，由于其标本取材方便、创伤性小、可以重复检测、灵敏度高、自动化程度高等特点，受到了临床医师的关注和广泛认可，与 BMD 检测联合起来用于临床诊疗，突显出实验室检测指标助力临床的优势。目前，BTMs 主要用于以下几个方面。

1. 可以辅助诊断、鉴别诊断骨质疏松症。

2. 判断骨转换类型（高转换型、低转换型），预测骨丢失速率。

3. 作为早期疗效监测的有效手段，确定预期的治疗反应（应用骨吸收抑制剂，出现 BTMs 的下降；应用骨形成促进剂，出现 BTMs 的上升）是否出现。

4. 辅助判断患者用药的依从性。

5. 作为更改治疗方案的辅助参考。

6. BTMs 和 BMD 联合应用，增加了 BMD 预测骨折风险的能力。

7. 辅助诊断代谢性骨病和监测肿瘤的骨转移。

8. 了解病情进展。

9. 协助了解药物作用机制，辅助药物研发。

（五）骨转换标志物标本采集及分析前的影响因素

1. 由于骨转换标志物分析前的影响因素多，存在着较多固有的生物学变异，同时检测分析方法众多，并且缺乏统一的国际标准（尚无国际参考方法和国际参考物质）。这些情况使得骨转换标志物测定的结果变异比较大，影响了它的临床应用。因此要加强对骨转换标志物的质量管理，在标本的留取、标本运输储存及检测的过程中，要予以足够的重视，尽量采取措施，通过规范操作使可控生物学变异得以控制，同时加强对实验室检测的质量控制和管理。

2. 不可控生物学变异

（1）年龄：儿童和青春期青年明显比成年人高。

（2）性别：女性在绝经以后骨代谢标志物明显升高，而男性变化不大。

（3）骨折：在骨折的最初几个月骨形成和骨吸收标志物可明显增加，这种变化可持续 1 年。

（4）妊娠和哺乳：妊娠期间骨代谢标志物升高，在妊娠最后 3 个月达到高峰。

（5）药物：如皮质类固醇激素、抗惊厥药、肝素和口服避孕药等。

（6）疾病：甲状腺疾病、糖尿病、肝病、肾功能不全等。

（7）长期卧床或活动受限：长期卧床可导致骨吸收标志物增加。

（8）种族和地理环境：不同种族、不同地理环境对骨代谢标志物有一定的影响。

3. 可控生物学变异

（1）生理节律：一般峰值出现在半夜和早晨，低谷出现在下午和傍晚。

（2）禁食情况：进食会导致骨转换标志物降低，如早餐后血清 CTX 会降低 20%。

（3）运动：骨代谢标志物变化的程度取决于运动的类型和强度。

（4）月经周期：在月经的黄体期会引起少许骨吸收标志物降低，骨形成标志物增加。

（5）季节：在冬天骨转换标志物会出现少许降低。

4. 标本采集和保存的注意事项

（1）检测标本可以是血清、血浆或尿液。通常血液标本用于检测 PINP、OC、BALP、TRACP 等；尿液标本用于检测 PYD 和 DPD；NTX 和 CTX，血清和尿液标本均可用于测定。用尿液标本检测骨代谢标志物，通常需要用肌酐（Cr）来进行校正。

（2）血液标本的采集应在清晨空腹进行，尿液标本应留取晨起第一次或第二次尿液。长期监测的患者，应每次均在相同的时间段空腹采集标本，以尽量减少昼夜节律和饮食对检测结果的影响。

（3）血液标本采集应注意避免溶血，溶血对 OC、TRACP 影响大。

（4）采集后需要及时送检，血液标本采集后应及时分离血清或血浆，须长期储存的标本应置于 −20～−70℃冰箱保存。关于标本的稳定性，以罗氏诊断试剂盒说明书为例：

1）P1NP（Ⅰ型原胶原 N 端前肽）：①室温 15～25℃，可保存 24h；②冷藏 2～8℃，可保存 5d；③冷冻 −20℃，可保存 6 个月；④标本至多反复冻融 5 次，否则将影响检测结果。

2）β-CrossLaps（Ⅰ型胶原交联 C- 末端肽 β 特殊序列）：①血清、肝素抗凝血浆和 EDTA 抗凝血浆在 −20℃可保存 3 个月；②长期保存建议置于 −70℃；③血清稳定性，20～25 ℃，稳定 8h；2～8℃，稳定 8h；④肝素抗凝血浆稳定性，20～25℃，稳定 24h；4～8℃，稳定 24h；⑤EDTA 抗凝血浆稳定性：20～25℃，稳定 24h；4～8℃，稳定 8d；⑥只可冻融一次。

3）N-MID（N- 端骨钙素）：①血清和肝素抗凝血浆的稳定性，15～25℃，8h；2～8℃，3d；−20℃，3 个月。②EDTA 抗凝血浆的稳定性，15～25℃，2d；2～8℃，3d；−20℃，3 个月。③只可

冻融 1 次。

三、新型骨代谢指标

随着对骨代谢研究的深入，特别是近 10 年来研究人员将全基因组关联研究（genome-wide association study，GWAS）应用于骨质疏松症领域，人们发现了许多新的与骨质疏松症发生、发展相关的位点。

1. DKK-1　研究证实 DKKs 是 Wnt/β-catenin 经典信号途径的抑制因子，调控细胞的增殖、分化和迁移等特性，并在多种人类肿瘤的发生、发展中发挥重要作用。DKKs 家族共有 4 个成员，均为外分泌型的糖蛋白。其中 Dkk-1/2/4 参与调控 Wnt 信号，DKK1 作用最强，Dkk3 对 Wnt 信号没有明显的作用。经典的 Wnt 和 BMP 信号通路在调节成骨细胞功能及骨形成中发挥重要的协同作用。骨形成的早期阶段主要由 BMP 信号转导通路调控，成骨的晚期阶段则主要由 Wnt 信号转导通路调控，该通路的激活使 β-catenin 在胞质内大量积累，最终使间充质细胞分化成为成熟的成骨细胞参与成骨。DKK-1 作为一种可溶性 Wnt 信号抑制因子，与 Wnt 辅助性受体 LRP5/6 及另一类穿膜蛋白 Kremen1/2 结合，形成三聚体，诱导快速的细胞内吞，减少细胞膜上的 LRP5/6，抑制 Wnt 的信号传递。它是生理和病理条件下骨重塑的重要调节因子，过度表达造成严重的骨质流失、缺失表达造成大量的骨质形成。

2. 硬骨素（sclerostin）　又称骨硬化蛋白，由 SOST 基因编码，由骨细胞分泌的糖蛋白，可调节成骨细胞前体的增殖、分化与凋亡，抑制成骨细胞的分化与矿化，对骨形成起负性调节作用。被骨细胞分泌后通过骨小管到达骨表面后与 LRP5 及 LRP6 辅助性受体结合，抑制卷曲蛋白及 wnt 信号与上述受体结合，从而降低骨的形成。通过抑制 SOST 基因的表达或制备相关 Sclerostin 抗体来干扰 Sclerostin 的表达来促进骨的形成，成为利用抗体治疗骨质疏松的新手段。目前有两种骨硬化蛋白抑制剂 blosozumab 和 romosozumab 已经分别完成了 Ⅱ 期、Ⅲ 期临床试验，其中 blosozumab 的 Ⅱ 期临床试验纳入 106 例绝经后骨质疏松症患者，随机分为 4 组，接受不同剂量 blosozumab 或安慰剂治疗 1 年，与安慰剂组相比，blosozumab 各个剂量组的受试者其所有部位 BMD 均出现显著增加。romosozumab 的 Ⅲ 期临床试验（FRAME 研究）也表现出良好的效果，接受 romosozumab 治疗 1 年后的绝经后骨质疏松症患者，她们的椎体骨折风险较安慰剂组出现了显著降低。因此，骨硬化蛋白有望成为新的治疗靶点。

3. 组织蛋白酶 K（Cathepsin）　组织蛋白酶是一类在酸性环境中被活化的溶酶体蛋白酶，包括组织蛋白酶 B、C、D、F、H、K、L、S、V 和组织蛋白酶 W 等。组织蛋白酶 K 是属于半胱氨酸蛋白酶中的番木瓜蛋白酶超家族成员，出现在骨吸收活跃部位的破骨细胞皱褶缘处，是破骨细胞中表达量最高、溶骨活性最强的一种半胱氨酸蛋白酶，在成骨细胞及骨细胞未发现其表达。在溶骨过程中参与骨基质降解的酶主要有两种，一种是半胱氨酸蛋白酶，另一种是基质金属蛋白酶（MMPs），其中发挥主要作用的是半胱氨酸蛋白酶中的 Cathepsin k，它对骨胶原的降解能力远远高于其他各种 MMPs，Cathepsin k 过度表达，会导致松质骨骨转换增加，研究表明 Cathepsin k 与 BMD 有很强的相关性，可用作预测骨折的标志物。目前已有 Cathepsin k 抑制剂进入临床试验，其中 Odanacatib 的 Ⅲ 期临床试验（LOFT 研究）显示，与安慰剂组相比，绝经后骨质疏松症患者，其髋部、椎体及非椎体骨折风险分别降低 47%、72% 及 23%，但是观察到治疗组受试者卒中风险增加，从而导致研究提前终止，其获益 - 风险尚需要进一步评估。

4. 成纤维细胞生长因子 23（fibroblast growth factor-23，FGF-23） 成纤维细胞生长因子家族包括 22 个功能各异的成员，FGF-23 是其中一员。循环中的 FGF-23 主要由成骨细胞和骨细胞合成和分泌，肾是 FGF-23 主要的靶器官。FGF-23 在其共受体 Klotho 蛋白协助下抑制肾对磷酸盐的重吸收，促进尿磷排泄，抑制 25OHD-1α 羟化酶的活性，抑制 1，25（OH）$_2$D 的合成。发挥调控磷平衡、维持血磷水平的稳定，调节维生素 D 的代谢的作用。

5. RANK/RANKL/OPG 信号通路 核因子 κB 受体活化因子（receptor activator of NFκB，RANK）/核因子 κB 受体活化因子配体（receptor activator of NFκBligand，RANKL）/骨保护素（osteoprotegerin，OPG）信号通路，是成骨细胞与破骨细胞之间通讯的重要信号通路。RANK 属于 TNF（tumor necrosis factor）受体家族，表达于许多细胞表面，如破骨细胞前体、成熟的破骨细胞、树突状细胞、乳腺上皮细胞、乳腺癌细胞、前列腺癌细胞等。在动物实验中，RANK 基因剔除的小鼠，表现为明显的骨质疏松，并且缺乏成熟的破骨细胞。过度表达 RANK，则出现破骨细胞数量明显增加，骨吸收速度明显增加。RANKL 属于 TNF 配体家族，可由成骨细胞及其前体、T 细胞、B 细胞和巨核细胞产生。M-CSF（macrophage colony stimulating factor）和 RANKL 是破骨细胞分化和成熟的必要因素。在 M-CSF 存在的前提下，RANKL 结合表达于破骨细胞前体的受体 RANK，通过启动细胞内信号转导，促进破骨细胞成熟与分化。目前 RANKL 的单抗——地诺单抗已经应用于临床，取得了较好的治疗效果。OPG 是一种可溶性糖蛋白，由间充质细胞衍生的细胞如成骨细胞和骨髓间充质干细胞分泌，与 RANK 和 RANKL 不同，OPG 不具有跨膜和胞质内的结构域。OPG 通过高亲和力与 RANKL 结合，来抑制 RANKL 与 RANK 的相互作用，有效地抑制破骨细胞的分化、激活、成熟，从而抑制骨的吸收。许多激素、细胞因子、生长因子通过作用于 OPG 或 RANKL 来调控 RANK/RANKL/OPG 信号通路，影响骨代谢。由于 OPG 可较早地反映全身骨代谢水平，因此有望成为早期预测骨质疏松症的新型标志物。

6. 骨质疏松症的遗传学研究 骨质疏松症的发生和发展，受到很多因素的影响，其中遗传因素是其重要的病因之一。近年来随着分子生物学检测技术的进展，发现了很多与骨质疏松症发生和发展相关的易感基因位点，目前研究的比较多的基因包括维生素 D 受体基因（vitamin D receptor，VDR）、甲状旁腺激素受体基因（parathyroid hormone receptor，PTHR）、降钙素受体基因（calcitonin receptor，CTR）、雌激素受体基因（estrogen receptor，ER）、Ⅰ 型胶原基因（collagen type Ⅰ，COL）、低密度脂蛋白受体相关蛋白基因（low density lipoprotein receptor related protein，LRP）等。近年来研究发现表观遗传学调控在骨质疏松症的发生和发展中起重要意义，表观遗传学修饰是指在 DNA 序列未变化的情况下发生的、可遗传的基因表达的变化，主要机制包括 DNA 甲基化、组蛋白修饰、非编码 RNAs（non-coding RNAs，ncRNAs）、染色质修饰等。

四、骨代谢调控激素——维生素 D

1824 年人们发现服用鱼肝油可以对佝偻病起到很好的治疗作用，1918 年英国的 EdwardMellanb

爵士证实了佝偻病是一种营养素缺乏导致的疾病，但当时他误认为是维生素 A 缺乏造成的，1924 年哥伦比亚大学的赫斯博士和威斯康星大学的 Steven 博士同时发现，用紫外线照射食物和动物后可以得到一种抗佝偻病的活性物质。后来还发现，人体经紫外线照射后，也产生了同样的效应。1930 年德国哥廷根大学的 A. Windaus 教授首先确定了维生素 D 的化学结构，1932 年经紫外线照射麦角固醇而得到的维生素 D_2 的化学特性被阐明，1936 年维生素 D_3 的化学特性被确定。自 20 世纪 30 年代发现 VD 以来，维生素 D 与钙磷代谢和骨骼健康的重要关联被不断发现。

人体内的维生素 D 主要来源于皮肤的日光照射，还有少量是从食物中摄取。表皮中产生的维生素 D_3 和食物中摄入的维生素 D_2 或维生素 D_3 统称为维生素 D，而维生素 D_2 和维生素 D_3 之间不能互相转换。富含维生素 D（维生素 D_2 和维生素 D_3）的天然食物种类并不多，阳光中的紫外线（ultraviolet B，UVB，波长 290～315 nm）照射皮肤产生的维生素 D 是维生素 D 的主要来源。皮肤中合成的维生素 D 及从食物中摄取的维生素 D 要依次经过肝脏 25- 羟化酶（微粒体内的 CYP2R1 和线粒体内的 CYP27A1）、肾脏 25（OH）D-1α 羟化酶（CYP27B1）的催化作用，最终生成 1，25-（OH）$_2$D，此为维生素 D 活性最强的代谢产物，发挥其经典的生物学作用，主要是促进肠道钙、磷的吸收以及肾小管内钙的重吸收，升高血钙和血磷，维持骨盐溶解和沉积的对立统一，其作用的靶器官主要是小肠、骨骼和肾。由于维生素 D 受体（VD receptor，VDR）在体内广泛存在，几乎所有的有核细胞均表达 VDR。VDR 是一种核转录因子，与视黄醇 X 受体（retinoid X receptor，RXR）形成二聚体，与配体特异性结合，作用于各靶基因的维生素 D 反应元件，刺激或抑制靶基因的转录，调控多种基因的表达。近年来发现维生素 D 许多广泛的生物学作用，它的缺乏或不足与多种疾病的发生和发展密切相关，这些研究拓宽了人们对维生素 D 的认识，成为近年来医学界研究的热点。

（一）临床意义

1. 判断体内维生素 D 营养状态　血清 25（OH）D 的半衰期长，为 2～3 周；而血清 1，25-（OH）$_2$D 半衰期短，仅为 4～6h 血清 1，25-（OH）$_2$D 浓度比 25OHD 浓度低 1000 倍，检测难度大；1，25-（OH）$_2$D 水平不能反映维生素 D 的营养状态，当 25（OH）D 缺乏时，其水平甚至是升高的；1，25-（OH）$_2$D 容易受到血钙、血磷和甲状旁腺素（parathyroid hormone，PTH）调节的影响。鉴于以上原因，临床上主要通过检测 25 羟维生素 D（25 hydroxyvitamin D，25OHD）水平，来评估人体维生素 D 是否缺乏，是客观评价维生素 D 营养状态的最佳指标。而 1，25-（OH）$_2$D 并不能准确反映人体维生素 D 的营养状态，不推荐常规检测，仅用于某些代谢性骨病的鉴别诊断时。

2. 判断体内维生素 D 缺乏的程度　对于维生素 D 缺乏的诊断标准现在仍然存在一定的争议，但目前较为公认的标准如下。

（1）维生素 D 充足：血清 25OHD＞30 μg/L（75 nmol/L）。

（2）维生素 D 不足：血清 25OHD 20～30 μg/L（50～75nmol/L）。

（3）维生素 D 缺乏：血清 25OHD＜20 μg/L（50 nmol/L）。

严重缺乏：血清 25OHD＜10 μg/L（25 nmol/L）。

（二）25OHD 的检测方法

主要有维生素 D 结合蛋白法、免疫法、高效液相色谱法（high performance liquid chromatography，HPLC）和液相色谱串联质谱法（liquid chromatography tandem-mass spectrometry，LC-MS/MS）。

1. 免疫法、维生素 D 结合蛋白法

（1）免疫法包括放射免疫法、酶免疫法和化学发光免疫分析法（目前临床应用较为广泛的是化学发光免疫分析法），维生素 D 结合蛋白法和免疫法检测的原理都是基于竞争性结合的机制，不同的是前者使用的是维生素 D 结合蛋白（vitaminD binding protein，DBP），去检测解离下来的 25OHD，而后者则是用抗体去结合解离下来的 25OHD。

（2）使用这两种检测原理的试剂均可应用于自动化免疫分析仪，检测快速、通量高。

（3）由于维生素 D 高度疏水，血液循环中的 25OHD 和 1，25-（OH）$_2$D 有 85%～88% 与 DBP 结合，12%～15% 与白蛋白相结合，不到 1% 为游离形式。基于这两种检测原理的检测试剂，反应的第一步均需要将 25OHD 与天然的 DBP 解离开来。不同方法间这一步解离是否充分，解离下来的天然 DBP 是否得以失活，试剂中的抗体或 DBP 是否可以与解离下来的 25OHD 及时结合等，这些差异造成了不同方法间、不同品牌试剂间的检测结果可比性之间的差异。

（4）维生素 D 结合蛋白法不能区分 25（OH）D$_2$ 和 25（OH）D$_3$，两种方法均对 D$_2$ 和 D$_3$ 的检测的特异性不一致。

2. HPLC 可分别检测 25（OH）D$_2$ 和 25（OH）D$_3$，但其检测的灵敏度和特异性略逊于质谱法。

3. LC-MS/MS 是公认的测定 25OHD 的金标准，特异性强、灵敏度高，可分别测定 25（OH）D$_2$ 和 25（OH）D$_3$，对两者的检测无差异。但方法操作较为复杂，检测通量较低，需要特殊设备和经过特殊培训的操作人员，在临床实验室不能常规开展。虽然目前已建立了 LC-MS/MS 测定 25OHD 的参考方法，但是 LC-MS/MS 检测方法多数仍由实验室自建、自行研发和验证，因此方法的标准化是个亟待解决的问题。虽然方法的特异性较高，但某些代谢物仍可对其检测产生干扰。例如，大部分 LC-MS/MS 不能有效区分 25OHD 和其 C3 差向异构体（3-epi-25OHD），3-epi-25OHD 主要存在于儿童体内，成人的含量较低，从而导致检测结果假性增高。

（三）25OHD 检测方法的标准化

血清 25OHD 检测方法众多，不同实验室采用的检测方法不同，检测结果间并无可比性。

为了保证能提供给临床更准确的数据，解决维生素 D 检测准确性、方法间检测结果一致性的问题，2010 年美国国立卫生研究院（National Institutesof Health，NIH）营养健康办公室（the Office of Dietary Supplements，ODS）、美国疾病预防控制中心（Center for Disease Control andPrevention，CDC）、美国国家标准和技术研究院（National Institute of Standards andTechnology，NIST）与比利时根特大学共同启动了维生素 D 标准化计划（Vitamin D StandardizationProgram，VDSP），建立参考测量程序、提供标准参考物质、提供相应的质量评价计划等。目前越来越多的试剂生产商开始使用 NIST 的标准参考物质（standard reference material，SRM）对自己的方法进行校准，并积极参加美国 CDC 的标准化认证程序，实验室间结果的偏倚大大的降低，检测结果的准确性得到了明显的提高。

我们看到随着检验技术的发展，特别是分子生物学技术的应用，使得人们去不断发现新的与骨代谢相关的标志物，用于疾病的诊断、辅助诊断、鉴别诊断，疾病管理，疗效监测，预测发病风险等方面，推动了临床诊疗的快速发展。提高现有指标的检测准确性、可比性，加快标准化进程，推动灵敏度更高、特异性更强的新型指标的研发，将是检验专业领域各位同仁共同努力的目标。

参 考 文 献

［1］中华医学会骨质疏松和骨矿盐疾病分会. 原发性骨质疏松症诊治指南（2011 年）. 中华骨质疏松和骨矿盐疾病杂志，2011，4（1）：2-17

［2］中华医学会骨质疏松和骨矿盐疾病分会. 原发性骨质疏松症诊疗指南（2017）. 中华骨质疏松和骨矿盐疾病杂志，2017，10（5）：413-443

［3］府伟灵，徐克前. 临床生物化学检验，第 5 版. 北京：人民卫生出版社，2012

［4］中华医学会骨质疏松和骨矿盐疾病分会. 骨代谢生化标志物临床应用指南. 中华骨质疏松和骨矿盐疾病杂志，2015，8（4）：283-293

［5］周学瀛，夏维波. 骨转换生化标志物. 基础医学与临床，2007，27（10）：1093-1100

［6］廖二元，徐苓，朱汉民. 原发性骨质疏松症干预的疗效监测与评估专家意见. 中华骨质疏松和骨矿盐疾病杂志，2015，8（1）：1-6

［7］吴健民，曾天舒，潘世秀，等. 骨代谢标志物临床应用指南（WS/T 357—2011）

［8］侯文芳，肖文华，洪天配. 骨质疏松症相关标志物实验室检查的发展与展望. 中华检验医学杂志，2017，40（11）：835-838

［9］巫志宇，陈鸣. 维生素 D 的实验室检测及推广应用之思辨. 中华检验医学杂志，2017，40（11）：844-847

［10］周琰，潘柏申. 维生素 D 检测标准化进程. 检验医学，2016，31（1）：71-75

［11］Zhu Yusheng. 维生素 D：许多问题仍有待解决. 中华检验医学杂志，2017，40（10）：744-747

［12］Institute of Medicine of the National Academies. Dietary Reference Intakes for Calcium and Vitamin D. Washington(DC): National Academies Press(US), 2011: 75-124

［13］Vasikaran S, Eastell R, Bruyère O, et al. Markers of bone turnover for the prediction of fracture risk and monitoring of osteoporosis treatment: a need for international reference standards.OsteoporosInt , 2011, 22(2): 391–420

［14］ZengliuSu, SatyaNandanaNarla, Yusheng Zhu.25-hydroxyvitamin D: analysis and clinical application.clinicachimica acta, 2014: 200-205

［15］隋立，张凯，王毅. 强直性脊柱炎患者血清 DKK-1 的检测及其临床意义. 天津医药，2011，39（10）：918-919

［16］王琰，刘超，宋仁纲，等. RANK/RANKL/OPG 信号通路的研究进展. 医学综述，2013，19（7）：1166-

1168

[17] 崔敏，于灵芝. 组织蛋白酶 K 抑制剂 Odanacatib 的研究进展. 中华骨质疏松和骨矿盐疾病杂志，2011，4（4）：264-268

[18] Yan Chen, BenjaminA. Alman. Wntpathway, an essential role in bone regeneration. Journal of cellular biochemistry, 2009: 353-362

[19] 王旭，张会英，娄路馨，等. 脊柱退行性疾病需手术治疗患者股代谢指标与骨密度关系的研究. 中华检验医学杂志，2016，39（4）：267-271

第十二节 风湿免疫性疾病

一、概述

风湿性疾病泛指影响骨、关节、血管及其周围软组织（如肌肉、肌腱、滑膜、神经等）的疼痛和功能障碍。风湿（rheumatism）是指影响关节、关节周围软组织、肌肉、骨骼等出现的慢性疼痛。风湿性疾病的病因十分复杂，疾病包括类风湿关节炎、系统性红斑狼疮、强直性脊柱炎、原发性干燥综合征、骨关节炎、痛风等。风湿免疫性疾病是研究风湿性疾病和自身免疫性疾病的一门学科。

二、致病机制

风湿性疾病发病机制尚未完全明确，主要认为有以下因素。

1. 内因　遗传因素（HLA-27 与强直性脊柱炎、HLA-DR4 与类风湿关节炎）、免疫耐受降低或丧失、免疫调节失常、衰老体弱等。

2. 外因　主要是可以引起自身抗原出现或改变的因素，包括感染、外伤、物理、药物（普鲁卡因胺、某些口服避孕药等）等因素。

三、临床特点

风湿免疫性疾病种类很多，病理性自身免疫应答可以累及机体任何组织器官，运动系统慢性疼痛是其共同特点。

1. 多数风湿性疾病是自发或特发的，感染、药物等外因可能有一定的影响。

2. 多数患者血清中有高水平的丙种球蛋白。

3. 患者血清中可检测到高滴度的自身抗体或与自身抗原反应的自身反应性淋巴细胞。

4. 自身抗体和（或）自身反应性淋巴细胞作用于靶抗原所在的细胞，组织，造成相应组织器官的病理性损伤和功能障碍。

5. 病程一般较长，发作与缓解交替出现，仅有少数为自限性。

6. 有遗传倾向，研究发现某些特定基因与自身免疫性疾病的发病关系密切。

7. 多数自身免疫性疾病易发于女性，且患者中老年人比例高于青少年。

8. 患者常同时罹患两种或以上自身免疫性疾病。

9. 应用肾上腺糖皮质激素等免疫抑制剂治疗具有一定疗效。

10. 在某些实验动物中经免疫相关抗原、输注自身抗体或输注自身免疫性 T 细胞可复制出相似的疾病动物模型。

四、风湿免疫性疾病的分类

风湿性疾病的分类，目前多使用美国风湿病协会对关节炎和风湿性疾病的命名和分类。

1. 弥漫性结缔组织疾病（如 SLE、RA、炎症性肌病、系统性硬化症、混合型结缔组织病、干燥综合征等）。

2. 脊柱关节炎（如强直性脊柱炎、反应性关节炎、银屑病关节炎、炎性肠病关节炎、未分化结缔组织病等）。

3. 原发性血管炎（如大动脉炎、巨细胞动脉炎、结节性多动脉炎、显微镜下多血管炎、肉芽肿性多血管炎、嗜酸性肉芽肿性多血管炎、贝赫切特综合征等）。

4. 变性性关节疾病（骨关节炎、骨关节病）。

5. 伴有关节表现的骨、骨膜和软骨疾病。

6. 代谢和内分泌疾病伴风湿状态（如痛风、甲状腺功能亢进症等）。

7. 与感染有关的关节炎、腱鞘炎和滑囊炎（如莱姆病等）。

8. 肿瘤相关风湿性疾病（恶性肿瘤相关皮肌炎等）。

9. 神经病变性疾病（雷诺病等）。

10. 其他风湿免疫性疾病（如抗磷脂综合征、风湿性多肌痛、自身免疫性肝病、复发性多软骨炎、IgG_4 相关性疾病等）。

五、实验室检查

风湿免疫性疾病的实验室检测，是临床和基础研究者关注的热点，尤其是免疫学检查，近年来有很大的发展，由于自身抗体的阳性率高而且可以通过静脉穿刺获得，因此自身抗体检测是在风湿病学中诊断和预后应用最广泛的工具。其方法日趋成熟，并逐步向规范化发展，主要有以下方法。

1. 一般检验　血常规、尿常规、红细胞沉降率、C 反应蛋白、免疫球蛋白、补体、肝肾功能试验、血清酶、蛋白电泳。

2. 非器官 / 组织特异性自身抗体　抗核抗体、抗 DNA 抗体、抗可提取性核抗原抗体（抗 Sm 抗体、抗 nRNP 抗体、抗 SS-A 抗体、抗 SS-B 抗体、抗 JO-1 抗体、抗 Scl-70 抗体）、抗组蛋白抗体、抗核糖体 P 蛋白抗体（抗 rRNP 抗体）、抗组氨酰 tRNA 合成酶抗体、抗 PM-Scl 抗体、抗 Ku 抗体、抗增殖细胞核抗原抗体、抗 Mi-2 抗体、抗 Sa 抗体、抗异质性胞核核糖核蛋白抗体、抗着丝点抗体、抗原纤维蛋白抗体、抗 RNA 多聚酶抗体、抗 NOR-90 抗体、抗核抗体谱其他成分、抗线粒体抗体、抗磷脂抗体。

3. 器官 / 组织特异性自身抗体 抗中性粒细胞胞浆抗体、抗红细胞膜抗体、抗血小板相关抗体和相关补体、类风湿因子、抗核周因子抗体、抗角蛋白抗体、抗环瓜氨酸抗体、抗类风湿关节炎相关核抗原抗体、抗唾液腺导管上皮细胞抗体、抗胃壁细胞抗体、抗铲胞衬蛋白抗体、抗心肌抗体、抗骨骼肌抗体、抗平滑肌抗体、抗内皮细胞抗体、抗甲状腺球蛋白抗体、抗肾小球基底膜抗体。

4. 关节滑液检查 主要鉴别炎症性和非炎症性的关节病变以及导致炎症性反应的可能原因如尿酸盐结晶、焦磷酸盐结晶和细菌的存在。因此所抽得的关节液都要做白细胞计数和分类。

5. 遗传相关性检查 HLA-B27、HLA-DR。

6. 其他相关性检验 血清免疫球蛋白 E、嗜酸性粒细胞阳离子蛋白、抗链球菌溶血素 O 抗体、冷球蛋白、循环免疫复合物、铁蛋白、凝血功能常规指标、血管性假血友病因子抗原、抗凝血酶Ⅲ、T 淋巴细胞亚群、白细胞介素、肿瘤坏死因子。

六、自身抗体检测方法

自身抗体是自身免疫性疾病的重要标志。患者血清或其他体液中检测到高滴度的自身抗体，是临床诊断自身免疫性疾病的重要依据。自身抗体的检测不仅有助于自身免疫性疾病的诊断和鉴别诊断，而且对于判断疾病活动程度、观察治疗效果、指导临床用药和判断疾病预后都具有重要的临床意义。自身抗体检测技术的发展极大地促进了对自身免疫性疾病的科学研究，包括对免疫病理机制的研究、流行病学规律的研究和治疗方案的探索。

自身抗体的检测方法都是基于抗原抗体反应。由于抗原包被的载体和形式不同，抗原抗体结合反应的标记方式不同，自身抗体的检测方法非常丰富。

1. 对流免疫电泳（counter immunoelectrophoresis，CIE）及免疫扩散法（immunodiffusion，ID）。

2. 免疫荧光测定法：直接免疫荧光法（direct immunofluorescence assay，DIFA）及间接免疫荧光法（indirect immunofluorescence testing，IIFT）。

3. 酶联免疫吸附测定法（enzyme-linked immunosorbant assays，ELISA）。

4. 免疫印迹法（immunoblot assay，IB）。

5. 酶联免疫斑点（条带）试验（EUROASSAY 技术）欧蒙印迹法（EUROLINE 技术）流式细胞术（flow cytometry，FCM）。

6. 液相芯片检测技术（liquid chip）。

7. 化学发光免疫分析法（chemiluminescence immunoassay，CLIA）。

8. 放射免疫分析法（radioimmunoassay，RIA）。

9. 免疫沉淀法（immunoprecipitation，IP）。

10. 被动凝集反应：乳胶颗粒凝集试验（latex agglutination test，LAT）及被动血凝反应（passive hemagglutination，PHA）。

七、风湿免疫性疾病治疗的新进展

风湿性疾病治疗包括教育、物理治疗、矫形、锻炼、药物、手术等。目前应用的抗风湿药物包括改善症状和控制疾病两大类。前一类药物包括非甾体抗炎药、糖皮质激素、慢作用抗风湿药。

1. 非甾体类抗炎药（NSAIDs）对于缓解疼痛、控制症状有立竿见影的疗效。

2. 慢作用药物（SAARDs）。

3. 免疫抑制剂（MTX、CTX、AZA）等。

4. 糖皮质激素。

5. 生物制剂。

6. 移植疗法。

八、自身免疫性肝病

（一）概述

随着人们对自身健康的认识和自身抗体检测水平的提高，自身免疫性疾病的检出率越来越高并日益受到人们的重视。自身免疫性肝病（autoimmune liver diseases，AILD）作为一类原因不明的慢性肝病，是自身免疫系统功能紊乱，攻击自身肝组织最终导致肝损伤的疾病，其主要包括原发性胆汁性肝硬化（primary biliary cirrhosis，PBC）、自身免疫性肝炎（autoimmune hepatitis，AIH）和原发性硬化性胆管炎（primary sclerosing cholangitis，PSC）等。近年来 AILD 的发病率或检出率逐年增加，其发病机制复杂，与遗传易感基因、免疫紊乱有关，起病隐匿，自然病程差异大，可逐渐进展为肝纤维化、肝硬化甚至肝衰竭，最终需要肝移植治疗。

（二）分类

1. 自身免疫性肝炎　自身免疫性肝炎（AIH）是一种隐匿起病的慢性肝病，是由针对肝细胞的自身免疫反应所介导的肝实质炎症，以血清自身抗体阳性、高免疫球蛋白 G（IgG）和（或）γ-球蛋白血症、肝组织学上存在界面性肝炎为特点，如不治疗常可导致肝硬化、肝衰竭。根据自身抗体谱和发病年龄不同，AIH 分为 1 型和 2 型。抗核抗体（ANA）和（或）抗平滑肌抗体（ASMA）或抗肝可溶性抗原抗体（抗 -SLA）阳性者为 1 型；抗肝肾微粒体抗体 -1 型（抗 LKM-1）和（或）抗肝细胞溶质抗原 -1 型（抗 LC-1）阳性者为 2 型。AIH 的临床表现多样，可急性发作，甚至引起急性肝衰竭。免疫抑制剂治疗可显著改善 AIH 患者的生物化学指标及临床症状，甚至能逆转肝纤维化，从而显著改善患者预后和生存质量。在我国，AIH 患者的发病率或检出率逐年增加，AIH 可发生于任何年龄段，但大部分患者年龄大于 40 岁，女性易患，男女比例为 1∶4，有研究表明，亚太地区的患病率为 4/10 万～24.5/10 万，年发病率为 0.67/10 万～2/10 万。

1）血清生化检查　AIH 的典型血清生化异常表现为肝细胞损伤型改变，以血清转氨酶升高为主，伴碱性磷酸酶（AKP）轻度升高为特征。其中血清天冬氨酸氨基转移酶（AST）和丙氨酸氨基转移酶（ALT）活性显著升高，γ-谷氨酰转肽酶（GGT）水平正常或轻微升高，ALT常高于正常值10倍以上，ALT高于AST。血清转氨酶水平并不能准确反映肝内炎症情况，血清转氨酶水平正常或轻度异常也不能完全排除AIH，在病情严重或急性发作时血清胆红素水平可显著升高。抗瓜氨酸肽抗体（CCPs）是类风湿关节炎诊断及预后判断的特异性指标，9%的AIH患者抗CCPs也呈阳性，有研究指出，此类患者组织学肝硬化表现较多且因肝衰竭死亡的风险较高。

2）免疫学检查

① 血清免疫球蛋白：IgG和γ-球蛋白升高是AIH特征性的血清免疫学改变之一。血清IgG水平可反映肝内炎症活动程度，经免疫抑制治疗后可逐渐恢复正常。因此，该指标不仅有助于AIH的诊断，对于检测治疗应答也具有重要的参考价值，在初诊和治疗随访过程中应进行常规检测。而AIH患者血清中IgM水平一般正常，血清IgA水平偶见升高。

② 自身抗体：90%AIH患者血清中存在一种或多种高滴度的自身抗体，但这些自身抗体大多缺乏疾病特异性，病程中抗体滴度可发生波动，但其自身抗体的滴度并不能可靠地反映疾病的严重程度。

a. 80%的患者体内ANA阳性，其滴度和血清γ-球蛋白水平相一致。

b. 70%的病例ASMA阳性，其抗原和平滑肌与骨骼肌的S肌动蛋白有关，也存在于肝细胞膜和细胞骨架的收缩成分，因而ASMA也可看做是肝细胞损坏的结果。

c. 抗-SLA是针对一种可溶性肝抗原的非器官特异性抗体，主要存在于年轻女性病例中，这类患者对类固醇激素治疗反应良好。

d. 抗-LKM是2型AIH的主要特征，细胞色素P450ⅡD6是LKM1靶抗原，主要存在于年轻或幼小女性患者体内，多呈高滴度阳性，该类患者症状严重，对皮质类固醇反应较好。

e. 30%的病例抗线粒体抗体（AMA）为阳性。

f. 新基质VSM47是来自胚胎鼠胸主动脉细胞系，用于检测MF（F-actin）抗体，是1型AIH的特异性标志抗体。

2. 原发性胆汁性肝硬化　原发性胆汁性肝硬化（primary biliary cirrhosis，PBC）是以肝门脉周围的淋巴细胞浸润、胆管上皮细胞特异性损伤以及血清中出现高滴度抗线粒体抗体（AMA）为特征，肝内小胆管的渐进性破坏，从而引发慢性的胆汁淤积、门脉区炎症，进而发展为肝纤维化，并具有一定可能发展为肝硬化，最终导致肝衰竭。其是机体免疫系统对自身组织的抗原丧失免疫耐受，从而导致了以肝损伤为主的器官特异性自身免疫性疾病，病因及发病机制尚不完全清楚，可能与遗传易感性和环境因素有关。熊去氧胆（UDCA）作为唯一被美国肝病学会、食品药品监督管理局（FDA）批准的用于治疗PBC的药物，可以延长疾病早期患者的生存期但仍有40%的患者对其治疗无效，最终需要肝移植。PBC可发生于所有的种族和民族，最新流行病学调查表明，本病发病率为（0.33/10万～5.8/10万），患病率为（1.91/10万～40.2/10万），以北美地区及欧洲等发达国家发病率最高。随着人们生活水平及医疗水平的提高，其发病及患病率日益增高。PBC在各年龄阶段均可发病，其中中老年女性多发，男女患病比例约为1:9～10，40岁以上女性PBC的患病率高达1/1000。需要指出的是，本病如能在早期得到及时诊断且经过UDCA的规范治疗，则大部分患者不一定会发展至肝硬化，考虑到"肝硬化"往往会给患者带来很大的精神负担及工作、生活和社交等方面的困扰等因素，国内外众多专家达成共识，将原发性胆汁性肝硬化重新命名为原发性硬化性胆管炎（primary sclerosing cholangitis，PSC）。

1）血清生化检查

① 血胆红素增高：以直接胆红素为主，尿胆红素阳性，由于胆红素从胆汁中排出减少，粪胆原及尿胆原均减少。

② 血清 AKP、γ-GGT 增高：AKP 的来源是胆小管上皮，PBC 可在临床症状出现之前即有 AKP 的明显增高。

③ 血脂增高：特别是磷脂和胆固醇增高最明显，三酰甘油可正常或中度增高。

④ 肝功能检查：血清胆酸浓度增加，凝血酶原时间延长，早期注射维生素 K 后可恢复正常，晚期肝衰竭时则不能矫正。

2）免疫学检查

① 血清免疫球蛋白：血清白蛋白在疾病早、中期正常，晚期则减少；球蛋白增加，主要为 α_2、β 及 γ 球蛋白增高。

② 自身抗体

a. AMA 阳性：90%～95% 的 PBC 患者 AMA 阳性，其中 AMA-M2 亚型是本病的特异性抗体，可作为诊断的重要参考。美国肝病学会 2009 年 PBC 诊疗指南将抗 AMA 抗体作为确诊 PBC 的标准之一。

b. AMA 阴性：对于 AMA 阴性的患者，可检测对 PBC 有较高特异性的 ANA 亚类，如：抗 -sp100、抗 -gp210、抗 -p62、抗 -sp140 等；如仍为阴性，需进行肝组织学检查。

第一步，将 MIT3 混合物及纯化的 PDC 组合作为靶抗原，利用 ELISA 的方法检测，检测 AMA 的敏感性可达到 93.6%

第二步，将 PDC-E2，BCOADC-E2 以及 OGDC-E2 包被到微球上进行 AMA 的检测，20% 的 AMA 阴性患者检测到 M2 抗体。

AMA、AKP、IgM 三者并存对 PBC 有确诊意义。

3. 原发性硬化性胆管炎　原发性硬化性胆管炎（primary sclerosing cholangitis，PSC）是一种胆汁淤积性肝病，其特征为肝内胆管和肝外胆管炎症和纤维化，导致多发性胆管狭窄并最终导致肝硬化。PSC 发病隐匿，患者早期常无典型病情，进行性加重时可导致反复胆道梗阻和胆管炎症，最终可发展为肝硬化和肝衰竭，故早期的诊断及处理对于患者的预后有重要的意义。PSC 的患病率和发病率存在区域差异性，研究表明，PSC 的发病率为 0.9/10 万～1.3/10 万，患病率为 6/10 万～16.2/10 万，北美和北欧国家 PSC 的发病率接近，亚洲和南欧国家报道的发病率及患病率相对偏低。PSC 可发病于任何年龄，有别于 PBC 与 AIH，PSC 患者男性高发，男女之比为 2∶1。

（1）常规及生化检查　PSC 患者血象嗜酸性粒细胞增多，淋巴细胞可增多，有时可见异形淋巴细胞。若合并细菌感染白细胞计数及中性粒细胞明显增多。患者通常表现为胆汁淤积性改变，血清结合胆红素升高，AKP 及 γ-GGT 升高明显，可为正常的 3～4 倍，ALT、AST 往往随时间可轻、中度升高。在疾病诊断初期胆红素和白蛋白水平通常为正常范围，随着病情的发展这些指标可能出现异常。疾病后期可有白蛋白降低和（或）凝血酶原时间延长。总胆固醇升高，铜代谢试验大多异常，可表现为肝铜含量增多，尿铜量增多，血清铜及铜蓝蛋白增加，部分患者血清锌、镁减低。

（2）免疫学检查

① 血清免疫球蛋白：50% 的患者血清免疫球蛋白升高，以 IgM 为主，但 γ- 球蛋白升高并不常见。近年来，有研究发现在 10% 患者血清中出现 IgG_4 水平升高，并可能代表一个独特的亚型。具有高水平 IgG_4 的患者在未进行治疗时往往疾病进展较迅速。与典型的 PSC 患者不同，皮质类固醇可对 IgG_4 相关性 PSC 患者有效。

② 自身抗体：80% 的 PSC 患者血清中抗中性粒细胞胞浆抗体（ANCA）为阳性，相反 AMA、ASMA 和 ANA 一般为阴性。然而，这些抗体并非 PSC 特异性抗体。

4. 重叠综合征　自身免疫性肝病重叠综合征是自身免疫性肝病的特殊类型。其特征包括任何两种肝病临床表现。

（1）分类　一般分为 5 种类型。

① AIH-PBC 重叠综合征：最常见的重叠类型患者临床表现、血清生化 / 免疫学和组织学兼有 AIH（自身免疫性肝炎）和 PBC（原发性胆汁性肝硬化）两病的特征。

② AIH-PSC 重叠综合征：好发于儿童和年轻成人，以男性为主，约半数伴炎症性肠病（IBD），患者兼有 AIH（自身免疫性肝炎）和 PSC（原发性肝硬化性胆管炎）的临床表现、血清学参数和组织学特征。

③ PBS-PSC 重叠综合征：本综合征罕见。

④ AIC-AIH 重叠综合征：近来研究显示，AIC-AIH 重叠综可能就是 AIH-PBC 重叠综合征。

⑤ AIH- 病毒性肝炎重叠综合征：临床上往往见到 AIH 患者的临床表现和嗜肝病毒感染，尤其是丙型肝炎病毒感染者相重叠。

（2）临床诊断

① AIH-PBC 重叠综合征：采用 Chazouilleres 诊断标准，即同时满足以下 AIH 和 PBC 诊断中的 2～3 项，可诊断本征。

AIH 诊断标准：a. ALT＞5 倍正常上限值（ULN）；b. IgG＞2×ULN 和（或）SMA 阳性；c. 中到重度门静脉周围淋巴细胞碎屑样坏死。

PBC 诊断标准：a. ALP＞2×ULN 或 GGR＞5×ULN；b. AMA 阳性；c. 明显的胆管病理损伤。

② AIH-PSC 重叠综合征：内镜下逆行胰胆管造影（ERCP）或组织学显示 PSC 患者特征性的胆管病变，同时符合 AIH 诊断指标者。

③ PBS-PSC 重叠综合征：兼有 PBS 和 PSC 患者病变特点，血清 AMA 阳性。

④ AIC-AIH 重叠综合征：AMA 阴性的 AIH-PBC。

⑤ AIH- 病毒性肝炎重叠综合征：a. 以病毒成分为主。患者有低滴度自身抗体，但无典型 AIH 临床表现。b. 以 AIH 成分为主。c. 两者成分均衡。

九、IgG_4 相关性疾病

（一）概述

2003 年，Kam 提出 IgG_4 相关性自身免疫疾病的概念，并认为自身免疫性胰腺炎仅是系统性疾病的一部分。从那时起，类似于自身免疫性胰腺炎的 IgG_4 相关性疾病在许多胰腺外器官被发现，包括胆囊、胆管、淋巴结，腹膜后、肠系膜、肾、肺、乳房、前列腺、皮肤。除胰腺外，胆管是参与 IgG_4 相关性疾病最常见的受累器官。60%～80% 的 1 型自身免疫性胰腺炎患者有肝胆管的受累，然而硬化性胆管炎也会发生在没有胰腺病变的 IgG_4 相关性疾病中。近 40% 的 IgG_4 相关性胰腺炎患者也有唾液和（或）泪腺的受累，特点是两侧无痛的腺体肿胀，这种表现可能会先于或与胰腺炎同时发生，但也可能单独出现，患者可能会表现为泪腺或唾液腺的增大（Mikulicz 病），及下颌下腺的慢性硬化性涎腺炎（Küttner 肿瘤）。在过去，两者都错误地视为干燥综合征的分类。现在认为它们是 IgG_4 相关性疾病的一部分。80% 的自身免疫性胰腺炎患者有肺门淋巴结病变，其他常见的涉及淋巴结病变的区域包括纵隔、腋窝、颈部和腹部。高达 35% 的自身免疫性胰腺炎患者会有肾的累及。主要有 5 种表现形式：两侧圆形或楔形周边皮质病变（最常见），弥漫性斑片状病变，肾周围软组织的病变，两侧肾窦结节和弥漫肾盂壁增厚。IgG_4 相关性疾病的共同之处是具有相同的病理学、血清学和临床特征。病理上：IgG_4 阳性浆细胞及与纤维化有关的淋巴细胞浸润。血清学：在大多数患者中会发现血清 IgG_4 浓度升高。临床特征：在一个或多个器官系统引起肿瘤样病变。虽然在大多数 IgG_4 相关性疾病的患者中会表现出自身免疫性胰腺炎但是胰腺的病变不再被认为是诊断的关键，因为已有胰腺外器官受累的病例报道。

目前，IgG_4 相关性疾病发病机制了解甚少，仅知为一种自身免疫性疾病，与自体免疫性和过敏性疾病相关。IgG_4 是 Ig 中含量最少的免疫球蛋白（在健康受试者中 IgG_4 含量不到总量的 5%），其血清浓度在个体中是比较稳定的，而大多数此类患者中会发现血清 IgG_4 浓度升高，其作用及发病机制不明。

（二）诊断及治疗

1. 诊断　日本研究组提出了 3 个主要的诊断标准：①影像学表现在一个或多个器官弥漫性肿大或局部肿块。②血清 IgG_4 浓度升高（≥135 mg/dL）③病理示淋巴浆细胞浸润、条纹状纤维化以及 IgG_4 阳性浆细胞浸润。

如果这 3 个标准同时满足则诊断是明确的；如果满足第一个和第三个标准或满足第一个和第二个标准，则诊断 IgG_4 相关性疾病的可能性很大。因为临床症状和病理特性取决于病变的位置，所以上述标准要包括所有的 IgG_4 相关性疾病是不可能的。上述综合诊断标准不是特定的，而是旨在帮助医师区分 IgG_4 相关性疾病与其他炎症或恶性疾病。病理确诊，但是影像学表现在器官的肥大及病变浸润中起着重要的作用。通常表现为亚急性的肿块或受累的器官弥漫性肿大，有时类似于肿瘤的发展过程。

2. 鉴别诊断　必须考虑一些炎症和肿瘤病变。

3. 治疗　对皮质类固醇治疗比较敏感。

（三）实验室检测

1. IgG 测定

1）临床信息　IgG 是正常人体内含量最多且分布广泛的免疫球蛋白，在机体再次免疫应答中起主要作用，分子量为 150kD，有 IgG_1～IgG_4 四个亚类。

2）检测方法　免疫比浊法；酶联免疫吸附实验（ELISA）。

3）参考区间（表 3-12-1）。

表 3-12-1　各年龄组健康人群血清中 IgG 的参考区间（g/L）

年龄	IgG	年龄	IgG
新生儿	6.6～17.5	1～18 岁	4.7～15.5
3 个月至1 岁	2.0～9.5	成人	7.0～16.0

4）临床应用　主要用于辅助诊断慢性肝疾病如慢性活动性肝炎、原发性胆汁性肝硬化；慢性细菌性感染；宫内感染，结缔组织性疾病。

5）临床意义　年龄与性别不同血中 Ig 含量不同。新生儿可通过胎盘获得母体 IgG，故血清含量较高，近于成人水平，婴幼儿其体液免疫系统尚未成熟，Ig 含量低于成人。女性稍高于男性。血清 Ig 降低有原发性降低和继发性降低 2 种类型。原发性降低见于体液免疫缺陷和联合免疫缺陷病：一种是各类 Ig 全部减少，见于 Bruton 型无 Ig 血症，血中 IgG 常<1 g/L，IgM 与 IgA 含量也显著降低；另一种情况是三种 Ig 中缺一种或两种，或仅缺少某一亚类，如缺乏 IgG 易患化脓性感染；引起继发性降低的原因较多，如淋巴系统肿瘤（如恶性淋巴肉瘤和霍奇金病等）、有大量蛋白丢失的疾病（剥脱性皮炎、肾病综合征等）、免疫损伤或免疫抑制治疗患者、AIDS 等。血清 Ig 克隆性增高常见于肝疾病（慢性活动性肝炎、原发性胆汁性肝硬化、隐匿性肝硬化）、结缔组织病、各种慢性感染及某些自身免疫性疾病等。单克隆性增高见于多发性骨髓瘤、巨球蛋白血症、浆细胞瘤等单克隆增殖病。

2. 血清 IgG 亚类

1）临床信息　血清 IgG 共分为 4 种亚类，分别为 IgG_1、IgG_2、IgG_3 和 IgG_4，每种亚类都有其不同的功能。IgG_1 在 4 种亚类中含量最丰富，主要介导对蛋白质、多肽抗原的免疫反应；IgG_2 主要介导对多糖抗原的免疫反应；IgG_3 参与对蛋白质、多肽抗原的免疫反应且亲和力比 IgG_1 高；IgG_4 在变态反应中表达增高。

2）检测方法　速率散射比浊法；ELISA。

3）参考区间　需建立自己实验室的参考区间，如用文献或说明书提供的参考区间，使用前应加以验证。

4）临床意义　IgG_1 缺失异常可引起临床反复感染。HIV 感染 IgG_1、IgG_3 显著升高。超敏性疾病、自身免疫性膜腺炎和自身免疫性肝炎患者血清 IgG_4 升高。过敏性肺泡炎常 IgG_2 升高。

参 考 文 献

［1］尚红，王毓三，申子瑜. 全国临床检验操作规程. 4 版. 北京：人民卫生出版社，2014

［2］徐沪济，贝政平. 风湿免疫性疾病诊疗标准. 上海：上海科学普及出版社，2015

［3］林向阳，朱小春. 风湿免疫性疾病的检验诊断. 2 版. 北京：人民卫生出版社，2016

［4］李俊巧，王卫力，孙彩霞. 风湿免疫性疾病鉴别诊断学. 上海：第二军医大学出版社，2010

［5］Schramm C, Strassburg C P. Novel Developments in Autoimmune Liver Diseases][J]. Dtsch Med Wochenschr, 2017: 1850-1854

［6］Corpechot C, Chretien Y, Chazouilleres O, et al. Demographic, lifestyle, medical and familial factors associated with primary biliary cirrhosis [J]. J Hepatol, 2010, 53(1): 162-169

［7］Carey E J, Ali A H, Lindor K D. Primary biliary cirrhosis [J]. Lancet, 2015, 386(10003): 1565-1575

［8］Chuang N, Gross R G, Odin J A. Update on the epidemiology of primary biliary cirrhosis [J]. Expert Rev Gastroenterol Hepatol, 2011, 5(5): 583-590

［9］Boonstra K, Kunst A E, Stadhouders P H, et al. Rising incidence and prevalence of primary biliary cirrhosis: a large population-based study [J]. Liver Int, 2014, 34(6): e31-e38

［10］Hohenester S, Oude-Elferink R P, Beuers U. Primary biliary cirrhosis [J]. Semin Immunopathol, 2009, 31(3): 283-307

［11］Beuers U, Gershwin M E, Gish R G, et al. Changing Nomenclature for PBC: From 'Cirrhosis' to 'Cholangitis' [J]. Clinical Gastroenterology & Hepatology the Official Clinical Practice Journal of the American Gastroenterological Association, 2015, 13(11): 1867

［12］Tanaka A, Takikawa H, Mochida S, et al. Changing Nomenclature for PBC from "Primary Biliary Cirrhosis" to "Primary Biliary Cholangitis" [J]. J Gastroenterol, 2016, 51(7): 748-749

［13］Czaja A J, Freese D K. Diagnosis and treatment of autoimmune hepatitis [J]. Hepatology, 2012, 14(1): 25-36

［14］Feld J J, Dinh H, Arenovich T, et al. Autoimmune hepatitis: effect of symptoms and cirrhosis on natural history and outcome. [J]. Hepatology, 2005, 42(1): 53-62

［15］中华医学会肝病学分会. 自身免疫性肝炎诊断和治疗共识（2015）［J］. 中华传染病杂志，2016，34（4）：165-178

［16］Yang F, Wang Q, Jia J, et al. Autoimmune Hepatitis: East Meets West.[J]. Journal of Gastroenterology & Hepatology, 2015, 30(8): 1230

［17］Chapman R, Fevery J, Kalloo A, et al. Diagnosis and management of primary sclerosing cholangitis[J]. Hepatology, 2010, 51(2): 660-678

［18］中华医学会肝病学分会. 原发性硬化性胆管炎诊断和治疗专家共识（2015）［J］. 临床肝胆病杂志，2016，34（1）：449-458

［19］Boonstra K, Beuers U, Ponsioen C Y. Epidemiology of primary sclerosing cholangitis and primary biliary cirrhosis: a systematic review. [J]. Journal of Hepatology, 2012, 56(5): 1181-1188

［20］Bambha K, Kim W R, Talwalkar J, et al. Incidence, clinical spectrum, and outcomes of primary sclerosing cholangitis in a United States community[J]. Gastroenterology, 2003, 125(5): 1364-1369

［21］Stone JR. Aortitis, periaortitis, and retroperitoneal fibrosis as manifestations of IgG4-related systemic disease. Curr Opin Rheumatol, 2011, 23:88–94

［22］Kashashima S, Zen Y, Kawashima A, et al. A clinicopathologic study of immunoglobulin G4-related sclerosing disease of the thoracic aorta. J Vasc Surg, 2010, 52: 1587–1595

［23］Stone JH, Khosroshahi A, Deshpande V, et al. IgG₄-related systemic disease accounts for a significant proportion of thoracic lymphoplasmacytic aortitis cases. Arthritis Care Res, 2010, 62: 316–322

［24］Laco J, Steiner I, Holubec T, er al. Isolated thoracic aortitis: clinicopathological and immunohistochem- ical study of 11 cases. Cardiovasc Pathol, 2011, 20: 352–360

［25］Adjobimey T, Heorauf A. Induction of immunoglobulin G4 in human filariasis: an indicator of immunoregulation. Ann Trop Med Parasitol, 2010, 104: 455–464

［26］Yamamoto M, Takahashi H, Suzuki C, et al. Analysis of serum IgG subclasses in Churg–Strauss syndrome: the meaning of elevated serum levels of IgG4. Intern Med, 2010, 49: 1365–1370

［27］Strehl JD, Hartmann A, Agaimy A. Numerous IgG4-positive plasma cells are ubiquitous in diverse localised non-specific chronic inflammatory conditions and need to be distinguished from IgG4- related systemic disorders. J Clin Pathol, 2011, 64: 237–243

［28］Khosroshahi A, Bloch DB, Deshpande V, et al. Rituximab therapy leads to rapid decline of serum IgG4 levels and prompt clinical improvement in IgG4-related systemic disease. Arthritis Rheum, 2010, 62: 1755–1762

［29］Prabhakara R, Harro JM, Leid JG, et al. Murine immune response to a chronic Staphylococcus aureus biofilm infection. Infect Imm, 2011, 79: 1789–1796

第十三节　神经系统疾病

神经系统疾病是严重影响我国居民健康的一大类疾病。神经系统疾病的诊断往往需要实验室检查的支持。本章对神经系统疾病进行概述，并对主要围绕脑脊液开展的实验室检查进行了系统归纳总结，以期读者对神经系统疾病实验室检查有一个整体认识。

一、疾病概述

神经系统疾病是神经系统和骨骼肌由于感染、肿瘤、血管病变、外伤、中毒、免疫障碍、变性、遗传、先天发育异常、营养缺陷和代谢障碍等引起的疾病。当今随着人口老龄化和生活方式的变化，神经系统疾病已经成为严重影响人类健康的重要疾病，我国最新的统计资料表明，脑血管病已成为我国居民死亡和致残的首要原因。许多神经系统疾病与内科疾病相关联，如高血压、糖尿病、心脏病、血液病是脑血管病的重要危险因素；机体重要脏器的功能障碍和代谢障碍也会引起神经系统的损害，如肝性脑病、肺性脑病、糖尿病酮症酸中毒以及非酮症高渗昏迷等。另外神经系统疾病亦可导致其他系统和器官的功能障碍，如重症脑出血可导致消化道出现应激性溃疡，引起消化道出血；吉兰 - 巴雷综合征可引起呼吸衰竭等。神经系统疾病主要表现为运动、感觉、反射、自主神经以及高级神经活动功能障碍。临床症状多种多样，按其发病机制可分为 4 组，即缺损症状、刺激症状、释放症状和断联休克。

神经系统疾病的诊断要求先查明病变的部位，再查明病变的原因，即需要定位诊断和定性诊断结合起来。在治疗方面，有些神经系统疾病是可以完全治愈的，如多数感染性疾病、营养缺乏性疾病、早期或轻症的脑血管病、特发性面神经麻痹症等；有些神经系统疾病虽不能根治，但经过治疗可使症状完全得到控制或缓解，如多发性硬化、重症肌无力、特发性癫痫等；还有少部分神经系统疾病目前尚缺乏有效的治疗方法，如神经系统变性疾病、遗传性疾病等。

二、神经科学特殊检查

针对神经系统疾病的实验室检查主要是围绕脑脊液（cerebrospinal fluid，CSF）而开展。中枢神经系统任何部位发生器质性病变，如感染、外伤、肿瘤等都有可能引起脑脊液成分的改变。CSF 实验室检查迄今已有一百多年的历史，最初的检查项目比较单一，仅限于包括颜色、浊度、凝固性及压力在内的理学检查，这对疾病的初步判断具有积极的意义。自 20 世纪 80 年代以来随着检验新技术和新方法的发展和应用，包括 CSF 细胞学、生物化学、免疫学及分子生物学等多个学科领域的检查项目得以开展并取得了迅猛发展，其作用也不再限于疾病的初步诊断，某些检查可直接用于疾病确诊、病情动态监测、治疗效果评价及预后评估。下面我们将从脑脊液形态学检查、蛋白水平检查和分子水平检查三个方面对脑脊液能够开展的检查项目进行讲述。

1. 脑脊液形态学检查　脑脊液形态学检查主要包括两个方面：脑脊液细胞形态学检查和病原体形态学检查。

（1）脑脊液细胞形态学检查：CSF 细胞收集后经迈 - 格 - 姬染色法染色后在显微镜油镜下观察，结合其形态学特征和细胞的功能，CSF 细胞可分为 CSF 生理细胞，近似 CSF 生理细胞，改变了的生理细胞及病理性细胞。CSF 细胞的分类和出现的异常细胞种类，对临床诊断具有重大意义。如 CSF 中一旦发现肿瘤细胞，其诊断价值极大，尤其是脑膜癌病的诊断更优于其他检查。肿瘤细胞主要表现为：胞体大小不一，形状不规则；胞核增大，形态多变，大小不一；核染色质增多（DNA 合成增多所致），颗粒粗糙嗜碱性；核分裂活跃，可见异常的有丝分裂，不对称；核仁明显，多形性，占染色质的大部分；核膜增厚，边缘有锯齿状压痕、磨损；胞质量相对减少，可见近似裸核细胞；胞质有色素颗粒和大的特殊空泡形成；细胞间排列不整齐，成簇出现。此外中枢神经系统淋巴瘤患者脑脊液中常见大量非典型淋巴细胞。

（2）CSF 病原体形态学检查：20 世纪随着各种染色技术的发展，CSF 病原体形态学检查广泛应用于中枢神经系统。如抗酸杆菌染色法用于检查结核杆菌，印度墨汁染色法用于检查隐球菌，免疫金胶银胶染色法用于乙脑病毒的检查，镜检发现菌丝和孢子有助于真菌感染的诊断。除了朊蛋白外，其他病原体感染均伴有脑脊液细胞学改变。如寄生虫性脑炎时，CSF 以淋巴细胞浸润为主，同时伴嗜酸性粒细胞比例增加。脑膜型脑囊虫病 CSF 嗜酸性粒细胞比例可高达 80%～90%。近年来随着 CSF 细菌培养、鉴定系统的发展以及质谱技术的应用，CSF 中病原体检测已不仅依赖于传统的形态学观察，这也在一定程度上满足了临床对检测结果要求快速准确高效的需求。

2. CSF 蛋白水平检查　正常 CSF 中蛋白质含量很少，蛋白质增多主要源于血液渗透或中枢神经系统本身合成。蛋白成分的变化往往反映疾病的性质和类型。随着人们对各种中枢神经系统疾病认识的逐渐深入，其相关的蛋白改变也逐渐明朗。这对疾病的诊断、鉴别诊断具有重要价值。根据蛋白的来源、理化性质及生物学功能可将其分为酶学检测、细胞因子检测、特种蛋白检测、中枢神经系统感染相关病原体抗体检测、肿瘤标志物检测、激素检测等几大类。

（1）酶学检测：正常 CSF 中含有多种酶，目前关注较多的主要有丙氨酸氨基转移酶、天冬氨酸氨基转移酶、乳酸脱氢酶、肌酸激酶、磷酸肌酸激酶脑型同工酶、碱性磷酸酶等酶类，它们大多是参与能量代谢的酶，广泛分布于人体组织中。正常情况下，血清酶不能通过血脑屏障，因而 CSF 中的酶含量明显低于血清（CK-BB 除外）。当脑组织受损伤时，脑细胞内酶的溢出或血脑屏障通透性增加使血清中的酶向 CSF 中移行；或肿瘤细胞内酶释放均可使 CSF 中酶活性增高。因此近年来有人采用测定 CSF 中酶活性的变化作为中枢神经系统疾病的生化指标。最初的酶学检测在中枢神经系统感染性疾病中研究较多，不同感染性质及严重程度可引起不同程度的脑损伤及血脑屏障通透性改变，可选择性通过分子大小不同的酶类，这在感染的诊断及鉴别诊断以及治疗效果的动态观察中具有重要的指导意义。随着神经科学的发展，CSF 酶学检测逐渐扩展至急性颅脑损伤、脑肿瘤、神经系统退行性病变以及自身免疫性疾病等。

（2）细胞因子检测：近年来，CSF 中细胞因子检测已逐渐成为诊断中枢神经系统感染性疾病的研究热点。如白介素（interleukin，IL）、肿瘤坏死因子（tumor necrosis factor，TNF）、干扰素（interferon，IFN）、集落刺激因子（colony stimulating factor，CSF）、生长因子（growth factor，GF）、趋化因子家族（chemokine family）等无论是在原发性感染还是开颅术后感染中都有文献报道，目前研究较多的是 IL-2、IL-6、IL-8、TNF-α、IFN-γ 等。有研究将中枢神经系统感染患者因病因不同划分为结核性脑膜炎组、隐球菌性脑膜炎组、病毒性脑膜脑炎组、化脓性脑膜炎组，检测发现各组别 CSF 中发生变化的细胞因子类型不尽相同，水平高低不一。研究认为 CSF 细胞因子的变化情况应用于中枢神经系统感染疾病，不仅提高了确诊率，而且为患者的尽早救治增加了机会。随着人们对细胞因子认识的深入，相关研究已经扩展到神经精神领域的多种疾病，如脑卒中、阿尔茨海默病（Alzheimer's Disease，AD）、癫痫、精神分裂症及抑郁症等，虽然细胞因子出现了一定规律的波动，但对上述疾病的诊断、治疗缺乏特异性，仅具有参考价值。

（3）特种蛋白检测：经典的 CSF 特种蛋白包括总蛋白、微白蛋白、免疫球蛋白（immune globulin，Ig）和 β2 微球蛋白等。总蛋白常用于鉴别细菌性与非细菌性感染，而白蛋白主要经血脑屏障渗透而来，被认为是评价血脑屏障完整性的理想参数。Ig 变化反映了中枢神经系统体液免疫状况，除了含量外，主要参数还有 IgG 比率、IgG 指数和 IgG 合成率，它们与 C 反应蛋白、降钙素原在中枢神经系统感染性疾病的诊断、鉴别诊断方面具有重要应用价值。神经系统变性疾病及脱髓鞘疾病为一大类常见的慢性病，随着神经科学的发展，人们对此类疾病的认识越来越深入，寻找与疾病相关的生物标志物成为临床的迫切需求。与此同时 CSF 特种蛋白检测也从传统 TP、Ig 逐渐扩展到 β- 淀粉样蛋白、Tau 蛋白、S-100β 蛋白、铁蛋白、铜蓝蛋白和一些载体蛋白（如转铁蛋白，载脂蛋白等）等多种特殊蛋白。目前有大量文献表明，CSF 中 β- 淀粉样蛋白、Tau 蛋白、S-100β 蛋白以及髓鞘碱性蛋白等在 AD、血管性痴呆、多发性硬化以及吉兰 - 巴雷综合征等多种疾病中均有不同程度的改变，有望成为新兴标志物。对于 AD 患者，CSF Tau 蛋白的敏感性可达 80%～90%，特异性也较高。另有研究发现 AD 相关神经丝蛋白在 AD 患者皮质神经元、脑组织提取物、CSF 和尿液中均升高，且升高程度与痴呆严重程度成正相关。

另外，人们对 CSF 中载脂蛋白 E（apoiipoprotein E，apoE）的研究也有浓厚兴趣。CSF 中的 apoE 在变性髓鞘的修复和胆固醇体内调节中起着重要作用。目前普遍认为，apoE 的等位基因 E4 是晚发性和散发性 AD 的一个强风险因子。在 AD 患者脑内存在 apoE，并且可能参与老年斑和神经纤维缠结的形成。

（4）中枢神经系统感染相关病原体抗体检测：中枢神经系统感染的常见病原体包括病毒、细菌、真菌或寄生虫等其他微生物。传统的检测指标如白细胞计数，虽可为感染性质提供初步参考，但由于患者之间的差异、重复性和特异度差、标准化困难等许多因素均可影响其诊断的准确性。CSF 蛋白含量、糖和氯的水平等标志物的诊断效能也存在一定的局限性。CSF 培养虽然是金标准，但由于样本量少、样本污染、过程耗时及预防性应用抗生素等，培养阳性率低。病原体相关抗体检测简便快捷、特异性强，适应临床需求。目前开展的检测项目包括虫媒病毒、肠道病毒和呼吸道病毒等抗体检测以及结核杆菌抗体、脑膜炎双球菌抗体、肺炎支原体抗体、梅毒螺旋体抗体、弓形虫 IgM 抗体和脑囊虫抗体等。并有研究认为 CSF 中病原体特异性抗体 IgM 阳性率低，而 IgG 阳性率较高，应用该检测可诊断多种病原体混合感染。

（5）肿瘤标志物检测：CSF 细胞病理学一直是诊断脑膜癌的金标准，但肿瘤细胞在脑脊液中的出现存在相当大的随机性，且受检查者主观影响较大，容易误诊、漏诊。现已证实，CSF 中癌胚抗原（carcinoembryonic antigen，CEA）、癌抗原（carcinomic antigen，CA）125、CA19-9、CA153 等肿瘤标志物对肿瘤脑膜转移具有诊断价值。CSF 肿瘤标志物可以作为脑膜癌的一种早期检测手段。国内学者于 2008 年首次研讨制定了 CSF 中 CA125、CA153、CA199、CA724、CYFIIA21-1、AFP、NSE、SCC 和 HCG 正常参考值范围。近年来，较多研究表明 CSF 肿瘤标志物在脑膜癌、肺癌脑膜转移以及中枢神经系统生殖细胞肿瘤的诊断、鉴别诊断中具有较高的应用价值。

（6）激素检测：CSF 中激素检测根据激素来源分为下丘脑分泌激素、垂体分泌激素和腺体分泌激素。涉及下丘脑 - 垂体 - 性腺轴任何一个环节的病变，往往会引起脑脊液中相应激素水平变化。脑部其他病变也可引起激素水平改变。早在 20 世纪 80 年代，Terunori M 和 Mitsuma T 等通过放射免疫法的实验表明，CSF 中促甲状腺激素释放激素的测定可以作为某些神经性疾病活动性的一项有用指标，脊索瘤、多发性硬化急性期、脑血管病、脑萎缩、脊髓小脑变性、骨髓肿瘤、帕金森病、肌萎缩性侧索硬化和吉兰 - 巴雷综合征的 CSF 促甲状腺激素释放激素含量均有明显升高。垂体激素水平改变多数与颅脑肿瘤有密切关系。此外缺血及出血性脑卒中患者由于应激反应以及血脑屏障破坏或脑血管循环障碍，可导致下丘脑和垂体的损害从而引起 CSF 一系列激素水平波动，变化幅度在一定程度上反映了病情的轻重。检测其动态变化对判断病情及评估预后有一定帮助。

综上所述，CSF 中蛋白水平检测项目十分广泛，检测方法多为生化或免疫学分析技术。自 1995 年蛋白组的概念首次提出以来，CSF 蛋白质组学近年来也取得了飞速发展。主要分析技术包括双向凝胶电泳、质谱分析和蛋白质数据库等。通过对比疾病状态下 CSF 与正常 CSF 中差异表达的蛋白，发现新的预测和诊断疾病的分子标志或药物作用的新靶点。虽然蛋白组学还是一门新兴学科，但它在中枢神经系统感染性疾病、肿瘤、神经系统变性疾病等已显示出可喜的应用前景。相信随着蛋白组学技术的不断改进，今后可利用蛋白组信息更加全面地认识许多神经系统疾病的生理、病理状态，更好地指导临床实践。

3. CSF 分子水平检查 得益于 PCR 技术和测序技术等分子生物学检测技术的快速发展，CSF 中可检测的分子水平项目越来越多，并逐渐成为了当前研究的热点。

（1）病原体基因检测：基因检测作为一种分子诊断手段，是通过分子生物学的方法检测 CSF 标本中是否存在病原体的核酸序列，为确定中枢神经系统感染的病原体提供了精准的结果，主要包括 PCR 技术和测序技术。PCR 技术通过设计病毒通用性引物可以对某一类病原体进行检测，如肠道病毒、细菌、真菌、钩端螺旋体等，也可以通过特异性引物对某一种特定病原体进行鉴定。1977 年 Frederick Sanger 发明了双脱氧链终止法，使得基因测序成为可能，后来又出现了高通量测序。在临床表现未能提示特定病原体的情况下，测序技术使得无靶向的病原体广泛筛查成为可能。2012 年 Nougairede 首次通过高通量测序技术在 1 例脑膜炎患者的 CSF 中检测到托斯卡纳病毒，此后这方面的研究时有报道。基因检测较传统培养法灵敏度高，而特异度高于 ELISA 法抗体检测，几种方法联合使用在临床上更具有优势。

（2）游离 DNA 检测：游离 DNA 是一种存在于血浆或血清、CSF 及滑膜液等体液中的细胞外 DNA。早在 1947 年 Mandel 和 Metals 发现了外周血中有游离核酸。30 年后 Leon 等首先报道肿瘤患者外周血中游离 DNA 水平高于正常人。中枢神经系统肿瘤由于血脑屏障的作用，肿瘤相关游离 DNA 相比于直肠癌、乳腺癌等其他部位常见肿瘤自血液或体液的可检测性较低。即使肿瘤的侵袭性生长会破坏血脑屏障，其 DNA 分子仍不能非常有效地进入外周循环，但是 CSF 在这方面具有得天独厚的优势。已有研究报道胶质瘤及中枢神经系统白血病患者 CSF 中游离 DNA 水平与健康对照组比较明显升高，对肿瘤的诊断有一定的价值。游离 DNA 的发现为疾病的非创伤性诊断、监测提供了可能，但是由于其微量存在，提取成本昂贵，如何提取和纯化还没有一个统一标准，正常临界值尚不能确定，因此目前难以在临床广泛开展。但随着 PCR 技术及基因测序方法的发展，游离 DNA 的临床应用有着非常广阔的前景和优势，游离 DNA 的基础和临床研究必将成为受人瞩目的研究热点。

（3）microRNA 检测：中枢神经系统发生病变时，microRNA（miRNA）可从病变组织释放入 CSF。因此，CSF 中可存在大量脑和脊髓组织来源的 miRNA，CSF miRNA 表达谱的改变能充分反映中枢的病变情况，而且这种变化往往早于生化及影像学的改变，是理想的疾病早期诊断潜在标志物。因此近年来 miRNA 在中枢神经系统疾病中的研究越来越得到重视。AD 是一种持续性的神经功能障碍，已有研究发现 AD 患者 CSF 中 miR-29a 表达水平较对照组增高 2.2 倍，升高的 miR-29a 可诱导 Aβ 蛋白的生成，导致脑组织中 Aβ 过度沉积，形成 AD 的特有病理标志。鉴于 miR-29a 对 Aβ 蛋白生成的调节作用，推测 CSF 中 miRNA 检测很可能成为 AD 诊断的一种潜在生物标志物或治疗靶标。目前已陆续发现多种 miRNA 在 AD 患者 CSF 中表达出现明显差异。此外，在帕金森病、肌萎缩性侧索硬化、胶质瘤、癫痫、脑膜炎以及颅脑创伤等疾病中也发现了不同种类的 miRNA 表达谱变化。随着研究的日益深入，越来越多的疾病有关的 miRNA 被发现，同时这些 miRNA 的生物学功能及靶基因逐步得到阐释，使从基因水平对疾病的发生发展过程进行调控成为可能，为临床提供了极具价值的潜在治疗靶点。但目前有关中枢神经系统 miRNA 的研究才刚刚起步，后续仍需大量研究探索 miRNA 的变化原因和调节机制，以及它们在中枢各疾病间的作用，以期早日将 miRNA 应用于临床中枢神经系统疾病的特异性诊断和个体化靶向治疗。

4. CSF 外泌体检查 外泌体（exosomes）是一种由体内多种细胞主动分泌的大小均一、直径 40~100 nm 的脂质双分子层结构囊泡，含有丰富的蛋白质、脂类以及 RNA。外泌体的蛋白质、miRNA 等物质的表达水平往往可反映分泌细胞的生理、病理及功能状态。脑脊液因其与脑组织的紧密接触，是神经系统疾病生物标志物的可靠来源。在神经系统疾病中，Exosomes 作为膜性小囊泡，可以由神经元和星形胶质细胞分泌，与受体细胞结合并被内吞入细胞内，然后再与胞内体胞膜融合，调控分选疾病相关蛋白，从而影响疾病进程。下面就 Exosomes 在神经系统疾病诊疗中的研究现状进行讲述。

（1）神经系统肿瘤：神经肿瘤细胞分泌的外泌体，一方面因携带肿瘤抗原可诱导抗瘤免疫反应，另一方面还可通过诱导免疫耐受 / 免疫抑制，或转移促瘤生长的蛋白及核酸促进肿瘤进展。2008 年 Skog 等体外培养胶质瘤细胞，发现上清中的外泌体可表达胶质瘤细胞特异的蛋白质及遗传物质，进一步的机制研究表明肿瘤细胞分泌外泌体可被邻近的正常细胞如脑微血管内皮细胞摄取，高表达促血管新生蛋白，促进肿瘤生长及迁移。Manterola 等收集了 25 例新诊断多形性恶性胶质瘤的患者及 25 例正常人的血清外泌体，利用基因芯片筛选出表达差异最大的 RNU6-1、miR-320 及 miR-574-3P，而大样本验证也证实单独 RNU6-1 或联合 3 个 miRNA 可较特异地诊断多形性恶性胶质瘤。血清或脑脊液外泌体中的肿瘤特异 RNA 可作为神经肿瘤的生物标志物，监测或预测疾病进展及预后。另有研究提示，脑微血管内皮细胞、间充质干细胞（mesenchymal stem cells，MSC）等非肿瘤细胞分泌的外泌体有望成为脑肿瘤治疗的新武器。

（2）神经退行性疾病：AD、PD 等神经退行性疾病有类似的分子机制及病理过程：蛋白质突变导致错误分选或错误折叠，降解受阻造成蛋白质的聚集，特定部位包涵体形成。外泌体被发现可携带这些突变或错误折叠的蛋白质，如 AD 相关的淀粉样前体蛋白及磷酸化 tau 蛋白、PD 相关的 α 突触蛋白等，造成"毒性"蛋白的播散，促进神经退行性疾病的进展及传播。2007 年 Rajendran 等采用表达有突变的淀粉样前体蛋白的 Hela 细胞进行研究，在 MVB 及外泌体中均检测到淀粉样前体蛋白聚集体 Aβ 多肽存在，且 AD 患者的脑组织病理活检发现淀粉样斑块附近高表达有外泌体特异蛋白 Alix。另有研究发现，早期 AD 患者脑脊液外泌体的 tau 蛋白磷酸化水平明显高于对照组。外泌体参与 AD 的疾病发生和发展的可能机制有：①外泌体膜富含脂筏，激活 β 分泌酶可调控蛋白降解；②水平转移 Aβ 多肽或磷酸化 tau 蛋白到正常细胞，造成疾病播散；③ Aβ 蛋白刺激星形胶质细胞分泌高表达前列腺凋亡反应蛋白 -4 及神经酰胺的外泌体，促进周围胶质细胞凋亡，加重 AD 进展。

Dinkins 等在 AD 模型小鼠 2 月龄时腹腔注射一种中性髓鞘脂酶抑制剂 GW4869 抑制外泌体分泌，结果发现动物脑内和血清中的外泌体数量下降，且淀粉样斑块的形成显著减少。小胶质细胞可通过分泌外泌体介导 tau 蛋白播散，而研究表明，去除小胶质细胞或药物抑制外泌体生成可显著抑制模型小鼠的 tau 蛋白播散，为 AD 提供了新的治疗策略。

富亮氨酸重复激酶 2（leucine-rich repeat kinase2，LRRK2）基因突变可导致晚发型 PD，越来越多的证据表明，LRRK2 参与核内体过程，如与 Ras 癌基因家族成员 Rab5b 结合调控 MVB 与细胞质膜的融合及外泌体分泌，该基因相关位点突变可导致 MVB 异常聚集，并诱导大量包含毒性 α 突触蛋白的外泌体形成。外泌体可转移毒性 α 突触蛋白到正常细胞，造成神经元内 α 突触蛋白沉积或小胶质细胞激活。激活的小胶质细胞产生高表达 TNF-α 等促炎因子的外泌体，增强神经毒性，促进 PD 进展。

（3）中枢感染性疾病：朊蛋白、人类免疫缺陷病毒、人类嗜 T 细胞病毒（human T lymphotropic virus，HTLV）等病原体的核酸或蛋白可被包裹入宿主细胞的外泌体，借助外泌体提高相关感染性疾病的感染力或致病力。朊蛋白病是异常的朊蛋白聚集所致的烈性传染性疾病。正常及异常的朊蛋白均可通过外泌体分泌，且包裹异常朊蛋白的外泌体在动物或细胞间具有传染性。研究发现，朊蛋白病传染过程中新的异常朊蛋白生成需要脂筏的参与，而外泌体可提供丰富的脂筏。神经元被朊蛋白感染后所分泌的外泌体 miRNA 表达谱与正常神经元不同，可为该病的早期诊断提供线索。神经元表面无 CD4$^+$ 分子及其共受体，因此 HIV 不能直接感染神经元。感染 HIV 的单核 - 巨噬细胞穿过血脑屏障进入脑组织后可感染脑内原位的巨噬细胞即小胶质细胞及其他胶质细胞，通过一系列神经炎症反应造成神经元毒性损伤，导致神经功能障碍，如 HIV 相关神经认知功能障碍（HIV associated neurocognitive disorder，HAND）。外泌体在其中发挥重要的作用：感染 HIV 的巨噬细胞可分泌更多外泌体，直接促进病毒传播，并且这些外泌体含有与迁移相关的细胞因子或炎症因子，可激活相关信号转导通路促进靶细胞摄取；感染 HIV 的星形胶质细胞分泌的外泌体 miR-29b 表达量增加，从而抑制受体神经元血小板源性生长因子 -B（platelet-derived growth factor-B，PDGF-B）表达，最终导致神经元活性降低。

（4）脑卒中：脑卒中与缺血性心脏病领域外泌体的广泛研究不同，外泌体在脑卒中方面的研究还较少，目前研究主要集中在脑卒中后的损伤修复机制。Xin 等报道采用 MSC 静脉注射治疗大脑中动脉栓塞大鼠，可逆转因缺血所致的 miR-133b 表达下降。体外实验显示，缺血侧脑组织提取液可刺激 MSC 表达 miR-133b，丰富的 miR-133b 经外泌体转移至神经元及星形胶质细胞中，促进轴突生长。相比单纯 MSC 治疗组，MSC miR-133b 过表达治疗组动物的轴突可塑性及神经突触重塑更好，MSC miR-133b 低表达治疗组疗效则较差。该团队还首次用 MSC 源性外泌体替代 MSC 治疗脑卒中动物模型，同样可改善脑卒中预后。

随着科学研究的进展，人们发现单纯某一水平（蛋白质水平、转录水平、基因水平）的研究无法解释全部生物医学问题，科学家就提出从整体的角度出发去研究人类组织细胞结构、基因、蛋白及其分子间相互的作用，于是"组学"的概念应运而生。与此同时 CSF 的组学研究也在如火如荼的进行中。研究表明利用各种组学技术可以发现多种神经系统疾病 CSF 中差异表达的蛋白质、核酸及其他小分子物质。这些物质的变化包括浓度或结构的修饰都能够精确反映中枢神经系统疾病的病理过程，所以 CSF 组学给我们提供了一个研究中枢神经系统疾病的一个独特的窗口。然而作为一项新兴研究手段，CSF 组学检查同时也面临着方法和应用的挑战。如组学的数据采集和分析上需要进一步提高，建立可预测性诊断系统从而达到诊断常规化又是一巨大挑战，可见未来 CSF 的实验诊断工作任重而道远。

CSF 的实验室检查，经过一百多年的发展，已经从单一趋向多元化，从最初的理学检查向生物化学、分子生物学迈进，从细胞、蛋白水平向基因、分子水平渗透。CSF 的实验室检查总是伴随着人们对神经系统疾病认识的深入而不断发展，并受限或得益于当时检测技术的发展程度。在每个特定的历史时期，都有其积极的指导价值。随着神经科学的发展以及检测技术平台的日新月异，CSF 相关检查将会成为研究者们极富兴趣的研究热点，并具有极富潜力的应用前景。我们相信会有越来越多的 CSF 生物学标志物被发掘并应用于科研和临床，并在疾病的发生机制、诊断、鉴别诊断及治疗中发挥越来越重要的指导价值。

参 考 文 献

［1］ 粟秀初，孔繁元．神经系统临床脑脊液细胞学．北京：人民军医出版社，2001

［2］ 李幽然，张国军．脑脊液实验室检查对颅内感染的诊断价值．标记免疫分析与临床，2014，21（4）：474-478

［3］ Youran Li, Guojun Zhang, RuiminMa.The diagnostic value of cerebrospinal fluids procalcitonin and lactate for the differential diagnosis of post-neurosurgical bacterial meningitis and aseptic meningitis. clinical biochemistry, 2015, 48 (1-2): 50-54

［4］ Sierra-Rio A, Balasa M, Olives J, et al. Cerebrospinal Fluid Biomarkers Predict Clinical Evolution in Patients with Subjective Cognitive Decline and Mild Cognitive Impairment. Neurodegener Dis, 2016, 16 (1-2): 69-76

［5］ Zhang J, Shi S. A literature review of AD7c-ntp as a biomarker for Alzheimer's disease.Ann Indian Acad Neurol, 2013, 16(3): 307-309

［6］ Gispert JD, Suárez-Calvet M, Monté GC, et al. Cerebrospinal fluid sTREM2 levels are associated with gray matter volume increases and reduced diffusivity in early Alzheimer's disease. Alzheimers Dement, 2016, 12(12): 1259

［7］ Padayachee E, Zetterberg H, Portelius E, et al. Cerebrospinal fluid-induced retardation of amyloid β aggregation correlates with Alzheimer's disease and the APOE ε 4 allele. Brain Res, 2016, 1651: 11-16

［8］ 田广燕，刘勇，王素兰，等．生物薄片技术在病毒性脑炎病原体特异性抗体检测的初步应用．中国医师杂志，2007，9（4）：544-545

［9］ 石强，蒲传强，吴卫平，等．脑脊液肿瘤标志物正常参考值研究．第七届全国脑脊液细胞学高级讲授班暨学术研讨会．2008 年 10 月 17 日．石家庄．主办单位：中华医学会神经病学分会．在线出版日期：2010 年 1 月 22 日

［10］ Mitsuma T, Nogimori T, SahashiK, et al. Thyrotropin releasing hormone levels in human cerebrospinal fluid in various neurologic diseases. Am J Med Sci, 1986, 291(3): 164-167

［11］ 周凡，邱洁冰．动脉瘤性蛛网膜下腔出血患者脑脊液垂体激素含量变化的临床研究．中国临床实用医学，2009，3（4）：16-18

［12］ 李媛媛，常永霞．脑梗死患者血浆和脑脊液催乳激素、卵泡刺激素、促黄体生成激素、雌二醇水平与疾病进展的对比研究．河北中医，2015，37（2）：306-310

［13］ 刘运林，陆寅，邢诒刚．急性脑血管病血清和脑脊液甲状腺素的变化及其临床意义．实用医学杂志，2006，22（8）：902-903

［14］ Nougairede A, Bichaud L, Thiberville SD, et a1. Isolation of Toscana virus from the cerebrospinal fluid of a man with meningitis in Marseille, France, 2010. Vector Borne Zoonotic Dis, 2013, 13(9): 685-688

［15］Leon SA, Shapiro B, Sklaroff DM, et al. Free DNA in the serum of cancer patients and the effect of therapy. Cancer Res, 1977, 37(3): 646-650

［16］You WD, Tang L, et al. Alteration of microRNA expression in cerebrospinal fluid of unconscious patients after traumatic brain injury and a bioinformatic analysis of related single nucleotide polymorphisms. Chin J Traumatol, 2016, 19(1): 11-15

［17］吴越. 阿尔茨海默病发生机制的 micro RNA 水平研究进展. 中国老年学杂志，2014，（12）：3506-3508

［18］张旭华，刘师莲，靖永胜. 人类脑脊液蛋白质组学研究. 中华神经医学杂志，2005，4（12）：1279-1281

［19］马丽华，杨宏静，徐晓艳. 代谢组学研究进展. 现代医药卫生，2017，33（17）：2636-2639

第十四节　泌尿生殖系统疾病

一、概述

泌尿系统由肾、输尿管、膀胱、尿道及有关的血管、神经等组成，而生殖系统有性别差异。男性生殖系统由睾丸、生殖管道、附属腺及外生殖器组成，生殖管道包括附睾、输精管、射精管和尿道；附属腺有精囊腺、前列腺和尿道球腺；外生殖器为阴囊和阴茎。女性生殖系统包括内、外生殖器官及其相关组织，内生殖器包括阴道、子宫、输卵管及卵巢；外生殖器指生殖器官的外露部分，又称外阴，包括阴阜、大阴唇、小阴唇、阴蒂、阴道前庭。现依据发病部位对各系统常见疾病总结如下（表 3-14-1，3-14-2，3-14-3）。

表 3-14-1　泌尿系统疾病

发病部位	性质	病征
肾	畸形	多囊肾
		马蹄形肾
		重复肾盂
		肾盂输尿管连接处梗阻
		单侧肾发育不全或缺如
		异位肾
	遗传	常染色体显性多囊肾病
		Alport 综合征
	感染	肾小球肾炎
		肾盂肾炎
		肾积脓
		肾皮质多发性脓肿

（待续）

（续表）

发病部位	性质	病征
肾		肾周围炎
	损伤	急性肾损伤（急性肾衰竭）
		慢性肾衰竭
		肾挫伤、部分裂伤、实质全层裂伤、肾蒂血管损伤
	肿瘤	肾细胞瘤
		肾母细胞瘤
	特殊类型	肾病综合征
		IgA 肾病
		狼疮性肾炎
		糖尿病肾病
输尿管	畸形	重复输尿管
		输尿管狭窄
		先天性巨输尿管
		输尿管膨出
		下腔静脉后输尿管
	损伤	输尿管损伤（医源性、外伤性）
	结石	输尿管结石
膀胱	畸形	膀胱外翻
	感染	急性细菌性膀胱炎
		慢性细菌性膀胱炎
	损伤	开放性损伤
		闭合性损伤
		医源性损伤
		自发性破裂
	梗阻	急性尿潴留
		慢性尿潴留
	肿瘤	上皮性肿瘤（上皮移行细胞乳头状癌、鳞癌、腺癌）
		非上皮性肿瘤（肉瘤）
		多发性肿瘤
尿道	畸形	尿道上裂
		尿道下裂
	损伤	前尿道损伤
		后尿道损伤
	感染	急性尿道炎
		慢性尿道炎
		非特异性尿道炎
		淋菌性尿道炎
	梗阻	尿道结石

表 3-14-2　男性生殖系统疾病

发病部位	病征
下丘脑 / 脑垂体	卡尔曼综合征，特发性低促性腺激素性功能减退
	Prader-Labhart-Willi 综合征
	体质性青春期发育延迟
	继发性促性腺激素释放激素分泌失调
	垂体功能减退
	Pasqualini 综合征
	高催乳素血症
睾丸	先天性无睾
	后天性无睾
	睾丸下降不全
	精索静脉曲张
	睾丸炎
	唯支持细胞综合征
	精子发生阻滞
	圆头精子症
	纤毛不动综合征性发育异常（DSD）
	克氏综合征（先天性睾丸发育不全综合征），47，XXY
	46，XX 男性综合征
	性腺发育不良
	存留输尿管
	睾丸间质细胞发育不全
	类固醇合成障碍（男性假两性畸形）
	47，XXY 三体综合征
	Noonar 综合征
	染色体结构异常
	睾丸肿瘤
	外部因素或全身性疾病所造成的疾病
	特发性不育症
下丘脑 / 脑垂体 / 睾丸混合型	迟发性性腺功能减退（LOH）
输精管及附属性腺	感染
	梗阻
	囊性纤维化
	先天性双侧输精管发育不全（CBAVD）
	精液液化障碍
	免疫性不育

（待续）

（续表）

发病部位	病征
精液沉积受到干扰	尿道异位
	阴茎畸形
	勃起功能障碍
	射精障碍
	包茎／包皮过长
雄激素的靶器官	完全型雄激素不敏感综合征（CAIS）
	Reifenstein 综合征
	阴茎前阴囊裂和尿道下裂
	延髓肌萎缩症
	合并假阴道的会阴尿道下裂
	雌激素耐受
	雌激素缺乏
	男性乳房发育症
	雄激素性脱发

表 3-14-3 女性生殖系统疾病

发病部位	性质	病征
外阴	上皮非瘤样病变	鳞状上皮增生
		硬化性苔藓
		其他皮肤病（如外阴硬化性苔藓合并鳞状上皮增生、外阴白癜风、继发性外阴色素减退疾病、贝赫切特病、假丝酵母菌病等）
外阴	上皮内瘤变	外阴鳞状上皮内瘤变
		外阴非鳞状上皮内瘤变（Paget 病和非浸润性黑色素瘤）
	炎症	非特异性外阴炎
		前庭大腺炎
		前庭大腺囊肿
	肿瘤	良性肿瘤：上皮来源的外阴乳头瘤、汗腺腺瘤及中胚叶来源的纤维瘤、平滑肌瘤等
		恶性肿瘤：鳞状细胞癌、恶性黑色素瘤、腺癌、基底细胞癌、疣状癌、肉瘤等
阴道	感染	滴虫阴道炎
		细菌性阴道病
		萎缩性阴道炎
	畸形	阴道前壁膨出
		阴道后壁膨出
		处女膜闭锁
		阴道横膈
		阴道纵膈
		阴道闭锁

（待续）

（续表）

发病部位	性质	病征
子宫	感染	急性子宫颈炎
		慢性子宫颈炎
		子宫内膜炎
	畸形	子宫脱垂
		宫颈闭锁
		单角子宫、双角子宫
		中隔子宫
		弓形子宫
	内分泌失调	功能失调性子宫出血
		闭经
		痛经
	肿瘤	子宫颈上皮内瘤变
		子宫颈癌
		子宫平滑肌瘤
		子宫内膜癌
		子宫肉瘤
卵巢与输卵管	感染	输卵管炎
		输卵管卵巢囊肿
	肿瘤	卵巢肿瘤：上皮性肿瘤、性索 - 间质肿瘤、生殖细胞肿瘤、转移性肿瘤等
		输卵管肿瘤：腺瘤样瘤、乳头状瘤、平滑肌瘤、血管瘤、脂肪瘤、畸胎瘤、原发性输卵管癌等
妊娠滋养层细胞		葡萄胎
		侵袭性葡萄胎
		绒毛膜癌（简称绒癌）
		胎盘部位滋养细胞肿瘤

二、不孕不育症

不孕不育症是一组由多种病因导致的生育障碍状态，是育龄夫妇的生殖健康不良事件，是影响双方和家庭的全球性问题。夫妇婚后同居 1 年以上，未采取避孕措施，女性未孕称为不孕症，而由于男方原因造成女性不孕者称为男性不育。不孕症分为原发性和继发性两大类，既往从未有过妊娠史，无避孕而从未娠者为原发不孕；既往有过妊娠史，而后无避孕连续 12 个月未孕者称为继发不孕。

不孕因素可能有女方因素、男方因素或不明原因。

1. 女性不孕因素

（1）盆腔因素：占不孕不育症病因的 35%，包括：①输卵管异常、慢性输卵管炎（淋病奈瑟菌、结核分枝杆菌、沙眼衣原体等感染）引起伞端闭锁，或输卵管黏膜破坏，使输卵管完全阻塞或积水导致不孕；②盆腔粘连、盆腔炎症、子宫内膜异位症、结核性盆腔炎等均可引起局部或广泛的疏松或致密粘连，造成盆腔和输卵管功能和结构的破坏；③子宫内膜异位症的典型症状为盆腔痛和不孕，与不孕的确切关系和机制目前尚不完全清楚，多由盆腔和子宫腔免疫机制紊乱导致排卵、输卵管功能、受精、黄体生成和子宫内膜接受性多个环节对妊娠产生影响；④子宫内膜病变，以子宫内膜炎症、粘连、息肉等多见；⑤子宫肌瘤，包括黏膜下肌瘤、体积较大影响宫腔形态的肌壁间肌瘤可对妊娠产生影响；⑥生殖器肿瘤，与不孕的关系并不确定，有内分泌功能的卵巢肿瘤造成的持续无排卵可影响妊娠；⑦生殖道发育畸形，包括子宫畸形（中隔子宫和双角子宫较为常见）、先天性输卵管发育异常等，可能引起不孕和流产。

（2）排卵障碍：占25%～35%。主要原因有：①持续性无排卵；②多囊卵巢综合征；③卵巢早衰和卵巢功能减退；④先天性性腺发育不良；⑤低促性腺激素性性腺功能不良；⑥高催乳素血症；⑦黄素化卵泡不破裂综合征等。

有些排卵障碍的病因是持久存在的，有的则是动态变化的，不能作为唯一的、绝对的和持久的病因进行界定。对月经周期紊乱、年龄≥35岁、卵巢窦卵泡计数持续减少、长期不明原因不孕的夫妇，需要首先考虑排卵障碍的病因。

2. 男性不育因素　男性不育往往是多种疾病或因素的结果。因此，从男性不育的个体来说，往往存在多种影响生育的疾病和因素。从导致不育的病因来说，往往是一种疾病或因素可同时作用在男性生殖的不同环节，对男性生殖的各个环节进行干扰而导致不育。

（1）先天性生殖器官发育异常：①阴茎先天性发育异常。可导致男性不育的阴茎先天性异常有隐匿阴茎或无阴茎、小阴茎、异位阴茎等。隐匿阴茎或无阴茎，临床表现为无勃起和无性交能力；小阴茎（勃起长度＜9cm）患者多有睾丸异常和其他内分泌疾病，由于影响正常性交或即使能正常性交，却因精子数过少而影响生育；异位阴茎常见为阴囊后阴茎，且多伴尿道畸形，由于影响性功能而导致不育。②尿道先天性异常。通常包括尿道上裂和尿道下裂，这种畸形常可影响性交能力以及精子不能输入女性生殖道而造成不育。其他尿道先天性异常，如先天性尿道憩室及狭窄，这些疾病可造成射精障碍而影响生育。③睾丸先天性异常。包括睾丸的发育异常和位置异常。导致男性不育的睾丸先天性异常有无睾、睾丸发育不全、隐睾、异位睾丸等。④其他导致男性不育的先天性生殖系发育异常。如先天性附睾、输精管发育不全及缺如造成输精管道梗阻。精囊发育不全、缺如或射精管阻塞，前列腺发育不良、憩室等造成附属性腺功能障碍而致不育。

（2）遗传性疾病：在细胞遗传性异常所致男性不育中，染色体异常是一个重要因素，可造成生精过程障碍而致不育。

（3）内分泌疾病：①睾丸内分泌功能异常。包括睾丸内分泌功能亢进和功能低下两种。前者见于睾丸间质细胞瘤，由于可分泌过量的睾酮，并转化代谢为雌激素，使患者表现为女性化、乳房增大、勃起功能障碍与不育；后者可分为3种类型：原发性睾丸功能低下、主要病变在下丘脑-垂体即继发性性腺功能低下、靶器官对睾酮反应低下（雄激素受体缺乏）。②垂体疾病。包括垂体功能亢进和低下。③甲状腺疾病。甲状腺功能低下，造成睾丸合成睾酮减少，精子生成受抑制，并发生性功能紊乱；甲状腺功能亢进常伴男性乳房发育，性欲减退，严重者可导致勃起功能障碍。④肾上腺疾病。Addison病、Cushing综合征、女性化肾上腺皮质肿瘤、先天性肾上腺增生症、醛固酮增多症等。⑤糖尿病常伴性欲低下、早泄、勃起功能障碍、逆行射精等。

（4）免疫因素：在男性生殖道免疫屏障被破坏的条件下，精子、精浆在体内产生抗精子抗体，使射出的精子产生凝集而不能穿过宫颈黏液。

（5）生殖系感染：生殖系的特异性和非特异性感染均可影响精子生成、精子活力和精子输出，抑制附属性腺分泌而影响精子质量。

（6）精索静脉曲张：据报道，因精索静脉曲张引起不育占男性不育症的 9%～41%，比正常人群的发生率大 3 倍。精索静脉曲张主要影响精子浓度和精子活动率，表现为弱精子症。

（7）性功能障碍：主要指勃起功能障碍和射精障碍。勃起功能障碍的病因包括精神性和器质性，前者是指各种各样的精神心理因素干扰了大脑中枢，后者包括各种病变：①神经性病变，如多发性硬化症、慢性酒精中毒、腰椎突出症等；②血管性病变，阴茎动脉供血不足、阴茎静脉瘘及动脉瘘等；③内分泌疾病，丘脑、垂体、肾上腺、甲状腺疾病等；④生殖器官病变，特别是阴茎局部病变，如先天性畸形、外伤、手术、血管栓塞等；⑤全身性疾病，如某些慢性肝肾疾病，机体功能低下可出现勃起功能障碍；⑥药物性，抗高血压药、治疗精神疾病的药物以及作用于内分泌功能的药物等。

射精是一个反射过程，常见的射精过程障碍包括不射精和逆行射精两种。不射精症的原因也包括精神性和器质性；逆行射精发生的主要原因是由于膀胱颈部括约肌功能的紊乱，射精时膀胱颈部括约肌不能紧闭，精液反流到膀胱而不从尿道口排出。

（8）理化因素：①环境污染，除了水质、空气、食品污染外，还有电、磁、辐射污染；②温热对睾丸生精过程抑制作用，如长期穿紧身衣裤，使阴囊调节温度功能障碍，可影响睾丸生精功能；③有毒有害物质，如许多金属元素，铜、铬、铅、锌、钙、镍等，都可对睾丸生精功能造成损害；④药物，主要是治疗肿瘤的药物、抗高血压药、激素类药、镇静药及麻醉药；⑤烟酒过量不但影响性功能，对睾丸功能也可造成损害；⑥营养、蛋白质、维生素及微量元素（锌、锰等）缺乏可导致不育。

（9）精神心理因素：据统计，此因素所致男性不育占 5%。各种类型的应激反应，机械的、损伤的灯和光、情绪改变等，都可致精子发生障碍。应激反应时，直接或间接通过改变下丘脑的神经传递和合成、释放激素，进而影响垂体释放促性腺激素。此外，应激反应时肾上腺素分泌增加、5- 羟色胺分泌增多、单胺氧化酶活性降低，以上因素均可抑制睾丸分泌睾酮及精子发生。

3. 不明原因不孕　属于双方均可能同时存在的不孕因素，是一种生育力低下的状态，可能的病因包括免疫性因素、潜在的卵母细胞（又称卵子）质量异常、受精障碍、隐形输卵管因素、植入失败、遗传缺陷等因素，但应用目前的检测手段无法确诊。

三、精子检查

精子（sperm）在睾丸中经过极其复杂的细胞分化过程，经精原干细胞增殖分化、精母细胞减数分裂，最后形成精子。经附睾成熟后的精子随精液排出体外。在射精时，由睾丸和附睾的分泌液及悬浮其中的精子与前列腺、精囊腺和尿道球腺的分泌物混合形成一种黏稠的混合液体排出体外，即精液。本节重点介绍精子的检查方法。

1. 精子显微镜检

（1）精子聚集与凝集：不活动精子之间、活动精子与黏液丝、非精子细胞或细胞碎片之间黏附在一起，为非特异性聚集。活动精子以头对头、尾对尾或混合型相互黏附在一起的现象为凝集。

检查方法：取经充分混匀的精液 10µl，置载玻片上，用 22mm×22mm 盖玻片（面积为 484mm²）覆盖其上，使精液池的深度约为 20µm。然后在 10×10 倍视野下观察湿片是否存在凝集，并判断凝集的类型。

凝集部位分为 5 个种类，即：①头与头；②尾与尾；③尾尖与尾尖；④混合；⑤头尾缠结。

凝集程度分 4 级：

1 级：散在，每个凝集团少于 10 个精子，自由活动精子很多。

2 级：中等，每个凝集团有 10～50 个精子，存在自由活动精子。

3 级：大量，每个凝集团多于 50 个精子，一些精子尚能自由活动。

4 级：全部，所有精子均凝集，数个凝集又粘连在一起。

（2）精子活力（sperm motility）评估：精液液化后，最好在 30min 内检测精子活力，最长不能超过射精后 1h。

将精子按运动特性分级，运动精子占所计数精子总数的百分率即为精子活动率。

1）精子运动分级：精子运动分为 3 级，即：前向运动（progressive motility，PR）、非前向运动和不活动的精子（immotility，IM）。

前向运动（PR）：精子主动地呈直线或沿一大圆周运动，不管其速度如何。

非前向运动（NP）：所有其他非前向运动的形式，如以小圆周泳动，尾部动力几乎不能驱使头部移动，或只能观察到尾部摆动。

不活动（IM）：没有运动。

2）湿片的制备：充分混匀并立即取精液样本，制备约 20µm 厚度的湿片，以便精子可以在湿片内自由泳动。需根据使用盖玻片的尺寸确定滴加精液的体积。如用 24mm×24mm 盖玻片，滴加 12µl 精液；如用 22mm×22mm 盖玻片，则滴加 10µl 精液；如用 18mm×18mm 盖玻片，则滴加 6.5µl 精液。

3）精子活力评估：制备约 20µm 厚度的湿片，待湿片内精液样本停止移动（在 60s 内），用 ×200 或 ×400 倍数相差显微镜，并在室温或带有加热至 37℃ 载物台的显微镜下观察湿片。

镜下观察距盖玻片边缘 5mm 以上的区域；按一定顺序，以避免重复观察相同的区域；快速计数视野内所有活动精子，不要等精子游入观察区域中才开始评估；先评估前向运动的精子，再在相同区域计数非前向运动精子，最后计数不活动的精子，也可一次计数 3 类运动的精子；记录每种活力级别的精子数目；至少观察 5 个视野、至少计数 200 个精子。

重复整个过程，评估重复样本。

对照表 3-14-4，比较两个重复样本最常见活力级别百分率差异的可接受性。如果可以接受，计算不同运动级别精子平均百分率及平均精子活动率，以最接近的整数（百分率不能调整至 100%）作为最后结果；如果差异不可以接受，则重新制备两份样本再做检测。

4）两次重复计数差异的评估（表 3-14-4）。

5）WHO 推荐的精子活力的参考值（reference values）下限：精子总活力（PR＋NP）的参考值下限是 40%（第 5 个百分位数，95% 可信区间 38%～42%）。

前向运动精子（PR）百分率的参考值下限是32%（第5个百分位数，95%可信区间为31%～34%）。

表 3-14-4　重复计数 200 个精子（总共计数 400 个精子）时，两个百分率之间的最大可接受差异

平均值（%）	最大可接受差异	平均值（%）	最大可接受差异
0	1	66～76	9
1	2	77～83	8
2	3	84～88	7
3～4	4	89～92	6
5～7	5	93～95	5
8～11	6	96～97	4
12～16	7	98	3
17～23	8	99	2
24～34	9	100	1
35～65	10		

（3）精子存活率（sperm vitality）评估：精子膜功能是否完整是区分死活精子的一个重要特征。精子膜功能与受精成败有很大的关系，因其影响精子的新陈代谢（metabolism）、获能（capacitation）、顶体反应（acrosomal reaction）、精卵融合（fuse）。目前临床上检测精子膜完整性的常用方法为精子活体染色技术：包括伊红染色、伊红 - 苯胺黑染色、精子低渗膨胀试验（hypo-osmotic swelling，HOS），使用伊红 - 苯胺黑染色技术，可以保存玻片用于再次评估和质控。近年来，荧光染色技术也作为一种精子染色检测手段正日益受到重视，在科研工作中得到广泛应用，并被证明行之有效。它在检测精子染色体、线粒体活性、质膜完整性、获能状态及顶体功能状态等方面的应用已获得广泛承认，具有常规光镜检查方法所不可取代的优点。

（4）精子计数（sperm counting）和精子浓度（sperm concentration）：精子浓度是指单位体积精液中的精子数目，是通过精子计数和精液体积计算得来的。

1）改良 Neubauer 血细胞计数板：改良 Neubauer 血细胞计数板需使用专一厚度的盖玻片（0.44mm）。它有两个独立的、深度为 100μm 的计数池，每个计数池由 9 个 1mm×1mm 的大方格组成 3mm×3mm 网格（图 3-14-1）。每个大方格的容积是 100nl。第 1、3、7、9 号大方格由 16 个容积为 6.25nl 的中方格组成；第 2、4、6、8 号大方格由 20 个容积为 5nl 中方格组成；中央的第 5 号大方格由由 25 个容积为 4nl 的中方格组成（图 3-14-2）；中央 5 号大方格的 25 个中方格中，每个中方格边界有 3 条线，共 16 个小方格（图 3-14-3）。因此，第 1、2、3、7、8、9 号大方格，每格均含有 4 排中方格，每排容积是 25nl，而第 4、5、6 号大方格，每格含有 5 排中方格，每排容积是 20nl。

2）精液稀释液（dilutions with fixative）：将 50gNaHCO₃ 和 10ml 35%（v/v）甲醛溶液加入 1000ml 纯水中；加 0.25g 台盼蓝（C. I. 颜色指数 23859）或 5ml 饱和（>4mg/ml）甲紫

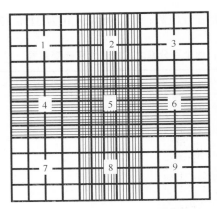

图 3-14-1　改良 Neubauer 血细胞计数板

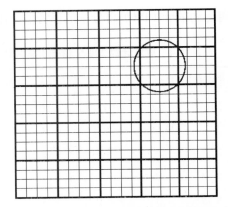

图 3-14-2　改良 Neubauer 血细胞计数板 5 号格

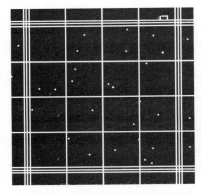

图 3-14-3　改良 Neubauer 血细胞计
数板中方格

（C. I.42555）；4℃保存。

3）稀释倍数的确定：通过镜下观察 20μm 深的湿片来确定精液的稀释倍数。精液混匀后立即取 10μl 置于一张洁净的载玻片上，由 22mm×22mm 盖玻片（面积为 484mm²）覆盖其上，形成一个深度为 20.7μm 的池；或用 24mm×24mm（面积为 576mm²），滴加 12μl 精液样本，以形成深度为 20.8μm 的池。

200 倍或 400 倍镜下计数每视野的精子数目，每高倍镜视野下的容积分别为 16nl 和 4nl；依据表 3-14-5 确定所需的稀释倍数。

表 3-14-5　精液稀释倍数的确定

每 400（200）倍视野下精子数目	需稀释倍数	精液量（μl）	固定液（μl）
>101（>404）	1∶20（1+19）	50	950
16～100（64～400）	1∶5（1+4）	50	200
2～15（8～60）	1∶2（1+1）	50	50
<2（<8）	1∶2（1+1）	50	50

4）计数样本的制备：向血细胞计数板上吹气，使其表面达到轻微湿润状态。将棉签上滴加几滴纯净水，在计数板两侧磨砂支柱上轻轻擦拭一下，使支柱稍微湿润。将盖玻片紧压向计数池的支柱，确保盖玻片紧贴计数池。推动盖玻片，感觉到阻力说明覆盖良好。

充分混匀并稀释精液标本；立即吸出 10μl 稀释的精液标本填充计数池；室温下，将计数板水平放在湿盒内至少 4min。在 10～15min 内评估精液样本。

5）计数池内的精子数评估：使用 200 倍或 400 倍的相差显微镜观察；首先计数计数板一侧计数池的中央网格（图 3-14-2，第 5 号大方格），逐排计数完整精子，直到至少计数 200 个完整精子，必须计数完整一排，不能中途终止。如果在 5 号大方格的 5 排中计数不到 200 个精子，则应继续计数 4 号和 6 号大方格的精子。如果 4、5、6 三个大方格均计数后仍未达到 200 个精子，则应降低稀释度重新稀释样本。

对于头部压线的精子，如果头部压在内线，则计算在内，如果头部压在外线，则不计算在内；对于头部正好压在中间线的精子，则按 L 型原则计数（图 3-14-4）。

重复稀释两次精液样本，每份重复样本计数至少 200 个精子，计数与第 1 个重复样本相同的排数。记录所计数精子数目和排数。

6）计算两个数值的综合和差异：比较两份重复样本的数值（表 3-14-6），如果这种差异在可以接受范围内，计算每毫升精液中平均精子浓度；如果不能接受，制备两个新的稀释样本，并重新计数。

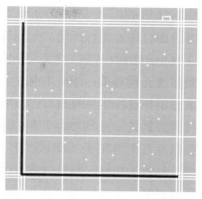

图 3-14-4　改良 Neubauer 血细胞计数板 5 号格中方格 L 型原则

表 3-14-6　两次重复计数的最大可接受差异

计数的精子总数	最大可接受差异	计数的精子总数	最大可接受差异	计数的精子总数	最大可接受差异
35～40	12	144～156	24	329～346	36
41～47	13	157～169	25	347～366	37
48～54	14	170～182	26	367～385	38
55～62	15	183～196	27	386～406	39
63～70	16	197～211	28	407～426	40
71～79	17	212～226	29	427～448	41
80～89	18	227～242	30	449～470	42
90～98	19	243～258	31	471～492	43
99～109	20	259～274	32	493～515	44
110～120	21	275～292	33	516～538	45
121～131	22	293～309	34	539～562	46
132～143	23	310～328	35	563～587	47

7）精液中精子浓度的计算：精液中精子浓度是精子数目（N）除以相对应的体积，即每个重复样本所计数总排数（n）的体积（第 4、5、6 号网格各为 20nl）乘以稀释倍数。即 C＝（N/n）×（1/20）× 稀释倍数。

8）参考值：精子浓度的参考值下限为 $15 \times 10^6/ml$ [第 5 个百分位数，95% 可信区间为（12～16）× $10^6/ml$]。

9）利用计数池进行手工精子计数是精子浓度评估中最传统的方法，它相对简单，非常便宜，与其他方法相反，评估是基于对精子的直接观察。由于这些原因，手工精子计数被广泛用于男科实验室。

10）精子浓度的其他检测方法：①分光光度计法，指通过溶液的光透射率的定量测量。虽然该方法不涉及精子的直接计数，但是当设备经过充分校准和正确使用时，可以获得精确和准确的结果。

使用分光光度计的精液分析非常迅速，需要少量样品，设备和消耗品相对便宜，并且实验室技术人员可以很容易地进行评估。②计算机辅助精液分析（CASA）系统用于自动分析精子图像（详见后文）。③ NucleoCounter 是专为自动评估精子浓度而设计的仪器。评估速度快，只需要少量样品（取决于预期浓度，只需加入 10~100 μl）。不需要校准，操作简单，并且可以获得精确和准确的结果。由于精子鉴定相对具体，因此不存在精浆成分和凝胶、润滑剂、填充剂或碎片的干扰，因此可以评估各种样品类型。由于这些原因，在临床环境和精液处理中心使用 NucleoCounter 变得越来越普遍。④流式细胞仪允许大量精子（即数万个）的快速自动计数。这种能力与排除其他精液组分（例如凝胶，扩展剂，碎片）和细胞类型的能力相结合使得流式细胞术成为评估精子浓度的非常准确和精确的方法。有研究表明，至少在浓度高于 4mmol/ml 时，图像流式细胞术（IC）可以用来很容易和精确地测定精子浓度，因此该方法可以适用于精子浓度的自动计算。然而，流式细胞仪的常规使用受到仪器成本，熟练操作人员的需要以及样品制备和数据评估的复杂方法的限制。这种方法主要用于研究目的、验证其他方法和校准不同仪器，但近年来大型精液处理中心的使用有所增加。

2. 精子形态学分析　有证据支持正常形态精子百分率与体内受精率（fertilization）存在一定关系，因此确定精液里独特形态的精子亚群是有必要的。尽管精子形态分析本身存在染色方法不同、分析标准各异以及技术人员的主观性等不足，但是精子形态与精子功能的密切关系以及精子形态分析在辅助生殖中的预测价值，均显示出精子形态分析在评价精子体内或体外受精潜能中的重要地位。

精子形态学（sperm morphology）评估程序包括：精液涂片的制备；涂片的空气干燥、固定和染色；1000 倍油镜亮视野下检查玻片；确定正常形态精子百分率或正常与异常形态精子百分率。

（1）精液涂片的制备：充分混匀精液标本；快速取样；重复取样前，再次混匀精液标本。

根据精液标本不同情况，采用不同的涂片方式。每份新鲜的精液标本应制备两张或更多的涂片，以防染色发生问题或载玻片破碎。由于涂片之间可能存在形态学上的显著性差异，最好对两张重复涂片的每一张玻片都进行形态学评估。

正常精液标本，使用拉薄技术涂片。擦净磨砂载玻片的两面，标记编号和日期。根据精子浓度，取 5~10μl 的精液滴在载玻片的一端，立即用第二张载玻片沿第一张载玻片的表面拖拉精液滴。涂片经空气干燥后，染色。拉薄计术常不适用于高度黏稠的精液。

对于黏稠或碎片多的标本，或使用计算机辅助精子形态学评估的标本，可以洗涤精液。室温下，将 0.2~0.5ml 精液加入到 10ml 生理盐水中稀释；800g 离心 10min；吸出大部分上清液；用移液器轻轻吹打精子团，使其重新混悬于剩余的上清液中（20~40μl）；用巴斯德吸管，将 5~10μl 的精子混悬液均匀地涂在载玻片上。

浓度低的精子标本（$<2\times10^6$/ml），将标本 600g 离心 10min 浓缩后，然后按正常精液标本制备涂片。浓缩后的精子浓度不要超过 50×10^6/ml。

黏稠的精液标本涂片会厚而不均匀。可按液化精液不良标本相同的方法。加入等体积的生理培养液（如 Dulbecco 磷酸缓冲盐水），并且用加样器反复吹打；精液反复缓慢地通过接在注射器上的钝性针头；应用菠萝蛋白酶消化；或使用洗涤的方法来处理。

（2）染色方法：精液涂片空气干燥后，立即固定并染色。常用的染色方法有巴氏染色法、Shorr

染色法或 Diff-Quik 染色法。光学显微镜亮视野下观察，精子头部的顶体区染成淡蓝色，顶体后区染成深蓝色，中段可能染成有点红色，尾部染成蓝色或淡红色。通常位于头部下部或围绕中段的过量残留胞质染成粉红色、红色（巴氏）或者橘红色（Shorr 染色）。以下主要介绍巴氏染色。

对于精子和其他细胞染色来说，巴氏染色法能够使精子头部的顶体区和顶体后区、过量残留胞质、中段和主段染上颜色。该染色技术适用于精子形态学分析和未成熟生精细胞以及非精子细胞检查。染色的涂片储存在阴暗处可稳定数月甚至数年。

1）试剂：使用商品化产品，或按如下方法配制。

① 酸性乙醇：1.0ml 浓盐酸加到 200ml70%（v/v）乙醇中，配制不同浓度的乙醇的纯净水 pH 应为 7.0。

② 二甲苯：乙醇、无水乙醇与二甲苯混合。

③ Papanicolaou 染色液：使用商品化的染色液，也可按如下方法自制。

EA-36（与 EA-50 等效）的配制：分别配制伊红 Y、苯胺棕 Y、亮绿 SF 的 10%（100g/L）溶液各 100ml 储备液。

配制 2L 染色液：将 50ml 伊红储备液与 10ml 苯胺棕 Y 储备液混合，再加入 12.5ml 亮绿 SF 储备液，用 95%（v/v）乙醇定容至 2000ml，加入 4g 磷钨酸，加入 0.5ml 水饱和碳酸锂溶液（水饱和碳酸锂溶液＞1.3g/100ml），充分混匀，置深棕色瓶拧紧瓶盖室温下可保存 2～3 个月。使用前用 0.45μm 过滤器过滤。

橙黄 G6

储存液 1：10%（100g/L）橙黄 G6 溶液。使用前一周配制，室温保存于深棕色或用铝箔纸包裹的带塞试剂瓶中。

储存液 2：0.5% 橙黄 G6 溶液。将 950ml95%（v/v）的乙醇加入至 50ml 储存液 1；加 0.15g 磷钨酸；充分混匀。室温储存于深棕色或用铝箔纸包裹的带塞试剂瓶中可稳定 2～3 个月。使用之前过滤。

无醋酸的 Harris 苏木精的配制：将 160g 硫酸铝铵（AlNH$_4$(SO$_4$)$_2$·12H$_2$O）加入 1600ml 纯净水中，加热溶解（硫酸铝铵溶液）；将 8g 苏木精（颜色指数 75390）溶解于 80ml95%（v/v）乙醇中（苏木精溶液）；将苏木精溶液加入硫酸铝铵溶液中；混合溶液加热至 95℃；从加热器上拿开后边搅拌边缓慢加入 6g 氧化汞（HgO）。立即将容器插入冷的水浴中；溶液变冷后过滤；储存在深棕色或用铝箔纸包裹的试剂瓶中于室温保存；放置 48h 后再使用；使用前根据所需用量用等量的纯净水稀释；再次过滤。

Scott 自来水替代液：当用普通自来水对细胞核的返蓝不充分时。使用 Scott 溶液；应经常更换溶液，一般漂洗 20～25 张载玻片之后即应更换。

3.5g 碳酸氢钠（NaHCO$_3$）、20.0g 硫酸镁（MgSO$_4$·7H$_2$O）和几粒麝香草酚结晶（作为防腐剂），溶于 1000ml 纯净水。

2）染色步骤

① 将空气干燥精液涂片浸入 95% 的乙醇中固定至少 15min。

② 涂片固定后，按表 3-14-7 步骤浸入溶液中。

表 3-14-7　已固定涂片的染色步骤

步骤	溶液	时间（次）
1	80% 乙醇	30s
2	50% 乙醇	30s
3	纯水	30s
4	Harris 苏木精	4h
5	纯水	30s
6	酸性乙醇	浸 4～8 次，约 1s/ 次
7	冷流水冲洗	5h
8	50% 乙醇	30s
9	80% 乙醇	30s
10	95% 乙醇	至少 15h
11	橙黄 G6	1h
12	95% 乙醇	30s
13	95% 乙醇	30s
14	95% 乙醇	30s
15	EA-50 绿染	1h
16	95% 乙醇	30s
17	95% 乙醇	30s
18	100% 乙醇	15s
19	100% 乙醇	15s

③已染色精液涂片的封片：滴加 2～3 小滴封片剂在载玻片上；将盖玻片（24mm×50mm 或 24mm×60mm 最合适）直接放置在载玻片上；盖玻片接触封片剂，从载玻片的一长边开始放置，以防止产生气泡；如有必要，轻轻地按压盖玻片的顶端，以使气泡移到载玻片的边缘；抹去载玻片底下多余的二甲苯（如果使用二甲苯）；在通风柜内，把已封片的涂片水平地放在载玻片干燥架上晾干，或放在吸水纸上干燥 24h。

（3）检查已染色的涂片，评估精子形态：使用 1000 倍油镜检查已染色的涂片，仅评估具有头部和尾部的完整精子。

精子形态学评估存在几点困难，如缺乏客观性，评估标准存在差异及没有权威的外质量控制。推荐严格标准评估精子正常形态。

精子包括头、颈、中段、主段和末段。由于通过光学显微镜很难观察到精子末段，因此可以认为精子是由头（和颈）和尾（中段和主段）组成。只有头和尾都正常的精子才认为是正常的。所以处于临界状态的精子应视为异常。

干燥、固定和染色后的精子比精液中所见的活精子小，未成熟精子头膨胀，胞质小滴会丢失。

正常形态的精子，头外形光滑、轮廓规则，大体上呈椭圆形。顶体区可清晰分辨，占头部的 40%～70% 顶体区无大空泡，或少于 2 个小空泡，空泡大小不超过头部的 20%。顶体后区不含任何空泡。中段细长、规则，大约与头部等长。中段主轴与头部长轴成一条直线。胞质超过了精子头大小的

1/3，被认为过量残留胞质，视为异常。主段比中段细，均匀，长约 45μm（约为头部长度的 10 倍）。尾部应没有显示鞭毛折断的锐利折角。主段可以自身卷曲成环状。

人类精液标本中含有各种各样畸形的精子。精子异常发生和一些附睾的病理改变常与畸形精子百分率升高有关联。精子的形态缺陷通常是多重的。畸形精子一般都会导致较低的受精潜能，这取决于畸形的类型，也可能有异常的 DNA。形态缺陷常伴有 DNA 碎片（DNA fragmentation）的增加、染色体结构异常、不成熟染色质和非正倍体。虽然也考虑精子尾（中段和主段），但是头部的形状更为重要。

精子缺陷的类型主要有：头部缺陷，如大头、小头、锥形头、梨形头、圆头、不定形头、有空泡的头（超过 2 个空泡，或未染色的空泡区域占头部的 20% 以上）、顶体后区有空泡、顶体区过小或过大（小于头部的 40%，或大于头部的 70%）、双头，或上述缺陷的任何组合。颈部和中段的缺陷，中段非对称地接在头部、粗的或不规则、锐角弯曲、异常细的中段，或上述情形的任何组合。主段缺陷，如短尾、多尾、断尾、发卡形平滑弯曲、锐角弯曲、宽度不规则、卷曲，或上述缺陷的任何组合。精子异常发生过程产生的异常精子所伴有的过量残留胞质（ERC），其特征是含有大量不规则的已染色的大小超过精子头部 1/3 的细胞质，通常同时有中段缺陷。各种类型的畸形精子是否有特定的临床意义，目前仍缺乏循证医学的依据。

（4）参考值下限：遵循 WHO 推荐的严格标准，正常形态精子的参考值下限为 4%（第 5 个百分位数，95% 可信区间 3.0%～4.0%）。

3. 计算机辅助精子分析（CASA）　计算机辅助精子分析（computer-aided sperm analysis，CASA）是 20 世纪 80 年代发展起来的新技术，具有客观、快速、高精度的特点，可以提供精子动力学及形态学参数的量化数据，减少人为因素对分析结果的干扰，更容易实现室内质控及室间质控。

目前在我国应用比较广泛的计算机辅助分析系统，主要由显微镜、CCD 图像采集、计算机及分析软件组成，其原理是将精子经显微镜放大并被 CCD 采集，所采集的视频被输入摄像机，一条信号通路被送入监视器中显示，另一条通路被采集到图像采集卡中，操作人员可通过图像进行动态分析处理；此类型系统除了可以测量精子活力和动力学状态外，一些还可以检测精子浓度、有半自动化的精子形态学分析模块。

全自动精子质量分析仪系采用光电检技术进行精子质量分析，依据不同速率、不同形态及不同运动方向的精子会对光路产生不同的干扰信号，光电检测中的活力探测器通过记录精液样本中精子细胞对光路产生的噪声干扰信号，利用专用分析软件经微处理器前向精子运动率、非前向运动精子率以及不活动精子率等参数。

（1）CASA 评估精子活力：CASA 分析仪能够识别活动精子，最适宜应用于精子动力学的分析，但评估活动精子百分率可能是不可靠的，因为后者还需要测定不活动精子的数目，而细胞碎片有可能和不活动精子相混淆。

很多因素都会影响 CASA 分析仪的性能，如标本的制备、帧频率、精子浓度和计数池的深度等。然而，如果操作程序得当是可以获得可靠和可重复的结果。

在使用 CASA 分析仪检测精子运动参数时，每份标本至少要分析 200 个活动精子的运动轨迹，这意味着需要检测更多的精子。如果要把精子按照运动方式分类，或打算在一份标本中对结果变异性做其他分析时，至少需要 200 个，最好是 400 个活动精子的运动轨迹。每个标本中分析的精子数目应标准化。

CASA 分析仪应当应用那些能进行数据整合和统计学分析的计算机软件。很多运动参数的分布并不是正态的，因此中位数比平均数更适合各变量的集中趋势的描述，对于单个精子的测量值，在做统计分析之前可能需要进行数学转换。

（2）CASA 评估精子浓度：近年来，随着计算机技术的进步，特别是 DNA 荧光染色和尾部检测算法的应用，使精子浓度以及前向运动精子浓度准确的测定成为可能，但须严格遵守技术规范。CASA 的使用允许快速、相对便宜并且相当精确地估计精子浓度，但精确度受到若干技术问题和变化的影响。虽然使用 CASA 评估精子活力已在研究和临床实验室中得到了极大的推崇，但其目前用于临床或商业目的的精子浓度评估目前尚未得到 WHO 或国家动物育种协会的推荐。

精子浓度在（2～50）$\times 10^6$/ml 时，可以直接用于检测，如果标本的精子浓度高于 50×10^6/ml，需要进行稀释。

（3）计算机辅助精子形态学计量分析：影像分析具有使精子形态学评估量化、客观性和可重复性获得重要进展的潜力。现在已有商品化的分析系统，可用于定量分析精子头部形态学、中段甚至主段的形态。然而，影响精子运动能力的尾部缺陷可以采用 CASA 测量精子活力和运动方式来进行更直接的评估。CASA 形态一般可以把精子头部和中段分类为正常或者不正常，还可以给出头部和中段尺寸、头部椭圆率和匀称性的均数、标准差和中位数以及对染色的精子顶体区进行测量。

自动分析系统比手工操作具有更好的客观性、精确性和可重复性。自动分析系统的精确性（precision）和可重复性（repeatability）可小于 7%，由于由熟练操作人员所做的人工评估。然而，方法学上的不一致如聚焦、照明、样本处理和染色等不同以及正确区分精子头部和精子碎片的技术难度（尤其是精子浓度很低时），都可能会影响计算机辅助精子形态学计量分析结果的可重复性和准确性。自动分析无法避免样本制备缺陷和人工操作的干扰，因此，相对于精子染色背景的细小差异都可能导致不正确的分类，或不能识别精子，从而导致结果的偏差。

尽管与人工分析相比 CASA 具有明显的技术优势，但是也有其无法弥补的局限性，特别是进行与浓度相关及形态学分析时，需进行人工校正；不同的 CASA 分析仪采用不同的分析运算方法，不同仪器测量值之间的可比性尚属未知；受精液质量及检测环境干扰，CASA 仅适用于检测一定浓度范围内的精液标本。

CASA 目前能否完全代替人工检测作为临床精液检验的常规手段还有待商榷，在辅助生殖实验室或科研中进行精液处理前后量化指标的对比分析，CASA 仍然显现出人工检测不能企及的优势。

4、抗精子抗体检查　生殖道损伤、炎症和机械性梗阻可导致血 - 睾丸和血 - 附睾屏障破坏，精子抗原进入血液循环，刺激免疫系统反应，产生抗精子抗体（anti-sperm antibody，ASAB）。性传播疾病的病原体附在精子上也可作为抗原而刺激产生 ASAB。结合于精子尾部的 ASAB 干扰精子运动和穿避宫颈黏液的能力，结合于精子头部的 ASAB 可干扰精卵结合和胚胎发育。

ASAB 主要有 IgG 和 IgA 两种类型，IgG 是循环抗体，IgA 是局部抗体。许多研究结果显示，测定 IgA 比 IgG 更有临床意义，但 IgA 很少单独出现，因为如果没有 IgG 抗体，IgA 抗体几乎从不存在，所以目前临床上用 IgG 作为 ASAB 常规筛查方法。

检测抗精子抗体的方法很多，可分为两类：①检测精子表面抗精子抗体；②检测血清及各种体液中的抗精子抗体。直接附着于进行的 ASAB 可影响精子宫颈黏液穿透实验，精子头部结合 ASAB 则可干扰配子识别和融合。尽管男性血液和精液中 ASAB 也可能影响精子质量，但附着于精子表面的 ASAB 是导致男性免疫性不育的主要因素。因此，精子表面抗体的检测是男性免疫性不育的诊断基础。如果男性血液或精浆等体液存在的抗精子抗体，还需要进一步检测精子表面是否有抗精子抗体才有临床意义。但在女性血清或相关体液中检出抗精子抗体比在男性中检出更有临床意义，这些抗体可能对进入女性体内的精子产生制动、影响精子结合透明带或细胞毒等作用，从而影响女性受孕能力。

（1）检测精子表面抗体的方法：检测精子表面抗体的方法主要有混合抗球蛋白结合试验（mixed antiglobulin reaction test，MAR）和免疫株试验（immunobead test，IBT），两者都是 WHO 推荐的检测方法。

① MAR：包被有抗人 IgG 或抗人 IgA 抗体的乳胶珠或羊红细胞可与有表面 IgG 或 IgA 抗体的精子结合，从而在乳胶珠或羊红细胞和精子之间形成凝集。在光学显微镜下，可观察到表面有抗精子抗体的精子可拖着结合了的乳胶珠或红细胞转圈运动，没有抗精子抗体的精子则可在乳胶珠或红细胞间不受限制地活动。通常，MAR 试验可采用未处理精子直接进行，因此操作简便。但 MAR 不能明确精子表面抗精子抗体部位，也不能明确抗精子抗体类型。

② IBT：IBT 分别采用包被抗人 IgG 或抗人 IgA 抗体乳胶珠，但一般用洗涤后的精子。与 MAR 相比，IBT 特异性更高，因为洗涤精子去除了精浆中可非特异性与乳胶珠结合的成分，IBT 还可检测精子表面抗精子抗体部位，可确定抗精子抗体类型（IgG 或 IgA）。

③ 临床参考值：通常 50% 以上的活动精子被抗体包被，可影响精子穿透宫颈黏液能力和体内受精过程。尾部末端抗精子抗体可见于生育男性。

（2）检测血液或精浆等体液抗精子抗体方法：文献报道了很多检测血液和体液中 ASAB 的方法，如间接 MAR、间接 IBT、酶联免疫吸附试验（ELISA）、试管 - 玻片凝集试验、混合细胞凝集试验和精子制动试验等。

间接 IBT 是 WHO 推荐的检测血液或精浆等体液抗精子抗体的方法。待检血液或精浆等体液热灭活后与证实无精子表面抗体的供精共同孵育培养，如待检标本存在抗体则会结合到供精的精子上。之后，可通过直接 IBT 检测这些精子是否存在 ASAB。

补体依赖性精子固定试验（SIT）检测精子固定（SI）抗体已被证明是帮助确定女性不孕的最可靠的检测方法。在 SI 抗体阳性病例中，进行定量 SIT，测量抗体效价（SI50 单位，50% 精子固定单位）以确定治疗策略。众所周知，SI50 滴度的评估在免疫学上很重要，可以推断女性是否存在精子抗体。然而，由于该测试是通过在显微镜下计数活动精子的数量进行，结果可能因操作者的主观判断而异。有研究证明 CASA 系统也可以进行 SIT 和 SI50 测量，并且与传统 SIT 之间存在显著的相关性。但是，SI 抗体滴度在重复试验期间可能会自发改变。因此，在评估 ASA 时，有必要确认抗体滴度的可重复性并考虑至少 3 次的抗体滴度波动。CASA 系统相比传统 SIT 具有更高的精确度，并且不需要使用液状石蜡来防止测试混合物在反应过程中挥发，即使在 1h 后，精子仍然存活。使用 CASA 的新方法可以客观地评估 SIT 和 SI50 数据，并将增加使用 SIT 作为临床指标的便利性。

5. 精子超微结构 精子超微结构（sperm ultra-structure）检查通常采用扫描电镜（SEM）和透射电镜（TEM）进行，可将精子细胞的结构放大几千倍到十几万倍，以发现光镜下所不能发现的异常结构。SEM 和 TEM 下分别可见精子的头部和尾部的表面及截面的超微结构，精子头部可见细胞核及顶体的大小和形状、染色质的位置及浓缩情况和空泡。精子尾部可见其长度、卷曲情况及截面的植入窝、中心粒及致密纤维鞘的情况，尤其是线粒体的大小、排列、缺损和"9＋2"微管及其内外蛋白臂的位置、排列和缺损情况。

不育男性异常精子有以下几种类型。

（1）顶体异常精子：包括顶体脱落精子，顶体内形成包涵体精子，顶体内寄生支原体精子。

（2）头部异常精子：包括尖头精子、无头精子、双头精子、头部含空泡精子。

（3）颈部膨大精子。

（4）尾部异常精子：①尾部形态异常精子，包括无尾精子、尾部分叉精子、双尾精子；②尾部结构异常精子，包括线粒体缺失精子、线粒体畸形精子、线粒体重叠精子、微管非"9＋2"结构精子。

（5）凋亡精子。

精子超微结构检查有助于提示精子结构异常的病因。一些的精子超微结构缺陷（头部凹陷、圆头、小顶体、尾部发育不良、头尾断裂、轴丝缺如）和精子尾部超长、卷曲和断裂，可能为精子的遗传缺陷。精子电镜检查存在一些不足：①费用昂贵，而且检查步骤繁琐，耗费的时间也较长；②检查的精子样本数极为有限，难以提供有统计学意义的异常百分比，故限制了其在临床上的常规使用。

精子电镜检查（electron micrograph）在临床上可用于精子存活率正常的重度弱精子症（精子活动率＜10％），以发现精子尾部超微结构改变。电镜发现精子轴丝的内外动力蛋白臂的完全或部分缺失是作为纤毛不动综合征的重要诊断依据。纤毛不动综合征是一种常染色体隐性遗传疾病，表现为慢性呼吸道感染和男性不育等多种临床症状和体征的疾病，可伴有内脏反位。由于呼吸道的纤毛和精子的鞭毛的超微结构缺陷导致的功能障碍，可引起呼吸道反复感染和精子不活动，临床上主要表现为鼻窦炎、支气管炎、支气管扩张和男性不育。少数情况下，一些患者仅有精子尾部异常而无呼吸道疾病。电镜发现纤毛不动综合征患者精子鞭毛的其他异常包括精子轴丝的"9＋2"微管增加或减少、微管移位、中央微管缺如及致密纤维鞘异常。

6. 精子功能检查

（1）精子与宫颈黏液相互作用

1）宫颈黏液的收集和保存

①采集的时机：在正常 28 天月经周期的第 9 天开始，精子可以穿透宫颈黏液，以后穿透能力逐渐增强，在排卵前达到高峰。因此，评估宫颈黏液的性状最好是在接近排卵或刚排卵时获取宫颈黏液。

如果想在月经中期以外的时期采集宫颈黏液，可以从月经周期的第 5 天开始每天给予炔雌醇20～80μg 共 10 天，可增加黏液的产生。可在服用此药后的 7～10 天之内的任何时间采集黏液。这样处理会产生较高含水性、较低黏稠性的黏液分泌。虽然这种方法有益于评估精子 - 宫颈黏液的体外相互作用，但不一定能反映未服用激素夫妇的体内情况。

②采集方法：用阴道窥镜暴露宫颈，以棉拭子轻轻擦拭宫颈外口以除去积存的阴道污染物，然后用棉拭子或镊子移走宫颈口的黏液。

用不带针头的结核菌素注射器、黏液吸引器、移液器或聚乙烯管吸收黏液。当用吸取法采集宫颈黏液时，采集器械（注射器、导管等）的抽吸压力标准化非常重要。当器械顶端进入宫颈内 1cm 的时候开始抽吸，抽吸器在宫颈管内一直维持这一抽吸压力，恰在抽吸器撤出宫颈外口之前解除抽吸压力。最好在由宫颈管撤出器械之前夹紧导管，使采集的黏液免受气泡堆积的影响或阴道分泌物的污染。立即送实验室对采集的黏液质量进行评估。

③ 储藏和保存：宫颈黏液可以储存在原采样的结核菌素注射器、聚乙烯管或小试管中，用塞子或石蜡膜封口以防风干，标本储存于 4℃冰箱中（不能结冰）不得超过 5 天。

④ 宫颈黏液的评估：宫颈黏液性质的评估包括测定黏液的量、拉丝长度、羊齿状结晶、黏稠度、细胞数和 pH。按照 Moghissi 的设计系统对宫颈黏液的各有关指标进行评分。最高分为 15 分，高于 10 分表明宫颈黏液较好，有利于精子穿透；低于 10 分则表明不利于精子穿透。评分是根据所采集的宫颈黏液特征与外观的 5 个变量而确定的（表 3-14-8）。黏液的 pH 不包括在总记分之内，但应作为精子 - 宫颈黏液相互作用的一个重要参数进行测定。

表 3-14-8　宫颈黏液的评分

	量（ml）	黏稠度	羊齿状结晶	拉丝长度（cm）	细胞数
0 分	0	高度黏稠	无	<0.1	>20/HPF
1 分	0.1	中度黏稠	非典型羊齿状结晶	1~4	11~20/HPF
2 分	0.2	轻度黏稠	具有主干和二级干的羊齿状结晶	5~8	1~10/HPF
3 分	0.3	水样，黏稠度最小，月经中期黏液	具有三级和四级干的羊齿状结晶	>9	未发现

采自宫颈管内的宫颈黏液 pH 应在原位或采集后立即使用 6.4~8.0 的 pH 试纸进行测试。原位测试时应注意其是否确定为宫颈管内的宫颈黏液，因为宫颈管外的宫颈黏液 pH 常低于宫颈管内的宫颈黏液，也应注意使宫颈管内的宫颈黏液避免阴道分泌物的污染，因为其 pH 呈酸性。

精子对于宫颈黏液的 pH 变化甚为敏感。酸性黏液可使精子制动，而碱性黏液可使精子活力增强。但是碱性过强（pH>8.5）则对于精子存活不利。精子在宫颈黏液中泳动和生存的最佳 pH 为 7.0~8.5，这也是月经中期宫颈黏液 pH 的正常范围。然而，宫颈黏液的 pH 为 6.0~7.0 时精子仍能穿透。在一些情况下，宫颈黏液呈现更高的酸性，这可能是由于异常分泌或细菌感染所致。

2）精子 - 宫颈黏液穿透试验：由于月经周期中雌激素周期性的变化，在接近排卵或刚排卵时精子可以在宫颈黏液中泳动，但时间是有限的。精子穿透宫颈黏液时间的长短变化范围很大，因妇女个体而异。即使同一个体，不同的月经周期也不尽相同。因此，只有对不同月经周期进行重复试验，才能正确评估精子 - 宫颈黏液穿透试验的结论。

体内试验（性交后试验，post coital test，PCT）

① 时间选择：性交后试验应尽可能临近排卵期进行，最好在排卵期进行。排卵期可根据一些临床指标，如通常的周期长度、基础体温、宫颈黏液变化、阴道细胞学检查等，如有可能，也应测定血清或尿中的雌激素水平及卵巢的超声排卵检测来确定。临床医师和实验室人员必须明确，标准时间是性交后 9~14h 获取宫颈黏液检查。应嘱性交后试验对象至少 2 天要避免性生活和手淫、拟应到医院

检查的时间前 9～14h 按正常的习惯进行阴道内性交、在性交过程中不要使用任何阴道润滑剂，性交后也不要进行阴道冲洗（可以淋浴，但不能全身浸泡）。

②　性交后标本的获取：先将未用润滑剂的阴道窥器置入，再用不带针头的结核菌素注射器、移液管或聚乙烯管在阴道后穹窿部吸取混合样本。然后再用另一个注射器或导管吸取宫颈管内的黏液标本。将这些标本置于载玻片上，加上盖玻片（22mm×22mm），压黏液的标准厚度是：用含有直径 100μm 玻璃珠或蜡 - 凡士林混合物制成盖玻片。使用相差显微镜 400 倍，在标准厚度下进行检查。

③　后穹窿混合标本：检查后穹窿混合标本的目的是证实性交成功，并确定在阴道内射精，精液确实曾存留于阴道内。通常精子在阴道内只能存活 <2h。

④　宫颈黏液样本：宫颈管下部的精子数目随性交后时间的推移而改变。在性交后 2～3h 之内，宫颈管下部积聚了大量的精子。

宫颈黏液中的精子数是以每个高倍视野所见的精子数目来表示（个 /HPF）。宫颈黏液中的精子活力按前向运动（PR）、非前向运动（NP）和不活动（IM）进行分级。正常宫颈功能的最重要指征是其中存在 PR 精子。

⑤　结果的判断：性交后 9～14h 宫颈黏液中存在 PR 精子（或每高倍视野中有 20 或更多的 PR 精子），则不支持存在严重的宫颈因素以及男方或女方的抗精子抗体免疫因素。而宫颈黏液中存在颤动的非前向运动精子，提示宫颈黏液或精子表面有抗精子抗体。宫颈黏液内没有看到精子（初试结果阴性），可能是由于无阴道内射精，也可能是试验时间选择不当，在明确存在宫颈因素不孕前，应重复进行性交后试验。

（2）体外试验：利用精子 - 宫颈黏液相互作用的原理设计不同的体外试验方法，体外试验方法有简易玻片法和毛细玻管穿透法。一般来说，当性交后试验结果为异常时才进行体外试验，设计试验供者的精液和供者的宫颈黏液进行交叉试验可以提供更多的信息。

如果精子 - 宫颈黏液相互作用的试验目的是为比较不同宫颈黏液标本的质量，应选用精子计数、活力和形态学正常的同一份精液标本（射精 1h 之内采集的新鲜精液）；如果为了评估若干精液标本的质量，则应采用同一份宫颈黏液（评分＞10 分）标本来评估精子的穿透能力。

当使用丈夫的精液和妻子的宫颈黏液试验结果异常时，应使用供者的精液和供者的宫颈黏液进行交叉试验，以辨别异常结果是归因于丈夫的精液还是妻子的宫颈黏液。

供者的宫颈黏液的获取方法：可从月经中期预约进行人工授精的妇女处获得。应当在人工授精之前从自然周期或使用促性腺激素诱发排卵的妇女采集宫颈黏液。由于枸橼酸氯米芬的抗雌激素作用对宫颈有影响，因此用它诱发排卵的妇女不能作为宫颈黏液的供者。

1）简化玻片法

①　将一滴宫颈黏液置于载玻片上，用盖玻片（22mm×22mm）铺平，压黏液的标准厚度是：用含有直径 100μm 玻璃珠或蜡 - 凡士林混合物支撑盖玻片。载玻片两侧各滴一滴精液，使其与盖玻片边缘接触，借助于毛细作用使精子移向盖玻片下，这样就在宫颈黏液与精液之间形成一个清晰的接触界面。

②　该载玻片置于湿润的温箱内，37℃孵育 30min。

③用相差显微镜400倍检查接触界面。

④观察的要点：几分钟内由于液体物理性质的作用，精液在接触界面处形成一些指状突起深入黏液。大多数精子在穿透黏液之前，先穿过指状突起通道。在很多情况下，一个为首的精子引导一纵列精子进入黏液。一旦进入宫颈黏液，精子群便呈扇形散开并随意游动。有些精子返回精浆，但大多数精子继续向宫颈黏液深处游动，直至遇到细胞碎片或白细胞的阻力才停止。观察从界面起精子深入黏液约500μm（约10个精子的长度）或更远，记录活动精子的百分率和PR精子。

结果的判读：解释该试验结果时常带有一些主观性，这是因为在平面的玻璃上使得精液-黏液的接触界面的大小与形状完全标准化是不可能的。因而本试验只能定性地评估精子-黏液的相互作用。本试验几项有用的观察指标如下：①正常结果：精子能够穿透黏液相和有90%以上精子为PR精子。②结果差：精子穿透黏液相，但离开精液-黏液接触界面的距离＜500μm（约10个精子的长度）。③结果异常：精子穿入黏液相，但是很快变得不活动或显示"颤动"。精子未穿透精液-黏液的接触界面。指状突起可能形成或尚未形成，精子沿接触界面的精液侧聚集。异常结果均提示宫颈黏液或精子表面可能存在抗精子抗体。

2）毛细玻管穿透法：毛细玻管穿透法是由Kremer于1965年设计的。本法是在一个毛细管内测量精子穿透宫颈黏液柱的能力。

设备：使用5cm长、横截面内口直径为0.3mm的扁平毛细管。

试验中Kremer精子穿透仪的制作过程如下。

①将横断面为半圆形（直径约3.5mm）的3个储液囊粘在1个玻璃片上。

②第2个玻璃片粘在第1个上。第2个玻璃片比第1个短1.5cm，并固定在离储液囊5mm的位置。这种构造可以防止精液浸入毛细管和玻璃片之间的缝隙。

③玻璃片上贴上厘米刻度。

方法：

①使用射精后1h之内的新鲜精液。每个储液囊放入100μl精液。

②将宫颈黏液吸入毛细管，并确保未吸入气泡。管的一端用代用密封剂、橡皮泥或类似物质封闭。封管时应该用足量的封闭剂，以便使黏液柱稍突出于毛细管的开口端。

③毛细管的开口端置于玻片之上使它深入含有精液标本的储液囊内约0.5cm。

④将玻片放入37℃，两端有湿海绵的带盖盘中，以保持其湿润性，并防止精液和宫颈黏液干燥。

⑤2h后用相差显微镜100倍检查毛细管。必要时放24h再次检查。

试验的评估：2h后读出精子的迁移距离、穿透密度、迁移减少和前向运动的精子数目。

①迁移距离：从浸入精液储液囊的毛细管末端到管中最远的精子之间的距离。

②穿透密度：在距浸入精液储液囊内的毛细管末端1cm和4.5cm的两个点处测定。由在每低倍视野（10×10，LPF）下观察到的每个距离点的精子平均数决定。通过计数相邻5个低倍视野而获得平均数。计数均值用一个穿透密度等级表示。记录最高穿透密度等级作为试验的分级（表3-14-9）。

表 3-14-9　穿透密度的分类

穿透密度的分类	等级序号	穿透密度的分类	等级序号
0	1	21~50	5
0~5	2	51~100	6
6~10	3	>100	7
11~20	4		

③ 迁移减少：将 4.5cm 的穿透密度与 1cm 处比较。以不同等级顺序号表示。如：a. 1cm 时的穿透密度为 51~100/LPF，4.5cm 时为 6~10/LPF。迁移减少值为 3（等级序号从 6 到 3，表 3-14-10）。b.1cm 时的穿透密度为 21~50/LPF，4.5cm 时为 51~100/LPF。迁移减少值为 0，因为穿透密度没有减少（等级序号从 5 到 6，表 3-14-10）。

④ 前向运动持续时间：2h 和 12h 测定在宫颈黏液中出现前向运动的精子。

表 3-14-10　毛细玻管穿透法结果分级

迁移距离	最高穿透密度（精子数 /LPF）	从 1cm 到 4.5cm 迁移减少（等级序号的下降）	在宫颈黏液中前向运动时间（h）	分级
1	—		—	阴性
<3　或	<10　或	>3　或	2	差
4.5（和）	>50（和）	<3（和）	>24	好
所有不能按上述分级的结果				一般

结果：可以根据表 3-14-10 判断结果。结果可以分为好、一般、差和阴性 4 个等级。

（3）顶体反应：顶体反应（acrosomal reaction）是精子结合卵透明带后，在卵透明带上发生的生理现象，顶体酶（acrosomal enzyme）的释放是重要的环节。透明带（ZP3 蛋白）是生理的顶体反应诱导物，但其具有种属特异性，而透明带又来源有限，故目前常采用其他顶体诱导剂，如钙离子载体、黄体酮和人卵泡液等，诱发顶体反应并检测顶体反应。

钙离子载体（A23187）激发顶体反应试验是最常见的检测方法。通常获得新鲜精子，分离洗涤后获得获得精子悬液，分装试验管和对照管，试验管加 A23187，对照管加 DAMO，15min 后取精子固定检测顶体状态。顶体状态的检测常用 FITC-PSA 荧光染色法。标记有荧光物质（FITC）的凝集素（PSA）能与精子顶体膜糖蛋白特异性结合。荧光显微镜下观察，顶体完整精子的头部 1/2 以上荧光染色明亮且均匀，而发生顶体反应的精子仅在赤道带出现荧光带或顶体区没有荧光染色。分别计算试验管和对照管中发生顶体反应的精子比例，两者相减即为诱发顶体反应率，通常正常 >15%，10%~15% 提示可能诱导顶体反应不足，<10% 表明顶体反应异常，对照管顶体反应精子比例 >15%，表明存在自发诱导顶体反应。钙离子载体激发顶体反应试验的临床意义仍需要临床研究证实。诱发顶体反应率过低可能是原因不明不育症的原因之一，可导致常规体外受精率下降，应选择单精子胞质内显微注射技术治疗。

既往研究证明顶体酶活性与不育呈负相关关系，是检测精子功能的一个有效指标。采取改良 Kennedy 法检测顶体酶活性值：采集新鲜精液完全液化后，根据精子密度计算标本量，得到精子量约 7.5×10^6 个；标本离心 2000g×20min，弃去精浆，加入抑制剂 100μl，反应液 100μl，混匀后于 24℃

孵育 1 h，倒入 0.5cm 比色皿，分光光度计波长 410nm 下读取数值，顶体酶活性＝（测定管 OD 值 - 对照管 OD 值）×10^6/247.5×7.5。

（4）去透明带仓鼠卵穿透试验：精 - 卵融合并使卵子受精是评估人类精子功能的生物学实验。由于生物学和伦理学的问题，健康人卵取材困难，不能作为检测精子功能的常规方法。已发生顶体反应的人精子膜能与去透明带的仓鼠卵膜融合，因此采用仓鼠卵母细胞穿透实验（hamster oocyte penetration test，HOPT）对评估精子获能、顶体反应和精 - 卵融合等生物学功能有一定的价值，但其临床意义仍缺乏研究，实验的复杂性和较多变异因素也使得其难以应用于临床。

（5）精子 - 透明带结合试验：精子与透明带结合是精卵识别的第一个重要过程，导致精子发生顶体反应、释放各种顶体水解酶、精子得以穿过透明带进入卵周隙。因此，精子和透明带结合能力对于受精过程非常重要。人透明带来源较少，可获取未受精卵子和手术切除卵巢卵子，其透明带可在生理盐水中保存待用。

精子透明带结合试验需设置精子和透明带对照，目前主要有两种检测方法：半透明带试验（hemizona assay，HAZ）和竞争性透明带结合试验（competent zona binding test，CZBT）是通过显微切割整个透明带为平均相等两半，分别与试验精子和对照精子培养孵育，计数结合到每半透明带上的精子数量。CZBT 则将试验精子和对照精子分别用不同荧光素标记后与 1 个完整透明带培养孵育，计数不同荧光精子结合到透明带上的数量。

精子透明带结合试验结果与体外受精率相关，但尚难确定一个预测受精率低下或受精失败的阈值。常规体外受精失败或受精率低下、特发性不育或畸形精子症等，精子透明带检测可能具有一定的临床意义，可有助于判断潜在的精子生物学异常。

（6）活性氧检测：活性氧（reactive oxygen species，ROS）是氧的代谢物，包括超氧阴离子、过氧化氢、氢氧基、过氧羟自由基、氧化亚氮等。过高浓度的活性氧可以诱导细胞的脂类、蛋白和 DNA 氧化损伤，从而引起一系列病理变化。大部分的细胞具有抵抗活性氧作用的系统，包括酶抗氧化系统（超氧化物歧化酶、谷胱甘肽过氧化氢酶）和非酶抗氧化系统（尿酸、维生素 C、维生素 E），当精子中的抗氧化系统被破坏，精子功能就会受损。精液中活性氧的主要来源是精液白细胞和形态学异常的精子。

可采用化学发光的方法检测人精子产生的过氧化氢。由于人类精子表面没有甲酰三肽（FMLP）受体，而白细胞表面有 FMLP 特异性受体，加入 FMLP 可以诱导精子悬液中污染白细胞产生 ROS，再加入 PMA 可诱导精子和白细胞产生 ROS。如 FMLP 加入后未出现骤然升高的化学荧光信号，则 PMA 检测到的 ROS 为精子产生的。

也可以测定其他物质，了解 ROS 的情况。丙二醛（MDA）是 ROS 脂类过氧化作用诱导损伤的一种直接指示剂，因而可通过检测 MDA 了解 ROS 的浓度。精浆中的超氧化物歧化酶（SOD）是 ROS 的重要清除物质，两者处于动态平衡，SOD 的减少，也会使 ROS 的浓度升高，对精子造成损伤。

ROS 在男性不育症中起非常重要的作用，但目前 ROS 的检测仍缺乏准确定量的分析，是否在男性不育症诊断和治疗中起指导作用仍有待研究。

临床意义：精浆中含有自由基的抗氧化清除物和抗氧化酶，而有些男性则缺乏这些物质，这也可能是男性不育的原因之一。在辅助生殖技术中精子制备时去除精浆会使精子更容易遭受氧化损伤。精液中活性氧的含量增加的情况有：过多的白细胞、未成熟精子细胞过多、损伤的精子等。研究发现精液的操作如精液的离心、冷冻等步骤也不同程度地增加活性氧的产生。过多的活性氧产生导致氧化损伤和人精子功能受损以及核和线粒体 DNA 的损伤。一个白细胞能够产生的活性氧,可以是一个精子产生的 100 倍以上。用此方法测出的数据的准确性仍有待商榷,目前临床使用较多的线粒体 DNA 的损伤检测和精子存活试验的结果可以间接说明氧化损伤的程度。

7. 精子 DNA 碎片化检测

(1)检测原理:精子染色质扩散法(Sperm Chromatin Dispersion,SCD)。DNA 完整的精子在经过变性和去除核蛋白后 DNA 扩散形成特征性的光晕,而存在 DNA 碎片的精子不会产生这种特征性的光晕。根据光晕的有无和大小判断精子的 DNA 完整程度。

(2)主要材料

① 包被载玻片:包被有 1% 低熔点琼脂糖的载玻片。

② 易熔凝胶(管装):0.5% 琼脂糖溶液。

③ 反应液 A:含 0.09% 过氧化氢的醋酸溶液。

④ 反应液 B:含 0.5% 十二烷基硫酸钠(SDS)的 Tris-HCl 缓冲液。

⑤ 瑞氏染液:含 0.2% 瑞氏色素、0.06% 吉氏色素的甲醇溶液。

⑥ 瑞氏缓冲液:pH6.4～6.8,0.06mol/L 磷酸盐缓冲液。

⑦ SCD 保存液:0.72% 氯化钠、65% 吐温 20 溶液。

⑧ 盖玻片

(3)样本要求

1)受试者须禁欲 2～7 天,通过手淫法或戴特制的采集套性交方法留取全部精液标本。

2)新鲜精液标本液化后进行检测,或加入 SCD 保存液后置 -20℃保存待检。

(4)检验方法

1)试剂及室温准备

① 将易熔凝胶管置于 80℃孵育 20min,待完全融化后,将易熔凝胶管置于 37℃待用(从 80℃转移至 37℃需要至少平衡 5min 后方可使用)。

② 检测前将室温调整至 20～28℃。

2)标本准备

① 以生理盐水调整液化的新鲜精子(或液氮冻存的精子或经提取后的活动精子)浓度至(5～10)×10^6/ml。

② 不能完成检测的新鲜标本,需要加入 3 倍体积的 SCD 保存液后再冷冻保存(可至少保存15d)。

方法如下:在 Eppendorf 管中加入 SCD 保存液 300μl 和待保存精液 100μl,充分混匀,置于 −20℃或 −80℃保存。检测时,将其室温平衡后,计数精子浓度,以生理盐水调整精子浓度至(5～10)×10^6/ml。

注意:精液标本体积(100μl):SCD 保存液体积(300μl)=1:3,不可随意加大(但可以减少)精液标本所占的体积比。

3）检测方法

① 取精子浓度（5～10）×10^6/ml 的待测标本 60μl，加入已熔化的易熔凝胶管（注意 37℃持续保温），充分混匀，37℃孵育待用。

② 将包被载玻片置于 2～8℃冰箱预冷 5min 后取出，迅速于载玻片被区域加入步骤 1 制备的精子悬液 30μl。

③ 迅速盖上盖片（勿对盖片施压），尽量避免产生气泡；置 2～8℃冰箱 5min，使其凝固。

④ 从冰箱中取出载玻片，小心移去覆盖在上面的盖片。方法：沿盖片下端向前轻轻推动盖片，直至盖片另一端稍稍超出载玻片宽度；捏住盖片的突出端，沿载玻片平面轻轻地抽走盖片。注意：在移动盖片的过程中，盖片始终紧贴于载玻片平面滑动，切不可将盖片向上抬离凝胶平面。

⑤ 将载玻片立即垂直浸入盛有反应液 A 的反应池内，20～28℃准确反应 7min。

⑥ 取出载玻片，用滤纸吸去残存于载玻片背面及侧缘的液体（勿接触标本区）；将载玻片垂直浸入盛有反应液 B 的反应池内，20～28℃准确反应 25min。

取出载玻片，用滤纸吸去残存于载玻片背面及侧缘的液体（勿接触标本区）；将载玻片水平浸入大量的纯化水中 5min，期间换水 1～2 次。

取出载玻片，用滤纸吸去残存于载玻片背面及侧缘的液体（勿接触标本区）；将载玻片垂直浸入盛有 70% 乙醇的反应池内，2min。

取出载玻片，用滤纸吸去残存于载玻片背面及侧缘的液体（勿接触标本区）；将载玻片垂直浸入盛有 90% 乙醇的反应池内，2min。

取出载玻片，用滤纸吸去残存于载玻片背面及侧缘的液体（勿接触标本区）；将载玻片垂直浸入盛有 100% 乙醇的反应池内，2min。

⑦ 空气中自然干燥。

⑧ 染片。每张载玻片以瑞氏染液 15～20 滴覆盖，稍等片刻再缓慢地加入瑞氏缓冲液 30～40 滴，以洗耳球轻轻吹打混合染液（注意勿破坏染液形成的表面张力），室温 15min 后以流水轻轻冲洗染片。

⑨ 自然干燥或吹干。

⑩ 高倍显微镜下观察 500 个精子，计数存在 DNA 碎片的精子数量。

4）结果观察与计算

① 精子 DNA 碎片判定标准：精子头部仅产生较小的光晕或无光晕，单侧光晕的厚度不超过精子头部最小直径的 1/3（图 3-14-5）：

② 精子 DNA 碎片率（%）＝存在 DNA 碎片精子数 ÷ 被观察精子总数 ×100%

精子 DNA 完整率（%）＝1－精子 DNA 碎片率（%）

（5）参考值：正常参考值：精子 DNA 碎片率：＜25%。

目前学术界尚无统一的参考标准。综合分析多篇 SCD 相关文献资料显示，98 例正常生育男性未经分离提取的原始精子，其 DNA 碎片率为 12.31±6.31（～25%）。

（6）检验结果的解释：标本保存不当可导致精子 DNA 碎片率增高（假阳性）；延长反应液 A 或反应液 B 的反应时间可导致精子 DNA 碎片率降低（假阴性）。

同一批检测标本，所有精子均出现光晕或均无光晕产生，应高度怀疑检测结果不可靠，查找原

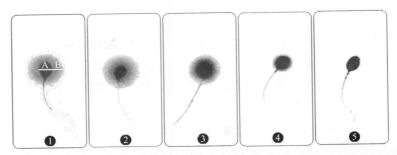

图 3-14-5　①. 为精子 DNA 碎片判定图示，其中 A 为精子头部最小直径，B 为单侧光晕厚度，当 B≤1/3A 则表明精子存在 DNA 碎片；②③. 为 DNA 完整的精子；④⑤. 为存在 DNA 碎片的精子

因后重新检测，并平行测定质控品。

（7）临床意义

①精子 DNA 碎片增加可能导致女方流产。

②精子 DNA 碎片损伤检测可更好地衡量男性生育能力以及预测辅助生殖结局。计划进行 IUI 的夫妇，若男性伴侣有高水平的 DNA 损伤，应考虑行 IVF 或 ICSI 等。

③辅助生殖植入前胚胎发育质量与精子 DNA 损伤呈负相关。

④生殖道炎症、睾丸过热、药物、吸烟、环境毒素、精索静脉曲张以及激素因素等，均可造成精子 DNA 损伤。

参 考 文 献

［1］ 葛均波，徐永健. 内科学. 北京：人民卫生出版社，2013

［2］ 陈孝平，汪建平. 外科学. 北京：人民卫生出版社，2013

［3］ 李宏军，黄宇烽. 实用男科学. 北京：科学出版社，2015

［4］ （德）尼施拉格（Nieschlag，E.），（德）贝雷（Behre，H. M.），尼施拉格（Nieschlag，S.）. 男科学：男性生殖健康与功能障. 北京：北京大学医学出版社，2013

［5］ 谢幸，苟文丽. 妇产科学. 北京：人民卫生出版社，2013

［6］ 陈振文. 辅助生殖男性技术. 北京：人民卫生出版社，2016

［7］ Brito Leonardo F C, Althouse Gary C, Aurich Christine, et al. Andrology laboratory review: Evaluation of sperm concentration. [J]. Theriogenology, 2016, 85(9): 1507-1527

［8］ Egeberg Palme Dorte L, Johannsen Trine Holm, Petersen Jørgen Holm, et al. Validation of image cytometry for sperm concentration measurement: Comparison with manual counting of 4010 human semen samples. [J] . Clin. Chim. Acta, 2017, 468: 114-119

［9］ Îlhan H O, Aydin N. Computer aided motile sperm counting[C]. Medical Technologies National Congress. IEEE, 2017

［10］ Wakimoto Yu, Fukui Atsushi, Kojima Teruhito, et al. Application of computer-aided sperm analysis (CASA) for detecting sperm-immobilizing antibody. [J] . Am. J. Reprod. Immunol, 2018, 79(3): e12814

[11] Fernández J L, Johnston S, Gosálvez J. Sperm Chromatin Dispersion (SCD) Assay[J]. 2018

[12] Rotker K, Sigman M. Sperm DNA Tests Are Clinically Useful: CON[J]. 2018

第十五节　眼耳鼻喉疾病

眼耳鼻喉科学是研究眼耳鼻咽喉、气管食管以及与其相邻头颈部诸器官的解剖、生理、疾病发生发展规律及其诊断和防治的一门科学。眼耳鼻喉等器官虽只占整个机体的很小部分，但作为呼吸道、消化道的起始部分和门户，上承颅脑、下通气管食管，鼻与眼眶紧邻，咽喉两旁有重要神经血管通过，气管、食管又与胸腔纵隔密切相关，使其在整个机体的功能上具有至关重要的意义。眼耳鼻喉疾病范围广泛，主要包括①眼：屈光不正（近视、远视及散光等），视网膜动脉阻塞，白内障，眼眶骨折等；②耳：外耳道炎，中耳炎，耳聋等；③鼻：鼻炎，变应性鼻炎，鼻息肉，鼻出血，鼻窦炎，鼻囊肿，鼻咽癌等；④喉：咽炎，扁桃体炎，喉炎，声带小结，声带息肉，肿瘤等。其中，危害健康最为严重的常见病有：过敏性鼻炎，鼻窦炎，咽炎等。眼耳鼻喉疾病主要可以归纳为 7 种不同的类型：先天性畸形、感染、异物、肿瘤、变态反应、创伤和全身疾病等。各类疾病有着相同或相似的临床特点和处理原则。近年来，眼耳鼻喉疾病的发病率逐渐升高，其发病原因众多，护理难度大，容易反复发作。而且眼耳鼻喉解剖位置深，结构复杂而不规则，发病位置隐蔽，若症状不严重时容易忽略导致病情加重。本文回顾了几种常见的眼耳鼻喉疾病，发病机制，以及其检验方法的发展状况。

一、过敏性鼻炎

变应性鼻炎又称过敏性鼻炎（Allergic Rhinitis，AR），是人体在接触变应原后，由 IgE 介导的发生于鼻黏膜慢性非感染性疾病。其发病特点是鼻内瘙痒，打喷嚏，鼻塞。过敏性鼻炎已成为影响全球健康问题的重要疾病，全球范围内 5 亿人口遭受其危害，占世界人口的 10%～20%。它可以在任何年龄阶段发病，尤其在青少年时期发病率达到顶峰。由于其经常被忽略，误诊或诊断不明，对患者健康，生活质量产生重要影响和危害，且花费巨大的经济成本。美国用于治疗过敏性鼻炎的费用从 2000 年的 61 亿美元增加到 2005 年的 112 亿美元，英国每年支付过敏性鼻炎医疗费用为 10 亿英镑，研究报道，发展中国家越来越多的青少年开始患病，在南非 2011—2015 年，青少年患病率达到15.3%，这让我们不禁感慨过敏性鼻炎疾病虽小，但其对人们生活质量及经济的危害不容小觑。

1. 发病机制　临床上变态反应较复杂，Gell 和 Coombs 将变态反应分为速发型、溶细胞型、抗原抗体复合物型及免疫复合物型。过敏性鼻炎现在被认为是鼻黏膜的 I 型变态反应，由抗免疫球蛋白 E 抗体介导。发病机制是吸入性过敏原（花粉、真菌、尘螨、动物毛发等）引起 IgE 介导的炎症反应。过敏反应发生在早、晚两个阶段。早期阶段：过敏原暴露导致与 IgE 抗体结合，继而使肥大细胞释放组胺、前列腺素、白三烯等炎性递质，启动过敏反应的早期（或急性）阶段，在几分钟内发生过敏性鼻炎症状，症状包括打喷嚏、鼻痒、上气道阻塞或流泪；晚期阶段：炎症递质吸附和激活其他炎症细胞（嗜酸性粒细胞、嗜中性粒细胞和 T 淋巴细胞）进入鼻黏膜，这些炎症细胞释放更多的炎症递质，引发晚期过敏反应，症状与早期过敏反应相同，一般在过敏原暴露后 6～12h 开始出现，在 12～24h 达到高峰。尽管最初的炎症细胞不会引起过敏症状，但是当同一过敏原的再次暴露，即使是小剂量也会引起过敏症状反应，这一系列鼻腔内环境的改变，导致过敏性鼻炎患者出现了鼻黏膜水肿、呼吸阻力增大、鼻部分泌物增多等一系列症状。

2. 检测方法

（1）体内检测：利用特定的变异原来激发人体，观察人体的表现，来判断导致疾病的特定变应原。常采用变应原皮肤试验、鼻内激发试验和被动转移试验等方法，前两种方法在临床上应用较多。

1）变应原皮肤试验：首先将变应原注射到皮内，使变应原与皮内肥大细胞表面的特异性递质相结合，使局部出现丘疹或风团等荨麻疹样变态反应。接种方法主要包括以下 3 种：皮内法、点刺法和斑贴试验。

① 皮内试验：通过皮内注射微量的过敏原，经过一段时间后，观察皮肤的反应，根据结果确定患者是否可能对某种过敏原过敏。需要设置阳性及阴性对照组（如变应原溶媒和组胺溶液 1：1000），如受试患者对某种变应原产生超敏反应，20min 内点刺部位将出现风团和红斑，风团直径≥3mm 则判定为阳性。评价 SPT 反应强度可用皮肤指数（skin index，SI），分别测量变应原和组胺的最大直径，取最大直径中点的垂直线作为最小直径，计算两者风团的平均直径，两者比值即为 SI。SI 分为 4 个等级：＋：0.3≤SI<0.5；＋＋：0.5≤SI<1.0；＋＋＋：1.0≤SI<2.0；＋＋＋＋：SI≥2.0。

② 点刺试验：可以将其视作为皮内试验的一种特殊类型，进行点刺时渗入皮肤的液体量约 0.000003 ml，只有皮内试验的万分之一，因此安全性相对较高，被认为是诊断过敏性反应的金标准，临床应用相对较多。

③ 斑贴试验：接触性皮炎的主要检查手段，对于严重的速发型变态反应患者，可以先做斑贴试验，再做点刺试验以确保安全。

2）变应原鼻内激发试验：一种既特异又灵敏的方法。主要用滤纸和棉片法，比用粉刺或浸剂作鼻内喷雾或黏膜下注射更安全简便，阳性率更高。但每次只能测试一种变应原，故只在皮肤试验结果阴性且又怀疑变异原存在或需要对皮试结果进一步验证时使用。

临床检测中需要注意的是，上述两种试验前 48～72h，均应停用肾上腺皮质激素和抗组胺药物，故而患者处于哮喘状态时，上述检查不宜进行。总的来讲，过敏原皮肤试验和激发试验都是常见的体内试验，但前者在临床应用更为广泛。

（2）体外试验：利用体外的免疫学方法对过敏性鼻炎患者进行检测，不仅能够准确的判断患者是否出现过敏现象，还可以进一步确定患者的过敏原，进而提示患者尽量避开过敏原或减少与过敏原接触，从而降低过敏性鼻炎的临床发病率。

1）免疫学检测法主要检测项目包含患者血清或鼻分泌物中的总免疫球蛋白 E（IgE）、嗜碱性粒细胞释放递质能力和细胞黏附分子和细胞因子等。

① 血清特异性 IgE：主要是针对某一特定类别过敏原存在而进行的 IgE 检测，明确患者在接触某一特定过敏原时是否会出现过敏现象。

② 血清总 IgE：目前临床检测血清总 IgE 的方法主要分为以下 4 种方法：放免法、金标法、荧光酶标法及酶标法。

③采用双抗体夹心酶联免疫吸附法（ELISA）检测细胞黏附分子（VCAM-1）和细胞因子（IL6、IL33、IL3、IL5、IL8、转化生长因子β等，第二信使cGMPcAMP的表达水平。

2）涂片法检查分泌物鼻分泌物涂片采用伊红美蓝染色（瑞氏染色），高倍显微镜下嗜酸粒细胞比例>5%为阳性。

3. 临床意义

（1）免疫原的检测：皮肤点刺试验能够为临床提供过敏原的种类，为诊断过敏性疾病提供临床治疗依据。

（2）血清特异性IgE检测：机体在受到过敏原刺激后会产生IgE，通过检测患者血清特异性IgE水平，从而判断患者受到的过敏原刺激，这对于临床干预治疗及预防有较为重要的意义。由于过敏性疾病、寄生虫感染、种族差异等因素均可使体内总IgE水平增加，且有1/3的慢性AR患者总IgE水平处于正常范围，故单独测定血清总免疫球蛋白E对变态反应的筛查价值不高，也不能作为过敏性鼻炎诊断依据。鼻灌洗液中变应原特异性IgE测定对过敏性鼻炎的鉴别诊断有一定临床价值。

（3）VCAM-1：VCAM-1是一种细胞黏附分子，它和嗜酸性粒细胞结合后，促进嗜酸性粒细胞的迁移。而IL-6是细胞因子，其功能性较多，对抑制炎症反应及免疫应答方面均有重要的作用。IL-3是嗜酸性粒细胞活化分子，IL-8是嗜酸性粒细胞趋化因子，转化生长因子β是嗜酸性粒细胞促凋亡因子。在引起上下呼吸道炎症损伤过程中，嗜酸性粒细胞的趋化作用和激活是必不可少的步骤，通过检测这些细胞因子的含量，推测炎症损伤程度，对过敏性鼻炎疾病的诊断和治疗具有重要意义。

（4）涂片法检查分泌物中嗜酸性粒细胞：显微镜检查分泌物时如果发现有大量嗜酸性粒细胞存在，可以将其作为诊断过敏性鼻炎的重要依据。

4. 影响因素

（1）体内检测的影响因素：皮肤点刺试验是目前发达国家公认的最为经济、方便、有效、安全的过敏原诊断方法。但①由于可能存在操作不当、材料不合适等因素导致对体内过敏反应的误判，因此要结合患者病史（包括变应原暴露、发病经过）和临床表现，以期对结果作出合理的判断。②应采用本地区常见的变应原进行检测，如尘螨、蟑螂、动物皮屑、真菌和花粉等，这些穿刺液的数量和质量会影响试验结果的准确性。操作时要注意如下几点：a. 尽量使用标准化的变应原浸液；b. 勿在病变或异常皮肤处进行试验；c. 15～20min后判定皮肤反应，不要过早或过晚；d. 应使用阳性和阴性对照液辅助判断；e. 询问患者用药史以防干扰。SPT常见操作错误有：①点刺部位之间距离过近（<2 cm），使得反应区重叠而无法判断；②点刺出血而导致假阳性结果出现；③点刺未进入皮肤或进入过浅，导致假阴性结果；④试验中变应原溶液流失或被不慎拭去。

（2）免疫学方法检测IgE的影响因素：放免法在临床的使用较少，虽然放免法的检测结果更具准确性，但该方法对检测设备的要求较高，其经济效益又相对低，限制了全面推广使用。此外，使用该方法进行检测时会产生一定的放射性污染，造成环境污染，危及人体的健康；酶标法在临床上的运用最为广泛，运用该方法检测患者血清总IgE，其准确性、特异性及检测灵敏性与放免法大致相同，但其具有经济性及简便性等显著优势，因此在临床的使用最为广泛。金标法虽然具有操作简单、检测结果快的特点，进行检测时一般15min即可取得检测结果，但其检测灵敏性不高，临床常用于初筛试验。

（3）ELISA检测细胞黏附分子和细胞因子的影响因素：ELISA是检验科常用的免疫学检测方法

之一，其特点是操作简单，无须特殊的设备，在各级医院应用广泛。但是，不正确的操作可能会造成结果的假阴性或假阳性。影响 ELISA 试验的因素如下。①素质因素：实验室操作人员的素质主要包括思想素质、技术素质、文化素质、心理素质和身体素质。临床研究显示工作人员的素质问题是影响检验结果准确性的首要因素。②标本处理因素：实验室工作人员在收到标本后应该认真查验核对，对于不符合实验室要求的标本和申请单要拒收，对于合格的临床血液标本要及时分离血清，避免溶血现象的发生。不能及时检测的各类标本要妥善保存于 4℃冰箱，并做好原始记录，如标本管上标明待检者的姓名以及标本收到日期。从冰箱取出标本时，要将标本预温至室温，冰冻的样品要将其融化并充分混匀后再进行下一步操作。

（4）涂片法检查：主要的影响因素包括样本采集是否合格、涂片染色的好坏，操作者识别细胞的能力，显微镜的性能等，上述因素均会影响最终的结果判断。

二、鼻窦炎

鼻窦炎（Sinusitis）是指发生于鼻窦的炎症。常见症状包含浓厚鼻涕、鼻塞，以及面部疼痛。其他症状包括发热、头痛、嗅觉减退、咽痛，以及咳嗽，咳嗽常于夜间加剧，本病严重的症状较为罕见。临床上将病程 4 周以下的鼻窦炎称作急性鼻窦炎（Acute rhinosinutis，ARS），延续 12 周以上的则称为慢性鼻窦炎（Chronic rhinosinutis，CRS）。

慢性鼻窦炎（chronic sinusitis，CRS）为鼻窦的一种慢性非特异性化脓性炎症，常表现为多个鼻窦同时受累，临床特征为流脓涕为主，多数由急性鼻窦炎演变而来，但是也可以一开始就表现为慢性。中医对浊涕常流、源源不断、久病鼻塞、嗅觉功能减退为主要特征的鼻病称为"慢鼻渊"，即慢性鼻 - 鼻窦炎。如《医学心悟·卷 4》说："若鼻中常出浊涕，源源不断者，名曰鼻渊"，因鼻气通于脑，涕自上而下流出，故亦名"脑漏""脑渗""脑泄""脑崩"。

1. 发病机制　急性鼻窦炎可能因各类感染、过敏、空气污染，或鼻腔构造问题导致。如果症状持续 10 天以上未改善，可能就会造成病原菌孳生。哮喘、囊肿性纤维化、以及免疫缺陷患者可能会有反复复发最终导致慢性鼻窦炎的情况。

2. 检查方法

（1）鼻内镜检查和影像学检查：对慢性鼻窦炎的诊断一般常规以鼻腔检查、鼻内镜检查和影像学检查为主。

鼻腔检查：可见中鼻甲发生水肿或肥大，甚至可见多发息肉。中鼻甲或下鼻甲表面有黏性分泌物存在，在病情严重患者中可见有脓性分泌物。

鼻腔镜检查：以麻黄碱滴鼻以收缩鼻黏膜，仔细检查鼻腔各部，可见腔内有水肿、黏脓鼻涕或息肉。可以查清楚窦口鼻道复合体甚至鼻窦内的情况。

鼻窦 CT 检查：鼻窦 CT 有利于明确判断病变部位以及鼻软骨骨质变化情况，也有助于对于鼻部肿瘤的鉴别诊断。

鼻窦 MRI 检查：MRI 能较好的识别鼻窦内软组织和液体成分，对于术前手术方案的制定有着重要的意义。

（2）实验室检查

1）采集脓性分泌物标本，置于无菌试管内送检实验室，检测致病菌及其药敏试验。在患者术前，无菌条件下于鼻内镜深入窦口鼻道复合体，以棉拭子取鼻腔分泌物，进行如下操作。①将分泌物置于载玻片上进行革兰染色，于超高倍显微镜下活体镜检，看有无细菌或真菌感染。②将分泌物按操作规程接种于血琼脂平板、MAC平板，于5%含量的二氧化碳培养箱中培养24～48 h后，依据菌落生长状况进行菌种鉴定。此两项检查有利于鉴别鼻窦炎的病因，是鉴别真菌性、细菌性、病毒性鼻窦炎的重要手段，为后续治疗方案的选择提供可靠的依据。其中，超高倍显微镜镜检的应用，不仅提高了诊断的准确性和效率，还能同时对寄生虫、真菌、孢子等进行检查。然而，由于超高倍显微镜检查手段复杂、成本过高，且最终仍需配合真菌培养和病理学检查结果，目前尚未广泛应用于临床。

2）采集患者血液，采用单向免疫扩散法检测血清相关免疫球蛋白IgG、IgA、IgM的含量。

3）炎症指标检测，如急性时相反应蛋白C反应蛋白（CRP）和血清淀粉酶样蛋白A（SAA）检测。

（3）病理学检查：内镜鼻窦手术时选取病变组织进行炎性细胞计数。采用HE染色对慢性鼻窦炎的病理组织切片检查。经4%甲醛固定、石蜡包埋、切片、HE染色等步骤后，在病理科医师指导下对嗜酸性粒细胞进行计数，每一张病理切片观察至少5个高倍镜视野（×400），计数每个高倍镜视野下切片浸润嗜酸性粒细胞与其他非嗜酸性炎性细胞数量。分别计算平均值后，计算嗜酸性粒细胞/非嗜酸性炎性细胞比值，对慢性鼻窦炎的局部炎症程度进行分级：比值<15%为轻度，15%～30%为中度，>30%为重度。比值高者常见于男性，该病患者鼻翼双侧病变比例和鼻息肉发生率都较高。需要注意的是，本方法易受到个体差异（如血液白细胞水平等）干扰，故不能单凭此项指标判断患者病情，需结合其他检查进行有效的判断。

3. 临床意义

（1）微生物培养鉴定致病菌：CRS为致病菌感染等多种因素共同作用导致的鼻腔鼻窦黏膜的慢性炎症性疾病。近期有文献报道显示，导致CRS发生的最重要致病菌包括金黄色葡萄球菌、铜绿假单胞菌等。目前也有研究认为致病菌抵抗机体免疫反应的重要原因是生物膜的形成，因此可以解释慢性鼻窦炎容易复发和病程迁延的临床特点。同时检测致病菌的其药物敏感性，为临床治疗提供准确可靠的依据。

（2）免疫球蛋白：①IgG水平的升高多见于各种感染。②IgA和IgM水平的升高多见于各种恶性肿瘤。

（3）炎症指标：C反应蛋白（CRP）和血清淀粉酶样蛋白A（SAA）检测。据统计，儿童每年有6～8次或人均3次的上呼吸道感染，其中0.5%～5%病毒感染可引起急性鼻窦炎，但是否为CRS的诱发因素尚不能确定。不过有3种假说解释病毒感染对CRS发病的影响：①病毒是黏膜炎症的慢性来源；②病毒激发了CRS发病前的初次损害；③病毒可以引起CRS症状急性加重。另外，CRS病程中出现短时间的病情加重，脓性鼻涕增多的病例，显然与细菌感染有关，但往往患者症状不典型，难以判断细菌感染还是病毒感染所致，因此，CRP和SAA的联合检测可以鉴别感染类型。SAA是人体急性期蛋白，正常情况下在血液中以低水平存在（浓度<10mg/L），当机体受到刺激后（如损伤、感染、炎症、肿瘤等因素）会产生一系列的细胞因子，如IL1、IL6、TNF-α等，经上述细胞因子的调控SAA表达水平可在5～6 h内迅速升高，并在疾病的恢复期迅

速下降。主要的临床应用有：① CRP 和 SAA 联合检查可以对感染类型进行鉴别：细菌和病毒的早期感染时 SAA 明显升高，而 CRP 一般在细菌感染时才会显著升高，而一般病毒感染时 CRP 可表现正常或升高不明显（腺病毒、EB 病毒和细小病毒等病毒感染时 CRP 可较高）。因此联合检测 SAA 与 CRP 水平能够提高病毒感染早期诊断的效率，并为病毒与细菌感染的鉴别诊断及治疗方案的选择提供参考信息。具体结合模式如表 3-15-1。② 此外类风湿关节炎、结核病或麻风病患者 SAA 浓度的慢性升高，也可用于诊断继发性淀粉样病变。因此 SAA 水平恢复至正常为该类患者病情改善治疗有效的标志。

表 3-15-1　SAA 和 CRP 联合检测不同结果组合模式的临床意义

模式	项目	结果（mg/L）	项目	结果（mg/L）	临床意义
1	SAA	<10（-）	CRP	<10（-）	病程大于 6～12h，可基本排除细菌、病毒感染，或感染的细菌病毒已被消除
2	SAA	>10（+）	CRP	<10（-）	1. 如果 SAA 升高明显提示病毒感染　2. 如病程尚短（通常小于 6h），SAA 升高不明显，不能排除细菌感染，应数小时后再复查
3	SAA	<10（-）	CRP	>10（+）	提示病毒感染或细菌感染恢复期
4	SAA	>10（+）	CRP	>10（+）	1. SAA 和 CRP 平行升高，提示细菌感染可能性大　2. SAA 明显升高，CRP 轻度升高，提示病毒感染可能性大

（4）病理组织切片检查：主要用于放射诱导的慢性鼻窦炎患者鉴别诊断，与不伴随鼻息肉的患者相比，放射诱导的慢性鼻窦炎患者其鳞状上皮化生现象和上皮下水肿更为明显；与伴随鼻息肉的患者相比，放射诱导的慢性鼻窦炎患者其嗜酸性粒细胞减少和基膜厚度变薄。

4. 影响因素

（1）微生物样本检测过程中，每一个环节都会影响最终鉴定结果，主要包括标本送检是否合格，操作者水平，培养基的质量保证，鉴定方法是否准确可靠，最终对检测结果做出正确判断。

（2）影响单向免疫扩散法实验结果准确性的因素主要有：①操作者的加样量必须准确，在吸取每份标本前均应更换新的塑料吸头，避免交叉污染的发生。②为尽量减少误差，制作标准曲线时至少需要做两份以上标准板。

（3）HE 染色法是教学与科研中使用最广泛，最基本的技术方法之一。苏木精染液是碱性染料，能够使胞核内的染色质和胞质内的核糖体着紫蓝色；伊红染液是酸性染料，能够使胞质和胞外基质中的成分着红色。病理组织取材的质量，染色剂的质量，HE 染色时间及操作者镜下的观察水平均会对结果产生影响。

三、慢性咽炎

慢性咽炎（chronic pharyngitis）是咽部黏膜、黏膜下淋巴组织的慢性炎症，是上呼吸道炎症的一部分。本病多发于成年人，病情顽固且病程较长，治疗困难。临床主要表现包括：咽部干燥、发痒、灼热、微痛和异物感；刺激性咳嗽伴黏稠的分泌物；晨起时清嗓动作明显甚至恶心呕吐。该疾病主要分为两大类。①慢性单纯性咽炎：黏膜弥漫性充血，血管扩张，色暗红，附少许黏稠分泌物；②慢性肥厚性咽炎：黏膜明显增厚，弥漫性充血，咽后壁淋巴滤泡增生明显、充血肿胀，呈颗粒分布或融合成块，咽侧索也可能有充血肥厚症状出现。中医称慢性咽炎疾病为"慢喉痹"；喉底小瘰明显增生者，又称之为"帘珠喉痹"本病常表现咽部干涩不适，患者喜欢饮水润喉以缓解局部症状，局部黏膜也常表现红色并多伴有肿胀，认为系虚火之证，所以曾称之为"虚火喉痹"。该病诊断时首先应详细询问病史，全面仔细检查咽部，包括鼻咽及咽喉，以及必要的全身检查，其次应特别注意鼻、咽、喉、食管、颈部的隐匿病变，如早期恶性肿瘤。有些患者需要严密动态随访治疗观察，以便最终排除恶性病变。

1. 发病机制　慢性咽炎可由多种病毒和细菌引起，其中病毒因素主要包括腺病毒、鼻病毒、肠病毒、EB 病毒、流感病毒 A 群和 B 群等。最主要的细菌为链球菌，30% 儿童及成年患者由链球菌引起。此外，梭杆菌、包柔螺旋体、溶血隐秘杆菌、淋病奈瑟菌等也可引起急性咽炎。咽部黏膜及组织的急性感染是最主要的临床表现。咽炎发病呈现季节性，春季多发。而由腺病毒、鼻病毒和其他病毒引起的上呼吸道感染如急性咽炎，多见于春末夏初。咽炎主要通过咳嗽等呼吸道传播，大范围暴发多由污染的食物或水源引起。环境密闭、空气不流通是咽炎相互传播的重要危险因素。

2. 检查方法

（1）局部检查和纤维镜检查：详细地进行局部检查。若诊断为慢性咽炎患者，应对鼻咽、喉咽和食管进行进一步检查，以便排除这些部位的肿瘤病变。

（2）实验室检查

1）咽拭子收集患者咽后壁分泌物进行细菌培养，并依据培养结果进行药敏试验。

采集标本前，要求患者提前 2h 禁食。以无菌生理盐水漱口 2～3 次后，按照无菌操作要求将咽拭子于咽后壁或悬雍垂后侧反复擦拭后，将咽拭子放入无菌试管中尽快送检。采集完成后，先取部分分泌物直接涂片镜检，再将剩余分泌物按照检测需求分别接种至血琼脂平板、巧克力平板、万古霉素平板和麦康凯平板等。整个操作过程必须无菌，且于 30min 内完成。细菌分离培养以及后续药敏试验，须严格依照《全国临床检验操作规程》第三版标准执行。

2）感染性疾病标志物：如 C 反应蛋白、降钙素原（PCT）、脂多糖（LPS）、IL6、难辨梭菌毒素、中性粒细胞 CD64、髓样细胞触发受体 -1 及 Toll 样受体等。

3）真菌感染性疾病标志物：真菌抗原（1, 3- 真菌葡聚糖）、曲霉菌抗原（半乳甘露聚糖）、隐球菌抗原（荚膜多糖抗原）等。G 试验：1, 3-β-D- 葡聚糖特异性激活鲎变形细胞裂解物中的 G 因子，产生蛋白酶，引起裂解物凝固，故称 G 试验。

3. 临床意义

（1）慢性咽炎的常见的细菌培养结果主要有 α- 溶血性链球菌、肺炎链球菌、表皮葡萄球菌、流感嗜血菌、金黄色葡萄球菌等，有研究表明，慢性咽炎的发病与咽部菌群紊乱之间存在重要的联系。因此，对咽部分泌物行细菌培养以及药敏试验能有效指导临床用药，针对性抑制致病菌群，防止抗生素的滥用，同时对恢复咽部的正常菌群平衡也有着积极的意义。

（2）感染性疾病标志物

1）C反应蛋白：① CRP 在各种急性或慢性炎症、组织损伤、放射性损伤、心肌梗死等疾病发作后数小时迅速升高，病情好转时，又迅速降至正常，其升高幅度与感染的程度呈正相关，且血清 CRP 的含量不受温度、生理、贫血等因素的影响。② CRP 可用于细菌和病毒感染的鉴别诊断：通常在细菌感染时 CRP＞100mg/L，于感染后 6～8h 显著升高，达峰时间为 24～48h，其升高水平于感染程度呈正相关。在感染消除后其含量急剧下降，一般一周内恢复正常。在病毒性感染时 CRP 水平一般正常或轻度升高。③ CRP 与白细胞总数、红细胞沉降率和多形核白细胞等炎症因子密切相关，且 CRP 与白细胞存在正相关，具有极高敏感性。④ CRP 可用于疾病活动性的评估。

2）PCT：①细菌感染产生的 PCT 与感染的程度和严重性相关。PCT 比 CRP 与细胞因子显示更加有利的动力学曲线：在刺激后 4～12h 水平增加，当感染被宿主免疫系统或抗生素疗法控制后，循环 PCT 水平则每天减半。目前，PCT 广泛用于感染和脓毒血症的诊断方面。②目前 PCT 比任何其他可用的脓毒症标志物更有潜能区分感染性和非感染性全身性炎症。

3）可溶性髓样细胞触发受体-I（sTREM-I）：sTREM-I 是反映机体感染的指标，在一定程度上反映感染性炎症的反应。sTREM-I 的水平与脓毒症的严重程度相关，可作为脓毒症的指标。

（3）真菌感染性疾病标志物

1）真菌抗原（1，3-β-D-葡聚糖）检测（G 试验）：① G 试验可作为真菌感染的早期诊断，可以及时且快速的为临床深部真菌感染提供临床依据，为临床争取了宝贵的治疗时间。②快速诊断：传统的微生物分离、培养与鉴定需要时间长，而 G 试验仅需 1h 即可得到检测结果。G 实验可用于指导真菌感染后的临床用药方案的制定和疗效评估。

2）曲霉菌抗原检测（半乳甘露聚糖，GM）的临床意义：① GM 试验用于曲霉菌感染的早期诊断。② GM 的释放量可用于间接的反映曲霉菌干扰的严重程度。③ GM 试验可用于临床抗真菌药物的应用及其抗真菌药物使用后疗效评价监测。④ GM 试验还可用于检测支气管肺泡灌洗液，是目前国际上诊断侵袭性曲霉病时一致认可的方法之一。

4. 影响因素

（1）在微生物检验的过程中，影响因素主要有试剂因素、标本自身因素、患者因素以及检验人员等因素，这些因素均会对于检验结果造成影响。

（2）检测细菌和真菌感染性疾病标志物的影响因素主要有：①检验工作人员操作水平。②仪器的性能和试剂质量。③ 1，3-β-D-葡聚糖检测时，所有试验用品不得受葡聚糖污染，否则检测结果容易出现假阳性。如：a 血透时使用纤维素膜，标本或患者暴露于纱布或其他含有葡聚糖的材料；b 静脉输注免疫球蛋白、白蛋白、凝血因子或血液制品；c 链球菌菌血症；d 使用多糖类抗癌药物、放化疗造成的黏膜损伤导致食物中葡聚糖或定植的念珠菌经胃肠道进入血液等。④ GM 试验以下情况会出现假阳性：a. 释放入血循环中的曲霉 GM（包括甘露聚糖）并不持续存在而是很快清除；b. 以前使用抗菌的药物；c. 病情不严重；d. 非粒细胞缺乏患者。

综上所述，眼耳鼻喉疾病是一系列常见病，多发病。随着工业社会的发展和环境污染越来越严重，眼耳鼻喉疾病发病率在全球呈上升趋势。在临床实践中，越来越多的患者遭受到身体和由此带来的经济拮据的双重折磨，本文希望通过回顾几种常见眼耳鼻喉疾病，更进一步了解，防控和治疗眼耳鼻喉疾病。

参 考 文 献

[1] Ribeiro L, Castro E, Ferreira M, et al. The concepts and applications of tissue engineering in otorhinolaryngology. Acta otorrinolaringologica espanola, 2015, 66(1): 43-48

[2] Wormald JC, Fishman JM, Juniat S, et al. Regenerative medicine in otorhinolaryngology. The Journal of laryngology and otology, 2015, 129(8): 732-739

[3] Garritano FG, Quatela VC. Surgical Anatomy of the Upper Face and Forehead. Facial plastic surgery : FPS. 2018, 34(2): 109-113

[4] Crafts TD, Ellsperman SE, Wannemuehler TJ, et al. Three-Dimensional Printing and Its Applications in Otorhinolaryngology-Head and Neck Surgery. Otolaryngology--head and neck surgery : official journal of American Academy of Otolaryngology-Head and Neck Surgery, 2017, 156(6): 999-1010

[5] Koenraads SP, Aarts MC, van der Veen EL, et al. Quality of life questionnaires in otorhinolaryngology: a systematic overview. Clinical otolaryngology : official journal of ENT-UK ; official journal of Netherlands Society for Oto-Rhino-Laryngology & Cervico-Facial Surgery, 2016, 41(6): 681-688

[6] Athanassoglou V, Patel A, McGuire B, et al. Systematic review of benefits or harms of routine anaesthetist-inserted throat packs in adults: practice recommendations for inserting and counting throat packs: An evidence-based consensus statement by the Difficult Airway Society (DAS), the British Association of Oral and Maxillofacial Surgery (BAOMS) and the British Association of Otorhinolaryngology, Head and Neck Surgery (ENT-UK). Anaesthesia. 2018

[7] Chiappini E, Camaioni A, Benazzo M, et al. Italian Guideline Panel For Management Of Cervical Lymphadenopathy In C. Development of an algorithm for the management of cervical lymphadenopathy in children: consensus of the Italian Society of Preventive and Social Pediatrics, jointly with the Italian Society of Pediatric Infectious Diseases and the Italian Society of Pediatric Otorhinolaryngology. Expert review of anti-infective therapy, 2015, 13(12): 1557-1567

[8] Sperry SM, O'Malley BW, Jr. Weinstein GS. The University of Pennsylvania curriculum for training otorhinolaryngology residents in transoral robotic surgery. ORL; journal for oto-rhino-laryngology and its related specialties, 2014, 76(6): 342-352

[9] Stuck BA, Dreher A, Heiser C, et al. Diagnosis and treatment of snoring in adults-S2k Guideline of the German Society of Otorhinolaryngology, Head and Neck Surgery. Sleep & breathing＝Schlaf & Atmung, 2015, 19(1): 135-148

[10] Yang LF, Cai LM, Li M, et al. A 10-year retrospective study of alterative aeroallergens sensitization spectrum in urban children with allergic rhinitis. Therapeutics and clinical risk management, 2018, 14: 409-416

[11] Allen-Ramey F, Mao J, Blauer-Peterson C, et al. Healthcare costs for allergic rhinitis patients on allergy immunotherapy:

a retrospective observational study. Current medical research and opinion, 2017, 33(11): 2039-2047

［12］Cox L. The role of allergen immunotherapy in the management of allergic rhinitis. American journal of rhinology & allergy, 2016, 30(1): 48-53

［13］Dilek F, Gultepe B, Ozkaya E, et al. Beyond anti-microbial properties: The role of cathelicidin in allergic rhinitis. Allergologia et immunopathologia, 2016, 44(4): 297-302

［14］杨艳艳. 药物联合维生素 D 治疗煤矿工人过敏性鼻炎疗效观察［D］山西医科大学，2016

［15］张国军，康熙雄，等. 过敏性疾病实验室检查的进展［J］中国康复，2007，22（1）：54-56

［16］任可，李桐，等. 过敏性鼻炎免疫学检测指标的研究现状及其进展［J］中国继续医学教育，2017，9（32）：53-54

［17］纪珮，李爱连，姜凤良，等. IL-33 与过敏性疾病关系的研究进展［J］现代免疫学，2014（3）

［18］程雷. 变应性鼻炎的诊断和治疗［J］山东大学耳鼻喉眼学报，2013，27（2）：1-4

［19］龚霄阳，程雷. 变应性鼻炎的诊治现状与进展［J］中国中西医结合耳鼻咽喉科杂志，2015，（3）：161-165

［20］Rosenfeld R M, Piccirillo J F, Chandrasekhar S S, et al. Clinical practice guideline (update): adult sinusitis[J]. Otolaryngol Head Neck Surg, 2015, 152(4): 598-609

［21］田道法. 耳鼻咽喉科中西医诊疗套餐. 北京：人民军医出版社，2013：64-133

［22］马秀岚. 耳鼻咽喉科疾病鉴别诊断学. 北京：军事医学科学出版社，2005：232-233

［23］张青俊，杨宇英，李彩青. 超高倍镜在真菌性鼻窦炎诊断中的应用［J］河北医药，2012，34（6）：876-877

［24］Kuhar HN, Tajudeen BA, Heilingoetter A, et al. Batra PS: Distinct histopathologic features of radiation-induced chronic sinusitis. International forum of allergy & rhinology 2017, 7: 990-998

［25］李志，韩亮，尤权杰，等. 外周血嗜酸粒细胞诊断嗜酸粒细胞性慢性鼻 - 鼻窦炎的分析评价［J］中华耳鼻咽喉头颈外科杂志，2016，51（7）：528-532

［26］贝政平，舒怀，周梁，等. 眼、耳鼻咽喉科疾病诊断标准. 北京：科学出版社出版，2013：283-293

［27］许庚等. 耳鼻咽喉科疾病临床诊断与治疗方案. 北京：科学技术文献出版社，2013：194-237

［28］Costelloe C, Metcalfe C, Lovering A, er al. Effect of antibiotic prescribing in primary care on antimicrobial resistance in individual patients: systematic review and meta-analysis. BMJ, 2010, 340: c2096

［29］Kakuya F, Kinebuchi T, Okubo H, et al. Acute Pharyngitis Associated with Streptococcus dysgalactiae Subspecies equisimilis in Children. The Pediatric infectious disease journal, 2017

［30］中华人民共和国卫生部医政司. 全国临床检验操作规程. 3 版.［M］南京：东南大学出版社，2006

［31］薛英，周绪红. 慢性咽炎咽部分泌物细菌学特征和耐药性分析［J］武汉大学学报（医学版），2017，38（1）：142-145

［32］杜利军，张莉滟，吕志跃，等.180 例慢性咽炎患者咽部细菌分布的调查与分析［J］热带医学杂志，2007，7（11）：1103-1105

［33］周文红，影响微生物检验结果的因素探讨［J］，中国医药指南，2015（24）：296-297

［34］王辉，任健康，王明贵，等. 临床微生物学检验［J］，北京：人民卫生出版社，2015：186-192

第十六节 血液系统疾病

一、血液系统疾病概述

血液系统疾病是指原发或主要累及血液和造血器官的疾病。造血系统包括血液、骨髓、脾、淋巴结以及分散在全身各处的淋巴和单核 / 吞噬细胞组织。血液由细胞成分和液体成分组成，细胞成分中包括红细胞，各种白细胞及血小板。液体成分即血浆，包含有各种具有特殊功能的蛋白质及某些其他化学成分。因此，反映造血系统病理生理有及血浆成分发生异常的疾病均属于血液系统疾病，包括各类贫血，红细胞及血红蛋白的异常，各种良、恶性白细胞疾病，各类出、凝血及血栓性疾病，以及血浆中各种成分发生异常所致疾病。

贫血、出血倾向、感染、骨痛及肝脾淋巴结肿大是血液系统疾病的常见症状和体征。但是这些临床表现常无特异性，也可见于其他许多疾病，并且继发性血液学异常比较多见，因此实验室检查对血液病的确诊很重要，很多血液病需要实验室检查予以确诊，在治疗过程中疗效的观察，也离不开实验室检查的结果。

由于现代实验技术的发展，检查方法日趋增多，临床医师在询问病史和详细查体基础上，选择必要的实验室检查以明确诊断，目前常用的的实验室检测手段有：①一般血液检查；②骨髓涂片及骨髓活组织检查；③骨髓细胞电镜检查；④血液生化及出凝血检查；⑤组织病理学检查；⑥免疫学检查，包括白血病免疫分型、抗血细胞抗体检测、免疫球蛋白含量及免疫电泳等；⑦染色体检查；⑧基因诊断等。因此，目前血液系统疾病的实验室检查整合了组织形态、免疫分型、分子生物学及细胞遗传学等多种辅助检测技术，对疾病进行全面评估和综合判断。

二、白血病实验室检测项目

（一）白血病概述

白血病是起源于造血干细胞的恶性克隆性疾病，受累细胞出现增殖失控、分化障碍、凋亡受阻，大量蓄积于骨髓和其他造血组织，从而抑制骨髓正常造血功能并浸润淋巴结、肝、脾等组织器官。

根据白血病细胞的分化程度和自然病程，一般分为急性和慢性两大类。急性白血病细胞分化停滞于早期阶段，多为原始细胞和早期幼稚细胞，病情发展迅速，自然病程仅数月。慢性白血病的分化停滞于晚期阶段，多为较成熟细胞或成熟细胞，病情相对缓慢，自然病程可达数年。

白血病是一组具有高度异质性的血液系统恶性肿瘤。1976 年法、美、英国的血细胞形态学专家讨论、制定了关于急性白血病的分型诊断标准，简称"FAB"分型。以骨髓细胞形态和细胞化学染色为基础，将急性非淋巴细胞白血病分成 M1-M7 共 7 个亚型，而急性淋巴细胞白血病分成 L1～L3 三型。随着细胞遗传学和分子生物学的发展，造血系统肿瘤分类方法有了巨大转变，在 2001 年世界卫生组织（WHO）肿瘤分类:《造血和淋巴组织肿瘤的病理学及遗传学》（第3版）中首次将遗传学信息纳入造血系统肿瘤的诊断标准中。自此白血病的诊断开启了临床、细胞形态学、免疫表型、细胞遗传学特征相结合的新模式。

2008年WHO造血与淋巴组织肿瘤分类（第4版）采用临床特征、形态学、免疫表型、细胞遗传学和分子基因的分类原则来定义具有临床意义的独立病种。全基因组测序和二代测序技术的发展，许多与急性白血病相关的独特生物标志相继被发现，对疾病的诊断、预后以及治疗都有了新的认识。2017年WHO第4版修订版遵循了旧分类的原则，并综合了最新研究进展，对分类命名进行可修订，其中将AML分为4类:AML伴重现性遗传学异常、AML伴骨髓增生异常相关、治疗相关髓系肿瘤和AML非特定类型（AML，NOS）。

目前认为重现性遗传学异常不仅为识别特定病种提供客观标准，促进了疾病预后的危险分层的更新，更重要的是对潜在治疗靶标的异常基因产物和途径的识别，为疾病治疗提供了更多选择。

（二）白血病实验室检测

目前白血病的实验室检测仍以细胞形态学为基础，联合免疫表型、遗传学表型和基因表型特征检测。对白血病进行综合诊断，确定疾病细分亚型，建立基线以解释随访结果评估疾病进展，提供分子标向治疗和更好地预测预后的依据。

1. 形态学检查　形态学检查包括外周血涂片、骨髓穿刺液涂片、骨髓活检（骨髓组织切片、骨髓组织印片）等传统细胞形态检测，是白血病诊断最基础也是最重要的检测手段。髓系肿瘤分类依赖于肿瘤细胞的形态学、细胞化学和免疫表型特征来确定其系列和成熟程度，并确定细胞外观在细胞学上是正常的、病态造血的，还是其他的形态学异常。分类标准基于严格的任何治疗前获得的初始标本。外周血、骨髓和其他相关组织中的原始细胞百分比对于分类髓系肿瘤以及确定其进展仍然是非常重要的。除了具有重现性遗传学异常的白血病类型外，AL的诊断还依赖于肿瘤原始细胞在骨髓和（或）外周血有核细胞中所占的比例，骨髓细胞计数包括原始细胞的评估应以镜下计数为准。

2. 免疫表型检测　通过多参数流式细胞术或免疫组织化学法的免疫表型分析是鉴定髓系肿瘤的重要工具。流式细胞免疫表型检查，不仅可以鉴别细胞的系列、成熟阶段，而且可以鉴定肿瘤性细胞成分，早已成为形态学外的另一个最重要和最基本的诊断项目。使用的技术和分析的抗原根据所怀疑的髓系肿瘤及其最具特征性的信息以及可用的组织而有所不同。

多参数流式细胞术是AML中免疫表型分析的首选方法，这是由于能够在相对较短的时间内分析大量细胞，每个细胞同时获得几种抗原信息。单一标志物在识别白血病细胞的造血系列的作用方面的实用性有限，通常应用针对多种白细胞分化抗原的单克隆抗体的组合。流式细胞术在AL检测中的意义在于:①系别鉴定和亚型的区分，其中在区分AML和ALL、系列未明的白血病类型、AL不能分类型和母细胞性浆细胞样树突细胞肿瘤（BPDCN）的诊断中，流式细胞术具有不可替代的作用。②提示遗传学异常，在伴重现性遗传学异常AML中，有几个具有特征性表型。用8或10色流式细胞术，在多达90%的AML病例中发现异常或不寻常的免疫表型；这些异常包括跨系列抗原表达、不同步成熟抗原表达、抗原过表达以及抗原表达减少或缺失。③判断预后。④微小残留病（MRD）监测，流式细胞术是目前监测微小残留病最有效的手段之一，操作流程简单，具有快速、高效的特点，适用于 95% 的 AL 患者，采用 3 色或 4 色检测灵敏度为 10^{-3} 至 10^{-4}，采用多参数（6 色以上）流式细胞术，灵敏度可以达到 10^{-4} 至 10^{-5}。

流式细胞表型分析除了在方法学和诊断上的诸多优点外，也存在一些不足。由于肿瘤细胞的异质性，表面抗原出现跨系表达而影响对肿瘤类型的判断。一些肿瘤细胞无明确的特异性抗原标记。不同公司的仪器、试剂、质量控制等，都可以带给检测结果上的一些影响。部分细胞表型特征不明确，设定细胞范围模糊，会造成某一细胞群比例偏高偏低，也容易遗漏极少部分的肿瘤细胞的分析，出现假阴性，而受碎片、细胞粘连及血小板黏附等影响时出现的假阳性结果。样本储存周期短，久置样本影响有效细胞数量。当骨髓稀释时，检出的细胞数常低于形态学检查。MRD 检测一些患者化疗后会出现抗原的变异和丢失。流式细胞分析可选抗体多，需要在临床提示和形态学基础上选择流式抗体套餐，以免出现漏诊影响分析定性。

3. 细胞遗传学检测　AL 是一组在临床及遗传学上均有异质性的疾病，在诊断分型方面明确提出以遗传学为依据的伴随 t（8；21）、t（15；17）、inv（16）/t（16；16）等重现性染色体异常的急性髓系白血病（AML）亚型以及伴随 t（12；21）、t（1；19）、11q23 相关易位、t（9；22）等遗传学改变的急性淋巴细胞白血病（ALL）亚型。在预后判断方面，不同的遗传学异常可以将 AML 和 ALL 进行不同的预后分层。因此，确定肿瘤细胞的遗传学特征对于全面的临床病理评估至关重要。应在初次评估时进行常规核型分析，以确定细胞遗传学特征，并定期检测有无遗传学进展。应以基于临床、形态学和免疫表型检查得出的疑似诊断指导额外的诊断性遗传学检查。

血液实验室的常规遗传学方法包括核型分析和荧光原位杂交（FISH）。核型分析的 R 带染色对染色体末端的改变比较敏感，而 G 带染色则容易发现染色体中间部分的变异。一些遗传学变化在核型上可能为隐匿性（不可见）：有些通常为隐匿性或亚显微异常，如 *PDGFRA-FIP1L1* 重排；有些很少情况下为隐匿性，如 *BCR-ABL1* 重排。FISH 则具有更高的敏感度但只能识别特定探针所针对的特定异常。为了弥补 FISH 在全基因组检测上的不足，在间期 FISH 的基础上逐步演变出多种新技术，如彩色涂染 FISH、多色 FISH（包括 SKY-FISH、M-FISH、种间杂交彩色带型 RX-FISH）、比较基因组杂交（CGH）以及在此基础上发展的 array-CGH 基因芯片技术。目前，临床治疗的目标是使患者达到分子水平上的缓解，这就要求用分子生物学方法如 PCR（灵敏度达 $10^{-5} \sim 10^{-6}$ 水平）检测 MRD，FISH（灵敏度 10^{-2} 或 10^{-3} 水平）不适合 MRD 监测。

4. 分子生物学检测　血液病是分子生物学渗透最深入、应用最早和最广泛的疾病。血液病中分子生物学检测技术主要包括 PCR 技术、测序技术和基因芯片等，在血液病的诊断分型、疗效评估、微小残留病的监测、预后判断及个体化治疗等多个方面均发挥了重要作用。

基因的检测对 AL 的意义与细胞遗传学相同，融合基因 RUNX1-RUNX1T1、PML-RARα、CBFβ-MYH11、MLL-AF9、ETV6-RUNX1、TCF3-PBX1、BCR-ABL 等用于辅助诊断；*NPM1*、*CEBPA*、*FLT3*、*RUNX1*、*IDH1*、*IDH2*、*ASXL1*、*KIT* 及其他十几种相关基因的突变检测用于预后判断。

（1）聚合酶链反应（PCR）技术：PCR 可以说是分子诊断中最重要的技术，经扩增后使得特定 DNA 或 RNA 序列可以检测到经典遗传学分辨率以下的微小改变，可以识别血液肿瘤和其他血液病相关的特异性分子学改变。常用的方法有实时定量 PCR（RQ-PCR）技术、反转录 PCR（RT-PCR）技术、等位基因特异性 PCR 技术等。

目前常用于 ALL、AML 和 CML 治疗后 MRD 的监测。微小残留病的数量可用于临床评估治疗效果，以确定进一步的治疗类型和时机，以及用于预后信息评判。PCR 技术只能检测单一或一定量的基因突变位点，临床实验室会选择几个常见重要的突变位点进行检测，导致 AL 的突变检出率降低。

（2）基因测序：DNA 测序是测定 DNA 的 4 种核苷酸及其表观遗传修饰的变体（尤其是 5-甲基胞嘧啶）的序列的一种技术，是基因突变检测的金标准。近年来，陆续出现了第二代测序技术（以罗氏公司的焦磷酸测序法、Illumina 公司的可逆链终止物和合成测序法技术以及 ABI 公司的连接测序法为代表），第三代测序技术（以赫利克斯公司的单分子测序技术、太平洋生物科学公司的实时单分子测序技术和牛津纳米孔公司的纳米孔单分子测序技术为代表），测序技术正在向着高通量、低成本、长读取长度的方向发展。

随着技术的改进和成本的降低，NGS 逐渐应用于临床，对血液肿瘤的基因组 DNA 和正常组织基因组 DNA 进行测序。全基因组测序可检测单核苷酸变异，插入或缺失，复杂的结构重排和拷贝数变化。可以同时鉴定大量基因突变，使突变检测率大幅提高。NGS 分析灵敏度为 1%，是一种更灵敏的检测低水平突变的方法。NGS 可以帮助早期发现新出现的突变，比传统测序早。NGS 所获得的数据需要进行生物信息学分析。基于高通量测序技术，临床实验室比较容易获取更高通量的临床样本检测数据，不可避免会检测到意义未知的变异位点，在实际工作中会有一定的不确定性。

除此以外基因芯片技术也被用于白血病基因突变的检测。

三、淋巴瘤实验室检测项目

（一）淋巴瘤概述

淋巴瘤是起源于淋巴结和结外淋巴组织的免疫系统的恶性肿瘤，是最早发现的血液系统的肿瘤。其发生与免疫应答反应中淋巴组织增殖分化产生的各种免疫细胞有关。淋巴瘤通常以实体瘤形式生长，其特征性的临床表现是无痛性进行性的淋巴结肿大，可伴发热、消瘦、盗汗等全身症状。淋巴结、扁桃体、脾及骨髓是最易受到累及的部位，因淋巴瘤累及部位不同而有各种临床表现。WHO 分类确认了 B 细胞肿瘤、T 细胞和自然杀伤（NK）细胞肿瘤以及霍奇金病这三大类淋巴系恶性肿瘤，在 B 细胞和 T/NK 细胞肿瘤中，又分出前体肿瘤和周围或成熟性肿瘤这两类。

（二）淋巴瘤实验室检测

1. 淋巴瘤的确诊主要依靠病理学检查　淋巴瘤的首次病理诊断必须依据切除或切取活检所获得的组织标本做出。因此，对受累淋巴组织进行开放活检是最可靠的诊断手段，在活检受限的情况下，空芯针活检或细针吸取也能发挥一定的作用，但对确定亚型有困难。一般而言，细针吸取细胞学检查不宜作为淋巴瘤确诊（特别是首诊）和分型的可靠依据，但可用于淋巴瘤疑似病例的初筛以及确诊病例的其他可疑受累灶或复发病变的确认，在某些特定情形下（如：白血病等非实体性肿瘤、体液标本或获得病变组织较为困难时），细胞学检查亦可用于疾病诊断，但通常需辅以细胞块制作、免疫组化、流式细胞或细胞遗传学分析等辅助检查。足量、合格的诊断性组织是对淋巴瘤进行形态观察以及开展免疫表型和遗传学研究的物质基础。标本获得、组织处理和切片制作等环节也因此直接影响到淋巴瘤病理诊断的准确性。

（1）常规组组织学检查：高质量的常规苏木精 - 伊红（HE）染色切片是淋巴瘤病理诊断的重要依据。一方面，特征性的形态改变本身对某些类型淋巴瘤的诊断有着决定性的提示作用；另一方面，相当多的辅助检查（如：免疫表型分析、分子遗传学检测等）都必须在形态分析的基础上合理选择和使用。不但如此，这些辅助检查的结果，也只有结合形态正确解读才具有诊断价值。如对于霍奇金病如果在炎症浸润性背景上找到 RS 细胞，基本就可以作出组织学诊断。术中冷冻切片检查由于制片假象等诸多因素影响，通常不适合、也不足以对淋巴瘤做出明确诊断，但对于初步区分淋巴瘤与非淋巴造血组织肿瘤仍具有一定价值。对于疑似淋巴瘤的病例，应建议临床提供足量标本组织以确保常规检查。此外，通过冷冻切片检查还能及早发现标本组织有严重变性、坏死、钙化等可能会影响诊断的因素，从而确保术中送检的标本组织适合常规病理检查并足以做出明确诊断。淋巴瘤印片检查是组织切片检查的有益补充，以其方法简便、操作快捷而常被用于淋巴瘤的快速筛查。

（2）免疫组化染色：免疫组化染色是淋巴瘤诊疗中重要的辅助检查技术。①通过细胞系标志物检测帮助判断肿瘤细胞类型（如：B 细胞或 T 细胞淋巴瘤）；②通过肿瘤细胞的免疫表型分析并结合形态学判断细胞所处的发育阶段，从而确定肿瘤的具体类型；③检测肿瘤独特的遗传学改变所导致的蛋白异常高表达；④对鉴别淋巴瘤与反应性淋巴组织增生也有一定帮助；⑤病原微生物检测。除了用于诊断，免疫组化检查对于指导淋巴瘤分子靶向治疗（如：抗 CD20、抗 ALK 单抗的应用）、预后判断以及微小病变的监测也具有极其重要的意义。

（3）流式细胞术：近年来，随着抗体和荧光素技术的进展，基于流式细胞术的免疫表型分析已成为淋巴瘤诊断和分型的重要手段之一。与免疫组化技术相比，FCM 的技术优势包括：检测灵敏度更高，检测更为迅速，可以检测微量或液体样本，且能同时检测多种抗原等。主要应用在以下几个方面。①良恶性鉴别：判断淋巴组织增生的克隆性（包括 B 细胞和浆细胞的轻链限制性表达以及 T 细胞的 TCRVβ 检测），能为淋巴瘤诊断提供可靠的依据；②细胞系鉴定：通过对系列抗原（CD19、CD3、CD56、CD138 等）的检测对淋巴瘤细胞系进行快速鉴定，在 NK 细胞与 T 细胞的鉴别方面优于免疫组化；③肿瘤类型或亚型判断：在 B 细胞淋巴瘤、特别是小 B 细胞肿瘤的分型诊断中具有重要的应用价值。首先，结合形态和 FSC 参数，可以将 B 细胞分为大、中、小 3 类，再通过检测 CD5 和 CD10 的表达将 B 细胞进一步分为 CD5＋CD10－、CD5＋CD10＋、CD5－CD10＋、CD5－CD10－4 种类型，然后再通过一系列相关抗原表达情况，结合部分免疫组化和分子遗传学检测结果可以将 B 细胞淋巴瘤分成若干类型；④预后判断：CD38、ZAP-70 是慢性淋巴细胞性白血病的预后指标，而 CD28、CD117 等是浆细胞肿瘤的预后指标；⑤指导治疗：可通过检测 CD20 为临床应用抗 CD20 抗体治疗提供依据。但是，流式细胞术不能结合组织学改变来判读免疫表型的特点，对于霍奇金淋巴瘤、反应性淋巴组织增生等病变或伴有显著肿瘤性坏死的情形下，流式细胞术也难以提供有效的诊断，此外，流式细胞术不适合检测定位于细胞核的抗原（如：cyclin D1、Ki-67、MUM1 等），最后，由于流式细胞术检测的标本不能长期储存，使得这项技术不能应用于回顾性研究。

（4）细胞遗传学和分子生物学：淋巴瘤的克隆性基因重排、染色体易位、病原体检测和基因表达谱分析等检测手段不但对了解淋巴瘤的发生、发展机制具有重要意义，在临床实践中对淋巴瘤的确诊、预后判断以及治疗后微小残留疾病（MRD）的评估等也具有较高的应用价值。5%～10% 的复杂病例需要通过免疫球蛋白（*IG*）和 T 细胞受体（*TCR*）基因克隆性重排检测来辅助诊断。克隆性重排是淋巴细胞克隆性增生和淋巴瘤细胞系的重要佐证，已被公认为淋巴瘤诊断、鉴别以及疗效监测的重要指标。PCR 是目前使用最为广泛的、检测克隆性基因重排的方法。克隆性基因重排阳性结果反映淋巴细胞克隆性增生，是淋巴瘤和反应性淋巴组织增生以及其他恶性肿瘤的鉴别诊断的重要依据。同时，*IG* 和 *TCR* 基因重排结果也能提示肿瘤的细胞系起源。荧光原位杂交（FISH）技术也日益广泛应用于淋巴瘤的辅助诊断和预后判断。FISH 主要是通过检测多种淋巴瘤亚型中特征性的染色体断裂、易位和相关基因的重排来辅助诊断。相当部分检测探针已有商品化供应，常用的断裂探针包括 IGH、ALK、MYC、BCL2、BCL6、TP53、ATM 等，常用的融合探针包括 IGH/CCND1、IGH/BCL2、IGH/MYC、IGH/BCL6、API2/MALT1 和 IGH/MALT1 等，多用于套细胞淋巴瘤、伯基特淋巴瘤、滤泡性淋巴瘤、黏膜相关淋巴组织结外边缘区淋巴瘤、具有遗传学"双重打击"特点的 B 细胞淋巴瘤以及 ALK＋的间变性大细胞淋巴瘤等类型肿瘤疑难病例的辅助诊断。TP53、CCND1、BCL6、BCL2、ATM、MYC 等基因异常对于某些淋巴瘤的预后评估也有一定价值。

2. 血液和骨髓　霍奇金病常有轻或中等贫血，少数白细胞轻度或明显增加，伴中性粒细胞增多。1/5 患者嗜酸粒细胞升高。骨髓被广泛浸润或发生脾亢进时，可有全血细胞减少。骨髓涂片找到 RS 细胞对诊断霍奇金病骨髓浸润有助。骨髓浸润大多由血源播散而来，骨髓穿刺涂片阳性率仅 3%，但活检法可提高至 9%～22%。一般 B 细胞和 T/NK 淋巴瘤白细胞数多正常，伴有淋巴细胞绝对和相对增多。有 20% 的患者在晚期并发急性淋巴细胞白血病，可呈现白血病样的血象和骨髓象。

3. 其他化验　疾病活动期有红细胞沉降率增速，血清乳酸脱氢酶活力增高。乳酸脱氢酶升高提示预后不良。当血清碱性磷酸酶活力或血钙增加，提示骨骼累及。可并发抗人球蛋白试验阳性或阴性的溶血性贫血。可有多克隆球蛋白增多，少数可出现单克隆 IgG 或 IgM，以后者为多见。

四、多发性骨髓瘤

（一）多发性骨髓瘤概述

多发性骨髓瘤（multiple myeloma，MM）是一种血液系统的恶性肿瘤，其特征是单克隆浆细胞恶性增殖并分泌大量单克隆免疫球蛋白，属于单克隆免疫增殖性疾病。常见症状包括骨髓瘤相关器官功能损伤的表现，包括高钙血症（hyper-calcemia）、肾损害（renal insufficiency）、贫血（anemia）和骨质损害（bone lesions）即 "CARB" 症状，以及淀粉样变性等靶器官损害等相关表现。

随着对 MM 生物学特性了解的不断深入，治疗方案的多样化、实验室和影像学技术的不断进步，2015 年国际骨髓瘤工作组（IMWG）对 MM 诊断标准进行了修订，拓展了活动性 MM 的定义，即骨髓克隆性浆细胞比例≥10% 和（或）活组织病理学证实为浆细胞瘤，同时伴有靶器官损害（CRAB 症状）或具有下列 3 项特征之一时也属于活动性，应按照活动性 MM 进行治疗。这 3 项特征为：①S 骨髓单克隆浆细胞百分比≥60%；②Li 代表轻链（light chain），指受累 / 非受累血清游离轻链比值≥100；③M 指 MRI 检查出现 1 处以上局灶性骨质破坏（以上 3 个特征的英文缩写为 SLiM）。因此，根据更新后的标准，活动性 MM 的特征已由 CRAB 延伸到 SLiM-CRAB。

实验室检查贯穿 MM 的诊断、风险评估、治疗及监测随访等全过程。参考美国国立综合癌症网络（NCCN）及 IMWG 指南，对于临床怀疑 MM 的患者进行以下检查项目，其中包括①血液检查：血常规、血清尿素氮 / 肌酐、电解质、白蛋白和钙、血清乳酸脱氢酶（LDH）和 β-2 微球蛋、血清免疫球蛋白定量检测、血清蛋白电泳（SPEP）、血清免疫固定电泳（SIFE）；②尿液检查：24h 尿总蛋白、尿蛋白电泳（UPEP）和尿免疫固定电泳（UIFE）；③血清游离轻链（FLC）检测；④骨髓检查：单侧骨髓穿刺＋活检，包括骨髓的免疫组化和（或）骨髓流式细胞术、骨髓中期细胞遗传学、浆细胞 FISH，检查位点建议包括 IgH 易位、del13、del17p13、t（4；14）、t（11；14）、t（14；16）、1q21 扩增。

随着新药时代的到来，基于白蛋白和 β2 微球蛋白的国际分期系统（International Staging System，ISS）已经不能很好地预测生存。2015 年 IMWG 发布了新修订的 ISS（R-ISS），结合 ISS 分期、细胞遗传学高危即 FISH 检出 del17p、t（4；14）、t（14；16）及 LDH，其对 MM 患者的预后区分更加清晰有效。此外，Mayo 骨髓瘤分层及风险调整治疗（mSMART）分层系统包括了常规核型分析、FISH 及基因表达谱等内容对 MM 进行危险分层治疗。

越来越多临床指南规范了实验室检查项目的使用，也帮助新检查项目在临床疾病诊断治疗检测中的推广和应用。

（二）多发性骨髓瘤的实验室技术进展

1. 血浆游离轻链（FLC） FLC 是由活化的 B 细胞和浆细胞产生，当免疫球蛋白轻链产生多于重链，血浆中可检测到 FLC，其中 κ 轻链占总 FLC 的 2/3，当血清中存在大量的 FLC 超出肾清除能力时，尿中出现 FLC。κ 轻链主要为单体形式，λ 轻链多为二聚体，因此两者具有不同的电泳迁移率。

常采用散射免疫比浊法定量检测 sFLC。这种散射免疫比浊技术的优点是高灵敏度，其检测 FLC 的灵敏度高于 SPEP 和 SIFE 等检测方法。当 FLC 结果高于测量上限，SPEP 和 SIFE 等检测方法等结果较低，可能是由于由抗原过剩引起"钩状效应"引起，为假阴性结果，需要对标本进一步稀释后再次检测，以明确其水平。血清 FLC κ/λ 比值在 MM 的诊断、预后和治疗中具有重要作用。在 MM 和相关浆细胞疾病筛查中，血清 FLC 检测及 SPEP、SIFE 检测具有很高的灵敏度。使用血清 FLC 检测同样可以对伴轻链淀粉样变性和低分泌型骨髓瘤患者进行定量监测。除上述作用外，根据 IMWG 的统一疗效标准，需使用 κ/λ 比值来确定严格意义上的完全缓解（sCR）。值得注意的是，对于可测得尿单克隆免疫球蛋白的骨髓瘤患者，FLC 检测不能代替 24 h 尿蛋白电泳监测。

2. 荧光原位杂交（fluorescence in situ hybridization，FISH） FISH 主要应用于 MM 的预后评估和危险分层。FISH 可检测 MM 瘤细胞分裂间期的常见染色体异常。检测时建议 CD138⁺磁珠分选骨髓瘤细胞或同时行胞质免疫球蛋白染色，以区分浆细胞，检测位点包括：IgH 易位、17p-（p53 缺失）、1q21 扩增、13q14 缺失等，若检测 IgH 易位阳性、则进一步检测 t（11；14）、t（4；14）、t（14；16）、t（14；20）等。依据这些信息可明确生物学亚型，并作出更详细的预后建议。

3. 流式细胞术 通过多参数流式细胞术（FCM）对 MM 细胞的免疫表型与正常细胞的差异进行检测，从而对 MM 进行诊断、分型及预后判断。目前，欧洲骨髓瘤协作组（European Myeloma Network，EMN）在流式细胞术免疫分型方面已达成共识，推荐 MM 分型至少需要 CD38、CD138、

CD45 等抗体组合识别浆细胞。初诊设浆细胞门要基于 CD38/CD138 的共表达。2017 版中国多发性骨髓瘤诊疗指南建议还应包括 CD19、CD20、CD56、胞质 κ 轻链、胞质 λ 轻链；有条件的单位可加做 CD27、CD28、CD81、CD117、CD200 等抗体进行临床研究。

MM 细胞有大量异常抗原表达，一些抗原是单克隆抗体治疗的靶抗原，通过 FCM 对 MM 的靶向治疗有重要意义。FCM 还可用于微小残留病灶（minimal residual disease，MRD）的检测。对于化疗后达到完全缓解的 MM 患者，仍可能存在 MRD。患者是否达到严格意义上的完全缓解，关系到对其预后的判断。一些高频率的表达异常抗原则为 MM 患者缓解后 MRD 监测的抗原。2016 年，IMWG 发表了 MM 患者 MRD 检测专家共识，包括等位基因特异性寡核苷酸杂交法聚合酶链反应技术、多参数流式细胞术（FCM）以及 VDJ 测序等。最近，欧洲一项多中心研究显示，对于获得 CR 和非常好的部分缓解（VGPR）的 MM 患者而言，二代 FCM 检测技术较传统 FCM 具有更高的阳性检出率，二代 FCM 检测 MRD 阴性转化为更长期的无病生存。

但目前针对 MM 免疫表型和 MRD 监测尚未统一的检测方案，分析采用的设门方案不尽相同，导致各项研究结果存在较大异质性。因此，今后需要进一步统一规范检测方案以得到更具说服力及参考价值的结果。

4. 其他检测技术　通过应用高通量基因学工具，如基因表达谱（GEP），对 MM 的分子学亚型有了更深的理解，可能有预后价值，并有助于合理进行治疗决策。采用当前最新治疗方法，大多数 MM 患者可实现长期的病情控制。然而，细胞遗传学和分子学确认为高危病变的患者接受某些同样的治疗时，不如低危患者获益多，需要替代治疗方案。GEP 是一项迅速而有效的工具，有潜力提供更多预后价值，以进一步完善危险分级，有助于治疗决策和新药的设计与开发。多个研究组根据 MM 细胞的 GEP 分子特征，已识别和开发出 15- 基因、70- 基因和 92- 基因模型。研究表明，根据 15- 基因、70- 基因和 92- 基因 29 模型，高危组患者的生存期比低危组患者短。NCCN 专家组一致同意，尽管 GEP 目前在诊断检查期间并未常规用于临床实践，但是 GEP 工具很实用，在选定患者中可能有助于估计疾病侵袭性并制定个体化治疗。

五、出血性疾病

（一）出血性疾病概述

出血性疾病是指由于人体的止血、凝血功能发生障碍而导致临床上皮肤、黏膜、内脏的自发性出血或轻微损伤后出血不止的一组疾病。一般根据参与止血机制的系统将出血性疾病的病因分 3 大类，即血管的异常、血小板数量或功能的异常、凝血及纤溶系统的异常等。

1. 血管的异常包括①遗传性或先天性血管壁异常：包括遗传性出血性毛细血管扩张症、结缔组织病等；②获得性血管壁异常：如过敏性紫癜、维生素 C 缺乏症、老年性紫癜、单纯性紫癜、感染、药物以及异常蛋白血症引起的紫癜等。

2. 血小板异常可分为血小板数量减少和血小板功能异常。

（1）血小板数量减少包括①遗传性血小板减少：如 Wiskott-Aldrich 综合征和 MYH9 相关疾病等；②获得性血小板减少：最常见为免疫性血小板减少症（immune thrombocytopenia，ITP），这也是临床上最常见的出血性疾病。其他还包括血栓性血小板减少性紫癜、药物或感染诱导的血小板减少等。

（2）血小板功能异常包括①遗传性血小板功能异常：如血小板无力症。②获得性血小板功能缺陷：见于药物、感染、尿毒症、异常蛋白血症、骨髓增生异常综合征和骨髓增殖性肿瘤等。

3. 凝血及纤溶系统的异常包括①遗传性凝血或纤溶异常：如病因是凝血因子缺乏的血友病，遗传性 a2- 抗纤溶酶缺乏症等。②获得性凝血或纤溶异常：如 DIC 维生素 K 缺乏症，获得性凝血因子抑制物，狼疮抗凝物等。

（二）出血性疾病的实验室检测

对于出血性疾病的诊断和治疗，实验室检查可以分为初筛试验和确诊试验。

1. 初筛试验　包括血小板计数，及常规凝血筛查试验（PT、APTT、FBG 等）。通过以上实验的筛查就可以提示出血的原因是由于血小板，还是内外源凝血途径，对初筛试验的结果进行分析的基础上，结合病史、出血特点大致判断属于哪一类疾病，然后再进行相应的诊断试验进行确诊。

2. 诊断试验　根据病因的不同包含多种，如①血管及血小板功能试验：包括出血时间（BT）、毛细血管脆性试验、血小板黏附聚集功能实验、血小板相关抗体（PAIg）、血小板膜糖蛋白（GPⅡb、GPⅠb、GPⅢa）自身抗体检验、流式细胞术检测血小板 GPⅠb-Ⅸ复合物、VWF 抗原（VWF：Ag）以及 VWF 功能试验（如 VWF 瑞斯托霉素辅因子试验和 VWF 胶原结合试验）。②凝血因子异常的试验：包括凝血酶时间、凝血酶生成测定、纤维蛋白原测定、各种凝血因子含量或活性测定、凝血因子抑制物检测、FⅫ定性和定量检测。③纤溶异常的试验：纤维蛋白（原）降解产物（FDP）、D- 二聚体、t-PA 测定、纤溶酶 - 抗纤溶酶复合物（PIC）、组织型纤溶酶原激活抑制复合物（t-PAIC）测定等。④其他相关确诊试验还包括 APTT 纠正试验、抗磷脂抗体测定（包括狼疮抗凝物、抗心磷脂抗体和抗β2 糖蛋白）、及肝病相关检查、血栓弹力图等。

3. 血栓弹力图　其中自 1948 年德国人首次报道以来，血栓弹力图（TEG）已成功应用于对患者止凝血状态的评估。血栓弹力图将血液凝固过程作为一个整体动态检测，结合了物理和化学原理，囊括血栓形成的各种要素，为判断出血原因提供了更直观的依据。其基本原理是：在 TEG 仪中，将 0.34 ml 血样加入烧杯中，烧杯温度保持在 37℃，承载血标本的测试杯以 45° 和 1 周 /5 S 的速度匀速转动，在旋转过程中，纤维蛋白在烧杯壁与扭力丝之间发生多聚反应，凝血过程开始，凝血块逐渐形成。一旦血栓形成，置于血标本检测杯中的金属探针受到标本形成的切应力作用，随之出现左右旋动，金属针在旋动过程中由于切割磁力线而产生电流，经软件处理后记录到电脑上，并与时间相对应，绘制成图像，即为 TEG 曲线。相比传统凝血检测，如凝血酶原时间、活化部分凝血活酶时间等，针对乏血小板血浆检测，不能反映血小板在止血过程中的重要作用；TEG 能全面反映血凝块发生发展的全过程，展现凝血状态全貌，包括血凝块形成的速率、强度，血凝块被纤溶系统降解的情况等。由于 TEG 对凝血功能的重要提示，现已在内科出血、麻醉、创伤、重症、产科、外科围手术期等多个国际、国内指南中推荐使用，从而分析出血原因以指导临床合理输血。

4. 分子生物学检测　近年来分子生物学在止血与血栓研究中取得了巨大的进展。几乎所有的凝血因子、血小板膜糖蛋白以及其他有关的成分的基因都已克隆，其结构及其与功能的关系也基本阐明。很多遗传性出血性疾病的基因异常已被发现。如血小板无力症是血小板膜上的糖蛋白Ⅱb/Ⅲa

（CD41/CD61）缺陷导致不能与纤维蛋白结合，血小板聚集障碍，属常染色体隐性遗传。巨大血小板综合征又名 Bernard-Soulier 综合征，是由于先天性基因缺陷导致血小板膜糖蛋白Ⅰb-Ⅸ复合物缺乏而致血小板黏附功能降低，即存在血小板减少，又存在血小板黏附功能下降。可以检测血小板相关糖蛋白基因而进行基因诊断。临床中已经出现了很多种分子生物学技术用于基因诊断，包括特异性限制性内切酶分析、异源双链分析（UHG）、变性梯度凝胶电泳（DGGE）、单链构象多态性分析（SSCP）、等位基因特异性扩增（ASA）、寡核苷酸探针杂交（ASO）、化学错配碱基裂解法（CMC）以及 DNA 直接测序等。新出现的 DNA 芯片技术结合了电子计算机与分子生物学的最新成果，可同时检测上万个 DNA 片断。DNA 芯片已成功用于血小板无力症与 vwD 的检测，未来可能为遗传性出血性疾病的基因诊断带来革命性突破。对于出血性疾病，宜根据实验室初筛试验结果，结合病史、出血特点，再进行相应的确诊试验及分子生物学检测进行诊断。

六、血栓性疾病

（一）血栓性疾病概述

血栓性疾病是指在一定条件下，血液有形成分在血管形成栓子，造成血管部分或完全堵塞、相应部位血供障碍的病理过程。血栓包括动脉血栓、静脉血栓及微血栓。动脉血栓形成多见于冠状动脉、脑动脉、肠系膜动脉及肢体动脉等。静脉血栓主要包括深静脉血栓（DVT）和肺栓塞（PE）。微血栓常见于弥散性血管内凝血（DIC）、血栓性血小板减少性紫癜及溶血尿毒症综合征。

动静脉血栓临床确诊主要依据客观检查，血管造影术是诊断血栓形成的金标准。彩色多普勒血流成像最为常用，是安全、无创的血栓筛查手段。至今为止血栓实验诊断目前还没有形成共识，常规凝血筛查项目普遍缺乏较高的特异性，其中 D-二聚体阴性可用于除外血栓，其准确率可达 99%，但不能用于诊断血栓。

根据 Virchow 提出的血栓形成"三要素"，即血管壁异常、血液成分改变、血流异常。因此，关于血管内皮损伤，血液中促凝血物质及血液高凝血状态的各种实验室检查已开始用于辅助血栓性疾病的诊断。

（二）血栓性疾病的实验室检测进展

新凝血标志物在血栓性疾病的实验室诊断中已经广受认可，包括血栓调节蛋白（TM）、凝血酶抗凝酶复合物（TAT）、纤溶酶-抗纤溶酶复合物（PIC）、组织型纤溶酶原激活抑制复合物（t-PAIC）。在血栓形成过程中，当内皮细胞受损时，血管内皮细胞表达的一种糖蛋白血栓调节蛋白（TM）被降解并释放到血液中。血浆 TM 水平可反映内皮细胞损伤的程度。凝血酶是由凝血酶原激活物在钙离子参与下激活凝血酶原而生成的，它参与的凝血级联反应，催化纤维蛋白原转化为纤维蛋白，其过度激活是血栓形成因素之一。凝血酶-抗凝血酶复合物（TAT）是衡量凝血酶生成和活性增高的分子标志物。当机体发生血栓时，纤溶系统被激活发挥血栓溶解作用。纤维蛋白在纤溶酶的作用下被降解为纤维蛋白降解产物和 D-二聚体，血液内纤溶酶水平可反映体内纤溶系统激活情况。纤溶酶-抗纤溶酶复合物（PIC）以共价键结合，是检测纤溶酶水平的标志物。组织型纤溶酶原激活物（t-PA）是体内最重要也是最早发现存在于血液中的纤溶酶原激活物，可以诱导纤维蛋白凝块降解，主要由血管内皮细胞分泌释放入血液循环。纤溶酶原活化物抑制物（PAI-1）是重要的纤溶酶原活化物抑制物，它与 t-PA 能够 1：1 结合，形成组织型纤溶酶原激活抑制复合物（t-PAIC）。t-PAIC 能够估计纤溶系统的潜能，当机体存在血栓形成倾向时，纤溶系统也会发生异常，测定 t-PAIC 可反映体内纤溶系统情况。新凝血标志物的检测原理为抗原抗体的反应，最常用的检测方法为酶联免疫吸附试验（ELISA）和化学发光酶免疫测定法。目前，在血栓与止血分子标志物检测中大多数还应用 ELISA 方法，其基本原理是酶分子与抗体共价结合，形成的复合物既保留抗体的免疫学特性，也不影响酶的生物学活性。加入的抗原分子结合与复合物结合后经过洗涤后加入底物，底物在过氧化物酶的作用下发生氧化还原反应出现颜色改变。可根据底物颜色的变化及变化的深浅判断是否发生相应的免疫反应以及相应抗体或抗原的量。化学发光酶免疫测定法用化学发光剂直接标记抗体，化学发光剂经催化，形成一个激发态的中间体，当这种激发态中间体回到稳定的基态时，同时发射出光子，利用发光信号测量仪器测量光子量，光子量与检测抗体含量成正比。

需要注意的是，当检测样本溶血、黄疸、乳糜或有浑浊物时，凝血标志物检测结果将会受到干扰。在 HISCL 系列全自动免疫分析仪上，血红蛋白＞479mg/dl，胆红素 F＞21.0mg/dl，胆红素 C＞19.7mg/dl 及乳糜＞1.410 福尔马肼浊度标准时会影响结果判断。另外，由于检测原理为抗原和抗体结合，因此在免疫反应中可能由于非特异性反应产生异常高值，对测定结果还应结合其他相关检查及临床症状等进行综合判断。造成非特异性反应的原因主要包括各种自身抗体、不溶解物质（特别是纤维蛋白）及天然抗体等。

血浆 TM 水平与内皮细胞损伤和血栓形成有关，在多种累及血管内皮损伤的疾病中，如糖尿病、心血管疾病、脑梗死、恶性肿瘤、急性白血病、DIC 中都可以见到升高。在 TM 缺乏症患者，其血栓发病率增高。TAT 升高可见于冠心病、心绞痛、肝病、肿瘤、白血病等，确诊有血栓生成时 TAT 显著升高，DVT、脑血栓急性期 TAT 可较正常值升高 5～10 倍，DIC 时 TAT 升高的阳性率高达 95%～98%。PAP 升高在 DIC、缺血性脑血管病变、恶性肿瘤、外科手术、严重创伤、体外循环、DVT、肝病、糖尿病中可见。PAP 同时也与疾病的严重程度和预后有关。在冠心病患者中显著升高，心肌梗死较心绞痛患者更高；肿瘤有转移者较无转移者更高。作为纤溶系统活化的标志物，t-PAIC 在也同样心肌梗死、静脉血栓、恶性肿瘤、糖尿病等疾病中均可见升高。综上所诉，作为血管内皮标志物的 TM，凝血活化相关标志物的 TAT，纤溶系统活化标志物的 PAP 及 t-PAIC，在所有对血管内皮及血液凝固和纤溶产生影响的疾病中均会出现异常表达，应联合检测用于评估患者的凝血系统情况。目前国内已将凝血标志物较多应用作为血栓性疾病的监测指标，但对于在血栓性疾病早期诊断上的效能尚无定论，宜开展多中心研究评价上述分子标志物的诊断及预后价值。

七、易栓症

（一）易栓症概述

易栓症（thrombophilia）是一类由于止血机制异常容易发生血栓的临床病症，即"血栓形成倾向"。易栓症不是单一疾病，而是指由于抗凝蛋白、凝血因子、纤溶蛋白等的遗传性或获得性缺陷，或存在获得性危险因素而容易发生血栓栓塞的疾病或状态。易栓症的血栓栓塞类型主要为静脉血栓栓塞（venous thromboembolism，VTE）。易栓症分为遗传性易栓症和获得性易栓症。常见的遗传性易栓症有蛋白 C（PC）缺陷症、蛋白 S（PS）缺陷症、抗凝血酶（AT）缺陷症、因子 V Leiden（FV Leiden）和凝血酶原 20210A 突变等，是由于基因缺陷导致相应蛋白减少和（或）质量异常所致，可通过基因分析和（或）蛋白活性水平测定发现。获得性易栓症是指易引起血栓的一组疾病，如抗磷脂综合征、肿瘤等，还有一些易发生血栓的危险状态，如长期卧床、手术等。实际上，大多所谓的获得性易栓症似乎改称为获得性血栓危险因素或获得性易栓状态更为恰当。

1. 遗传性易栓症

（1）PC 缺乏：PC 主要由肝合成，属于丝氨酸蛋白酶家族一种维生素 K 依赖性糖蛋白。活化蛋白 C（APC）对 FVa 和 FVIIIa 产生有限的水解作用，并能降解血小板上的 FXa 受体与 FVa 结合，降低血小板的的凝血酶原活性而起抗凝血作用，同时通过对 PAI-1 的中和作用而增强纤溶作用。PC 缺乏症可以分为 2 种类型：I 型，PC 的活性及抗原量均降低；II 型，PC 的抗原量正常，活性降低。其中 II 型又分为：IIa，抗原量正常，凝血功能和酰基水解活性降低；IIb，抗原量正常，凝血活性降低。75% 的 PC 缺乏症患者为 I 型，IIa 型 PC 缺乏症患者所占比例为 24%，IIb 型则十分罕见。

（2）PS 缺乏：PS 也是由肝合成的依赖维生素 K 因子，根据血浆中总 PS 的活性、抗原量以及游离 PS 的活性及抗原量的测定结果，可将本病分为 3 型：I 型，血浆中总 PS 及游离 PS 的抗原量及活性均降低；II 型，总 PS 及游离 PS 的活性降低但其抗原量正常；III 型，游离 PS 抗原量及活性均减低，但总 PS 抗原量正常。I 型和 III 型占 PS 缺陷症的 95%。目前，在整个人群和静脉栓塞症患者中 PS 缺陷的检出比 PC 更普遍。

（3）AT 缺乏：AT 是一种主要在肝合成的生理抗凝血剂，它属于丝氨酸蛋白酶抑制剂家族的一员。遗传性 AT 缺陷症是一种常染色体显性遗传病，由 AT 基因突变引起，它可分 2 型：I 型是由 AT 蛋白合成减少所致，表现为 AT 的抗原含量和活性均降低；II 型由 AT 结构异常所致，表现为 AT 抗原含量正常，但其抗原活性降低。AT 缺陷症在人群中的发病率为 0.02%～0.2%，而在既往有栓塞病史的患者中发病率为 1%～2%。遗传性 AT 缺陷症引起的血栓栓塞比 PC、PS 缺陷症更严重。

（4）FV Leiden 突变和 APCR 现象：FV 是一种肝产生的糖蛋白，其基因第 1691 位核苷酸位置 G-A 的错义突变导致氨基酸序列上 Arg506 → Glu，使 FV 对活化蛋白 C 的裂解发生抵抗，这种变异的 FV 被命名为 FV Leiden 突变。FV Leiden 突变是 VTE 中最常见的危险因素，在高加索人群中常见，在美国和欧洲人群中发生率为 3%～8%，但是此突变在亚洲、非洲和本土的澳大利亚人中非常少见。这些结果表明 FV Leiden 突变有明显的种族和地域差异。FV Leiden 突变在中国汉族人群中十分罕见。

（5）G20210A 突变：1996 年，Poort 等报道 PT 基因 3' 端未转录区 20210 位核苷酸 G → A 的变异与血浆凝血酶原的水平升高有关，并且这种 20210 G → A 的转变使得静脉血栓形成的风险增加 2.8 倍。研究表明，FII G20210A 变异与种族及地区分布有关。G20210A 变异在我国的发生率很低。

（6）高同型半胱氨酸血症（HHcy）和亚甲基四氢叶酸还原酶（MTHFR）突变 HHcy 可能通过损伤血管内皮、激活血小板和凝血系统。抑制蛋白 C 等抗凝血物质的活性等机制导致血栓形成。MTHFR C677T 纯合子基因突变可导致 HHcy，并且可以使栓塞风险增加 2.5 倍。

（7）血管紧张素转换酶基因插入 / 缺失多态性：血管紧张素 II 可以通过增加纤溶酶原激活剂抑制剂 1 的水平而影响纤溶系统功能。

（8）组织因子途径抑制物（TFPI）基因突变：有研究报道 P151L、C-399T、C536T 等几种组织因子途径抑制物基因突变是静脉血栓的危险因素。

（9）脂蛋白 a（LPa）水平升高：LPa 是载脂蛋白 a 与低密度脂蛋白（LDL）结合形成的大分子复合脂蛋白，它可以抑制纤溶酶原与细胞表面结合，减少纤溶酶的生成，使凝血块溶解受抑，从而促进血栓形成和栓塞的发生。

（10）血型：目前研究发现，非 O 型血是 VTE 的独立危险因素，其静脉血栓的危险性比 O 型血者高 2～4 倍，认为可能是非 O 型血者凝血因子 VIII 和血管性血友病因子（vWF）水平升高所致。

2. 获得性易栓症

（1）肿瘤性疾病：恶性肿瘤引起血栓形成的机制较为复杂，肿瘤生长可以直接浸润破坏血管壁或压迫血管造成血管内皮细胞损伤并释放促凝血物质引起机体易栓，肿瘤细胞也可通过血管内皮黏附，释放细胞因子损伤血管内皮引起易栓。血流淤滞，肿瘤本身及肿大淋巴结对血管压迫引起血流变慢及涡流形成；长期卧床，肢体肌肉松弛引起血流停滞，从而使血液中活化的凝血因子清除缓慢，内皮细胞缺氧受损，血小板活化聚集，血液黏滞度增加，易于静脉血栓形成。

（2）抗磷脂综合征：抗磷脂抗体患者血栓形成的发生率为 30%～40%。血栓既可发生于动脉也可发生于静脉，但以静脉为主，占 70%。抗磷脂抗体阳性患者发生静脉血栓的危险性比正常人高 10 倍。在一些抗磷脂抗体阳性患者的血清中发现了针对 PC、PS 或凝血酶调节蛋白等抗凝血蛋白的抗体，这也许能部分解释患者的易栓倾向。抗磷脂抗体还可能通过影响血小板活性、凝血活抗凝血机制和血管内皮功能而诱发血栓形成。

此外，尚有年龄、围手术期、中心静脉插管、创伤、肥胖、先天性心脏病、糖尿病及肾病综合征等均是获得性易栓症的相关因素。

（二）易栓症实验室检测

1. 检测项目

（1）AT 检测：①血浆肝素辅因子活性；②血浆 AT 活性 发色底物法；③血浆 AT 抗原 火箭免疫电泳法；④交叉免疫电泳；⑤ AT 基因突变筛查和 DNA 测序分析。

（2）PC 检测：①血浆 PC 活性 发色底物法；②血浆 PC 抗原 火箭免疫电泳或放免酶标法；③ PC 基因突变筛查和 DNA 测序分析。

（3）PS 检测：①血浆 PS 活性 发色底物法；②血浆 PS 抗原 火箭免疫电泳或 ELISA 法；③ PS 基因突变筛查和 DNA 测序分析。

（4）凝血因子 V Leiden 突变筛查。

（5）凝血酶原基因 G20210A 等位基因筛查。

（6）纤维蛋白原、纤溶酶原、组织型纤溶酶原激活物，纤溶酶原活化抑制剂。

（7）同型半胱氨酸、亚甲基四氢叶酸还原酶。

（8）凝血因子 VIII、IX、或 XI 活性水平。

2. 检测项目的临床意义

（1）先天性 AT 缺陷：按 AT：Ag 及 AT：A 测定结果分为 CRM⁻ 型（AT：Ag 与 AT：A 均降低）

和 CRM$^+$ 型（AT：Ag 正常而 AT：A 降低）。

（2）获得性 AT 缺乏：见于肝疾病、DIC、应用肝素等。

（3）先天性 PC 缺陷 I 型者 PC：Ag 含量与活性均降低，II 型者 PC：Ag 正常而活性降低。

（4）获得性 PC 减少：可见于 DIC、肝功能不全、手术后及口服双香豆素抗凝血药等。

（5）PS 作为 PC 的辅因子：对因子 Va、VIIIa 有加速灭活作用。先天性 PS 缺陷者常伴发严重的深静脉血栓栓塞。获得性 PS 缺乏，见于肝功能障碍、口服双香豆素类抗凝血药物。

3. 检测项目的影响因素

（1）易栓症实验室检测中的几点说明。

1）PC 功能活性用发色法测定时受到的干扰较凝固法少，血浆中 FVIII 水平升高、高脂血症、狼疮抗凝物均可影响凝固法测得的血浆 PC 和 PS 活性。血浆 PS 水平明显受 C4b-BP 影响，天冬酰胺酶、达那唑、避孕药、华法林等使 PC 和 PS 水平下降。故而有人主张用发色法作为初筛试验，但会漏诊 IIa 型 PC 缺陷症。

2）AT 活性和水平受年龄、性别的影响较小，正常人参考值范围较窄，而 PC 和 PS 正常人参考值范围较宽，所以 PC 缺陷症家族成员中杂合子携带者与非携带者之间 PC 活性存在很大的重叠，PC 活性和水平受年龄和性别影响。

3）血浆凝固法检测 PC 活性时可能受到狼疮抗凝物、高浓度的 FVIII 等的影响，出现血浆凝固时间假性缩短，将待测血浆用缺乏 PC 的基质血浆进行 1：2、1：4 等适当比例稀释后可以纠正。

4）凝血酶原 G20210A 的诊断需进行基因分析，没有凝血筛选试验。

（2）检测时间

1）不推荐在 VTE 急性期进行抗凝血蛋白活性水平的检测。

2）肝素抗凝血治疗可能会干扰抗凝血酶活性的检测结果，建议停用肝素 24h 以上进行检测。

3）PC 和 PS 活性的检测应在完成口服抗凝血治疗，停用华法林至少 2 周以后进行。

4）不应仅凭一次实验室检测的结果确诊遗传性抗凝血蛋白缺陷。

八、抗磷脂综合征实验室检测项目

（一）抗磷脂综合征概述

抗磷脂综合征（antiphospholipid syndrome，APS）是一种非炎症性自身免疫病，临床上以动脉、静脉血栓形成，病态妊娠（妊娠早期流产和中晚期死胎）和血小板减少等症状为表现，血清中存在抗磷脂抗体（antiphospholipid antibody，aPL），上述症状可以单独或多个共同存在。APS 可分为原发性 APS 和继发性 APS，继发性 APS 多见于系统性红斑狼疮（SLE）或类风湿关节炎（RA）等自身免疫病。此外，还有一种少见的恶性 APS（catastrophic APS），表现为短期内进行性广泛血栓形成，造成多器官衰竭甚至死亡。原发性 APS 的病因目前尚不明确，可能与遗传、感染等因素有关。多见于年轻人。男女发病比率为 1：9，女性中位年龄为 30 岁。APS 最新的诊断所用的分类标准是 2006 年 Sapporo 综述的分类标准。其要点是有一个特定的临床表现和一个阳性的实验指标抗体。

抗磷脂抗体（aPL）是一组针对各种酸性磷脂的自身抗体的总称，包括抗心磷脂抗体、抗磷脂酰乙醇胺、抗磷脂酰丝氨酸、抗磷脂酰肌醇和抗磷脂酸等，其中又以抗心磷脂抗体最具有代表性，它的靶抗原是存在于细胞膜和线粒体膜中带负电荷的心磷脂，为甘油磷脂类结构。心磷脂可通过干扰凝血酶原转变成为凝血酶，阻止凝血因子 II 和 X 同磷脂的结合而延长磷脂依赖性凝血时间；亦可通过抑制血管内皮细胞产生前列环素（prostacyclin，PGI2），促进血小板产生血栓素（thromboxane，TXA2）等，与复发性动静脉血栓形成，反复自然流产（RSA）及血小板减少症关系密切。

（二）抗磷脂综合征实验室检测

APS 的诊断要求能表明有抗磷脂和（或）相关蛋白质辅因子的抗体。目前大多数的研究标准共识与国际血栓与止血协会科学标准化委员会推荐的 APS 试验是抗心磷脂抗体（aCL）、抗 β2- 糖蛋白 1（β2-GPl）抗体（lgG，和 lgM）和狼疮抗凝物（LA）。aCL 的 lgG 和 IgM 检测最敏感，但特异性较差。而抗 β2 GP1 的 lgG 和 lgM 检测的特异性高，但敏感性差。LA 的敏感性最低，但特异性最高。至今没有一种单一的测定方法足以诊断该病，因此在怀疑 APS 时应做一套试验（包括抗心磷脂与抗 β2-GPl 抗体和 LA 凝血试验），阳性结果要在至少间隔 12 周经 2 次或多次证实

1. aCL 检测　心磷脂是细胞膜的主要脂质成分，为带 β 羟基和 γ 磷脂酰基的二磷酸甘油，构型改变可能影响其抗原性而出现相应的自身抗体。根据免疫球蛋白类别，aCL 分为 IgG、IgM 和 IgA 3 类。持续性的中、高滴度 IgG、IgM 类 aCL 抗体与血栓形成相关。除心磷脂外，带负电荷的磷脂酰丝氨酸、磷脂酰肌醇及磷脂酸也可成为 aCL 的靶抗原而与 aCL 结合。aCL 可以出现在多种免疫性或非免疫性疾病中，某些药物也可以引起该抗体阳性。APS 患者体内的 aCL 与心磷脂结合时需要 β2-GPI 的参与，β2-GPI 的存在使 aCL 与心磷脂的结合增强，称为 β2-GPI 依赖的 aCL。而在一些感染性疾病如梅毒时，aCL 可直接与心磷脂结合，β2-GPI 的存在使其结合受到抑制，称为非 β2-GPI 依赖的 aCL。因此当进行 APS 及相关自身免疫疾病诊断时，一定要采用 β2-GPI 依赖的 aCL 检测试剂进行检测。

高浓度的 aCL IgA 与习惯性流产、重症吉兰 - 巴雷综合征高度相关，因此除了常规对 aCL IgG，IgM 检测之外，IgA 的检测也是非常重要的。

2. β2-GPl 抗体检测　β2-GPI 又称载脂蛋白 H，相对分子质量 50 000，血浆中含量为 200μg/ml，由 326 个氨基酸构成 5 个补体调控蛋白结构域，其中 V 区含 82 个氨基酸并形成疏水环，这一特殊结构与表面阴离子连接有关。aPL 存在时，β2-GPI 可介导 aPL 与细胞膜 / 磷脂膜的结合。近年来，许多研究表明抗 β2-GPI 抗体与 APS 的关系密切。持续的 IgM 类抗体与习惯性流产相关，且 aCL 和抗 β2-GPI 抗体水平之间有很好的相关性。抗 β2-GPI 抗体不仅是血管血栓和妊娠丢失的独立危险因素，并且对 APS 的诊断较 aCL 特异性更高。Parkpian 等认为，联合检测抗 β2-GPI 抗体和 IgG 型 aCL 是诊断 APS 的最佳方案。

以上两种抗体的检测临床一般使用 ELISA 的方法，目前部分实验室开展了全自动化学发光免疫分析法，与前者相比全自动化学发光免疫分析法可以增加检测的灵敏度和特异性，扩大检测的线性范围。

3. LA 检测　LA 是一种磷脂依赖的病理性循环抗凝血物质，主要成分为 IgG、IgM 或它们的

混合物。LA 与靶抗原 PT 复合物（Xa、Va、cd＋、及磷脂）以及 Tenase 复合体（因子 IXa、VIIIa、Ca2＋及磷脂）形成二价的抗原 - 抗体复合物，增加与磷脂的亲和力，与凝血因子竞争磷脂的催化表面，干扰依赖磷脂的凝血过程。LA 在体外呈现抗凝血效应，而在体内则可加强凝血过程，促进血栓的形成。目前体外检测 LA 的方法是一种功能试验，包括活化部分凝血酶原时间（APTT）、白陶土凝集时间（KCT）和西施蝰蛇毒试验（dRVVT）。dRVVT 对 β2-GPI 依赖的 LA 的高敏感性，与血栓发生的密切相关性。目前推荐至少使用两种方法筛查 LA，临床常用 dRVVT 和低磷脂浓度的 APTT 时间进行初筛，用含有过量磷脂的 DRVVT 确认。50% 的 APS 患者具有 LA，LA 的特异性甚至高于抗心磷脂抗体。但是 LA 的局限性也很多，如 20%～50% 的 APS 患者 LA 为阴性，检测方法很复杂并且耗费大量的人工成本，传染病或其他自身免疫性疾病会带来假阳性的结果，抗凝血药物的治疗会影响检测结果，不同实验室的结果一致性往往较差。

4. aCL、β2-GPI 抗体和 LA 组合结果解释　①三项指标用同一份血浆检测提高诊断效能；②结果可为单一、二项或三项阳性。诊断要求至少符合一项实验室标准，考虑一过性阳性的患者应在 12 周后确认阳性。③在不同类型 aPL 抗体中，与血栓风险相关性，从高到低依次为 LA＞抗 β2-GPI＞aCL，其中 LA 的风险最高，可增加血栓风险 4 倍；④同一类型 aPL 中导致血栓风险以 IgG 型最高，而 IgA 型最低；⑤高滴度导致血栓的风险高于低滴度，多种抗体同时存在高于单种抗体阳性，三种抗体均阳性，即"三阳"是血栓和不良妊娠最强风险预测指标。

参 考 文 献

［1］ Döhner H, Estey E, Grimwade D, et al. Diagnosis and management of AML in adults: 2017 ELN recommendations from an international expert panel[J]. Blood, 2017, 129(4): 424-447

［2］ Arber D A, Orazi A, Hasserjian R, et al. The 2016 revision to the World Health Organization classification of myeloid neoplasms and acute leukemia[J]. Blood, 2016, 127(20): 2391

［3］ 任金海，郭晓楠 .2017 年血液肿瘤研究进展［J］临床荟萃，2018，33（1）：40-45

［4］ 叶向军，卢兴国. 血液病分子诊断学［M］北京：人民卫生出版社，2015

［5］《临床分子病理实验室二代基因测序检测专家共识》编写组. 临床分子病理实验室二代基因测序检测专家共识［J］中华病理学杂志，2017，46（3）：145-148

［6］ 秦亚溱. 急性髓系白血病微小残留病监测：二代测序应该成为临床常规吗？［J］白血病·淋巴瘤，2017，26（11）：646-648

［7］ Kumar S K, Callander N S, Alsina M, et al. NCCN Guidelines Insights: Multiple Myeloma, Version 3.2018. [J]. J Natl Compr Canc Netw, 2018, 16(1): 11-20

［8］ Rajkumar S V, Dimopoulos M A, Palumbo A, et al. International Myeloma Working Group updated criteria for the diagnosis of multiple myeloma[J]. Lancet Oncology, 2014, 15(12): e538

［9］ Dispenzieri A, Kyle R, Merlini G, et al. International Myeloma Working Group guidelines for serum-free light chain analysis in multiple myeloma and related disorders. [J]. Leukemia, 2009, 23(2): 215-224

［10］Kumar S, Paiva B, Anderson KC, et al. International Myeloma Working Group consensus criteria for response and minimal residual disease assessment in multiple myeloma[J]. Lancet Oncology, 2016, 17(8): e328

［11］中国医师协会血液科医师分会. 中国多发性骨髓瘤诊治指南（2017 年修订）［J］ 中华内科杂志，2017，56（11）

［12］汪萍，沈立松，张冬青. 多发性骨髓瘤及相关疾病的实验室诊断认识［J］ 诊断学理论与实践，2017（5）：477-483

［13］Harousseau JL, Dreyling M. Multiple myeloma: ESMO Clinical Practice Guidelines for diagnosis, treatment and follow-up[J]. Annals of Oncology, 2013, 24 Suppl 6 (suppl_5): vi133

［14］主译陈竺　陈赛娟，威廉姆斯血液学病学. 8 版.［M］北京：人民卫生出版社，2011

［15］中国医师协会风湿病学分会. 2011 抗磷脂综合征诊断和治疗指南. 中华风湿病学杂志，2011，15（6）：407-410

［16］李小秋. 恶性淋巴瘤的组织形态分析. 中华病理学杂志，2011，40（4）：217

第四章 中国检验医学研究精选文摘与评述

本章检索近期国内外的临床或基础研究的论著,检索工具为英文 PubMed 和中文中国生物医学文献数据库,按照检验亚专业对文献进行归类于评述。

第一节 临床血液学检验研究精选文摘与评述

一、检索时间范围

2017.01.01—2017.12.31 见刊。

二、检索工具

PubMed（英文）
中国生物医学文献数据库（中文）

三、检索策略

1. 英文 Search clinical laboratory（Affiliation）OR laboratory medicine（Affiliation）AND China（Affiliation）AND［"2016/12/01"（Date - Publication）："2017/12/31"（Date - Publication）］AND Clinical Hematology（key word）.
2. 中文 "检验科"（作者单位）OR "检验中心"（作者单位）OR "检验医学系"（作者单位）OR "医学检验系"（作者单位）OR "检验医学部"（作者单位）OR "医学实验中心"（作者单位）AND 2017（年代）AND 临床试验（文献类型）OR 随机对照试验（文献类型）OR 多中心研究（文献类型）AND"临床血液学"（不加权:扩展）。

四、纳入标准

1. 来自中国（台湾省除外）。
2. 第一或通信作者所在单位为检验科或检验中心或检验医学系或医学检验系或检验医学部或医

学实验中心。

3. 发表时间：2017.01.01—2017.12.31 见刊。

4. 文献类型：临床或基础研究的论著。

五、排除标准

1. 文献类型：综述、讲座、译文、病例报告、Meta 分析。

2. 中文期刊的英文摘要被 PubMed 收录的。

3. 2017 年度被接收（已有 PMID 号），但未见刊的。

4. 重复发表的。

六、筛选结果

1. PubMed　初步检索到 4024 篇文献；在筛选文献类型和排除中国台湾学者文献后，第一轮排除 592 篇文献；对剩余 3432 篇文献，针对文献研究主题进行过滤筛选，与临床血液学检验相关文献余 140 篇；对题目、摘要及作者单位信息详细阅读后，进一步排除 75 篇文献，最终纳入文献 65 篇，精选文献 32 篇。具体分类情况如下（表4-1-1）。

表 4-1-1　临床血液学检验外文文献检索结果

主题	文献数量	精选数量 *
多发性骨髓瘤	6	0
血小板相关疾病	7*	0
髓系白血病	16*	14*
淋巴瘤	20*	17*
多发性骨髓瘤	4*	0
检验方法	2	0
血常规指标	10*	1*

*. 表示文献分类计数时涉及研究符合 2 个或以上主题分类，所以计数时有重复。上述表格中，文献数量统计中，共计 32 篇有 2 个以上主体分类；精选文献中有 32 篇有 2 个主题分类。详情见文献摘要收集部分

2. 中国生物医学文献数据库　2017 年度，我国检验科的学者发表论文被中国生物医学文献数据库收录共 1839 篇，在核心期刊发表论文共 824 篇，其中中华医学会系列期刊占 6.5%（120 篇）。在检验医学三大杂志分布：中华检验医学杂志（13）、临床检验杂志（6）、检验医学与临床（55）。针对文献研究主题进行过滤筛选，与临床血液学检验相关文献 45 篇；对题目、摘要及作者单位信息详细阅读后，进一步排除 12 篇文献，最终纳入文献 33 篇，精选文献 15 篇。相应分类情况如下，见表4-1-2。

表 4-1-2　临床血液学检验中文文献检索结果

主题	文献数量	主题	文献数量
输血	4	采血、血常规及指标	17
急慢性白血病	2	骨髓增生	1
溶血、血栓、凝血	5	多发性骨髓瘤	2
贫血	2		

　　说明：文献分类计数时涉及研究符合 2 个或以上主题分类，所以计数时有重复。全部 33 篇文献涉及主题总数达到 42 个以上，上表仅显示涉及文献数量最多的 7 个主题列出

七、精选文摘及评述

文选 1

【题目】　Using Both Lactic Dehydrogenase Levels and the Ratio of Involved to Uninvolved Free Light Chain Levels as Risk Factors Improves Risk Assessment in Patients With Newly Diagnosed Multiple Myeloma.

【来源】　The American Journal of the Medical Sciences，2018，355（4）：350-356.

【文摘】　本研究旨在评估多发性骨髓瘤（MM）患者风险分层中涉及的血清游离轻链（rFLC）水平和乳酸脱氢酶（LDH）水平比值的预后价值。通过回顾性分析 283 例新诊断 MM 患者的临床资料。结果发现在传统化疗组中，与 LDH≤正常上限（ULN）的患者相比，rFLC＜100 的患者预后好于 rFLC≥100 的患者（$P=0.022$）。在接受新药联合治疗的患者中，rFLC＜100 组和 rFLC≥100 组之间未发现显着性差异（$P=0.508$）。然而，LDH≤ULN 的患者预后好于 LDH＞ULN 的患者（$P=0.004$）。此研究结果表明 rFLC 和 LDH 水平是 MM 患者的敏感预后因素，联合应用可以改善临床实践中患者的危险分层和治疗选择。

【评述】　Zihua Guo 等研究表明 rFLC 和 LDH 是相对有价值且敏感的评估 MM 患者预后的生物标志物。在多元分析中，表明高 rFLC 可能与肿瘤细胞增殖程度有关，除此之外 rFLC≥100 的病例贫血更严重以及 PLT 水平更低。Zihua Guo 等研究的结果另一个重要发现是新陈代谢似乎能够消除高 rFLC 和 LDH 水平对 MM 患者预后的负面影响。因此，Zihua Guo 等研究表明了 LDH 水平的检测能够用于新诊断的 MM 患者预后诊断的生物标志，但是数据表明使用 rFLC 作为一个单一的预测生物标志仍然需要进一步验证。结合这 2 个风险因素能会产生简明有效的风险分层的过程，帮助 MM 患者治疗的后续护理和护理选择。

文选 2

【题目】　Loperamide, an antidiarrheal agent, induces apoptosis and DNA damage in leukemia cells.

【来源】　Oncology Letters，2018，15（1）：765-774.

【文摘】　洛哌丁胺是一种止泻药，常用于治疗白血病患者治疗期间患有的腹泻症状。然而，洛哌丁胺对白血病细胞的细胞毒性作用尚不清楚。通过 MTT 分析用于探讨洛哌丁胺对白血病细胞的细胞毒性作用。用形态学分析和流式细胞术来确定洛哌丁胺处理白血病细胞后的细胞凋亡水平。进行 Western 印迹以测试凋亡途径的活化。彗星试验用于确定洛哌丁胺引起的 DNA 损伤。洛哌丁胺能有效

抑制急性髓性白血病（AML）患者和急性淋巴细胞白血病（ALL）患者的白血病细胞系和原代白血病细胞的增殖，并呈剂量依赖性。洛哌丁胺增加了切割 caspase-3 和 poly（ADP- 核糖）聚合酶的表达，降低了髓系细胞 lekeumia-1 的表达并诱导了白血病细胞的凋亡。此外，用 20μM 洛哌丁胺处理白血病细胞可增加蛋白 rH2ax 的表达水平，并促进长 DNA 彗尾的形成，从而引发白血病细胞中的 DNA 损伤。最后，通过激活共济失调毛细血管扩张突变的丝氨酸 / 苏氨酸激酶（ATM）- 检查点激酶 2（Chk2）信号传导途径来证实 DNA 损伤。ATM（Ser1981）和 Chk2（Thr68）的磷酸化水平在洛哌丁胺引发的 DNA 损伤后被激活并上调。研究证实洛哌丁胺在白血病细胞系和原代白血病细胞的生长中发挥抑制作用。本研究证明在白血病细胞系和原代白血病细胞中洛哌丁胺处理后能诱导细胞凋亡和 DNA 损伤。

【评述】 洛哌丁胺于 1973 年首次合成，被广泛使用在世界各地用作止泻药。在之前，发现在体外洛哌丁胺也具有抗肿瘤作用，包括肝癌、乳腺癌、肺癌等。然而，其抗肿瘤作用的具体机制仍不清楚。XIN HE 等第一次研究了洛哌丁胺对白血病细胞生长的影响，并有效地证明了洛哌丁胺以剂量依赖性方式通过由 DNA 损伤激活的 ATM-Chk2 途径诱导细胞凋亡抑制白血病细胞系和原代细胞的生长。细胞凋亡，也称为程序性细胞死亡主要通过进化发生的过程保守形式的细胞自杀，并发挥重要作用动物发育。这个过程失调参与人类疾病的发病机制，包括癌症。因此，诱导肿瘤细胞凋亡是大多数抗肿瘤药物生效的途径。通过对白血病细胞进行洛哌丁胺处理 24h，并观察形态学变化以及进行流式细胞术检测细胞凋亡，来研究洛哌丁胺对白血病细胞的细胞毒作用机制。结果表明支持了洛哌丁胺通过诱导细胞凋亡发挥细胞毒效应的假说。XIN HE 等研究首次证明，洛哌丁胺是一种用作止泻药的老药，具有抗急性白血病的治疗潜力，为洛哌丁胺在白血病中的潜在治疗和抗肿瘤机制提供了新的见解。

文选 3

【题目】 N-glycosylation of serum proteins for the assessment of patients with IgD multiple myeloma.

【来源】 BMC Cancer，2017，17（1）：881.

【文摘】 糖基化是蛋白质最常见的翻译后修饰之一，并且已经有研究表明因为糖基化的变化与许多癌症类型的发展有显着相关性，因此 Jie Chen 等研究了用于诊断，分期和评估的血清 N- 糖基化 IgD 在多发性骨髓瘤中的病理学结果。收集 20 例 IgD 多发性骨髓瘤患者，41 例轻链多发性骨髓瘤患者和 42 例健康对照受试者的血清样本。通过 DNA 测序仪辅助的荧光团辅助毛细管电泳进行检测并分析释放的血清 N- 聚糖。结果表明在 IgD 骨髓瘤的血清 N- 糖蛋白中具有特征性变化。特别是 3 种 N- 聚糖 NG1（6）A2F，Peak3；（3）A2F，Peak4；NA2FB，Peak7 具有临床价值。其中 NG1（6）A2F 诊断 IgD 骨髓瘤 ROC 的曲线下面积区域为 0.981，灵敏度为 95.0%，特异度为 95.2%，NG1（3）A2F 为 0.936，灵敏度为 95.0%，特异度为 78.6%。NA2FB/NG1（3）A2F 差异性诊断 IgD 骨髓瘤与轻链骨髓瘤的 ROC 曲线下面积最好，为 0.744，灵敏度为 95.3%，特异度为 50.0%。NG1（3）A2F 的水平与国际分期系统相关，而 IgD 骨髓瘤中 NA2FB 较高的丰度预示着较短的无进展存活。最终 Jie Chen 等的研究结果表明血清 N- 聚糖可以用于 IgD 骨髓瘤的诊断、分期和预后的判断，并且将成为这种罕见的多发性骨髓瘤亚型的精确医学方法的基础。

【评述】 50%的人血清蛋白，包括分泌和膜结合蛋白质，均呈现出各种N联糖基化模式。蛋白质的许多聚糖结构可以影响肿瘤细胞在致癌过程中的生物行为。前期研究表明糖基化模式的改变已被认为是癌症进展和转移的标志。Jie Chen等发现，NGA2F（peak1），NG1（6）A2F（peak3）和NG1（3）A2F（peak4）在IgD MM患者中显着低于CTR。此外也发现，NA2（peak5），NA3（peak8），NA3Fb，NA3F2，NA4和NA4Fb的水平显着高于IgD MM患者。Jie Chen等还确定了在IgD MM中NG1（3）A2F从ISS阶段I到ISD阶段III的逐渐下降趋势水平。但阿诺德等报道19%的N-聚糖终止半乳糖残基，50%的聚糖含有核心岩藻糖基化和50%的Asn-445含有等份的GlcNAc和IgD的Asn-496。因此，是否异常IgD导致IgD MM的这种特定变化仍然需要进一步研究。

文选4

【题目】 A Modified Ficoll-Paque Gradient Method for Isolating Mononuclear Cells from the Peripheral and Umbilical Cord Blood of Humans for Biobanks and Clinical Laboratories.

【来源】 Biopreserv Biobank，2018，16（2）：82-91.

【文摘】 虽然经典的Ficoll-Paque方法经常用于分离外周血单个核细胞（PBMCs），但对于生物样本库和临床实验室（尤其是发展中国家）来说，需要对此方法进行修改以获得更快速和经济的输出。在本研究中，我们通过修改Ficoll-Paque方法从健康和患病（感染，贫血和慢性阻塞性肺病）成人个体的外周和脐带血中分离PBMC或单核细胞来解决此问题。在改进的方法中，我们从离心后的血浆和沉淀物之间的界面中出现的红细胞沉降率棕黄层开始进行细胞分离过程，而不是使用经典方法中描述的全血。尽管改良方法的PBMC产率比传统方法低12%，但改良方法分离的PBMC数量超过100万个，这足以用于不同的研究、诊断目的，如多组学检测。血细胞分析仪和台盼蓝评估细胞活力和纯度显示，这两种方法分离的PBMC的活力和纯度之间没有显着差异，其中PBMC纯度较低观察到粒细胞污染。另外，在延迟的处理时间点，两种方法的所有参数都以时间依赖性方式降低，特别是在样品采集后8h，12h或24h。总之，经典方法和修改方法的PBMC分离性能主要取决于原始样品中PBMC的比例。由于节约了时间和成本，特别是对于发展中国家的生物样本库和临床实验室而言，修改的方法可能是PBMC分离的首选。

【评述】 为了比较改良方法和经典方法，系统地评估了关键参数，包括细胞产量，回收率，纯度和生存力。Yanjuan Jia等对于细胞产率和回收率进行了修饰，结果显示用经典方法分离的PBMC的产率和回收率高于修饰方法。尽管改良方法中的PBMC产量比经典的方法低12%，但所有样品中的2ml血液中回收了超过100万个PBMC。因此，回收的细胞数量仍然可以满足后续的研究需要。对于细胞纯度和污染，主要由样品中血细胞亚群的比例中起关键作用。数据结果显示纯度高度依赖于病理和生理状况。研究同时也发现温度影响以及延迟加工会影响PBMC的获得效率。因此Yanjuan Jia等建议血样应尽可能多的保存在4℃，但需在收集后4h内处理。

文选5

【题目】 Increased ADAM10 expression in patients with immune thrombocytopenia.

【来源】 Int Immunopharmacol，2018，55：63-68.

【文摘】　免疫性血小板减少症（ITP）是一种自身免疫性疾病，其特征在于体液免疫异常。解蛋白和金属蛋白酶（ADAM）10是蛋白酶家族的成员，已被证实可以调节 T 细胞增殖和效应功能。虽然 T 细胞功能失调与 ITP 密切相关，但 ADAM10 是否参与 ITP 的发病机制尚不清楚。本研究纳入 54 例活动性 ITP 患者，18 例缓解期 ITP 患者和 24 例年龄及性别匹配的健康对照者。从患者外周血中分离单个核细胞（PBMC），并通过实时定量 PCR、FasL 和淋巴细胞的可溶性水平分离 RNA 和血浆，用于测量 ADAM10 和金属蛋白酶组织抑制剂 3（TIMP3）的 mRNA 水平，同时，通过流式细胞术检测 T 细胞活化。研究结果显示，与对照组相比，活动性 ITP 患者中 ADAM10 的表达水平显著升高，TIMP3 表达水平降低，但在 18 例缓解期患者中均恢复正常水平。与 ADAM10 的表达谱一致，活性 ITP 患者的 FasL 和 LAG-3 可溶性血浆水平增加，并且在缓解的患者中降低至正常水平。此外，在活性 ITP 患者中发现通过 HLA-DR 和 CD69 的高表达来增加 T 细胞活化。总之，ADAM10 高表达与 ITP 的发病机制和发展有关，靶向治疗将会是一种治疗 ITP 的新方法。

【评述】　免疫性血小板减少症（ITP）是一种异质性自身免疫病以血小板生成受损和血小板破坏加快为特征的疾病。ADM10 是一种锌依赖性蛋白酶，是金属蛋白酶家族的成员之一。ADAM10 是细胞活化，分化，增殖，迁移以及黏附过程的关键调节因子。另外，ADAM10 通过启动和转导经典的 Notch 信号通路蛋白水解在淋巴细胞发育过程中起着重要的作用。虽然 ADAM10 在调节 T 细胞的增殖和效应功能中起作用，但 ADAM10 是否参与 ITP 的发病机制仍然不清楚。同时研究结果表明高表达的 ADAM10 是 FasL 在 T 细胞中裂解的主要蛋白酶。Jianlin Qiao 等证明活动期 ITP 中 ADAM10 的表达显著高于 ITP 缓解期患者。Jianlin Qiao 等研究表明活动期 ITP 患者中 ADAM10，可溶性 FasL 和 LAG-3 水平显著高于缓解期患者，提示 ADAM10 可能参与了 ITP 的发病机制，通过靶向治疗 ADAM10 可能有益于治疗 ITP。

文选 6

【题目】　The BCR/ABL tyrosine kinase inhibitor, nilotinib, stimulates expression of IL-1β in vascular endothelium in association with downregulation of miR-3p.

【来源】　Leukemia Research, 2017, 58：83-90.

【文摘】　BCR/ABL 酪氨酸激酶抑制剂（TKIs）显著改善了慢性粒细胞白血病（CML）患者的预后。然而，许多患者接受了 TKI 后都有相关的并发症。尤其是血管事件如外周动脉闭塞性疾病已成为接受酪氨酸激酶抑制药尼罗替尼治疗的患者所面临的严重临床问题。目前，TKIs 引起血管内皮细胞损伤的分子机制尚不清楚。本研究探讨了伊马替尼，尼洛替尼和达沙替尼等酪氨酸激酶抑制剂对体外血管内皮细胞的作用，发现只有尼洛替尼诱导血管内皮细胞表达白细胞介素 1β（IL-1β）。尼罗替尼诱导表达的 IL-1β 刺激单核细胞与血管内皮细胞的黏附以及黏附分子水平的增加。MicroRNA 数据库搜索鉴定了 IL-1β 基因的 3'-UTR 中的 miR-3121-3p 结合位点。内皮细胞暴露于尼洛替尼引起这些细胞中 miR-3121-3p 的下调，且 miR 3121-3p 的强表达抵消了尼罗替尼诱导的 IL-1β 表达。接受尼罗替尼（n=14）的 CML 患者与接受其他 TKIs（n=16）的患者相比，IL-1β 的血清水平显著升高（3.76±1.22 pg/ml vs. 0.27±0.77 pg/ml，P<0.05）。总的来说，我们的数据表明尼罗替尼降低 miR-3121-3p 的水平，导致血管内皮细胞中 IL-1β 和黏附分子的表达增加。miR-3121-3p/IL-1β 轴可能是预

防血管事件高风险 CML 患者血管事件的潜在靶点。

【评述】 慢性粒细胞白血病（CML）在 20 世纪还是致命性的恶性血液系统疾病。进入到 21 世纪，特别是酪氨酸激酶抑制药（TKI）的出现使 CML 患者的预后得到了彻底改善。目前，一代 TKI（伊马替尼）、二代 TKI（尼洛替尼或达沙替尼）已替代了过去的异基因造血干细胞移植（allo-HSCT）和干扰素 -α 成为 CML 的一线治疗方案。然而，随着 TKI 的广泛应用，长期治疗造成的不良反应引起了临床医师的重视。其中接受 TKI 治疗的患者动静脉血管事件发生风险增加，这已成为慢性粒细胞白血病临床治疗所面临的一个巨大的问题。因此，研究酪氨酸激酶抑制药对血管的作用机制有较大的临床意义。本篇文章通过探索，得出 miR-3121-3p/IL-1β 轴可能是预防血管事件高风险 CML 患者血管事件的潜在靶点的结论，为研究酪氨酸激酶抑制药对血管的作用机制提供了一个新的方向。

文选 7

【题目】 Platelet desialylation is a novel mechanism and a therapeutic target in thrombocytopenia during sepsis: an openlabel, multicenter, randomized controlled trials.

【来源】 Journal of Hematology & Oncology, 2017, 10: 104.

【文摘】 白血病是由造血干细胞或前体细胞突变引起的一组异质和克隆性造血系统恶性肿瘤。虽白血病可以在任何年龄段发现，但在年轻人中发病率和死亡率都较高。死亡的主要原因包括严重感染，特别是侵袭性真菌感染，骨髓抑制等。因此，早期治疗侵袭性真菌感染可以提高白血病患者的生存率。毫无疑问，癌症的发展与癌基因或肿瘤抑制基因的异常表达密切相关。癌基因的表达增加或抑癌基因的沉默与肿瘤发生密切相关。Src 同源区域 2 含有域的磷酸酶 -1（SHP-1）是淋巴瘤、白血病和其他类型癌症中的肿瘤抑制剂。SHP-1 是蛋白质酪氨酸磷酸酶（PTP）家族的一员，在抑制酪氨酸激酶的生长促进和致癌潜能方面发挥着重要作用。SHP-1 主要在造血细胞中表达，并作为 p-STAT3Tyr705 信号的负调控因子。

SOCS6 是细胞因子信号传导抑制因子（SOCS）家族的成员，SOCS 家族是细胞因子或生长因子相关信号的负调节因子。它特异性参与 Janus 激酶 / 信号转导和转录激活因子（JAK/STAT）转导途径的负调控。已经观察到 SOCS6 在许多类型的组织中表达并且其表达在几种类型的癌症中下调。尽管已经在实体瘤中进行了研究，但是在血液恶性肿瘤包括白血病中尚未确定 SHP-1 和 SOCS6 的表达，尤其是 SHP-1 和 SOCS6 的表达水平是否影响白血病患者的预后尚不清楚。在这项研究中，研究了新诊断或复发的白血病患者或完全缓解患者（CR）中 SHP-1 和 SOCS6 的信使 RNA（mRNA）表达。还确定了 SHP-1 和 SOCS6 的表达水平对化疗诱导的缓解和侵袭性真菌感染的发生率的影响。

【评述】 细胞因子是由细胞分泌并且在细胞中发挥连接作用的蛋白质，细胞因子是通过高亲和力的特异性的结合到细胞表面实现的。它可以触发细胞信号传导从而调整细胞激活，增殖，分化和生存。很多细胞因子是通过 JAK-STAT 途径实现这一作用，它先与近膜区的因子受体结合。哺乳动物的 JAK 家族有 4 位成员 JAK1，JAK2，JAK3 和 TYK2，它是许多造血生长因子的信转导机制，通过它造血因子调控细胞生长增殖分化和凋亡，在白血病中它通常是持续激活的。SHP-1 和 SOCS 是调节 JAK-STAT 的主要因子，含有 SH2 结构域的 SHP-1 主要在造血细胞表达，它可以使酪氨酸脱磷酸化发挥抑癌基因作用。它负性调节造血细胞的分化，生长和增殖，通过使酪氨酸脱磷酸化减少或终止活化的信号传导或启动凋亡。作为 JAK-STAT 通道的负性调节因子在白血病中，它的表达是降低的。曾被称为 JAB，SSI，和 CIS 的 SOCS 是通过抑制 JAK-STAT 通道发挥抑制作用的蛋白质。到目前为止，CIS、SOCS1、SOCS2、SOCS3 的抑制作用已经研究的很清楚，但是 SOCS4–SOCS7 尚不清楚。因此这篇文章的研究对 SOCS6 在白血病患者中的表达进行研究具有较大的临床意义。

文选 8

【题目】 ABO blood types associated with the risk of venous thromboembolism in Han Chinese people： A hospital-based study of 200，000 patients.

【来源】 Scientific Reports，2017，7：42925.

【文摘】 ABO 血型与静脉血栓栓塞（VTE）的风险有关，但在中国人中尚未证实。回顾性分析 2010 年 1 月至 2016 年 6 月在北京协和医院出院的大量汉族患者的病例对照研究。在 200 660 名出院的汉族患者中共发现 1412 例 VTE 患者，其中包括 600 例深静脉血栓形成（DVT）患者，441 例肺栓塞患者和 371 例 DVT 和肺栓塞患者。VTE 患者中非 O 型血患病率较弱，但统计学上高于 199 248 非 VTE 患者，优势比（OR）为 1.362 ［95% 置信区间（CI），1.205～1.540］。亚组分析显示非 O 型血的 OR 仍然增加。院前 VTE（OR=1.464）高于院内 VTE（OR=1.224），无事件 VTE（OR=1.859）高于激发 VTE（OR=1.227）。在亚组分析中，非 O 型血的 OR 随年龄而降低。这些结果表明中国汉族人群非 O 型血与 VTE 风险之间存在弱相关但具有统计学意义的相关性。

【评述】 在静脉血栓栓塞（VTE）中，深静脉血栓形成（DVT）和肺栓塞是发病和死亡的重要原因。遗传和环境因素都有助于 VTE 的发病。在遗传因素中，ABO 血型较大地影响止血并与 VTE2-5 相关。以医院和血液供体为基础的研究表明，非 O 型血患者发生 VTE 的风险高于 O 型患者。然而，大多数以医院为基础的研究受到小样本量，不同质量和不一致结果的限制。因此，该文章以大规模人群为对象的医院研究对于证实以前的结果，使得结果更加真实可靠。

文选 9

【题目】 CD24 Expression and differential resistance to chemotherapy in triple-negative breast cancer.

【来源】 Oncotarget，2017，8（24）：38294-38308.

【文摘】 乳腺癌（BC）是女性癌症相关死亡的主要原因。辅助全身化疗可有效降低复发风险，并有助于降低 BC 的死亡率。虽然对内分泌生物标志物靶向辅助治疗和 HER2 定向治疗在很大程度上是成功的，但预测来自化疗的临床疗效仍具挑战性。耐药性是治疗失败的主要原因，因此寻找生物标志物来选择最可能接受化疗的患者很重要。在一些报道中，细胞表面生物标志物 CD44＋/CD24− 与耐药性相关，但是潜在的机制在很大程度上是未知的。本研究使用三阴性 BC（TNBC）组织微阵集中研究 CD24 的表达对多西紫杉醇或多柔比星耐药原因，同时还进行了体外测定以评估化疗后 CD24 表达和差异药物敏感性的变化。此外，进行小鼠肿瘤异种移植研究以确定体外结果。总体而言，结果显示 CD24 阳性 TNBC 患者经紫杉烷治疗后的总生存率和无病生存率显著降低。此外，体外细胞研究显示 CD44＋/CD24＋ 高细胞对多西他赛更具抗性，而 CD44＋/CD24− 低细胞对多柔比星有抗性。体外和体内研究表明，CD24 表达低的细胞对多西紫杉醇更敏感，而 CD24 过表达细胞对多柔比星更敏感。

此外，机制研究表明通过 ATM-NDRG2 途径的 Bcl-2 和 TGF-βR1 信号调节 CD24。因此，CD24 可能是选择化学治疗剂的生物标志物和克服 TNBC 耐药性的靶标。

【评述】 乳腺癌术后较易出现耐药现象，影响治疗效果。随着干细胞相关理论的不断发展，从干细胞角度进行分析，肿瘤干细胞的出现是导致肿瘤产生的根本原因。Heimburgert 等通过研究发现，在肿瘤细胞中存在一些特殊的干细胞，即肿瘤干细胞。随着肿瘤干细胞相关研究的不断丰富，人们逐渐发现，肿瘤干细胞与各种肿瘤的发生和发展以及耐药之间都存在十分密切联系。CD44＋CD24-/low 是公认的乳腺癌干细胞标志物，从人乳腺癌转移淋巴结和癌性胸腔积液中分离的 CD44＋CD24-/low 表型的细胞被确定具有干性。在乳腺癌肿瘤细胞中 CD44＋CD24-/low 表型的细胞亚群具有强大的成瘤能力。越来越多的研究显示，乳腺癌干细胞是乳腺癌发生和发展的源泉，完全杀灭和消除乳腺癌干细胞是彻底治愈乳腺癌的关键。该文章的成果无疑为将来肿瘤耐药机制的研究奠定了基础。

文选 10

【题目】 The role of long noncoding rna-leT in cell proliferation and invasion of nasopharyngeal carcinoma and its mechanism.

【来源】 OncoTargets and Therapy，2017，10：2769–2778.

【文摘】 LncRNA-LET 是一种新近发现的非编码 RNA，已被证明可作为肿瘤抑制剂；但其生物学功能和机制尚未完全研究。我们的研究发现，鼻咽癌（NPC）组织中 LET 的表达低于正常组织，并且 LET 可能通过增强其表达抑制 NPC 的增殖、黏附和侵袭。相反，LET 表达下降可以促进 NPC 的增殖、黏附和侵袭。此外，还通过过表达或沉默 LET 有效调控相关基因和 MAPK/ERK 途径的表达谱。

【评述】 鼻咽癌是一种常见的头颈部肿瘤，有转移早和易复发的特点，局部复发及远处转移的晚期鼻咽癌患者预后仍不乐观。进一步揭示鼻咽癌复发及转移的分子机制对于鼻咽癌的治疗以及生存率的提高具有重要意义。肿瘤的转移是一个连续的动态过程，涉及多个阶段的多种因素相互作用。肿瘤对基底膜的侵犯是其中的关键步骤，涉及细胞形态变化、基质降解酶的分泌、细胞迁移等多个事件。上皮 - 间质转化（epithelial-mesenchymal transition，EMT）则是肿瘤细胞获得侵袭和转移能力的一种重要途径。长链非编码 RNA（lncRNA）是一类重要的调控 RNA，近年来的研究表明它们与多种人类疾病特别是肿瘤有密切关系。已发现多种 lncRNAs 在人类癌症中表达失调，表现出促癌或抑癌基因的作用。该研究为 LET 对鼻咽癌体外抗肿瘤作用提供了进一步的证据，为临床治疗提供了新的途径。

文选 11

【题目】 Generation of V α13/β21＋T cell specific target CML cells by TCR gene transfer.

【来源】 Oncotarget，2016，7（51）：84246-84257.

【文摘】 用抗原特异性 T 细胞过继免疫治疗对于治疗黑素瘤和慢性粒细胞白血病（CML）可能是有效的。然而，为了获得足够的抗原特异性 T 细胞用于治疗，T 细胞必须在体外培养数周，但体外 T 细胞扩增难以控制。或者，具有确定的抗原特异性的 T 细胞受体（TCR）向受体 T 细胞的转移可能是产生抗原特异性 T 细胞的简单溶液。Xianfeng Zha 等研究的目的是鉴定 CML 相关的抗原特异性 TCR 基因，并产生具有 T 细胞受体（TCR）基因转移的 CML 相关的抗原特异性 T 细胞。他们之前的研究已经筛选出来自 CML 患者的外周血单核细胞（PBMC）中具有不同寡克隆 Vα 配偶体的寡克隆 Vβ21。在本研究中，将与 TCRVβ21 配对的寡克隆扩展的 TCRα 基因克隆到 pIRES 真核表达载体（TCRVαIRES-Vβ21）中。接下来，将两种重组质粒 TCRVα13-IRES-Vβ21 和 TCRVα18-IRES-Vβ21 成功转入 T 细胞，并且 TCR 基因修饰的 T 细胞获得了对 HLA-A11＋K562 具有最佳细胞毒性作用的 CML 特异性细胞毒性对 TCRVα13/Vβ21 基因观察到的细胞重定向 T 细胞。总之，他们的数据证实 TCRVα13/Vβ21 是一种 CML 相关的抗原特异性 TCR。这项研究提供了新的证据表明，基因工程抗原特异性 TCR 可能成为 CML 基因治疗的药物治疗方法。

【评述】 慢性粒细胞白血病（CML）是成人常见的血液恶性肿瘤。典型的遗传改变是由 t（9；22）（q34；q11）产生的费城染色体，其形成编码具有异常酪氨酸激酶活性的 BCR-ABL 融合蛋白的 bcr-abl 融合基因。因此，伊马替尼等酪氨酸激酶抑制剂（TKIs）作为 bcr-abl 酪氨酸激酶融合蛋白的 ATP 竞争性抑制剂用于 CML 治疗。与之前的标准疗法相比，伊马替尼治疗显著改善了 CML 患者的疗效。然而，30% 的患者由于反应不佳或不耐受而中断伊马替尼治疗，在这种情况下，第二代 TKIs 是患者的选择。众所周知，同种异体造血干细胞移植（allo-HSCT）是目前治疗 CML 的唯一治疗方法。然而，由于配对供体的可用性以及老年患者的毒性限制，此类手术的应用仅适用于 30% 的 CML 患者。白血病抗原特异性 T 细胞过继转移的这种模式的应用通常是有限的，因为白血病抗原特异性 T 细胞的分离和体外扩增是劳动强度大且耗时的。幸运的是，最近开发的 T 细胞受体（TCR）介导的基因治疗可以有助于克服这种限制。在本研究中，Xianfeng Zha 等开发了含有特异于 CML 相关抗原的 HLA-A11 限制性 TCRα13 和 TCRβ21 基因的重组构建体，并且显示 TCR 基因修饰的 T 细胞对 HLA-A11＋K562 细胞系具有特异性细胞毒性。该结果可能表明，当鉴定出 MHC 限制性 TCR 基因时，从多克隆扩增的 T 细胞制备白血病抗原特异性 T 细胞是可行的。

文选 12

【题目】 GATA2 Inhibition Sensitizes Acute Myeloid Leukemia Cells to Chemotherapy.

【来源】 PLoS One，2017，12（1）：e0170630.

【文摘】 耐药性是临床恢复急性髓细胞白血病（AML）患者的主要障碍之一。因此，治疗 AML 需要新的策略，如添加第三种药物。为了解决 GATA2 是否可以作为人白血病细胞化疗耐药的调节剂，LiYang 等使用经典药物（Cerubidine）和吉非替尼观察了 KG1a 细胞和临床患者的 AML 细胞。利用化疗后，存活的 AML 细胞和 KG1a 细胞中 GATA2 及其靶基因（EVI，SCL 和 WT1）的表达分别比原始水平显著提高了 2 倍和 4 倍。此外，对于连续的化疗药物，GATA2 敲低或用 GATA2 抑制剂（K1747）处理的 AML 细胞几乎消失，WT1，SCL，EVI 的表达显著降低，并且凋亡群体显著增加。因此，他们提出减少 GATA2 表达或抑制其转录活性可以减轻急性髓细胞白血病细胞的耐药性，并有助于消除患者的白血病细胞。

【评述】 急性骨髓性白血病（AML）是临床上和生物学上异质性的恶性肿瘤，主要用化疗，靶向治疗，免疫调节疗法和骨髓移植。近年来应用联合化疗治疗 AML 方面取得了长足的进展，表现为提高了完全缓解率和长期存活率。GATA2 是一种对造血分化和淋巴形成至关重要的转录因子。更具体地说，GATA2 在维持早期造血细胞的增殖和存活以及对红细胞或巨核细胞谱系的优先分化中起重要作用。功能试验的损失和获得表明 GATA-2 水平调节成体 HSC 静止和调节 HSC 凋亡，这可能影响化疗反应并导致 AML 预后不良。LiYang 等的研究发现 GATA2 表达与 AML 细胞对化疗药物的耐药性有关。通过多次重复的化疗，具有低 GATA2 表达的 AML 细胞几乎被杀死，这为临床治疗提供了有希望的潜力。他们的建立表明抑制 GATA2 表达或其转录活性抑制可以与化疗药物配合用于治疗 AML 患者。

文选 13

【题目】 Cerebrospinal Fluid IL-10 and IL-10/IL-6 as Accurate Diagnostic Biomarkers for Primary Central Nervous System Large B-cell Lymphoma.

【来源】 Sci Rep, 2016, 6: 38671.

【文摘】 原发性中枢神经系统淋巴瘤（PCNSL）的早期诊断代表了挑战，脑脊液（CSF）细胞因子可能是 PCNSL 的诊断性生物标志物。YangSong 等用电化学发光免疫分析法测定了 22 例 B 细胞 PCNSL 患者和 80 例其他中枢神经系统疾病患者脑脊液中白细胞介素（IL）-10，IL-6，IL-8 和肿瘤坏死因子 α（TNF-α）脑脊液 IL-10 在 PCNSL 患者中明显高于对照组（中位数 74.7 pg/ml vs <5.0pg/ml，$P<0.000$）。使用 8.2pg/ml 的 CSF IL-10 截断值，诊断灵敏度和特异度分别为 95.5% 和 96.1%（AUC，0.957；95%CI，0.901~1.000）。对于 0.72 的 CSFIL-10/IL-6 临界值，灵敏度为 95.5%，特异度为 100.0%（AUC，0.976；95%CI，0.929~1.000）。诊断和治疗后脑脊液 IL-10 水平升高与 PCNSL 患者无进展生存期（PFS）有关（分别为 $P=0.0181$ 和 $P=0.0002$）。用 CSF IL-8 或 TNF-α 发现 PCNSL 的低诊断价值。总之，增加的 CSF IL-10 是大 B 细胞 PCNSL 的可靠诊断性生物标志物，并且 IL-10/IL-6 比率促进与其他病症特别是 CNS 感染的分化。YangSong 等招募了非 PCNSL 诊断的对照患者，以探索 CSF IL-10 和 IL-10/IL-6 诊断 PCNSL 的能力。使用具有良好性能的标准实验室方法，即电化学发光免疫分析法（ECLIA）确定细胞因子水平。此外，研究表明，系统性 DLBCL16-18 中升高的血清 IL-8 和肿瘤坏死因子 α（TNF-α）水平与不良预后相关。因此，他们还评估了脑脊液 IL-8 和 TNF-α 在 PCNSL 患者中的诊断价值。此研究旨在确定可用于初步筛查的可靠生物标志物，以促进 PCNSL 的早期诊断。

【评述】 原发性中枢神经系统淋巴瘤（PCNSL）是一种罕见的侵袭性非霍奇金淋巴瘤（NHL），占所有淋巴瘤的 1% 和 CNS 肿瘤的 3%，主要是弥漫性大 B 的（90%~95%）细胞淋巴瘤（DLBCL）亚型。在过去的 20 年中，PCNSL 的发病率有所增加。PCNSL 的早期诊断是一个挑战。开放手术或立体定向活组织检查是 PCNSL 的标准诊断程序，但需要血液/CSF 样本中可靠的早期诊断生物标志物。白细胞介素（IL）-10 通过促进 B 淋巴瘤细胞增殖并抑制细胞凋亡而在淋巴瘤发生中起作用。眼内淋巴瘤（IOL）是一种特殊类型的 PCNSL，其特征在于增加 IL-10 在玻璃体液中。升高的 IL-10 和 IL-10/IL-6 比率>1.0 可用于区分 IOL 和眼内感染性疾病；诊断灵敏度为 74%~90%，特异度为 75%~85%。1997 年，Whitcup 的研究小组首次报道了 2 例 PCNSL11 患者的 CSF IL-10 升高，少数样本量小的研究也报道了 CSF IL-10 与 PCNSL 之间存在相关性，提示 CSF IL-10 可能充当生物标志物 PCNSL12-15。同时，CSFIL-10 诊断 PCNSL 的敏感性和特异性随报道而变化，并且 CSFIL-10 的假阳性尚未得到明确解释，特别是考虑到 IL-10 在除了 PCNSL，如中枢神经系统感染和自身免疫性疾病。总之，升高的 CSFIL-10 和 IL-10/IL-6 水平的组合是 PCNSL 的可靠的诊断性生物标志物，并且优于用于 PCNSL 患者的初始筛选的传统参数。脑脊液 IL-10 水平可能反映疾病的严重程度和治疗反应。同时，CSFIL-10/IL-6 比值是一个重要的鉴别诊断参数，特别是 CNS 感染。研究样本量限制了我们结论的力量，这些结果应该在不同的患者队列中进行验证。此外，研究的积累有助于明确 CSFIL-10 对中枢神经系统淋巴瘤预后的影响。

文选 14

【题目】 A minicircuitry of microRNA-9-1 and RUNX1-RUNX1T1 contributes to leukemogenesis in t（8；21）acute myeloid leukemia.

【来源】 Int J Cancer，2017，140（3）：653-661.

【文摘】 MicroRNA-9-1（miR-9-1）在调节分化造血细胞的谱系命运的机制中起重要作用。最近的研究表明 miR-9-1 在 t（8；21）AML 中下调。然而，由于 t（8；21）在 AML 易位产生的 miR-9-1 下调和 RUNX1-RUNX1T1 融合蛋白的致病机制尚不清楚。RUNX1-RUNX1T1 可以通过驻留在 RUNX1-RUNX1T1 的转录因子复合物中并作为稳定的 RUNX1-RUNX1T1 转录因子复合物发挥功能，从而诱导白血病的发生。在这项研究中，LinFu 等证明了用地西他滨（一种 DNMT 抑制剂）和曲古抑菌素 A（一种 HDAC 抑制剂）治疗 RUNX1-RUNX1T1（＋）AML 细胞系后，miR-9-1 的表达显著增加。此外，他们显示 RUNX1-RUNX1T1 通过与 miR-9-1 的启动子区域中的 RUNX1 结合位点结合并招募染色质重塑酶，DNMT 和 HDAC 而触发 miR-9-1 的异染色质沉默，t（8；21）AML 中 miR-9-1 的高甲基化。此外，由于 RUNX1，RUNX1T1 和 RUNX1-RUNX1T1 均受 miR-9-1 调控，miR-9-1 的沉默增强了这些基因的致癌活性。此外，miR-9-1 的过表达诱导 t（8；21）AML 细胞系中的分化并抑制增殖。总之，他们的结果表明反馈电路涉及 miR-9-1 和 RUNX1-RUNX1T1，有助于 RUNX1-RUNX1T1（＋）AML 细胞系中的白血病发生。

【评述】 MicroRNA 短（18-22 个核苷酸），是内源性，单链，非编码 RNA 分子，被认为是基因表达的转录后调节因子。在人类中，miR-9 家族已被确定为癌症中的肿瘤抑制因子并且有 3 个独立的成员（miR-9-1，miR-9-2 和 miR-9-3）。miR-9-1 在白血病的发展中起着重要作用。在 t（8；21）AML，miR-9-1 被发现是下调的并且发挥抑制 miRNA 的作用。然而，下调 miR-9-1 与 RUNX1RUNX1T1 融合蛋白的存在及其贡献之间的联系至 t（8；21）AML 需要更深入的探索。一种稳定的 RUNX1-RUNX1T1 转录因子复合物直接诱导白血病的发生。在这项工作中，他们证明 RUNX1-RUNX1T1 触发 miR-9-1 通过与 miR-9-1 的启动子区域中的 RUNX1 结合位点结合。因此，染色质重塑酶，DNMT 和 HDAC 被招募到基因中。通过表观遗传修饰沉默 miR-9-1 表达可促进其靶基因（包括 RUNX1，RUNX1T1 和 RUNX1-RUNX1T1）的表达，从而促进 t（8；21）AML 中白血病的发生。另外，miR-9-1 在 t（8；21）AML 细胞系中具有促进分化的重要功能。总之，他们通过 RUNX1-RUNX1T1 募集 DNA 沉默机制，揭示了 t（8；21）AML 中 miR-9-1 下调的具体机制，这有助于白血病的发生。此外，他们还推测 miR-9-1 的上调可能是治疗 t（8；21）AML 的特别有效的靶标。

文选 15

【题目】 Platelet desialylation correlates with efficacy of first-line therapies for immune thrombocytopenia.

【来源】 J Hematol Oncol，2017，10（1）：46

【文摘】 免疫性血小板减少症（ITP）是一种常见的自身免疫性出血性疾病。尽管进行了大量调查，但ITP的发病机制仍未完全了解，对许多患者而言，仍无法获得有效的治疗。使用鼠模型和人血液样本的体外研究，LiliTao等最近发现了一种新的独立于Fc的血小板清除途径，抗体介导的脱唾液酸化血小板可以通过去唾液酸糖蛋白受体在肝中清除，导致对标准一线治疗的响应降低靶向Fc依赖性血小板清除。在这里，他们通过将血小板去唾液酸化水平与一线治疗的疗效相关联，评估了这一发现在61例ITP患者中的显著性。他们发现对治疗组不同反应之间的去唾液酸化水平有统计学意义（$P<0.01$）。重要的是，相关性分析显示治疗反应和血小板脱唾液酸化相关（$P<0.01$），其中无反应者具有显著更高水平的血小板脱唾液酸化。有趣的是，与健康对照相比，他们还发现继发性ITP和某些非ITP血小板减少症也表现出显著的血小板脱唾液酸化。这些发现将血小板脱唾液酸化作为确定对ITP标准治疗反应的重要生物标志物。此外，他们首次在其他非ITP血小板减少症中显示血小板脱唾液酸化，这可能具有重要的临床意义并且值得进一步研究。

【评述】 免疫性血小板减少症（ITP）是一种常见的临床出血性疾病，其特征在于免疫介导的自体血小板清除，主要通过靶向血小板表面受体GPIIbIIIa和（或）GPIb-IX的自身抗体和通过Fcγ受体在网状内皮系统中被吞噬细胞清除。低血小板计数使ITP患者面临严重出血风险，包括致命的颅内出血。大多数ITP治疗包括一线皮质类固醇和免疫球蛋白G（IVIG）和最后的脾切除，主要通过阻断/减弱Fc-Fcγ-R相互作用或去除推定的血小板清除位点来靶向Fc依赖性清除途径。然而，对于治疗的发病机制和机制仍然知之甚少，15%～20%的ITP患者对于一线治疗难以理解，10%对脾切除难治性。近年来，小鼠模型和大型队列人类研究报道抗体特异性（即抗GPIIbIIIa与抗GPIb-IX）可能在ITP对治疗的反应中起重要作用；由此抗-GPIb-IX抗体的存在导致对皮质类固醇和IVIG的反应降低。最近，他们报道了人类中的抗GPIbα和一些抗GPIIbIIIa抗体通过肝无唾液酸糖蛋白Ashwell-Morell受体诱导血小板去唾液酸化，导致肝中Fc非依赖性血小板清除，表明抗体介导的去唾液酸化可能是抗标准ITP治疗的潜在机制。总之，他们的数据首次证实，血小板去唾液酸化的较高水平与一线ITP疗法的无应答相关（可能也是脾切除术）；这些发现不仅表明血小板脱唾液酸化是一种有用的生物标志物，预测对临床ITP治疗的反应，但定位唾液酸酶抑制剂，如达菲，作为治疗ITP以及其他血小板减少症的潜在新型治疗药物。

文选16

【题目】 KIT mutations correlate with adverse survival in children with core-binding factor acute myeloid leukemia.

【来源】 Leukemia & Lymphoma，2018，59（4）：829-836.

【文摘】 白血病发生是一个逐步过程，涉及多个基因的畸变。目前，已知t（8；21）/RUNX1-RUNX1T1和inv（16）/CBFB-MYH11可导致造血干细胞分化失调，并且这些遗传畸变，包括KIT，同激活的酪氨酸受体突变共同作用，导致了CBF-AML的发生。KIT是一种原癌基因，编码III型受体酪氨酸激酶家族成员。KIT活化突变导致造血干细胞增殖、分化和生存的下游信号通路失调。KIT突变已在CBF-AML中报道，研究表明突变KIT与成人（核心结合因子急性髓细胞白血病）患者的预后不良有关，但在小儿 CBF-AML 中的影响还不清楚。Xi Chen 等提供了一项关于 212 例中国儿童 AML 患者中 KIT 突变在 CBF-AML 中的发病率和预后影响的大型研究报道。此报道显示 CBF-AML 中 KIT 突变的患病率为 30%，t（8；21）-AML 和 inv（16）-AML 分别为 25% 和 67%。KIT 突变聚集在 17 和 8 号外显子，而不存在于 10 号外显子中。外显子 8 或外显子 17 中的 KIT 突变与较短的总生存期 OS 和无事件生存率 EFS 相关，并且对转归的影响是突变位置依赖性的。此研究表明，KIT 外显子 8 和 17 突变是小儿 CBF-AML 预后较差的独立指标。

【评述】　白血病是一个多基因多步骤的恶性疾病。虽然成人 AML 患者中 KIT 突变的临床相关性已被很好地表征，但很少有报道关注儿童 CBF-AML。在迄今为止报道的儿科 CBF-AML 研究中，大多数研究规模较小，不同研究的结果不一致。Xi Chen 等通过 212 例中国儿童 AML 患者的相对的较为大型的研究，较为清晰地提示了 8 号和 17 号外显子的 KIT 突变是小儿 CBF-AML 预后较差的独立指标。虽然由于数目不足，无法进行基于 CBF-AML 亚型的亚分析，有待进一步完善。

文选 17

【题目】　Plant homeodomain finger protein 2 as a novel IKAROS target in acute lymphoblastic leukemia.

【来源】　Epigenomics，2017，10（2）.

【文摘】　组蛋白脱甲基酶及其在调节染色质翻译后修饰中的作用极大地促进了我们对肿瘤发生中表观遗传学的理解。PHF2 是一种积极的表观遗传调节因子，是 H3K9 去甲基化酶，与几种癌症中的肿瘤抑制有关。由于迄今还没有关于白血病患者中 PHF2 表达及其在 ALL 中肿瘤发生中的作用的报道，Zheng Ge 等通过 qPCR 检查 mRNA 水平，反转录病毒基因表达、shRNA 敲减和染色质免疫沉淀来观察 IKAROS 对 PHF2 的转录调节，揭示了 IKAROS 可以促进 PHF2 表达，并且表明 PHF2 低表达与 IKAROS 基因缺失一起驱动 ALL 的肿瘤发生。Zheng Ge 等还发现 PHF2 低表达与成人 ALL 患者中的白血病细胞增殖和几种不良预后指标显著相关。

【评述】　组蛋白去甲基化酶的异常表达可能为癌症的治疗提供新的治疗靶点，但关于人类癌症中组蛋白脱甲基酶表达的调节的报道很少。Zheng Ge 等发现 IKAROS 直接促进 ALL 中的 PHF2 转录，并且 IKZF1 基因缺失与高风险 ALL 中低 PHF2 表达相关，有趣的是，Zheng Ge 等还揭示了恢复 IKAROS 功能对于恢复 IKAROS 靶标改变的表观基因组状态是重要的。这是首次证明低 PHF2 表达与急性淋巴细胞白血病显著相关。因此有希望将 PHF2 表达水平整合到未来的成人 ALL 风险分层模型中，为进一步对 ALL 风险评估提供有力和全面的证据。

文选 18

【题目】　A genome-wide CRISPR screen identifies genes critical for resistance to FLT3 inhibitor AC220.

【来源】　American Association for Cancer Research，2017，10（1）：59-69.

【文摘】　急性髓性白血病（AML）是一种恶性造血系统疾病，也是成人中最常见的急性白血病。其中抗药性的机制目前知之甚少。FMS 样酪氨酸激酶 3（FLT3）激活突变是 AML 中最常见的分子异常。Quizartinib（AC220）是一种有效的选择性第二代 FLT3 抑制剂。Panpan Hou 等采用一种 CRISPR 合并文库来筛选新的基因，这些基因功能的丧失导致对 AC220 的抗性。Panpan Hou 等鉴定出了 SPRY3（一种细胞内 FGF 信号传导抑制剂）和 GSK3（一种典型的 Wnt 信号传导拮抗剂），并证明下游 FGF/Ras/ERK 和 Wnt 信号传导的重新激活是对 AC220 抗性的主要机制，并且在原发性 AML 患者样本中得到确认。有趣的是，Panpan Hou 等还发现 GSK3 敲除 AML 细胞中 SPRY3 的表达显著降低。这一结果提示了 GSK3 可能直接或间接调控获得性 AC220 抗性途径中 SPRY3 的转录。Panpan Hou 等还表明用 FGF 信号抑制剂或 MAPK 抑制剂或 β-catenin 抑制剂处理大大增加了 AML 细胞对 AC220 的敏感性。这是首次研究发现 SPRY3 和 GSK3 的功能丧失导致耐药性，它还提供了 AML 中 FLT3-ITD 下游信号通路的新见解。

【评述】 急性骨髓性白血病（AML）是骨髓和血液的进行性恶性疾病，虽然 AML 的治疗取得了进展，但耐药性的发生仍是治疗过程中的一个巨大阻碍。FLT3 是在许多造血祖细胞表面上表达的蛋白激酶受体，并且是 AML 中最常发生突变的基因之一。 FLT3 基因的内部串联重复（ITD）是 AML 中常见的功能获得性突变，与不良的预后和疾病结局相关。Quizartinib（AC220）是一种有效的 FLT3 第二代抑制剂，目前正处于临床试验期间。现已有研究报道了 FLT3 抑制剂的几种耐药机制。Panpan Hou 等通过全基因组 CRISPR 筛选突变，发现了 SPRY3 和 GSK3 中功能突变的丧失导致 AML 细胞对 AC220 的抗性，并且 Wnt 和 Ras/MAPK 途径中下游信号的再激活是 GSK3 和 SPRY3 缺失赋予的 AC220 抗性的主要机制。这为之后治疗 AML 提供了新的见解和证据。

文选 19

【题目】 The Relationship Between *MMP-2* -1306C＞T and *MMP-9* -1562C＞T Polymorphisms and the Risk and Prognosis of T-Cell Acute Lymphoblastic Leukemia in a Chinese Population： A Case-Control Study.

【来源】 Cell Physiol Biochem，2017；42：1458-1468.

【文摘】 T 细胞急性淋巴细胞白血病（T-ALL）是一种以高白细胞计数，未成熟 T 细胞积聚和组织浸润为特征的恶性血液病。Cong-Meng Lin 等对 376 例 T-ALL 患者和 352 例健康体检者对照组分析了 MMP-2-1306 C＞T（rs243865）和 MMP-9-1562 C＞T（rs3918242）多态性的频率、血清 MMP-2 和 MMP-9 水平、不同 MMP-2 和 MMP-9 基因型的 T-All 患者的无事件生存率（EFS）率、MMP-2 和 MMP-9 多态性与 T-ALL 患者预后的关系并评估了 MMP-2 和 MMP-9 基因多态性的预测价值，结果显示 MMP-2-1306 C/T 和 MMP-9-1562C/T 多态性可能与 T-ALL 风险增加有关，MMP-9-1562C＞T 多态性也可能与 T-ALL 患者的预后有关。

【评述】 此病例对照研究调查了中国人群中 MMP-2 和 MMP-9 多态性与 T-ALL 的风险和预后之间的关系。结果显示 MMP-2-1306C/T 和 MMP-9-1562C/T 多态性可能与 T-ALL 风险增加有关，MMP-9-1562C＞T 多态性也可能与 T-ALL 患者的预后有关。但还需要进一步加大样本量，考虑更多的基因以及环境因素，多中心对比研究以获得更合理更全面的结论。

文选 20

【题目】 PML（NLS-）protein： A novel marker for the early diagnosis of acute promyelocytic leukemia.

【来源】 MOLECULAR MEDICINE REPORTS，2017，16：5418-5424.

【文摘】 急性早幼粒细胞白血病（APL）是一种急性骨髓性白血病（AML），治愈率高。早幼粒细胞白血病 - 视黄酸受体 α（PML-RARα）是 APL 的融合基因，在 APL 的发生发展中起着重要的作用。PML-RARα 融合蛋白可被 NE 切割为 PML（NLS-）和 NLS-RARα 两个变体。ZHI-LING SHAN 等成功构建了 PML/PML（NLS-）和 RARα/NLS-RARα 真核表达载体，并将这些载体转染到 NB4 细胞中，并验证 PML（NLS-）蛋白的表达和定位。结果显示 NB4 细胞中 PML（NLS-）蛋白存在于 NB4-HA-NE 细胞的细胞质，同时 ZHI-LING SHAN 等检测了收集的 APL 患者的中性粒细胞后也发现 PML（NLS-）蛋白定位于这些嗜中性粒细胞的细胞质中，从而揭示了 PML（NLS-）可能是诊断 APL 的有效和新颖的靶标。

【评述】 骨髓涂片病理检查被认为是诊断 APL 的金标准，然而，这对患者来说不但耗时且极其痛苦。寻找新的快速和无创的 APL 的诊断和治疗的方法迫在眉睫。ZHI-LING SHAN 等的研究证实了 PML（NLS-）蛋白定位于 NB4-HA-NE 细胞的细胞质、裸鼠移植瘤和 APL 患者的中性粒细胞，为 APL 的快速诊断提供了新的有效靶点，同时也为 APL 发病机制的研究提供了新的策略。但还需要更大量临床样本的纳入，以确证 PML（NLS-）蛋白能够成为临床上新的诊断和治疗的靶点。

文选 21

【题目】 Clinical significance of chemokine receptor CXCR4 and mammalian target of rapamycin（mTOR）expression in patients with diffuse large B-cell lymphoma .

【来源】 Leukemia & Lymphoma，2017：1-10.

【文摘】 弥漫性大 B 细胞淋巴瘤（DLBCL）是成人中的一种侵袭性非霍奇金淋巴瘤（NHL）。Zi-Zhen Xu 等采用免疫组化等方法检测了接受利妥昔单抗治疗的 56 例 DLBCL 中 CXCR4 和 mTOR 的表达，结果显示 CXCR4 表达阳性 34 例（60.7%），mTOR 阳性 31 例（55.4%），提示 CXCR4 表达与 mTOR 表达呈正相关，分析还显示 CXCR4 和 mTOR 的表达水平与缓解机会呈负相关，同时 CXCR4 和 mTOR 表达阳性患者的无进展生存期（PFS）和总生存期（OS）显著缩短。Zi-Zhen Xu 等还发现 CXCR4 抑制剂 WZ811 和 mTOR 抑制剂依诺利斯的联合治疗在 DLBCL 细胞系中显示出协同效应。

【评述】 DLBCL 通常表现为快速生长的淋巴结或淋巴结肿块。患者常规使用利妥昔单抗，治疗后显示较长的总生存期。但仍有 1/3 的患者显示治疗无效或标准治疗后的复发。C-X-C 趋化因子受体 4 型（CXCR4）是 CXCL12 特异性的化学因子受体，已有结果显示 CXCR4 的过度表达与急性骨髓性白血病（AML）预后不良有关。Zi-Zhen Xu 等的研究结果表明了 CXCR4 和 mTOR 表达在 DLBCL 中呈现正相关，并与疾病缓解相关，提示了 CXCR4 和 mTOR 的表达可能作为 DLBCL 预后的生物标志物以及作为新的治疗策略的靶点。

文选 22

【题目】 Investigating the microRNA-mRNA regulatory network in acute myeloid leukemia.

【来源】 ONCOLOGY LETTERS，2017，14：3981-3988.

【文摘】 白血病是中国癌症相关死亡率的十大主要原因之一。AML 是一种高度异质性的白血病，与过度的祖细胞增殖和细胞周期阻滞有关。HAIGUO ZHANG 等从 Expression Omnibus 数据库下载 miRNA 和 mRNA 表达 - 亲代微阵列数据集，通过 GO 分析、KEGG 分析等方法进行差异表达分析并构建了 miRNA 与靶基因之间的调控网络，并采用 PT-PCR 验证了 AML 患者样品中 miRNA 和靶基因的表达水平，发现 47 种 miRNA 和 401 种 mRNA 上调，39 种 miRNA 和 67 种 mRNA 下调。HAIGUO ZHANG 等还发现 hsa-miR-155，hsa-miR-192，ANXA2，FZD3 和 PLAG1 等显著差异表达的基因和 miRNAs 可能通过 Wnt 信号通路、黑素合成和其他癌症相关信号通路参与 AML 的发生发展。

【评述】 目前，AML 的致病机制尚不清楚。AML 常由核型异常引起，包括染色体易位，缺失和倒位。导致 AML 发展的病因尚不清楚，但据报道，生活方式和环境暴露（包括肥胖和吸烟）与疾病有关。HAIGUO ZHANG 等通过比较 AML 与健康人的样本并分析了 miRNA 靶基因的相关性，确定 AML 中显著差异表达的 miRNA 的特征靶基因，发现了 hsa-miR-155，hsa-miR-192，ANXA2，FZD3 和 PLAG1 等显著差异表达的基因和 miRNAs。通过这些方法鉴定的候选靶基因可以为阐明 AML 机制提供基础。然而，还需要进一步研究这些基因在治疗 AML 中的潜在功能。

文选 23

【题目】 骨髓象检查在急性白血病患者临床诊断中的应用

【来源】 社区医学杂志，2017，15（6）：35-37.

【文摘】 急性白血病分为急性髓系白血病（acute myeloid leukemia，AML）和急性淋巴系白血病（acute lymphoblastic leukemia，ALL），两者在血象指标及分型血象水平存在一定差异。王晓芬等通过对 120 例白血病患者骨髓象检测和 120 名健康体检者的骨髓象检测的结果进行分析比较后，得出观察组 LIM 抗癌结构蛋白 1 较对照组有明显下降，结缔组织生长因子、血管内皮生长因子 -c、抗凋亡基因较对照组增高（$P<0.05$）。并且发现在 M1 型 AML 中血红蛋白水平较 M2、M3 型高（$t=3.693$、9.442，均 $P<0.05$），M2 型又较 M3 型高（$t=4.385$，$P<0.05$）；M1、M2 型白细胞、血小板水平较 M3 型高（$t=3.251$、2.830，$P<0.05$），M1 型血小板水平较 M2 型低（$t=6.301$，$P<0.05$）。同时还发现 L1 型 ALL 血红蛋白、白细胞水平较 L2 型高，血小板水平较 L2 型低（均 $P<0.05$）。以上结果提示当患者存在大量细胞异常时其血红蛋白、白细胞、血小板数量会有一定偏差，且随细胞恶化程度，其各分型细胞数量也随之改变。

【评述】 急性白血病时有大量的未成熟的白细胞不断在骨髓内聚集，影响正常的造血功能。王晓芬等通过对比患者和健康体检者的骨髓象检查结果证实，骨髓象检测能有效分析患者血液指标，快速鉴别血象分型，可以为疾病治疗提供参考依据。同时发现当患者存在大量异常细胞时，其血红蛋白、白细胞、血小板数量会有差异，并且在各个分型中也具有偏差。这也为骨髓象检测提供了更多的证据和更准确的保障。

文选 24

【题目】 成人急性 B 淋巴细胞白血病全基因组 miRNA 表达谱及其染色体分布

【来源】 基础医学与临床，2017，37（10）：446-448.

【文摘】 急性 B 淋巴细胞白血病（B-ALL）是儿童和成人急性淋巴细胞白血病中最常见的一种

亚型，其发病机制尚未完全厘清。林小聪等通过 Illumina 测序技术对 15 例成人 B-ALL 患者与 10 例非恶性血液病对照者骨髓样本的 miRNA 表达丰度进行对比分析，确定其表达差异及其基因在染色体上的分布情况，并通过 q-PCR 对部分测序结果进行验证，结果显示两组间差异表达的 miRNA 共 291 种，168 种 miRNA 在 B-ALL 组表达上调，123 种 miRNA 表达下调。两组 miRNA 基因在染色体上的分布趋于一致，但其表达丰度的分布却有明显的差异：B-ALL 组主要分布在 1、2、5、9 号染色体，而对照组主要分布在 3、7、9、17、X 号染色体，提示多种在成人 B-ALL 骨髓样本中呈异常表达的 miRNA，可能在 B-ALL 发生发展过程中起一定的调控作用。

【评述】　由于成人 B-ALL 的发病机制尚不完全清楚，且在治疗过程中效果不佳、预后差、易复发等问题仍旧是治疗的障碍。因此需要对其发病机制进行进一步研究以寻找新的分子靶点和治疗方法。林小聪等的研究结果为研究 B-ALL 的发病机制、耐药和复发等过程提供了新的证据，但这些差异表达的 miRNA 在 B-AL 中的作用及分子机制还有待进一步的研究和探讨。

文选 25

【题目】　inv（9）血液病患者造血干细胞移植后骨髓造血恢复特征研究

【来源】　国际检验医学杂志，2017，38（22）：3128-3130，3133.

【文摘】　探讨 9 号染色体倒位 inv（9）患者在接受造血干细胞移植后中性粒细胞计数（ANC）和血小板计数（PLT）等骨髓造血恢复特征。张慧等选取确诊的 39 589 例血液病患者作为研究对象，采用 R 显带技术、聚合酶链反应（PCR）技术和流式细胞仪检测技术进行染色体核型检查、融合基因检测和骨髓造血恢复相关指标检测。结果 inv（9）血液病患者检出 PML-RARα、BCR-ABL1、AML-ETO、EVI1、CBFβ-MYH11、MLL-AF6、AML-AF4、SET-NUM214、SIL-TALI、IgH 重排、TCR 重排和 BCL1-IgH 等多种融合基因。inv（9）患者在接受造血干细胞移植后恢复情况：ANC 在移植后 12 天恢复至 $>0.5 \times 10^9/L$ 水平，PLT 在移植后 16 天恢复至 $>20 \times 10^9/L$ 水平。非 inv（9）患者在接受造血干细胞移植后恢复情况：ANC 在移植后 12 天恢复至 $>0.5 \times 10^9/L$ 水平，PLT 在移植后 13 天恢复至 $>20 \times 10^9/L$ 水平，提示 inv（9）血液病患者和非 inv（9）血液病患者造血干细胞移植后 ANC 恢复至 $>0.5 \times 10^9/L$ 水平所需的时间几乎相等，而 inv（9）血液病患者 PLT 恢复所需的时间比非 inv（9）血液病患者所需时间稍长。

【评述】　有研究报道一些恶性肿瘤可以发生在 9 号染色体短臂近端。许多学者也报道了 inv（9）与孕妇产前诊断、遗传效应、辅助生殖治疗和不孕不育的关系分析。因此，探讨 inv（9）在血液病中的发病机制，分析 inv（9）患者造血干细胞移植情况具有重要的临床意义。张慧等的研究结果证实 inv（9）对造血干细胞移植恢复没有影响，不会延迟造血干细胞移植后的恢复，但 inv（9）患者接受移植后血小板恢复的时间比非 inv（9）患者稍长。应当进一步完善 inv（9）患者移植的详细信息，为 inv（9）患者治疗和预后判断提供更多和更有效的参考。

文选 26

【题目】　手术患者术中血红蛋白浓度水平对患者手术效果及预后的影响分析

【来源】　临床血液学杂志. 输血与检验，2016，29（2）：304-307.

【文摘】 张华等选取其所在医院收治的 ASAI～Ⅱ级拟实施手术治疗的 180 例患者采用随机数字表法分为 3 组，每组各 60 例。所有入组患者进入手术室后，常规给予血压、血氧饱和度以及心律监护，采用 1.5 mg 咪唑安定、0.15 mg 芬太尼、2.0 mg 异丙酚进行麻醉诱导，并随后进行气管插管以及机械维持通气，手术之中吸入异丙酚［浓度设定为 5rag/（kg·h）］以及异氟醚（浓度设定为 1.5）进行麻醉维持，术中根据具体情况进行麻醉剂量追加。术后第 1 天以及第 3 天常规进行血常规检查，对于术后血红蛋白较低的患者采取不同的处理措施：①血红蛋白＜80 g/L 时，积极联系血库输注悬浮少白细胞的红细胞 2 U；②对于血红蛋白＞80g/L 的患者，采用常规蔗糖铁静脉滴注联合口服补血药物。分别观察 3 组患者术前、手术中、术毕、术毕 24 h、出院时间点的红细胞、血红蛋白、血乳酸、pH、平均动脉压（MAP）检测值的差异；比较 3 组患者的术中输血量、术后并发症、术后住院时间的差异。术中、术毕、术后 24 h 时的红细胞（RBC）、血红蛋白在 3 组患者间比较差异均有统计学意义（$P<0.05$），红细胞、血红蛋白水平显著的降低较术中时刻、血乳酸值较术中时刻显著的提高（$P<0.05$）；在术中、术毕时刻 3 组间血红蛋白、红细胞组间比较 A 组＞B 组＞C 组，差异有统计学意义（$P<0.05$）。3 组患者的术中输血量、发热率组间比较结果为 A 组＞B 组＞C 组，且组间比较差异有统计学意义（$P<0.05$）。3 组患者的切口感染率、切口延迟愈合率及住院时间比较差异无统计学意义（$P>0.05$）。张华等研究表明在手术中将患者的血红蛋白水平控制在一个较低的水平，能够有效的减少术中输血量，降低输血不良反应，同时不会对患者的手术安全性、预后造成不良影响。

【评述】 输血作为外科较为常见的抢救手段，通过及时补充血容量维持血压、血氧饱和度等基本生命体征指标，在现代外科技术中发挥了无法替代的作用。多数学者认为，对于需要手术的患者，术前及术中维持血红蛋白浓度在 80～100 g/L，其手术安全性、术后临床相关预后具有较为确切的保证。而对于贫血患者血红蛋白＜80 g/L，相关临床研究并未对其手术安全性以及术后相关临床预后指标进行探讨。本研究在对需要手术的患者依据血红蛋白水平进行分组，通过分析不同血红蛋白水平对于术中安全性以及术后并发症的影响，以利于临床上采用合适对侧处理相关贫血患者，保证手术的顺利进行，并改善预后。

文选 27

【题目】 PAD 方案治疗初治多发性骨髓瘤的临床疗效
【来源】 临床血液学杂志，2017，30（2）：210-213.
【文摘】 吴文等搜集初治 MM 共 27 例，均为 200707-201305 接受 PAD 方案治疗的住院患者，男 19 例，女 8 例，中位年龄 68（43～80）岁；ISS 分期Ⅰ期 1 例，Ⅱ期 10 例，Ⅲ期 16 例。给予 PAD 方案：硼替佐米（万珂）1.3 mg/m²，静脉注射，第 1、4、8、11 天；脂质体多柔比星（楷莱或里葆多）20 mg，静脉滴注，第 1、4、8 天；地塞米松 20～40 mg/d，静脉滴注，第 1、4、8、11 天；每 28 天为 1 个治疗周期。3 例因发病时异常免疫球蛋白过高，分别给予 1～2 次双膜血浆置换。随访至 2015 年 8 月，其中 1 例 2013 年 8 月随访至 64 个月后失访。患者的中位随访期 49（7～96）个月。疗效判断主要采用国际骨髓瘤工作组（IM-WG）制定的 MM 疗效判定统一标准，主要根据 M 蛋白质和量的变化及骨髓内浆细胞数量将疗效分为①CR：血、尿免疫固定电泳阴性，骨髓内浆细胞≤5；②非常好的部分缓解（VGPR）；③部分缓解（PR）；④疾病稳定（SD）；⑤疾病进展。患者用药前后定期进行复查；

包括血常规，肝肾功能、电解质，血、尿 M 蛋白定量的检测和骨髓细胞学检查。近期疗效观察：初始疗效的中位时间为 2 周，最佳疗效的中位时间为 3 个月。长期疗效观察：中位随访 49（7～96）个月，中位无进展生存时间 24 个月，中位生存时间 50 个月。主要的不良反应为血液学毒性，中性粒细胞减少 8 例（30%），贫血 5 例（19%），血小板减少 7 例（26%）。非血液学毒性主要为胃肠道症状，便秘 10 例（37%），腹泻、恶心、黏膜炎分别为 2 例（7%）；其次为周围神经病变，4 例（15%）出现手足综合征，4 例（15%）出现乏力，2 例（7%）肝功能异常，2 例（7%）并发带状疱疹。吴文等研究表明 PAD 方案对于初治 MM 总反应率高，起效快，不良反应较小，是一种安全、有效的治疗方法。其长期疗效显示，PAD 方案能使 MM 获得最大程度的缓解，适当的维持治疗后 50% 数患者长期生存。

【评述】 多发性骨髓瘤（MM）是一种常见的浆细胞恶性肿瘤，目前其治疗仍以化疗为主，但常规化疗的完全缓解（CR）率低（<5%），大多数患者很快复发、进展，中位生存期短于 3 年。硼替佐米是一种新型的具有抗 MM 作用的靶向药物，以硼替佐米为主的联合化疗方案，其疗效明显高于 MM 的常规一线方案如 VAD、DVD 及 MP 等。在新药治疗时代，大多研究证实基于硼替佐米的三药联合方案疗效优于两药联合方案。通过新药联合方案以及自体干细胞移植、维持治疗，国外 MM 的 5 年生存率由 2000 年的 33% 提高到 50% 以上。中国由于缺乏新药治疗后较大规模的流行病学结果，新药联合方案以及自体干细胞移植应用之后生存获益的具体数据尚不可知。对于 PAD 治疗的 MM，目前国内的资料其中位随访期鲜有超过 48 个月，而长期疗效是研究者关注的重点。该文观察了 PAD 方案在我国患者的疗效和不良反应，尤其是其长期疗效结果。

文选 28

【题目】 慢性粒单核细胞白血病 39 例分析

【来源】 临床血液型杂志，2017，30（1）：61-63.

【文摘】 林中原等选取 39 例 CMML 均为住院治疗患者，其中男 21 例，女 18 例；年龄 31～74 岁，中位 56 岁。诊断均参照《造血与淋巴组织肿瘤 WHO 分类（第 4 版）》标准。记录患者的一般情况及有关症状、体征、血常规和骨髓像特点，以及部分患者检测的细胞化学染色和其他相关检查。随访时间到 2015 年 10 月。通过分析 39 例患者的：①一般情况（是否乏力、头晕，是否伴有发热、出血，是否其他症状消瘦、全身酸痛、盗汗、咳嗽、腹胀等，是否发现淋巴结肿大、肝大、脾大）；②血常规检查结果；③外周血白细胞人工分类计数；④骨髓细胞形态学检查；⑤其他检查（铁染色、NAP 积分、融合基因 BCR-ABL、流式细胞仪检测的免疫表型、染色体结果等）；⑥治疗情况；⑦生存状况来进行分析。林中原等简要描述了该病主要的临床特征，并结合文献讨论了其临床血液学特点，对进一步探讨 CMML 特征及诊断具有一定的参考价值。

【评述】 慢性粒单核细胞白血病（chronic myelomono-cytic leukemia，CMML）是一种克隆性造血组织恶性肿瘤，其特征为同时具有骨髓增殖性肿瘤（MPN）和骨髓增生异常综合征（MDS）的特点，属于 MDS/MPN 类型的一种，目前尚无特效的治疗方法。CMML 在临床上较少见，临床表现和血液学特点异质性较大，国内外病例报道文献亦不多，该文报道了近 5 年其院收治的所有 CMML 患者，简要描述了该病主要的临床特征，并结合文献讨论了其临床血液学特点，对进一步探讨 CMML 特征及诊断具有一定的参考价值。

文选 29

【题目】 血清循环 DNA 定量检测在卵巢癌诊断中的应用价值

【来源】 贵阳医学院学报，2016，41（5）；543-545.

【文摘】 刘丽荣等收集 2013 年 7 月—2015 年 2 月经临床病理检查确诊为上皮性卵巢癌患者 302 例，其中 I 期肿瘤 57 例，II 期 73 例，III 期 94 例，IV 期 26 例；卵巢良性肿瘤患者和健康成年女性各 100 例血清标本，分别于 -80℃ 保存。对标本的血清 cDNA 进行提取，再进行血清 DNACt 值的测定，最后进行统计学处理。卵巢癌患者的治疗疗效以及延长生存期的主要关键因素取决于早期诊断，因此当今急需建立新的早期检测手段。目前临床上关于抽取卵巢癌患者的血清检测 cDNA 含量的报道甚少。因此血清 cDNA 检测用于卵巢癌的早期诊断具有明显的优势和极大的潜力。良性对照组和健康对照组相比，血清 cDNA 比值差异无统计学意义（$P>0.05$）；与良性对照组和健康对照组相比，卵巢癌组血清 cDNA Ct 值减少，差异有统计学意义（$P<0.05$）；上皮性卵巢癌 I、II、m 期血清 cDNA Ct 值差异无统计学意义（$P>0.05$），但 IV 期与 I 期比较，差异有统计学意义（$P<0.05$）。该研究得出定量检测上皮性卵巢癌患者血清 cDNA，有望成为临床辅助诊断卵巢癌的新手段。

【评述】 卵巢癌是严重威胁女性健康的恶性肿瘤之一，发病率占妇科恶性肿瘤的第 3 位，死亡率占各类妇科恶性肿瘤之首，对妇女生命造成了严重威胁。卵巢癌的确诊常处于晚期，且大多数初诊患者已伴盆腔、腹腔转移。目前，卵巢癌的筛查诊断、疗效观察及预后判断等，仍主要依靠腹腔镜检查、组织病理学检查、血清肿瘤标志物（如 CA125、癌胚抗原等）的检测及影像学检查，前两者对卵巢癌的敏感性高，但是具有创伤性，影像学检查虽无创伤性，但却容易造成漏诊。正常人血液中也存在微量 cDNA，某些病理状态下，cDNA 会有不同程度的增高，尤其肿瘤患者血液 cDNA 浓度明显高于正常人。随着各种分子生物学技术快速发展和广泛应用，利用灵敏度极高的实时荧光定量 PCR 技术，定量检测卵巢癌患者血清 cDNA 具有简单易操作，创伤小等优点，对于手术后的患者无法取组织检测化验，可助其实时监测手段。此研究通过定量检测卵巢癌患者血清 cDNA 水平，以探索检测血清 cDNA 水平可否成为用于辅助卵巢癌早期诊断的新方法。作为一种微创而便捷的辅助手段，在卵巢癌的早期诊断、临床分期、疗效评估和预后判断等方面具有较高的应用价值。

文选 30

【题目】 血清生物标志物在成人急性淋巴细胞白血病中表达分析

【来源】 临床血液学杂志. 输血与检验，2016，29（4）：613-615.

【文摘】 李文飞等选择两组研究对象：ALL 组：2010 年 8 月—2015 年 1 月住院成人 ALL 患者 45 例，均经骨髓细胞学及免疫学检测确诊，其中男 25 例，女 20 例；年龄 19～46 岁，平均（31.98±4.12）岁；免疫分型：T 型 15 例，B 型 30 例；临床危险度：低危 12 例，中危 13 例，高危 20 例。对照组：选择同期进行体检的健康成人 45 例，其中男 25 例，女 20 例；年龄 20～47 岁，平均（32.09±3.89）岁。本文研究都得到了入选者的知情同意与医院伦理委员会的批准；均排除妇科炎症、肝肾损害或合并其他肿瘤者。两组的性别与年龄对比差异无统计学意义（$P>0.05$）。所有患者入院后清晨空腹抽取静脉血 2 ml 于真空玻璃管，低温下静置 1h 后，3000r/min 离心 10min，去上层血清，

标记后放入 -20℃超低温冰箱中冻存，采用化学发光法检测 CA125 的表达含量。而在 CXCR4 的检测中，取同样时间点的空腹外周静脉血 2ml，然后分离单个核细胞，采用流式细胞术检测 CXCR4 的表达水平。观察与记录血清生物标志物 CA125 与 CX-CR4 在 2 组的表达情况，同时进行阳性表达的相关性分析。ALL 组的 cA125 表达量为（75.98±10.34）U/ml，阳性表达率为 86.7%（39/45），而对照组分别为（10.23±3.67）U/ml 和 8.9%（4/45）；ALL 组的 CXCR4 表达量为（65.33±2.34）%，组间比较差异有统计学意义（$P < 0.05$）。在 ALL 患者中，CA125 阳性组中 CXCR4 阳性率为 100%，而 CA125 阴性组中的 CXCR4 阳性率为 33.3%，差异有统计学意义（$P < 0.05$）；直线分析显示 CA125 水平与免疫分型、临床危险度、结外病变数目、白细胞水平呈现明显相关性（$P < 0.05$）；而 CX-CR4 也与免疫分型、临床危险度、结外病变数目、淋巴细胞水平呈现明显相关性（$P < 0.05$）。李文飞等的这一项研究表明血清生物标志物 CA125 与 CXCR4 在成人 ALL 中都呈现高表达状况，并且可以互相影响，与临床病情存在明显相关性，可作为 ALL 预后判断的参考指标之一。

【评述】　急性白血病是血液系统的恶性肿瘤，主要类型急性淋巴细胞白血病，其是一种起源于淋巴细胞的 B 系或 T 系细胞在骨髓内异常增生的恶性肿瘤性疾病。ALL 的早期确诊主要依据组织病理学诊断，而病理检查手段并不能反映 ALL 的临床分期、肿瘤转移与侵袭情况。而随着检验医学、遗传学、分子生物学的快速发展，使得早期诊断肿瘤成为可能，其中血清肿瘤标志物在 ALL 的诊断、病情监测、预后、预测复发具有临床意义，主要是指癌细胞分泌或脱落到体液或组织中的物质，当前在临床上的应用诊断比较多。糖类抗原 125（CA125）是一种高分子量的糖蛋白，主要来自于体腔上皮，作为一种钙依赖蛋白激酶可以分解其他蛋白质，在细胞黏附、侵袭中有重要作用。趋化因子受体 -4（CXCR4）又称 Fusin，是基质细胞衍生因子（SDF-1）的唯一受体，属于 CXC 类趋化因子受体家族成员，其广泛表达于血液细胞、免疫细胞以及中枢神经系统细胞中。该研究具体探讨了血清生物标志物 CA125 与 CXCR4 在成人 ALL 中表达意义。

文选 31

【题目】　CD34＋CD38＋急性髓细胞白血病相对端粒长度与端粒酶活性及其临床意义

【来源】　国际输血及血液学杂志，2017，40（6）：482-491.

【文摘】　赵丹丹等采用定量 PCR 等方法探讨相对端粒长度及端粒酶活性及在 CD34＋CD38＋ AML 诊断、治疗及预后中的临床意义及其指导作用。通过随机选择 2015 年 4 月至 7 月，于中南大学湘雅医院血液科住院的 20 例初发 CD34＋CD38＋AML 患者为研究对象，纳入研究组（n＝20）。随机选择同期医院门诊或血液科因怀疑为血液系统恶性疾病进行骨髓穿刺的 10 例受试者，纳入对照组（n＝10）。采用相对定量 PCR 检测研究组与对照组受试者相对端粒酶长度，采用端粒重复序列扩增法（TRAP）- 银染法与绝对定量 PCR 分别定性与定量检测两组受试者的端粒酶活性；记录研究组患者经化疗后完全缓解（CR）率；采用流式细胞仪检测获得 CR 患者的 MRD。对两组受试者的相对端粒长度及端粒酶活性，研究患者组相对端粒长度及端粒酶活性与其临床资料、疗效、MRD 及预后之间的关系进行回顾性分析，并且进行统计学比较。两组受试者平均年龄、性别构成比等一般临床资料比较，差异均无统计学意义（$P > 0.05$）。TRAP- 银染法定性检测端粒酶活性结果显示，研究组 CD34＋CD38＋AML 患者的端粒酶活性显著高于对照组。端粒相对定量 PCR 扩增与端粒酶绝对定量 PCR 扩增结果表明，研究组患者的相对端粒长度为 1.72 ± 0.42，显著短于对照组的 4.68 ± 1.89，并且差异有统计学意义（$t=-6.906$，$P<0.001$）。研究组患者的端粒酶活性显著高于对照组，并且差异有统计学意义（$t=3.357$，$P=0.002$）。研究组患者相对端粒长度与端粒酶活性呈负相关关系（$r=-0.508$，$P<0.05$）。其次 CD7＋患者、血红蛋白水平≤50 g/L 患者的相对端粒长度均显著短于 CD7− 者、血红蛋白水平为（>50～120）g/L 者（$P=0.040$、0.008）；其端粒酶活性均显著高于 CD7− 者、血红蛋白水平为（>50～120）g/L 者（$P=0.010$、0.037）。骨髓原始幼稚细胞比例≤50% 患者、白细胞计数为≤50×10^9/L 患者的相对端粒均显著长于骨髓原始幼稚细胞比例>50% 者、白细胞计数>50×10^9/L 者（$P=0.001$、0.018）；其端粒酶活性均显著低于骨髓原始幼稚细胞比例>50% 者、白细胞计数>50×10^9/L 者（$P=0.009$、0.008）。再者研究组中，获得 CR 的 CD34＋ CD38＋AML 患者相对端粒长度以及端粒酶活性显著长于未获得 CR 者（$P<0.001$）。赵丹丹等的研究结果表明相对端粒长度及端粒酶活性能够作为 CD34＋CD38＋AML 的诊断、预后及复发判定指标之一，并为治疗方案的确定提供一定的理论依据。

【评述】 端粒为染色体末端保护结构，端粒酶依赖途径则是维持相对端粒长度的重要机制。研究结果表明，端粒酶活性的激活为肿瘤发生、发展的重要因素之一，而急性髓细胞白血病（acute myeloid leukemia，AML）作为一种血液系统恶性克隆性疾病，其端粒酶活性亦普遍增高。CD34 CD38 通常作为造血干/祖细胞重要标志物。有研究发现，CD34 CD38 细胞与 AML 的发生、发展及预后存在一定关联。并且分化程度相对较高的 CD34 CD38 造血干/祖细胞中端粒酶活性较分化程度较低的 CD34 CD38 造血干/祖细胞显著增高。这可能是由于 CD34 CD38 造血干/祖细胞大部分处于 G0 期，没有进行活跃的细胞分裂。而端粒酶活性是在 G0 期进入 S 期时被激活，此过程受控于多种细胞周期蛋白。此外，与 CD34−CD38− 造血干/祖细胞相比，CD34＋CD3＋造血干/祖细胞具有更强的增殖及抵抗凋亡的能力。由此可见，CD34＋CD38＋AML 在疾病的发生、发展等方面都有着一些独特的特点，并且与端粒酶有着密切联系。

文选 32

【题目】 αβ 复合型珠蛋白生成障碍性贫血的血液学和基因型特征分析

【来源】 检验医学与临床，2016，13（11）：1562-1563.

【文摘】 目的：分析 αβ 复合型珠蛋白生成障碍性贫血的血液学和基因型特征。方法：随机选取 2013—2015 年经该院诊断及治疗的 αβ 复合型珠蛋白生成障碍性贫血患者 58 例（复合贫血组），健康体检者 62 例（对照组）。分别记录两组患者的血液学指标情况和 αβ 复合型珠蛋白生成障碍性贫血突变类型及分布情况并进行比较。目的：58 例复合型珠蛋白生成障碍性贫血患者中，共有 17 种类型，其中 CD4142/-α^-（3.7）/αα 类型最多，为 13 例，占总数的 22.41%；CD4142/-SEA/αα 为 8 例，占总数的 13.79%，CD17/-α-（3.7）/αα 为 7 例，占总数的 12.07%，且 αβ 复合型珠蛋白生成障碍性贫血患者的平均红细胞体积（MCV）、血红蛋白、红细胞平均血红蛋白浓度（MCHC）、平均红细胞量（MCH）均低于健康体检者，但血红蛋白 A2 以及红细胞分布宽度（RDW）均高于健康体检者，差异具有统计学意义（$P<0.05$）。结论：αβ 复合型珠蛋白生成障碍性贫血患者中 CD4142/-α^-（3.7）/αα 型最多，且其基因特征与 β- 珠蛋白生成障碍性贫血较为相似。

【评述】　珠蛋白生成障碍性贫血的发病机制是机体内的血红蛋白生成珠蛋白链减少或自我合成功能障碍引起的机体内供血不足。珠蛋白生成障碍性贫血主要分为以下 4 种类型：α 型、β 型、δ 型以及 αβ 珠蛋白生成障碍性贫血。αβ 复合型珠蛋白生成障碍性贫血的患者，是由于 α 型珠蛋白生成障碍性贫血中的血红蛋白链基因缺失以及 β 型珠蛋白生成障碍性贫血机体内的血红蛋白基因改变，从而导致机体内的血红蛋白链不能正常运作，造成患者出现血液循环障碍。同时，机体内血红蛋白中的血红蛋白 A2 明显高于正常范围，造成机体内血液中的小细胞低色素沉集、血红蛋白 A2 增高等特有的 β 型珠蛋白生成障碍性贫血基因特征，从而遮盖了 α 型珠蛋白生成障碍性贫血的基因。因而导致误诊或是漏诊。廖淑珍等试验结果显示，αβ 复合型珠蛋白生成障碍性贫血患者存在小细胞低色素、血红蛋白 A2 升高特征，与 β 型珠蛋白生成障碍性贫血基因特征比较相似，然而我国针对 β 型珠蛋白生成障碍性贫血研究较少，影响了研究的深入。综上所述，αβ 复合型珠蛋白生成障碍性贫血患者中以 CD4142/-α^{37}/αα、CD4142/-SEA/αα、CD17/-α^{37}/αα，基因型最多，且其基因特征与 β 型珠蛋白生成障碍性贫血较为相似，临床中应进行鉴别诊断。

文选 33

【题目】　硼替佐米联合地塞米松治疗多发性骨髓瘤的疗效分析

【来源】　检验医学与临床，2016，13（z1）：158-160.

【文摘】　目的：探讨硼替佐米联合地塞米松治疗多发性骨髓瘤的临床疗效。方法：选取 2013 年 1 月至 2015 年 1 月于该院进行治疗的 32 例多发性骨髓瘤患者，随机分为观察组和对照组各 16 例，观察组采用硼替佐米联合地塞米松治疗，对照组采用长春瑞滨、吡柔比星地塞米松进行治疗，比较两组患者的临床疗效。结果：治疗后，两组患者的化疗结果显示观察组的总有效率（93.8%）明显高于对照组（43.75%），（$P < 0.05$），观察组不良反应较轻微，未发生明显血液学及心脏毒性，对肾功能受损患者具有较高的安全性。结论：硼替佐米联合地塞米松治疗多发性骨髓瘤，疗效显著，不良反应可耐受，值得推广应用。

【评述】　多发性骨髓瘤是浆细胞克隆性再生的一种肿瘤，同时会对全身骨髓产生很大的影响，尤其是造血活跃的部位。它是一种老年人多发的疾病，并且难以治愈。传统的治疗方法为化疗，它可以达到 70% 的有效率，但不易达到完全缓解。直至 2003 年硼替佐米作为一种靶向治疗药物，通过 FAD 批准作为治疗多发性骨瘤的临床药物，为治疗多发性骨髓瘤提供了新的治疗方向。硼替佐米是一种人工合成的二肽硼酸盐类似物，属于可逆性蛋白酶体抑制剂，其通过核因子 -fcB（NF-KB）等通路抑制细胞增殖、促进细胞凋亡、抑制血管新生、降低白细胞介素 6 等细胞因子达到杀伤骨髓瘤细胞的目的。文章结果显示观察组 16 例患者均取得了满意的疗效，因此硼替佐米联合地塞米松可以作为治疗多发性骨髓瘤的药物治疗方式而进行推广。

文选 34

【题目】　慢性荨麻疹患者血液学指标的变化及相关性研究

【来源】　国际检验医学杂志，2017，38（5）：694-695.

【文摘】　目的：探讨 C 反应蛋白（CRP）、红细胞沉降率（ESR）、血浆 D- 二聚体与慢性荨麻疹的关系。方法：选择慢性荨麻疹患者 50 例（慢性荨麻疹组），同时选择 30 例健康体检者作为对照组，检测血清 CRP、ESR、血浆 D- 二聚体水平，分析血清 CRP 水平与 ESP、D- 二聚体水平的相关性。结果：慢性荨麻疹患者组 CRP、ESR、D- 二聚体水平均高于对照组，差异有统计学意义（$P < 0.05$）。慢性荨麻疹患者 CRP 的水平与 ESR 水平（$r=0.51$，$P < 0.05$）、D- 二聚体水平（$r=0.55$，$P < 0.05$）均呈正相关。慢性荨麻疹患者 ESR 水平与 D- 二聚体水平无明显相关性（$P > 0.05$）。结论：慢性荨麻疹患者 CRP、ESR、D- 二聚体水平升高且 CRP 的水平与 ESR 水平、D- 二聚体水平均呈正相关，可能参与慢性荨麻疹的发病。

【评述】 慢性荨麻疹病因复杂，多数患者不能找到确切原因，可能与食物、药物、感染、物理因素、系统疾病和自身免疫等因素有关。发病机制近年来取得了一定的进步，国内外研究多表明慢性荨麻疹患者可伴随急性时相反应（APR）及凝血系统激活。CRP 是反应系统性炎性反应的一个敏感指标，而在炎性过程中，CRP 作为急性时相蛋白发挥多种生物学效应，此研究结果显示慢性荨麻疹患者 CRP 的水平与 ESR 的水平与 D- 二聚体的水平均呈正相关。近年来，越来越多的学者进行了凝血与慢性荨麻疹发病的研究，慢性荨麻疹与凝血的关系也得到了学术界认可，凝血机制在荨麻疹的发病中起着重要的作用。此文献 D- 二聚体指标的变化也可以很好的说明这点。此研究结果显示，慢性荨麻疹患者体内发生炎性因子及凝血系统的激活并且之间有一定的相关性。对慢性荨麻疹患者炎性程度的评估及 D- 二聚体活动性的观察有重要作用，炎症因子与凝血相关因子的关系及其在疾病过程中的动态变化等有待进一步研究。

文选 35

【题目】 急性等容稀释联合回收式自体输血在前置胎盘手术中的应用

【来源】 临床血液学杂志输血与检验，2017，30（1）：116-119.

【文摘】 目的：探讨急性等容稀释（ANH）联合回收式自体输血在前置胎盘手术中的应用效果。方法：选择 ANH 联合术中回收式自体输血 68 例前置胎盘手术患者为观察组，对照组为随机抽取无自体输血的前置胎盘手术患者 54 例。记录手术前后红细胞、血红蛋白、血细胞比容、白细胞、血小板凝血酶原时间、活化部分凝血活酶时间等指标变化情况，同时观察术中出血量、自体血采集及回输过程中不良反应情况等。对两组术后康复情况进行随访。结果：①两组失血量差异无统计学意义（$P > 0.05$），观察组术前预存血量（565 ± 198）ml、术中回收血量（612 ± 137）ml，库血输注例数和库血用量明显少于对照组（$P < 0.05$）；②两组术后 24h 红细胞、血红蛋白、血细胞比容、白细胞、血小板凝血酶原时间、活化部分凝血活酶时间等血液指标与本组术前比较，差异均有统计学意义（均 $P < 0.05$），但术后 24h 两组间比较差异无统计学意义（$P > 0.05$）；③观察组患者自体血采集及回输过程中均未发生严重不良反应；④观察组术后肠道排气时间、切口拆线时间及住院时间均明显少于对照组，差异有统计学意义（$P < 0.05$）。结论：ANH 联合回收式自体输血应用于前置胎盘手术，具有较好的血液保护效果和临床推广价值。

【评述】 自体输血是采集患者自身的血液或血液成分，经过一定的处理，在术中或术后回输给患者的一种输血方法。相对于异体输血，自体输血的优越性突出：首先，自体输血安全性较高，降低了异体输血传染疾病的风险；其次可部分缓解用血紧张的状况。急性等容稀释（ANH）式自体输血能有效减少术中红细胞丢失，是在实际应用中唯一能提供新鲜全血的方法；而术中回收式自体输血是指利用血液回收装置，将患者手术失血进行回收、抗凝血、滤过和洗涤等处理，然后回输给患者本人的输血方法。术中进行自体血回收除了可减少血液有形成分丢失外，由于血液存放时间短、有形成分破坏少，得到的浓缩红细胞携氧能力强，从而提高了输血的效果，说明 ANH 联合自体血回收是一种有效的血液保护方法。

文选 36

【题目】　白细胞免疫球蛋白样受体 A2 基因多态性与上海地区汉族系统性红斑狼疮相关性的研究

【来源】　临床皮肤科杂志，2017，46：5.

【文摘】　为了检测系统性红斑狼疮（SLE）患者 LILRA2 基因多态性位点（rs2241524）的基因型频率，探讨其与 SLE 易感性的相关性，作者采用基质辅助激光解吸电离飞行时间质谱（MALDI-TOF MS）对 SLE 患者组（230 例）及对照组（260 例）LILRA2 基因 rs2241524 位点进行基因分型。结果表明 SLE 患者组 LILRA2（rs2241524）基因型 AA 频率（6.5%）高于对照组（1.9%），差异有统计学意义（$P < 0.05$）；基因型 AG 频率（36.1%）和 GG 频率（57.4%）分别与对照组（34.6%、63.5%）比较，差异均无统计学意义（$P > 0.05$）；SLE 患者组等位基因 A 基因频率（24.6%）高于对照组（19.2%），差异有统计学意义（$P < 0.05$）。结论为上海地区汉族 LILRA2 基因多态性位点 rs2241524（G>A）与 SLE 发生相关。

【评述】　系统性红斑狼疮（SLE）是一种经典的危害多器官的自身免疫性疾病，其发病原因尚不明确。白细胞免疫球蛋白样受体（LILR）属于免疫球蛋白样受体超家族，表达于自然 NK 细胞、部分 T 细胞表面和多种淋巴细胞表面。LILR 基因位于染色体 19q13.4，目前共发现 13 个 LILR 基因，其中包括 11 个编码基因及 2 个假基因。此基因具有高度多态性，可以特异性地识别细胞表面的主要组织相容性复合体（MHC）分子，转导刺激或抑制信号，在免疫的耐受、活化、抑制等方面发挥了重要作用。近年来，LILR 在自身免疫性疾病中的作用越来越受到重视，有报道称其与血管炎、类风湿关节炎（RA）、强直性脊柱炎及银屑病等发病相关。LILRs 在母胎耐受和自身免疫性疾病免疫耐受等多方面均表现出明显调节作用。因此，更好地研究其确切结构、功能以及对单核巨噬细胞类型的影响，将帮助我们更好地了解 SLE 等自身免疫性疾病的发病机制，同时也为我们通过抑制性受体进行新的免疫治疗提供了生物治疗方向。

文选 37

【题目】　细菌内毒素导致的天然免疫失衡与凝血障碍的关联研究

【来源】　免疫学杂志，2017，33：5.

【文摘】　为了探讨天然免疫与凝血相关分子的关系及其理论和其临床意义。作者采用细菌内毒素（LPS）高、低 2 个剂量分别注射 C57BL/6 正常小鼠和 MyD88 基因敲除小鼠，并对正常小鼠注射 IL-6、IFN-γ 细胞因子抗体，观察小鼠生存率，收获肝组织提取 mRNA，RT-PCR 的方式检测各相关细胞因子及凝血因子的表达；采用原位孵育实验检测 PT（prothrombinase）/PA（plasminogen activator）/PC（protein C）活性；采用 Western blot 方法检测纤维蛋白沉积，将所有的实验结果使用医学统计软件进行作图分析。结果发现 IL-6、IFN-γ 2 种细胞因子抗体通过激活 PA 活性抑制过量纤维蛋白的生成，延长小鼠存活时间（P<0.003）。通过调节天然免疫相关因子的表达来调控凝血系统的功能，控制纤维蛋白适量生成，为治疗败血症提供数据支持。

【评述】 败血症（sepsis）是医院内导致患者死亡的重要病因之一，由严重感染导致的败血症，死亡率达到 60% 以上。目前，普遍观点认为败血症终末期的弥散性血管内凝血（disseminated intravascular coagulation，DIC）是导致病情不能复转的关键因素，而导致 DIC 的罪魁祸首就是凝血终产物 - 纤维蛋白的大量沉积。因此，在 DIC 治疗上采取尽量去除纤维蛋白、通畅血管、恢复机体循环的治疗方法，却发现并不能显著提高患者生存率。本研究使用革兰阴性细菌内毒素（LPS）作为研究目标，是因为高剂量 LPS 可以导致小鼠体内天然免疫的失衡及凝血功能障碍，对 LPS 注射后小鼠体内各凝血相关分子和关键免疫因子的表达量、纤维蛋白沉积量以及 PA、PT、PC 活性进行研究，对检测结果标准化后绘制相应图谱（signature），需找天然免疫分子和凝血相关分子之间的调节作用，试寻找到可以协调 PA、PT、PC 活性的免疫因子，以期寻找可以治疗败血症终末期 DIC 的方法。严重感染中对于一些过表达的免疫因子进行调控，可以有效调节凝血相关因子的表达，从而调控纤维蛋白的沉积，为败血症终末期 DIC 治疗提供新的思路，意义非常重大。

文选 38

【题目】 血清肌红蛋白对肾功能不全的诊断价值

【来源】 全科医学临床与教育，2017，15：2.

【文摘】 目前，肾小球滤过率是临床上评价肾功能的重要指标。血清肌酐（serum creatinine，Scr）和内生肌酐清除率（endogenous creatinine clearance rate，Ccr）是常规反映肾小球滤过功能的生化指标，但其结果容易受肌肉量、饮食等影响，且肾小管可分泌肌酐，使得其敏感性较低。本次研究通过比较不同肾损害患者血清肌红蛋白（myoglobin，Mb）与 Scr、Ccr 的相关性，分析 Mb 对肾病严重程度的判断和对肾病早期诊断的价值。

【评述】 Scr 和 Ccr 均是临床常用的肾小球滤过率标志物。Scr 因肾具有强大的代偿能力，使其存在检测盲区，敏感度较低；Ccr 因肾小管也会分泌肌酐，使得 Ccr 结果往往会高估肾小球滤过能力而不能准确反映肾小球滤过率。Mb 是在骨骼肌和心肌细胞中合成的以传递氧为主要功能的低分子量亚铁血红蛋白，正常人的 Mb 可以通过肾小球基底膜滤过，在肾小管被重吸收或分解代谢。肾损害时可引起血中 Mb 升高，尿 Mb 也会升高。Mb 可引起肾血管收缩，且 Mb 及其代谢产物对肾小管有直接毒性作用，影响肾小管的转运功能，Mb 也是形成管型的基质成分，因此，Mb 升高既是肾损害的后果又可加重肾损害。随着肾损害的加重，血清 Mb 的水平也会越来越高，有高度的相关性。Mb 是反映肾小球滤过功能的内源性标志物，检测其血中浓度能更好的了解肾功能的早期损伤情况，对肾病的早期诊断、疗效观察具有重要的指导意义。

文选 39

【题目】 长期透析致贫血患者红细胞及网织红细胞系列参数的检测意义

【来源】 实用检验医师杂志，2017，9：1.

【文摘】 为了分析检测红细胞及网织红细胞（RET）系列参数对长期透析导致贫血患者的临床意义。作者选择横县人民医院收治的 86 例血液透析治疗的慢性肾衰竭（CRF）患者作为病例组，血液透析治疗每周 3 次，每次时间均为 4.5h，疗程 4 个月。选择同期在该院进行健康体检的 80 例受试者作为健康组。疗程结束后比较两组研究对象的红细胞及 RET 系列参数。结果显示病例组红细胞参数〔红细胞计数（RBC）、血红蛋白（Hb）水平〕均显著低于健康组〔RBC（$\times 10^{12}$/L）：2.8±0.9 *vs.* 4.8±0.4、血红蛋白（g/L）：86.9±34.5 *vs.* 152.5±14.7，均 $P<0.05$〕，红细胞平均体积（MCV）高于健康组（fl：93.4±1.1 *vs.* 90.4±2.2，$P<0.05$），红细胞分布宽度（RDW）与健康组比较无显著差异（fl：93.4±1.1 *vs.* 90.4±2.2，$P>0.05$）；病例组 RET 参数〔RET 所占百分比（RET%）、高荧光 RET 比率（HFR%）、中荧光 RET 比率（MFR%）及幼稚 RET 比率（IFR%）〕均显著高于健康组〔RET%（%）：1.4±0.4 *vs.* 1.1±0.3、HFR%（%）：0.43±0.57 *vs.* 0.09±0.18，MFR%（%）：5.1±3.8 *vs.* 3.2±1.6，IFR%（%）：5.9±3.7 *vs.* 3.0±1.4，均 $P<0.05$〕，低荧光 RET 比率（LFR%）低于健康组（%：94.5±4.6 *vs.* ±97.8±1.6，$P<0.05$），RET 与健康组比较无显著差异（$\times 10^{12}$/L：0.07±0.14 *vs.* ±0.06±0.05，$P>0.05$）。病例组不同分期的红细胞、血红蛋白、RDW、RET、RET%、HFR% 与健康组比较也存在显著性差异（均 $P<0.05$）。因此，长期血液透析贫血患者红细胞、血红蛋白、MCV、RDW 等红细胞参数以及 RET%、HFR%、MFR%、IRF% 等 RET 参数均存在异常，且患者在不同时期的红细胞、血红蛋白、RDW、RET、RET%、HFR% 均表现异常，临床可用作监测维持性血液透析 CRF 患者的贫血指标。

【评述】 维持血液透析（血透）患者最常见的并发症是贫血，其影响因素多种，如血透不充分、红细胞破坏过多、营养不良等。据最新研究显示，我国有 60% 的血透患者血红蛋白处于不达标状态，且血透患者发生贫血与其预后有着紧密联系。早期国外学者 Pisoni 等提出，患者血红蛋白每增高 10 g/L，其病死率、住院率分别增加 10% 和 12%，严重影响了血透患者的生命质量。临床常用贫血诊断的生物学指标包括红细胞及网织红细胞（RET）相关参数，RET 是介于晚幼红细胞及成熟红细胞之间尚未完全成熟的红细胞，临床常用于评价贫血患者骨髓造血功能和红细胞生存能力。红细胞平均体积（MCV）与体积分布宽度（RDW）为红细胞形态指标，均可反映红细胞体积的异质性，还可用于鉴别贫血类型。大量文献显示，持续性血透贫血患者的重要临床指征可诱发微炎症反应，亦是合并心血管并发症的独立危险因素。对长期血透患者实行红细胞参数和 RET 等相关参数动态监测，可预测患者贫血状况，临床应予以重视。

文选 40

【题目】 自然妊娠早孕期孕酮水平及其检测价值的研究

【来源】 生殖医学杂志，2017，26：2.

【文摘】 为了探讨自然妊娠早孕期孕酮水平及其检测价值。作者前瞻性收集 2015 年 7 月至 2015 年 12 月在本医院产科就诊的妇女，排除辅助生育、双胎多胎妊娠、复发性流产、使用孕激素药物的女性。于妊娠 4~10 周采血测定血清孕酮水平，并随访妊娠结局。妊娠超过 12 周、可见胎心搏动为妊娠成功组，其余为妊娠失败组。结果显示平均采血妊娠周为（5.9±1.4）周。妊娠成功组 137 例，早孕期血清孕酮水平呈正态分布，血清孕酮平均值为（77.3±24.4）nmol/L，第 5 百分位数为37nmol/L，第95百分位数为126.5nmol/L。孕酮水平与妊娠周、母亲年龄无关。该组15例先兆流产患者的血清孕酮值与无症状者无显著性差异（$P>0.05$）。妊娠失败组14例，血清孕酮平均值为（53.6 ± 13.5）nmol/L，显著低于妊娠成功组（$P=0.000$，$F=12.784$）。因此早孕期孕酮水平波动范围大，难以通过单一孕酮水平预测妊娠结局。

【评述】　近年，早孕期孕酮监测、孕激素黄体支持成为很多临床医师的工作常规。其中对于自然妊娠、无先兆流产症状的妇女，因孕酮数值"偏低"而进行黄体支持的不在少数。国外也有文献认为早孕期单次孕酮数值能够预测妊娠是否成功。本研究对自然妊娠妇女早孕期孕酮水平进行了检测，并随访妊娠结局，进行分析。目前临床上广泛检测孕酮并补充孕激素，是由于医师和患者担心发生胚胎停育、自然流产，试图通过检测和支持黄体功能，提高妊娠成功率。但胚胎停育与自然流产的原因是多方面的。因此，对于自然妊娠、无复发性流产病史、无先兆流产症状的妇女，仅因孕酮数值"偏低"进行孕激素补充，尚缺乏依据。所以临床需要进一步开展孕激素治疗先兆流产的高质量试验。

第二节　临床生物化学检验研究精选文摘与评述

一、检索时间范围

2016.01.01—2016.12.31 见刊。

二、检索工具

PubMed（英文）
中国生物医学文献数据库（中文）

三、检索策略

1. 英文 Search clinical laboratory（Affiliation）OR laboratory medicine（Affiliation）AND china（Affiliation）AND［"2016/01/01"（Date-Publication）；"2016/12/31"（Date-Publication）］AND ENGLISH［Language］

2. 中文 "检验科"（作者单位）OR "检验中心"（作者单位）OR "检验医学系"（作者单位）OR "医学检验系"（作者单位）OR "检验医学部"（作者单位）OR "医学实验中心"（作者单位）2016-2016（年代）AND［临床试验（文献类型）OR 随机对照试验（文献类型）OR 多中心研究（文献类型）］

四、纳入标准

1. 来自中国（台湾省除外）。

2. 第一或通信作者所在单位为检验科或检验中心或检验医学系或医学检验系或检验医学部或医学实验中心。

3. 发表时间：2016.01.01—2016.12.31 见刊。

4. 文献类型：临床或基础研究的论著。

五、排除标准

1. 文献类型：综述、讲座、译文、病例报告、Meta 分析。

2. 中文期刊的英文摘要被 PubMed 收录的。

3. 2016 年度被接收（已有 PMID 号），但未见刊的。

4. 重复发表的。

六、筛选结果

1. PubMed　初步检索到 3548 篇文献；在筛选文献类型和排除中国台湾学者文献后，第一轮排除 497 篇文献；对剩余 3051 篇文献，针对文献研究主题进行过滤筛选，与临床生物化学检验相关文献余 135 篇；对题目、摘要及作者单位信息详细阅读后，进一步排除 43 篇文献，最终纳入文献 50 篇，精选文献 20 篇。具体分类情况如下（表4-2-1）。

表 4-2-1　临床生物化学检验外文文献检索结果

主题	文献数量	精选数量 *
生物标志物	14	5
方法学评价	12	5
分子机制	5*	0
分子流行病学	3	3*
基因治疗	1	0
检验方法	13	5
致病突变	2*	2*

*. 表示文献分类计数时涉及到研究符合 2 个或以上主题分类，所以计数时有重复。上述表格中，文献数量统计中，共计 5 篇有 2 个以上主体分类；精选文献中有 1 篇有 2 个主题分类。详情见文献摘要收集部分

2. 中国生物医学文献数据库　2016 年度，我国检验科的学者发表论文被中国生物医学文献数据库收录共 148 篇，在核心期刊发表论文共 96 篇，其中中华医学会系列期刊占 6.76%（10 篇）。在检验医学三大杂志分布：中华检验医学杂志（4）、临床检验杂志（6）、检验医学与临床（12）。针对文献研究主题进行过滤筛选，与临床遗传学检验相关文献余 56 篇；对题目、摘要及作者单位信息详细阅读后，进一步排除 14 篇文献，最终纳入文献 42 篇，精选文献 20 篇。相应分类情况如下（表 4-2-2）。

表 4-2-2　临床生物化学检验中文文献检索结果

主题	文献数量	主题	文献数量	主题	文献数量
统计学（主题）	12	检验教学	15	质控	4
基因	8	方法学评价	15	药物疗效	6
生物标志物	18	随机对照试验	3		

说明：文献分类计数时涉及研究符合 2 个或以上主题分类，所以计数时有重复。全部 35 篇文献涉及主题总数达到 50 个以上，上表仅显示涉及文献数量最多的十个主题列出

七、精选文摘及评述

文选 1

【题目】 Effect of renal sympathetic denervation on hepatic glucose metabolism and blood pressure in a rat model of insulin resistance.

【来源】 Journal of Hypertension，2016，34：2465–2474.

【文摘】 确信的证据表明，交感神经系统在高血压，心血管疾病，胰岛素抵抗和肾疾病的发展中起主要作用。特别是肾的神经参与了肾功能、体液稳态、血压控制、糖代谢和心力衰竭和慢性肾病的病理生理。肾交感神经驱动增加是各种形式高血压患者的共同特征，并且与代谢综合征的成分有关。据报道，交感神经过度兴奋的胰岛素抵抗和高胰岛素血症诱导的交感神经激活之间存在双向关系，从而引发恶性循环。最近，概念验证研究和随后的随机对照试验应用了一种新型的基于导管的消融技术来选择性治疗难治性高血压患者的肾去神经术。他们已经表明，双侧肾去神经导致顽固性高血压患者血压显著持续降低。此外，已有研究证实顽固性高血压患者肾去神经支配后肌肉交感神经活动（MSNA）和全身去甲肾上腺素分泌显著降低，表明除肾交感神经活动外，肾去神经支配可能抑制系统性交感神经活动。然而，肾去神经术对 MSNA 的影响颇具争议。

【评述】 交感神经系统的激活导致胰岛素抵抗和代谢综合征，并与中心性肥胖和发展成糖尿病的风险有关。由于胰岛素本身表现出交感神经兴奋效应，肾去神经术允许检查交感神经系统的直接作用，而不引起进一步的全身药理学相互作用。这篇文章证明了 HFD 喂养的大鼠的肾去神经支配治疗通过 InsR → IRS-1 → Akt 信号传导途径通过激活葡萄糖 -6- 磷酸酶和 PEPCK 来降低糖异生和糖原分解。这导致 HFD 喂养的大鼠肝胰岛素敏感性增加。这些结果提供了体内证据，表明肾去神经支配对葡萄糖流量变化的胰岛素敏化作用与胰岛素信号传导途径有关。

文选 2

【题目】 Development of a lateral flow immunoassay for the rapid diagnosis of invasive candidiasis.

【来源】 Frontiers in Microbiology，2016，7（920）.

【文摘】 包括念珠菌血症在内的侵入性念珠菌病（IC）引起的相关感染病发病率和死亡率在免疫受损患者和免疫缺陷患者中继续增加。长期重症监护病房（ICU）住院、腹部手术、急性坏死性胰腺炎、血液恶性疾病以及广谱抗生素的使用被认为是 IC 发展的主要因素。早期准确的 IC 诊断对于 IC 患者及时的抗真菌治疗非常重要。直到最近，血培养一直被认为是诊断 IC 的金标准。血培养的弱

点是其灵敏度低，考虑到念珠菌细胞可能迅速从血液循环中消除，其灵敏度估计低至50%。血培养的另一个显著缺点是耗时：显示阳性结果时间可能长达8天。聚合酶链式反应（PCR）满足了临床快速IC诊断的大多数标准。然而，方法学标准化仍然是临床研究和使用的主要关注点。另一种诊断IC的方法是检测念珠菌细胞组分，包括β-D-葡聚糖（BDG）和甘露聚糖。这些测试目前可用于商业市场，通常与传统临床，放射学和微生物学发现结合用于侵入性真菌感染（IFI）的早期诊断。然而，在许多情况下，甘露聚糖或基于BDG的检测测试会出现假阳性结果。

【评述】 IC是造成相关感染病的发病率和死亡率的严重原因。不幸的是，用于诊断IC的实验室技术不能满足当前对临床应用的需求。为了解决这个问题，IC的简单、快速、灵敏和准确的诊断方法的开发已成为紧迫的焦点。几项研究表明，细胞壁相关蛋白白色念珠菌烯醇化酶是诊断IC的有希望的候选分子，即使在患有中性粒细胞减少症和免疫缺陷的患者中。此文章作者前期工作表明，与其他细胞壁相关蛋白相比，烯醇化酶被证明是免疫优势蛋白，这使得烯醇化酶更适用于血清诊断研究。当用ELISA作为参考方法时，LFIA测试具有良好的特异度（98.2%）和灵敏度（84.8%）。通过ELISA和LFIA获得的结果（$\kappa=0.851$）之间具有极好的一致性。此外，血培养结果与LFIA试验结果（$\kappa=0.690$）之间的一致性也很强。这些数据表明，烯醇酶抗体水平与假丝酵母属感染状态之间存在强相关性，这表明LFIA在IC监测中是有价值的。

文选 3

【题目】 A global multicenter study on reference values: Assessment of methods for derivation and comparison of reference intervals.

【来源】 Clinica Chimica Acta, 2016: 467.

【文摘】 参考区间（RI）被简单地定义为包括参考值（RVs）的中心95%的预测区间或来自明确定义的健康个体的测试结果，其被指定为参考个体。对所有临床实验室而言，建立控制良好、可靠的RIs是一项重要任务。事实上，这是非常具有挑战性的，因为收集足够数量的参照个体，控制预分析变量以及以适当的方式应用统计方法并不容易。临床和实验室标准研究所（CLSI）和国际临床化学和检验医学联合会（IFCC）于1996年首次发布了题为"定义、建立和验证临床实验室参考区间"的国际指南，作为一种可能的解决方案［最新的2010年版本被指定为CLSI/IFCC EP28-A3c（以前称为C28-A3）］。但是，这些描述通常是理论性的，而且建议的理由还没有得到很好的评估，实际的RI研究实际上，在其实用方面存在争议，如二级排除的基本原理，使用参数与非参数推导以及确定如何判断是否需要划分RVs。

【评述】 选择合适的参考个体用于研究RI（RI研究）是一个具有挑战性的问题。预计参照个体是健康的，没有任何影响正在测定RI的分析物的测试结果的疾病或病症。为了提高效率，在同一样品中确定尽可能多的分析物的RI通常是非常重要的。但是，很难找到符合所有分析物"正常"要求的个体。此外，要预先确定患有潜伏性疾病的个体并不容易，而不对实际的测试进行评估。如果疾病的患病率较低，在确定RI时就不会产生问题。相反，如果患病率很高，则在招聘时应用非常严格的排除标准或在测试后实施第二级排除是至关重要的。本文作者已经讨论了建立用于推导RI的最佳方法的C-RIDL任务，这是通过比较从全球RI研究收集的分析结果而成为可能的，克服标准化程度不足或测定方法不协调的问题。

文选 4

【题目】 Chronic Moderate Alcohol Intakes Accelerate SR-B1 Mediated Reverse Cholesterol Transport.

【来源】 Sci Rep，2016，6：33032.

【文摘】 心血管疾病是发展中国家发病率和死亡率的主要原因之一。作为心血管疾病危险因素的心肌梗死和卒中主要由动脉粥样硬化引起，需要胆固醇来维持膜结构完整性和流动性。胆固醇还可作为类固醇激素，胆汁酸和维生素 D_{14} 生物合成的前体。然而，体内多余的胆固醇不仅会导致动脉粥样硬化，还会导致一些疾病，包括胆结石、骨质疏松症、肥胖等。细胞色素 P450 7A1（CYP7A1）是第一种将胆固醇转化为胆汁酸的限速酶。同时，许多临床试验显示血清高密度脂蛋白与心血管疾病之间存在关联 18。通过参与反向胆固醇转运（RCT）可以发生 HDL 胆固醇的保护作用，这是一个多步骤的过程，导致胆固醇从外周组织通过血浆回到肝净转运。该过程涉及三种主要的肝表面受体：LDLR、LRP1 和 SR-B1。SR-B1 作为 HDL 受体被多种因素调控，包括 miRNA、核因子如 SREBP、过氧化物酶体增殖物激活受体（PPAR）和肝 X 受体（LXR）。过氧化物酶体增殖物激活受体与乙醇消耗有关 30-32。慢性乙醇摄入可以上调 PPARα 和 PPARγ30 的肝表达。然而，尚未证实乙醇如何影响 SR-B1 和胆固醇代谢，并且我们推测上述过程可能是 PPAR 依赖性的。

【评述】 本文表明长期服用少量乙醇可以通过慢性适量饮酒的小鼠模型促进胆固醇清除。在乙醇管理下，高胆固醇饮食的动物在表型、血液生化或肝脂质分析方面没有明显异常。我们的研究结果表明乙醇的保护作用的潜在作用和机制，并为高胆固醇疾病的预防和治疗打开大门。许多流行病学研究报道，适量饮酒与心血管事件风险降低有关。乙醇可增加高密度脂蛋白水平，降低低密度脂蛋白水平，血小板聚集和炎症的有效作用。适度饮酒也可以降低 2 型糖尿病的风险。相反，一些研究表明乙醇的相反作用，发现轻度至中度饮酒与女性饮酒风险增加相关联。本文实验中的慢性中度小鼠模型是用纯乙醇饮用，而且其饮酒是自主的，这更真实地模拟了人类的饮酒习惯。这种模型可能为研究乙醇与疾病之间的关系提供了一条新途径。

文选 5

【题目】 An electrochemical biosensor for the assay of alpha-fetoprotein-L3 with practical applications.

【来源】 Biosensors & Bioelectronics，2017，87：352-357.

【文摘】 甲胎蛋白（AFP）是一种重要的肿瘤标志物，已广泛用于 HCC 的诊断。但 AFP 的低特异性始终是不令人满意的 HCC 标志物。研究表明，基于对小扁豆凝集素（LCA）的不同亲和力，将 AFP 分为 3 种亚型，包括 LCA 非反应性 AFP（AFP-L1），LCA 弱反应性 AFP（AFP-L2）和 LCA 反应性 AFP（AFP-L3）。在这些类别中，AFP-L3 在恶性肿瘤细胞中表达特异，使其成为癌症诊断的潜在生物标志物。近年来的临床研究表明，AFP-L3 的血清水平与 HCC 的临床病理特征如肿瘤大小、血管浸润、增殖和转移显著相关。因此，在临床诊断中亟需检测 AFP-L3。在抗生物素蛋白的存在下，大量的 AgNP 可以通过抗生物素蛋白—生物素相互作用在 GCE 上聚集，增强的电化学信号。基于该设计，应用该方法进行检测，在临床诊断中有的巨大的应用前景。

【评述】　本文描述了一种用电化学技术灵敏检测 AFP-L3 的免疫分析方法。该方法基于在制备的免疫电极的表面上组装 B-LCA 修饰的 AgNP。利用 AgNPs 的显著电化学活性和通过抗生物素蛋白—生物素相互作用的扩增策略的优势，显著提高检测的灵敏度、稳定性和精密度。AFP-L3 的检出限可以低至 12 pg/ml，明显低于目前使用的方法和以前的报道。所以，这种方法可能为灵敏检测 AFP-L3 开辟了一条新途径，从而实现了低成本、高效和灵敏的测定。此外，人血清样本分析揭示了该试验在实际临床样本中的可行性，因此未来可能有很大的潜在应用价值。

文选 6

【题目】　布氏菌病患者血清白细胞介素 -2、白细胞介素 -6、肿瘤坏死因子 -α 的表达

【来源】　中华地方病学杂志，2017，36（5）：323-326.

【文摘】　布氏菌病（简称布病）是布氏菌引起的流行范围广、严重危害人畜健康的传染—变态反应性疾病，是全球主要的人畜共患传染性疾病之一。布氏菌为胞内寄生菌，主要寄生于机体的单核细胞（包括巨噬细胞），在胞内生存、繁殖后才能发挥其在体内的致病作用，布病的发生、发展及转归与免疫密切相关。细胞因子是由细胞分泌的、具有介导和调节免疫：炎症和造血过程的小分子蛋白质。白细胞介素（IL）和肿瘤坏死因子（TNF）是重要的细胞因子，IL-2、IL-6 和 TNF-α 都在细胞免疫和体液免疫中发挥着重要调节作用。IL-2 由 Th1 细胞表达分泌，是体内最主要、最强的 T 细胞生长因子，促进细胞免疫反应，清除细胞内感染的病原体；IL-6 由 Th2 细胞表达分泌，可激活 B 淋巴细胞，促进抗体的生成，参与体液免疫应答。TNF-α 仅是由巨噬细胞 / 单核细胞活化产生的一种细胞因子，在炎症反应、细胞免疫、肿瘤免疫等多种生理和病理过程中发挥关键作用。

【评述】　布氏菌为胞内寄生菌，宿主在抗布氏菌免疫应答中需要多种免疫细胞因子的共同参与。现有研究表明，布氏菌不仅具有抵抗吞噬细胞杀菌作用的能力，并可阻止抗原特异性 T 细胞对其识别，从而形成有利于其生存和繁殖的微环境，导致慢性持续感染。Th 是可以辅助 T、B 淋巴细胞应答的功能亚群，一般认为，在不同因素的作用下，大量未受刺激活化的 Th0 细胞选择性向 Th1 或 Th2 细胞偏移、分化。Th1 和 Th2 细胞分别在细胞和体液免疫应答中发挥重要作用。本文采用酶联免疫吸附试验（EUSA）方法对 155 例临床不同分期布病患者和 50 例健康对照者血清 IL-2、IL-6、TNF-α 的表达水平进行检测，旨在探讨布病患者血清 IL-2、IL-6、TNF-α 的表达水平及意义，进而为深入开展布病免疫相关研究提供依据。

文选 7

【题目】　人外周血单个核细胞与肝细胞 Na^+- 牛磺胆酸共转运蛋白（NTCP）基因的表达

【来源】　中国病原生物学杂志，2015，（1）：21-24.

【文摘】　长期以来，由乙型肝炎病毒（HBV）所致的乙型肝炎一直是全球性的公共卫生问题，我国的形势尤其严峻。据估计，目前全世界 HBV 携带者高达 3.5 亿，其中我国 HBV 的携带者超过 1.3 亿，人群 HBV 携带率高达 10%，每年死于因 HBV 感染所致的重型肝炎、肝硬化和肝癌等疾病的人数有 30 万。HBV 感染仍然是目前全世界尤其是我国最为严重的健康问题之一，但是迄今为止，

HBV 的致病机制尚未完全阐明。HBV 感染宿主细胞必须由宿主细胞表面的受体所介导。2012 年，一项有关人 Na$^+$ – 牛磺胆酸共转运蛋白（NTCP）是 HBV 功能性受体的研究报道引起广泛关注，这是近年来 HBV 研究领域的重大突破。

【评述】 HBV 吸附于宿主细胞表面是病毒感染的起始环节，而宿主细胞能被 HBV 表面蛋白特异性识别并结合，从而引起病毒感染的表面结构即为病毒受体。HBV 必须找到细胞的表面受体才能进入到宿主细胞，HBV 与受体结合是其感染、复制和装配的起始和关键步骤。NTCP 是第 10 个溶质转运蛋白家族的成员之一，又称 SLC10A1。NTCP 是一种跨膜糖蛋白，其 N 端在胞外，C 端位于胞质内，分子结构反复跨越胞膜达 10 次之多。Yan 等的研究认为，NTCP 是 HBV 的功能性受体，通过与 HBV 包膜蛋白前 S1 抗原（Pre S1）特异性结合从而介导 HBV 入侵和感染细胞。该研究还通过大量实验证明，沉默靶细胞的 NTCP 基因可抑制 HBV 感染该细胞。反之，将含 NTCP-cDNA 的质粒载体转染对 HBV 非易感的肝癌细胞，使肝癌细胞表面外源性表达 NTCP，可使肝癌细胞发生 HBV 感染。因此，细胞表面表达 NTCP 是 HBV 感染、入侵细胞的必要条件。

文选 8

【题目】 乳腺癌组织中 Kaiso 和糖皮质激素受体的表达及临床意义

【来源】 临床检验杂志，2015，33（2）：115-118.

【文摘】 转录因子 Kaiso 是迄今发现的唯一与甲基化和非甲基化的 DNA 序列均可发生结合，从而调控基因转录的 BTB/POZ 蛋白家族成员。研究发现，Kaiso 调控多种肿瘤侵袭、增殖相关基因（如 matdlysin、细胞周期蛋白 D1 基因等）的转录，还存在着核浆穿梭现象，发挥其特异生物学功能。糖皮质激素受体（glucocorticoid receptor，GR）是一种可溶性单链多肽组成的磷蛋白，是糖皮质激素效应的执行者，也是一种重要的核转录调控因子，在肿瘤治疗、个体发育以及神经系统功能发挥方面均有重要作用。GR 在未与激素结合之前主要是在细胞质内，与激素结合形成复合物后转移至核内，对多种基因具有转录调控作用。

【评述】 有研究发现，Kaiso 在非小细胞肺癌、胸腺癌、结肠癌以及食管癌组织呈较强的胞质阳性表达，仅有少量病例呈现微量胞核表达，在癌旁组织中无表达或呈较少的胞质表达。然而在乳腺癌组织中却有不同的表达情况。这项研究研究发现，Kaiso 的表达量随着乳腺癌分期程度的递增而逐渐增加，且 Kaiso 的表达在 I 期和 II 期乳腺癌均呈现出胞质、胞核表达增强的现象，而 III 期乳腺癌组织细胞中 Kaiso 主要表达于细胞核。这项研究中 GR 在乳腺增生组织中表达量较少（判断为阴性），且主要表达于细胞质。同时，GR 的表达量随着乳腺癌分期程度的递增而逐渐增加，说明 GR 的表达与乳腺癌分期存在一定的相关性。本文检测了 Kaiso 和 GR 在乳腺癌中的表达，分析两者表达与临床病理参数的关系，并初步探索 Kaiso 和 GR 在乳腺癌发生、发展中的作用。

文选 9

【题目】 应用六西格玛进行临床生化检验质量控制

【来源】 中国卫生检验杂志，2016，23：3420-3422.

【文摘】 实验室室内质控质量目标一般采用的是日间精密度＜1/3 总允许误差，批内精密度＜1/4

总允许误差，室间质评质量目标各项目总成绩≥80%。六西格玛（6σ）概念由 Nevalainen 等提出，2000 年引入医学检验领域，将实验室差错或缺陷率转化为 σ 水平进行评价和管理。本研究结合本室目前的质量状态，以行业标准规定的累积变异系数（CV）、允许偏移（Bias）、允许总误差（TEa），对本室 2013—2015 年室内质控数据和室间质评数据进行回顾分析，计算各项目的 σ 值，分析各项目的性能，发现工作中的误差来源，采取纠正措施，持续改进检验质量。分析质量规范的制定直接影响检验结果的准确度。判断一个检测系统是否能被接受，首先应该确定其分析性能标准，即 TEa，其次明确总误差，即 CV 和 Bias。卫生行业标准 WS/T403—2012 在研究生物学变异的 TEa 及 6σ 质量管理理论的基础上提出，这个标准列出的总误差、允许 CV 和允许偏倚指标分别用于室间质量评价、室内质量控制管理和正确度验证。σ 在数理统计中表示"标准差"，6σ 意味着 100 万件产品中仅有 3.4 件不合格，较高的 σ 值意味着更少的分析误差、更少的可疑检测结果及避免拒绝或漏报可接受的检测结果。

【评述】　目前国家卫生健康委员会临床检验中心常规化学室间质评采用的是双标准，国家标准 GB/T20470—2006 和行业标准 WS/T403—2012 判断，实验室室内质控日间精密度目标通常采用 CV<1/3 总允许误差，不同实验室采用总允许误差目标不同，多数实验室采用的是 CLIA'88 规定的总允许误差。σ 值可反映项目的精密度和偏移的变化，客观反映该项目的室内质控和室间质评的结果，利用 6σ 值评分标准督促实验室更好地做好室内和室间质量控制工作。国内已有研究将 6σ 管理应用于临床生化常规项目的评价并取得较好效果。总之，应用 6σ 标准分析室内质控、室间质评数据，能更全面有效地评价临床生化检验项目的性能指标，有助于实验室发现问题，采取措施，持续改进检验质量。

文选 10

【题目】　Toll 样受体 2、4 在布氏菌病患者中的表达及意义

【来源】　中华地方病学杂志，2016，35（10）：713-716.

【文摘】　布氏菌病（简称布病）是由布氏菌引起的人畜共患传染性疾病。临床表现出病情轻重不一的发热、多汗、关节疼痛等症状，并可累及全身各个组织器官。布氏菌在侵入机体后，首先会诱导宿主天然免疫反应的激活，促进后续一系列获得性免疫应答的发生。Toll 样受体（Toll like receptors，TLR）是迄今认识的第一个机体通过感知微生物病原体直接作出防御反应的天然免疫受体，至今已发现存在 10 种人源 TLRs，每种 TLR 负责识别某一种特定的病原体相关分子模式（pathogen.associated molecular patterns，PAMP）并引起相应的免疫反应。TLR2 和 TLR4 是 TLR 家族的重要成员，能识别多种微生物的 PAMP 被认为是与免疫及炎症反应关系最为密切的 TLR 家族成员。本研究通过 Real-time PCR 技术，测定临床不同分期布病患者外周血单个核细胞（peripheral blood mononuclear cell，PBMC）中 TLR2、TLR4 mRNA 表达。探讨两者在人布病发生发展中的表达差异及作用，为深入开展布氏菌免疫相关研究提供依据。

【评述】　布氏菌为胞内寄生菌，机体在抗布氏菌免疫中，宿主需要免疫系统的天然和适应性免疫应答共同参与。TLR2、TLR4 是，ItLR 家族的两种重要的天然免疫模式识别受体，通过对机体内源及外源性配体进行特异识别，引发炎症性的免疫防御反应。本研究发现，临床不同分期布病患

者 TLR2、TLR4 mRNA 表达量均存在差异。急性期 TLR2、TLR4 mRNA 表达水平明显高于其他各期及健康对照组（P 均<0.01）；亚急性期 TLR2、TLR4 mRNA 表达水平明显高于慢性期和健康对照组（P 均<0.01）；慢性期 TLR2、TLR4 mRNA 表达量与健康对照组比较，差异均无统计学意义（P 均>0.05）。提示 TLR2、TLR4 可能是布氏菌的特异识别受体，可能介导了布病患者的免疫及炎症过程，在布病的发生和病情进展中起一定的作用。布氏菌的 PAMP 既能被 TLR2 识别，也能被 TLR4 识别。布病急性期患者组 TLR4mRNA 表达水平高于 TLR2 约是其相对表达量的 1.5 倍，提示布氏菌的 PAMP 可能主要被 TLR4 识别或 TLR2 协同 TLR4 对布氏菌进行识别。

文选 11

【题目】 PARP1-mediated PPARα poly（ADP-ribosyl）ation suppresses fatty acid oxidation in non-alcoholic fatty liver disease.

【来源】 Journal of Hepatology，2016，66（5）：962-977.

【文摘】 PARP1 是细胞应激反应的关键递质，并且在细胞的多种生理和病理生理过程中起关键作用。然而，它是否参与了非酒精性脂肪性肝病（NAFLD）的发病机制尚不清楚。Kun Huang 等通过检测高脂饮食（HFD）小鼠和 NAFLD 患者样本的肝 PARP1 活性，采用功能获得或功能丧失方法研究肝 PARP1 在 NAFLD 发病机制中的作用和机制。Kun Huang 等发现在 HFD 喂养的小鼠的脂肪肝中 PARP1 被激活。PARP1 的药理学或遗传操作足以改变 HFD 诱导的肝脂肪变性和炎症。在机制上，其将过氧化物酶体增殖物激活受体 α（PPARα）鉴定为 PARP1 介导的聚（ADP- 核糖基）的底物。这种 PPARα 的多聚（ADP- 核糖基）抑制其向靶基因启动子的募集以及其与 PPARα 信号传导的关键调节剂 SIRT1 的相互作用，从而抑制由脂肪酸诱导的脂肪酸氧化上调。此外，该显示 PARP1 是 PPARα 基因在人肝细胞中的转录抑制因子，其激活抑制配体诱导的 PPARα 反式激活和靶基因表达。重要的是，我们证明 NAFLD 患者的肝活检显示 PARP 活性和 PPARα 聚（ADP- 核糖基）水平的强烈增加。结论：我们的数据表明 PARP1 在脂肪肝中被激活，其通过抑制 PPARα 信号传导阻止脂肪酸氧化的最大激活。PARP1 的药理学抑制作用可缓解 PPARα 抑制，因此具有治疗 NAFLD 的潜力。

【评述】 非酒精性脂肪性肝病（NAFLD）涵盖从单纯性脂肪肝到非酒精性脂肪性肝炎（NASH），纤维化和肝硬化等广泛的肝异常。全球范围内 NAFLD 的流行正在增加，并成为世界许多地区慢性肝病的主要原因。NAFLD 的标志是由于肝脂质代谢的失调，包括脂肪酸（FA）摄取和合成的增加以及处置不足（即氧化和分泌）而导致肝细胞中富含三酰甘油的脂滴过度积累。除三酰甘油外，脂毒性脂质常累积在脂肪肝中，通过激活氧化应激，细胞死亡和炎症反应导致严重的肝损伤，这可能反过来导致脂肪代谢失调，造成恶性循环，加重肝损害，推动 NAFLD 进展。因此，当 FA 可用性增加时，维持肝脂质稳态，如上调脂肪酸氧化（FAO），对于打破这种恶性循环和减轻肝损伤至关重要。Fibrates 是过氧化物酶体增殖物激活受体（PPAR）α 的合成激动剂，在一些临床试验中用于 NAFLD 治疗，因为它们可以增加肝细胞中的 FAO。然而，由于人类脂肪肝中 PPARα 的调控机制尚未确定，它们对 NAFLD 患者脂肪变性，炎症和纤维化的影响有限。Kun Huang 等的这一发现同时也提出了关于 PPARα 激动剂临床应用的安全性问题。

文选 12

【题目】 Effects of different fatty acids composition of phosphatidylcholine on brain function of dementia mice induced by scopolamine.

【来源】 Lipids in Health and Disease，2016，15：135.

【文摘】 膳食胆碱的主要来源磷脂酰胆碱（PC）已被证明可以提高啮齿类动物的学习记忆能力，改善长链 n-3 多不饱和脂肪酸（PUFA）在抗衰老中的作用。在 Zhou 等的研究中，选择 3 种 PC 证明不同脂肪酸组成对甘油骨架在改善用于损害胆碱能系统并引起氧化应激的东莨菪碱诱导的小鼠脑功能中的作用。Zhou 等将雄性 BALB/c 小鼠随机分为模型组（M），对照组（Con），蛋黄卵磷脂（EL），鱿鱼 PC（SQ-PC）和海参 PC（SC-PC））组。在饲喂 8 日时进行腹膜内注射氢溴酸东莨菪碱（5mg/kg），并且每天维持直至试验结束。并采用 Morris 测试评估认知能力下降的改善情况，测定脑内乙酰胆碱酯酶（AchE）活性，超氧化物歧化酶（SOD），单胺氧化酶（MAO）和丙二醛（MDA）含量，评估其生理变化。Zhou 等的研究结果显示在行为学测试中，PC 组的潜伏期显著减少，跨目标象限的平台和时间的次数与 M 组相比增加，并且 SQ-PC 和 SC-PC 的改善优于 EL（$P<0.05$）。在生理变化中观察到类似的趋势。当 PC 组与 M 组比较时，AchE 活性有效降低，海马，皮质和白质中 SOD 活性增加。与 M 组相比，SQ-PC，SC-PC 和 EL 分别显示脑组织 MDA 水平降低 22.82%，28.80% 和 11.81%。SQ-PC，SC-PC 和 EL 组脑白质 MAO 活性分别较 M 组降低 33.05%，33.64% 和 19.73%。除了海马和白质中的 SOD 活性外，这些指标中发现 SQ-PC 和 SC-PC 之间没有显著性差异。与 SC-PC 组相比，SQ-PC 组海马 SOD 含量高（103.68U/mg·prot），白质低（120.57U/mg·prot），海马 CA 含量为 95.53U/mg·prot。白质为 134.49 U/mg·prot。）。富含 n-3 多不饱和脂肪酸的 PC 的改善效果比上述指标几乎没有。故该研究指出 PC 不同脂肪酸组成均能减少认知功能下降和生物学损伤，保护大脑。

【评述】 阿尔茨海默病（AD）的特征是记忆和认知功能逐渐下降，但目前尚未找到有效的治疗方法来治愈或仅暂停这种疾病。在 AD 发展过程中脑乙酰胆碱（Ach）水平持续下降是一个关键因素。FDA 目前已批准通过抑制乙酰胆碱酯酶增加神经递质 Ach 含量以治疗 AD 患者的药物。然而，大多数药物长期使用，导致头痛，失眠，呕吐等一系列不良反应。故通过饮食疗法预防和治疗 AD 的发展是非常必要的，它可以提供大量的医疗或保健益处，如改善葡萄糖和脂质的代谢，改变脑组织的脂质成分，抗氧化和抗衰老。在 Zhou 等这项研究中，通过 3 种摄入 PC：蛋黄卵磷脂（常规型 PC），海参 PC（富含 EPA）和鱿鱼 PC（富含 DHA）研究 PC 中不同脂肪酸组成对脑的影响在 2 周的短期试验中通过腹膜内注射氢溴酸东莨菪碱诱导的痴呆 BALB/c 小鼠的功能，从而得出了腹腔注射氢溴酸东莨菪碱可显著损害小鼠脑功能，摄入 PC 可有效改善损伤的重要结论。

文选 13

【题目】 Increased Hepatic Fatty Acids Uptake and Oxidation by LRPPRC-Driven Oxidative Phosphorylation Reduces Blood Lipid Levels.

【来源】 Front. Physiol，2017，7：270.

【文摘】 高脂血症是动脉粥样硬化和其他心血管疾病的主要危险因素之一。Lei S 等研究了富含亮氨酸的五肽肽重复蛋白（LRPPRC）驱动的肝氧化磷酸化对血脂水平的影响。肝 LRPPRC 水平受肝特异性转基因或腺伴随病毒 8 调控，靶向 Lrpprc（aav-shLrpprc）。Lei S 等通过给小鼠饲喂高脂肪饮食以诱导肥胖，利用定量实时 PCR 和（或）western 印迹分析基因表达，使用特异性检测试剂盒测量肝 ATP 水平，肝和血清脂质含量以及线粒体氧化磷酸化（OxPhos）复合物活性，并使用 14C- 棕榈酸酯评估肝细胞对脂肪酸的摄取和氧化。研究指出 LRPPRC 调控由线粒体基因组编码的基因的表达，但不涉及线粒体生物发生，OxPhos 和脂质代谢涉及的核基因组的表达，LRPPRC 介导的肝 OxPhos 增加导致肝 ATP 水平升高，Lrpprc 促进脂肪细胞摄取棕榈酸和氧化，且肝和血清三酰甘油和总胆固醇水平与肝 LRPPRC 水平呈负相关。Lei S 等的研究表明，LRPPRC 驱动的肝 OxPhos 可以促进肝细胞对脂肪酸的摄取和氧化，并降低肝和循环中的三酰甘油和胆固醇水平。

【评述】 高脂血症和高血压在人群中都越来越普遍。脂质驱动的慢性动脉壁炎症导致动脉粥样硬化的发生和发展，动脉粥样硬化是导致心肌梗死，卒中，心力衰竭，肾衰竭和其他血管疾病的潜在原因，导致巨大的生活，情绪和经济负担。线粒体功能障碍增加了细胞内脂质积累的倾向和非酒精性脂肪性肝炎（NASH）。脂肪肝患者的线粒体氧化磷酸化（OxPhos）活性降低。LRPRPC 主要位于线粒体中并调节线粒体基因组中所含基因的表达，LRPPRC 已被证明可调节线粒体氧化呼吸，脂肪酸氧化和无肝脂质含量。Lei S 等的研究表明肝 LRPPRC 驱动的线粒体 OxPhos 可以影响肝和循环血脂。LRPPRC 增加线粒体基因组编码的 OxPhos 基因的表达并增强 OxPhos 活性。肝 OxPhos 容量的增加驱动肝细胞对脂肪酸的摄取和氧化，导致肝和循环中三酰甘油和胆固醇水平的降低，而不会干扰其他细胞和生理途径。该研究描述了肝 OxPhoslevel 与肝和循环脂质水平的积累之间的联系，这可能对于预防和治疗代谢和心血管疾病的发展策略有新的洞察。

文选 14

【题目】 Alu-based cell-free DNA：a novel biomarker for screening of gastric cancer.

【来源】 Oncotarget, 2016, 8（33）：54037-54045.

【文摘】 胃癌（GC）是全球第四大常见癌症，也是导致癌症相关死亡的第二大原因。

Qian C 等通过研究 GC 患者血清中的 CFD 表达，试图探索 CFD 在改善 GC 的早期筛选和通过基于分支 DNA（bDNA）的 Alu 测定监测 GC 进展中的临床意义。Qian C 等通过基于 bDNA 的 Alu 测定定量 CFD 的浓度，同时 CEA，CA19-9，C72-4 和 CA50 浓度由 ABBOTT ARCHITECT I2000 SR 测定。该研究发现 GC 患者，良性胃病（BGD）患者和健康对照之间的 CFD 浓度存在显著差异（$P<0.05$），CFD 与 CEA 呈负相关（$r=-0.197$，$P<0.05$）或 CA50（$r=0.206$，$P<0.05$），与 CA19-9 无关（$r=-0.061$，$P>0.05$，$r=0.011$，$P>0.05$）。另外，I 期 GC 患者的 CFD 浓度显著高于 BGD 患者和健康对照组（$P<0.05$），但三种传统肿瘤标志物的 CEA，CA19-9 和 CA50 差异无统计学意义（$P>0.05$）。Qian C 等的分析表明 CFD 比 CEA，CA19-9，CA72-4 或 CA50 在 GC 的早期筛选中更敏感。与 CEA，CA19-9，CA72-4 和 CA50 相比，CFD 可能是 GC 筛查的较好生物标志物，为筛查和监测 GC 的进展提供了敏感的生物标志物。

【评述】 近年来，胃癌分子诊断和治疗方法的进展降低了 GC 患者的死亡率，但仍然是全球第四位最常见的癌症，GC 和癌前病变的症状通常是隐匿性和非特异性的，只有 5%～10% 的 GC 患者可以诊断为在中国的早期阶段。胃镜检查和图像检查目前主要用于 GC 的早期诊断，但被侵入性，成本高以及患者可能造成疼痛的问题所限制，其难以在广泛患者中进行早期筛查。尽管肿瘤相关抗原包括 CEA，CA72-4 和 CA50 在内的 GC 细胞表面可以作为 GC 早期筛选的指标，由于假阳性率高，阴性率高，特异性和敏感性低等，需要一个联合检测。而无细胞 DNA（CFD）是一种存在于血液（血清或血浆），滑液，脑脊液（CSF）和其他体液中的细胞外 DNA 的无细胞状态。Qian C 等的研究旨在评估通过 bDNA 分析 Alu 基血清 CFD 在 GC 患者中的价值，探讨血清 CFD 与 GC 相关肿瘤标志物 CEA，CA19-9，CA72-4 和 CA50 的可能相关性，评价血清 CFD 与 bDNA 的辅助诊断价值技术在早期筛选和监测进展。

胃癌是世界上最常见的胃肠道肿瘤，但早期检测对于 GC 的有效临床治疗仍然是一个挑战。CFD 检测为 GC 的早期筛查提供了一种新的简单方法。检测外周血 CFD 及其相关分子生物学变化在近年来的肿瘤细胞生物学和分子生物学研究中已成为一个亮点。迄今为止，已有数种技术用于血液中游离 DNA 的定量，包括放射免疫测定，实时定量 PCR 等。然而，由于外周血中的微量 CFD 以毫微克 / 毫升的水平存在，DNA 浓度和纯度不足以用于传统检测。考虑到目前 CFD 检测的局限性，Qian C 等研究尝试通过选择更敏感的肿瘤相关基因 Alu 序列，希望在亚临床阶段发现 GC，GC 复发或转移，尝试改进基于分支 DNA 检测技术的当前检测技术。该信号放大技术通过提高标记探针拷贝数或标记信号强度提高了检测灵敏度，无需提取和纯化外周血 CFD，也不扩增靶序列，从而克服了 PCR 的假阳性率。Qian C 等的研究简单而具有高灵敏度，通过 bDNA 方法检测血清 CFD 水平便可以作为辅助工具。与血清 CEA，CA19-9，CA72-4 和 CA50 相比，血清 CFD 对于 GC 患者是更敏感的生物标志物，并且是用于 GC 早期筛选的更有利的辅助生物标志物。

文选 15

【题目】Induction of Posttranslational Modifications of Mitochondrial Proteins by ATP Contributes to Negative Regulation of Mitochondrial Function.

【来源】PLoS ONE，2017，11（3）：e0150454.

【文摘】通常认为 ATP 通过 AMPK 信号通路调节线粒体功能。然而，AMPK 非依赖途径在很大程度上仍然未知。ZhangY 等的研究探究了线粒体功能负调控中的 ATP 剩余，其重点关注了丙酮酸脱氢酶（PDH）磷酸化和蛋白乙酰化。ZhangY 等通过在肥胖小鼠的肝中利用高脂肪饮食诱导 PDH 磷酸化，这与 ATP 升高有关。该研究表明在 1c1c7 肝癌细胞中，通过诱导 ATP 产生棕榈酸盐处理诱导磷酸化，磷酸化与 4h 处理后线粒体耗氧量的减少相关。且通过抑制脂肪酸 β- 氧化抑制 ATP 产生的乙哚莫西可阻断棕榈酸酯效应，通过体外线粒体裂解物与 ATP 的孵育诱导 PDH 磷酸化，而不改变 PDH 激酶 2（PDK2）和 4（PDK4）的表达。另外，在相同条件下，ATP 诱导多种线粒体蛋白的乙酰化。乙酰 -CoA 在诱导磷酸化和乙酰化中表现出与 ATP 相似的活性。这些研究数据表明，ATP 升高可能通过诱导线粒体蛋白的磷酸化和乙酰化来抑制线粒体功能。故 ZhangY 等的研究提出了 ATP 调节线粒体功能的 AMPK 非依赖机制。

【评述】线粒体利用葡萄糖和游离脂肪酸（FFA）产生 ATP。作为线粒体的产物，ATP 可能抑制反馈调节中的线粒体功能。这种 ATP 活性可能在游离脂肪酸（FFAs）供应过剩中发挥胰岛素抵抗的机制。鉴于乙酰辅酶 A 促进 ATP 产生线粒体，该研究提出 ATP 可能在乙酰化诱导中介导乙酰辅酶 A 活性，ATP 可通过磷酸化和乙酰化修饰线粒体蛋白来促进胰岛素抵抗。抑制 ATP 产生是抗糖尿病药物活性所致胰岛素抵抗治疗的一种治疗方法。线粒体蛋白乙酰化的抑制可能代表了乙酰氧基乙酰化活性在调节葡萄糖代谢中的作用机制。ZhangY 等的研究数据表明 ATP 和乙酰辅酶 A 可以在乙酰化反应中激活乙酰转移酶，提示了 ATP 可能通过诱导乙酰化作用抑制线粒体对葡萄糖的利用。ZhangY 等的研究提供了了 ATP 抑制线粒体活性的分子机制，其重点在于通过磷酸化和乙酰化对蛋白进行翻译后修饰。该研究为人类和小鼠 ATP 过剩情况下的胰岛素抵抗提供了机制，且数据提示了抑制线粒体 ATP 产生的抗糖尿病药物如二甲双胍和小檗碱的胰岛素敏化作用的新机制。

文选 16

【题目】 溶血反应对临床生化检验结果的影响分析

【来源】 现代生物医学进展，2016，33：1673-2673.

【文摘】 贾良勇等为研究溶血反应对临床生化检验结果的影响，收集延安大学附属医院 2015 年 1 月—12 月 120 例正常人体检血液标本资料，采用控制变量法，在试管 1 中放入正常血液，试管 2 中放入发生溶血反应血液，分别检测两组血液临床生化指标，并比对变化数据。结果在检测的 17 项数据中，血糖、总胆红素、直接胆红素、谷草转氨酶、谷丙转氨酶、碱性磷酸酶、总蛋白、三酰甘油、尿酸、总胆固醇、乳酸脱氢酶等 11 项数据在试管 1 与试管 2 中，检测指标变化大，具有统计学意义（$P<0.05$）。白蛋白、肌酐、尿酸氮、血钙、酸性磷酸酶、血磷等六项指标在试管 1 与试管 2 中，含量检测基本无变化（$P>0.05$）。从而得出溶血反应对临床生化检验检测结果的影响很大。

【评述】 溶血反应是红细胞膜破坏，致使血红蛋白从红细胞流出的反应。溶血反应是临床生化检验中最常见的一种干扰和影响因素。红细胞膜的破损，会直接影响到酶类等指标的检测结果的准确性。尤其对血糖、总胆红素、尿酸及各种酶类等影响较为突出。所以在临床检测的过程中，应该极力避免溶血反应。通过该研究，让我们意识到溶血对临床生化检验检测结果的影响，进而对临床诊治给予提醒。

文选 17

【题目】 临床生化检验假危急值的识别与预防

【来源】 临床医药实践，2016，12：1671-8631.

【文摘】 张英兰等针对临床生化检验假危急值的产生原因，提出相应合理的解决办法，以预防假危急值的发生。对山西省肿瘤医院检验科 2015 年 1 月—12 月的危急值报告登记表、不合格标本登记表、临床咨询联系登记表进行统计，对其中的假危急值发生原因进行总结分析。结果发现共报告假危急值 53 例，分析前因素导致的假危急值 49 例，占 92.45%，分析中因素导致的假危急值 1 例，占 1.89%，分析后因素导致出现假危急值 3 例，占 5.66%。依此结果可说整个检验分析过程都有可能产生假危急值，而前因素导致的假危急值占绝大多数。

【评述】　危急值（Critical Values）是指某项或某类检验异常结果，而当这种检验异常结果出现时，表明患者可能正处于有生命危险的边缘状态，临床医师需要及时得到检验信息，迅速给予患者有效的干预措施或治疗。而在检验的各个环节，各种原因均会导致假危急值的出现，因此提高检验人员的理论水平，定期对临床医护人员进行关于正确采集标本的培训指导，加强检验人员和临床医护人员的责任心，才能有效的预防假危急值的发生（着重于前因素）。

文选 18

【题目】　对肝疾病患者进行生化检验的临床价值分析

【来源】　世界最新医学信息文摘，2016，22：1671-3141.

【文摘】　邹慧等对肝疾病患者进行生化检验的临床价值分析，采用随机取样的方法取患有肝疾病 100 例作为试验对象，男 60 例，女 40 例，年龄为 24～50 岁，平均年龄为（30.5±5.66）岁。此次研究对象均符合肝疾病病情诊断标准。从此次研究的两组患者年龄和病理情况来看，差异不显著，具有可比性（$P>0.05$）。结果发现总胆红素越高说明病程越长，患者的肝损害越严重，肝细胞代谢功能越差。总胆汁酸与肝细胞有直接关系，总胆汁酸水平越高，说明肝分泌和排毒功能越差。观察组的总胆红素升高为 3 例，总胆汁酸升高为 5 例，生化检验出肝病变率为 13%，对照组的总胆红素升高为 5 例，总胆汁酸升高为 10 例，生化检验出肝病变率为 25%。结论是总胆红素与病例程度成正比，总胆汁酸与排毒功能成反比。

【评述】　肝功能的生化检验在临床上的应用具有非凡的意义，总胆红素越高说明病程越长，患者的肝损害越严重，肝细胞代谢功能越差。总胆汁酸与肝细胞有直接关系，总胆汁酸水平越高，说明肝分泌和排毒功能越差。随着科学研究的发展进步，生化检验更多的应用于肝疾病的检测是必然的，该研究为我们提示了生化上各代谢产物对于疾病检测诊断的重要性。

文选 19

【题目】　肝素抗凝血浆在急诊生化检验中的应用可行性分析

【来源】　中外医疗，2016，1：1674-0742.

【文摘】　李庆和等为分析在急诊科生化检验当中应用肝素抗凝血浆的可行性，采用整群选取方法取龙岩市中医院 2014 年 2 月—2015 年 6 月收治的 127 例健康体检者的生化检验样本作为分析资料，抽取的血液标本容量为 4 ml，抽取静脉血液后将标本分为 2 份，分别注入经过干燥消毒处理的普通真空试管与肝素抗凝血试管当中，经过离心后利用生化分析仪完成检验，比较血清标本与血浆标本的检验结果，两组标本均为 127 份。结果血清组与血浆组的检测结果如下。Glu：血清组（5.6±0.4）mmol/L，血浆组（6.1±0.3）mmol/L；P：血清组（1.3±0.1）mmol/L，血浆组（0.8±0.4）mmol/L；Na：血清组（145.9±12.3）mmol/L，血浆组（159.3±13.7）mmol/L；Ca：血清组（2.4±0.4）mmol/L，（2.4±0.8）mmol/L；CK：血清组（120.6±20.1）U/L，血浆组（121.3±19.4）U/L；Cr：血清组（84.2±2.01）μmol/L（84.1±8.57）μmol/L；Urea：血浆组（5.1±0.3）mmol/L；血清组（5.3±0.1）mmol/L。对血浆组与血清组检验结果进行分析后发现，两组的 Glu 值、Cl 值、P 值、K 值、Na 值比较差异有统计学意义（$P<0.05$），而 Ca 值、CK 值、

Cr 值、Urea 值比较差异无统计学意义（*P*>0.05）。

【评述】 肝素首先由肝发现而得名，由葡萄糖胺，L-艾杜糖醛苷、N-乙酰葡萄糖胺和 D-葡萄糖醛酸交替组成的黏多糖硫酸脂，平均分子量为 15KD，呈强酸性。它也存在于肺、血管壁、肠黏膜等组织中，是动物体内一种天然抗凝血物质。天然存在于肥大细胞，现在主要从牛肺或猪小肠黏膜提取。作为一种抗凝药，是由二种多糖交替连接而成的多聚体，在体内外都有抗凝血作用。临床上主要用于血栓栓塞性疾病、心肌梗死、心血管手术、心脏导管检查、体外循环、血液透析等。随着药理学及临床医学的进展，肝素的应用不断扩大。根据相应的试验结果，含肝素的抗凝血浆在急诊科的生化检验过程具有明显的优势。

文选 20

【题目】 临床生化指标水平与急性脑梗死治疗的相关性分析

【来源】 解放军预防医学杂志，2016，S1：1001-5248.

【文摘】 孙树敏等在探究临床生化指标水平与急性脑梗死治疗的相关性上，收集河北港口集团有限公司港口医院 2014 年 5 月—2015 年 4 月就诊的急性脑梗死患者 100 例，统一给予积极对症治疗和重症护理，根据治疗效果分为有效组和无效组，比较两组患者相关临床生化指标水平差异，分析其与疗效的相关性。结果全部患者经治疗后有效患者 67 例，无效患者 37 例，其中有效组经治疗后总胆红素、直接胆红素、间接胆红素及 Ca^{2+} 水平均高于无效组，而尿酸、纤维蛋白原、D-二聚体水平及同型半胱氨酸均低于对照组，分别经 *t* 检验比较，差异有统计学意义（*P*<0.05）。经 Logistic 回归分析，血肌酐、空腹血糖及三酰甘油无统计学差异（*P*>0.05），而其余指标均具有统计学意义（*P*<0.05），其中总胆红素、直接胆红素、间接胆红素及 Ca^{2+} 的最大似然估计值和 *OR* 值均>0，而尿酸、纤维蛋白原、D-二聚体及同型半胱氨酸的最大似然估计值和 *OR* 值均<0。

【评述】 急性脑梗死（Acute cerebral infarct）是指脑血供突然中断后导致的脑组织坏死。通常主要是由于供应脑部血液的动脉出现粥样硬化和血栓形成，使管腔狭窄甚至闭塞，导致局灶性急性脑供血不足而发病；也有因异常物体（固体、液体、气体）沿血液循环进入脑动脉或供应脑血液循环的颈部动脉，造成血流阻断或血流量骤减而产生相应支配区域的脑组织软化、坏死。该研究证明胆红素、直接胆红素、间接胆红素及 Ca^{2+} 水平与急性脑梗死治疗效果呈正相关，而尿酸、纤维蛋白原、D-二聚体及同型半胱氨酸水平与治疗效果呈负相关。该研究为急性脑梗死的治疗效果提供了更好的判断方法，也为今后的医学科研道路夯实了基础。

文选 21

【题目】 Hepatitis C Virus Increases Free Fatty Acids Absorption and Promotes its Replication Via Down-Regulating GADD45α Expression.

【来源】 Med Sci Monit，2016，22：2347-2356

【文摘】 本研究旨在调查游离脂肪酸（FFA）在人类 HCV 感染中的致病作用。通过临床生化测试检测不同病毒载量（199 例样本）和健康供体（80 例样本）的 HCV 患者的外周血脂指标。通过定量实时聚合酶链反应（qRT-PCR）和蛋白质印迹法定量 Huh7 细胞和临床样品中的 HCV 复制和生长抑制和 DNA-

损伤诱导基因 45-α（GADD45α）的表达。通过免疫荧光检测 Huh7 细胞中的脂质积累，结果发现 FFA 与 HCV 患者外周血中病毒载量呈显著正相关，但与总胆固醇（TC），三酰甘油（TG），高密度脂蛋白胆固醇（HDL-C）或低密度脂蛋白胆固醇（LDL-C）。随着病毒载量的增加，HCV 患者中 GADD45α 的表达显著降低。在 Huh7 细胞中，FFA 处理显著增强 HCV 复制。HCV 感染抑制了 GADD45α 的表达，并且随着 FFA 处理的作用，这种效应进一步增强。HCV 感染的 Huh7 细胞中 GADD45α 的异位表达显著抑制 FFA 的吸收和 HCV 的复制。然而，FFA 显著升高了 GADD45α 表达而没有 HCV 感染。

【评述】　丙型肝炎病毒（HCV）感染，作为慢性肝病的主要原因，总是伴随有脂质代谢异常。本研究旨在调查游离脂肪酸（FFA）在人类 HCV 感染中的致病作用。结果表明 HCV 下调 GADD45α 表达以增强 FFA 吸收并因此促进其复制。表明 GADD45α 是 HCV 感染发病的重要递质，为寻找 HCV 患者的新型治疗和脂肪控制选择提供了潜在的线索。

文选 22

【题目】　CXCL13, CXCL10 and CXCL8 as Potential Biomarkers for the Diagnosis of Neurosyphilis Patients.

【来源】　Sci Rep, 2016, 6: 33569.

【文摘】　在寻找神经梅毒生物标志物时，本研究调查了神经梅毒患者脑脊液中的趋化因子谱，发现 CXCL13，CXCL10 和 CXCL8 的浓度在神经梅毒患者中选择性升高，并且与 CSF 蛋白浓度和 CSF-VDRL 效价相关。抗生素治疗后，这些趋化因子的浓度显著降低。CSF CXCL13，CXCL8，CXCL10 的 ROC 曲线下面积（AUC）和 CXCL13，CXCL8，CXCL10 的 CSF / 血清比值诊断神经梅毒时的面积分别为 0.940，0.899，0.915，0.963，0.846 和 0.926。CSF CXCL13，CXCL8，CXCL10 和 CXCL13，CXCL8，CXCL10 在诊断神经梅毒时的灵敏度 / 特异度分别为 85.4%/ 89.1%，79%/ 90.1% 和 79.6%/ 91.1%，86.6% 99%，79%/ 73.3% 和 86%/ 92.1%。研究结果表明，CXCL13，CXCL8 和 CXCL10 浓度升高或其增加的 CSF/ 血清比值可能是神经梅毒的潜在生物标志物。

【评述】　目前，神经梅毒的诊断仍然是一个主要的临床挑战。性病研究实验室（VDRL）脑脊液（CSF）滴度对诊断神经梅毒并不理想，在神经梅毒患者中可能为阴性，尤其是在无症状神经梅毒患者中。本研究结果表明，CXCL13，CXCL8 和 CXCL10 浓度升高或其增加的 CSF/ 血清比值可能是神经梅毒的潜在生物标志物，特别是对于无症状神经梅毒，这些趋化因子的浓度降低可能表明抗生素治疗的预后。

文选 23

【题目】　miR-24 suppression of POZ/BTB and AT-hook-containing zinc finger protein 1（PATZ1）protects endothelial cell from diabetic damage.

【来源】　Biochemical and Biophysical Research Communications，2016，480: 682-689.

【文摘】　本研究为阐明调节糖尿病血管生成中 PATZ1 表达的上游分子事件，生物信息学搜索能够潜在靶向 PATZ1 的微 RNA（miRNA）导致鉴定几种 miRNA。其中我们关注的是 miR-24，因为目前在 β 细胞，心肌细胞和巨噬细胞中鉴定的 miR-24 的多个靶点都参与了糖尿病并发症。miR-24 表达在从糖尿病心脏分离的 EC 中显著受损。在功能上，内皮细胞迁移受 Ctrl ECs 中 miR-24 抑制的深刻抑制，而通过模拟物处理的 miR-24 过表达有效地恢复了糖尿病 EC 中的迁移率。从机制上看，miR-24 直接靶向 PATZ1 的 3'非翻译区（3'UTR），并且通过降低 PATZ1 的 mRNA 稳定性，miR-24 积累增强了内皮迁移。

【评述】 调节性转录因子 PATZ1 在糖尿病内皮细胞（ECs）中异常上调，其通过调节脂肪酸结合蛋白 4（FABP4）信号作为抗血管生成因子起作用。本研究基于由高血糖引起的 miR-24 表达的下调调节内皮 PATZ1 表达的新机制。通过 miRNA 或 miRNA 模拟干扰 PATZ1 表达可潜在地代表靶向内皮细胞 PATZ1 依赖性信号传导糖尿病血管功能障碍的新方法。

文选 24

【题目】 Mechanism analysis of colorectal cancer according to the microRNA expression profile.

【来源】 ONCOLOGY LETTERS，2016，12：2329-2336.

【文摘】 从 Gene Expression Omnibus 数据库下载由 88 个具有各种肿瘤坏死 - 转移阶段的 CRC 样品和 11 个健康对照组成的 miR 表达谱（阵列 ID，GSE39833）。随后，筛选差异表达的 miR 及其靶基因。使用用于检索交互基因数据库的搜索工具构建目标基因的蛋白质 - 蛋白质相互作用（PPI）网络。本研究在 CRC 患者血清中与健康对照相比总共鉴定了 18 种差异表达的 miR（上调，8 种；下调，10 种）。其中 3 个上调（let-7b，miR-1290 和 miR-126）和 2 个下调（miR-16 和 miR-760）差异表达的 miR 及其靶基因，包括 cyclin D1（CCND1），v-myc 禽髓细胞瘤病病毒致癌基因同源物（MYC），磷酸肌醇 -3- 激酶，调节亚基 2（PIK3R2）和 SMAD 家族成员 3（SMAD3）显著富集 CRC 发育途径。所有这些目标基因在 PPI 网络中具有较高的节点度。

【评述】 本研究旨在鉴定特定的微 RNA（miR）及其预测的靶基因以阐明结肠直肠癌（CRC）的分子机制。发现 let-7b，miR-1290，miR-126，miR-16 和 miR-760 及其靶基因 CCND1，MYC，PIK3R2 和 SMAD3 在 CRC 发展的分子机制中可能是重要的。为后续研究结肠直肠癌（CRC）的分子机制提供了有力的参考依据。

文选 25

【题目】 CD44 and CD44v6 are Correlated with Gastric Cancer Progression and Poor Patient Prognosis：Evidence from 42 Studies.

【来源】 Cell Physiol Biochem，2016，40（3-4）：567-578

【文摘】 对 PubMed，Web ofScience 和 Embase 数据库进行文献检索以确定符合条件的研究。使用 95% 可信区间（CI）的比值比（OR）评估影响。RESULTS 总共 42 项研究包括 6 229 例被纳入本次分析。21 篇论文提及 CD44 总量，结果显示 CD44 与 T 分类，N 分类，远处转移，淋巴管浸润和 TNM 分期呈正相关。此外，CD44 过表达患者的 5 年总生存率（OS）较低（$OR=3.35$，95% $CI=1.83\sim6.13$）。在 24 项研究中提到了 CD44v6，结果与总 CD44 的结果相似。然而，总的 CD44 或 CD44v6 表达与肿瘤大小和组织学分级无关。CONCLUSION GC 患者的高 CD44 或 CD44v6 表达水平与癌症进展和不良预后相关。

【评述】 总 CD44 及其同种型 CD44v6 水平对胃癌患者（GC）的预后能力仍存在争议，本研究旨在研究总 CD44 及其同种型 CD44v6 两种蛋白质在 GC 中的临床病理和预后意义，发现 CD44 和 CD44v6 都可能是 GC 有用的诊断或预后生物标志物，为 GC 的诊断和治疗提供了有利的参考依据。

文选 26

【题目】 血浆中总胆固醇、脂蛋白及同型半胱氨酸水平与脑血管病的相关性分析

【来源】 现代生物中国实用医刊，2016，43（22）：38-40.

【文摘】 马晓龙等为研究血浆中总胆固醇（Tc）、脂蛋白及同型半胱氨酸水平与脑血管病的相关性，为脑血管病的预防与及早诊断提供新的思路及理论支持，收集 2013 年 2 月—2015 年 10 月 112 例脑血管病患者为研究对象，将其分为脑梗死组和脑出血组，每组 56 例，检测两组患者空腹静脉血，对比观察两组血浆中 Tc、脂蛋白、同型半胱氨酸水平及各项血脂生化指标异常发生率。结果脑梗死组血浆中 Tc、同型半胱氨酸水平与脑出血组比较差异未见统计学意义（$P>0.05$）；脑梗死组脂蛋白水平与脑出血组比较差异未见统计学意义（$P<0.05$）。脑梗死组脂蛋白异常发生率为 30.36%，与对照组（17.86%）比较差异有统计学意义（$P<0.05$）；脑梗死组 Tc 及同型半胱氨酸异常发生率分别为 5.36% 及 39.29%，与脑出血组（7.14% 和 37.50%）比较差异均未见统计学意义（$P>0.05$）。从而得出脂蛋白水平的异常变化与脑梗死的发病具有密切相关性。

【评述】 脑血管病在我国老年群体中发病率较高，对老年患者的生活质量及生命健康均造成了巨大威胁。有研究指出，总胆固醇（Tc）、脂蛋白及同型半胱氨酸水平等血脂类生化指标的异常变化均对动脉硬化的形成具有促进作用。我国临床缺乏对于上述血脂生化指标与脑出血、脑梗死等脑血管疾病的相关性研究。通过该研究，让我们意识到脂蛋白水平的异常变化与脑梗死的发病具有密切相关性，并且脂蛋白可能为诱发脑梗死的独立危险因素之一，可通过对其进行检测来预防或诊断脑梗死具有一定的临床价值，值得推广运用。

文选 27

【题目】 血清 ACE 及 CRP 在肝硬化疾病中的临床意义

【来源】 华夏医学，2016，29（6）：30-33.

【文摘】 张国光等通过检测血清血管紧张素转化酶（ACE）活性及 C 反应蛋白（CRP）浓度的变化，以探讨其在肝硬化疾病中的应用价值。采用罗氏 C501 全自动生化分析仪对各组样本进行 ACE 和 CRP 的测定。根据肝功能 Child-Pugh 分级标准将 192 例肝硬化患者分为 3 组：A 组（A 级）50 例、B 组（B 级）82 例、C 组（C 级）60 例作为观察组，并以 120 例健康者作为对照组。结果发现肝硬化组血清 ACE 活性与 CRP 水平较健康对照组显著升高，差异有统计学意义（$P<0.01$），且随 Child—Pugh 分级异常程度逐渐升高，A，B，C 级间两两比较差异有统计学意义（$P<0.01$）。以 ACE 高于 65 U/L 为临界点，高 ACE 组 CRP 水平明显高于低 ACE 组 CRP 的含量。因此血清 ACE 活性与 CRP 浓度检测有助于肝硬化疾病的诊断、监测、疗效观察及预后判断。

【评述】 血管紧张素转化酶（ACE）又名激肽酶 II，广泛分布于全身各组织的血管内皮或上皮细胞，是血管紧张素 I 形成血管紧张素 II 过程中的限速酶，在血管生理调节中发挥重要的作用。近年

研究显示肝硬化发生发展过程中肝也存在局部肾素 - 血管紧张素 - 醛固酮系统（RAAS），而 ACE 是 RAAS 的主要活性物质之一，在肝纤维化的形成和肝硬化发生发展过程中发挥多种病理生理作用。肝硬化的进展过程同时也伴随着炎症变化，在感染或炎症和组织损伤时 C 反应蛋白（CRP）浓度增高，也是临床炎症因子标志之一，是脏器发生硬化性疾病的递质。本研究发现 ACE 活性及 CRP 水平的升高与肝硬化患者的肝细胞的损伤有直接关系，且随着肝硬化患者的肝损伤程度愈重，血清 ACE 活性及 CRP 水平升高得愈明显。因此，监测血清 ACE 活性及 CRP 水平可以为肝疾病的临床诊断以及肝硬化患者的治疗方案提供重要的参考依据，同时也有利于肝细胞损伤程度的判断以及肝硬化患者病情监测、疗效观察和预后判断。对早期肝硬化患者进行针对性抑制 ACE 活性及降低炎症反的干预，可阻缓疾病进展，对疾病的治疗及预后具有重要意义。

文选 28

【题目】 血清甘胆酸、总胆汁酸、丙氨酸转氨酶及促甲状腺激素水平测定在妊娠期肝内胆汁淤积症诊断中的应用价值

【来源】 世界最新医学信息文摘，2016，（22）：1671-3141.

【文摘】 朱名超等为探讨血清甘胆酸、总胆汁酸（TBA）、丙氨酸转氨酶（ALT）及促甲状腺激素（TSH）水平在妊娠期肝内胆汁淤积症（ICP）诊断中的临床价值，选 2015 年 1 月—12 月，于湖北省天门市第一人民医院住院的 62 例 ICP 孕妇（纳入 ICP 组），以及同期在门诊产前检查的 1160 例健康孕妇（纳入对照组）为研究对象。测定两组受试者血清甘胆酸、TBA、ALT 及 TsH 水平，并统计学比较两组受试者之间及不同程度 ICP 患者两两之间上述 4 项指标水平差异，以及两组高龄（≥35 岁）孕妇比例差异。两组孕妇体重及孕龄等一般临床资料比较，差异无统计学意义（$P > 0.05$）。结果发现 ICP 组孕妇血清甘胆酸、TBA、ALT 及 TSH 水平均较对照组高，且差异均有统计学意义（$P < 0.05$）。轻型 ICP 患者血清甘胆酸含量，较中型者低，较对照组高，且差异均有统计学意义（$P < 0.05$），而轻型 ICP 患者分别与中型者或对照组血清 TBA、ALT 及 TSH 水平比较，差异则无统计学意义（$P > 0.05$）轻型 ICP 患者血清甘胆酸、TBA、ALT 及 TSH 水平均较重型者低，且差异均有统计学意义（$P < 0.05$）。ICP 组高龄孕妇比例高于对照组，且差异有统计学意义（$\chi^2 = 195.87$，$P = 0.002$）。表明血清甘胆酸、TBA、ALT 及 TSH 水平监测，对 ICP 的诊断具有重要价值，血清甘胆酸含量检测还可用于早期轻型 ICP 的诊断。

【评述】 近年来随着我国二孩政策全面放开，高龄产妇将不断增多，ICP 发病率亦呈逐年增高趋势，被列为高危妊娠疾病，是导致围生儿病死率升高的主要原因之一。目前，血清甘胆酸检测，被认为是诊断及评价 ICP 最敏感的指标之一。血清 TBA 与胎儿并发症的发生呈明显正相关，亦是诊断 ICP 的灵敏指标之一。同时，ALT 对 ICP 的诊断也具有重要诊断价值。孕妇妊娠期甲状腺素水平变化显著，异常水平的 TSH 可通过受体介导，使机体免疫平衡失调，导致 ICP。本研究结果显示，ICP 孕妇血清甘胆酸、TBA、ALT 及 TSH 水平均较健康孕妇升高，提示 ICP 孕妇存在肝细胞损伤、肝功能及血清 TSH 水平异常，可通过血清甘胆酸、TBA、ALT 及 TSH4 项指标检测进行综合检测，作为高龄孕妇的常规产前筛查项目，以提高 ICP 的早期诊断率，降低产前并发症和围生期死亡率。

文选 29

【题目】 糖化血红蛋白联合尿微量白蛋白检测对糖尿病肾病早期诊断的临床价值

【来源】 中华临床医师杂志，2016，10（16）：2382-2385.

【文摘】 程龙飞等为探讨及评价糖化血红蛋白（Hb A1c）联合尿微量白蛋白（Um A）检测对糖尿病肾病（DN）早期诊断的临床价值。方法回顾性分析了 2014 年 6 月—2016 年 6 月于我院就诊的糖 DN 患者 200 例，按病程长短分为 A 组（<1 年）、B 组（1~5 年）、C 组（6~10 年）、D 组（>10 年），每组各 50 例，选取同期来我院健康体检者 50 例作为对照组 E 组。检测所有研究对象的 Hb A1c 及 Um A 水平，应用受试者工作特征（ROC）曲线评估 Hb A1c 及 Um A 的诊断效能，用 Pearson 相关法分析 Hb A1c 与 Um A 的相关性。结果发现观察组 Hb A1c 及 Um A 水平明显高于对照组，各观测组 A、B、C、D 与对照组 E 比较差异具有统计学意义（$P<0.01$），并且随着病程延长，Hb A1c 及 Um A 水平呈上升趋势。Hb A1c 联合 Um A 检测与单测 Hb A1c 及 Um A 相比较，诊断灵敏度、特异度、诊断符合率较高，假阳性率及假阴性率较低，差异具有统计学意义（$P<0.05$）。Hb A1c 及 Um A 在 ROC 曲线下面积（AUC）分别为 0.928、0.891，两者联合应用，AUC 为 0.934。Pearson 相关性分析显示 Hb A1c 及 Um A 整体呈正相关（$r2=0.512$，$P<0.05$）。表明 Hb A1c 及 Um A 是早期诊断 DN 的重要指标，两者联合检测对于 DN 的早期筛查诊断比单独使用各项指标进行诊断具有更高的灵敏度和准确性，具有临床应用价值。

【评述】 糖尿病肾病是 2 型糖尿病慢性微血管病变的并发症之一，也是引起终末期肾病的病因之一。糖尿病肾病发病较为隐匿，进展较为缓慢且多无明显症状，容易被患者忽视，因此，对糖尿病肾病的早期发现及治疗就显得尤为重要。糖化血红蛋白是临床评定糖尿病病情的及预后的重要指标，尿微量白蛋白是早期诊断糖尿病肾病的敏感指标，本研究发现 Hb A1c 和 Um A 联合检测对于 DN 的早期筛查诊断比单独使用各项指标进行诊断具有更高的灵敏度和准确性，有十分重要的临床应用价值。

文选 30

【题目】 2 型糖尿病患者血清胆红素与血脂、脂蛋白关系的研究

【来源】 中华临床医师杂志，2016，10（10）：1488-1490.

【文摘】 宋义勇等为探讨 2 型糖尿病患者血清胆红素与脂蛋白之间的相关性。选择了 2 型糖尿病患者 50 例（试验组）和健康体检者 50 例（对照组），收集受试者临床资料，比较两组胆红素、血糖、血脂和脂蛋白水平差异，Pearson 相关法分析胆红素与血脂以及脂蛋白的相关性。结果发现试验组血清胆红素、高密度脂蛋白胆固醇、载脂蛋白 A1 分别为（8.0±2.3）μmol/L、（1.08±0.32）mmol/L、（1.33±0.21）g/L，均低于对照组；体质量指数、血糖、糖化血红蛋白、三酰甘油分别为（29.5±4.4）kg/m^2、（8.5±2.1）mmol/L、（9.0±1.6）%、（1.88±1.16）mmol/L，高于对照组，差异有统计学意义（$P<0.05$）。2 型糖尿病患者血清胆红素水平与总胆固醇、高密度脂蛋白胆固醇、三酰甘油、载脂蛋白 B 以及载脂蛋白 E 存在相关性（r 值分别为 −0.409、0.301、−0.511、−0.318 以及 −0.498，均 $P<0.05$）。表明 2 型糖尿病患者血清胆红素与血脂以及脂蛋白代谢密切相关，可能是 2 型糖尿病脂

质代谢紊乱的独立危险因素。

【评述】 糖尿病是一种以高血糖、脂质代谢紊乱为特征的代谢性疾病。胆红素是一种内源性抗氧化物质，与代谢紊乱和血管粥样硬化的发生发展密切相关。本研究表明 2 型糖尿病患者血清胆红素与血脂以及脂蛋白代谢密切相关，提示我们应重视血清胆红素对 2 型糖尿病患者血脂以及脂蛋白调节所发挥的积极作用，以降低代谢紊乱的风险。

文选 31

【题目】 The delta high-density lipoprotein cholesterol ratio: novel parameter for gram-negative sepsis.

【来源】 Springerplus, 2016, 5 (1): 1044.

【文摘】 为了研究败血症患者血脂代谢变化，特别是由不同的细菌导致的败血症及败血症诊断过程中高密度脂蛋白胆固醇（HDL-C）的变化情况，Zhang W 等将 220 例发热感染患者分为局部感染，全身炎症反应综合征或败血症组，并对对照组的 81 例患者进行了健康体检。监督所有受试对象的脂质水平和炎症状态，并对患者入院的第 1，5，10 天的脂质水平和炎症状态进行比较分析。在败血症患者中，总胆固醇，HDL-C 和载脂蛋白 A1（apoA1）水平降低，特别是 HDL-C 在入院后第 1 天就显著降低。与革兰阳性菌败血症患者相比，入院时革兰阴性菌败血症患者的 HDL-C 和 apoA1 水平显著降低。革兰阴性菌和革兰阳性菌败血症患者的 HDL-C 24h 变化率有所不同，特异度为 70.5%，灵敏度为 76.5%，曲线下面积为 0.744，临界值为 -21.1%。由此可以得出结论：脓毒症患者组的 HDL-C 低于其他组，且 HDL-C 的 24h 变化率可以用作败血症诊断并能区分引起败血症的细菌类型。

【评述】 败血症是指致病菌或条件致病菌侵入血液循环，并在血中生长繁殖，产生毒素而发生的急性全身性感染。致病菌可以包括革兰阴性菌和革兰阳性菌。由于抗生素的滥用和个体免疫系统之间存在差异，传统的细菌感染或败血症诊断指标，如体温，白细胞计数和红细胞沉降率难以满足临床对敏感性和特异性的要求。微生物培养虽然是诊断细菌感染的"金标准"，然而培养物只能在收到样品后 48～72h 产生结果。因此，需要更好的生物学指标进行早期诊断和预后判断。Zhang W 等评价了 HDL-C 的 24h 变化率对于败血症诊断的应用价值。他们发现败血症患者，相对于其他发热患者组具有较低的 HDL-C 水平，可以利用 24hHDL-C 变化比率作为败血症诊断的新型标志物，并能简单判定引起败血症的细菌类型。这些信息可用于选择合适的抗生素并快速抢救患者，从而降低死亡率。

文选 32

【题目】 Hypolipidemic effects of Myrica rubra extracts and main compounds in C57BL/6j mice.

【来源】 Food Funct, 2016, 7 (8): 3505-3515

【文摘】 He K 等研究评价了杨梅树皮的提取物，杨梅酮、杨梅苷、乙醇馏分（AF）和乙酸乙酯馏分（EF）在高脂和高胆固醇（HFHC）诱导的高脂血症 C57BL/6j 小鼠的抗高脂血症活性。他们用杨梅酮、杨梅苷、AF 和 EF 处理小鼠，剂量为每天每千克 130mg，持续 35 天。处理后检查血清总胆固醇（TC），三酰甘油（TG），低密度脂蛋白胆固醇（LDL-C），总胆汁酸（TBA）等参数。结果显示 EF 具有最高的体重降低活性（$P<0.01$）。所有受试提取物均可不同程度地降低小鼠血清中 TC，TG，LDL-C，TBA 和 LPS（脂多糖）含量。杨梅酮、杨梅苷、AF 和 EF 处理后肝

脂肪沉积明显减少（$P<0.01$）。另外，杨梅酮，AF 和 EF 组附睾脂肪组织的细胞大小也明显减少（$P<0.05$）。这些提取物的抗高脂血症活性可归因于通过抑制 HMGCR（3- 羟基 -3- 甲基戊二酰辅酶 A 还原酶）和 ACC1（乙酰 -CoA 羧化酶）的表达来抑制脂质合成，同时加上调 SREBP2（固醇调节元件结合蛋白），LDLR（低密度脂蛋白受体），UCP2（解偶联蛋白 2）和 CYP7A1（胆固醇 7α- 羟化酶）的表达来促进脂质的代谢和排泄。综上所述，这些发现突出了杨梅树皮提取物在治疗高脂血症中的关键作用。

【评述】 高脂饮食与糖尿病，高脂血症和代谢综合征等的发展有关，在全球范围内这些疾病是导致死亡的主要原因。此外，高胆固醇饮食与动脉粥样硬化的患病率增加有关。因此，对脂质的合成和利用进行调节对于降低这些心血管疾病的风险至关重要。目前用于临床治疗的药物如阿非拉酮和奥利司他的疗效有限，并且具有严重的不良反应。因此寻找一种新型有效，安全性高的药物势在必行。He K 等研究发现上述杨梅树皮提取物均能不同程度地降低小鼠血清中 TC，TG，LDL-C，TBA 和 LPS 的含量。他们还证明了这些提取物的降血脂作用可能是通过抑制 HMGCR 和 ACC1 的表达来抑制脂质合成，同时上调 SREBP2，LDLR，UCP2 和 CYP7A1 的表达从而促进脂质代谢和排泄。这些结果可为寻找和利用杨梅树皮提取物治疗高脂血症和心血管病提供强有力的理论基础。

文选 33

【题目】 Rhizoma Coptidis alkaloids alleviate hyperlipidemia in B6 mice by modulating gut microbiota and bile acid pathways.

【来源】 Biochim Biophys Acta，2016，1862（9）：1696-1709.

【文摘】 据推测，黄连（RC）生物碱主要通过靶向胃肠道和肝发挥其降血脂作用。因此，He K 等研究利用高脂和高胆固醇饮食诱导的高脂血症 B6 小鼠评估 RC 生物碱（每日剂量为 140mg/kg，35 天）的抗高脂血症机制。在治疗后测定血脂参数，并研究脂质代谢相关基因和通路如固醇调节元件结合蛋白（SREBPs）和胆汁酸信号通路在小鼠体内的表达。同时，使用 Illumina 测序来研究 B6 小鼠的肠道微生物群的差异。结果表明，RC 生物碱降低 B6 小鼠的体重和血清总胆固醇（TC），三酰甘油（TG），低密度脂蛋白胆固醇（LDL-C），总胆汁酸（TBA）和脂多糖水平。治疗组肝脂肪沉积和附睾脂肪细胞大小也减少。RC 生物碱给药显著促进了小鼠肠道内的丝状杆菌，粪产碱杆菌，嗜黏蛋白阿克曼菌的丰度，而大肠埃希菌，脱硫弧菌 C21Y-C20，吉氏副拟杆菌的丰度被抑制。这些观察到的 RC 生物碱的抗高脂血症作用可归因于它作为 FXR 和 TGR5 激动剂，SREBP2，LDLR，UCP2 和 CYP7A1 的活化剂，以及 HMGCR，TXNIP，TLR4 和 JNK 的抑制剂的作用。因此，He K 等的研究扩展了目前对 RC 生物碱降血脂机制的认识，并提供了新的证据，证明 RC 生物碱通过调节肠道微生物丰度和肝脂质代谢对调控脂质稳态具有关键作用。

【评述】 高血脂症状导致冠心病、动脉粥样硬化、脂肪肝等心血管疾病的发病率居高不下。因此积极开发高效、价廉、方便、安全的降血脂药物具有重大意义。中国的"清热"药物黄连（RC）在治疗糖尿病，降血脂和抗炎症方面疗效很好。但其降血脂的具体作用机制尚未完全阐明。He K 等的研究证实及丰富了 RC 生物碱改善高血脂症的效果及机制。即 RC 生物碱可通过调节肝的胆汁酸受体和 SREBPs 通路；促进胆汁酸肝肠循环；改善机体炎症水平及调节肠道微生物菌群来降低高血脂动物体内的血脂水平。这些发现突出了 RC 生物碱在高脂血症治疗中的关键作用，为开发黄连生物碱系列的调节血脂异常的药物提供了扎实的理论基础。

文选 34

【题目】 VNN1 promotes atherosclerosis progression in apoE-/- mice fed a high-fat/high-cholesterol diet.

【来源】 J Lipid Res，2016，57（8）：1398-411

【文摘】 越来越多的证据表明 vanin-1（VNN1）在葡萄糖代谢中起着关键作用。Wang Q 等探讨了 VNN1 在体外对胆固醇代谢，炎症，细胞凋亡以及在体内对 apoE（-/-）小鼠动脉粥样硬化斑块的影响。他们发现氧化 LDL（Ox-LDL）通过 ERK1/2/ 环氧合酶 -2/PPARα 信号通路显著诱导 VNN1 表达。在 THP-1 巨噬细胞源性泡沫细胞中，VNN1 显著增加细胞胆固醇含量并降低 apoAI 和高密度脂蛋白 - 胆固醇（HDL-C）介导的外排率。此外在 THP-1 巨噬细胞中，VNN1 通过上调 p53 的表达，并抑制 B 细胞淋巴瘤 -2 的表达而降低 ox-LDL 诱导的细胞凋亡。关于体内试验，将 apoE（-/-）小鼠随机分为两组，分别用慢病毒（LV）-MOCK 或 LV-VNN1 进行转导，一共处理 12 周。VNN1 处理的小鼠肝脂质含量和血浆 TG、LDL-C、TNF-α、IL-1β 和 IL-6 水平升高，而血浆 HDL-C 水平显著降低。与这些数据一致的是，用 LV-VNN1 处理 apoE（-/-）小鼠后，显著加快动脉粥样硬化病变的进展。总的来说，Wang Q 等的观察结果表明，VNN1 很有可能成为动脉粥样硬化的治疗靶点。

【评述】 Vanin-1（VNN1）是在肝，肠和肾中高度表达的糖基磷脂酰肌醇锚定的泛酰巯基乙胺酶。它可以催化泛酰巯基乙胺水解成半胱胺和泛酸（维生素 B₅）。功能研究表明 VNN1 在氧化应激，炎症和细胞迁移中发挥作用。目前已有报道 VNN1 与脂质代谢之间的也存在联系，但是 VNN1 调节脂质代谢的具体机制仍不清楚。Wang Q 等研究证实了 VNN1 通过增加泡沫细胞的胆固醇含量，上调炎性因子，降低 HDL-C 的血浆水平，从而促进动脉粥样硬化的病程进展。他们的研究结果提示可针对 VNN1 作为治疗靶标，研发抗动脉粥样硬化的新型药物。

文选 35

【题目】 Association between serum bile acid profiles and gestational diabetes mellitus： A targeted metabolomics study.

【来源】 Clin Chim Acta，2016，459：63-72

【文摘】 考虑到异常胆汁酸代谢对葡萄糖稳态的潜在影响，Ding M 等推测妊娠期糖尿病（GDM）中血清胆汁酸代谢会发生改变。他们对 GDM 患者血清胆汁酸的代谢谱变化进行了特征分析，并找到了 GDM 诊断和鉴别诊断的潜在生物标志物。基于超高效液相色谱 / 混合四极杆飞行时间质谱技术，采用靶向性和非靶向性筛选技术，对 GDM 患者、妊娠期肝内胆汁淤积症（ICP）患者和健康对照者的血清胆汁酸代谢变化进行了有针对性的代谢组学研究。他们的研究结果显示，对于 GDM，ICP 和对照组，血清胆汁酸有 3 种显著不同的代谢谱。与对照组相比，GDM 个体表现出 8 种胆汁酸显著增加，包括 2 种二羟基共轭的，1 种三羟基非共轭的和 5 种硫酸化胆汁酸。β- 鼠胆酸（β-MCA）和 di-2 分别适合用作 GDM 诊断和鉴别诊断的代谢标志物。这些初步研究结果揭示了通过消除 GDM 患者增加的硫酸化胆汁酸和降低参与胆汁酸代谢循环 β-MCA → 猪脱氧胆酸（HDCA）

途径的异常的酶活性，机体对细胞毒性具有保护作用，这使我们进一步了解了 GDM 的病因和病理生理学。

【评述】　妊娠糖尿病是一种常见的妊娠并发症，由于其风险较高，GDM 的研究受到了广泛的关注。现已报道异常胆汁酸代谢会影响葡萄糖的稳态，但关于 GDM 中血清胆汁酸的代谢改变尚不清楚。Ding M 等研究则证实了在 GDM 时，β-MCA，GHDCA，THDCA 及 5 种硫酸化胆汁酸显著增加，其中 β-MCA 和 di-2 分别适合用作 GDM 诊断和鉴别诊断的代谢标志物。这为我们对 GDM 的病因和病理生理学提供更深入的见解，在未来，如果通过更大的样本量研究证实，β-MCA 和 di-2 可能有望成为预测 GDM 的有用临床生物标志物。

文选 36

【题目】　间接法建立上海地区常规肝肾功能生化检验项目参考区间

【来源】　中华检验医学杂志，2016，39（12）：906-910.

【文摘】　潘柏申等通过间接法建立上海地区 9 项常规肝肾功能生化指标参考区间，并与其行业标准参考区间进行比较，验证间接法可靠性。提取了 2012—2014 年健康体检人群数据，通过偏度 - 峰度值检验数据的正态性，非正态数据使用 BOX － COX 转换成近似正态，通过四分位距法剔除离群值后使用 Hoffman 法获得参考区间，直接法结果进行比较，以各项目参考变化值（RCV）作为标准。他们的研究结果显示 9 个项目当中 ALT、AST、AKP、GGT、TP、BUN 的相对偏差均小于 RCV（<60.12%，38.12%，19.9%，41.53%，8.53%，37.5%），与直接法报道的参考区间比较差异无统计学意义；而 LDH 参考区间下限与 ALB 参考区间上限与直接法报道的参考区间存在微小差异（>26.65%，9.92%）；男性 UA 的参考区间下限与实验室现行参考区间两者存在较大差异（>26.65%）。这些数据证明了通过间接法建立参考区间的可靠性较高，适合广大临床实验室推广和应用。

【评述】　传统的直接法建立参考区间需要筛选健康人群纳入参考个体，这一过程极为昂贵和耗时，在当今的临床工作中难以实现，尤其是当参考区间需要根据年龄和性别差异分别建立或需要针对一些特殊人群以及特殊标本种类的研究时，入组参考个体会变得异常困难。因此许多实验室改为引用试剂厂商或其他实验室的参考区间，但是直接套用他人建立的参考区间可能会存在服务人群和检测系统的差异，会对临床工作和患者造成困扰，因此我们就亟需找到一个科学且简便的参考区间建立或验证模式。潘柏申等研究则证实了通过四分位间距法联合 hoffman 法建立参考区间可以应用到更多的实验室项目中，进一步证明了基于实验室数据库建立参考区间的间接法是可行的。该方法可以为那些罕见人群以及罕见标本的参考区间研究提供一种可靠的方法，同时也方便实验室在临床工作中对现有的参考区间进行定期评审以提高检验质量。

文选 37

【题目】　中老年白内障患者临床生化指标的相关性分析

【来源】　中华检验医学杂志，2016，（6）：448-453.

【文摘】　曹文俊等通过对中老年白内障患者的外周血多项检验指标的大样本多因素 Logistic 综合分析，探讨与疾病潜在相关性的检验指标变化特点，以研究中老年白内障的发病机制。采用回顾性病例对照研究。收集 2011 年 6 月—2015 年 7 月在复旦大学附属眼耳鼻喉科医院确诊为白内障的患者，对 3527 例白内障患者，平均年龄为（64.47±11.29）岁，其中男性 1804 例，女性 1723 例；开展了以下 14 项外周血检验，即外周血白蛋白（albumin，ALB）、球蛋白（globulin，GLB）、总蛋白（total protein，TP）、血糖（blood glucose，GLU）、尿素氮（blood urea nitrogen，BUN）、尿酸（uric acid，URCA）、肌酐（creatinine，Cr）、乳酸脱氢酶（lactic dehydrogenase，LDH）、碱性磷酸酶（alkaline phosphatase，ALP）、钙离子（calcium，Ca）、钠离子（sodium，Na）、钾离子（kalium，K）、氯离子（chlorine，Cl）和磷离子（phosphorus，P）。检测的病例，由 LIS（实验室信息系统）系统采集上述 14 项指标的数据。通过严格筛选本院非白内障的住院患者作为此次研究的对照组，共 3333 例，平均年龄为（64.04±9.03）岁，其中男性 1770 例，女性 1563 例。采用独立样本 t 检验及多因素 Logistic 回归分析对白内障组与对照组间的上述生化指标进行分析。同时，按年龄（40～59 岁，60～79 岁，80 岁及以上）将白内障患者分为 3 个亚组，分别与对照组进行独立样本 t 检验统计学分析。研究结果显示两组间年龄（$t=1.663$，$P=0.096$）和性别（$t=2.63$，$P=0.105$）间差异均无统计学意义。白内障组与对照组间 Logistic 回归分析显示，ALB（$OR=1.053$，95%$CI=1.019$～1.088）、BUN（$OR=1.113$，95%$CI=1.076$～1.152）、Cr（$OR=1.007$，95%$CI=1.003$～1.010）、GLB（$OR=1.049$，95% $CI=1.018$～1.081）、GLU（$OR=1.175$，95% $CI=1.139$～1.211）、Cl（$OR=1.059$，1.032～1.088）、Na（$OR=1.180$，95%$CI=1.150$～1.212）与白内障的发生发展存在相关性（$P<0.05$）。白内障不同年龄组间血液生化指标分析显示，40～59 岁年龄组，白内障组外周血 ALB、GLU、Na、Cl 水平高于对照组（$t=8.780$，$t=4.670$，$t=9.695$，$t=6.415$；P 均<0.05）；60～79 岁年龄组，白内障组外周血 ALB、BUN、Cr、GLU、Na、Cl 水平高于对照组（$t=4.974$，$t=9.414$，$t=4.123$，$t=6.906$，$t=14.741$，$t=9.212$；P 均<0.05）；80 岁及以上年龄组，白内障组外周血 BUN、Cr、GLU、Na、Cl 水平高于对照组（$t=6.077$，$t=4.906$，$t=2.626$，$t=5.459$，$t=3.424$；P 均<0.05）。这些数据提示我们中老年白内障患者外周血中 ALB、BUN、GLB、Cr、GLU、Na、Cl 水平均显著升高，这些变化可能不同程度与白内障病变相关。

【评述】 白内障是一种以晶状体透明度下降为特征的眼部疾病，是全球范围内的首位致盲性眼病。我国现有白内障患者 1100 余万例，且每年新增患者 80 万例，因此白内障已经成为我国当前必须面对的重要公共卫生问题，进一步阐明其发病机制和相关危险因素具有预防和控制的积极意义。曹文俊等的研究通过对来自不同地区、不同年龄段的白内障患者与对照人群的回顾性研究，发现部分生化指标在白内障患者发生显著变化。研究共发现白内障病例中发生显著变化的 10 个指标，分别为 ALB、ALP、BUN、Cr、GLB、GLU、TP、Cl、Na 和 P。这些变化可能不同程度参与白内障病情，有助于我们进一步探讨白内障的发病机制。

文选 38

【题目】 老年亚临床动脉粥样硬化患者血清胆固醇酯脂肪酸水平分析

【来源】 中华老年医学杂志，2016，35（4）：360-364.

【文摘】 为了探讨老年亚临床动脉粥样硬化（AS）患者血清胆固醇酯脂肪酸水平，以期为早期预防 AS 提供实验室数据支持，董军等进行回顾性研究，纳入 2013 年 8—12 月北京医院老年体检志愿者 180 例（年龄≥60 岁），包括颈动脉内中膜中层厚度（cIMT）＞1（亚临床 AS 组）92 例和健康对照者（对照组）88 例，抽取空腹静脉血。用液相色谱串联质谱法测定志愿者血清中 11 种胆固醇酯脂肪酸，计算各脂肪酸脱氢酶及脂肪酸碳链延长酶活性。同时用常规方法分析血清中总胆固醇（TC）、三酰甘油（TG）、高密度脂蛋胆固醇（HDL-C）、低密度脂蛋白胆固醇（LDL-C）、载脂蛋白 AI（ApoAI）、载脂蛋白 B（ApoB）、超敏 C 反应蛋白（hsCRP）等生化指标，用独立样本 t 检验、非参数检验、Logistic 回归等对以上数据进行分析。结果显示与对照组相比，老年亚临床 AS 患者的年龄、TC、LDL-C 和 ApoB 的水平显著偏高，血清 CE16：1 和△ 9- 脂肪酸脱氢酶（△ 9-desaturase）显著升高，CE22：6 则显著降低；校正年龄、性别、体质指数、TC、TG、HDL-C、LDL-C 等可能混杂因素影响后，与最低四分位数（Q1：CE22：6≤0.44%）相比，CE22：6 最高四分位数（Q4：CE22：6＞0.71%）患亚临床 AS 的比值比为 0.29（95%CI：0.11～0.78，Wald χ^2 值 6.009，$P<0.05$）；CE16：1 和△ 9-desaturase 在校正混杂因素后差异无统计学意义。Spearman 偏相关分析结果显示 CE22：6 与心血管疾病危险指标中的 ApoA、TC 和 HDL-C 显著负相关（r 分别为 −0.166、−0.149 和 −0.194；均 $P<0.05$），而与其他指标关系差异无统计学意义。董军等的研究提示，CE22：6 可能对亚临床 AS 具有保护作用，平衡脂肪酸摄入对早期预防基于 AS 的心血管疾病具有重要意义。

【评述】 亚临床 AS 疾病是心血管疾病的前期病变，预防和控制亚临床 AS 疾病可有效减少心血管疾病的发生和发展。脂肪饮食与心血管疾病发生发展密切相关，通过监控饮食，将以 AS 为病理基础的心血管事件的预防提前到亚临床阶段是早期预防的有效手段。CE22：6 属于 Omega-3 脂肪酸中的一种，其在体内不能合成，仅可从外源 Omega-3 脂肪酸补充剂及深海鱼类获取，体内含量可反映摄食脂肪酸性质。大量的研究显 Omega-3 脂肪酸可以保护心血管、降低动脉粥样硬化的发生风险。董军等的研究通过比较老年亚临床阶段 AS 患者的血清胆固醇酯脂肪酸性质也证实了 CE22：6 可能对老年亚临床 AS 具有保护作用。食用 Omega-3 脂肪酸补充剂及深海鱼类、平衡各脂肪酸摄入、降低包含胆固醇在内的血脂水平对防治亚临床 AS 具有重要意义。

文选 39

【题目】 血清唾液酸对脑胶质瘤的诊断价值

【来源】 中华检验医学杂志，2016，（3）：201-204.

【文摘】 为了探讨血清唾液酸在脑胶质瘤辅助诊断中的价值，康熙雄等进行回顾性研究，收集 2014 年 10 月—2015 年 3 月首都医科大学附属北京天坛医院确诊的 95 例不同病理级别（Ⅰ～Ⅳ级）脑胶质瘤患者（脑胶质瘤组）、175 例脑部良性肿瘤患者（脑部良性肿瘤组）及 400 名健康对照者（健康对照组）血清，在全自动生化分析仪采用酶法检测血清唾液酸含量，采用 ANOVA 方差分析及 SNK-q 检验进行各组间比较。绘制 ROC 曲线，计算最佳诊断临界值及相应的敏感度、特异度、阳性预测值、阴性预测值，以判断血清唾液酸对脑胶质瘤的辅助诊断价值。另外，从门诊和体检科分别收集 30 例脑胶质瘤和 30 例健康对照者的血清标本，对计算得到的最佳诊断临界值进行临床验证。结果显示脑胶质瘤组、脑部良性肿瘤组及健康对照组血清唾液酸含量分别为（0.66±0.14）g/L、（0.61±0.09）g/L、（0.54±0.07）g/L，脑胶质瘤组血清唾液酸含量显著高于脑部良性肿瘤组（$q=6.74$，$P<0.05$）及健康对照组（$q=16.42$，$P<0.05$），4 个不同病理级别脑胶质瘤血清（Ⅰ级 8 例，Ⅱ级 32

例，Ⅲ级 24 例，Ⅳ级 31 例）之间差异无统计学意义（$F=1.67$，$P>0.05$），低级别组（Ⅰ级和Ⅱ级）和高级别组（Ⅲ级和Ⅳ级）间血清唾液酸含量差异无统计学意义（$t=0.55$，$P>0.05$），但与低级别组相比，高级别组血清唾液酸含量有增高趋势。血清唾液酸诊断脑胶质瘤的 ROC 曲线下面积为 0.79，最佳诊断临界值为 0.61 g/L，敏感度为 67.74%，特异度为 80.69%，阳性预测值为 44.68%，阴性预测值为 90.76%。以血清唾液酸 0.61 g/L 为诊断临界值，对 30 例脑胶质瘤和 30 例健康对照者进行检测，结果显示敏感度为 63.30%，特异度为 83.30%。这些发现证实了血清唾液酸在脑胶质瘤有较好的特异度及阴性预测值，可能是一个有价值的诊断指标。

【评述】 胶质瘤是最常见的脑部肿瘤，目前主要依靠 MRI 和 CT 影像学诊断，通过肿瘤切除术或活组织检查术明确病理学诊断，分子、基因水平的病理学诊断也在逐步深入。对于胶质瘤的血清学标志物研究，由于血脑屏障的存在，很长一段时间被认为是一种挑战，一直没有可靠适用的检测指标。近年来，血清唾液酸在肿瘤辅助诊断中的作用越来越受到重视，很多研究发现其在肿瘤患者血清中明显升高。有学者报道了唾液酸在胰腺癌辅助诊断中的价值，其功效类似于 CA19-9。而对于神经胶质瘤，唾液酸的辅助诊断价值尚不清楚。康熙雄等的研究则证实了脑胶质瘤患者的血清唾液酸含量显著高于脑部良性肿瘤及健康者，其便捷检测和非侵入性的特点，可使其在肿瘤的术前诊断及连续监测中发挥重要作用。

文选 40

【题目】 血清淀粉样蛋白 A 在肺癌诊断中的应用

【来源】 中华检验医学杂志，2016，39：220-224.

【文摘】 宋倩等为了探讨肺癌患者血清淀粉样蛋白 A（SAA）的表达及其水平变化的临床应用，选择了 2014 年 4 月—2015 年 6 月在浙江省肿瘤医院初次就诊的住院肺癌患者共 243 例作为肺癌组，147 例为男性、96 例为女性，年龄范围 29～85 岁，年龄平均为 63 岁，95 例腺癌、102 例鳞癌、46 例小细胞癌，Ⅰ和Ⅱ期患者 59 例、Ⅲa 期患者 54 例、Ⅲb 和Ⅳ期患者 130 例。选择 179 例来浙江省肿瘤医院体检中心体检的健康人作为对照组，94 例男性、85 例女性，年龄范围 26～86 岁，年龄平均是 61 岁。采用胶乳增强免疫比浊法用日立 7600 全自动生化分析仪测定血清 SAA 的水平。评估 SAA 在肺癌诊断中的临床价值及其与临床病理特征的相关性。运用两独立样本非参数检验（Mann-Whitney U 秩和检验）比较肺癌组和对照组 SAA 浓度的差异，采用 Spearman 相关分析和多因素回归分析研究年龄、吸烟史、远端转移与 SAA 浓度间的关系。结果显示肺癌组 SAA 浓度的中位数（四分位数）为 42.36 mg/L（9.35，74.22），而正常组 SAA 浓度的中位数为 11.24 mg/L（3.25，21.45）；肺癌组 SAA 水平明显高于健康对照组，差异有统计学意义（$Z=-2.403$，$P=0.006$）。肺癌组的不同病理类型（$Z=-1.013$，$P=0.339$）、年龄（$Z=0.578$，$P=0.458$）、性别（$Z=0.726$，$P=0.246$）的肺癌患者 SAA 水平无差异，有吸烟史（$Z=-2.282$，$P=0.013$）及发生远处转移（$Z=-2.138$，$P=0.017$）的肺癌患者 SAA 更高。SAA 浓度的临界值（14.48 mg/L）时绘制诊断肺癌的 ROC 曲线，得到曲线下面积 AUC=0.811，此时准确度为 89.12%，敏感度为 88.73%。通过 Spearman 相关分析发现是否有吸烟史、是否具有远端转移组与 SAA 浓度成正相关，相关系数分别为 $r=0.331$、$P=0.018$ 和 $r=0.372$、$P=0.015$。这些研究结果证实了 SAA 水平测定在辅助诊断肺癌、评估肺癌分期、判断肺癌是否发生远处转移等可能有一定的临床价值。

【评述】 肺癌是当今世界范围内发病率和死亡率增长最快，对人群健康和生命威胁最大的恶性肿瘤之一。患者确诊时多已处于中晚期，临床治疗效果差，导致肺癌发病率和死亡率都非常高。因此，亟需一种可以早期并且可靠的肺癌诊断方法。SSA 是存在于血浆中的一类脂结合蛋白，具有独特的结构和功能，参与肿瘤的发生发展，尤其是在肿瘤的侵袭和转移过程中发挥重要作用。但是关于 SSA 在肺癌中的临床应用的报道较少见。宋倩等的研究发现显示肺癌患者的 SAA 水平明显高于正常对照组，有吸烟史及远端转移患者的 SSA 水平更高，这提示我们 SSA 是有助于肺癌诊断的潜在标志物，有助于肺癌的早期准确诊断，以提高肺癌患者的生存率和生存质量。

第三节 临床免疫学检验研究精选文摘与评述

一、检索时间范围

2016.01.01—2016.12.31 见刊。

二、检索工具

PubMed（英文）
中国生物医学文献数据库（中文）

三、检索策略

1. 英文 Search clinical laboratory（Affiliation）OR laboratory medicine（Affiliation）AND china（Affiliation）AND ["2016/01/01"（Date - Publication）:"2016/12/31"（Date-Publication）] AND ENGLISH [Language]

2. 中文 "检验科"（作者单位）OR "检验中心"（作者单位）OR "检验医学系"（作者单位）OR "医学检系"（作者单位）OR "检验医学部"（作者单位）OR "医学实验中心"（作者单位）AND 2016-2016（年代）AND [临床试验（文献类型）OR 随机对照试验（文献类型）OR 多中心研究（文献类型）]

四、纳入标准

1. 来自中国（台湾省除外）。

2. 第一或通信作者所在单位为检验科或检验中心或检验医学系或医学检验系或检验医学部或医学实验中心。

3. 发表时间：2016.01.01—2016.12.31 见刊。

4. 文献类型：临床或基础研究的论著。

五、排除标准

1. 文献类型：综述、讲座、译文、病例报告、Meta 分析。

2. 中文期刊的英文摘要被 PubMed 收录的。

3. 2016 年度被接收（已有 PMID 号），但未见刊的。

4. 重复发表的。

六、筛选结果

1. PubMed　初步检索到 3416 篇文献；在筛选文献类型和排除中国台湾学者文献后，第一轮排除 497 篇文献；对剩余 2919 篇文献，针对文献研究主题进行过滤筛选，与临床免疫学检验相关文献余 372 篇；对题目、摘要及作者单位信息详细阅读后，进一步排除 163 篇文献，最终纳入文献 209 篇，精选文献 37 篇。具体分类情况如下（表4-3-1）

表 4-3-1　临床免疫学检验外文文献检索结果

主题	文献数量	精选数量 *
自身免疫性疾病	31	3
细胞因子	29	7
酶免疫技术	20	3
免疫学机制	21	5*
免疫组织化学技术	24	5
抗原分子	17	5
补体检测	26	4*
信号通路	23	2
免疫疾病	18	3

2. 中国生物医学文献数据库　2016 年度，我国检验科的学者发表论文被中国生物医学文献数据库收录共 966 篇，在核心期刊发表论文共 444 篇，其中中华医学会系列期刊占 13.96%（62 篇）。在检验医学三大杂志分布：中华检验医学杂志（5）、临床检验杂志（5）、检验医学与临床（32）。针对文献研究主题进行过滤筛选，与临床免疫学检验相关文献余 235 篇；对题目、摘要及作者单位信息详细阅读后，进一步排除 186 篇文献，最终纳入文献 49 篇，精选文献 13 篇。相应分类情况如下（表4-3-2）

表 4-3-2　临床免疫学检验中文文献检索结果

主题	文献数量	主题	文献数量
自身免疫疾病	17	抗原分子	10
细胞因子	14	免疫学机制	8

说明：文献分类计数时涉及研究符合 2 个或以上主题分类，所以计数时有重复。全部 35 篇文献涉及主题总数达到 50 个以上，上表仅显示涉及文献数量最多的十个主题列出

七、精选文摘及评述

文选 1

【题目】 Molecular mechanisms underlying endometriosis pathogenesis revealed by bioinformatics analysis of microarray data.

【来源】 Arch Gynecol Obstet，2016，293（4）：797-804.

【文摘】 鉴别子宫内膜异位症的差异表达基因（DEGS），并进一步分析与疾病发病机制有关的分子机制。从子宫内膜异位症患者的在位内膜组织中收集的人子宫内膜内皮细胞（HEECs）的基因表达数据（ID：GSE7846）从基因表达载体中被下载。DEGs 使用 LimMA 包进行筛选，随后用 CulpSpRetrIt 包进行富集分析。此后，使用 String（搜索交互基因检索工具）数据库和 CytoCope 软件可视化分析蛋白质 - 蛋白质相互作用（PPI）。同时，基于 TIFFA 数据库，从 DEGS 中筛选转录因子，然后用 CytoSCAPE 构建调控网络。与对照组相比，子宫内膜异位症患者共检测到 2255 个上调基因和 408 个下调基因。这些 DEG 主要富集于黏着性基因（如，FN1、EGF、FYN、EGFR、RAC1、CCND1 和 Jun），调节肌动蛋白细胞骨架基因（如 FN1、EGF、EGFR、RAC1 和 Jun）和 MAPK 信号通路（如，EGF、EGFR、RAC1、Jun、TGFB1 和 MYC）。重要的是，在 PPI 网络中，EGF、EGFR、Jun、FN1、RAC1、TGFB1、CCND1 和 FYN 是中枢节点。此外，TGFB1、Smad1 和 Smad4 在 TGFB 信号通路中表达上调。转录因子 MYC 对大多数 DEGs 有调节作用，包括 TGFB1、RAC1 和 CCND1。黏着基因、调节肌动蛋白细胞骨架、MAPK 和 TGFB/SMAD 信号通路可能是子宫内膜异位症发病的重要分子机制。

【评述】 本研究明确了 4 条途径：子宫内膜异位症发病机制的研究黏附，调节肌动蛋白细胞骨架，MAPK 信号转导通路和 TGFB/SMAD 信号通路。其中富集 DEGS、FN1 和 FYN 可能有助于增加在细胞外基质中导致局灶粘连。EGF、EGFR 和 MYC 可能促进细胞增殖异位子宫内膜细胞此外，CCND1、RAC1 和 Jun 与细胞迁移有关。此外，TGFB1 可能导致细胞迁移和 SMAD1、Smad4 可能介导细胞内信号。然而，结果是来自生物信息学展望，还需要进一步验证。

文选 2

【题目】 Development of monoclonal antibodies and immunochromatographic lateral flow device for rapid test of alanine aminotransferase isoenzyme 1.

【来源】 Protein Expr Purif，2016，19：94-101.

【文摘】 丙氨酸转氨酶（ALT）临床前毒性研究中已经被用于作为标记患者肝损伤的敏感标志。

但据报道测量 ALT 同功酶——ALT1 ALT2 有更多的诊断价值。本研究的目的是开发一个理想的一对具有高特异性和亲和力的抗 -ALT1 单克隆抗体，然后准备一个免疫 - 色谱横向流装置（LFD）快速测试人类血清中 ALT1 含量。通过表达和纯化很完美的准备了 ALT1 的重组蛋白。总共产生了 8 种能识别 ALT1 蛋白质的稳定克隆。夹心 ELISA 配对后，一个理想的一对抗 ALT1 的抗体产生，命名为 BD7 和 DG3，它们具有高特异性、效价和亲和力。基于这组抗体，为 ALT1 快速测试的 LFD 也随后完成。LFD 的最小检测阈值是 12 U/L，没有交叉反应。结论：ALT1 的 LFD 成功完成，它具有高特异性和灵敏性。它是检验人类血浆 ALT1 蛋白含量的一个有重要意义的方法也是对于传统 ALT 测试的一个有益的补充。

【评述】 血清 ALT 活性检测肝细胞疾病是最常用的方法之一，包括肝炎、非酒精性脂肪肝，脂肪肝，肝硬化，药品性肝中毒。当前 ALT 酶活性，一般不用蛋白质定量，而是由分光光度分析测定。在这项研究中，完整的编码序列 ALT1 基因已被克隆并且 ALT1 重组蛋白（DE3）高效的在大肠埃希菌 BL21 中表达。快速诊断测试是一个定性的免疫测定用作即时测试。实验室测试是用分光光度法测量总 ALT 活性与磷酸吡哆醛活化。总之，我们成功开发了一个理想的一对抗 ALT1 的抗体，随后，设计出了 ALT1 的快速诊断 LFD。这是第一个报道 ALT1 抗体产物及和其 LFD 装置。

文选 3

【题目】 Exosomes from human umbilical cord mesenchymal stem cells：identification, purification, and biological characteristics.

【来源】 Stem Cells Int，2016，2016：1929536

【文摘】 我们和其他组织发现，间充质干细胞（（MSCs）产生的外泌体是许多疾病的新治疗方法。在这项研究中，我们总结了一个方法，通过在实验室中使用超过滤和梯度离心法提取和纯化间充质干细胞的外泌体，试验证明，本试验制备的人类间充质干细胞外泌体是稳定的、具有生物活性的。结果表明，从人类间充质干细胞中提取的外泌体的大小是 40～100nm，CD9 和 CD81 阳性。功能上，人类间充质干细胞中提取的外泌体能促进细胞增殖和防止氧化应激细胞体外凋亡 ERK1/2 和 p38 的激活。有趣的是，紫外线照射减弱了氧化应激下的外泌体的调节作用，表明 HUCMSCs 外泌体可通过 RNA 的外体穿梭调节细胞生长和凋亡。此外，细胞因子蛋白分析显示，hucMSCs-exosomes 含有高剂量的 IL-6，IL-8 和其他细胞因子。所建立的方法是实用和有效的，它提供了一个基础为进一步评估 hucMSCs-exosomes 作为治疗药物的潜力。

【评述】 在这项研究中，研究者建立了实用且有效的方法人类脐带干细胞中分离和鉴定外泌体，证明了 HUCMSCs 外泌体在刺激细胞增殖和保护氧化应激诱导的细胞凋亡中的作用。他们的工作提供进一步评估 hucMSCs-exosomes 作为潜在治疗药物的基础。

文选 4

【题目】 Dysbindin as a novel biomarker for pancreatic ductal adenocarcinoma identified by proteomic profiling.

【来源】 Int J Cancer，2016，139（8）：1821-1829.

【文摘】　胰腺腺癌（PDAC）是已知的预后不良的疾病，部分原因是其缺乏有效的生物标志物。在试验设置中，我们研究了 DTNBP1 作为胰腺腺癌的潜在生物标志物的可行性，通过比较术前和术后的血清质谱蛋白质组学分析，包括 50 例胰腺腺癌，发现 42 例（84.0%）术后的血清质谱峰值低于术前。在验证实验设计中，接收者特征工作特曲线（ROC）被用来评估诊断效率。550 例参与者被包含在验证试验中，250 例胰腺腺癌，80 例良性胆道梗阻，70 例慢性胰腺炎和 150 例健康献血者。胰腺腺癌患者血清中的 DTNBP1 高于对照组。ROC 曲线显示，DTNBP1 的最佳诊断截止值为 699.16 pg/ml［曲线下面积（AUC）0.849（95% *CI* 0.812～0.88 5），灵敏度 81.9% 和特异度 84.7%］。血清中 DTNBP1 的增高可以区分胰腺腺癌、良性胆道梗阻、慢性胰腺炎和健康献血者。此外，DTNBP1 维持了对 CA19-9 阴性［AUC 0.875（95% *CI* 0.804～0.945），灵敏度 83%，特异度 89%］的胰腺腺癌患者的诊断准确性［AUC 0.849（95% *CI* 0.803～0.894），灵敏度 82.3%，特异度 84%］。我们发现 DTNBP 可以补充 CA199 在诊断 PDAC 中的作用，并有助于鉴别 PDAC 与其他胰腺疾病或良性胆管梗阻。

【评述】　他们研究了 Dybindin 作为一种新的鉴别 PDAC 和非癌基因的生物标志物。Dybindin 的诊断效率优于 CA19-9，尤其是鉴别 PDAC 和良性胆道梗阻。这些结果表明，Dybindin 是一种有效的生物标志物，可以检测 CA19-9 在诊断 PDAC 中的作用，有助于区分 PDAC 与其他胰腺疾病。然而，在这项研究中，患者的数量仍然不够，我们将考虑进行进一步的调查，以提供更准确的评估胰腺腺癌患者的 Dybindin 水平。

文选 5

【题目】　IL-21 及其受体在自身免疫性疾病中的作用

【来源】　中国当代儿科杂志，2017，18（5）：466-471.

【文摘】　白细胞介素 21（IL-21）是 IL-2 家族中的新成员，主要由活化的 CD4＋T 细胞和自然杀伤（NKT）细胞合成和分泌。白细胞介素 21 受体（IL-21R）主要表达在 T、B 及 NK 细胞上。IL-21 与其受体结合后主要通过激活 JAKs-STATs 信号通路，调节 T、B 及 NK 细胞的活化和增殖发挥生物学功能。作为新型的免疫调节因子，IL-21 及其受体在多种自身免疫性疾病的发生发展中扮演着重要的角色，调节 IL-21 和 IL-21R 的表达水平或应用阻断剂阻断它们的信号传导通路可作为自身免疫性疾病新的治疗方法。

【评述】　IL-21 是一种具有多种生物学功能的重要免疫调节因子，对 B、T、NK 细胞及 DC 具有重要作用，但对于这些细胞是促进或抑制还需要依赖于 IL-21 和其他信号的共同作用。了解 IL-21 及其受体在自身免疫性疾病中的发病机制，可能为自身免疫性疾病的治疗提供新的靶点，尤其是 IL-21 拮抗剂可能在某些自身免疫性疾病的治疗中具有重要意义。

文选 6

【题目】　Hemocompatibility evaluation in vitro of methoxy polyethyleneglycol– polycaprolactone copolymer solutions.

【来源】　J Biomed Mater Res A，2016，104（3）：802-812.

【文摘】 两亲性嵌段共聚物甲氧基聚乙二醇聚己内酯（MPEG-PCL）由于其水溶性和生物降解性而引起了生物医学界的关注。然而，MPEG-PCL 共聚物的血液安全性尚未被详细研究。由于在体内引入的 MPEG-PCL 共聚物不可避免地与血液组织相互作用，因此研究 MPEG-PCL 与关键血液成分之间可能的相互作用是至关重要的。我们研究了两种 MPEG-PCL 共聚物溶液对血液凝固、人红细胞（RBC）形态和裂解、血浆纤维蛋白原结构、补体激活和血小板聚集的影响。我们发现，较高浓度的 MPEG-PCL 共聚物损伤血液凝固，并且共聚物对红细胞的形态或裂解影响不大。从光谱学的结果来看，共聚物影响纤维蛋白原的局部微结构。共聚物以浓度依赖的方式显著激活补体系统。在较高浓度下，共聚物破坏血小板聚集，这可能是通过花生四烯酸途径的抑制介导的。这些发现为 MPEG-PCL 共聚物的分子设计和生物医学应用提供了重要的信息。

【评述】 血小板聚集试验表明，共聚物通过抑制 AA 途径抑制血小板聚集，这是通过 TXB2 测定证实的。根据共聚物的临界胶束浓度，在 1mg/ml 和 10mg/ml 的 MPEG-PCL 共聚物在胶束中存在胶束，可以将疏水分子吸引到它们的疏水核中。疏水性不饱和脂肪酸 AA 可被包裹在 MPEG-PCL 胶束的疏水核心中，有效降低 AA 血浆中的 AA 浓度，并通过 AA 途径减少血小板聚集。

文选 7

【题目】 黄芪治疗慢性充血性心力衰竭对心功能和细胞因子、炎症因子的影响

【来源】 中国现代药物应用，2016，10（24）：94-96.

【文摘】 心血管疾病的常见并发症表现为慢性心力衰竭，其发病机制相对复杂。慢性心力衰竭是持续存在的心血管重构和炎性因子激活神经内分泌系统的病症，造成心脏舒张和收缩功能障碍引起心脏负荷过大，使患者心排血量明显降低的综合病症，严重影响了患者的生活质量和身体健康。其中炎症因子、细胞因子的失衡在慢性心力衰竭中起着重要的作用。中药黄芪可发挥正性肌力作用，改善心肌功能，本次研究分析黄芪注射液治疗慢性充血性心力衰竭对患者心功能、细胞因子、炎症因子的相关影响，现报道如下。

【评述】 黄芪可抑制磷酸二酯酶并调节蛋白的活性，增加钙离子内流和钙离子的释放，加强心肌细胞的偶联，起到强心作用；黄芪还可提高肾小球滤过作用，起到通便利水的作用；黄芪可增强超氧化物歧化酶的活性，加快超氧自由基的清除，有效阻断了过氧化反应，减少体内细胞因子的释放。在治疗后观察组患者的肿瘤坏死因子 -α、白细胞介素 -6、血清超敏 C 反应蛋白均明显下降，表明细胞因子参与心力衰竭的发展过程，是心力衰竭的重要标志物，说明心力衰竭患者应用黄芪注射液后可调节血管内皮功能，拮抗细胞因子和炎症因子，有利于调节交感神经的张力，起到改善患者心功能的作用。

文选 8

【题目】 白藜芦醇对实验性兔肺动脉高压相关炎症因子表达的影响

【来源】 中国现代医学杂志，2016，26（23）：10-15.

【文摘】 肺动脉高压（pulmonary arterial hypertension，PAH）是一大类以肺动脉压进行性升高为特点的肺血管疾病。其主要特征是肺动脉阻塞引起的肺血管阻力进行性升高，同时伴有肺动脉平滑肌

细胞的增殖增加、凋亡减少，导致不可逆的肺血管重构。在这种低氧状态下的炎症细胞浸润于重构的肺动脉周围，并释放出大量的细胞因子，发挥趋化和黏附作用，使肺血管内皮细胞损伤和平滑肌细胞增殖加剧，最终导致患者右心室心肌肥厚、心室重构、右侧心力衰竭。现在越来越多的研究表明，多血清学因子参与的炎症机制导致的免疫反应是平滑肌细胞增生的重要原因。目前，对 PAH 的治疗主要集中在新型血管扩张剂，如前列环素类似物、5- 羟色胺抑制剂等。该药物对 PAH 来说，虽然能短期改善血管环境，延缓患者病情，但不能从根本上解决 PAH 患者血管重构机制，达到治愈 PAH 的目标。新的药理学提出，新药物干预要着眼于对抗各种促增殖因子或抑制平滑肌细胞炎症因子的渗出，抑制平滑肌细胞增殖，阻抑炎症细胞因子的渗出，改善肺动脉微环境是治疗 PAH 新的方向。白藜芦醇（Resveratrol，Res）一种生物性很强的非黄酮类多酚化合物，是自然界多种植物抵抗外来侵害时产生的一种植物毒素。对 Res 药理作用的认识来自 1989 年世界卫生组织 "世界心血管疾病控制系统—monic PROJECT（莫尼卡项目）"，认为高脂饮食与冠状动脉粥样硬化性心脏病发生率呈负相关，进一步的研究发现，红葡萄酒中的 Res 对心脏具有保护作用。以后的研究证实，Res 具有抗氧化、阻滞细胞周期等多种作用。本实验通过检测 Res 干预实验性兔 PAH 模型肺组织中相关细胞因子表达水平的差异，探讨其在 PAH 发病机制中的作用。

【评述】　成功复制肺动脉高压的实验模型是进行肺动脉高压相关性研究的前提和基础。该实验采用野百合碱诱导兔引起肺血管内皮损伤、血管重构，导致肺血管阻力增加。测得的 3 种因子 NF-KB、COX-2、iNos 在 PAH 的形成中有着紧密的联系。

文选 9

【题目】　TLR4 与胰岛素抵抗小鼠主动脉炎性细胞因子表达

【来源】　中国公共卫生，2016，32（11）：1480-1484.

【文摘】　胰岛素抵抗是肥胖的一个重要特征，肥胖相关的胰岛素抵抗 2 型糖尿病等多种疾病起始进程的早期事件。研究表明，肥胖和 2 型糖尿病患者呈现系统低度炎症，而低度炎症状态可能是导致胰岛素抵抗的一个重要原因。Toll 样受体（Toll-like receptor，TLRs）属于天然免疫中的模式识别受体，能够识别微生物进化过程中的保守结构即病原相关分子模式。TLR4 为 TLRs 家族的成员之一，可表达于多种细胞中，包括免疫细胞和内皮细胞、上皮细胞等。脂多糖是其最主要的配体之一，在细胞外，相应配体与 TLR4 结合，依次活化髓样分化因子 88（myeloid differentiation factor，MyD88）、白介素 -1（interleukin-1，IL-1）、受体相关激酶（IL-l receptor associated kinase，IRAK）、肿瘤坏死因子受体相关因子 6（tumor necrosis factor receptor association factor 6，TRAF6），TRAF6 再活化核因子 -KB（nuclear factor，NF—KB），抑制物激酶（inhibitor of NF-KB kinases，IKKs），进而激活 NF—KB 和丝裂原激活蛋白激酶（Mitogen activated protein kinase，MAPK）信号转导通路，诱导产生炎性细胞因子，启动对病原生物的应答。研究发现，TLR4 信号不仅在应答病原生物入侵的天然免疫中发挥作用，还参与许多无菌的慢性炎症性疾病。近期有研究发现，来源于营养和代谢的饱和非酯化脂肪酸（Non-esterification of fatty acid，NEFA）可能也参与了 TLR4 的活化。流行病学研究发现，肥胖相关的胰岛素抵抗在心血管疾病中的发生率不断攀升，胰岛素抵抗增加了冠状动脉粥样硬化性心脏病的风险，可能与胰岛素抵抗导致内皮细胞功能异常有关。

【评述】 本研究结果显示，高脂饲料喂养 7 个月后，小鼠糖耐量、胰岛素耐量均低于正常饲料组。与已有研究结果相似。提示成功建立胰岛素抵抗模型。

TLR4/NF—KB 和 TLR4/MAPK 信号通路在多级水平上可与胰岛素信号通路交联。有研究证实，TLR4 在许多胰岛素作用的靶细胞有表达，包括肝、脂肪组织、肌肉组织、胰岛 B 细胞和脑组织等。游离脂肪酸（free fatty acid，FFA）和脂多糖均是 TLR4 有效的配体。FFA 是 TLR4 最主要的内源性配体，肥胖可使游离脂肪酸含量升高，激活 TLR4；脂多糖是革兰阴性细菌的外膜成分，在高脂饮食时肠道微生物群和肠壁的通透性发生改变，肠道细菌产生脂多糖增多，移位至体循环，也可活化 TLR4。TLR4 的活化，可引起下游信号 MAPK 和 NF—KB 激活，产生炎性细胞因子 TNF 和 IL-6 等，后者可通过抑制胰岛素受体底物 -1（insulin receptor substrate-1，IRS-1）丝氨酸磷酸化和促进 IRS-1 酪氨酸磷酸化双重机制引起 IRS-1 失活抑制胰岛素信号通路。

文选 10

【题目】 细粒棘球绦虫原头节抗原分子 Eg-01883 的克隆、表达及免疫原性分析

【来源】 I 中国寄生虫学与寄生虫病杂志，2016，34（3）：208-213.

【文摘】 细粒棘球蚴病（cvstic echinOCCOSiS，CE）是由细粒棘球绦虫（Echinococcusgranulosus，Eg）幼虫引起的一种人兽共患寄生虫病. 呈全球性分布。我国是棘球蚴病发病最高的国家之一，目前国内外用于棘球蚴病血清学检测的抗原敏感性和特异性不高，容易出现假阳性和假阴性，因此能够找到在病原体发育成棘球蚴并发展成病患的关键时期即棘球蚴阶段的特异性标志分子是解决问题的关键。本研究利用中国南方基因组数据库（htp:/chgc.sh.cn/Eg）公开发表的细粒棘球绦虫不同发育阶段转录组数据。通过差异比较的方法重点比较细粒棘球绦虫 4 个发育阶段中六钩蚴与棘球蚴两个阶段，筛选出六钩蚴中不表达、棘球蚴原头节中高表达的抗原构建重组表达载体，初步探究其免疫学特性。为找到一种敏感的棘球蚴病诊断抗原奠定基础。

【评述】 细粒棘球绦虫的生活史较为复杂，细胞膜分子在虫体不同阶段的表达具有很大的差异，因此选择成囊的关键时期即棘球蚴阶段特异性表达的分子，有助于找到特异性诊断棘球蚴病的抗原分子，一只在棘球蚴的原头节中表达、克隆、表达后的重组蛋白免疫小鼠后能刺激产生较强的免疫反应可能是较好的诊断抗原分子。但是否能成为一个真正的诊断抗原分子，有待进一步的血清学筛选和鉴定。

文选 11

【题目】 Circulating IL-27 is elevated in rheumatoid arthritis patients.

【来源】 Molecules，2016，21：1565.

【文摘】 细胞因子是调节 T 淋巴细胞介导的免疫反应和炎症反应的关键免疫调节分子。研究测定了类风湿关节炎（RA）患者是否存在白介素 -27（IL-27）的异常表达，并探讨了这些变化的临床意义。IL-27 是调节 CD4＋T 细胞分化的关键细胞因子，在体内可分泌白介素 -10（IL-10）和白介素 -17（IL-17）。采用酶联免疫吸附法（ELISA）测定 67 例类风湿关节炎患者和 36 例性别、年龄相

匹配的对照组血清 IL-27 浓度。结果表明，所有类风湿关节炎患者血清 IL-27 浓度均显著高于健康对照组，血清 IL-27 水平与病情活动性呈显著正相关。类风湿关节炎患者血清 IL-27 水平与疾病活动性评分（DAS28）呈显著相关。此外，来氟米特免疫抑制治疗可降低活动期类风湿关节炎患者 IL-27 水平。因此，循环 T 细胞炎性因子的升高与类风湿关节炎的发病机制有关，血清 IL-27 可能成为类风湿关节炎活动的新生物标志物。

【评述】 类风湿关节炎（RA）是一种自身免疫性疾病，其主要特征是慢性炎症和关节破坏。近年来，许多研究表明细胞因子在类风湿关节炎的发病中起着关键作用。IL-27 主要由抗原呈递细胞产生，并调节 T 细胞的 T 分化和功能。此外，IL-27 还能调节 CD4＋T 细胞中 IL-10 和 IL-17 的表达，促进 Treg 细胞的分化，抑制 TH17 细胞的产生。据本文作者的研究表明 RA 患者循环血清 IL-27 水平升高，并与 RA 疾病活性呈正相关。此外，有效免疫抑制剂治疗后血清 IL-27 浓度下降。IL-27 可能参与了类风湿关节炎的发病机制，可能是类风湿关节炎活动的潜在生物标志物。这些发现为自身免疫疾病中免疫系统的失调提供了新的线索，还需要在未来的研究中更加深入的研究，为临床自身免疫疾病的诊断提供的新的思路。

文选 12

【题目】 Doxorubicin-induced systemic inflammation is driven by upregulation of toll-like receptor TLR4 and endotoxin leakage.

【来源】 Cancer Res，2016，76（22）：6720-6723.

【文摘】 多柔比星是治疗癌症最有效的化疗药物之一，但在许多患者中引起全身炎症和严重的多器官不良反应。在本研究中发现，多柔比星上调巨噬细胞中促炎 Toll 样受体 TLR4 是产生其毒副作用的重要步骤。在患者血清中，多柔比星治疗导致内毒素和炎性细胞因子渗透到循环中。在小鼠中，多柔比星损伤肠上皮，也导致渗透的内毒素从肠道菌群进入循环。同时，多柔比星增加了巨噬细胞 TLR4 在体外和体内的表达，进一步增强了这些细胞对内毒素的敏感性。肠道微生物的耗竭或 TLR4 信号传导的阻断有效地降低了多柔比星诱导的毒性。综上所述，研究结果提示，多柔比星触发的内毒素渗透到循环中，与增强的 TLR4 信号一起，是多柔比星诱导的全身炎症的潜在机制。本研究为设计相关策略以减少化疗药物，如多柔比星的不良反应提供了新的见解，这可能会延长其临床应用以根除癌细胞。

【评述】 多柔比星对多器官的严重不良反应，尤其是心脏毒性导致危及生命的心力衰竭，已严重限制了其临床应用，但其潜在机制尚不清楚。在作者的研究中，观察到多柔比星处理的小鼠肠上皮的严重损伤，包括上皮细胞的损失、绒毛的收缩和大面积的炎性浸润。在引起全身炎症之前，内毒素的渗透首先触发肠内的炎症反应，反过来又加剧了组织损伤。在本研究中，作者首次报道内毒素（ET）从肠道微生物群进入循环，由于多柔比星破坏肠道上皮，实质上促成多柔比星引起的全身炎症和多器官损害，这一发现为接受多柔比星治疗的癌症患者系统炎症的原因提供了新的答案。这一动态病理过程通过去除肠道微生物群防止多柔比星引起的损伤的结果得到证实。上皮细胞的初始损伤和随后的炎症很可能共同促进内毒素泄漏到循环中。因此，在临床肿瘤的治疗中可以开发新的策略来控制炎症，以治疗化疗相关的不良反应。

文选 13

【题目】 IL-17A produced by peritoneal macrophages promote the accumulation and function of granulocytic myeloid-derived suppressor cells in the development of colitis-associated cancer.

【来源】 Tumor Biol, 2016:1-9.

【文摘】 众所周知，炎症和结肠癌之间有着密切的关系。白介素（IL）-17A 和髓系来源抑制细胞（MDSCs）在结肠炎相关癌症（CAC）的发生发展中起着重要作用。然而，在结直肠慢性炎症依赖性肿瘤中，在 CAC 进展过程中未观察到 IL-17、MDSCs 和 Th17 细胞的精确变化。本研究发现，在 CAC 模型早期，致病性结肠部位 IL-17 水平升高。进一步的实验表明，当暴露于葡聚糖硫酸钠（DSS）时，增加的 IL-17 可能由腹膜巨噬细胞分泌。在体外，研究发现 IL-17 可以增强粒细胞（G）- 骨髓间充质干细胞（与炎症相关的亚群）的存活和抑制功能。随着 CAC 的发展，巨噬细胞产生的高水平 IL-17 使 MDSCs 和 Th17 细胞的比例不断增加。而 MDSCs 的增加早于 Th17 细胞，且明显高于 Th17 细胞。MDSCs 的选择性耗竭不仅减缓了 CAC 的进程，而且显著降低了体内 Th17 细胞的数量。结果表明，在 CAC 的发生发展过程中，腹腔巨噬细胞分泌的 IL-17 可促进 G-MDSCs 的积累，进而增加 Th17 细胞的比例，最终促进 CAC 的发生发展。

【评述】 结肠炎相关癌（CAC）是一种典型的由炎症性肠病（IBD）驱动的结直肠癌，其死亡率超过 50%。在炎症方面，大量研究表明 IL-17 具有促进肿瘤生长的作用。据报道，IL-17 可通过促进肿瘤的发生而促进 CAC 的发展。然而，在慢性炎症依赖性肿瘤中，在 CAC 过程中未观察到 IL-17、MDSCs 和 Th17 细胞的精确变化。研究者通过研究发现腹腔巨噬细胞可能是 IL-17 的重要来源，且 IL-17 通过促进 G-MDSCs 的存活和增强其抑制功能而对其有积极作用。此外，MDSCs 的耗竭对 Th17 细胞有负面影响，并提出 IL-17 可能是治疗 CAC 的潜在治疗靶点。虽然该研究的机制尚未阐明，但为 IL-17 在 CAC 中的深入研究奠定了基础，为后续治疗的研究开辟了方向。

文选 14

【题目】 TLR4 and TLR9 signals stimulate protective immunity against bloodstage Plasmodium yoelii infection in mice.

【来源】 Experimental Parasitology, 2016, 88（1）: 73-81.

【文摘】 调节诱导抗血期疟疾保护性免疫的机制尚不清楚。在约氏疟原虫（Py）感染过程中，耐药的 DBA/2 小鼠比敏感的 BALB/c 株产生更高的 Th1 应答。已知 T 辅助细胞应答由先天免疫系统的树突细胞（DCs）启动和极化，在此期间 TLR4 和 TLR9 是疟原虫及其产物的先天识别的重要受体。我们推测 TLR4/9 可能在诱导抗 Py 感染的保护性免疫中起关键作用。采用 TLR 4/9 拮抗剂和激动剂研究它们对小鼠 Py 感染抗性的影响。我们发现，感染前给予拮抗剂会加重耐药 DBA/2 小鼠的疾病结局、损害 DC 功能并抑制对 Py 感染的促炎反应。用 TLR4 激动剂脂多糖（LPS）而不是 TLR9 激动剂治疗可显著提高易感 Py 感染 BALB/c 小鼠的存活率。脂多糖能促进树突状细胞的活化和扩增，并驱动 Th1 偏向反应。研究数据证明了 TLR4/9 信号在诱导疟原虫抗性中的重要作用，并为合理使用 TLR 激动剂增强疟原虫感染的保护性免疫提供了证据。

【评述】　疟疾是威胁人类生命的最严重传染病之一，因为疟原虫中的疟疾病原体表现出复杂的生命周期，并发展了多种策略来逃避人类免疫系统。TLRs 是介导宿主免疫细胞识别病原体的重要受体；它们的信号传导启动先天免疫，为适应性免疫的激活和极化提供了前提信号。Yanjun Zhang 等评估了 TLR4 和 TLR9 在调节抵抗和易感小鼠株的血期约氏疟原虫感染的免疫应答中的作用；且 TLR4 和 TLR9 信号对疟原虫感染的保护都是至关重要的。这种保护与 T 细胞活化和 Th1 偏向的细胞因子谱相关。他们的结果强调了 TLR 在调节疟疾保护性免疫中的重要性，并为用 TLR 激动剂操纵抗疟疾免疫反应提供了证据。对信号通路的研究有助于控制血期疟原虫感染，对于探究疟原虫的感染免疫有极重要的意义。

文选 15

【题目】　Comparative analysis of the interaction of HSPs in dendritic cells, macrophages, RGM-1 cells infected by Helicobacter pylori.

【来源】　Am J Transl Res, 2016, 8 (10): 4184-4194.

【文摘】　幽门螺杆菌可能引起慢性胃炎，甚至胃癌，然而，抗原呈递细胞（APCs）是参与诱导和表达潜在的抗幽门螺杆菌炎症反应的最重要的免疫细胞。为了研究幽门螺杆菌感染的树突状细胞（DCs）、巨噬细胞和 RGM-1 细胞中 HSP-27、HSP-60、HSP-70 和 HSP-90 蛋白的相互作用，分析了幽门螺杆菌引起的胃炎患者的黏膜组织或血清以及感染幽门螺杆菌的 DCs、巨噬细胞、RGM-1 细胞上清液中的 HSP-27、HSP-70 和 HSP-90 蛋白，或在上述宿主细胞中。结果发现，HSP-27、HSP-60、HSP-70 和 HSP-90 在胃上皮细胞中表达减少，而在 DCs、巨噬细胞中表达显著增加。同时，炎症相关蛋白 iNOS-2 和 COX-2 参与了宿主细胞防御幽门螺杆菌感染过程中热休克蛋白的表达。这些结果有助于了解 HSP-27、HSP-60、HSP-70 和 HSP-90 在幽门螺杆菌感染 APCs 和胃上皮细胞中的作用，提示 HSP 可能是幽门螺杆菌感染的诊断标志物。

【评述】　幽门螺杆菌感染是引起慢性胃炎、消化性溃疡和胃癌的主要原因。热休克蛋白（HSPs）是一种普遍存在的、高度保守的蛋白质，它是由热休克和各种环境和生理病理应激强烈诱导的。Yongliang Yao 等发现 90α、HSP-70、HSP-60、HSP-27 在噬菌体、树突状细胞的细胞培养上清液中显著升高，而在胃上皮细胞 RGM-1 中显著降低，而 HSP-60、HSP-27 在幽门螺杆菌胃炎患者血清中显著升高。除此之外 iNOS-2 和 COX-2 是通过抑制 HSP-27、HSP-60、HSP-70 和 HSP-90 的表达而在 RGM-1 细胞中诱导的，HSP-27、HSP-70 和 HSP-90 是幽门螺杆菌引起的胃组织损伤的炎症递质中的主要成分。一些研究人员发表的论文表明，HSPs 在加速溃疡愈合或预防复发方面有很大的贡献，并且有证据表明 HSPs 可能是一个很有价值的诊断标志物。在此基础上，在未来的研究中有必要进行前瞻性研究以阐明 HSPs 在检测早期幽门螺杆菌感染中的意义。

文选 16

【题目】　Low-molecular-weight hyaluronan (LMW-HA) accelerates lymph node metastasis of melanoma cells by inducing disruption of lymphatic intercellular adhesion.

【来源】　Oncoimmunology, 2016, 5 (11): e1232235.

【文摘】 内皮完整性缺陷引发肿瘤细胞淋巴转移。低分子量透明质酸（LMW-HA）来源于血浆和间质液，与肿瘤淋巴转移有关。此外，LMW-HA 可破坏淋巴管内皮完整，从而促进肿瘤细胞的淋巴转移。到目前为止，关于 LMW-HA 如何调节淋巴管内皮细胞黏附连接并影响癌细胞转移到淋巴管的报道很少。本研究旨在揭示 LMW-HA 介导肿瘤淋巴转移的新机制，采用黑色素瘤转移模型来研究 LMWHA 是否通过破坏淋巴管内皮完整性而促进肿瘤细胞从病灶转移到远处淋巴结。研究数据表明，LMW-HA 显著诱导黑色素瘤细胞向淋巴结转移，并加速组织间淋巴流动。进一步的实验表明，黑色素瘤细胞在人皮肤淋巴管内皮细胞（HDLEC）单分子层上的增加伴随着淋巴管内皮屏障功能受损和通透性增加。该机制研究表明，VE- 钙黏蛋白 -B- 连环蛋白途径和相关信号参与调节内皮细胞之间的相互作用，并且当存在 LMW-HA 受体（LYVE-1）抗体时，观察到淋巴内皮破坏的显著抑制。因此，我们的发现表明 LMW-HA 对淋巴内皮连续性的破坏作用，这导致黑色素瘤淋巴转移的促进，并提示与 VE- 钙黏蛋白介导的淋巴细胞间连接相关的细胞信号机制。

【评述】 淋巴转移是许多实体肿瘤（如头颈部鳞状细胞癌、乳腺癌、胃癌和黑色素瘤）发病率和死亡率的主要原因。本文以黑色素瘤为模型，研究 LMW-HA 在加速 LN 转移中的作用。Yan Du 等发现 LMW-HA 增强了 b16f10 黑色素瘤细胞从小鼠足跖向腘淋巴结的迁移，且这一发现与 LMW-HA 与肿瘤细胞侵袭淋巴管有关的观点一致。总之，LMW-HA 在肿瘤淋巴转移中的新功能在该研究中得到了很好的表征，研究并证明了 LMW-HA 通过破坏淋巴管内皮细胞连接来促进肿瘤淋巴转移。研究者的这一发现为深入研究 LMW-HA 在肿瘤转移中的作用提供了新的思路，有助于今后靶向 LMW-HA 产生或特异性抑制 LMW-HA 相关信号通路的治疗干预。

文选 17

【题目】 Recombinant lipoprotein Rv1016c derived from mycobacterium tuberculosis Is a TLR-2 ligand that induces macrophages apoptosis and inhibits MHC II antigen processing.

【来源】 Frontiers in Cellular and Infection Microbiology，2016，6: 147.

【文摘】 结核分枝杆菌感染的巨噬细胞中的 TLR2 依赖性细胞信号传导引起细胞凋亡并抑制 II 类主要组织相容性复合体（MHC- II）分子抗原处理，导致逃避监视。结核分枝杆菌（MTB）脂蛋白是一类重要的 Toll 样受体（TLR）配体，被鉴定为介导这些效应的特异性组分。在本研究中，将 MTB 脂蛋白 Rv1016c（lpqT）鉴定和描述为暴露于细胞表面的细胞壁相关蛋白，并在应激条件下增强了重组耻垢分枝杆菌 Rv1016c 的存活。研究发现 Rv1016c 脂蛋白是一种新型的 TLR2 配体，能够诱导巨噬细胞凋亡，且具有剂量和时间依赖性。此外，Rv1016c 诱导的细胞凋亡在被抗 TLR-2 Abs 阻断的 THP-1 细胞或 TLR2$^{-/-}$ 小鼠巨噬细胞中保留，表明 Rv1016c 诱导的细胞凋亡依赖于 TLR2。此外，我们还发现 Rv1016c 脂蛋白抑制 IFN-γ 诱导的 MHC- II 的表达和可溶性抗原的加工。II 类反式激活剂（CIITA）调节 MHC II 的表达。在这种情况下，Rv1016c 脂蛋白通过 TLR2 和 MAPK 信号传导降低了 IFN-γ 诱导的 CIITA IV 的表达。分枝杆菌感染过程中 TLR2 依赖性细胞凋亡和抑制 Rv1016c 诱导的 MHC- II 抗原处理可能促进凋亡细胞中残留杆菌的释放，降低 CD4$^+$T 细胞的识别率。这些机制可能允许细胞内 MTB 逃避免疫监视并维持慢性感染。

【评述】 结核分枝杆菌（MTB）被认为是世界范围内死亡的重要原因，尤其是由于其对抗生素的耐药性和与 HIV 患者的共同感染。在本研究中，Haibo Su 等发现细胞壁相关脂蛋白 Rv1016c 可能是一种新的 TLR2 配体，并且可能通过增强重组耻垢分枝杆菌在巨噬细胞内的存活和增加对应激因子的抗性而涉及分枝杆菌毒性。Rv1016c 可能是一种凋亡诱导因子，能够促进分枝杆菌在感染过程中的细胞间扩散。此外，研究者还通过 TLR2 和 MAPK 信号传导降低 IFN-γ 诱导的 CIITAIV 表达，从而确定 Rv1016c 脂蛋白可能抑制 IFN-γ 诱导的 MHC-II 表达和 Ag 加工。由此得出 Rv1016c 脂蛋白可以诱导细胞凋亡，增加杆菌的存活，并降低 MTB Ag 在人巨噬细胞中对 $CD4^+T$ 细胞的表达，从而使细胞内结核分枝杆菌逃避免疫监视并促进慢性感染。

文选 18

【题目】 TLR4-HMGB1 signaling pathway affects the inflammatory reaction of autoimmune myositis by regulating MHC-I.

【来源】 International Immunopharmacology，2016, 41: 74–81.

【文摘】 本研究中分析 TLR4 对自身免疫性肌炎细胞因子 IL-6 和 TNF-α 表达的影响，探讨 TLR4-HMGB1 信号通路在自身免疫性肌炎发生发展中的生物学作用。通过建立实验性自身免疫性肌炎（EAM）小鼠模型，采用倒置屏幕法测定其肌肉耐力；经 HE 染色后观察肌肉组织炎性浸润情况，同时用免疫组化方法检测 MHC-I 的表达。此外，提取外周血单个核细胞（PBMC），用流式细胞术检测 IFN-γ 对 MHC-I 表达的影响，并分别用 IFN-γ、抗 TLR4、抗 hmgb1 和抗 MHC-I 处理 PBMC，采用实时 PCR 和免疫印迹检测各组中 TLR4、hmgb1 和 MHC-I 的表达。ELISA 法检测下游细胞因子 TNF-α 和 IL-6 的表达。研究发现 EAM 小鼠肌肉组织中 TLR4、hmgb1 和 MHC-I 的表达均显著高于对照组（均 $P<0.05$）。IFN-γ 处理后，外周血淋巴细胞中 TLR4、hmgb1、MHC-I、TNF-α 和 IL-6 的表达显著升高（均 $P<0.05$）。抗 TLR4、抗 hmgb1 和抗 MHC-I 治疗可显著下调 MHC-I 的表达（均 $P<0.05$）。此外，抗 TLR4 和抗 hmgb1 均显著降低 TNF-α 和 IL-6 的表达（均 $P<0.05$）。研究结果可以得出 TLR4-hmgb1 信号通路通过调节 MHC-I 等促炎细胞因子的表达，从而影响自身免疫性肌炎的炎症过程。

【评述】 自身免疫性肌炎（IIMs）是一种获得性全身结缔组织疾病，先前有研究表明，肌肉组织中分泌的促炎细胞因子如 IL-1α、IL-1β 和 TNF 在 IIM 的发病中起着关键作用。然而，涉及这种复杂相互作用的分子途径仍然难以捉摸。Zemin Wan 等研究发现 TLR4-hmgb1 通路通过调节 MHC-I 等促炎因子的表达，影响小鼠肌炎模型的炎症反应过程，他们认为该途径可作为评价和治疗自身免疫性肌炎的潜在治疗靶点。根据其研究结果，可以对自身免疫性肌炎的发病机制更加深入，对其治疗的研究提供了更加清晰的方向。

文选 19

【题目】 Attenuated streptococcus pneumoniae vaccine candidate SPY1 promotes dendritic cell activation and drives a Th1/Th17 response.

【来源】 Immunology Letters，2016, 179: 47–55

【文摘】 肺炎链球菌是肺炎、脑膜炎、中耳炎和脓毒症的病原体之一。接种疫苗是对抗肺炎链球菌入侵的有效策略。在以前的研究中报道过 SPY1，一种新的肺炎链球菌减毒疫苗候选物，诱导小鼠对肺炎球菌感染的保护性免疫反应。然而，根本机制尚未得到充分说明。探讨 SP1 诱导的先天免疫和适应性免疫机制。本研究将小鼠骨髓来源树突状细胞（DCs）感染 SPY1，将其亲本野生型株 D39、SPY1 感染的 DCs 与同源 CD4$^+$T 细胞共培养或过继转移至 C57BL/6 小鼠。结果表明，SPY1 可促进 DCs 的成熟，增加 CD40、CD86、MHC Ⅱ 等表面分子水平，上调 TNF、IL-6、IL-12p40、IL-12p70、IL-23 等促炎细胞因子的表达。相反，D39 不能有效诱导 DCs 活化和成熟。SPY1 还可以激活 DC 中的 MAPK 和 NF-κB 信号通路，但 D39 不太可能影响这种通路。SPY1 处理的 DCs 还在体外和体内诱导 Th1 和 Th17 应答。我们的结果支持了 SPY1 作为新型减毒肺炎球菌疫苗的潜力，因为 SPY1 激活的 DCs 表现出完全成熟的表型，启动适应性免疫反应，并协调 Th1 和 Th17 反应。

【评述】 肺炎链球菌感染仍然是导致发病率和死亡率高的主要原因，特别是在发展中国家和不发达国家 5 岁以下儿童中，因此对于其疫苗的研究还需要进一步的发展。Song Gao 等的研究描述了肺炎链球菌弱毒株 SPY1 对树突状细胞的免疫调节作用及树突状细胞在 SPY1 诱导的 CD4$^+$T 细胞应答中的作用。他们的研究结果表明，SPY1 激活的 DCs 可调控多种炎症细胞因子和上调免疫刺激分子，SPY1 激活的 DCs 可诱导 Th1/Th17 混合反应。该结果进一步证实了 SPY1 可能是一种很有前途的肺炎链球菌疫苗。通过该研究对肺炎球菌疫苗的设计和发展也有一定的参考价值，为后续研究奠定了基础。

文选 20

【题目】 Tuberculosis-sensitized monocytes sustain immune response of interle-ukin-37.

【来源】 Mol Immunol，2016，79：14-21.

【文摘】 人 IL-37 在感染中的作用仍然没有得到很好的研究。虽然结核患者血浆 IL-37 水平升高，但对结核患者 IL-37 来源和免疫相关性尚未进行研究。目前还不清楚结核病是否以及如何影响免疫细胞增强 IL-37 和炎症前细胞因子的先天反应的能力。在此，研究证明了在 TB 患者中产生 IL-37b 的单核细胞与升高的血浆 IL-37b 的来源一致。结核中 IL-37b 的产生与长期/复杂的结核、结核负担和炎症反应有关，与促炎细胞因子 IL-1β、IL-6 和 TNF-α 或 IL-10 的免疫反应呈负相关。有趣的是，结核患者单核细胞的分枝杆菌再感染，但不是接种卡介苗的健康对照，增强或维持了培养单核细胞产生 IL-37b 的能力。结核病患者的结核致敏单核细胞在培养物中分枝杆菌再感染时对 IL-37b 的免疫应答比炎症前细胞因子的免疫应答强。研究的数据代表了结核病患者 IL-37b 应答、免疫相关性和潜在机制方面的新发现。

【评述】 结核病仍然是全球发病率和死亡率的主要原因之一。Jun-Ai Zhang 等研究发现 TB 致敏单核细胞可以维持 IL-37 的免疫应答。在活动性结核病患者中，尤其是病程较长且复杂的亚群患者中，血浆 IL-37 水平持续升高。这种持续的 IL-37 反应与血浆中促炎细胞因子 IL-1β、IL-6、TNF-α 的下降趋势相关。相比之下，缺乏持续的 IL-37 应答只能在使用记录的卡介苗接种的 HC 受试者单核细胞的卡介苗再感染期间看到。此外，来自 ATB 患者的单核细胞/PBMC 的卡介苗感染揭示了令人惊讶的观察，来自 ATB 患者的 TB 致敏单核细胞有利于 IL-37b 的主要免疫应答，并且与促炎细胞因子 IL-1β、IL-6、TNF-α 和抗炎细胞因子 IL-10 呈负相关。在本次研究中结核病患者的一致数据为进一步深入研究 IL-37b 在结核病中的作用提供了理论基础或机会。

文选 21

【题目】　The source of Mycobacterium tuberculosis-specific IFN-γ production in peripheral blood mononuclear cells of TB patients.

【来源】　Int Immunopharmacol，2016，32：39-45.

【文摘】　结核分枝杆菌（Mtb）特异性的 IFN-γ 分泌在抗结核（TB）免疫中起重要作用。CD4 淋巴细胞低下的 HIV/TB 共感染患者可以诱导 Mtb 特异性 IFN-γ 应答；这表明在 CD4＋T 淋巴细胞中 Mtb 特异性 IFN-γ 产生的来源不受限制。目前，Mtb 特异性 IFN-γ 产生的主要来源以及 Mtb 特异性 IFN-γ 产生细胞的功能和表型仍不清楚。Feng W 等根据常规测试和 Mtb 特异性 IFN-γ ELISPOT 检测招募了 39 例参与者（24 例活动 TB 患者，10 例 HIV/TB 合并感染患者和 5 例健康志愿者）。利用多色流式细胞术研究 Mtb 特异性抗原刺激后外周血单核细胞（PBMC）中细胞内 IFN-γ 的产生。他们的研究结果表明，CD4＋，CD8＋T 细胞和 NK 细胞是 TB 患者外周血单核细胞中 Mtb 特异性 IFN-γ 产生的主要来源。此外，HIV/TB 共感染患者中 CD8＋T 细胞是主要产 Mtb 特异性 IFN-γ 的细胞。尽管与健康对照相比，TB 患者的 NK 细胞活性显著降低，但 Mtb 特异性抗原刺激诱导 NK 细胞活性显着增加。他们还表明 CD45RO 是产生 Mtb 特异性 IFN-γ 的 T 细胞的特征性标志物，但不是外周血中产 Mtb 特异性 IFN-γ 的 NK 细胞的特征性标志物。CD11a 的高表达可能是 Mtb 特异性产生 IFN-γ 的 NK 细胞的特征。Feng W 等的研究对 TB 患者 PBMC 中抗原特异性 IFN-γ 产生的来源提出了新的见解。

【评述】　目前的研究表明干扰素 -γ 释放测定法（IGRAs）在 CD4 细胞数低的 HIV/TB 共感染患者中受免疫抑制的影响较小，对 TB 疾病的诊断具有良好的性能。因此，Feng W 等学者收集了 39 例感染者和健康志愿者的外周血单核细胞（PBMC）并对 Mtb 特异性产 IFN-γ 的细胞进行分析，这无疑提出了关于 Mtb 特异性 IFN-γ 产生细胞的新观点。虽然这项研究是在相对较少的活动性 TB 患者样本上进行的，但为研究 Mtb 特异性产生 IFN-γ 的细胞并进一步研究它们的功能提供了基础，这可能有助于进一步了解结核病的进展。

文选 22

【题目】　Streptococcus pneumoniae endopeptidase O（PepO）elicits a strong innate immune response in mice via TLR2 and TLR4 signaling pathways.

【来源】　Front Cell Infect Microbiol，2016，29（6）：23.

【文摘】　在感染期间肺炎链球菌的毒力因子与先天性免疫受体之间的相互作用通过特定的信号传导途径引发宿主反应。洞察信号传导可以提供关于宿主 - 病原体相互作用开始的更好的认识。Zhang H 等展示了重组肺炎链球菌内肽酶 O（rPepO）（一种新的肺炎球菌毒力蛋白）在体内和体外引发的先天性免疫应答。气管内灌注 rPepO 蛋白导致小鼠肺中细胞因子产生和嗜中性粒细胞浸润的显著增加。与 WT 小鼠相比，进行 rPepO 处理的 TLR2 或 TLR4 缺陷小鼠显示细胞因子产生减少，嗜中性粒细胞浸润减少和组织损伤加剧。在刺激时，腹腔巨噬细胞（PEM）以 TLR2 和 TLR4 依赖性方式产生细胞因子 TNF-α，IL-6，CXCL1 和 CXCL10。在 TLR2 或 TLR4 缺陷的 PEM 中，rPepO 诱导的细胞因子产生显著降低。Zhang H 等学者进一步研究表明，细胞因子的诱导依赖于 p38，Akt 和 p65 的快速磷酸化，而不是 ERK 或 JNK 的激活。而在 TLR2 或 TLR4 缺陷的 PEM 中，p65 的激活检测不到。总之，Zhang H 等的研究结果首次表明，新的肺炎球菌毒力蛋白 PepO 部分通过 TLR2 和 TLR4 信号通路激活宿主先天免疫应答。

【评述】 由先天免疫系统识别微生物组分是保护宿主免受各种病原体的有效方法。Zhang H 等的工作首次证实了新的肺炎球菌毒力因子 PepO 在激活宿主先天免疫中的作用。作者也证明 rPepO 通过 TLR2 和 TLR4 信号通路部分通过体内和体外诱导强烈的宿主防御反应并阐明了这个过程中涉及的相关分子机制，但在 rPepO 诱导的天然免疫中是否发生 TLR2 和 TLR4 信号传导之间的串扰还需要进一步探索。此外，该研究表明 rPepO 作为一种 TLR2 和 TLR4 激动剂，有助于增强疫苗应答，因此 rPepO 可能成为一种候选疫苗佐剂。这无疑为日后肺炎链球菌疫苗的研发提供了宝贵的理论基础。

文选 23

【题目】 Sequential epitopes of dermatophagoides farinae allergens identified using peptide microarray-based immunoassay.

【来源】 IUBMB Life，2016，68（10）：792-798.

【文摘】 房尘螨会产生超过 30 种蛋白质，可诱导患者产生免疫球蛋白 E（IgE）抗体。继续鉴定这些过敏原的 IgE 结合表位对于推进过敏性疾病的诊断和治疗至关重要。为了通过基于肽微阵列的免疫测定法鉴定来自室内尘螨类皮肤病的主要和中等效价过敏原的可能的连续的 IgE 结合表位，Cui Y 等使用粉尘螨过敏原（Der f）1，2，4，5 和 7 的核苷酸序列来产生覆盖除去信号肽的完整蛋白质序列重叠肽。短肽被印在微阵列芯片上。由于儿童比成人中更常见的哮喘是螨过敏症状，因此 Cui Y 等将肽芯片暴露于 6 名血清阳性的具有粉尘螨超敏反应的儿科患者和 6 名血清阴性对照儿童的血清中，通过 IgE 免疫标记筛选连续的 IgE 结合表位。血清阳性组中 21 个短肽的免疫标记信号强度高于平均水平（$P < 0.01$）。由于序列重叠，这 21 个信号代表 Der f 1 的 4 个片段（氨基酸位置 46-53，71-78，99-110，179-186），Der f 2 的 3 个片段（15-22，80-89，106-113），Der f 4 的 6 个片段（69-82，107-116，225-232，261-268，355-365，483-496），Der f 5 的 1 个片段（102-109），和 Der f 7 的 3 个片段（32-39，52-64，100-107）。Cui Y 等的研究结果不仅证明了肽微阵列免疫测定法在鉴定这些过敏原的表位方面的实用性，而且为将来探索特定的免疫疗法提供了基础。

【评述】 家蝇科的螨虫是屋尘螨过敏原的主要来源。随着螨过敏原结构生物学的发展，已经开发了许多生物信息学工具和网络资源，用于根据亲水性，灵活性，可及性和转角等物理化学性质预测序列表位。虽然肽微阵列免疫分析已应用于花生过敏原中的表位定位，但该方法尚未应用于尘螨过敏原。在本研究中，作者首次通过应用基于多肽微阵列的免疫测定法应用室内尘螨中的 Der f1 中的 4 个连续区域与人类 IgE 结合。这种方法提供了一些优于其他表位定位技术的优点，如 SPOT 合成纤维素片上的肽，通过允许更快地鉴定表位并获得更高质量的结果。因此，将该方法应用于其他过敏原可快速鉴定可用于开发诊断和治疗工具以减轻过敏性疾病的顺序表位。

文选 24

【题目】　Mast cell-derived exosomes promote Th2 cell differentiation via OX40L-OX40 ligation.

【来源】　J Immunol Res，2016，2016（19）：3623898.

【文摘】　外泌体是由不同细胞类型［如树突细胞（DC），肥大细胞（MC）和肿瘤细胞］释放的纳米囊泡。不同来源的外泌体在抗原呈递和对传染病的调节免疫应答中起作用。在这项研究中，Fei Li 等证明肥大细胞和 CD4＋T 细胞共存于 BALB/c 小鼠的腹膜淋巴结中。此外，骨髓来源的肥大细胞（BMMCs）组成性释放外泌体，其表达 CD63 和 OX40L。BMMC- 外泌体部分促进了 CD4＋T 细胞的增殖。Fei Li 等表明 BMMC- 外泌体以表面接触的方式显著增强幼稚 CD4＋T 细胞向 Th2 细胞的分化，并且这种能力被抗 OX40L 抗体部分地抑制。总之，BMMC- 外泌体通过在外泌体和 T 细胞之间连接 OX40L 和 OX40 来促进 Th2 细胞的增殖和分化。该方法表明了一种除了直接的细胞表面接触、可溶性递质和突触之外新的机制：BMMC- 外泌体来调控 T 细胞活动。

【评述】　肥大细胞在 IgE 介导的变应性哮喘发展中被认为是效应细胞。除了过敏性炎症之外，肥大细胞可以在稳态中发挥其他重要作用。Fei Li 等发现通过在 BMMC- 外泌体和 CD4＋T 细胞之间连接 OX40L 和 OX40，外泌体显著地促进了幼稚 CD4＋T 细胞向 Th2 细胞的分化，并且代表了细胞与细胞通信的新机制。该研究只在体外做了相关研究实验，其结果可能并不完全代表体内条件。因此，需要体内研究来阐明 MC- 外泌体对 CD4＋T 细胞的作用。这些发现能够帮助医学界更好的了解肥大细胞外泌体与 CD4（＋）T 细胞之间的关系，可为日后进一步的研究提供有价值的信息。

文选 25

【题目】　Clinical evaluation of fully automated Elecsys® Syphilis Assay for the detection of antibodies of treponema pallidum.

【来源】　J Clin Lab Anal，2016，30（6）：1164-1168.

【文摘】　近年来梅毒的再现已成为全球公共卫生的严重威胁，针对梅毒螺旋体（TP）的特异性抗体的血清学检测仍然是实验室诊断梅毒的最可靠方法。在该研究中，Li D 等通过大量样品评估了一种全新的电化学发光免疫分析（ECLIA）Elecsys® 梅毒检测的性能。

在 146 例梅毒患者、1803 例临床常规样本和 175 例已报道的假阳性梅毒检测结果比例增加的特定人群的预选样本中，Li D 等对 Elecsys® 梅毒检测结果和 InTec 检测结果进行了评估。差异样本必须由 Mikrogen 梅毒检测法进行调查。Li D 等发现两种梅毒检测之间的总体一致性为 99.58%（Kappa＝0.975）。Elecsys® 梅毒检测的敏感性和特异性分别为 100.0%（95%CI，96.8%～100.0%）和 99.8%（95%CI，99.5%～100.0%）。与 InTec 检测相比，Elecsys 梅毒检测在 2124 个样本中显示出更好的灵敏度（100%），特异度（99.8%），PPV（98.7%）和 NPV（100%）。Li D 等表明因 Elecsys® 梅毒检测在原发性梅毒中优异的易用性和自动化，高通量以及其优异的灵敏度，其可以成为实验室大批量筛查梅毒的关键选择。然而，结果必须通过其他螺旋体免疫测定来证实。同时，新的 Elecsys® 梅毒检测适用于恶性肿瘤或 HIV 感染的患者。

【评述】　在临床上，我们经常面临的问题是一些具有边界 s/co 比值结果的样本很难做出决定，这也可能导致浪费重复检测的时间和资源。梅毒筛查的负担越重，对梅毒的简单，快速和高通量检测的需求就越大。因此 Li D 等通过 Elecsys® 梅毒检测与 InTec 测定（EIA）检测收集的 2124 个样本来评估 Elecsys® 梅毒检测的性能，发现 Elecsys® 梅毒检测完全符合 InTec ELISA 检测试剂盒的要求，并且与文献报道的其他 CLIA 相比也有优势。虽然 Elecsys® 梅毒检测同其他检测试剂盒一样无法区分近期，远期和以前治疗过的感染，但是 Elecsys® 梅毒检测在高通量仪器上显示出极高的自动化测试能力，可以为临床决策提供有效的证据，并且可以减少验证性检测的需求。

文选 26

【**题目**】 单核细胞 CD36 的表达在系统性红斑狼疮患者中与动脉粥样硬化斑块的关系

【**来源**】 中华临床医师杂志，2016，10（14）：2038-2062.

【**文摘**】 系统性红斑狼疮（SLE）是一种累及多系统、多器官的自身免疫性疾病，存在动脉粥样硬化的风险。单核细胞 CD36 的表达与动脉粥样硬化形成相关。因此，该研究探讨单核细胞 CD36 表达与 SLE 患者颈动脉斑块形成的关系。彭友帆等选取本院就诊的 178 例 SLE 患者，根据超声检查结果分为有动脉粥样硬化的 SLE 患者和无动脉粥样硬化的 SLE 患者。采用流式细胞术检测单核细胞 CD36 的表达。采用 Logistic 回归分析与患者动脉粥样硬化形成的关系，ROC 曲线评价相关指标对于动脉粥样硬化斑块形成的评估价值。彭友帆等发现 SLE 患者中，存在动脉粥样斑块和无动脉粥样斑块的 SLE 患者比较结果显示，两组患者病程、高血压、C 反应蛋白（CRP）、总胆固醇（TC）以及 CD36 的平均荧光强度存在统计学差异（$P<0.05$）。在有动脉粥样硬化斑块形成的 SLE 患者中，单核细胞 CD36 的平均荧光强度和 CRP 和颈部动脉粥样硬化斑块厚度（cIMT）呈明显负相关（$r=-0.378$，$P=0.001$；$r=-0.277$，$P=0.013$）。在逐步 Logistic 回归分析中，病程、高血压、CRP 和单核细胞 CD36 平均荧光强度与 SLE 患者动脉粥样硬化形成相关。ROC 曲线分析结果显示，单核细胞 CD36 荧光强度对动脉粥样硬化患者评估价值的曲线下面积为 0.840（95% CI：$0.783\sim0.893$；$P<0.001$），灵敏度为 83.7%，特异度为 62.5%。彭友帆等的研究结果证实，单核细胞 CD36 在伴有动脉粥样斑块的 SLE 患者中表达下调，且与 cMIT 负相关，外周血单核细胞 CD36 的低表达可能作为 SLE 患者动脉粥样硬化形成的风险因素。

【**评述**】 CD36 是一个清道夫受体，主要在单核细胞、血小板、血管内皮细胞表达，在炎症、动脉粥样硬化以及血栓形成中扮演了重要的调节作用。然而，对于单核细胞 CD36 在 SLE 患者中与其动脉粥样硬化的关系研究甚少。彭友帆等研究发现在有动脉粥样硬化斑块的 SLE 患者中低表达的单核细胞 CD36 与 cMIT 呈负相关。该研究结果表明外周血单核细胞 CD36 的低表达可能作为 SLE 患者动脉粥样硬化形成的风险因素。后续针对自身免疫性疾病和动脉粥样硬化等方向的进一步研究将可能帮助临床更好的理解发病机制以及为临床治疗提供新的思路。

文选 27

【**题目**】 艾拉莫德对类风湿关节炎患者 CD3＋T 细胞 IFN-γ 及细胞因子 IL-6 调节作用的研究

【**来源**】 中国地方病防治杂志，2016，31（12）：1345-1346.

【**文摘**】 王梦涛等通过检测艾拉莫德（T-614）对类风湿关节炎（RA）外周血单个核细

胞（PBMC）CD3＋T 细胞 IFN-γ 表达、IL-6 细胞因子水平变化，探讨 T-614 对 RA 治疗的免疫机制。该研究收集 10 例 RA 患者全血用以提取 PBMC。将 T-614 设为高剂量组、低剂量组分别为 50μg/ml 和 5μg/ml，与 PBMC 共孵育 24h 后检测 CD3＋T 细胞 IFN-γ 表达水平，并收集上清检测 IL-6 水平。该研究经过统计分析得出：共孵育培养 24h，CD3＋T 细胞 IFN-γ 的表达，高、低剂量组与未加 T-614 的空白对照组分别为：5.39±1.12%、8.6±2.75% 和 17.91±5.93%，与对照组比较明显减低。培养 24h 收集上清，ELISA 法检测 IL-6 水平，T-614 高、低剂量与空白对照组分别 28.91±5.33μg/ml、62.31±15.02μg/ml，99.36±22.15μg/ml，与对照组比较明显降低。该研究表明随着 T-614 浓度升高，通过抑制 CD3＋T 细胞 IFN-γ 表达水平，降低细胞分泌因子 IL-6 水平，可能是 T-614 治疗 RA 的机制。

【评述】　类风湿关节炎是一种累及多关节炎的自身免疫性疾病，以 T 淋巴细胞，特别是辅助 T 淋巴亚群 Thl 介导为免疫系统功能紊乱的疾病。艾拉莫德是一种新型抗风湿小分子药物，控制病情效果佳，但其机制尚不明确。王梦涛等通过检测 T-614 干预对 RA 的 CD3＋T 细胞 IFN-r 细胞表达、IL-6 细胞因子水平变化，表明 T-614 治疗 RA 的免疫抑制可能为调控活动期 RA 患者 Thl/Th2 失衡，同时降低细胞因子 IL-6 水平，而达到控制病情的作用。类风湿关节炎本身发生发展较为复杂，随着对 T-614 控制 RA 病情机制的研究，将有可能为 RA 的临床治疗提供新的思路。

文选 28

【题目】　儿童哮喘中血清维生素 D 水平及细胞免疫状态的观察

【来源】　中国血液流变学杂志，2016，26（4）：471-472.

【文摘】　唐寅等通过哮喘患儿的临床资料进行分析，探讨儿童哮喘及肺炎时血清维生素 D 水平情况及细胞免疫状态。该研究收集住院哮喘患儿 28 例、肺炎患儿 24 例的临床资料，并选取同期健康体检儿童 26 例作为对照组。该研究经过统计分析得出：哮喘患儿血清维生素 D 水平低于对照组及肺炎组，差异均有统计学意义（$P<0.01$，$P<0.05$）；在细胞免疫方面，哮喘组 CD19＋水平与对照组差异无统计学意义（$P>0.05$），肺炎组 CD19＋水平显著高于对照组（$P<0.01$）。CD3＋，CD4＋，CD8＋，CD3＋（16＋56）＋三组间差异均无统计学意义（$P>0.05$）。唐寅等的研究结果表明血清维生素 D 水平和儿童哮喘关系密切，监测血清维生素 D 水平对于儿童哮喘临床诊治具有重要的价值。儿童肺炎外周血 CD19＋细胞明显升高，提示 B 细胞同样是炎症导致免疫增加的重要因素。

【文摘】　哮喘是由多种免疫细胞参与的气道高反应性炎症性疾病，T、B 淋巴细胞功能紊乱，在该病的发生过程中具有重要作用。同时哮喘也受遗传因素、环境因素或饮食习惯影响。流行病学研究显示维生素 D 缺乏和哮喘相关。唐寅等对过敏性哮喘患儿 T、B 淋巴细胞亚群的变化以及血清维生素 D 缺乏与儿童哮喘的相关性的探讨，有助于了解其免疫致病机制。该文为日后加强儿童哮喘的临床诊治提供了重要的依据和方向，进一步的研究有待于继续利用动物实验或临床研究来完善。

文选 29

【题目】　糖尿病患者自身抗体联合检测的临床价值

【来源】　检验医学，2016，31（B11）：17-18.

【文摘】　刘发河等通过回顾性分析来探讨糖尿病患者自身抗体谷氨酸脱羧酶抗体（GAD）、胰岛细胞抗体（ICA）、胰岛素自身抗体（IAA）联合检测的临床价值。该研究收集 31 例 1 型糖尿病、118 例 2 型糖尿病及 55 例健康体检者的临床资料，分别检测三组研究对象的 GAD、ICA、IAA 等指标，分析检测结果的阳性率。该研究经过统计分析得出：1 型糖尿病组的 ICA 阳性率、IAA 阳性率、GAD 阳性率、1 种及以上抗体阳性率显著高于 2 型糖尿病组及健康体检组（$P<0.05$）；而 2 型糖尿病组上述各项指标阳性率显著高于健康体榆组（$P<0.05$）；且 1 型糖尿病组及 2 型糖尿病组联合检测阳性率均显著高于单一指标检测阳性率（$P<0.05$）。刘发河等的研究结果表明糖尿病患者联合检测 GAD、ICA、IAA 等自身抗体指标对于糖尿病的准确分型具有较高的临床价值。

【评述】 糖尿病包括 1 型糖尿病及 2 型糖尿病。其中 1 型糖尿病是由于自身免疫系统功能紊乱导致胰岛 β 细胞功能受损，影响到胰岛素的合成、分泌，甚至导致胰岛素完全缺乏，属自身免疫性疾病。1 型糖尿病患者外周血中存在 GAD、ICA、IAA 等胰岛 β 细胞自身抗体，因此对这 3 项指标进行检测对于 1 型糖尿病的诊断及与 2 型糖尿病的鉴别具有重要意义。在糖尿病分型及诊断过程中，如果单独检测 IAA、ICA、GAD 3 项指标，均会体现出不同程度的局限性，但是如果联合检测 3 种抗体，而糖尿病早期诊断的阳性率会显著提高。由此可见，联合检测具有互补性，在糖尿病及时、准确的分型、诊断过程中具有重要意义。

文选 30

【题目】 变应性鼻炎患者血清抗交叉反应性糖类决定簇 IgE 水平与血清 IgE 水平和皮肤点刺试验的关联性分析

【来源】 中国全科医学，2016，19（21）：2499-2504.

【文摘】 闫津津等采用斑点免疫印迹法分析变应性鼻炎患者抗交叉反应性糖类决定簇 IgE（anti-CCDIgE）水平与血清 IgE 水平和皮肤点刺试验（SPT）的关联性。该研究选取变应性鼻炎患者和非变应性鼻炎患者 161 例为研究对象。按照患者是否为变应性鼻炎分为变应性鼻炎组（121 例）和对照组（40 例）。收集患者一般资料（包括性别、年龄、蜜蜂叮咬情况等），采用斑点免疫印迹法（dot-IBT）检测血清特异性 IgE（s IgE）及 anti-CCDIgE 表达情况，荧光酶联免疫法（FEIA）检测 phadiatop、总 IgE（tIgE）表达情况，并进行 SPT。分析 anti-CCDIgE 表达情况与性别、年龄、蜜蜂叮咬情况、sIgE 特应性变应原表达情况、phadiatop 表达情况、tIgE 表达情况、SPT 吸入性变应原表达情况的关联性，SPT 结果与年龄、性别、phadiatop 表达情况、tIgE 表达情况的关联性。该研究经过统计分析得出：变应性鼻炎组患者 sIgE、anti-CCDIgE、phadiatop、tIgE 阳性表达率、SPT 阳性率均高于对照组，差异有统计学意义（$P<0.05$）。anti-CCDIgE 表达情况与性别，年龄，sIgE 特应性变应原中的混合树木、葎草、艾蒿、户尘、混合尘螨、混合真菌、蟑螂、狗毛、猫毛表达情况，phadiatop 表达情况，SPT 吸入性变应原中的树 1、杂草、云杉属、葎草、树 2、禾本科/谷、艾蒿、刺槐、松、粉尘螨、户尘螨、烟曲霉菌、白假丝酵母菌、蟑螂、禾本科、真菌 1、真菌 2、动物毛表达情况无关联性（$P>0.05$）；anti-CCDIgE 表达情况与蜜蜂叮咬情况，s IgE 特应性变应原中的豚草表达情况，tIgE 表达情况，SPT 吸入性变应原中的藜、大豚草表达情况存在关联性（$P<0.05$）。SPT 结果与性别、tIgE 表达情况无关联性（$P>0.05$）；SPT 结果与年龄、phadiatop 表达情况存在关联性（$P<0.05$）。SPT 阳性率随年龄的增加而增大（$\chi^2=4.264$，$P=0.039$）。该研究表明变应性鼻炎患者 anti-CCD IgE 水平与血清 IgE（sIgE、 tIgE）水平、SPT 结果有一定的关联性，anti-CCD IgE 表达情况对确诊变应原的 SPT 和 sIgE 试验有一定干扰，在分析试验结果时应予以注意。

【评述】　变应原的确定对变应性鼻炎的诊断治疗意义重大。结合皮肤点刺试验（skin prick test，SPT）和血清特异性 IgE（specific IgE，sIgE）检测可极大提高变应原检出率。根据国外相关报道，大多数交叉反应导致的假阳性不是因蛋白表位的交叉反应，而是由于机体产生的抗交叉反应性糖类决定簇 IgE（anti-cross reactive carbohydrate determinants IgE，anti-CCDIgE）会结合与其有相同表位的变应原所导致。该研究通过调查 anti-CCDIgE 在变应性鼻炎患者中的表达情况以及通过问诊相关因素包括人口学和蜜蜂叮咬等情况，表明变应性鼻炎患者 anti-CCDIgE 水平与血清 IgE（sIgE、tIgE）水平、SPT 结果有一定的关联性，anti-CCD IgE 表达情况对确诊变应原的 SPT 和 sIgE 试验有一定干扰。本研究尚有一定的局限性，所选用的是 dot-IBT 中包被的多种变应原组合膜条，对于其他检测系统的 anti-CCDIgE 表达阳性率如何，需进一步深入探讨。

文选 31

【题目】　MicroRNA-21 promotes proliferation, migration, and invasion of colorectal cancer, and tumor growth associated with down-regulation of sec23a expression.

【来源】　BMC Cancer, 2016, 16: 605.

【文摘】　MicroRNA-21 在许多癌症中上调，包括结直肠癌。Chenli Li 等在分析了结直肠癌细胞系的 miR-21 和 Sec23A 的表达之后，在 SW-480 细胞系中将 miR-21 高表达，并同时转染 miR-21 的抑制质粒；在 DLD-1 细胞系中将 miR-21 低表达，并转染包含有 miR-21 的质粒，然后测定 Sec23A 的表达对细胞的增殖、迁移和侵袭的影响。Chenli Li 等也评价了将 Sec23A 基因敲低对 miR-21 的表达和细胞的增殖、迁移和侵袭的影响。最后，他们还测定了在肿瘤移植小鼠模型中 miR-21 的作用及模型小鼠组织中 Sec23A 的表达。最终研究结果表明，miR-21 基因敲除能够抑制 SW-480 细胞的增殖、迁移和侵袭，而 miR-21 过表达的作用则相反。MiR-21 抑制能增加 Sec23A 蛋白的表达，miR-21 过表达的作用与此相反。在 SW480 和 DLD-1 细胞中 Sec23A 敲低能够增加 miR-21 的表达和细胞的迁移和侵袭。在 BALB/c 裸鼠模型当中，miR-21 过表达能促进肿瘤的生长和抑制肿瘤 Sec23A 的表达。

【评述】　结直肠癌是全球第三大常见癌症，也是世界上第四大癌症死亡原因。化疗是目前治疗结直肠癌的最有效的方法，然而患者在化疗过程中常会出现耐药。异常的 miRNA 表达与许多疾病有关，包括癌症。Chenli Li 等的研究结果表明 miR-21 敲低能够抑制肿瘤细胞的增殖、迁移和侵袭，这与 sec23a 的表达下调有关，动物实验结果也证明 miR-21 过表达能够促进肿瘤的生长和抑制 Sec23A 的表达。未来尚需要对 miR-21 和 Sec23A 进行双重敲除进一步证明它们两者之间的相互作用。这些发现为结直肠癌中 miR-21 的分子功能提供了新的见解，这可能是抗耐药的一个潜在的靶点。

文选 32

【题目】　P53 and murine double mimute 2（MDM2）expression changes and significance in different types of endometrial lesions.

【来源】　Med Sci Monit, 2016, 22: 4786-4793.

【文摘】 子宫内膜病变在妇科疾病中很常见，其严重影响了妇女的健康、生育能力、生活质量和生命安全。p53 具有促凋亡活性，其与人类肿瘤具有很大相关性；小鼠双微体 MDM2 是一个致癌基因，其能促进肿瘤的发生发展。Zhongyong Jiang 等收集了正常子宫内膜、子宫内膜息肉、子宫腺肌症和子宫内膜腺癌组织标本，利用 Q-PCR 方法检测了 p53 和 MDM2 的 mRNA 表达，用免疫组化和 Western blot 检测了 p53 和 MDM2 的蛋白表达，然后分析其与子宫内膜腺癌临床分期的相关性。结果表明在子宫内膜息肉组和子宫内膜腺癌组中，p53 和 MDM2 mRNA 和蛋白表达增加，但与子宫内膜息肉组相比，子宫内膜腺癌组中两者的表达更明显；在子宫腺肌症中，p53 和 MDM2 mRNA 和蛋白的表达出现了非统计学意义的升高。p53 和 MDM3 mRNA 和蛋白水平与子宫内膜腺癌的临床分期正相关。

【评述】 随着社会的进步，工作节奏加快，生活和饮食习惯发生变化，年轻女性患不同类型子宫内膜病变的风险明显增加。最常见的子宫内膜病变是子宫内膜息肉、子宫腺肌症和恶性子宫内膜腺癌。Zhongyong Jiang 等的研究表明 p53 和 MDM2 mRNA 和蛋白水平与子宫内膜病变的严重程度和子宫内膜腺癌的临床分期成正相关。该项研究表明 p53 和 MDM2 也许可以用于子宫内膜病变的辅助诊断和子宫内膜腺癌的分期评价。

文选 33

【题目】 Rta-IgG as a biomarker for diagnosis and post treatment prognostic of nasopharyngeal carcinoma.

【来源】 Cancer Biomark，2016，16（3）：467-476.

【文摘】 鼻咽癌是一种常见的头颈部肿瘤，在我国，鼻咽癌的发病率一直居高不下，其病变基础为鼻咽部上皮内出现了鳞状细胞癌。Xiao-Feng Xu 等收集了 13 例未经治疗的鼻咽癌患者和 10 例非鼻咽癌患者的鼻咽部组织，经免疫组化染色后检测 Rta 蛋白的表达，用 ELISA 的方法检测所有受试者血清样本中 Rta-IgG 的水平。对 26 例鼻咽癌患者治疗前和治疗后血清当中的 Rta-IgG 的水平进行检测，并进行 1～2 年的随访，结果表明鼻咽癌患者血清的 Rta-IgG 水平明显高于比非鼻咽癌患者，这些非鼻咽癌患者分别患有肺癌、乳腺癌、胃癌、恶性淋巴瘤和良性鼻咽疾病。采用 ROC 分析，利用 Rta-IgG 将鼻咽癌患者从对照组中分离出来的 cut-off 值为 0.92（灵敏度为 83.6%；特异度为 82.4%），Rta-IgG 的诊断价值高于 VCA-IgA。Rta-IgG 的阳性率与临床分期有关，但与转移部位无关。鼻咽癌患者血清中 Rta-IgG 的浓度在有效辐射下呈下降趋势，轻度升高或无变化。

【评述】 早期鼻咽癌患者没有明显的症状，并且肿瘤的位置比较隐蔽，所以很难对其进行早期诊断，这就导致当患者被确证为鼻咽癌时，已经失去了最佳的治疗时机。Xiao-Feng Xu 等对鼻咽癌患者和非鼻咽癌患者鼻咽部组织中的 Rta 蛋白的表达以及血清中 Rta-IgG 的水平进行对比分析，发现在鼻咽癌患者的早期诊断当中，Rta-IgG 和 VCA-IgA 可能是鼻咽癌患者的最适宜的血清诊断指标，但 Rta-IgG 的诊断价值高于传统的 VCA-IgA。在鼻咽癌的早期诊断中，Rta-IgG 和 VCA-IgA 联合应用要优于传统的单一诊断指标。Xiao-Feng Xu 等的研究有望成为鼻咽癌筛选的首选血清诊断策略。

文选 34

【题目】 Prognostic significance of stem cell marker CD133 determined by promoter methylation but not by immunohistochemical expression in malignant gliomas.

【来源】 J Neurooncol, 2016, 127（2）: 221-232.

【文摘】 CD133 在脑肿瘤干细胞的鉴定和分离当中发挥关键作用。肿瘤组织中 CD133 表达与患者生存率的相关性仍存在争议。CD133 的表达是由启动子区域 1-3 的甲基化状态决定的。在胶质母细胞瘤中观察到 CD133 的异常甲基化。到目前为止，还没有建立 CD133 甲基化和患者预后之间的直接联系。为了解决这个问题，Xing Wu 等研究了一系列不同级别和组织学分型的 170 个胶质瘤中的 CD133 表达和启动子的甲基化，并研究了 CD133 表达和启动子甲基化与患者预后的相关性。他们在 170 个胶质瘤样本中检测到 5 个 CD133 启动子甲基化图谱：甲基化（M+，U-），非甲基化（M-，U+），甲基化和非基化均有（M+，U+），高甲基化和低非甲基化（M+，UI）和低甲基化和高非甲基化（Ml，U+）。通过多变量生存分析发现 CD133 启动子甲基化状态是显著的（$P<0.01$）预后因素。CD133 免疫抑制在肿瘤中表现出相当大的变化。而 CD133 蛋白表达与患者生存率之间缺乏相关性。此外，CD133 蛋白表达与 CD133 启动子甲基化状态之间无相关性（Kw=-0.165）。在胶质瘤中 CD133 启动子甲基化状态与患者生存密切相关，提示 CD133 启动子甲基活化模式是一种很有前途的诊断方法。

【评述】 越来越多的研究表明肿瘤干细胞在肿瘤的发生发展中发挥重要作用。CD133 作为肿瘤干细胞的标志物，已经被广泛使用。DNA 甲基化模式的改变是肿瘤发生发展的重要标志。Xing Wu 等研究了胶质瘤中的 CD133 表达和启动子甲基化状态，并研究了 CD133 表达和启动子甲基化与患者预后的相关性。结果发现 CD133 蛋白表达与患者生存率之间缺乏相关性，且 CD133 蛋白表达与 CD133 启动子甲基化状态之间无相关性，但胶质瘤中 CD133 启动子甲基化状态与患者生存率密切相关。这为 CD133 启动子甲基化模式作为肿瘤干细胞的诊断标志物提供了实验基础。然而，CD133 免疫组化结果表明，其与患者的生存率缺乏相关性，这就限制了 CD133 作为临床常规生物标志物的使用。

文选 35

【题目】 CCL15 overexpression predicts poor prognosis for hepatocellular carcinoma.

【来源】 Hepatol Int, 2016, 10（3）: 488-492.

【文摘】 肝细胞癌是世界上第五大最常见的癌症，但却是全球男性癌症死亡的第二大原因。在这些病例和死亡病例中，50% 发生在中国。YueGuo Li 等的前期研究表明 CCL15 在肝细胞癌患者中特异性表达。在此报道中，YueGuo Li 等采用 SP 免疫组化法检测 80 例肝癌患者、80 例癌旁组织标本和 50 例正常肝组织中 CCL15 的表达。在肝细胞癌患者中，用 Kaplan-Meier 来评估生存结果。结果发现与癌旁组织组和正常组织组相比，CCL15 的阳性率得分在肝细胞癌组中明显升高。CCL15 的表达与肿瘤大小、肝癌患者门静脉肿瘤血栓、TNM 分期有显著相关性，但与性别、年龄、肝硬化及 AFP 水平无关。CCL15 表达阳性的患者的存活期明显降低，多变量分析表明 CCL15 表达是生存的独立预测因子之一。

【评述】 原发性肝癌是世界上最常见的恶性肿瘤之一，其预后不良的主要原因是复发和转移。生物学分析表明 CCL15 能够促进肝细胞癌的迁移和侵袭，且 CCL15 在肝细胞癌中特异性表达。在此报道中，YueGuo Li 等测定了 80 例肝细胞癌患者中 CCL15 的表达情况，并探讨了肝细胞癌样本中 CCL15 表达变化与肿瘤大小、血管肿瘤血栓、TNM 分期、预后等临床病理参数的相关性。结果表明 CCL15 过表达的肝细胞癌患者的术后生存时间减少。该报道的结果可能为恶性肿瘤的生物治疗提供新的靶点。但对于 CCL15 的研究还有待进一步深入。

文选 36

【题目】 Mucosal adjuvants： Opportunities and challenges.

【来源】 Hum Vaccin Immunother，2016，12（9）：2458.

【文摘】 大多数病原体通过黏膜表面进入人体内。Lingbin Zeng 在该篇评述性文章中指出：黏膜免疫是一种非常有效和值得推荐的方法，能防止黏膜传播感染。与免疫注射相比，黏膜免疫具有显著的优势，包括非侵袭性、低成本和降低血液传播疾病的风险，使其更容易被人类接受，尤其是对幼儿。然而，只有少数黏膜疫苗获得了人类的许可，这主要是由于缺乏安全有效的黏膜佐剂。佐剂作为大多数疫苗的重要组成部分，对增强免疫和诱导免疫记忆至关重要。不幸的是，黏膜佐剂的发展受到了基于经验试验的研究策略和安全性评价的非综合方法的严重阻碍。因此，将基于经验发现的黏膜佐剂的研究和发展策略从基于经验的发现转向基于理性设计的发明，将具有大量的需求。策略的改变主要是在生命科学、信息科学与材料科学相结合的基础上，对黏膜辅助活性机制进行研究。

【评述】 黏膜是病原菌重要的入侵门户，通过黏膜免疫可以从感染的源头阻止病原菌的侵入。为加强局部黏膜免疫，激活黏膜免疫应答，使疫苗发挥最大作用，可通过在疫苗中加入适当的免疫佐剂进行免疫接种。Lingbin Zeng 在该报告中从黏膜佐剂的安全性评价、黏膜佐剂的研究和发展等方面进行深入探讨，得出结论，对黏膜疫苗的佐剂的选择和佐剂的发明一样重要。不合理的混合疫苗和佐剂是无用的，甚至是有害的。因此，我们不仅要注意具有辅助功能的物质，还要注意抗原辅助的相互作用。研究者通过梳理各种学科的策略来阐明黏膜佐剂的作用机制，进而实现精确免疫的目标：黏膜疫苗的最佳组合，辅助剂和以特定疾病为靶点的传递路线，是研究人员的核心任务。

文选 37

【题目】 Schistosoma japonicum HSP60-derived peptide SJMHE1 suppresses delayed-type hypersensitivity in a murine model.

【来源】 Parasit Vectors，2016，9：147.

【文摘】 寄生虫衍生分子具有免疫调节特性，在宿主 - 寄生物共同进化过程中得到了优化，并展现出了新的免疫疗法。Xuefeng Wang 等之前已经证明，日本血吸虫 HSP60 衍生肽 SJMHE1 能诱导 CD4 阳性和 CD25 阳性调控 T 细胞，并通过转染 SJMHE1 诱导的 CD4 阳性 CD25 阳性 Tregs 抑制了小鼠的延迟型超敏反应（DTH）。在该报道中，Xuefeng Wang 等首先通过测量 DTH 反应、T 细胞反应、细胞因子分泌和 Treg 比例来分析 SJMHE1 的潜在影响。然后在 DTH 和 Treg 存在的情况下，测定了 CD4 阳性和 CD25 阳性 T 细胞中的 IL-10 和 TGF-β1 的表达水平，以探讨 SJMHE1 抑制 DTH 的机制。结果表明，在免疫小鼠中，SJMHE1 能够通过 CD4＋CD25＋Trgs 机制调节 OVA 诱导的 DTH 的效应应答并能刺激抗炎细胞因子 IL-10 和 TGF-β1 的产生。SJMHE1 诱导的 CD4＋CD25＋Tregs 能表达高水平的 CTLA-1，IL-10 和 TGF-β1，这在 DTH 期间，能大大促进它的抑制活性。在小鼠中，SJMHE1 对 DTH 调节会导致 CD4＋CD25＋Tregs 在外围 CD4＋CD25＋的 T 细胞中的增生，这抑制了 DTH 反应。

【评述】 寄生虫对免疫系统的调节能力支撑着它们在哺乳动物宿主中的寿命。现有的研究结果清楚地表明，感染寄生虫可以抑制一些疾病的发生发展。Xuefeng Wang 等对日本血吸虫 HSP60 衍生肽 SJMHE1 抑制延迟型超敏反应的机制进行深入探讨，结果发现 CD4＋CD25＋Tregs 细胞在其中发挥重要作用，其能表达高水平的 IL-10 和 TGF-β1，进而抑制 DTH。因此，具有免疫调节特性的 SJMHE1 具有潜在的治疗炎症性疾病的应用价值。但是，SJMHE1 作为治疗过敏性和自身免疫性疾病的治疗肽的潜在应用尚需要做进一步的分析。

文选 38

【题目】 Polysaccharopeptide exerts immunoregulatory effects via MyD88-dependent signaling pathway.

【来源】 Int J Biol Macromol，2016，82：201-207.

【文摘】 该报告旨在探究埃利希腹水癌（EAC）小鼠的免疫机制和相关的云芝糖肽（PSP）通路。Zifang Fenga 等将 12 只雌性野生型 C57 小鼠随机分为 3 组。另外 12 例骨髓分化因子 88（MyD88）缺陷的雌性小鼠随机分为 3 组。采用 WST8 实验测定细胞存活率和腹腔巨噬细胞吞噬功能。用 Griess 反应测定一氧化氮的浓度。ELISA 法用于测定肿瘤坏死因子和干扰素水平。采用定量实时 PCR 检测 mRNA 水平。Western blotting 用于测定蛋白表达。结果表明，PSP 通过活化巨噬细胞显著抑制了 EAC 细胞的增殖。与未处理的巨噬细胞相比，PSP 活化的巨噬细胞具有更高的致肿瘤活性。PSP 可以抑制肿瘤的生长，增加巨噬细胞吞噬、一氧化氮释放和细胞因子分泌。在 PSP 治疗组中，MyD88 表达明显增加，ST2825 抑制 MyD88 信号，干扰一氧化氮释放和肿瘤坏死因子 - 干扰素的分泌。此外，与野生型小鼠组相比，MyD88 缺陷小鼠组中与 MyD88 依赖性信号通路相关的 mRNA 和蛋白水平显著下调。

【评述】 埃利希腹水癌（EAC），即指罗旺塔尔将埃利希所发现的鼷鼠移植性乳癌转变为腹水型。这是与吉田肉瘤同样的恶性腹水瘤。在移植于腹腔后第 14 天，出现腹水，而肿瘤细胞亦明显增殖。临床试验表明，将多糖肽 PSP 添加到放疗或化疗方案中，可大大提高癌症患者的生活质量，减少化疗引起的不良反应。在该报道中，Zifang Fenga 等对 EAC 模型小鼠的免疫机制和相关的云芝糖肽机制进行了深入探讨，结果发现 PSP 通过活化巨噬细胞显著抑制了 EAC 细胞的增殖。PSP 调控的基因表达和细胞因子分泌与小鼠的 MyD88 依赖信号通路有关。特别是 TLR4-MyD88-TRAF6 信号通路可能是 PSP 免疫调节中关键的关联信号通路之一。后续研究尚需对 PSP 的免疫调节进行更深一步的研究。

文选 39

【题目】 抗 CCP 抗体、AKA 及 AFP 联合检测在类风湿关节炎诊断中的应用价值

【来源】 国际检验医学杂志，2016，（2）：150-152.

【文摘】 类风湿关节炎（RA）是一种以关节损伤为主的慢性全身性自身免疫性疾病。RA 致残率高，如不能早期诊断、合理治疗，3 年内关节破坏可达 90%，进而造成永久性的关节畸形该研究选

择了抗环瓜氨酸肽（CCP）抗体、抗角蛋白抗体（AKA）及核周因子（APF）3 个与 RA 相关的检测指标进行对比分析，以明确其在临床诊断中的价值。田卫花等选择 RA 患者 110 例（RA 组）、其他自身免疫性疾病患者 50 例（非 RA 组）和健康体检者 110 例（对照组）为研究对象，采用间接免疫荧光法检测 AKA、APF，用酶联免疫吸附试验（ELISA）检测抗 CCP 抗体。结果表明，RA 组患者 3 项检测指标阳性率均明显高于非 RA 组和对照组，差异均有统计学意义（$P<0.05$）；3 项目串联试验的灵敏度和特异度分别为 44.55%、99.38%，3 项目并联试验的灵敏度和特异度分别为 93.64%、85.63%。这说明 3 项目串联试验可以提高特异性，降低误诊率，3 项目并联试验可以提高灵敏度，降低漏诊率，3 项目联合检测指导临床对 RA 的诊断具有重要价值。

【评述】 2010 年美国风湿病学会（ACR）联合欧洲抗风湿病联盟（EULAR）发表了新的类风湿关节炎分类标准，引入了抗瓜氨酸蛋白抗体（ACPA）作为新的诊断标准之一。经典的类风湿因子（RF）特异性较差，且符合该标准的患者常出现骨关节破坏，不利于早期诊治。而对 ACR 新的诊断标准在国内使用也需要进一步的验证。田卫花等对 RA 患者、其他自身免疫性疾病患者和健康体检者中的 3 项检测指标：CCP、AKA、APF 进行检测分析得出 3 项串联试验可以提高特异性，降低误诊率；3 项目并联试验可以提高灵敏度，降低漏诊率。这为临床 RA 的诊断具有重要价值，为该项目的推广提供试验基础。

文选 40

【题目】 评价降钙素原在鉴别自身免疫性疾病活动和合并全身性感染中的临床应用

【来源】 中国实用医药，2016，（12）：29-30.

【文摘】 该项报道目的是研究探讨钙素原（PCT）在鉴别自身免疫性疾病活动和合并全身性感染中的临床应用价值。李珍宇等将 230 例自身免疫性疾病患者分为自身免疫性疾病活动组（130 例）和自身免疫性疾病非活动合并全身性感染组（100 例），所有患者均在入院后的 24h 对其各项炎症指标［包括 C 反应蛋白（CRP）、红细胞沉降率（ESR）、白细胞、PCT］进行测定，比较不同组别患者之间的差异，同时对 CRP、PCT 诊断全身性感染的灵敏度、特异性、准确度进行比较。结果发现两组患者 CRP、PCT 检测水平比较差异有统计学意义（$P<0.05$）。且 PCT 诊断自身免疫性疾病非活动合并全身性感染的灵敏度、特异性、准确度均显著高于 CRP，差异有统计学意义（$P<0.05$）。李珍宇等通过对 PCT 水平的检测，可以对自身免疫性疾病活动期和合并全身性感染的情况进行鉴别，且与传统炎症指标相比，有良好的诊断灵敏度和特异性，准确度也更高，颇具临床应用价值。

【评述】 临床上常通过糖皮质激素、免疫抑制剂等的应用对自身免疫性疾病进行治疗，但是由于患者自身以及相关药物使用因素，可能会出现免疫系统功能紊乱，诱发较高的感染风险，且有很高的致死率。早期判断失误、用药错误等直接影响患者的治疗效果与预后水平，因而，选择合适的诊断指标至关重要。李珍宇等将医院收治的自身免疫性疾病 230 例作为研究对象，分析研究 PCT 在鉴别自身免疫性疾病活动与合并全身性感染中的临床应用价值。通过对 PCT 与 CRP 的诊断价值进行了比较，发现在诊断全身性感染的灵敏度、特异性、准确度方面，PCT 均显著更高，提示其对自身免疫性疾病活动期和合并全身性感染的情况进行鉴别，效果好，值得临床推广应用。但本文仅对 PCT 在炎症发生后血液中能检测到的最早时间进行了检测，并未考虑 PCT 的半衰期长短。所以尚需更加深入的研究。

第四节 临床微生物学检验研究精选文摘与评述

一、中文精选论文

"检验科"（作者单位）OR "检验中心"（作者单位）OR "检验医学系"（作者单位）OR "医学检验系"（作者单位）OR "检验医学部"（作者单位）OR "医学实验中心"（作者单位）AND 2016-2016（年代）AND［临床试验（文献类型）OR 随机对照试验（文献类型）OR 多中心研究（文献类型）］入选 966 篇。在阅读题目、文献类型、著者信息后，排除 879 篇。对剩余 87 篇，阅读摘要、著者单位信息等，进一步排除 22 篇，最终纳入文献 65 篇。

2016 年度我国检验科的学者共发表临床微生物学检验的论文 65 篇，其中发表于中华医学会系列杂志 6 篇（中华医院感染学杂志 4 篇，中华临床感染病杂志 1 篇）。此外，发表 5 篇的杂志有中国实用医药，发表 4 篇的有中国卫生标准管理、医药前沿、医疗装备和中外医疗。按主题分类为：结核 6 篇、真菌 5 篇、梅毒 3 篇、肺支 3 篇、细菌鉴定 9 篇、药敏 3 篇、下呼吸道感染 7 篇、革兰阳性球菌 4 篇、感控 8 篇、管理 3 篇、标本采集 1 篇、鲍曼 1 篇、血流感染 1 篇、革兰染色 1 篇、其他 9 篇。

文选 1

【题目】 携带 blaNDM-1 基因革兰阴性杆菌的分子流行病学研究

【来源】 中国感染与化疗杂志，2016，16（5）：631-636.

【文摘】 李军等通过收集长沙地区 2011 年 1 月—2012 年 8 月碳青霉烯类不敏感革兰阴性杆菌不同临床分离株，利用 PCR、基因测序等技术，分析了临床分离碳青霉烯类不敏感革兰阴性杆菌中bla（NDM-1）基因的分布，得出了 NDM-1 阳性菌株的分子流行病学特征。期间共收集了 687 株碳青霉烯类不敏感的革兰阴性杆菌，其中 3 株被证实为 bla（NDM-1）基因阳性菌株，2 株肺炎克雷伯菌（菌株编号 CS11495 和 CS610）和 1 株阴沟肠杆菌（菌株编号 CS30754）。这 3 株菌进行了 12 种抗生素药物的敏感性测定，其中除了对阿米卡星和多黏菌素 B 敏感外，对其余抗生素药物几乎全部耐药。菌株 CS11495 同时检出 bla（SHV-12）、bla（TEM-1）、bla（CTX-M-15）和 bla（IMP-4），菌株 CS610携带 bla（DHA）、bla（SHV-12）和 bla（TEM-1），菌株 CS30754 中 bla（SHV-12）和 bla（TEM-1）基因阳性。其余基因均为阴性。2 株肺炎克雷伯菌 PFGE 分型可分为 A、B 两型。MLST 显示，菌株CS11495、CS610 和 CS30754 分别属于 ST629、ST490 及 ST214，其中 ST490 为国内首次报道。结论认为 bla（NDM-1）阳性菌株具有广泛的耐药谱，与其同时携带多种耐药基因有关。虽然在本地区并没有形成克隆传播，但仍需预防其扩散。

【评述】 细菌的耐药问题已成为世界抗感染治疗的难题。由于耐药基因的产生，导致相应抗感染的药物治疗无效。革兰阴性杆菌作为感染人类的重要病原体，其相关耐药基因的研究颇为重要。本研究收集了 687 株碳青霉烯类不敏感的革兰阴性杆菌，获得 3 株被证实为 bla（NDM-1）基因阳性菌株。利用 PCR，基因测序等技术，分析了临床分离碳青霉烯类不敏感革兰阴性杆菌中 bla（NDM-1）基因的分布，得出 NDM-1 阳性菌株的分子流行病学特征。本研究发现 bla（NDM-1）阳性菌株具有广泛的耐药谱，与其同时携带多种耐药基因有关。虽然在本地区这些耐药基因并没有形成克隆传播，但仍提示要防患于未然。

文选 2

【题目】 2015 年 CHINET 细菌耐药性监测

【来源】 中国感染与化疗杂志，2016，16（6）：685-694.

【文摘】 胡付品等通过收集 2015 年 1 月—12 月各医院临床分离菌共 88 778 株，来了解国内主要地区临床分离菌对常用抗生素药物的敏感性和耐药性。其中革兰阳性菌 26 481 株，革兰阴性菌 62 297 株。采用纸片扩散法或自动化仪器法按统一方案进行细菌药物敏感性试验，按 CLSI2015 年版标准判断结果。金黄色葡萄球菌（金葡菌）和凝固酶阴性葡萄球菌中甲氧西林耐药株（MRSA 和 MRCNS）的平均检出率分别为 42.2% 和 82.6%。其对 β- 内酰胺类抗生素和其他类型抗生素的耐药率均高于敏感株。未发现万古霉素、替考拉宁和利奈唑胺耐药株。肠球菌属中，粪肠球菌相比屎肠球菌，其对氯霉素以外的大多数的抗生素的耐药率明显较低。两者都检出了耐万古霉素的菌株，表型和基因型检测显示主要是 VanA 型、VanB 型或 VanM 型。非脑膜炎的肺炎链球菌儿童株，从 2014 年起对青霉素的敏感性有所降低，而成人却与之相反。大肠埃希菌、克雷伯菌属（肺炎克雷伯菌和产酸克雷伯菌）和奇异变形杆菌中产 ESBL 株平均分别占 51.5%、27.4% 和 22.2%。产 ESBL 株的耐药率均比非 ESBL 株的高。肠杆菌科细菌对碳青霉烯类抗生素仍高度敏感，绝大多数不动杆菌属（鲍曼不动杆菌占 93.4%）对亚胺培南和美罗培南的耐药率分别为 62.0% 和 70.5%。与 2014 年相比，肺炎克雷伯菌的广泛耐药株的检出率明显的增高。结论认为，肺炎克雷伯菌和鲍曼不动杆菌对碳青霉烯类的耐药率仍呈上升趋势，对于临床上的抗感染治疗造成了很大的障碍。

【评述】 日益严重的细菌耐药趋势，严重威胁社会公共卫生健康。本研究联合多个高校，调查了国内主要地区的临床分离株对常用抗生素药物的敏感性和耐药性。根据不同的菌属，进行统计分析。罗列了多种现阶段与人类感染密切相关的菌株，详细介绍了相应的耐药情况。本研究最后认为，肺炎克雷伯菌和鲍曼不动杆菌对碳青霉烯类的耐药率仍呈上升趋势，给临床上的抗感染治疗带来了极大的挑战。需要加大抗生素使用的监管力度，实时监测国内细菌耐药的情况。本研究很大程度的反映了当前国内的临床分离株的耐药情况，具有很大的临床意义和价值。但是对于不同地区，可能仍有差异，应该根据不同地区临床分离株耐药的特点，制定合理的应对方案，防止耐药细菌的不断扩散和壮大。

文选 3

【题目】 2013—2015 年浙江地区哨点医院 H3N2 甲型流感病毒感染患者临床特点与流行病学特征

【来源】 中国微生态学杂志，2016，28（12）：1374-1378.

【文摘】 孙海燕等为了分析 2013—2015 年浙江地区哨点医院监测纳入的 H3N2 甲型流感病毒

感染患者的临床特点及流行病学特征，对 2013 年 1 月—2015 年 12 月浙江地区 8 家哨点医院纳入的符合急性呼吸道感染（acute respiratory infection，ARI）定义的病例进行流行病学和临床信息调查，采集呼吸道标本进行流感病毒核酸检测。根据检测结果，将搜集到的病例分为 H3N2 阳性组和流感阴性组，分析两组流行病学和临床特征。共收集了 7602 例，其中 H3N2 阳性的病例 490 例。3 年的连续监测中，共出现 3 次发病高峰。H3N2 年龄的中位数为 50 岁，男性占 62.0%。H3N2 阳性组相较流感阴性组，慢性基础性疾病史、恶性肿瘤病史及吸烟史的患者所占的比例有明显差异。H3N2 阳性组出现排痰性咳嗽、咯血、X 线 /CT 表现异常和肺部听诊异常的比例较流感阴性组高，而 H3N2 阳性组白细胞总数和血小板总数较流感阴性组低，差异均有统计学意义。结论认为，浙江省冬春季是 H3N2 流感多发期，尤其有慢性基础性疾病及肿瘤等病情的患者是感染的高发人群。

【评述】 流感属于急性呼吸道传染病，传染性强，发病率高。由于流感病毒的变异性强，导致流感病毒的治疗和预防有了极大的挑战。本研究详细监测了 2013—2015 年浙江省哨点医院 H3N2 甲型流感病毒感染患者临床特点与流行病学特征，分析得出浙江省 H3N2 流感病毒流行的高发期，以及不同的人群对于 H3N2 的易感性不同。提示了什么时间、哪些人群更需要加强防护，来防止感染 H3N2 甲型流感病毒。本研究抓住了当前流感病毒感染的严峻形势，详细介绍了 H3N2 甲型流感的流行病特征，提醒人们要适时加强防护措施，防止流感病毒感染。

文选 4

【题目】 致阴道病的白念珠菌多位点序列分型分析及遗传多样性

【来源】 中国感染与化疗杂志，2016，16（3）：330-335.

【文摘】 王志恒等通过收集来自复旦大学附属妇产科医院、上海市第一妇幼保健院和国际和平妇幼保健院共 114 株白念珠菌，进行其相关的分子流行病学研究，分析本地专科医院分离的白念珠菌主要基因型别与菌株耐药关系，并了解菌株间遗传多样性与种群分类关系。采用 e BURST 进行菌株亲缘性分析，多位点序列分型（MLST）方法进行分型，以及 ATBTM FUNGUS 3 试剂盒作真菌体外药物敏感试验。其中 114 株菌株中共有 47 种 DST 型（diploid strain types，DST），其中已知 30 种，主要组群为 DST 79 和 DST 435。114 株白念珠菌对氟胞嘧啶、两性霉素 B、氟康唑、伊曲康唑、伏立康唑敏感率分别为 96.5%、100%、85.1%、55.2%、84.3%。结论认为，上海地区不同妇产科医院致病性白念珠菌呈多克隆系，但主要为 DST 79 和 DST 435 型，且具有一定耐药性。通过应用 MLST 分型方法，初步发现上海市白念珠菌具有遗传多样性，且种群分类与基因分型具有相关性。

【评述】 白念珠菌为条件致病菌，10%～20% 非妊娠妇女及 30% 孕妇阴道中有此菌寄生但菌量极少，呈酵母相，并不引起症状。念珠菌生长最适宜的 pH 为 5.5，阴道的弱酸性环境能保持其自洁功能，正常人为 3.7～4.5，但阴道的弱酸性改变为 pH5.5 后，假丝酵母菌大量繁殖，并转变为菌丝相而引发阴道炎症。本研究通过收集上海市多家医院的 114 株白念珠菌，分析了其主要的基因型别和菌株的耐药关系。本研究认为上海市的白念珠菌呈多克隆系，且具有一定的耐药性，同时初步发现上海地区白念珠菌具有遗传多样性，且种群分类与基因分型具有相关性。妇产科临床所见的真菌感染大多为白念珠菌所致。本研究从分子生物学角度详细描述了白念珠菌的分子流行情况，描述了基因型别与菌株耐药的关系，为白念珠菌的治疗提供新的药物靶点。

文选 5

【题目】 2014 年广州地区登革热患者病原学监测结果分析

【来源】 中华医院感染学杂志，2016，26（20）：4660-4663.

【文摘】 罗招凡等采集 2014 年 9 月—12 月医院就诊 447 例登革热疑似患者的急性期血清，应用实时荧光 PCR 检测登革病毒核酸 RNA，采用 ELISA 检测登革病毒特异性抗原 NS1，随机抽取部分病例进行核酸测序并利用生物信息学软件进行分析。期间检测 447 例患者标本，其中 357 例登革病毒核酸阳性；ELISA 结果显示，NS1 抗原阳性者 350 例，登革病毒核酸 RNA 检出率高于 NS1 抗原，差异有统计学意义；成功测序登革病毒 11 株，BLAST 分析表明均为登革 1 型病毒（DENV-1），但序列之间存在差异。结论认为，登革病毒核酸 RNA 是登革病毒感染早期诊断有效指标，对于尽快控制登革热疫情具有重要意义，2014 年广州市登革病毒存在基因变异，提示今后预防控制将面临更严峻的挑战。

【评述】 登革热（dengue）是登革病毒经蚊媒传播引起的急性虫媒传染病。广州市作为登革热的中国高发地带，关于登革热的快速检测和治疗迫在眉睫。本研究通过收集广州市 447 例登革热疑似患者的急性血清，利用多种检测技术，分析了广州市登革病毒感染患者病原学特征，为登革热的预防控制工作提供了病原学依据。同时，本研究中还发现广州市登革病毒存在基因变异，提示今后对于登革病毒的预防控制将面临更严峻的挑战，需要加大监测力度，提高诊断效能，遏制登革病毒的流行。

文选 6

【题目】 血流感染的鲍氏不动杆菌对 11 种抗菌药物的耐药性变迁

【来源】 中华医院感染学杂志，2016，26（24）：5534-5536.

【文摘】 刘恋恋等回顾性分析了 2009—2014 年医院确认为血流感染的住院患者中分离的鲍氏不动杆菌非重复菌株的临床分布特征和 11 种抗生素药物的体外药敏结果，研究了引起血流感染的鲍氏不动杆菌对 11 种抗生素药物的耐药性变迁。鲍氏不动杆菌对氨苄西林 / 舒巴坦、哌拉西林 / 他唑巴坦、头孢他啶、头孢吡肟、亚胺培南、美罗培南等抗生素药物的耐药率均＞70.0%；多药耐药菌株共 102 株占 75.0%，有逐年增多趋势。结论认为，鲍氏不动杆菌的临床检出率不断提高，多重耐药菌的检出率也逐年增高，总体耐药性趋势上升。因此，临床应合理选择抗生素药物，避免多药耐药菌和泛耐药菌的发生。

【评述】 鲍氏不动杆菌是条件致病菌，是血流感染的重要病原菌。鲍氏不动杆菌耐药性的研究，对于临床抗感染治疗及其重要。本研究回顾性分析了 2009—2014 年医院确认为血流感染的住院患者中分离的鲍氏不动杆菌非重复菌株的临床分布特征和对 11 种抗生素药物的体外药敏结果，分析得出了鲍氏不动杆菌的耐药性变迁。本研究以研究鲍氏不动杆菌的耐药趋势，提醒临床应加大抗生素的监管力度，合理选择抗生素药物，避免多药耐药菌和泛耐药菌的发生。

文选 7

【题目】 2009—2014 年浙江省哨点医院急性腹泻患者病原监测研究

【来源】 中华预防医学杂志，2016，50（12）：1084-1090

【文摘】 郑书发等为了分析浙江省门、急诊急性腹泻患者的病原构成特征，对2009年1月—2014年12月浙江省7家医院作为监测哨点，以其中的内科、儿科和感染科肠道门诊以及急诊的急性腹泻患者为研究对象，调查并记录患者个人基本信息、主要症状与体征等资料。根据检测数据分析，9364例急性腹泻患者的粪便标本，腹泻病原阳性率为37，38%（3500例）；单一细菌、单一病毒和多重感染总阳性率分别为13，14%（1230例）、20，78%（1943例）和3，49%（327例）。单一细菌感染者中，副溶血弧菌阳性率较高，为5，96%（558例）；其次为致泄性大肠埃希菌，为3，86%（362例）；单一病毒感染者中，诺如病毒和轮状病毒阳性率均较高，分别为10，73%（1005例）和8，35%（782例）。<15岁患者以单一病毒感染者为主，阳性率为32，69%（1014例）；≥15岁患者以单一细菌感染者为主，阳性率为16，86%（1056例）。数据还显示，7～9月份感染单一细菌者比例较高，12月至次年3月感染单一病毒者比例较高。结论认为，浙江省2009—2014年门、急诊急性腹泻患者常见病原均有检出，不同年龄患者病原谱构成存在较大差异，季节性流行规律明显，不同年份主要病原构成差异较小。

【评述】 急性腹泻病原具有多样性，研究急性腹泻患者的病原构成特征，对于预防及治疗具有极其重要的的作用。本研究回顾性分析了2009年1月—2014年12月浙江省7家监测哨点采集的患者的粪便样本进行的8种细菌检测和5种病毒检测所记录的数据，得出了门、急诊急性腹泻患者病原谱变化较小，均以轮状病毒、诺如病毒、副溶血弧菌、致泄大肠埃希菌为主，7～9月份以及12月至次年3月为急性腹泻的高发期。本研究，通过研究急性腹泻患者病原构成特征，提醒人们，什么时候、哪些年龄群应特别注意预防急性腹泻。

文选8

【题目】 广东省新型隐球菌多位点序列分型及临床特点分析

【来源】 中华医院感染学杂志，2016，26（22）：5072-5075.

【文摘】 郭鹏豪等为了解广东省临床分离新型隐球菌的基因型，分析主要型别的临床特点，为新型隐球菌感染的诊断和治疗提供依据。收集了广东省临床分离的25株新型隐球菌，采取回顾性分析方法和多位点序列分型方法对临床信息进行统计分析，发现25株新型隐球菌共检出3个序列型，分别为ST5型22株，ST31型2株，ST106型1株。其中ST5和ST31属于新生隐球菌VNI型，ST106属于格特隐球菌VGI型。结论认为，广东省新型隐球菌以ST5型为主。ST5型临床表现为：男性多于女性，主要集中在40～50岁，可出现在部分无基础疾病的人群中，预后较好。

【评述】 了解新型隐球菌的基因型，分析其主要型别的临床特点，能够更好地为新型隐球菌感染的诊断和治疗提供依据。本研究收集广东省临床分离25株新型隐球菌，采用多位点序列分型的方法，对新型隐球菌的7个管家基因进行PCR扩增、测序，同时采取回顾性分析对主要型别菌株的患者一般资料、基础疾病、临床症状及预后情况等临床信息进行统计分析，得出广东省新型隐球菌以ST5型为主。ST5型临床表现为男性多于女性，主要集中在40～50岁，可出现在部分无基础疾病的人群中，预后较好。通过对新型隐球菌的研究，为诊断和治疗提供依据。

文选 9

【**题目**】 中国 2004—2013 年戊型肝炎的流行病学特征分析

【**来源**】 国际流行病学传染病学杂志，2016，43（1）：35-38.

【**文摘**】 包叶江等为戊型肝炎的预防和控制提供建议，对中国 2004—2013 年戊型肝炎的流行情况和分布特征进行分析。分析发现，2004—2013 年共报道戊型肝炎病例 218 426 例，其中死亡 358 例，年度发病率为 1.19/10 万～2.17/10 万，平均发病率 1.64/10 万；四季均有戊型肝炎病例报告，春季多发；地区呈现"东高西低"的特征；各个年龄组均有发病，中年组（40～59 岁）报告发病率最高。结论认为，中国戊型肝炎发病数和发病率总体呈上升趋势，多发于春季，各年龄组均有发病，报告发病数随着年龄增大而增多，防控形势日益严峻，推广疫苗接种是关键措施。

【**评述**】 本研究采用描述流行病学的方法对中国 2004—2013 年戊型肝炎的流行情况和分布特征进行分析。分析得出戊型肝炎发病数和发病率总体呈上升趋势，死亡占 0.16%，春季报告发病数占全年的 35.25%；东部地区的发病数占全国总病例数的 41.23%；中年组报告发病数占总病例数的 46.89%；0～59 岁报告发病数和发病率随年龄增大而上升，男女性别比为 2.79：1；职业构成以农民最多。通过分析戊型肝炎感染的流行病学特征，为临床诊断和研究提供了依据，以及为预防控制提供建议。提醒人们，什么时候、何种年龄群、何种工作性质的人需要注意预防戊型肝炎的发生。

文选 10

【**题目**】 金黄色葡萄球菌 sasX 基因的检测及其分子流行特征

【**来源**】 中华医院感染学杂志，2016，26（17）：3845-3847，3862.

【**文摘**】 钟一鸣等为调查医院金黄色葡萄球菌 sasX 基因的携带情况并探究其分子流行特征，为揭示该基因在本地区的流行状况提供依据，收集了中南大学湘雅医院 2012 年 1—12 月临床分离鉴定的金黄色葡萄球菌 128 株，对其进行分析。分析发现，128 株金黄色葡萄球菌中共检测出 2 株 sasX 基因阳性菌株，经头孢西丁鉴定这两株菌株均为耐甲氧西林金黄色葡萄球菌（MRSA）。结论认为，首次在湖南省临床分离的金黄色葡萄球菌中发现存在 sasX 基因，sasX 基因可能是导致医院持续感染的毒力因素之一，应密切关注其流行发展趋势。

【**评述**】 本研究收集中南大学湘雅医院 2012 年 1—12 月临床分离鉴定的金黄色葡萄球菌 128 株，采用 PCR 检测 sasX 基因，对该基因阳性的菌株采用多重 PCR 检测 SCCmec 分型、PCR 扩增 pvl 毒素基因，并进行多位点序列分型和葡萄球菌 A 蛋白序列分析，得出金黄色葡萄球菌的检出率为 1.6%。通过对医院金黄色葡萄球菌 sasX 基因的携带情况并探究其分子流行特征，为揭示该基因在本地区的流行状况提供依据，并引起医院密切关注其流行发展趋势。

文选 11

【**题目**】 人感染高致病性 H5N6 禽流感病毒的分子生物学特征

【来源】 临床检验杂志，2016，34（2）：156-159.

【文摘】 高敏等收集 Gen Bank、全球共享禽流感数据倡议组织（GISAID）及浙江大学传染病诊治国家重点实验室提供的 H5N6 病毒基因序列，利用生物信息软件 MEGA 6.0 及 Net Nglyc 服务器对基因序列进行遗传进化和分子变异特征分析。通过对 3 例感染 HPAI-H5N6 患者的毒株 HA、NA 基因推导的氨基酸序列比对分析发现，其同源性分别为 96.5%～98.77% 和 90.1%～98.2%，序列差异小。HA、NA 基因推导的氨基酸系统进化树分析显示，3 例感染 HPAI-H5N6 患者毒株处于 2 个不同的分支，其中 GZ/39715/14 和 YN/0127/15 属于同一分支；SC/26221/14 则属于另一分支。2 分支分别与亚洲尤其中国境内多地由禽类分离到的 H5N6 毒株处于同一个分支上，表明该类毒株有相近的起源，这两分支可能来源于各自不同的基因重排。HA 基因包含有 S137A、T160A 等突变，利用 NetNglyc 服务器检查 HA 基因中的 AsnXaa-Ser/Thr 序列，进行 N-糖基化位点预测，发现 2 例患者（GZ/39715/14 和 YN/0127/15）有 6 个可能的糖基化位点，其中云南株多了 1 个 Asn124 位点。糖基化位点增加，有助于产生抗原漂移，使得病毒可以更加轻松的躲避机体的免疫攻击。

【评述】 本研究中，利用多种分子生物信息学技术验证了新型人感染 HPAI-H5N6 病毒是一种重组病毒，其 HA 基因来源于亚洲禽类 H5 亚型，NA 基因来源于亚洲禽类 H6N6，病毒 HA 基因位点突变及糖基化可能利于感染人类。但是由于样本量少，需要更多的观察和数据来确证。尽管如此，也提示卫生防控部门应做好对家禽市场的 H5 型禽流感以及 H5N6 病毒的监测，以防止暴发流行。

文选 12

【题目】 2006—2015 年医院流感嗜血菌分布及耐药性分析

【来源】 中华医院感染学杂志，2016，26（20）：4657-4659，4663.

【文摘】 田磊等为了解流感嗜血杆菌的临床分布及对抗生素药物的耐药性，为临床合理选用抗生素药物提供依据，分析医院 2006 年 1 月—2015 年 12 月患者临床分离的流感嗜血菌分布。结果显示，患者临床分离出流感嗜血菌 1671 株，标本主要来源于痰液。药敏结果显示，儿童组和成人组患者流感嗜血菌磺胺甲噁唑/甲氧苄啶的敏感率均为最低，其次是氨苄西林，对其他抗生素药物的敏感率均较高。结论认为，医院分离的流感嗜血菌主要来自呼吸道标本，磺胺甲噁唑/甲氧苄啶和氨苄西林已经不适合用于流感嗜血菌感染的经验治疗，应根据药敏结果合理选用抗生素药物。

【评述】 本研究采用回顾分析的方法，分析了医院 2006—2015 年患者临床分离的流感嗜血菌分布，菌株鉴定及药敏结果。分析得出，流感嗜血菌对磺胺甲噁唑/甲氧苄啶和氨苄西林的敏感率较低，已经不适合用于流感嗜血菌感染的经验治疗。通过该研究的发现，提醒医师在治疗流感嗜血菌感染时，应根据药敏结果合理的选用抗生素药物。

文选 13

【题目】 血液分离高黏液表型肺炎克雷伯菌的毒力基因检测及生物膜形成测定

【来源】 中国感染与化疗杂志，2016，16（5）：622-626.

【文摘】 魏丹丹等收集了血源性肺炎克雷伯菌 82 株，检测其高黏液（HM）表型、荚膜血清型及主要毒力基因，并测定其生物膜形成情况。结果显示 82 株血源性肺炎克雷伯菌中，黏液丝试验阳性占 31.7%（26/82），高毒力荚膜血清型菌株的阳性率为 40.2%（33/82），两者均阳性 24 株，阳性率为 29.3%（24/82），毒力分数的第 50 百分位数 P50 为 2。HM 表型与非 HM 表型菌株中高毒力荚膜血清型的检出率分别为 92.3%（24/26）和 16.1%（9/56），毒力分数 P50 分别为 5 和 1，差异均有统计学意义（$P<0.05$）。高毒力荚膜血清型菌株的毒力分数 P50 为 5.5，高毒力荚膜血清型菌株中，K1/K2/K57 型的毒力分数与 K5/K20/K54 型比较差异有统计学意义（$P<0.01$）。HM 表型菌株和非 HM 菌株形成生物膜的阳性率分别为 50.0%（13/26）和 73.2%（41/56），两者差异有统计学意义（$P<0.05$），高毒力荚膜血清型菌株形成生物膜的阳性率为 60.6%（20/33），不同高毒力荚膜血清型肺炎克雷伯菌中，K54 菌株形成生物膜的能力最强，阳性率为 6/8。结论认为，致血流感染肺炎克雷伯菌存在多种强毒力和（或）生物膜阳性菌株，必须高度重视，避免广泛流行。

【评述】 荚膜多糖使肺炎克雷伯菌具有黏液性状表型，临床资料表明，具有 HM 表型的菌株更易引起一些特殊的侵袭性感染。生物膜是细菌为适应生存环境而吸附于有生命体或无生命体表面形成的菌落聚集物，由细菌和自身分泌的胞外基质组成。这类细菌群体耐药性强，并可逃避机体免疫系统的吞噬作用，使感染部位难以彻底清除，是临床上难治性感染的重要原因之一。本研究生物膜形成试验显示，HM 菌株和非 HM 菌株形成生物膜的比率均＞50%，且高毒力荚膜血清型菌株形成生物膜的阳性率高达 60.6%，生物膜的形成或给临床高毒力肺炎克雷伯菌的治疗带来新的挑战，提示临床一旦发生肺炎克雷伯菌感染，尤其是 HM 菌株，还须注意预防生物膜的形成，避免发生导管相关性血流感染。本研究提示本地区存在肺炎克雷伯强毒力和生物膜形成阳性的克隆株，必须高度重视，加大监测范围。

文选 14

【题目】 基于挥发性代谢产物质谱快速鉴定结核分枝杆菌复合群

【来源】 临床检验杂志，2016，34（8）：571-574.

【文摘】 刘衍伶等以卡介苗（BCG）为 MTC 代表菌种，用表面解吸常压化学电离质谱（SDAPCI-MS）对 BCG、耻垢分枝杆菌和龟形分枝杆菌培养基上层气体行 VOCs 检测，同时检测临床常见细菌和真菌的 VOCs，以确定 MTC 相关 VOCs 标志物及释放时间规律。通过碰撞诱导解离（CID）鉴定特异性谱峰的分子量和分子结构式，并用 Matlab 对其行主成分分析以判断上述相似菌种 VOCs 组成成分，研究结核分枝杆菌复合群（MTC）相关挥发性代谢产物（VOCs）标志物用于快速鉴定 MTC 的应用价值。结果显示，培养第 9 天，培养出肉眼可见菌落。但在可见菌落形成之前可检测到特异性烟酸甲酯（m/z 138）存在于 MTC 培养基上层气体中，与菌液浓度和培养时间呈正相关，经缓慢增长后在 25～30 天时含量迅速增加，而后保持稳定。m/z 140 和 m/z 152 在 MTC 培养基上层气体中含量也显著高于龟形分枝杆菌和耻垢分枝杆菌。质谱检测所得 VOCs 指纹图可准确鉴别 MTC 与 2 种非结核分枝杆菌，并经主成分分析与其他所测实验菌种可明确区分。结论认为，烟酸甲酯为 MTC 标志物。SDAPCI-MS 通过检测微生物的挥发性代谢产物，能快速、准确地鉴定 MTC。

【评述】 结核分枝杆菌培养周期长，很难快速的得出阳性结果，从而延误治疗时机。而质谱检测技术，作为一种高效、灵敏的检测手段，现阶段已经开始应用于临床。本研究创新性地提出利用挥发性代谢产物质谱快速鉴定结核分枝杆菌复合群的方法，以烟酸甲酯作为 MTC 的标志物，使得能够快速、准确的鉴定 MTC。本研究摆脱了传统培养方法的束缚，为临床结核分枝杆菌感染的诊断提供了一个新的检测手段，但由于检测成本较高，其在临床上开展，还需综合多方面因素考虑。

文选 15

【题目】　基于 CRISPR/Cas 的大肠埃希菌分子标志物的监测研究

【来源】　中华流行病学杂志，2016，37（8）：1080-1086.

【文摘】　梁文娟等通过 BLAST 收集 GenBank 数据库中 135 株全基因组测序大肠埃希菌、203 株鸟枪法测序大肠埃希菌的 CRISPR/Cas 和 PCR 扩增、测序获得本实验室保存 361 株大肠埃希菌（包括 38 株大肠埃希菌 O157：H7）的 CRISPR 序列，应用 CRISPR Finder 在线软件分析 CRISPR 特征、DNAMAN 软件进行间隔序列的比对，使用 Clustal X 进行 cas 多序列比对和 Mega 5.1 软件构建系统进化树，探讨基于 CRISPR/Cas 的大肠埃希菌分子标志物的监测研究。结果显示，135 株全基因组测序、203 株鸟枪法测序和 361 株本实验室测序的大肠埃希菌中分别有 77.04%、100.00% 和 75.62% 的大肠埃希菌具有 CRISPR1，分别有 74.81%、100.00% 和 92.24% 的大肠埃希菌具有 CRISPR2，分别有 11.85%、0 和 1.39% 的大肠埃希菌具有 CRISPR3 和 CRISPR4；GenBank 数据库下载的全基因组测序的 1 株和本实验室测序的 2 株大肠埃希菌存在 4 个 CRISPR 位点；缺少 cas 的 CRISPR1 下游有插入序列存在。在 699 株大肠埃希菌中，8 株 O55：H7、180 株 O157：H7、8 株 O157：HNM、40 株 O104：H4、4 株 O145：H28 有独特的 CRISPR；间隔序列的缺失可发生在 CRISPR 中间；依据 I-E 和 I-F 的 cas 构建系统发育树，均可分为两类。结论认为，大肠埃希菌的 CRISPR/Cas 可能作为鉴定强毒株大肠埃希菌或新型菌株的分子标志物。间隔序列的缺失或获得可能与噬菌体有关。

【评述】　本研究以全新的视角对大肠埃希菌的 CRISPR/Cas 位置进行描述。本研究利用分子生物信息学等技术，详细地进行了基于 CRISPR/Cas 的大肠埃希菌分子标志物的监测研究。本研究认为大肠埃希菌的 CRISPR/Cas 可能作为鉴定强毒株大肠埃希菌或新型菌株的分子标志物。作为新的鉴定手段，应进一步进行验证试验，从而使这种鉴定方案可以应用到临床，得到精确的鉴定结果。

文选 16

【题目】　G 试验联合 GM 试验对恶性血液病患者伴侵袭性真菌病的诊断价值研究

【来源】　中国微生态学杂志，2016，28（10）：1152-1156，1164.

【文摘】　童彤等收集了安徽医科大学第一附属医院血液内科高危侵袭性真菌感染（IFI）病例 193 例。根据患者血浆 G 试验和 GM 试验的临床结果，进一步探讨 G 试验联合 GM 试验对恶性血液病患者伴侵袭性真菌病的诊断价值。童彤等分析了其单项和联合检测时在 IFD 诊断中的敏感性、特异性、阳性预测值（PPV）、阴性预测值（NPV），并同时分析 GM 试验结果在 IFD 患者治疗过程中的变化趋势。结果显示，血液肿瘤伴 IFD 的患者中，单独血浆 G 试验的检测灵敏度、特异度、PPV 和 NPV 分别是 71.7%、89.3%、71.7%、89.3%。单独 GM 试验检测的灵敏度、特异度、PPV 和 NPV 分别是 54.7%、94.3%、78.4%、84.6%。串联检测（两项同时阳性）的灵敏度、特异度、PPV 和 NPV 分别是 39.6%、99.3%、95.5%、81.3%。并联检测（两项中任意一项阳性）的敏感性、特异度、PPV 和 NPV 分别是 86.6%、84.3%、67.7%、94.4%。17 例 GM 试验阳性患者接受抗真菌治疗后，14 例有效，3 例无效。治疗有效组血浆 GM 值均从第 2 周开始下降，第 3 周降至正常水平，治疗无效组 GM 值持续升高，有效组和无效组差异有统计学意义。结论认为，G 试验和 GM 试验对恶性血液病患者伴 IFD 均有较高的临床诊断价值，联合两者将进一步提高其临床诊断价值。同时，GM 试验也可以作为一个监测治疗效果的指标，动态监测 GM 值，有利于评估临床抗真菌治疗的疗效。

【评述】 诊断真菌感染的金标准是培养，但是由于培养周期长、取材要求高等缺点，从而使患者未及时接受治疗，症状无法及时得以改善。而 G 试验和 GM 试验作为一个诊断真菌感染的血清学指标，其诊断效能的研究将给真菌感染提供一个快速简便的方法。本研究通过收集病例，检测患者血浆 G 试验和 GM 试验的临床结果，进一步研究单项和联合检测时在 IFD 诊断中的诊断价值。本研究的结果显示 G 试验和 GM 试验对恶性血液病患者伴 IFD 均有较高的临床诊断价值，联合两者将进一步提高其临床诊断价值。同时 GM 试验也可以作为一个评估临床抗真菌治疗的疗效判断的指标。本研究以临床实用性为目的，开展新的检测项目，为临床判断真菌感染提供了一个新的思路。

文选 17

【题目】 流式细胞术用于鲍曼不动杆菌体外药敏试验的研究

【来源】 国际检验医学杂志，2016，37（18）：2555-2557.

【文摘】 赵旭鸿等利用流式细胞术的方法，选用碘化丙啶（PI）作为荧光染料，检测大肠埃希菌标准菌株和 66 株鲍曼不动杆菌临床菌株对舒氨西林、左氧氟沙星、美罗培南、头孢噻肟钠的敏感性。通过与微量稀释法和 VITEK 仪检测结果进行比较，探讨流式细胞术在快速检测鲍曼不动杆菌体外药敏试验的应用价值。结果显示，流式细胞荧光法抗生素药物敏感试验（FCST）结果，与微量稀释法和 VITEK 仪检测结果相比并无差异。结论认为，流式细胞荧光法抗生素药物敏感试验（FCST）的检测结果与常规方法一致，且具有快速、高效、灵敏等特点。

【评述】 流式细胞术（Flow CytoMetry，FCM）是对悬液中的单细胞或其他生物粒子，通过检测标记的荧光信号，实现高速、逐一的细胞定量分析和分选的技术。作为一种高效，灵敏的检测手段，流式细胞术用于检测细菌体外药敏试验有待进一步的探索。本研究创新性地将流式细胞术运用到检测鲍曼不动杆菌体外药敏试验上来，结果显示其检测结果与常规方法一致，进一步拓展了流式细胞术的应用范围，也同时为药敏检测提供了一个全新、高效、灵敏的方法。今后，需要进一步的将这种检测手段运用到其他不同的菌种，完善检测过程，制定标准的操作规程。

文选 18

【题目】 5 种抗菌药物体外抗厌氧菌活性研究

【来源】 中国感染与化疗杂志，2016，16（6）：755-760.

【文摘】 程敬伟等根据 CLSI M11-A8 文件，采用琼脂稀释法测定氨苄西林 - 舒巴坦、阿莫西林 - 克拉维酸、厄他培南、甲硝唑和克林霉素对 179 株临床分离厌氧菌的最低抑菌浓度（MIC），并进行 16S rRNA 基因测序鉴定。其中 77 株革兰阴性厌氧杆菌中，56 株拟杆菌属细菌对厄他培南敏感率最高，为 96.4%，对克林霉素敏感率为 39.3%；21 株革兰阴性厌氧杆菌对氨苄西林 - 舒巴坦全敏感。43 株革兰阳性厌氧杆菌和 54 株革兰阳性厌氧球菌，对氨苄西林 - 舒巴坦和厄他培南的敏感率较高（＞87.5%），对克林霉素的耐药率较高。作者认为氨苄西林 - 舒巴坦、阿莫西林 - 克拉维酸、厄他培南对临床常见厌氧菌保持较高的抗菌活性，不同菌属细菌对甲硝唑耐药率差异较大，对克林霉素耐药率较高。

【评述】　厌氧菌的感染及其耐药日益严峻。厌氧菌的耐药性研究，对临床用药至关重要。本研究采用琼脂稀释法测定氨苄西林 - 舒巴坦、阿莫西林 - 克拉维酸、厄他培南、甲硝唑和克林霉素对179 株临床分离厌氧菌的最低抑菌浓度（MIC），分析得出革兰阴性厌氧杆菌、革兰阳性厌氧杆菌和革兰阳性厌氧球菌对氨苄西林 - 舒巴坦、阿莫西林 - 克拉维酸、厄他培南、甲硝唑和克林霉素的敏感率，提醒临床关注厌氧菌感染，加大抗生素的监管力度，合理选择抗生素药物，避免多药耐药菌和泛耐药菌的发生。

文选 19

【题目】　人巨细胞病毒临床株 UL133 基因序列遗传变异分析

【来源】　中国病原生物学杂志，2016，11（7）：584-589.

【文摘】　郭刚强等采集 HCMV-DNA 阳性者的临床标本，PCR 扩增 UL133 基因全序列，阳性扩增产物克隆到 pEASYTM 载体后进行序列测定，结合来自于 NCBI 数据库的 15 条序列进行 UL133 基因多态性分析。结果获得 20 例 HCMV 感染者的 UL133 全长序列。多态性分析显示 HCMV 临床株 UL133 基因核苷酸变异率为 0～9.7%，氨基酸变异率为 0～40.2%；不同感染者 UL133 序列 5′端的第 32-45 位发生了相对集中的非同义突变，其他部分序列较少出现氨基酸缺失及错义突变。其中 1 例临床感染者 UL133 序列在 163-166 位核苷酸出现移码突变。综合 NCBI 数据库的 15 株序列分析显示，UL133 序列分为 G1、G2、G3、G4、G5、G6 等 6 个型，但未发现基因型与 HCMV 感染的临床表现具有显著关联性。编码蛋白翻译后修饰位点包括酪蛋白激酶磷酸化位点（CKP），蛋白激酶 C 位点（PKC）以及 NLS-BP 核定位信号（NLS-BP）。与 Toledo 株相比，有 1 株发生移码突变，其他临床株 UL133 基因编码产物翻译后修饰位点相对保守。结论认为，HCMV UL133 基因核苷酸序列及其编码的氨基酸序列高度保守，但仍具有一定的多态性。这种多态性与 HCMV 感染临床症状的关系尚待进一步研究。

【评述】　人巨细胞病毒属于疱疹病毒家族的 DNA 病毒，在人群中的感染率很高。本研究对获得的 20 例 HCMV 感染者的 UL133 全长序列进行 UL133 基因多态性分析，分析得出 UL133 基因核苷酸变异率和氨基酸变异率。本研究还发现 1 例临床感染者 UL133 序列在 163-166 位核苷酸出现移码突变。为后续 HCMV UL133 基因核苷酸序列及其编码的氨基酸序列的多态性与 HCMV 感染临床症状的关系的研究提供了研究基础。

文选 20

【题目】　耐碳青霉烯类鲍曼不动杆菌的 OXA 酶基因研究

【来源】　国际检验医学杂志，2016，37（22）：3108-3110.

【文摘】　陆丹倩等收集广东省中山市中医院 2012 年 7 月—2013 年 12 月临床分离 40 株耐碳青霉烯类鲍曼不动杆菌（CRAB），采用纸片扩散法（K-B 法）药敏试验，改良 Hodge 试验筛查碳青霉烯酶，用聚合酶链式反应（PCR）法对 β- 内酰胺酶基因 oxa-23、oxa-24、oxa-51 和 oxa-58 进行扩增、序列分析。其中 40 株 CRAB 对 16 种药物中，对多黏菌素和米诺环素敏感性最高，耐药率≤5.0%；改良 Hodge 试验阳性 29 株（占 72.5%）；所有菌株均被检测到含有 oxa-51 基因（占 100.0%），oxa-23 基因为 38 株（占 95.0%），未检出 oxa-24 和 oxa-58 基因。结论认为：oxa-51 及 oxa-23 基因是广东省中山市中医院流行 CRAB 的主要基因型。

【评述】 鲍曼不动杆菌对碳青霉烯类抗生素耐药率逐年增高，其主要耐药机制包括产生水解药物的碳青霉烯酶，外膜孔蛋白的改变，主动外排系统的过度表达和青霉素结合蛋白改变等。其中由于苯唑西林酶（Oxaclillinase，OXA 酶）克隆传播导致鲍曼不动杆菌对碳青霉烯类抗生素耐药的暴发流行的报道，已引起大家的广泛关注。本研究收集 40 例 CRAB，采用纸片扩散法（K-B 法）药敏试验，改良 Hodge 试验筛查碳青霉烯酶，用聚合酶链式反应（PCR）法对 β- 内酰胺酶基因 oxa-23、oxa-24、oxa-51 和 oxa-58 进行扩增、序列分析，分析得出 40 株 CRAB 对 16 种药物的敏感率、改良 Hodge 试验阳性率、oxa-23、oxa-24、oxa-51 和 oxa-58 基因检出率。本研究很大程度的反映了广东省耐碳青霉烯类鲍曼不动杆菌（CRAB）耐药性、苯唑西林（OXA）酶基因及流行特性，具有很大的临床意义和价值。但是对于不同地区，可能仍有差异，应该加大监测力度，根据不同地区临床分离株耐药的特点，制定合理的应对方案，防止耐药细菌的不断扩散和壮大。

文选 21

【题目】 白念珠菌 MRR2 基因错义突变 C1409A 与氟康唑耐药的相关性

【来源】 检验医学，2016，31（9）：744-749.

【文摘】 王影等研究了锌簇转录因子——多药耐药调节因子 2（Mrr2）编码基因 MRR2 错义突变 C1409A 与白念珠菌氟康唑耐药的相关性。利用白念珠菌工程菌株 SN152 构建 MRR2 基因敲除菌株 MRR2Δ/Δ，通过一步法克隆及定点突变技术构建野生型 MRR2 表达质粒 pCPC20-T、定点突变型 MRR2 表达质粒 pCPC20-TM，再用高效醋酸锂转染法将质粒片段转染入 MRR2 基因敲除菌株，构建 MRR2 野生型、定点突变型及 pCPC20 质粒空载型白念珠菌 S1、SM 和 S0。通过体外药物敏感试验及实时荧光定量聚合酶链反应（PCR）分析错义突变 C1409A 与氟康唑耐药的关系。结果氟康唑对 MRR2 基因 C1409A 定点突变菌株 SM 的 MIC 较白念珠菌工程菌株 SN152 增高了 4 倍；CDR1 基因相对表达量是 SN152 的 3 倍，而 MRR2 基因敲除菌株 MRR2Δ/Δ、pCPC20 质粒空载菌株 S0 及 MRR2 野生型质粒载体菌株 s1 的 CDR1 相对表达量与 SN152 相比均没有明显变化。结论认为：MRR2 基因错义突变 C1409A 可上调白念珠菌 CDR1 表达并介导白念珠菌对氟康唑的耐药。

【评述】 白念珠菌是临床上最常见的条件致病性真菌，氟康唑是其临床治疗应用最广的抗真菌药。由于临床长期且频繁的预防经验用药及不规范治疗，导致白念珠菌对氟康唑的敏感性下降，耐药现象给临床治疗带来很大困难。本研究利用白念珠菌工程菌株 SN152 构建了 MRR2 基因 C1409A 定点突变菌株，证实 C1409A 突变与白念珠菌氟康唑耐药相关，并建立了白念珠菌定点突变菌株体系，为进一步研究 MRR2 基因与白念珠菌耐药的关系奠定了基础。

文选 22

【题目】 43 株利奈唑胺耐药葡萄球菌耐药机制研究

【来源】　中华检验医学杂志，2016，39（11）：848-851.

【文摘】　陈宏斌等探讨了我国耐利奈唑胺葡萄球菌的耐药形势及耐药形成机制。43 株来自全国 9 家医院 2009—2012 年分离的所有非重复的利奈唑胺耐药葡萄球菌，通过微量肉汤稀释法测其 MIC 值，提取菌株 DNA，分别扩增其 23sRNA 基因的 V 区和 cfr 基因，检测其是否携带 cfr 基因以及是否发生 23S rRNA 基因 V 区突变，Southern blot 验证 cfr 基因是否在质粒上，提取质粒 DNA，通过全基因组测序分析 cfr 基因周围环境。结果显示利奈唑胺耐药葡萄球菌呈现多重耐药性；大部分菌株携带 cfr 基因和发生 23S rRNA G2576T 突变；cfr 基因位于质粒上且其周围基因环境存在 Tn558 转座子可移动基因元件。结论认为 cfr 基因的存在和 23S rRNA 突变是导致葡萄球菌对利奈唑胺耐药的主要机制，cfr 基因周围存在可移动基因元件，可能导致 cfr 基因在不同菌株或菌种间传播。

【评述】　利奈唑胺是一种新型恶唑烷酮类抗生素药物，可用于治疗由耐药革兰阳性菌引起的严重感染。最近几年利奈唑胺耐药株在我国的医院相继出现，给临床治疗带来新的挑战。本研究对 43 株利奈唑胺耐药的凝固酶阴性葡萄球菌进行了耐药机制和传播机制的研究，得出 cfr 基因的存在和 23S rRNA 突变是导致葡萄球菌对利奈唑胺耐药的主要机制，cfr 基因周围存在可移动基因元件，可能导致 cfr 基因在不同菌株或菌种间传播的结论。本研究为新抗生素药物的研发提供了线索，为临床合理使用抗生素提供理论依据。

文选 23

【题目】　无迁徙生长碳青霉烯耐药奇异变形杆菌耐药机制及分子分型研究

【来源】　中华微生物学和免疫学杂志，2016，36（10）：734-739.

【文摘】　孙龙等探讨了无迁徙生长碳青霉烯耐药奇异变形杆菌耐药机制及分子流行病学特点。339 株奇异变形杆菌根据有无迁徙生长分为两组，采用 E-test 法进行药敏试验及耐药表型筛查；PCR 扩增测序明确耐药基因型以及采用脉冲场凝胶电泳（PFGE）分析菌株之间同源性；运用 S1-PFGE 联合 Southern 印迹杂交及质粒电转化试验对碳青霉烯耐药基因 blaKPC 进行定位，并分析基因周围环境。结果 42 株无迁徙生长奇异变形杆菌对碳青霉烯类抗生素耐药率（亚胺培南与美罗培南分别为 57.1% 和 52.4% 明显高于迁徙菌株）明显高于迁徙菌株；24 株碳青霉烯耐药的无迁徙生长奇异变形杆菌均携带 blaKPC-2，PFGE 结果提示其中 22 株具有高度同源性，呈克隆播散；Southern 印迹杂交表明 blaKPC-2 基因定位质粒上；blaKPC-2 基因周围结构显示其上游含有插入元件 ISKpn8，下游则由插入元件 ISKpn6-like 构成。结论认为无迁徙生长奇异变形杆菌具有较高碳青霉烯类抗生素的耐药率，产 KPC-2 型碳青霉烯酶是导致无迁徙奇异变形杆菌对碳青霉烯类抗生素耐药的主要原因。碳青霉烯耐药无迁徙生长奇异变形杆菌在该院呈克隆播散趋势。

【评述】　奇异变形杆菌是一种广泛存在于污水、土壤、人及动物胃肠道的条件致病菌，是泌尿系统感染最常见的病原菌之一。此外，该菌也可以引起烧伤创面感染、呼吸道感染、食物中毒及感染性腹泻等。近年来，奇异变形杆菌的耐药性逐年增高，给临床治疗带来严峻挑战。本研究对 42 株无迁徙生长碳青霉烯耐药奇异变形杆菌耐药机制及分子分型研究，发现其具有较高碳青霉烯类抗生素的耐药率，产 KPC-2 型碳青霉烯酶是导致其耐药的主要原因，且该菌在院内呈克隆播散趋势。本研究为新抗生素药物的研发提供了线索，为院内感染防控提供指导。

文选 24

【题目】 结核分枝杆菌 Rv1273 c-Rv1272 c 转运功能的初步研究

【来源】 中华微生物学和免疫学杂志，2016，36（9）：681-685.

【文摘】 周爱萍等研究了结核分枝杆菌 ATP 结合盒（ATPbinding cassette，ABC）转运蛋白 Rv1273c-Rv1272c 的转运功能。以 BL21/pET-28a-rv1273c 和 BL21/pET-28a-rv1272c 重组大肠埃希菌为研究对象，采用溴化乙锭（EB）琼脂试验及 EB 吸收试验研究 Rv1273c 和 Rv1272c 的物质转运方向；提取 RNA 进行逆转录 PCR 确认 rv1273c 和 rv1272c 是否位于同一个转录单位，并且通过 real-time PCR 的方法比较 rv1273c 和 rv1272c 在结核分枝杆菌标准菌株 H37Rv 和减毒株 H37Ra 中的表达情况，验证其与结核分枝杆菌毒力的相关性。结果 EB 琼脂试验及 EB 吸收试验均表明 Rv1273c 和 Rv1272c 能够向胞内转运 EB，两者位于同一个转录单位，且其在 H37Ra 中的表达均是 H37Rv 的 6 倍。结论认为，Rv1273c 和 Rv1272c 为内向转运蛋白，组成一个多顺反子，可能与结核分枝杆菌的毒力相关。

【评述】 结核分枝杆菌是引起结核病的病原菌，结核分枝杆菌对宿主的致病性主要取决于其毒力，其中位于细胞膜上的 ATP 结合盒（ABC）转运蛋白近年来成为研究结核分枝杆菌毒力的热点。Rv1272c、Rv1273c 蛋白是结核分枝杆菌细胞膜上的 ABC 转运蛋白。本研究使用 EB 进行了琼脂试验和吸收试验，表明了 Rv1273c 和 Rv1272c 具有内向转运物质的功能，通过反转录 PCR 和 real-time PCR 的方法得出两者位于同一个转录单位，且可能与结核分枝杆菌的毒力相关，为下一步研究结核分枝杆菌的致病机制提供了线索。

文选 25

【题目】 耐亚胺培南肺炎克雷伯菌的耐药机制研究

【来源】 中华医院感染学杂志，2016，26（13）：2906-2909.

【文摘】 豆清娅等探讨耐亚胺培南肺炎克雷伯菌的流行病学特征和耐药机制。25 株临床分离的耐亚胺培南肺炎克雷伯菌，采用 VITEK-2 微生物系统检测菌株对 18 种抗生素药物的敏感性；改良 Hodge 试验检测碳青霉烯酶；PCR 检测耐药相关基因 KPC-2、SHV、CTX-M、IMP、VIM、NDM-1、OXA-48；采用 ERIC-PCR 技术对菌株进行同源性分析。结果在检测的 18 种药物中，哌拉西林 / 他唑巴坦、氨苄西林 / 舒巴坦、头孢唑林、头孢曲松、氨苄西林、厄他培南、亚胺培南、氨曲南的耐药率均为 100.0%，磺胺甲噁唑 / 甲氧苄啶的耐药率最低为 32.0%；改良 Hodge 试验阳性有 20 株（80.0%）；25 株菌均检测到 SHV 基因，20 株菌检测到 CTX-M 基因，15 株检测到 KPC-2 基因，1 株菌检测到 IMP-4 基因，3 株菌检测到 NDM-1 基因；25 株菌分为 6 型，为 A、B、C、D、E、F，分别有 15、5、2、1、1、1 株。结论认为耐亚胺培南的肺炎克雷伯菌多药耐药严重，产生 β- 内酰胺酶是菌株对多种药物耐药的主要机制，且菌株存在克隆性传播。

【评述】 肺炎克雷伯菌是临床分离及医院感染的重要致病菌之一，随着抗生素的广泛使用，细菌对常用药物呈现出严重的耐药性。肺炎克雷伯菌引起的医院感染率近期逐年增高，且多耐药性菌株的不断增加常导致临床抗生素药物治疗的失败和病程迁延。本研究探讨了耐亚胺培南肺炎克雷伯菌的流行病学特征和耐药机制，得出耐亚胺培南的肺炎克雷伯菌多药耐药严重，产生 β- 内酰胺酶是菌株对多种药物耐药的主要机制，且菌株存在克隆性传播的结论，为新抗生素药物的研发提供了线索，为临床合理用药和感染控制提供依据。

文选 26

【题目】　肺炎克雷伯菌和大肠埃希菌对黏菌素耐药的分子机制研究

【来源】　中华检验医学杂志；2016，（8）：618-624.

【文摘】　齐小梅等研究了我国临床肺炎克雷伯菌和大肠埃希菌对黏菌素的耐药机制。964 株肺炎克雷伯菌和 1389 株大肠埃希菌采用琼脂稀释法测定抗生素药物敏感性，MIC＞2mg/L 为耐药。PCR 和基因测序检测耐药菌株 mcr-1 基因携带率和黏菌素耐药相关基因 mgrB、pmrB、phoQ 是否存在基因突变。采用实时荧光定量 PCR 方法比较肺炎克雷伯菌黏菌素耐药组和敏感组二元调控基因 pmrB、pmrC、pmrD、pmrK 和 pmrE 的相对表达量；采用 RT-qPCR 比较大肠埃希菌黏菌素耐药组和敏感组 pmrA、pmrB、pmrC、phoP 和 phoQ 基因的相对表达量。采用接合试验检测携带 mcr-1 质粒的可转移性。结果显示肺炎克雷伯菌、大肠埃希菌对黏菌素耐药率分别为 0.62%（6/964）和 1.66%（23/1389）。黏菌素耐药的 2 种菌中，mgrB 基因均无突变；5 株肺炎克雷伯菌 pmrB 基因发生点突变，23 株大肠埃希菌 pmrB 和 phoQ 基因均发生突变。与肺炎克雷伯菌黏菌素敏感组相比，肺炎克雷伯菌黏菌素耐药组 pmrB、pmrC、pmrD、pmrK 和 pmrE 基因相对表达水平差异无统计学意义；而大肠埃希菌耐药组 pmrB 基因的平均相对表达量较敏感组上升 9.5 倍，其余基因表达水平差异无统计学意义。黏菌素耐药的大肠埃希菌、肺炎克雷伯菌中，mcr-1 携带率分别为 100%（23/23）、4/6。接合试验表明携带 mcr-1 的质粒可水平转移至受体菌，并使黏菌素 MIC 值升高 21 倍。结论认为携带可通过质粒水平转移的 mcr-1 基因是肺炎克雷伯菌和大肠埃希菌对黏菌素耐药的主要原因，其他机制如 pmrB 基因的表达上调也可能参与黏菌素耐药机制的形成。

【评述】　黏菌素是一种多价阳离子抗菌肽，主要通过竞争性取代革兰阴性杆菌脂多糖的二价阳离子而导致细胞膜裂解，最终快速杀菌。黏菌素已成为治疗多重耐药，尤其是产碳青霉烯酶的革兰阴性杆菌感染的最后手段。然而，全球范围内已相继报道出现黏菌素耐药肺炎克雷伯菌。本研究回顾性收集 964 株肺炎克雷伯菌和 1389 株大肠埃希菌，进行黏菌素等常用抗生素药物的敏感性检测，并对黏菌素耐药株进行分子耐药机制研究，得出携带可通过质粒水平转移的 mcr-1 基因是肺炎克雷伯菌和大肠埃希菌对黏菌素耐药的主要原因，其他机制如 pmrB 基因的表达上调也可能参与黏菌素耐药机制的形成的结论，为肺炎克雷伯菌和大肠埃希菌对黏菌素耐药的分子机制的进一步研究以及防控黏菌素耐药株的传播和延缓耐药趋势提供理论基础。

文选 27

【题目】　磷霉素与 8 种抗菌药物联合对碳青霉烯耐药肠杆菌科细菌的抗菌作用研究

【来源】　中华检验医学杂志，2016，（8）：629-632.

【文摘】　黄林等研究了磷霉素与其他抗生素药物联合对碳青霉烯类抗生素耐药肠杆菌科细菌（CRE）的抗菌效果。233 株 CRE 采用琼脂稀释法测定磷霉素、亚胺培南、美罗培南、头孢吡肟、头孢他啶、头孢曲松、头孢哌酮/舒巴坦、哌拉西林他唑巴坦、环丙沙星、阿米卡星、妥布霉素、多黏菌素 B、替加环素 13 种抗生素药物的 MIC；微量棋盘稀释法测定磷霉素与美罗培南、头孢吡肟、头孢他啶、头孢哌酮 / 舒巴坦、环丙沙星、阿米卡星、妥布霉素、替加环素 8 种抗生素药物联合对 30 株 CRE 菌株的药物敏感性。结果显示 233 株 CRE 菌株对磷霉素总的耐药率为 45.1%（105/233），其中克雷伯菌属对磷霉素的耐药率最高（61.9%，73/118），肠杆菌属次之（50%，15/30）；磷霉素与替加环素联合对抗 CRE 菌株效果最好，76.7%（23/30）的菌株呈现协同作用，磷霉素与氨基糖苷类联合，53.3%（16/30）～70%（21/30）的菌株呈现协同作用；尚未发现磷霉素与其他抗生素药物联合存在拮抗作用。结论认为磷霉素对碳青霉烯类抗生素耐药肠杆菌科细菌有一定的体外抗菌活性，磷霉素与替加环素和氨基糖苷类抗生素联合运用呈现协同作用，效果较好。

【评述】 磷霉素是一种对革兰阳性和阴性菌均有效的抗生素，其作用机制是与细菌细胞壁合成酶相结合，阻碍细菌合成细胞壁，从而起杀菌作用。近年来随着抗生素药物的不合理应用，碳青霉烯耐药肠杆菌科细菌已经越来越常见，给临床治疗带来困难。本研究探讨了磷霉素与临床常用抗生素联用对 CRE 菌株的效果，认为磷霉素对碳青霉烯类抗生素耐药肠杆菌科细菌有一定的体外抗菌活性，磷霉素与替加环素和氨基糖苷类抗生素联合运用效果较好，为临床临床治疗碳青霉烯类耐药菌株提供了新思路。

文选 28

【题目】 双溶血环金黄色葡萄球菌的菌落特征与药物敏感性分析

【来源】 中华医院感染学杂志，2016，26（9）：1921-1923.

【文摘】 刘美清等对金黄色葡萄球菌的双溶血环菌落特征及药物敏感性进行分析。19 株双溶血环菌株进行革兰染色镜检及血浆凝固酶试验，利用全自动微生物分析仪进行菌种鉴定和药敏试验，并对其中 1 株进行了 16SrRNA 基因序列比对分析，同时对 16 种常用抗生素药物进行药敏试验分析。结果显示菌种鉴定均为金黄色葡萄球菌，血浆凝固酶结果均呈阳性，双溶血环金黄色葡萄球菌菌落直径较大（2～3 mm），表面光滑，边缘整齐，周围有双溶血环，内环为狭窄的 β 溶血，外环为宽大的 α 溶血；其中共分离出 6 株 MRSA，检出率为 31.6%；药敏试验结果显示所有菌株对万古霉素、利奈唑胺、喹奴普汀 / 达福普汀、呋喃妥因及替加环素的敏感率均为 100.0%，对青霉素的耐药率最高为 84.2%。结论认为根据金黄色葡萄球菌所具有的双溶血环的特殊菌落特征和生化试验，能够快速准确鉴定，根据药敏试验结果合理用药可以有效控制金黄色葡萄球菌的感染。

【评述】 金黄色葡萄球菌是人类的一种重要病原菌，可引起许多严重感染，因此快速准确鉴定金葡菌，对临床诊治十分重要。本研究对金黄色葡萄球菌的双溶血环菌落特征进行分析，认为根据金黄色葡萄球菌所具有的双溶血环的特殊菌落特征和生化试验，能够快速准确鉴定，并且对 16 种常用抗生素药物进行药敏试验分析，对临床早期诊断金葡菌感染及合理用药提供了理论依据。

文选 29

【题目】 2005—2014 年 CHINET 不动杆菌属细菌耐药性监测

【来源】 中国感染与化疗杂志，2016，16（4）：429-436.

【文摘】 张辉等分析了 2005—2014 年中国主要省市 19 所医院临床分离的不动杆菌属细菌分布及

其耐药性变化趋势。55 154 株不动杆菌属细菌（其中鲍曼不动杆菌 49 153 株），采用纸片扩散法或自动化仪器法进行药敏试验，按 CLSI 2014 年版标准判读药敏结果。结果显示 10 年间，不动杆菌属细菌的检出率呈上升趋势：2005 年为 10.0%，2014 年为 11.1%。从 2005 年开始，鲍曼不动杆菌对头孢菌素类、喹诺酮类、氨基糖苷类药物的耐药率均在 60% 以上，对头孢哌酮 - 舒巴坦和亚胺培南的耐药率较低，分别为 28.8% 和 32.9%。从 2008 年开始，多所医院耐药率明显增加，多重耐药菌和广泛耐药菌比率也明显增加。不同科室分离株对抗生素药物的耐药率不同，其中以 ICU 分离株对受试抗菌药物的耐药率最高，除头孢哌酮 - 舒巴坦和米诺环素外，其余受试抗生素药物的耐药率在 60% 以上。结论认为从 2008 年以后，鲍曼不动杆菌对氨苄西林 - 舒巴坦、头孢哌酮 - 舒巴坦和米诺环素的耐药率逐年增高，特别是对碳青霉烯类药物耐药率明显升高；不同地区医院鲍曼不动杆菌的耐药率相差较大，不同科室的耐药率也有很大差异。

【评述】 不动杆菌属细菌是条件致病菌，当机体抵抗力降低时易引起机体感染，是引起医院内感染的重要机会致病菌之一。可引起呼吸道感染、败血症、脑膜炎、心内膜炎、伤口及皮肤感染、泌尿生殖道感染等。近年来，不动杆菌在医院内暴发流行和耐药性不断增加，并呈多重耐药。鲍曼不动杆菌为不动杆菌属最常见的细菌。本研究分析了 2005—2014 年中国主要省市 19 所医院临床分离的不动杆菌属细菌分布及其耐药性变化趋势，发现鲍曼不动杆菌对氨苄西林 - 舒巴坦、头孢哌酮 - 舒巴坦和米诺环素的耐药率逐年增高，特别是对碳青霉烯类药物耐药率明显升高，为临床合理使用抗生素药物提供了参考。

文选 30

【题目】 2005—2014 年 CHINET 儿童患者分离革兰阴性菌耐药性监测

【来源】 中国感染与化疗杂志，2016，16（4）：437-448.

【文摘】 祝俊英等分析了 2005—2014 年中国主要地区儿童患者中革兰阴性分离菌对常用抗生素药物的耐药性。63 294 株分离自儿童患者的革兰阴性菌，采用纸片扩散法或自动化仪器法按统一方案进行细菌药物敏感试验。按 CLSI 2014 版标准判断结果。结果显示儿童患者分离革兰阴性菌的检出率呈下降趋势：2006 年为 14.4%，2014 年为 12.1%。肠杆菌科细菌对头孢唑林、头孢呋辛、头孢噻肟、头孢他啶及头孢吡肟平均耐药率较高，对碳青霉烯类、氨基糖苷类和酶抑制剂复合制剂平均耐药率均<10%。大肠埃希菌和克雷伯菌属（肺炎克雷伯菌和产酸克雷伯菌）平均产 ESBL 率分别为 68.4% 和 62.2%。肺炎克雷伯菌对碳青霉烯类抗生素、两种酶抑制剂复合制剂及头孢菌素类耐药率明显上升。变形杆菌属、枸橼酸杆菌属及沙雷菌属对碳青霉烯类耐药率有下降趋势。鲍曼不动杆菌对亚胺培南和美罗培南耐药率也呈上升趋势。铜绿假单胞菌对所测试的抗生素药物耐药率有下降趋势。嗜麦芽窄食单胞菌及伯克霍尔德菌属检出率不断增多但耐药率变化不大。流感嗜血杆菌对氨苄西林耐药率及产 β 内酰胺酶率为 30%～45%。2014 年碳青霉烯类耐药肺炎克雷伯菌检出率为 15.9%。2005—2014 年均有广泛耐药（XDR）菌检出。结论认为分离于儿童患者革兰阴性菌的耐药性总体呈上升趋势，碳青霉烯类耐药肠杆菌科细菌和 XDR 的检出率不断增多。

【评述】 革兰阴性菌是医院感染的主要病原微生物。近年来，因广谱抗生素的广泛使用，使革兰阴性菌如铜绿假单胞菌，肺炎克雷伯菌和鲍曼不动杆菌的感染日益增加，其中耐药菌尤其是多重耐药（MDR）和广泛耐药（XDR）的出现给临床抗感染治疗带来极大挑战。本研究分析了2005—2014年中国主要省市儿童患者中革兰阴性分离菌对常用抗生素药物的耐药性，发现分离于儿童患者革兰阴性菌的耐药性总体呈上升趋势，碳青霉烯类耐药肠杆菌科细菌和XDR的检出率不断增多。提示各地区应加强耐药菌监测，并为规范临床抗生素使用提供了科学参考。

文选 31

【题目】 中国细菌耐药监测研究 2013—2014 年革兰阳性菌监测报告

【来源】 中华检验医学杂志，2016，（2）：120-129.

【文摘】 李耘等分析了我国主要城市三级甲等医院住院患者革兰阳性菌耐药状况。2382 株临床分离株采用琼脂或肉汤二倍稀释法测定抗生素药物 MIC，参照 CLSI 或 EUCAST 2015 标准判定细菌敏感性。结果显示耐甲氧西林耐金黄色葡萄球菌（MRSA）和甲氧西林耐药表皮葡萄球菌（MRSE）检出率分别为 43.9%（330/751）和 86.6%（129/149）。金黄色葡萄球菌对利奈唑胺、替考拉宁和达托霉素敏感率达 100%，而凝固酶阴性葡萄球菌对上述 3 个药物均有耐药出现，此外，发现 1 株万古霉素中介金黄色葡萄球菌。粪肠球菌、屎肠球菌对氨苄西林的耐药率分别为 5.8%（18/311）和 90.1%（309/343）。万古霉素耐药肠球菌（VRE）检出率为 2.1%，利奈唑胺不敏感率为 2.6%，较前次监测略增加。儿童患者分离菌中 MRSA 检出率为 49.4%（76/154），较前增加。结论认为革兰阳性菌中主要耐药菌如 MRSA、VRE 检出率稳定，但利奈唑胺不敏感肠球菌有增加趋势。

【评述】 革兰阳性菌是人类感染的主要致病菌之一，临床常见包括葡萄球菌属、链球菌属和肠球菌属，可引发皮肤软组织、骨关节、呼吸道、血液等多系统感染。抗生素在我国应用广泛，合理规范使用抗生素对防控耐药株的传播和延缓耐药趋势很有必要。本研究分析了我国主要城市三级甲等医院住院患者革兰阳性菌耐药状况，有助于读者了解其耐药流行趋势，并对临床合理用药具有指导意义。

文选 32

【题目】 中国细菌耐药监测研究 2013—2014 年非发酵革兰阴性菌监测报告

【来源】 中华检验医学杂志，2016，（2）：130-138.

【文摘】 李耘等通过收集来自全国 19 座城市 19 家医院 2013 年 7 月—2014 年 6 月临床分离致病菌 1535 株，了解我国主要城市三级甲等医院住院患者非发酵革兰阴性菌耐药状况。采用平皿二倍稀释法测定抗生素药物 MIC，结构判定参照 CLSI 或 EUCAST）2015 标准。结果显示铜绿假单胞菌和鲍曼不动杆菌对亚胺培南的耐药率分别为 28.0%（180/644）和 70.5%（456/647），多重耐药（MDR）菌检出率分别为 34.9%（225/644）和 79.6%（515/647），泛耐药（XDR）菌检出率分别为 9.8%（63/644）和 72.2%（467/647）。其中 ICU 分离菌株的耐药率高于非 ICU 菌株；儿童患者分离菌中非发酵菌所占比例及耐药率均显著低于成人患者与老年患者；来自痰标本的铜绿假单胞菌较来自血液和引流液的菌株更耐药（18.7%～74.2%、0～75.4%，$t=2.337～2.707$，P 均＜0.05）；来自引流液的鲍曼不动杆菌耐药率显著高于来自尿标本的菌株（19.7%～88.2% vs.

6.0%～66.0%，$t=2.884$，$P=0.006$）。结论认为铜绿假单胞菌、嗜麦芽窄食单胞菌、洋葱伯克霍尔德菌近年来耐药率稳定，但鲍曼不动杆菌耐药率持续增长，特别对于原本具有较好体外抗生素作用的药物，如米诺环素等。

【评述】 抗生素药物目前在我国应用广泛，不合理的用药会导致细菌耐药的产生与流行。不同地区的耐药情况不同，因此，进行细菌耐药监测很有必要。非发酵革兰阴性菌主要包括假单胞菌属、不动杆菌属、嗜麦芽窄食单胞菌等为条件致病菌，易导致免疫低下患者的院内感染。本研究收集了来自全国 19 家医院的 1535 株临床分离株，进行 MIC 的测定，了解了我国主要城市住院患者非发酵革兰阴性菌的耐药状况，对指导临床合理使用抗生素，控制细菌耐药的发生和传播很有意义。

文选 33

【题目】 2015 年全国 VITEK-2 细菌药敏检测系统药敏试验结果准确性调查研究

【来源】 中华医院感染学杂志，2016，26（10）：2161-2165.

【文摘】 孙宏莉等调查了全国细菌耐药监测网中使用 VITEK-2 药敏检测系统的医院微生物实验室药敏检测结果的准确性，向参加调研的 425 所医院的微生物实验室同时发放两株编号分别为 Carss-14-QC001（产 ESBLs 大肠埃希菌）和 Carss-14-QC002（产 KPC 肺炎克雷伯菌）的质控测试菌株，以微量肉汤稀释法作为参考方法，通过计算各实验室药敏结果基本一致性（EA）、分类一致性（CA）、非常重大误差（VME）、重大误差（ME）和小误差（mE）分析评估参评实验室药敏结果测定的准确性。Carss-14-QC001 的药敏测试结果显示氨苄西林 / 舒巴坦和头孢曲松的 EA（24.7%、51.6%）和 CA（21.9%、79.2%）较低，其他抗生素药物的 EA 和 CA 值均＞90.0%；氨苄西林、氨苄西林 / 舒巴坦、头孢曲松、头孢替坦和磺胺甲噁唑 / 甲氧苄啶各出现一个 VME 结果；仅一个参评实验室（0.3%）的 ESBL 检测结果错误；Carss-14-QC002 药敏结果显示头孢替坦的 EA（24.6%）和 CA（21.2%）最低，美罗培南和头孢吡肟的 EA（81.0% 和 82.1%）和 CA（41.0% 和 76.9%）较低，其他抗生素药物的 EA 和 CA 均＞90.0%；美罗培南 VME 为 6.2%；抗生素药物对二株测试菌株药敏结果的 ME 均较低为 0～0.7%。结论认为全国 VITEK-2 细菌药敏检测系统中氨苄西林 / 舒巴坦、头孢曲松、头孢替坦、美罗培南和头孢吡肟的药敏检测结果一致性和准确性较低，其他抗生素药物的药敏结果均具有很好的一致性和较高的准确性。

【评述】 药敏检测结果对临床选择有效抗生素药物治疗疾病具有重要意义，VITEK-2 药敏检测系统是医院常用的药敏试用方法，对其进行质量控制是很有必要的。本研究通过向全国细菌耐药监测网中使用 VITEK-2 药敏检测系统的 425 所医院的微生物实验室同时发放两株质控测试菌株，比较分析各参加单位药敏检测结果，发现全国 VITEK-2 细菌药敏检测系统中氨苄西林 / 舒巴坦、头孢曲松、头孢替坦、美罗培南和头孢吡肟的药敏检测结果一致性和准确性较低，其他抗生素药物的药敏结果均具有很好的一致性和较高的准确性。本研究评估了参评实验室药敏结果的准确性，有助于各实验室提高药敏试验检测结果的准确性，为临床提供准确的药敏结果。

文选 34

【题目】 新型隐球菌显色微量肉汤稀释法药敏流行病学折点的建立

【来源】 中华医院感染学杂志，2016，26（10）：2215-2218.

【文摘】 范欣等通过检测新型隐球菌对 6 种常用抗真菌药物敏感性，建立其流行病学折点。181 株选取自中国医院侵袭性真菌耐药监测网 10 家监测中心临床分离的新型 - 戈特隐球菌复合体，采用显色微量肉汤稀释法检测菌株对临床常用的 6 种抗真菌药物的 MIC 值。结果显示我国临床分离的隐球菌属绝大部分为新型隐球菌格鲁比变种，181 株新型 - 戈特隐球菌复合体中，仅有 2 株为戈特隐球菌；179 株新型隐球菌，格鲁比变种占 98.9%；新型隐球菌格鲁比变种的流行病学折点分别为氟康唑 16mg/L、伏立康唑 0.12mg/L、泊沙康唑 0.25mg/L、伊曲康唑 0.25mg/L、氟胞嘧啶 16mg/L、两性霉素 B1mg/L。

【评述】 隐球菌是一种重要的致病性真菌，可侵犯人体引起隐球菌病，好发于免疫低下的患者。两性霉素 B 和氟胞嘧啶是治疗的首选药物。然而目前临床缺乏针对隐球菌抗真菌药物敏感性检测的临床折点，给临床治疗带来困难。本研究收集了我国 10 家监测中心的新型隐球菌，检测其对临床常用的 6 种抗真菌药物的敏感性并建立其流行病学折点，有助于目前对临床药敏结果进行判断，并对建立真正的临床折点建立提供了数据基础。

文选 35

【题目】 亚胺培南耐药的鲍氏不动杆菌 OXA、AdeABC、CarO 基因及生物膜的研究

【来源】 中华医院感染学杂志，2016，（20）：4572-4575.

【文摘】 潘红超等通过对临床分离的亚胺培南耐药和敏感鲍氏不动杆菌 OXA、AdeABC、CarO 基因及生物膜形成分布进行调查，分析鲍氏不动杆菌对亚胺培南的耐药机制。临床分离的 106 株亚胺培南耐药和 102 株亚胺培南敏感的鲍氏不动杆菌，运用 PCR 技术进行 OXA、AdeABC、CarO 基因的检测；采用微量滴定板法构建生物膜，并对其进行定量试验。结果显示亚胺培南耐药和敏感菌株 OXA-23 检出率分别为 99.1% 和 2.9%，差异有统计学意义；OXA-51 基因均为阳性，而 OXA-58 基因均为阴性；AdeABC 基因在耐药和敏感菌株检出率分别为 98.1% 和 64.7%，具有较大差异；具有生物膜形成能力的菌株在两组间差异无统计学意义。结论认为 OXA-23 基因是医院耐亚胺培南鲍氏不动杆菌的最主要 OXA 亚型；临床鲍氏不动杆菌所引发的感染多数与生物膜的形成有关。

【评述】 鲍曼不动杆菌是医院获得性感染的重要致病菌，近年来感染逐渐增多。碳青霉烯类抗菌药物尤其是亚胺培南一直是治疗鲍氏不动杆菌较为有效的药物，但近年来碳青霉烯类药物的耐药率明显增加。本研究通过对临床分离的亚胺培南耐药和敏感鲍氏不动杆菌 OXA、AdeABC、CarO 基因及生物膜形成分布进行调查，发现 OXA-23 基因是医院耐亚胺培南鲍氏不动杆菌的最主要 OXA 亚型，临床鲍氏不动杆菌所引发的感染多数与生物膜的形成有关。对指导临床用药及研发新的抗生素药物具有价值和意义。

文选 36

【题目】 梅毒螺旋体 Hsp10 蛋白的原核表达与纯化

【来源】 中国病原生物学杂志，2016，11（12）：1057-1061.

【文摘】 伍仙等进行了原核表达及纯化梅毒螺旋体热休克蛋白。利用 Clustal Omega 软件对 Tp 与

其他物种的 Hsp10 蛋白进行多序列比对并运用生物信息学方法分析 Hsp10 蛋白亲水性和结构。PCR 扩增 Hsp10 基因，将其与质粒 pET28a 用 EcoRI 和 HindIII 进行双酶切后相连，构建表达重组质粒 pET28a-Hsp10。将重组质粒转化大肠埃希菌 BL21（DE3），采用 IPTG 诱导重组 Hsp10 蛋白表达，用镍离子柱纯化目的蛋白，并进行 SDS-PAGE 电泳。结果显示 Tp Hsp10 基因编码蛋白是一个亲水性蛋白、α- 螺旋、无规卷曲和 β 片层分别占 5.7%、47.7% 和 45.4%，三级结构与结核分枝杆菌 Hsp10（PDB：1p3h.1.C）类似。PCR 扩增获得的 Hsp10 基因全长为 267bp，连接到表达载体 pET28a 得到重组质粒 pET28a-Hsp10，编码含 His 标签的重组 Hsp10 蛋白。重组质粒转化大肠埃希菌 BL21（DE3），IPTG 诱导表达分子质量单位为 13.7ku 的重组 Tp Hsp10 蛋白，与理论值相符。重组蛋白经镍离子柱层析纯化，获得单一条带的 Hsp10。

【评述】　梅毒螺旋体是引起梅毒的病原体，梅毒早期损伤患者生殖系统，晚期对神经系统和心血管系统等多种组织和器官造成损伤。此外，梅毒还会提高 HIV 的感染率。因此，梅毒是全球重要的公共卫生问题。近年来我国梅毒发病率明显增高，研究 TP 的致病机制对其预防、诊断和治疗都具有重要意义。热休克蛋白 10（Hsp10）又称作伴侣蛋白 10，是一类分布广泛，且在进化上比较保守的小分子蛋白质。目前在多种病原体中报道了 Hsp10 蛋白的功能，但很少有关于 TP Hsp10 蛋白的报道。本研究分析了 TP Hsp10 蛋白的生物学特性，PCR 扩增 Hsp10 基因，成功构建表达重组质粒 pET28a-Hsp10，原核表达并纯化 Hsp10 蛋白，为研究其功能奠定了基础，有助于疾病的诊断和防治。

文选 37

【题目】　耐药大肠埃希菌可移动耐药元件研究

【来源】　中华医院感染学杂志，2016，26（24）：5524-5526.

【文摘】　茅孝莹等调查了耐药大肠埃希菌中可移动耐药元件（可移动遗传元件遗传标记与耐药基因）的携带情况。32 株临床分离的耐药大肠埃希菌，采用 PCR 及序列分析的方法检测 3 种可移动遗传元件与 16 种耐药基因，并对结果进行了样本聚类分析。结果 32 株耐药大肠埃希菌共 27 株检出 1 种可移动遗传元件遗传标记 intI1；β- 内酰胺类耐药基因总检出率为 100.0%，共检出 blaTEM、blaSHV、blaCTX-M- 群和 blaOXA-1 群 4 种阳性基因；氨基糖苷类耐药基因总检出率为 93.8%，共检出 aac（3）-I、aac（6'）-Ib、ant（3″）– I、ant（2″）-I 和 aph（3'）-I 5 种阳性基因。聚类分析发现 21 株菌显示出聚集性，其中有 3 个不同的克隆。结论认为大肠埃希菌的可移动耐药元件是导致对 β- 内酰胺类、氨基糖苷类耐药的重要原因；检测菌株中 3 个不同的克隆有医院感染的可能。

【评述】　大肠埃希菌是一种临床常见的革兰阴性短杆菌，常用 β- 内酰胺类、氨基糖苷类药物治疗。本研究对 32 株临床分离的耐药大肠埃希菌的可移动遗传原件和 16 种耐药基因进行检测，并对结果进行聚类分析，发现大肠埃希菌的可移动耐药元件是导致对 β- 内酰胺类、氨基糖苷类耐药的重要原因，并且检测菌株中 3 个不同的克隆有医院感染的可能。为临床治疗提供了参考依据。

文选 38

【题目】　转录因子 Flo8 G723R、T751D 突变增强白念珠菌毒力

【来源】　检验医学，2016，31（11）：987-992.

【文摘】 李文静等研究了白念珠菌转录因子 Flo8 G723R 和 T751D 突变与毒力的关系。利用白念珠菌 Flo8 野生株 SN152 构建 Flo8 回复株 Flo8SN152、Flo8 突变株 Flo8G723R 和 Flo8T751D，观察 4 种菌株感染小鼠的致死率和肾菌量负担，同时采用反转录 PCR 检测检测各菌株毒力因子的基因表达情况，分析 Flo8 突变与白念珠菌毒力的关系。结果与 SN152 和 Flo8SN152 相比，转录因子 Flo8 突变株 Flo8G723R 和 Flo8T751D 感染小鼠的致死率更高、肾菌量负担更高，毒力因子的基因表达也有不同程度的增强。结论认为转录因子 Flo8 G723R 和 T751D 突变使白念珠菌毒力增加，部分毒力因子的基因表达增强。

【评述】 白念珠菌为二相性真菌，它能感知胞外各种刺激，通过细胞内信号转导途径中信号分子的逐级传递作用，诱导由酵母相到菌丝相的适应性转变。菌丝相白念珠菌对宿主的黏附和侵入能力更强，并有助于逃逸宿主免疫系统的攻击，而酵母相白念珠菌无毒力或毒力很小。本研究发现转录因子 Flo8 G723R 和 T751D 突变能使白念珠菌毒力增加，部分毒力因子的基因表达增强，为临床控制白念珠菌感染以及新型抗生素药物的研发提供了方案。

文选 39

【题目】 白念珠菌生物膜耐药性观察及 als3 基因表达与成膜相关性的初步探讨

【来源】 中华传染病杂志，2016，34（10）：603-608.

【文摘】 邓可可等探讨了白念珠菌生物膜耐药性及 als3 基因表达与成膜相关性。共从临床分离 108 株白念珠菌，选取其中唑类药物敏感株 58 株。菌株纯化后用无菌体内留置导管建立白念珠菌生物膜体外模型，倒置显微镜观察其形态变化；透射电子显微镜观察超微结构；选取其中能够成膜的 20 株菌，采用 M27-A2 微量液基稀释法进行成膜前、后的药物敏感试验；再选择 10 株能够成膜的菌株为试验组，11 株不能成膜的菌株为对照组，PCR 法检测成膜前后白念珠菌 als3、xog1、bgl2、efg1 等基因的表达情况。结果显示倒置显微镜下观察到白念珠菌细胞沿菌丝聚集，形成不同层的膜状结构。透射电子显微镜下生物膜形成后白念珠菌细胞膜增厚、线粒体增多、细胞活性增加。白念珠菌生物膜形成后对氟康唑、伏立康唑、伊曲康唑耐药；对棘白菌素类药物卡泊芬净、米卡芬净的 MIC50 也有增加，但未到达耐药。als3 高表达的白念珠菌易形成生物成膜。成膜株与不成膜株培养前 efg1、bg1 和 xog1 基因表达差异无统计学意义。结论：白念珠菌生物膜形成后，对唑类抗真菌药物耐药，而对棘白菌素类药物保持敏感；白念珠菌 als3 基因表达的差异可以作为筛选易于成膜的白念珠菌的指标。

【评述】 白念珠菌是一种条件致病真菌，近年来随着大剂量抗生素、激素、免疫抑制剂的应用，以及器官移植术的开展，其发病率渐趋增高。同时，各种置入性医疗器械在临床广泛应用，白念珠菌可附着于其表面形成生物膜，形成生物膜的白念珠菌侵袭力更强，并且敏感株可能因形成生物膜而导致耐药。因此，如何鉴别菌株是否能形成生物膜十分重要。本研究选取了 58 株临床分离的唑类药物敏感株，构建生物膜体外模型并观察其结构，以及筛选易于成膜的菌株基因表达，发现生物膜形成后，白念珠菌对唑类药物耐药，而对棘白菌素类药物保持敏感；白念珠菌 als3 基因可作为筛选易于成膜的白念珠菌的指标。为临床早期筛选易成膜菌株提供了方法，有助于早期预防和治疗，并为临床用药提供了科学依据。

文选 40

【题目】　金黄色葡萄球菌肠毒素 C3 过表达慢病毒载体的构建及鉴定

【来源】　中国免疫学杂志，2016，32（9）：1323-1326，1332.

【文摘】　谢益欣等利用基因工程技术构建金黄色葡萄球菌肠毒素 C3（SEC3）过表达慢病毒载体并在体外检测其表达目的基因。利用 PCR 扩增 SEC3 原核表达质粒基因片段；用 Age I 酶切线性化 GV365 慢病毒载体，通过连接反应构建 GV365-SEC3 载体，运用 PCR 方法鉴定阳性克隆载体；转染 293T 细胞包装慢病毒，转染 24h 后观察细胞荧光，转染 36h 后收集细胞进行 Western blot 检测慢病毒载体表达，HIV-1 p24 ELISA 法测定慢病毒载体滴度。结果成功构建 GV365-SEC3 慢病毒载体，通过 PCR 及 DNA 测序鉴定，证明 GV365-SEC3 质粒构建正确；转染 293T 细胞后可观察到细胞内明显大量荧光，经蛋白电泳得到 29KD 附近处有特征条带，与目的基因蛋白相符合，ELISA 检测病毒载体滴度为 5×10^8 TU/ml。

【评述】　现今肿瘤的发病率逐渐增加，传统治疗方法为手术和放化疗，但疗效欠佳，因此，急需一种新的抗肿瘤的治疗方法。金黄色葡萄球菌肠毒素 C3 是一种细菌性超抗原，它能直接与 MHC Ⅱ类分子及 TCR-β 链的 V 区结合，活化的大量 T 细胞并分泌大量细胞因子，是一种很好的免疫调节剂和细胞因子诱导剂，对肿瘤细胞具有强大的杀伤作用。本研究利用基因工程技术成功构建过表达 SEC3 基因的慢病毒载体，为进一步研究其生物学活性及抗肿瘤机制提供依据，为研发新型抗肿瘤治疗方法提供了思路。

文选 41

【题目】　耐碳青霉烯类鲍曼不动杆菌感染危险因素分析：一项病例 - 病例 - 对照研究

【来源】中华临床感染病杂志，2016，9（3）：224-229.

【文摘】孔海芳等分析了耐碳青霉烯类鲍曼不动杆菌（CRAB）感染的危险因素。对天津医科大学总医院 2011 年 1 月—2015 年 12 月无菌体液中细菌培养阳性的病例资料进行回顾性分析，按 1∶1∶1 设计病例 - 病例 - 对照研究，CRAB 感染组 68 例，碳青霉烯类敏感鲍曼不动杆菌（CSAB）感染组 68 例，并在匹配患者中随机选取 68 例无菌体液中培养出非鲍曼不动杆菌阳性患者作为对照。对鲍曼不动杆菌感染的危险因素进行单因素分析，将单因素分析中差异有统计学意义的因素进行多因素 Logistic 回归。单因素分析中 CRAB 组与对照组比较发现，菌血症 / 脓毒血症、使用碳青霉烯类抗生素、使用 β- 内酰胺酶抑制剂复合制剂、使用替加环素、联合使用抗生素药物、使用糖皮质激素，1 个月内进行过手术、机械通气、中央静脉插管、动脉穿刺、留置导尿管≥3 天、胃管插管均为 CRAB 感染的危险因素（x^2＝4.96、15.56、7.64、9.22、5.89、6.80、17.00、11.83、18.22、8.24、25.24 和 7.70，$P<0.05$ 或 <0.01），CSAB 组与对照组比较，使用三代头孢菌素、中央静脉插管、分离菌株前总的住院时间为 CSAB 感染的危险因素（x^2＝11.93 和 6.94，U＝1555，$P<0.05$）。多因素 Logistic 回归分析中，菌血症 / 脓毒血症［OR＝4.01，95% 可信区间（CI）：1.13～14.20）、使用碳青霉烯类抗生素（OR＝4.17，95% CI：1.79～9.73）、中央静脉插管（OR＝2.93，95% CI：1.22～7.08）、留置导尿管≥3 天（OR＝6.08，95% CI：2.39～15.46）为 CRAB 感染的独立危险因素，使用三代头孢菌素（OR：3.98，

95% CI：1.88～8.43）、中央静脉插管（OR=3.40，95% CI：1.48～7.81）为CSAB感染的独立危险因素。结论认为长期使用碳青霉烯类抗生素及进行侵入性操作是CRAB感染的危险因素，临床上应合理使用抗生素药物，最大限度减少患者的有创操作，降低CRAB感染。

【评述】 CRAB分离率日益增加给临床抗感染治疗及医院感染控制带来巨大挑战。了解CRAB感染的危险因素，对CRAB的诊治及预防有较大意义。该文采用病例-病例-对照研究，回顾性分析了某院无菌体液鲍曼不动杆菌培养阳性患者的资料，对鲍曼不动杆菌感染的危险因素进行单因素、logistic回归分析。该文认为长期使用碳青霉烯类抗生素及进行侵入性操作是CRAB感染的危险因素。CRAB感染的危险因素研究，以往多为病例-对照研究。这类设计存在局限性，会扩大抗生素药物范围，产生选择性偏倚。该文采用病例-病例-对照研究，避免了局限性，符合当前国外研究前沿特点。该研究为其他耐药细菌感染危险因素分析提供了借鉴依据。

文选 42

【题目】 肠球菌血流感染50例临床研究

【来源】 中国感染与化疗杂志，2016，16（4）：394-397.

【文摘】 侯喜琴等分析了肠球菌血流感染的临床特征及病原菌分布。回顾性分析2013年1月—2014年12月厦门某三甲医院的50例肠球菌血流感染患者资料。细菌鉴定和药敏试验采用法国生物梅里埃的VITEK2-Compact全自动微生物分析系统。药敏结果统计采用WHONET5.6软件。50例肠球菌血流感染患者中分离的病原菌包括26株粪肠球菌和24株屎肠球菌；患者基础疾病包括肿瘤17例、2型糖尿病5例、急性胆管炎3例等。易感因素包括导管留置29例、手术19例、低蛋白血症6例、粒细胞减少5例、入住ICU7例、使用呼吸机5例。23例患者存在原发感染病灶，其中感染肠球菌例数/感染例数比56.5%（13/23）：尿路感染6/7、手术部位感染4/4和胆道感染1/4等。粪肠球菌和粪肠球菌对万古霉素、利奈唑胺和替加环素全部敏感。粪肠球菌对青霉素和氨苄西林全部敏感。而粪肠球菌对奎奴普丁、达福普汀100%敏感。对高浓度氨基糖苷类敏感的粪肠球菌菌株分别为庆大霉素50.0%（13/26）、链霉素65.4%（17/26），屎肠球菌为庆大霉素25.0%（6/24）和链霉素62.5%（15/24）。46例在血培养结果回报前经验性使用了抗生素药物，41例经验抗生素治疗不合适（占89.1%）。32例患者根据药敏结果针对性的调整用药，17例好转，2例死亡。结论认为对于肠球菌血流感染临床经验抗生素治疗常不合适，预后并不理想；粪肠球菌和屎肠球菌对抗生素药物的敏感性存在一定差异，及时根据药敏结果针对性抗生素治疗对感染的控制及患者的预后有着积极的意义。

【评述】 血流感染具有较高病死率，肠球菌对多种抗生素药物天然耐药，故肠球菌血流感染初始治疗选择常可能无效，是临床棘手的感染。该文对2013年1月—2014年12月厦门某三甲医院50例肠球菌血流感染患者进行了回顾性分析。该文分析了基础疾病及易感因素，统计了细菌药敏试验结果，进行了抗生素治疗及预后观察，该文结论认为对于肠球菌血流感染，临床经验抗生素治疗常不合适。以往实验室对细菌感染的研究多为耐药性分析，少见临床治疗和预后观察的研究。该文分析了经验使用抗生素药物及根据药敏调整用药的效果，为肠球菌血流感染提供了可借鉴依据。如病例数能适当增加，可能更具推广意义。

文选 43

【题目】　耐甲氧西林金黄色葡萄球菌 mecA 基因的临床研究

【来源】　中华医院感染学杂志，2016，26（3）：509-511，515.

【文摘】　林丽娟等比较了荧光定量 PCR 法和传统细菌培养药敏试验两种方法鉴定耐甲氧西林金黄色葡萄球菌（MRSA）的能力，评估荧光定量 PCR 直接检测不同类型标本中 MRSA 的 mecA 基因是否具有临床应用价值。收集 2013 年 11 月—2014 年 11 月经细菌培养和纸片药敏试验确定为金黄色葡萄球菌的 111 份临床标本，荧光定量 PCR 法检测标本的 mecA 基因，比较两种方法结果。两种方法具有较好一致性、吻合度，差异有统计学意义；以传统方法为对照，荧光定量 PCR 直接检出 MRSA 的敏感性为 100.0%、特异性 90.9%；PCR 检出痰液标本的 MRSA 的敏感性为 100.0%、特异性 100.0%；PCR 检出其他标本的 MRSA 的敏感性为 100.0%、特异性 81.8%；mecA 基因直接检测与传统方法不一致的全部为血培养标本，但分离菌落基因检测与药敏结果一致。结论认为荧光定量 PCR 直接检测临床标本 mecA 基因用于筛查 MRSA 可靠，临床微生物实验室可推广以早期控制医院感染和指导临床抗生素药物使用。

【评述】　MRSA 所致的感染几乎遍及全球，主要耐药机制是由 mecA 基因编码的 PAP2a 对 β- 内酰胺类抗生素药物具有较低亲和力所致。实验室应对每一株金黄色葡萄球菌鉴定是否为 MRSA，经典方法是细菌培养和药敏试验，该文使用荧光定量 PCR 法和传统细菌培养药敏试验两种方法鉴定 MRSA，该文认为两种方法具有较好一致性。尽管国内外已有荧光定量 PCR 法检测临床标本 MRSA 的研究，但该研究仍然为直接检测临床标本 mecA 基因提供了很好的评估证据，证实了该法的可靠性。

二、英文精选论文

"2016/01/01"（Date-Publication）："2016/12/31"（Date-Publication）AND CHINA（Affiliation）AND［laboratory medicine（Affiliation）OR clinical laboratory（Affiliation）］AND ENGLISH〔Language〕，入选 3416 篇论文。在阅读题目、文献类型、著者信息、发表时间，排除 3060 篇。对剩余 356 篇，阅读摘要、著者单位信息、文献类型等，进一步排除 105 篇，最终纳入文献 251 篇（表 4-4-1）。

表 4-4-1　临床微生物学检验外文文献检索结果

主题	文献数量	主题	文献数量
金黄色葡萄球菌	19	卡他莫拉菌	1
凝固酶阴性葡萄球菌	3	乳酸乳球菌	1
链球菌	14	幽门螺杆菌	5
肠球菌	4	肺炎克雷伯菌	17
铜绿假单胞菌	10	沙门菌	9
鲍曼不动杆菌	11	大肠埃希菌	8

（待续）

（续表）

主题	文献数量	主题	文献数量
洋葱伯克霍尔德菌	2	肠杆菌科	17
嗜麦芽窄食单胞菌	1	革兰阳性菌	2
结核分枝杆菌	55	革兰阴性菌	3
非结核分枝杆菌	2	真菌	19
支原体	6	梅毒	7
衣原体	2	病毒	2
蜡样芽孢杆菌	1	微生态	3
军团杆菌	2	微生物检测技术	7
努卡菌	1	感染标志物	5
艰难梭菌	6	其他	6

文选 1

【题目】 Simultaneous identification and antimicrobial susceptibility testing of multiple uropathogens on a microfluidic chip with paper -supported cell culture arrays.

【来源】 Analytical Chemistry, 2016, 88（23）: 11593.

【文摘】 Xu Banglao 等发展了一种微流控芯片纸基细菌分析技术，用于尿路感染的多重细菌鉴定与抗生素敏感性测试。本实验使用的为自行搭建的微型化细菌培养装置，制备了阵列培养池芯片，以滤纸作为衬底固定显色培养基和抗生素。测试时，利用 PVDF 疏水薄膜止流阀，将尿液样品引入芯片并分隔于不同培养池。最终借助于培养池阵列的空间分辨力，实现多重细菌分析：①细菌的增殖检测，是以金黄色葡萄球菌（ATCC25923）为例，比较芯片培养法与传统肉汤培养法中的细菌增殖状况。于 0, 2 h, 4 h, 6 h, 8 h 和 10 h 分别收获两组培养细菌菌液，用倾注平板法进行细菌计数，每 2 h 检测一次细菌数量。②细菌定性与定量分析，芯片细菌培养每隔 30 min 拍照一次，使用 Photoshop 软件提取照片中培养池部位光密度值并描绘曲线。根据显色反应颜色判定细菌种类，依据显色时间确定细菌数量。设定培养池背景颜色强度偏差值 3 倍（3SD）为阈值，根据细菌显色强度达到阈值所需时间（Time threshold, Tt 值）推断细菌初始浓度。③芯片上的细菌抗生素药敏测试，是根据 3 种不同的细菌种类，分别选择针对性的抗生素，结果解读依赖于显色反应，其原理是足够剂量的敏感抗生素通过抑制细菌生长使显色反应呈现阴性。对于临床样本的分析，本研究利用传统方法与芯片方法平行测试 40 例临床可疑尿液感染标本。结果显示，传统方法和芯片方法对大肠埃希菌、金黄色葡萄球菌和粪肠球菌的阳性检出例数分别为 17 例和 16 例，两者一致性为 94.1%。由于本实验使用的细菌特异性显色培养基种类有限，芯片方法细菌鉴定仅限于 3 种细菌，因而总体阳性检出率显著低于对照方法（40% $vs.$ 80%），这需要在后续实验中增加显色培养基种类加以解决。对照常规方法检测结果，证实芯片方法鉴定阴性样品中待检致病菌数量均低于 103cfu /ml，而鉴定为细菌（＋）的尿液标本中致病菌数量多数在 105 cfu/ml 水平。对照实验结果表明，芯片法与传统方法 AST 结果的总体一致率为 93.9%，显示两种方法具有较好的一致性。本研究利用微流控芯片纸基细菌分析技术，实现了尿路感染多重细菌的同时定性与定量分析和 AST，具有操作简便、耗时短、低消耗和高通量的优势，减少了建立 UTI$_S$ 患者基于事实的治疗计划之前的等待时间。适合于医疗资源匮乏条件下的细菌分析。

【评述】　尿路感染是非常常见的感染性疾病，多由细菌引起。尿路感染可引起局部和全身不适症状，严重者可导致肾衰竭，甚至感染性休克，因而需要及时诊断和治疗。本研究发展了一种微流控芯片纸基细菌分析技术，可以通过特异性显色结果实现细菌鉴定，通过实时显色强度分析实现细菌定量，依据抑制显色反应的最低抗生素浓度确定抗生素敏感性，因此在芯片上实现了多重细菌的同时定性与定量分析和 AST。该技术具有操作简便、耗时短、低消耗和高通量的优势，适合于医疗资源匮乏条件下的细菌分析。就发展前景而言，可进一步扩展检测对象范围，以提高该技术的实际应用性能。

文选 2

【题目】　High prevalence of ESBL-producing Klebsiella pneumoniae causing community-onset Infections in China.

【来源】　Frontiers in Microbiology, 2016, 7: 1830.

【文摘】　Zhang Jing 等在 2010 年 8 月—2011 年间，分离收集了我国横跨 11 个省、七大地理区域的、31 家二级医院的 578 株肺炎克雷伯菌，用于研究产 ESBL 的肺炎克雷伯菌（ESBL-KP）引起社区感染的流行病学和遗传特征。Jing Zhang 等由 2016 年 CLSI 规定的琼脂稀释法做 18 种抗生素药物的药敏试验，ESBL 显型由 CLSI 推荐的 DDST 来验证。结果显示：所有分离株对比阿培南敏感，只有 1 株分离株对美罗培南和亚胺培南耐受。另外，92.4%，91.5%，78.2% 的分离株分别对阿米卡星、头孢哌酮 / 舒巴坦和磷霉素敏感。尤其是 184 株 Kp 分离株（31.9%）表现出对头孢呋辛（97.9%）、头孢唑啉（97.3%）、头孢曲松（96.8%）、哌拉西林（96.8%）、塔米星（68.1%）和氨苄西林舒巴坦（67.9%）耐药的 ESBL 表型。且 ESBL-KP 在全国不同地区的患病率为 10.2%～50.3%，存在较大差异。此外，该研究通过 PCR 技术检测编码 ESBL 和 AMPCβ- 内酰胺酶的基因，结果用（BLAST）进行在线分析，并用 β- 内酰胺酶数据库进一步细化。通过多位点序列分型（MLST）技术对 127 株 ESBL-KP（69 株 CTX-M-14 型和 58 株 CTX-M-15 型）进行序列类型（STS）分类。新的等位基因和 STS 由 MLST 数据库指定命名。通过全基因组测序（WGS）对 11 株 ESBL-KP（1 株 CTX-M-3 型、2 株 CTX-M-9 型、7 株 CTX-M-14 型和 1 株 CTX-M-15 型）进行遗传环境和质粒特性分析。研究发现，有 184 株（31.8%）携带 ESBL 基因，3 种最常见的基因型分别为 CTX-M-14、CTX-M-15 和 CTX-M-3。用 MLST 对 127 个产 CTX-M-14 和 CTX-M-15 的分离株分类，得出共 54 个序列类型，且与地理分布无关。其中 CC17 是存在最普遍的序列类型（12.6%），而 STs（23，37 和 86）被证实常与高毒性的肺炎克雷伯菌（HVKP）有较大的相关性。通过 MLST 分析 7 个与系统发育相关的位点，揭示了产 ESBL 的拟肺炎克雷伯菌（2 株）和变种芽孢杆菌（1 株）的存在，并以 WGS 进一步证实了这一点，并指出由于缺乏对这 3 种物种的准确鉴定方法，导致低估了它们引起社区感染的严重程度。总之，该研究显示，在中国仍面临着通过社区感染传播 ESBL-Kp 的挑战。不同的传播机制导致携 CTX-M 基因的 ESBL-Kp 在社区感染中广泛传播。现阶段对 ESBL-Kp 导致的社区感染进行强有力的监测，势在必行。

【评述】　近三年来，临床肠杆菌分离株中超广谱 β- 内酰胺酶（ESBLs）显著增加，且产超广谱 β- 内酰胺酶 K. pneumoniae（ESBL-KP）已成为重要的院内病原体。最近数据显示，ESBL-KP 在社区获得性感染中的检出率逐渐增加，甚至引起侵袭性感染。值得注意的是，该研究还发现了一组产 ESBL 克隆群（ST23，ST37 和 ST46），已被证实通常与 HVKP 相关。然而，目前关于 ESBL-KP 导致的社区获得性感染在全国范围内传播的认知却非常有限。该研究的结果揭示了，在中国仍面临着 ESBL-KP 造成社区暴发传染病的挑战。因此监测 ESBL-KP 引起的社区感染现在已势在必行。

文选 3

【题目】 High detection rate of the oxazolidinone resistance gene optrA in Enterococcus faecalis isolated from a Chinese anorectal surgery ward.

【来源】 International Journal of Antimicrobial Agents，2016，48（6）：757-759.

【文摘】 Cai Jiachang 等在杭州市第三人民医院，从 2014 年 7 月—11 月共收集到 86 株来自不同患者的肠球菌分离株，包括粪肠球菌 72 株，屎肠球菌 10 株，鸟肠球菌 2 株，鸡肠球菌 2 株。将所有肠球菌分离株接种在含有 5%（V/V）绵羊血液的大肠埃希菌琼脂平板上，添加 10mg/L 氟苯尼考进行培养。筛选出能在这些平板上生长的菌株，利用 PCR 检测 23S rRNA 突变以及 OPTRA、CFR、FEXA 和 FEXB 基因的存在。之后采用脉冲场凝胶电泳（PFGE）和多位点序列分型（MLST）对 OPTRA 阳性菌株进行分型，通过 S1 核酸酶消化的 PFGE 和 Southern 杂交确定 OPTA 基因的位置，根据已知的 OPTRA 序列设计 PCR 引物，并用于扩增和分析 OPTRA 基因的遗传环境。在筛选阶段，有 14 株（16.3%）在可氟苯尼考辅助琼脂培养基上生长，均为粪肠球菌。13 株（15.1%）为 OPTRA 和 FEXA 基因双阳性，其余的分离株仅含有 FEXB 基因。在这些菌株中均未检测到 23S rDNA 突变和 CFR 基因。在 13 份 OPTRA 阳性菌株中，有 12 例来自肛肠外科病房患者的伤口分泌物标本。这一检出率（20%；12/60）是从其他病房 / 医院在粪便标本（4.6%，6/130）和非粪便样品（4.3%，29/668）中的粪便粪肠球菌分离率的 4～5 倍。且药敏结果显示，所有 OPTRA 阳性粪肠球菌均表现出对氟苯尼考和氯霉素（MIC＞32 mg/L）耐药，但对氨苄西林、万古霉素和达托霉素敏感。同时 Jiachang Cai 等对 13 份 OPTRA 阳性粪肠球菌进行了 MLST 分析，并结合以往浙江大学第二附属医院的报道，可得出结论，在同一省内的不同医院中存在着亲缘性密切相关的 OPTRA 阳性粪肠球菌。

【评述】 恶唑烷酮类药物已广泛应用于多药耐药革兰阳性菌的治疗。恶唑烷酮耐药性的出现是一个重大的挑战。近年来数据显示，中国 5 家医院粪肠球菌和屎肠球菌的临床分离株 OPTRA 基因的检出率分别为 4.3% 和 0.7%。该研究对其医院肛肠外科病房的粪肠球菌进行了筛选，临床分离株的 OPTRA 基因检出率（20%；12/60）甚至高达 4～5 倍，研究中同时对 OPTRA 阳性菌株的分子特征进行了描述，报道了中国肛肠外科病房粪肠球菌分离株的高运载率。得出在同一省内的不同医院中存在着亲缘性密切相关的 OPTRA 阳性粪肠球菌的结论。提出对肛肠手术患者进行 OPTRA 携带肠球菌的主动监测是非常必要的。

文选 4

【题目】 Epidemiology and molecular characterizations of azole resistance in clinical and environmental aspergillus fumigatus isolates from China.

【来源】 Antimicrob Agents Chemother, 2016, 60（10）: 5878-5884.

【文摘】 Chen Yong 等分析了来自中国的从临床和环境中分离培养出来的烟曲霉菌对唑类药物耐

药性的流行病学特点和分子特征。收集中国境内 12 个省份 317 个临床菌株和 144 个环境菌株，并对这些菌株进行抗真菌药物敏感性试验、cyp51A 基因测序和基因型分型。结果显示，有 8 个临床烟曲霉菌和 2 个环境烟曲霉菌在包含 ITC 和 VRC 的琼脂中分离培养出来，其流行率分别为 2.5%（8/317）和 1.4%（2/144）；经 cyp51A 基因测序，2 个临床菌株和 2 个环境菌株被检测含有 TR34/L98H/S297T/F495I 突变；5 个临床菌株含有 TR34/L98H 突变，其对伊曲康唑具有高水平的耐药性（≥16mg/liter）。在 153 个随机选择的对唑类药物敏感的烟曲霉菌中，N248K 是 cyp51A 基因的主要突变形式，这表明 N248K 分离菌株在中国具有广泛的地理分布。在来自上海的临床菌株中和来自新疆的环境菌株中均被检测存在 F46Y/M172V/N248T/D255E/E427K 突变，且这种突变与唑类药物耐药性相关。细胞表面蛋白（CSP）分型结果显示，在 92 个对唑类药物敏感的临床菌株中有 15 种 CSP 类型，61 个对唑类药物敏感的环境菌株中有 7 种 CSP 类型，其中 t01、t04A 和 t03 在临床和环境菌株中均被发现；5 个 TR34/L98H 突变菌株和 4 个 TR34/L98H/S297T/F495I 突变菌株分别与 CSP 类型中 t02 和 t04 相关，表明这些分离菌株具有独特的基因背景。经微卫星分型技术分析，10 个对唑类药物耐药的烟曲霉菌被分成 5 种 STR 类型，TR34/L98H/S297T/F495I 菌株与来自杭州和中国台湾地区的携带 cyp51A 突变的菌株关系密切，TR34/L98H 突变菌株与来自荷兰和丹麦分离的菌株相似。经交叉分布类型分析，4 个 TR34/L98H/S297T/F495I 突变菌株是 MAT1-2，其他 6 个耐药菌株为 MAT1-1；在 153 例对唑类药物敏感的菌株中，有 87 个是 MAT1-1，其余为 MAT1-2。在临床和环境烟曲霉菌菌株中，MAT1-1 交叉类型所占比例分别为 60.9% 和 50.8%。这些发现均表明 CSP 种类中的 t02 和 t03 分离菌株与 MAT1-1 交叉类型相关。

【评述】　唑类药物是目前抗真菌药物中具有较好前景的一类药物，在临床上得到广泛的应用。但正因为如此，唑类药物逐渐对真菌出现了耐药性，成为对人类健康的一个巨大威胁。目前，在中国尚未有文献报道烟曲霉菌的唑类药物耐药性在中国不同地区的流行病学特点和分子特征。本研究探讨了中国不同地区临床和环境中烟曲霉菌的唑类药物耐药性的发生及其特点，并应用推测的细胞表面蛋白和微卫星分型技术对国内外抗唑类药物烟曲霉菌的亲缘关系进行分析，得出抗唑类药物的烟曲霉菌在中国各个地区广泛分布，并且这种耐药性可能是由环境因素引起的。本研究第一次大规模总结了中国境内不同地区耐唑类药物的烟曲霉菌的流行病学特点和分子特征，为今后研究耐唑类药物烟曲霉菌的耐药性方面奠定基础。

文选 5

【题目】　Predominance of cryptococcus neoformans var. grubii multilocus sequence type 5 and emergence of isolates with non-wild-type minimum inhibitory concentrations to fluconazole： a multi-centre study in China.

【来源】　Clin Microbiol Infect，2016，22（10）：887.e1-887.e9.

【文摘】　Fan X 等对新型隐球菌 grubii 变异型多位点序列（MLST）5 型的优势和非野生型的对氟康唑最小抑菌浓度（MIC）菌株的分离进行了探讨。对 5 年内 312 个新型隐球菌的物种分布、分子类型和抗真菌药物敏感性进行分析，采用内转录间隔测序（ITS）和 MALDI-TOF MS 技术对分离的菌株进行鉴定，采用 Sensitive YeastoneTM 法对 6 种抗真菌药物进行药敏试验。分类数据采用 2 检验或 Fisher 精确检验，连续变量采用 ManneWhitney U 检验进行分析。结果显示，新型隐球菌在 5 年内的流行率是稳定的（从第 3 年的 8.5% 到第 5 年的 6.0%），其中从脑脊液中分离培养的菌株占 67.7%，其次是血液占 23.7%。经 ITS 测序，312 个新型隐球菌被分为 6 种 ITS 类型：在 305 个新型隐球菌菌株有 2 种 ITS 类型，新型隐球菌 grubii 变异型有 303 个菌株，它们均为血清型 A 型，交配型 α 型；其余 2 个均为新型隐球菌新型变异型，它们均为血清学 D 型，交配型 a 型。在 7 个新型隐球菌格特变种中存在 4 个 ITS 类型：ITS3、4、7 型和 ITS SH 型，它们均为交配型 a 型。经 MLST 分析得出在 303 个新型隐球菌 grubii 变异型中只存在 12 个 STs，隐球菌 ST5 是主要的 ST，其分离菌株有 272 个，占 89.8%。这说明 ST5 型新型隐球菌在中国占据主导地位。经抗真菌药敏试验得出 303 个新型隐球菌 grubii 变异型在伏立康唑、伊曲康唑、泊沙康唑、两性霉素 B 和 5- 氟康唑中，其野生型表型分离菌株占 97.7%～100%，而且在 5 年内其 MIC50、MIC90 和平均 MIC 没有任何有意义的变化。然而有 23 个非野生型氟康唑菌株被分离出来，其经 MLST 分析主要为 ST5 型。非野生型氟康唑 MIC 菌株在第 4 年内的数量百分比（23.9%）高于第 3 年（0～2.1%），且在第 4 年内发现并证实了 5 个隐球菌 ST5 菌株（氟康唑 MIC≥32mg/L）。综上所述，新型隐球菌 grubii 变异型是隐球菌的主要物种，ST5 是最常见的 MLST 类型，氟康唑非野生型菌株的分离率在这 5 年逐渐增高。

【评述】 新型隐球菌对于人类而言，通常是一种条件致病菌，对免疫功能不全或免疫功能活跃的患者会引起致命的感染。氟康唑是治疗真菌感染的一种有效的药物，其对该药物的敏感性与真菌物种、基因型和地理区域有关，然而在中国关于隐球菌的分子流行病学的数据少之又少。故本研究对中国 10 家医院 5 年内收集的新型隐球菌进行物种分布、基因分型和抗真菌药敏试验检测，得出在隐球菌中，新型隐球菌 grubii 变异型占主导地位，且经 MLST 分型鉴定，ST5 是最常见的类型；在这 5 年内总体抗真菌敏感性处于稳定的状态，但非野生型氟康唑菌株却逐渐增加。本研究大规模地总结了中国新型隐球菌的分布和分子方面的特点，为今后研究中国境内新型隐球菌耐药性奠定了基础，同时也提醒人们需要更加关注非野生型氟康唑菌株。

文选 6

【题目】 Characterization of CTX-M-140, a variant of CTX-M-14 extended-spectrum β-Lactamase with decreased cephalosporin hydrolytic activity, from cephalosporin-resistant proteus mirabilis.

【来源】 Antimicrob Agents Chemother, 2016, 60 (10): 6121-6126.

【文摘】 Tian GuoBao 等在头孢菌素耐药的奇异变型杆菌中，对一种具有低头孢菌素水解活性的 CTX-M-14 超广谱 β- 内酰胺酶突变体——CTX-M-140 的特点进行了分析。选用临床上 4 个对第三代头孢菌素耐药的奇异变型杆菌，并对它们进行药敏试验、耐药基因检测、脉冲电场凝胶电泳（PFGE）、blaCTX-M-14 和 blaCTX-M-140 的基因克隆和测序及定向诱变试验等，来分析 CTX-M-140 的特征。结果显示，4 个奇异变型杆菌分离菌株均对氨苄西林、哌拉西林和头孢曲松钠等抗生素耐药，但对头孢西丁、头孢他啶和氨曲南敏感；奇异变型杆菌 GB03 和 GB08 也对左氧氟沙星和妥布霉素耐药。经 PCR 鉴定，这 4 个菌株均含有 blaCTX-M-9-group 基因，奇异变型杆菌 GB03 和 GB08 含有 blaCTX-M-14，blaCTX-M-14 是 blaCTX-M-9 的一种突变体，其在突变位点 231 由丙氨酸替代了缬氨酸；而奇异变型杆菌 GB11 和 GB12 含有 blaCTX-M-140，blaCTX-M-140 是 blaCTX-M-14 的一种突变体，其在突变位点 109 由丙氨酸代替了苏氨酸。经 PFGE 分析，奇异变型杆菌 GB03 和

GB08、奇异变型杆菌 GB11 和 GB12 与 PFGE 决定的无性繁殖相关。在奇异变型杆菌 GB03 和 GB08 菌株中获得了含有 blaCTX-M-14 的耐头孢菌素的转化结合子，这个转化结合子被编码在 IncFIC 质粒上，blaCTX-M-140 在奇异变型杆菌 GB11 和 GB12 菌株中不能进行转移，而奇异变型杆菌 GB11 和 GB12 菌株中的 blaTEM 能够发生转移，这表明 blaTEM 位于质粒上并且与 blaCTX-M-140 无关；经含有 I-Ceul-PFGE 和 Southern 印记杂交证实 blaCTX-M-140 位于奇异变型杆菌 GB11 和 GB12 的染色体上。对于 blaCTX-M-140 和 blaCTX-M-14 的附近 6.5-kb 基因环境分析，表明它们具有 100% 的一致性，ISEcp1 位于 blaCTX-M-14/blaCTX-M-140 的上游，iroN 位于它们的终止密码子的下游，该基因结构与携带 blaCTX-M-9-group 质粒肠杆菌科成员相似。药敏结果显示，大肠埃希菌 DH10B（p CTX-M-140）对头孢菌素类药物的 MIC 相比大肠埃希菌 DH10B（p CTX-M-14）低 4～32 倍，这表示该表型是一种单一的替换突变，Ala109Thr 替换会引起 CTX-M-140 某些特征的改变。进一步研究基因位点 109 的替换突变体，发现这些突变体抗菌剂的 MICs 与大肠埃希菌 DH10B〔pBC-SK（-）〕相似，但低于大肠埃希菌 DH10B（p CTX-M-14），这表明基因位点 109 的丙氨酸在 CTX-M-14 对氧肟基头孢菌素类的高度水解活性中起着关键的作用。综上所述，CTX-M-140 是由 CTX-M-14 中 Ala109Thr 替换所产生的，它的出现会降低对氧肟基头孢菌素类的水解活性。

【评述】 奇异变型杆菌感染是尿路感染的常见病因，头孢菌素被广泛应用于耐氨苄西林的奇异变型杆菌的治疗中，从而也导致出现了很多对超广谱 β- 内酰胺酶耐药的奇异变型杆菌的出现。本研究分析了一个新的突变体 CTX-M-140，采用基因测序、PFGE 分析和基因组比较等技术对该突变体检测，得出 CTX-M-140 是由 CTX-M-14 中 Ala109Thr 替换所产生。

文选 7

【题目】 Seroepidemiology of hepatitis B virus infection in 2 million men aged 21-49 yearsin rural China：a population-based, cross-sectional study.

【来源】 Lancet Infect Dis, 2016, 16（1）：80-86.

【文摘】 Liu Jue 等评估了 21～49 岁中国农村男性 HBV 感染的血清流行病学特点。从 the National Free Preconception Health Examination Project（NFPHEP）数据库（中国）中招募了 2010 年 1 月 1 日—2012 年 12 月 31 日所有男性，共计 2 030 083 例，其中提供血清的男性共 1 966 013 例，并将他们作为本研究的研究对象，并对研究对象的血清中的 HBV 表面抗体（HBsAg）、抗 HBV 核心抗体（抗 HBc）和抗 HBV 表面抗体（抗 HBs）进行检测和分析。应用比例的形式描述研究对象的社会人口特征，再计算出不同年龄组、不同地区和其他社会人口特征的相关 HBV 血清标志物的患病率，最后应用 χ^2 检验进行比较和分析。结果显示，124 274 例男性检测出 HBsAg 阳性，检出率为 6%；178 559 例男性检测出抗 HBc 阳性，检出率为 9%；583 923 例男性检测出抗 HBs 阳性，检出率为 30%；527 566 例男性检测出体内存在孤立的抗 HBs（疫苗介导免疫的指标），检出率为 27%；1 234 127 例男性经检测，HBV 标志物为全阴（63%），这表明该研究对象属于易感人群。年龄组为 25～29 岁、30～34 岁和 35～39 岁男性的 HBsAg 患病率分别为 6.47%、6.43% 和 6.35%，显著高于其他年龄组（$P<0.0001$），其中以年龄组为 25～29 岁男性最高。在中国，东部地区男性的 HBV 标志物（包括 HBsAg、抗 HBc、抗 HBs 和孤立抗 HBs）的患病率均显著高于西部和中部地区。具有大学以及更高学历的男性 HBsAg

的流行率（9.17%）显著高于其他学历的男性；工人（7.47%）相比农民（5.95%）具有更高的 HBsAg 的流行率。在 124 274 例 HBsAg 阳性的男性中检测出 HBeAg 阳性有 32 326 例，阳性率为 26.01%，此类患者具有很高的传染性，但是在这种情况下，HBeAg 患病率随着年龄的增加而下降（$P < 0.0001$）。总而言之，相比于 1992 年和 2006 年统计的 HBV 患病率（均高于 8%）而言，中国农村男性 HBV 患病率已经由高流行率转变为中度流行率（6%），但是基于中国农村人口数量大，农村地区 HBV 感染者和易感人群的数量仍然有很多。

【评述】乙型肝炎病毒（HBV）感染是全球主要的公共卫生问题。由于中国农村地区属于 HBV 高患病率的地区，而对于处于生殖年龄男性的 HBV 相关数据的统计分析少之甚少，最新的文献也只能追溯于 2006 年，因此，迫切需要更新的数据和文献来评估处于生殖年龄男性的 HBV 感染的流行病学特点。本研究评估了全国范围内的 21～49 岁农村地区男性 HBV 感染的流行病学特点，从研究对象的年龄、受教育程度、职业、种族、接种疫苗情况、地区等方面来分析其血清中 HBV 标志物，从而对研究对象感染 HBV 的状态进行分类。结论为中国农村男性 HBV 患病率已经转变为中度流行，但是基于其分母较大，HBV 感染者与易感人群仍然很多。本文统计了在中国农村处于生殖年龄男性的 HBV 相关数据，强调了 HBV 感染的控制仍然需要全国人民一起努力。

文选 8

【题目】 Whole genomic DNA sequencing and comparative genomic analysis of Arthrospira platensis: high genome plasticity and genetic diversity.

【来源】 DNA Res, 2016, 23 (4): 325-38.

【文摘】 Xu Teng 等应用全基因组序列分析和比较基因组分析技术对钝顶节旋藻（Arthrospira platensis，A. platensis）的基因组的高度可塑性和遗传的多样性进行分析。选取中国云南省澄海湖分离的 A. platensis YZ 种类作为研究对象，采用全基因组鸟枪法对其整个基因组进行测序；再采用比较基因组学分析技术对 A. platensis YZ 与 A. platensis NIES-39、Arthrospira sp. PCC 8005、A. platensis C1 这 3 种菌株进行比较和分析。结果显示，A. platensis YZ 具有一个单一的圆形染色体，其大小为 6.62Mb，G-C 平均含量为 44.2%。A. platensis YZ 的大小比 A. platensis NIES-39（6.79Mb）小，但比 Arthrospira sp. PCC 8005（6.23Mb）和 A. platensis C1（6.09Mb）更大。据预测，A. platensis YZ 含有 6784 个蛋白质编码基因，基因的平均长度为 795bp；A. platensis YZ 还包含了两组 rRNA 基因和 39 个 tRNA 基因，它们能够转变成除赖氨酸之外的 19 种氨基酸。经比较基因组学分析，A. platensis YZ、A. platensis NIES-39、Arthrospira sp. PCC 8005 和 A. platensis C1 这 4 个菌株均具有广泛的基因获取能力，但 A. platensis YZ 获取基因的能力相比于其他 3 个物种更加广泛，其中一些已经被证实能在不同物种中进行横向转移，如限制修饰系统编码基因。此外，这 4 个菌株的基因组结构在很大程度上是不同的，A. platensis YZ 和 A. platensis NIES-39 的独特区域比 Arthrospira sp. PCC 8005 和 A. platensis C1 的更多。全基因组线性分析比较，发现 A. platensis YZ 和 A. platensis NIES-39 具有很强的共线性，而 Arthrospira sp. PCC 8005 和 A. platensis C1 高度共线。对这 4 种菌株的比较分析表明，在节旋藻中存在染色体重排的情况，且序列的复制和基因组片段的生成在 A. platensis 的染色体倒置中起着重要的作用；另外，RM 系统和 LIRs 对染色体重组也具有一定的影响。对节旋藻各类成员进行聚类分析，表明节旋藻的特点之一为具有各种重复序列，特别是 A. platensis NIES-39 和 A. platensis YZ，显示出了最高的 R/T 比率（由至少两个基因组成的冗余基因簇的数量来计算的），这表明在节旋藻中存在广泛的基因复制。经全基因组序列分析和比较基因组分析可得，节旋藻基因组具有高度的流动性和特殊的可塑性，A. platensis YZ 与 A. platensis NIES-39 的关系更密切，与 Arthrospira sp. PCC 8005 和 A. platensis C1 在不同级别上的相关性更大。

【评述】 钝顶节旋藻是一种多细胞、丝状的蓝藻，被广泛应用于保健食品中，用于蛋白质和维生素的补充。由于缺乏深入的比较基因组学分析技术，而不能真正地理解其遗传多样性和基因组结构变异的分子基础。本研究通过全基因组序列分析技术来检测 A. platensis YZ 的近完整基因组序列，采用比较基因组分析技术来分析和比较 A. platensis YZ、A. platensis NIES-39、Arthrospira sp. PCC 8005 和 A. platensis C1 的基因组的异同之处，得出了节旋藻基因组具有高流动性和特殊的可塑性，其特点是具有广泛的染色体重组功能和大量的重复序列。本研究从几个基因或基因结构密切相关的物种进行比较的角度出发，得出的结论将有助于更好地理解 A. platensis 物种形成过程和遗传多样化。

文选 9

【题目】 Rapid Identification and Multiple Susceptibility Testing of Pathogens from Positive-Culture Sterile Body Fluids by a Combined MALDI-TOF Mass Spectrometry and Vitek Susceptibility System.

【来源】 Front Microbiol, 2016, 7: 523.

【文摘】 Tian Yueru 等应用 MALDI-TOF 质谱分析法和 Vitek 敏感性分析系统进行结合，从而对培养阳性的无菌液体中的病原体进行快速鉴定和多重药敏试验，并对这个系统的临床价值进行评估。485 个非重复的经血培养瓶培养阳性的标本，再经涂片革兰染色后，分为革兰阳性菌和革兰阴性菌，按照试验步骤对研究对象进行处理，采用 MALDI-TOF 质谱分析法对菌株进行快速鉴定（RIM），采用 Vitek 牌 AST-GN13、astg-gp67 和 astg- 分别用于革兰阴性细菌、葡萄球菌/肠球菌和肺炎链球菌进行药敏试验（RMAST）的检测。所用的时间数据采用 Wilcoxon signed-rank 检验进行分析。结果显示，根据修改后评分标准进行打分，RIM 对革兰阴性菌、革兰阳性菌、挑剔的细菌、真菌和厌氧菌的正确鉴别率分别为 98.9%（187/189）、87.2%（177/203）、11.8%（2/17）、75.7%（28/37）和 94.7%（18/19）；在含有多生物和细菌的培养基中，而在普通平板上未生长，其正确识别率为 81.2%（13/16，优势菌）和 100%（4/4），与修改前的评分标准相比，修改后的标准提供了一种更加准确的评分方法。RMAST 对 1828 例革兰阴性细菌、1246 例葡萄球菌、140 例链球菌和 90 例真菌的细菌/抗生素药物组合进行分类分析，分类的一致度分别为 96.77%、93.5%、98.57% 和 95.56%；RIM（与最终鉴定报告所用时间相比）检测革兰阴性菌、革兰阳性菌、真菌、厌氧菌和未能在普通平板上生长的细菌的平均时间分别为 0.58h（vs. 18.1h）、2.58h（vs. 18.1h）3.53h（vs. 32.2h）、1.36h（vs. 27.8h）和 2.5h（vs. 64h）；RMAST（与传统试验所用时间相比）检测革兰阴性菌、革兰阳性菌和真菌所用的时间平均为 8.4±2.6h（vs. 26.4±2.6h）、13.1±3h（vs. 31.3±3.0h）和 34±12h（vs. 58±12h），可得 RMI 和 RMAST 的结果至少比最终报告提前 18～36h。经分析，在 485RMI 病例中，14.85% 的结果表明临床医师应该调整治疗方案；在 320 个 RMAST 病例中，65%

的结果表明可以降低或修改抗生素治疗来优化治疗方案。联合使用 MALDI-TOF 质谱分析法和 Vitek 敏感性分析系统能够对培养阳性的无菌液体中的病原体进行快速鉴定和多重药敏试验，从而减少患者周转时间和经济负担，还能指导临床医师制定更加高效的治疗方案。

【评述】 血液、腹膜和中枢神经系统等无菌部位感染具有很高的发病率和会产生严重的后遗症，标准化的最终鉴定和抗微生物药物敏感试验往往需要在培养阳性报警后 16～48h 后才能报告，而采取及时有效的抗生素药物治疗对改善患者预后至关重要。故临床迫切需要更加快速、有效和低成本的检测技术来满足要求。本研究将 MALDI-TOF 质谱分析法和 Vitek 敏感性分析系统进行结合，对病原体进行快速鉴定和多重药敏试验，并将它们检测的准确性和所用的时间与标准化最终鉴定试验和传统试验相比较，得出联合的 MALDI-TOF 质谱分析法和 Vitek 敏感性分析系统对病原体的识别和药敏试验具有快速、高效、准确性高的特点，还能指导临床医师制定合理的治疗方案，从而减少患者的治疗花费。本研究以减少检测所用时间为主，得出的结论有助于临床医师制定合理的治疗方案，从而减少患者治疗开销。

文选 10

【题目】 Transcriptional profiling of the two-component regulatory system VraSR in Staphylococcus aureus with low-level vancomycin resistance.

【来源】 Front Microbiol，2016，47（5）：362-367.

【文摘】 Chen Hongbin 等应用 qRT-PCR 技术对金黄色葡萄球菌双组份系统 VraSR 调控的靶基因进行全面的识别，并阐明 vraSR 在低水平万古霉素耐药中的作用。从相同的患者同时分离出 4 对同源的万古霉素敏感的金黄色葡萄球菌（VSSA）菌株和异质性万古霉素中介耐药的金黄色葡萄球菌（hVISA）菌株，其 vraS 表达水平和差异通过 qRT-PCR 检测，再用等位基因替换法构建 vraSR 无效突变体（B6D- vraSR 和 D7- vraSR）和 vraSR 补充菌株。采用 Etest 法检测各菌株抗生素的耐药性，采用 HiSeq 2500 测序系统对各菌株基因进行测序，基因富集分析采用 goatools 软件和 Fisher 精确检验技术。结果显示，vraS 基因在 4 种 hIVSA 菌株中均被上调，但与同源性的 VSSA 菌株相比无统计学意义。在 vraSR 无效突变体中，糖肽抗生素 MICs 明显下降：随着 vraSR 的删除，B6D- vraSR 和 D7-vraSR 的万古霉素、替考拉宁、苯唑西林的 MICs 均降低；B6D- vraSR 的青霉素 MICs 无变化，而 D7-vraSR 的青霉素 MICs 明显降低；D7-vraSR 的达托霉素 MICs 无变化，而 B6D-vraSR 的达托霉素 MICs 明显下降。与野生 B6D-vraSR 菌株相比，vraSR 无效突变体 B6D-ΔvraSR 中有 103 个表达基因被上调和 73 个基因被下调，基因富集分析表明这些具有差异的表达基因与细胞溶剂、细胞凋亡等有关；与野生 D7-vraSR 菌株相比，vraSR 无效突变体 D7-ΔvraSR 中有 26 个表达基因被上调和 55 个基因被下调，基因富集分析表明这些具有差异的表达基因参与嘌呤核酸 - 磷酸生物合成有关；与 B6D-c 补充菌株相比，vraSR 无效突变体 B6D-ΔvraSR 中有 289 个表达基因被上调和 526 个基因被下调，基因富集分析表明这些具有差异的表达基因参与糖类的跨膜转运活动。在 B6D-vraSR 和 D7-vraSR 菌株中有 13 个表达基因被下调了，这些基因包括编码 FmtA 蛋白、PrsA 折叠蛋白、TcaA 和糖基转移酶的基因，这些具有差异的基因表达的蛋白质均与细胞壁的生物合成有关，也与金黄色葡萄球菌对万古霉素的耐药性有着一定的联系。总之，VraSR 能直接或间接调控 PrsA、FmtA、糖基转移酶和 TcaA，因此

VraSR 在具有低水平万古霉素耐药的金黄色葡萄球菌菌株中起着重要的作用。

【评述】 金黄色葡萄球菌是社区和医院内常见的病原体。近几年来，耐甲氧西林金黄色葡萄球菌（MRSA）的感染率不断增加，而万古霉素作为治疗 MRSA 的一种常见的药物被广泛应用，从而导致异质性万古霉素中介耐药的金黄色葡萄球菌（hVISA）和万古霉素中介耐药地金黄色葡萄球菌（VISA）的出现。到目前为止，hVISA/VISA 的耐药机制还不明确。故本研究通过 qRT-PCR 技术和比较转录分析技术来了解金黄色葡萄球菌与万古霉素耐药性有关的双组份调节系统 VraSR，得出 VraSR 具有直接或间接调控与糖肽耐药性相关的基因、fmtA、糖基转移酶和 tcaA 的能力，因此 VraSR 在低水平万古霉素耐药的金黄色葡萄球菌菌株中起着十分重要的作用。本文从基因学的角度出发，应用多菌株比较法来阐明 VraSR 的重要性，从而提醒临床医师合理使用万古霉素。

文选 11

【题目】 Mycobacterial interspersed repetitive unit can predict drug resistance of mycobacterium tuberculosis in China.

【来源】 Front Microbiol，2016，7：378.

【文摘】 Cheng Xianfeng 等分析了分枝杆菌的散在重复单元（MIRU）在预测结核分枝杆菌耐药性方面的临床价值。102 例安徽省东部地区患者痰液中分离的菌株，分别进行利福平（RFP）、异烟肼（INH）、链霉素（SM）、乙胺丁醇（EMB）和 p- 氨基水杨酸（PAS）这 5 种药物的药敏试验，采用 MIRU-VNRT（串列重复序列）基因分型的 PCR 方法对 MIRU 的重复单元数进行了测试，最后采用单因素 logistic 回归分析法对 MIRU 位点与抗结核药物耐药性之间的关系进行分析；采用多因素 logistic 回归分析法探讨 MIRU 位点预测耐药的能力。结果显示，在耐药性方面，有 22 个菌株对 INH 耐药，20 个菌株对 RFP 耐药，5 个菌株对 EMB 耐药，26 个菌株对 PAS 耐药。15 个 MIRU 的重复单元数在 0～12，测量 MIRU 位点等位基因多样性的 h 值为 ETRC 的 0.03 到 OUB11a 的 0.77。根据单因素 logistic 回归分析，ETRB、ETRC 与 INH 耐药性相关（$P<0.005$），有一个 ETRB 重复单元的菌株是最耐药的，其中 6/10 均对 INH 耐药；MIRU20 与 EMB 耐药性相关，QUB11a 与 PAS 耐药性相关。对 15 个 MIRU 位点进行分析，有 3 个位点对 INH 耐药，有 4 个位点对 EMB 耐药，还有 3 个位点对 PAS 耐药，而没有一个位点与 SM 和 RFP 耐药性相关。根据多因素 logistic 回归分析，研究了 MIRU 位点在预测耐药性方面的能力，发现 MIRU40，ETRB 和 ETRC 在 MIRU 位点中是最适合作为预测耐药性的模块。结论认为 MIRU 位点能够预测中国结核病的耐药性，但这种机制以及能够准确预测的模块还需要我们进行深入的探索。

【评述】 结核分枝杆菌感染仍然是全球严重的公共卫生问题。随着多重耐药结核菌株的不断增加，致使治愈结核病变得更加困难。分枝杆菌散在重复序列（MIRU）可以影响邻近基因的调控，与抗结核药物的耐药性具有一定的联系。本研究通过 MIRU-VNRT（串列重复序列）基因分型的 PCR 法和 logistic 回归分析法对 15 个 MIRU 位点进行探讨，结果揭示 ETRB 和 ETRC 与 INH 耐药性有关，QUB11a 与 PAS 耐药性有关，QUB11a 与 PAS 耐药性存在一定的联系。本研究还得出 MIRU 位点能够预测中国结核病的耐药性的结论。但由于 MIRU 与抗结核药物之间作用机制仍然缺乏直接的证据，还需要更多的研究者们去深入地探索。本研究从 MIRU 与抗结核药物耐药性的新角度出发，为今后学者们研究结核耐药方面提供了新的思路。

文选 12

【题目】 A high-throughput multiplex genetic detection system for Helicobacter pylori identification, virulence and resistance analysis.

【来源】 Future Microbiol，2016，11：1261-1278.

【文摘】 Hu Binjie 等建立一种高通量多重基因检测系统（HMGS），能对幽门螺杆菌进行鉴定，并分析其毒力和耐药性。945 例接受胃黏膜活检的患者，将其活检标本进行培养，再通过革兰染色和尿素酶、氧化酶、过氧化氢酶试验筛选出典型形态的幽门螺杆菌菌落，再应用拥有 20 个基因位点的 HMGS、测序和 E-test 技术确认 132 例幽门螺杆菌。结果显示，在对 945 例活检标本进行培养时，有 243 份样本为阳性（阳性率为 25.7%），其中消化道溃疡的患者培养阳性率最高（46.1%）。应用 HMGS 检测幽门螺杆菌标准菌株（NCTC11637）、空肠弯曲菌和水，检测出了 NCTC11637 的鉴定基因 16SrRNA 和 ureC，而空肠弯曲菌没有显示出特别的扩增信号，这表明 HMGS 具有很好的特异性。应用 HMGS 能够检测出幽门螺杆菌一系列的毒力基因，且其检测 cagA、iceA1、iceA2、vacA m1、vacA m2、vacA s1、dupA、luxS 和 oipA 的灵敏度分别为 90.8%、90.7%、53.2%、81.8%、100%、96.2%、91.2%、100% 和 100%，特异度大部分都是 100%；应用 HMGS 和测序检测，均检测出 vacA s2。经 logistic 回归分析发现，vacA s1m1 与慢性浅部胃炎高发病率相关，vacA s1m2 与消化道溃疡的发生相关；消化道溃疡的发生与 iceA2 的相关性比慢性胃萎缩的高；dupA 阳性的幽门螺杆菌感染增加了双重溃疡的风险。在药敏试验中，幽门螺杆菌对 CLA、MTZ 和 LEV 的耐药性分别是 14.4%、63.6% 和 30.3%，对 MAX 不产生耐药，幽门螺杆菌双重耐药的主要模式是 MTZ＋LEV（24/132，18.2%），三重耐药模式仅为 MTZ＋CLA＋LEV（8/132，6.1%）。在 132 个临床分离的菌株中存在耐药基因的基因突变，对 23s rRNA、rdxA、pbp1A 和 gyrA 这 4 个耐药基因进行分析，18 个耐药菌株检测到了 23S rRNA 基因的 A2143G 突变，30 个耐药菌株检测到了 gyrA 基因，其中存在 14 个 C261A/G，7 个 G271A，2 个 G271T，7 个 A272G 突变，以 C261A/G 为主要突变。与测序的结果相比，HMGS 检测 23s rRNA、rdxA、pbp1A 和 gyrA 的灵敏度都是 100%，特异度分别是 98.2%、100%、97.6% 和 92.4%；HMGS 和测序检测这 4 个耐药基因的 AC1 值分别为 0.978、1.000、0.973 和 0.910。在消化道溃疡疾病中单一 MTZ 耐药率相比于其他疾病明显增高（$P=0.012$）。综上所述，HMGS 在检测幽门螺杆菌时具有很高的敏感性和特异性，HMGS 与测序具有高度的一致性，能够作为幽门螺杆菌鉴定和毒力、耐药性分析的检测技术。

【评述】 幽门螺杆菌是消化系统感染最常见的病原体，其与慢性活动性胃炎、消化性溃疡和胃腺癌紧密相关。幽门螺杆菌的毒力因素往往会造成胃萎缩和肠化生等严重疾病。因此，对幽门螺杆菌感染的患者进行毒力基因分析，将有助于患者进行早期预防和及时治疗。本研究建立了一种能同时检测和分析幽门螺杆菌的新型 HMGS，该技术检测幽门螺杆菌时，不仅具有快速、成本低、敏感性好和特异性高的特点，还能够用于幽门螺杆菌的毒力和耐药性分析，与基因测序技术相比具有高度的一致性。本研究建立了一种新型的检测和分析幽门螺杆菌的方法，能够帮助临床医师对幽门螺杆菌感染的患者进行诊断和提供高效的治疗方案。

文选 13

【题目】 Clonorchis sinensis co-infection could affect the disease state and treatment response of HBV patients.

【来源】 PLoS Negl Trop Dis，2016，10（6）：e0004806.

【文摘】 Li Wenfang 等分析了华支睾吸虫感染对乙型肝炎病毒（HBV）感染的影响，以及华支睾吸虫和 HBV 联合感染时进行抗病毒治疗的疗效。701 例患者被纳入研究，分为 4 个组，联合感染组包括 51 例华支睾吸虫和 HBV 共同感染的患者、HBV 单独感染组包括 520 例 HBV 单独感染的患者、华支睾吸虫感染组包括 53 例华支睾吸虫单独感染的患者，健康对照组包括 77 例健康对照者。对研究对象进行 AST、ALT、TB、HBV DNA 和细胞因子（IL-2、IL-4、IL-6 等）检测，数据采用单因素方差检验或 Kruskal-Wallis 检验分析。结果显示，与 HBV 单独感染或华支睾吸虫单独感染的患者相比，联合感染组的 ALT、AST、TB 水平和 HBV DNA 的拷贝数显著升高。联合感染组服用 ETV 和 PZQ 联合治疗时，其体内结核抗体水平和 HBV DNA 拷贝数明显低于仅服用 ETV 治疗的患者。HBV DNA 在华支睾吸虫 ESP 和 HBV 共同阳性（ESP/HBV）患者血清中培养的 PBMCs 中的拷贝数显著高于 HBV 单独阳性和华支睾吸虫 ESP 单独阳性的患者。采用定量 RT-PCR 检测受刺激的 PBMCs 分泌的细胞因子的 mRNA 水平，发现不同细胞因子其 mRNA 水平各不相同，由华支睾吸虫 ESP 刺激的 PBMCs 分泌 IL-4 和 IL-10 的 mRNA 水平高于 HBV 刺激产生的，而 IL-2 和 IFN-γ 没有显著差异；在 HBV 阳性血清中，IL-6 的 mRNA 水平显著高于华支睾吸虫 ESP 刺激的 PBMCs 所分泌的；在含有 ESP/HBV 的血清中，IL-4 和 IL-10 的 mRNA 水平增加了 2 倍，IL-6 的 mRNA 水平增加了 3 倍，而 PBMCs 仅受 HBV 阳性血清的刺激。所以，在 ESP/HBV 共同刺激的 PBMCs 会分泌高水平的 IL-4、IL-6、IL-10 和低水平的 IFN-γ，而 IL-2 在 ESP/HBV 组和 HBV 组中无任何意义。综上所述，华支睾吸虫和 HBV 联合感染的患者肝功能减弱、HBV DNA 滴度高，联合感染的患者采用 ETV 和 PZQ 联合治疗时抗病毒效果更好，华支睾吸虫感能诱导 TH2 相关的细胞因子，加剧联合感染的患者 Th1/Th2 细胞因子失去平衡。

【评述】 华支睾吸虫和乙型肝炎病毒（HBV）感染是对全球造成巨大威胁的传染病，尤其在中国发病率极高。在中国某些地区，这两种病原体感染经常发生，且其具有相同的靶器官。因此，在两种病原体联合感染时，华支睾吸虫感染是否会对 HBV 感染和抗病毒治疗时产生影响，这个问题目前尚未解决。在本研究中通过对联合感染患者和单独感染患者进行肝功能、HBV DNA 和细胞因子进行检测，得出在华支睾吸虫和 HBV 联合感染的患者中，其肝功能会减弱，HBV DNA 的滴度会增加，Th1/Th2 细胞因子会加剧失去平衡，而联合使用 ETV 和 PZQ 进行抗病毒治疗效果会更好。本研究从联合感染的角度进行探讨，研究华支睾吸虫对 HBV 感染患者的影响，将有助于临床医师了解其中的机制，制定出更加有效的治疗方案。

文选 14

【题目】 Genome-wide association study identifies 8p21.3 associated with persistent hepatitis B virus infection among Chinese.

【来源】 Nat Commun，2016，7：11664.

【文摘】 Li Yuanfeng 等采用全基因组关联分析技术（GWAS）研究并确定中国人群慢性乙型肝炎病毒（HBV）涉及的新基因位点——8p21.3 的 INTS10 基因，并探讨该基因的临床价值。采用 GWAS 对经筛选后合格的 1251 例 HBV 慢性携带者和 1057 例已自然清除 HBV 感染的对照者进行系统地比较，揭示这两组人群的遗传学差异。在对来自中国另外 4 个地区共计 3905 例 HBV 慢性携带者和 3356 例已自然清除 HBV 感染的对照者的这些遗传差异进行大规模验证。结果显示，在 GWAS 阶段中，阵列基因分型技术和测序具有高度的一致性（98.6%；$P < 2.2 \times 10^{-16}$），基因型填补技术与测序也有高度的一致性（$r = 0.94$；$P < 2.2 \times 10^{-16}$）。在本研究中应用 GWAS，又再一次确定了 HLA-DP、HLA-DQ、CFB 和 CD40 与持续性 HBV 感染的联系，然而在 EHMT2、TCF19、HLA-C 和 UBE2L3 基因位点附近未复制出另外 4 个 SNPs（rs652888、rs1419881、rs3130542 和 rs4821116）。在 GWAS 阶段中，在 8p21.3 中发现了一个新的易感性位点 rs70000921，且 rs70000921 在广东人口和北京人口的验证中，被证实与持续性 HBV 感染具有显著的意义（$OR = 0.78$，$Pmeta = 3.2 \times 10^{-16}$），rs70000921 作用也被发现与性别和年龄无关。对 31 例持续性 HBV 感染的肝组织进行 eQTL 分析，发现 rs70000921 的保护性小等位基因 C 与 INTS10 的转录水平具有很强的相关性（$P = 6.8 \times 10^{-3}$）。通过分析 31 个乙肝病毒携带者的肝组织 mRNA 表达谱，得出 INST10 基因能够激活细胞内 RIG-I 样受体通路中的关键分子 IRF-3。通过研究 HepG 2.2.15 细胞是否与 INTS10 表达质粒进行了转换，发现 INTS10 的过度表达可能会增加 IRF3 磷酸化（p-IRF3）和活化 IFN 的激活物（ISRE），而 NF-kB 则不能被激活；INTS10 的去除显著地减少了 ISRE 受体和降低了 IFNLN1 和 IFNLN2/3 的 mRNA 水平，致使 HBV 复制活跃。且对照组相比，HBV 慢性携带者外周血中 INTS10 蛋白表达水平显著降低，由于 HBV 慢性携带者外周血中 INTS10 蛋白表达水平越低，其 RIG-I 样受体通路的活性就越弱，HBV DNA 的含量和 HBsAg 的水平就越高。综上所述，INTS10 是一个 HBV 感染的一个新型抗性基因。

【评述】 乙型肝炎病毒（HBV）感染是我国最严重、最广泛的传染病。本研究从病毒学、遗传学、分子机制和功能学多个角度在全球首次揭示了 INTS10 是 HBV 感染的一个新型抗性基因，该基因可以通过 RIG-I 样受体信号通路激活机体的先天性免疫。该基因的发现揭示了整合因子复合体的抗病原微生物感染的新功能，为未来基于 INTS10 的抗病毒治疗奠定基础，同时为整合因子复合体的研究和病原微生物的感染机制提供了新的视角。本研究还发现干细胞具有分泌Ⅲ型干扰素的功能，进而抑制 HBV 复制，从而为Ⅲ型干扰素治疗慢性 HBV 感染提供新的理论基础。

文选 15

【题目】 Ultrasensitive detection of Ebola virus oligonucleotide based on upconversion nanoprobe/nanoporous membrane system.

【来源】 ACS Nano，2016，10（1）：598-605.

【文摘】 Ming-Kiu Tsang 等建立了一种基于上转换纳米探针／纳米孔膜系统的埃博拉病毒寡核苷酸检测的技术，并对这个新的检测技术的灵敏度进行探讨。本研究提出一种由 BaGdF5 组成的发光机制：将 Yb/Er 上转换纳米粒子（UCNPs）和金纳米颗粒（AuNPs）固定在纳米孔氧化铝（NAAO）膜上，UCNPs 与寡核苷酸探针和 AuNPs 相结合，从而与埃博拉病毒靶寡核苷酸相结合，在 980nm 二极管激光的刺激下，UCNPs 上转换的辐射被 AuNPs 吸收，从而在 UCNPs、AuNPs 和埃博拉病毒靶寡核苷酸之间产生了一种荧光能量共振转移（FRET），形成一种新的检测埃博拉病毒的技术。经选定区域电子衍射（SAED）模式分析并证实了 BaGdF5 简单结构为 Yb/Er UCNPs，其具有很好的疏水性，且 PEI 扩展后能增强 UCNPs 的疏水性。Yb/Er UCNPs 的 X 射线衍射（XRD）模式在加入探针并与探针结合后，没有任何明显的变化；利用 UCNPs 与 FAM 寡核苷酸结合后荧光强度的降低，来估算寡核苷酸探针的表面密度，从而估算 UCNPs 是由 30 个寡核苷酸分子组成的。由于 UCNPs 和 AuNPs 的光学频谱具有很好的匹配性，经高分辨率的 XPS（HR-XPS）扫描后，能检测出 NAAO 膜多相检验的所有元素，从而验证了该系统的超灵敏检测能力。使用紫外线检测光谱能检测出埃博拉病毒寡核苷酸的浓度，利用 NAAO 和氧化铝薄膜作为固体基质进行检测，发现在 NAAO 上的上转换发光比在氧化铝薄膜上的增加 6 倍，这便验证了 NAAO 的使用可以增强该检测系统的灵敏度。以 UCNPs 和 AuNPs 为供体和受体的 NAAO 薄膜生物传感器为埃博拉病毒寡核苷酸检测提供了一个简便、快速和高效的技术，与同类检测技术相比，该技术可以在飞摩尔水平上产生最低限度检测（LOD），促使早期发现埃博拉病毒以提高患者的生存率。

【评述】　埃博拉病毒是一种能引起人类和灵长类动物产生埃博拉出血热的烈性传染病病毒，具有很高的致死率。早期发现埃博拉病毒是治疗该病的关键，但由于常规的检测技术（如 RT-PCR、ELISA 等）存在很大的局限性，故临床迫切需要一种快速、低成本和高灵敏度的检测技术来诊断埃博拉病毒。本研究提出一种基于 UCNPs 和 AuNPs 之间的 FRET 的埃博拉病毒寡核苷酸检测的新思路，并对该技术的灵敏性进行验证，得出该技术可以在特定于埃博拉病毒寡核苷酸的飞摩尔水平上产生超低的 LOD，具有很高的灵敏度，检测时间短，操作简便，成本低的特点。本研究设计出一种新的检测埃博拉病毒的技术，为早期诊断该病开辟了新的途径。

文选 16

【题目】　Decreased susceptibility to tigecycline mediated by a mutation in mlaA in escherichia coli strains.

【来源】　Antimicrob Agents Chemother，2016，60（12）：7530-7531.

【文摘】　He Fang 等研究了大肠埃希菌菌株由于 mlaA 突变而使替加环素敏感性降低的机制。选取大肠埃希菌 ATCC25922 作为原始菌株，并敲除其 acrAB 基因，产生了一种名为 25922ΔacrAB 的大肠埃希菌菌株，将这两种菌株作为亲本菌株，再将它们放入 -80℃的 20% 的甘油中保存，并加入替加环素（每 24h 浓度增加 1 倍，开始浓度为 0.0625μg/ml 至终点浓度为 32μg/ml），从而获得 2 种耐替加环素突变菌株 25922-TGC8 和 25922ΔacrAB-TGC8，这两种突变菌株对四环素和二甲胺四环素不敏感。应用 Illumina HiSeq 2000 对这两个突变菌株进行测序，发现 25922ΔacrAB-TGC8 存在 23 个推测的突变位点，25922-TGC8 存在 42 个突变位点，而 25922ΔacrAB-TGC8 中 2 个突变位点和 25922-TGC8 中 6 个突变位点已经经过 PCR 和 Sanger 测序而得到了证实。在这两个突变菌株中均存在一个 mlaA 基因突变位点，它是一种 6 个核苷酸缺失的突变，会导致 2 种氨基酸的丢失而产生一种截断的蛋白质。敲除了 mlaA 基因的 ATCC25922 和 25922ΔacrAB 菌株经分离培养会得到 25922ΔmlaA 和 25922ΔacrABΔmlaA 菌株，这两种菌株分别放大了携带的野生型 mlaA 基因和突变型 mlaA 基因的 DNA 片段，这两个突变菌株对替加环素的最小抑菌浓度（MICs）与它们的亲本菌株相同，但是，当

25922ΔmlaA 和 25922ΔacrABΔmlaA 菌株回补上 mlaA 突变体后，它们对替加环素的 MICs 是它们亲本菌株的 8 倍及其以上。此外，在 25922-TGC8 分离菌株中还发现了 mlaA、marR 和 rpsJ 这 3 个突变位点（替加环素的 MICs 为 0.25～8μg/ml），mlaA 是第一个突变基因，能将替加环素的 MICs 提高至 1μg/ml；marR 是第二个突变基因，能将替加环素的 MICs 提高至 4μg/ml；rpsJ 是最后一个突变基因，能将替加环素的 MICs 提高至 8μg/ml。综上所述，由于 mlaA 基因突变在 25922ΔacrAB-TGC8 和 25922-TGC8 菌株中均被发现，就算没有 acrAB 流出泵的缺失和核糖体蛋白 S10 的突变，也能对替加环素产生耐药性。所以，mlaA 基因的突变会增强大肠埃希菌对替加环素的耐药性。

【评述】 替加环素是一种新型的广谱活性的抗生素，是目前国内外用于应对碳青霉烯耐药的肠杆菌科细菌的首选药物。随着这种药物被广泛地应用于临床，便陆续地出现了耐替加环素肠杆菌科的突变菌株，而现有的研究不能合理解释大肠埃希菌对替加环素耐药的机制。本研究通过基因敲除、体外诱导等技术来探讨大肠埃希菌替加环素耐药的新机制，并通过比较基因组学数据分析方法寻找突变基因，得出在 25922ΔacrAB-TGC8 和 25922-TGC8 菌株中均存在 mlaA 基因突变，经随后的基因敲除和回补试验可以证明 mlaA 基因突变会导致大肠埃希菌耐替加环素 MIC 增加 8 倍。本研究发现了一个大肠埃希菌耐替加环素新的机制，可能是对大肠埃希菌在应用替加环素治疗过程中容易从敏感发展为耐药的较为合理的解释，为今后的研究提供了新的思路。

文选 17

【题目】 Recombinant lipoprotein Rv1016c derived from Mycobacterium tuberculosis is a TLR-2 ligand that induces macrophages apoptosis and inhibits MHC II antigen processing.

【来源】 Front Cell Infect Microbiol，2016，6：147.

【文摘】 Su Haibo 等研究了一种新型 TLR-2 配基体——结核分枝杆菌重组脂蛋白 Rv1016c，并对它诱导巨噬细胞凋亡和抑制 MHC II 抗原处理的能力进行分析。本研究主要应用具有抗 Rv1016c 抗体的免疫印迹试验检测，发现只有重组的耻垢分枝杆菌（MS）_Rv1016c 才能表达 Rv1016c 蛋白，半定量 RT-PCR 也证实了这个观点；在经带有抗 Rv1016c 抗体的免疫印迹试验和蛋白酶 K 试验检测，发现 Rv1016c 是一种与细胞壁相关的暴露于细胞表面的脂蛋白。通过比较巨噬细胞内 MS-Rv1016c 和 MS-pNIT 的生长率，发现这两种菌株的生长率之间的差异没有任何意义，但是在 THP-1 细胞感染 24～72h 后 MS-Rv1016c 具有更高的杆状菌计数。这说明了 Rv1016c 不影响其摄取但能增强巨噬细胞内耻垢分枝杆菌的存活。另外，在酸化试验（pH=3）中，MS-Rv1016 的存活率比 MS-pNIT 的更高；在氧化应激试验中，MS-Rv1016c 区域的面积比经 H_2O_2 处理后的 MS-pNIT 要小；MS-Rv1016c 的存活率显著高于经 SDS 治疗后的 MS-pNIT。这些发现表明 Rv1016c 与毒力相关，在结核感染期间能够增强其抵抗力。经流式细胞仪检测，Rv1016c 能与 WT 和 TLR4-/- 小鼠的巨噬细胞的表面结合，而不与 TLR2-/- 的表面结合；免疫荧光分析显示 WT 表面抗 Rv1016c 抗体和 TLR4-/- 小鼠细胞表面暴露的 Rv1016c 具有很强的荧光，而在 TLR2-/- 巨噬细胞表面没有检测到荧光；还使用了带有抗 TLR2 抗体的免疫印迹试验检测到 Rv1016c 能与 TLR2 结合。这些试验均表明 Rv1016c 能与 TLR2 发生特别的结合。通过附加 V-NE 结合的流式细胞仪和 TUNEL 试验分析可得，20μg/ml Rv1016c 的细胞凋亡水平明显增高，而且随着 Rv1016c 浓度的增加（直到 250μg/ml），其细胞凋亡水平一直上升，这表明了 Rv1016c 能诱导细胞凋亡。但是在 Rv1016c 治疗之前，THP-1 细胞在分别含有异型 IgG、抗 TLR2 抗体、抗 TLR4 抗体的情况下孵育 18h 后，显示在含有抗 TLR2 抗体的条件下，Rv1016c 促凋亡效果明显下降。这表明 Rv1016c 诱导的凋亡依赖于 TLR2。用流式细胞仪检测由 IFN-γ 刺激的再经有 / 无 Rv1016c 治疗后的 THP-1 细胞，发现与培养基中的细胞相比，Rv1016c 治疗后的巨噬细胞的 MHC II 水平较低；在逐渐增加 Rv1016c 的浓度下，将巨噬细胞培养 24h，发现 OVA323-339 的抗原提呈能力明显受到抑制。这均表明 Rv1016c 能够抑制 MHC II 的表达和削弱其抗原处理能力。再应用流式细胞仪分析经异型 IgG、抗 TLR2 阻断抗体处理后的 THP-1 细胞，发现 Rv1016c 抑制的 IFN-γ 诱导的 MHC II 表达在具有抗 TLR2 阻断抗体处理的巨噬细胞中被保存了下来，由此可见，Rv1016c 依赖 TLR2 从而阻止 MHC II 的表达和其对抗原的处理。综上所述，细胞壁相关脂蛋白 Rv1016c 是一种新型的 TLR2 的配基体，它也能作为分枝杆菌的一种毒力，能够促进巨噬细胞凋亡和减弱其抗原处理能力，从而逃避宿主免疫系统的监视。

【评述】 结核分枝杆菌（MTB）感染仍然是人类的巨大威胁。MTB 的某些组份与巨噬细胞接触后，能够调节 MHC II 的表达和其对抗原处理的能力，从而通过 APCs 激发先天性或适应性免疫应答。但到目前为止，仅有少数几种 MTB 脂蛋白被证实有这种作用。本研究发现一种新的 MTB 脂蛋白 Rv1016c，它是 TLR2 的配基体，具有促进细胞凋亡和减弱其抗原处理能力的作用，从而帮助 MTB 逃避宿主的免疫监视。本研究结合微生物学、免疫学、遗传学和分子生物学等多个领域，提出了一种新的 TLR2 的配基体——Rv1016c，为今后研究 MTB 耐药提供了一个新的思路。

文选 18

【题目】 Emergence and plasmid analysis of Klebsiella pneumoniae KP01 carrying blaGES-5from Guangzhou, China.

【来源】 Antimicrob Agents Chemother，2016，60（10）：6362-6364.

【文摘】 Chen Dingqiang 等对携带 blaGES-5 的肺炎克雷伯菌 KP01 进行鉴定，并分析其质粒的特点。KP01 菌株是从一家广州教学医院的 1 例患者痰液中分离培养出来，并对其进行细菌计数和药敏试验。结果显示，KP01 含量为 107CFU/ml，该菌株对青霉素、第三代头孢菌素、环丙沙星和磷霉素耐药，对哌拉西林、碳青霉烯类、替加环素和多黏菌素敏感。KP01 的双盘协同试验（DDST）试验检测为阳性，提示有 ESBLs 产生。经过与 50μg/ml 氨苄西林作用，blaCTX-M-24 成功地从供体 KP01 菌株中转移到一种耐利福平的大肠埃希菌菌株 C600 中，而 blaGES-5 却不能发生此类转移。但是通过电穿孔将 KP01 整个质粒 DNA 转移大肠埃希菌 DH5α 或者铜绿假单胞菌 PAO1，便得到了含有 blaGES-5 的转化株。这表明 blaGES-5 基因位于一个不能自我转移的质粒上。对 GES-5 产生的 KP01 进行高通量基因测序，获得了一系列对 β 内酰胺酶、氨基糖苷类、磺胺类、甲氧苄氨嘧啶和四环素耐药的基因，再对这些耐药基因进行侧翼序列分析，发现 blaCTX-M-24 和 blaGES-5 位于推测质粒重叠部位，blaGES-5 位于一个 28.5-kb 的重叠部位，这个部位被指定为 pGES-GZ。对这个质粒分子进行测序，发现其含有 28548 个碱基，G＋C 的平均含量为 61.9%。随后将其与 pNOR-2000 进行对比序列分析，表明它是一个 13-kb 的骨架质粒，其核酸序列已经被证实了 95% 以上，它能够编码结合转运蛋白（TraACDG）、推测的解离酶（Res）、丝氨酸蛋白酶（DegP）等。基于 blaGES-5 基因环境的调查表明，它是一种新的含有 5′ 保守片段（5′-CS）的 1 类整合子和一个没有 3′-CS 的完整的 tni 模块。这个整合子包含了 blaGES-5 和其他两个编码假设蛋白质的基因。这些基因编码了一个含有 136 个氨基酸组成的多肽（ORF28）。与受者菌株相比，转化株 TrGES 对磷霉素的 MIC 显著升高，这表明 ORF28 与磷霉素耐药有关。综上所述，blaGES-5 位于不能自我转移的 pGES-GZ 质粒上，该质粒能够表达一种与磷霉素耐药有关的 ORF28 蛋白。

【评述】GES 类型的 ESBLs 在革兰阴性细菌中逐渐被报道，29 种 GES 突变体均是由基因整合子编码的。其中，GES-5 与感染的控制具有一定的关联。目前，携带 GES-5 的肺炎克雷伯菌和大肠埃希菌已经在世界部分地区报道，然而中国还未出现这类似的细菌。本研究首次鉴定并报道了携带 GES-5 的肺炎克雷伯菌 KP01，并对它的质粒进行了探讨，得出 blaGES-5 位于质粒 pGES-GZ 上，这是一种不能进行自我转移的质粒，与磷霉素耐药存在着一定的联系。本研究报道了在中国第一次分离培养的携带 GES-5 的 KP01 菌株，为今后研究携带 GES-5 的菌株奠定基础，并提醒人们需更加关注 GES-ESBLs，以防止该类菌株给公共卫生造成巨大威胁。

文选 19

【题目】Molecular epidemiology and antimicrobial susceptibility of clostridium difficile isolates from a university teaching hospital in China.

【来源】Front Microbiol，2016，7：1621.

【文摘】Cheng Jing-Wei 等采用几种不同分子分型方法，对分离自中国患者的共计 116 株非重复性产毒艰难梭菌临床分离株进行分型研究，系统地评估不同分型方法在艰难梭菌感染（Clostridium difficile infection，CDI）流行病学监测中的作用。116 株艰难梭菌临床分离包含 83 株（71.6%）A＋B＋CDT- 分离株，27 株（23.3%）A-B＋CDT- 分离株和 6 株（5.1%）A＋B＋CDT＋分离株。作者评估的分型方法包括多位点数目可变串联重复序列分析、PCR 核糖体分型、多位点序列分型、slpA 及 tcdC 基因测序分型，五种分型方法分别鉴定出 113，30，22，18 和 8 种基因型，并且其辨别力 0.999、0.916、0.907、0.883 和 0.765。另外，作者发现，与 A＋B＋菌株相比，A-B＋菌株对克林霉素，红霉素，左氧氟沙星，利福平，利福昔明和四环素表现较高的耐药率。此外，具有不同 PCR 核糖体型别的菌株其耐药率不同，因此，分子分型方法在 CDI 防控和治疗，以及耐药性监测中具有重要作用。

【评述】艰难梭菌是引起院内感染腹泻及抗生素相关腹泻的主要病原体。近 20 年来，CDI 在欧洲和北美的发病率及严重程度急剧上升，已经成为一种公共卫生问题。

艰难梭菌的抗生素药物敏感性和分子型别在监测艰难梭菌流行病学中具有重要意义。目前，多种分子分型方法应用于艰难梭菌的基因分型，包括 PCR 核糖体分型，脉冲场凝胶电泳（PFGE），多位点序列分型（MLST），多位点数目可变串联重复序列分析（MLVA）和功能基因测序分型：如 slpA 和 tcdC 的基因测序。这些分型方法各有其优缺点，可根据不同的研究目的和规模采用不同的分型方法。在中国，关于艰难梭菌的分子流行病学及抗生素敏感性监测的研究有限，本研究分析了不同分子分型方法在艰难梭菌毒性和抗生素药物敏感性的作用，评估了不同分型方法在不同情况下的有效性，为中国等发展中国家提高 CDI 临床实验室管理能力提供了理论依据。

文选 20

【题目】First report of complete sequence of a bla$_{NDM}$-13-harboring plasmid from an Escherichia coli ST5138 clinical isolate.

【来源】Front Cell Infect Microbiol，2016，6：130.

【文摘】Lv Jingnan 等在分离自医院获得性尿路感染患者的耐碳青霉烯的大肠埃希菌 ST5138 临床分离株中，首次报道了质粒介导的 bla$_{NDM}$-13 突变体，bla$_{NDM}$-13 和 bla$_{SHV}$-12 共同存在于一个约 54Kb 自我转移质粒上。与 NDM-1 相比，NDM-13，NDM-3 和 NDM-4 分别具有两个氨基酸突变（D95N 和 M154L）。作者通过对携带 bla$_{NDM}$-13 的质粒（pNDM13-DC33）全基因测序发现，pNDM13-DC33 与携带 bla$_{NDM}$-1 的 IncX3 质粒 pNDM-HN380 高度相似，pNDM-HN380 是在中国普遍流行的含有 bla$_{NDM}$ 的载体。与 pNDM-HN380 结构相似，pNDM13-DC33 由一段 33kb 功能骨架，负责编码质粒复制（repB），稳定性分配和转移（tra，trb 和 pil）基因和一段 21kb 高 GC 含量的耐药基因，位于 umuD 和 mpr 基因之间，同时，作者推测 bla$_{NDM}$-13 可能来自位于 pNDM-HN380 质粒上的 bla$_{NDM}$-1 序列突变。

【评述】肠杆菌科，特别是大肠埃希菌和肺炎克雷伯菌是引起医院感染的常见病原体。碳青霉烯类抗生素是治疗由多重耐药肠杆菌科细菌引起的感染，尤其是产超广谱 β- 内酰胺酶（ESBL）和（或）质粒介导的 AmpC（pAmpC）肠杆菌科的感染的重要选择。2009 年，一种新的金属 -β- 内酰胺酶—新德里金属 -β- 内酰胺酶 -1（NDM-1）在肺炎克雷伯菌分离株中鉴定出来。此后，产 NDM-1 的革兰阴性菌株在世界各地被发现。2011 年，中国首次在 4 株鲍曼不动杆菌分离株中鉴定出 NDM-1。随后，大量文献报道 NDM-1 在中国多种肠杆菌科细菌中广泛传播。自 bla$_{NDM}$-1 首次报道以来，目前，革兰阴性菌中已经鉴定出 16 种 bla$_{NDM}$ 突变体。最近，在来自尼泊尔的 ST101 大肠埃希菌分离株的染色体中鉴定出新的 bla$_{NDM}$ 突变体 bla$_{NDM}$-13。本研究中，作者首次从中国医院获得性尿路感染患者中分离的耐碳青霉烯大肠埃希菌 ST5138 临床分离株中检测到含 blaNDM-13 的质粒，首次发现了由质粒介导的 blaNDM-13，这对肠杆菌科碳青霉烯类抗生素耐药机制研究提供了新的认识。

文选 21

【题目】Assessment of the efficacy of drug transdermal delivery by electro-phonophoresis in treating tuberculous lymphadenitis.

【来源】Drug Deliv，2016，23（5）：1588-1593.

【文摘】电声疗法（EP）已应用于多种临床领域。本研究的目的是用 EP 法评价异烟肼（IH）和利福平（RIF）在结核性淋巴结炎患者皮肤渗透性中的作用，以验证该透皮给药系统治疗浅表肺外结节的临床应用。洛西斯 IH 和 RIF 溶液在病变周围组织中经皮或无 EP 递送 0.5 h。在给药后 1h 收集患者感染部位的局部化脓液或坏死组织样本。用高效液相色谱法对样品中的药物浓度进行评价。IH 和 RIF 病灶内浓度分别为 0.365（四分位数范围［IQR］0.185～1.775）μg/ml 和 1.231（IQR 0.304～1.836）μg/ml，口服组 2.964（IQR 0.193～7.325）μg/ml，2.646（IQR 1.211～3.753）μg/ml，RIF 透皮加

EP 组。通过 EP 经皮给药的患者接受 IH 或 RIF 的局部部位的药物浓度比仅接受内含激素和 RIF 口服的患者更高。然而，与口服给药相比，在没有 EP 的 IH 或 RIF 的经皮输送中未观察到这种增强。EP 可有效提高结核性淋巴结炎患者的 IH 和 RIF 的皮肤通透性。病灶内药物浓度的增加有助于根除细菌，缩短疗程，提高结核性淋巴结炎治愈率。

【评述】 透皮治疗已经广泛用于临床。该研究评价了透入异烟肼和利福平在结核性淋巴结炎治疗中的疗效观察。该研究使用超声电导透入异烟肼和利福平进行治疗。从患者感染部位的局部脓液或坏死组织取样，使用高效液相色谱法进行药物浓度分析。该研究发现透入异烟肼和利福平者的局部药物浓度显著高于单纯口服药物者。该文认为透皮治疗可有效提高结核性淋巴结炎患者异烟肼和利福平的皮肤渗透性，病灶药物浓度的增加有助于清除结核菌、缩短疗程、提高治愈率。透皮治疗安全有效，是一种新型给药途径，值得推广。

文选 22

【题目】 Complement 5a receptor-mediated neutrophil dysfunction is associated with a poor outcome in sepsis.

【来源】 Cell Mol Immunol，2016，13（1）：103-109.

【文摘】 补体 5a（C5a）通过诱导中性粒细胞功能受损而参与脓毒症的发病机制，然而，C5a 受体（C5ARS、C5AR 和 C5L2）作为脓毒症的生物标志物的应用尚不明确。本研究探讨了 C5AR 和 C5L2 在中性粒细胞上的动态表达及其对中性粒细胞功能的影响。我们发现脓毒症患者在中性粒细胞上表达 C5AR 和 C5L2 的表达水平较健康和全身炎症反应综合征（SIRS）受试者低，并且这种表达模式与疾病严重程度相关。此外，C5AR 和 C5L2 的表达水平与脓毒症患者的生存相关。在体外，C5a 的加入显著降低脓毒症患者中性粒细胞的 C5AR 和 C5L2 表达水平和 IL-8 生成。这些结果表明，C5ARS 的表达减少与脓毒症患者中性粒细胞功能受损和预后不良有关。总体而言，这些发现可能有助于建立 C5ARS 表达水平作为早期指标来预测脓毒症的严重程度。

【评述】 补体 C5a 通过诱导中性粒细胞功能损伤参与了脓毒症的病理过程。但 C5a 受体（C5aRs；C5aR、C5L2）作为标志物在脓毒症中的作用尚不明确。该研究调查了 C5aR、C5L2 对中性粒细胞的动态表达及其对中性粒细胞功能的影响。该研究发现脓毒症患者 C5aR、C5L2 对中性粒细胞呈低表达水平，该表达模式与疾病严重程度相关。C5aR 与 C5L2 的表达水平与脓毒症患者的生存相关。在体外，C5a 显著降低了脓毒症患者中性粒细胞中 C5aR 与 C5L2 的表达和 IL-8 的产生。该研究认为 C5aRs 表达下降与中性粒细胞功能损伤、脓毒症患者预后不良相关。该文为 C5aRs 作为预测脓毒症严重程度早期标志物的研究提供了基础数据。

文选 23

【题目】 Fecal bacterial microbiome diversity in chronic HIV-infected patients in China.

【来源】 Emerg Microbes Infect，2016，5：e31.

【文摘】 本研究的目的是确定中国慢性艾滋病病毒（HIV）感染患者粪便细菌微生物学的改变。细菌 16S rRNA 基因扩增，测序（454 焦磷酸测序），并聚集到操作分类单位使用 QIIME 软件。计算了门和属水平的相对丰度。由 1 和观测物种指数确定 α 多样性，并使用基于估计系统发育的未加权 UNIFRAC 距离矩阵的 β 主成分分析来确定 β 多样性。慢性 HIV 感染者粪便样品中，与非 HIV 感染者相比，Fiula FikMults（47.20%±0.43 相对丰度）和变形杆菌（37.21%±0.36）细菌富集（17.95%±0.06 和 3.81%±0.02）。在非 HIV 感染者的样本中仅检测到 Biopro 属的成员。在慢性 HIV 感染患者，拟杆菌和阿拉伯杆菌更为丰富。我们的研究表明，在中国的慢性 HIV 感染患者的粪便细菌微生物学组成与非 HIV 感染的对照组有很大的不同，并且需要进一步研究以评估微生物群的变化是否肠道（包括机会性感染）的疾病并发症中起作用。。

【评述】 粪便菌群多样性在免疫缺陷者中的研究引起人们重视。该文对中国慢性 HIV 感染者的粪便菌群多样性进行了研究。该研究发现中国慢性 HIV 感染者粪便中厚壁菌门和变形菌门丰度显著增加，嗜胆菌属只在非感染者粪便中检测到，拟杆菌属和副拟杆菌属在慢性 HIV 感染者中丰度更高。该文首次报道了中国慢性 HIV 感染者与非 HIV 感染者粪便菌群的流行病学对比研究。该文对免疫缺陷者肠道菌群变迁研究有借鉴意义。遗憾的是入组病例略少，不能对性别、抗菌药物使用、HIV 进展等的影响进行加权统计。

文选 24

【题目】 Precision methylome characterization of Mycobacterium tuberculosis complex (MTBC) using PacBio single-molecule real-time (SMRT) technology.

【来源】 Nucleic Acids Res，2016，44(2):730-743.

【文摘】 结核分枝杆菌（TB），是结核分枝杆菌复合物（MTBC）引起的最常见的传染病之一。为了全面分析 MTBC 的基因组甲基化，我们完成了 12 个 MTBC 菌株（牛分枝杆菌，M. bovis BCG，M.MiTi，M. africanum；结核分枝杆菌 H37 Rv；H37 Ra 和 6 结核分枝杆菌临床分离株）它们属于不同谱系，利用单分子实时（SMRT）技术表征它们的甲基化。我们鉴定了三个（M6）的序列基序及其相应的甲基转移酶（MTASE）基因，包括所报道的 MAMA、HSDM 和新发现的 MAMB。我们还验证了甲基化基序和功能的 HSDM 和 MamB。我们的分析表明，12 个菌株由于突变/缺失，MTASE 活性不同。此外，通过测量"甲基化基位点比率"和"甲基化阅读率"，我们研究了每个修饰位点的甲基化状态和读取序列，以获得 MTBC 菌株的"精确甲基亚单位"，这使得整个基因组 SC 的 MTASE 活性复杂地分析。大多数未修饰位点与转录因子结合区重叠，这可能保护这些位点不发生甲基化。总体而言，我们的研究结果显示了 SMRT 平台的巨大潜力，以探讨甲基化精准图谱，并大大提高我们对 DNA MTASE 功能的理解。

【评述】 结核分枝杆菌复合群 (MTBC) 在基因组序列上相似性超过 99%，但不同谱系在毒力和宿主上差异较大。DNA 甲基化对基因表达的时空特异性研究具有重要意义，但结核分枝杆菌全基因组甲基化图谱并未揭晓。该研究选取了不同谱系的 12 株 MTBC，用 SMRT 技术对其全基因甲基化组进行了解析。该研究共鉴定到了 3 种 MTBC 中特有的 m6A 甲基化序列及对应的甲基转移酶基因，还发现了导致甲基化酶失活的基因突变或缺失。该研究得到了 MTBC 的精准甲基化图谱，揭示了细菌中也存在大量的"部分甲基化"及"未甲基化"位点。该文为研究结核病病原菌的表观表型特征提供了解析视角。该研究还表明 SMRT 为深入探究核酸表观遗传修饰的精准调控机制提供了新的工具和思路。

文选 25

【题目】 Predominance of Cryptococcus neoformans var. grubii multilocus sequence type 5 and emergence of isolates with non-wild-type minimum inhibitory concentrations to fluconazole: a multi-centre study in China.

【来源】 Clin Microbiol Infect，2016，22(10):887.e1-887.e9.

【文摘】 中国隐球菌病的分子流行病学研究较少。本文调查了 10 家医院 5 年来 312 株新生隐球菌复合菌株的种类分布、分子类型和抗真菌活性。通过内转录间隔区（ITS）测序和两个基质辅助激光解吸电离飞行时间质谱（MALDI-TOF MS）系统鉴定分离物。多位点序列分型（MLST）被用来验证物种／品种，并确定分子类型。采用敏感性酵母法对 6 种抗真菌药物的敏感性进行测定。新生隐球菌为优势种（305/312 株（97.8%），均为 1 型，A 型），其中 89.2% 株（272/305）为新生隐球菌，GrBiI MLST 序列型（ST）5，6.2% 型（19/305）为 ST31。其他新生隐球菌 Gruii-STs 是罕见的，但包括 6 个新颖的 STS。只有 2 个菌株是新生的新生隐球菌（两种血清型 AD）。Cryptococcus gattii 是罕见的（n＝7，4 种类型），包括 5 个 MLST STS，包括 1 个新的 S.C 型新生杆菌，GruBi，非野生型 MIC 对氟康唑的比例在第 4 个研究年中显著上升［从 0（0/56）上升至 23.7%（17/71）］，其中五株氟康唑 MIC 为 32 mg/L，为该种的流行病学、遗传多样性和抗真菌药敏试验提供了有用的数据。注意到非野生型 MIC 菌株与氟康唑的比例增加。

【评述】 隐球菌的某些种可感染人类，目前中国的隐球菌病发病分子流行病学资料较少。该文调查了中国 10 余家医院 5 年来 312 株新型隐球菌的分布、分子类型及抗真菌药敏感性。研究采用 ITS 测序及 MALDI-TOF-MS 系统鉴定。研究发现新型隐球菌（血清型 A）为主要菌种，新型隐球菌格鲁比变种 MLST 序列性（ST）5 是主要 ITS 序列。该研究为多中心研究，对中国隐球菌菌种的流行病学、遗传多样性、抗真菌药物敏感性提供了有用数据，为未来我国隐球菌的研究提供了良好的参考依据。

文选 26

【题目】 Progranulin plays a central role in host defense during sepsis by promoting macrophage recruitment.

【来源】 Am J Respir Crit Care Med，2016，194(10):1219-1232.

【文摘】 原理：普鲁旺林是一种广泛表达的蛋白质，具有多种生理功能。促卵泡素在脓毒症宿主反应中的作用尚不清楚。目的：探讨促卵泡素在脓毒症宿主反应中的作用。方法：测定促卵泡素对脓毒症宿主反应的影响。测量结果和主要结果：成人（n＝74）和儿科（n＝26）的脓毒症患者与正常健康成人（n＝36）和儿童（n＝17）对照组相比，促卵泡素浓度显著升高。通过使用非致命性脓毒症的低致死性模型，我们观察到促蛋白原缺乏不仅增加了死亡率，而且降低了脓毒症时的细菌清除率。减少对原核蛋白缺乏症小鼠败血症的宿主防御与减少巨噬细胞募集有关，在脓毒症早期阶段，腹腔灌洗液中相应的趋化因子 CC 受体配体 2（CCL2）产生。脓毒症患者来源于造血细胞的原核蛋白有助于宿主防御。重组丙种球蛋白的治疗给药不仅在非严重脓毒症后挽救了缺乏蛋白的原核细胞缺乏的宿主防御，而且还保护了野生型小鼠免受严重脓毒症的高致死性模型。丙种球蛋白介导的脓毒症保护作用与改善腹腔巨噬细胞募集密切相关。此外，CPL2 处理的促丙素缺陷小鼠改善了存活率和降低脓毒症期间腹腔细菌负荷，至少部分地通过促进腹腔巨噬细胞募集。结论：这一概念证明研究支持了原核细胞依赖性巨噬细胞募集在脓毒症宿主防御中的核心作用，为治疗脓毒症中宿主免疫应答的宿主定向治疗策略开辟了新的机会。

【评述】　颗粒体上皮蛋白前体是一种广泛表达的蛋白质，但在宿主对败血症反应中的作用未知。该研究评估了颗粒体上皮蛋白前体在宿主对脓毒症的作用。该研究发现脓毒症患者的颗粒体上皮蛋白前体浓度显著升高，其缺乏不仅增加了死亡率，而且减少了脓毒症期的细菌清除率。重组颗粒体上皮蛋白前体的治疗性给药不仅在非重度败血症中缓解了受损的宿主防御，而且还保护了严重败血症的高致死性。该文认为宿主对脓毒症防御中，颗粒体上皮蛋白前体依赖的巨噬细胞浸润起重要作用，这为脓毒症宿主免疫应答的治疗策略提供了新思路。

文选 27

【题目】　Visual and efficient immunosensor technique for advancing biomedical applications of quantum dots on Salmonella detection and isolation.

【来源】　Nanoscale，2016，8(8):4688-4698.

【文摘】　在纳米技术中，荧光纳米探针在视觉检测和直接分离病原体方面是一个巨大的挑战。通过在特殊设计的纤维素基拭子（固相富集系统）上应用荧光纳米探针，建立了一种有效检测和分离沙门菌的新型视觉免疫传感器技术。在简单的生化反应基础上，该拭子的选择性和显色培养基可以实现对目标细菌的超灵敏扩增，并在原位形成显色菌落。更重要的是，因为这种拭子可以作为靶向病原体固定位点和免疫捕获纳米探针，我们的单克隆抗体结合的 QD 生物探针被成功地应用于固相富集系统，以捕获靶向菌落的荧光。设计了一种基于蓝光发光二极管与体视显微镜或激光扫描共聚焦显微镜相结合的激发光仪。与传统方法相比，用 4～7 天从细菌混合物中分离沙门氏菌，这种方法只需 2 天即可完成，初步筛选和初步诊断的过程只能在一天半时间内完成。此外，在每毫升非沙门菌（大肠杆菌、奇异变形杆菌或弗氏枸橼酸杆菌）中 10 个（5）细胞的背景下，即使在人肛门中，检测极限也可以低至每毫升沙门菌的 10（1）个细胞。可视化和高效的免疫传感器技术可以被证明是筛选和分离沙门菌在大量的样本与公共卫生监测的一个有利的选择。

【评述】　纳米技术应用于视觉检测和原位直接分离病原体是一大挑战。该研究在纤维素棉签上应用荧光纳米药物，建立了一种新型和视觉免疫传感器技术，用于高效检测和分离沙门菌。该拭子上使用的选择性显色培养基可实现目标细菌的超灵敏扩增，并基于简单的生化反应在原位形成显色菌落。多克隆结合的 QD 生物探针可应用于固相富集系统，以捕获荧光靶克隆。与传统方法相比，这种方法只需 2 天，初筛和初步诊断过程只需 1.5 天即可完成。该研究认为，视觉免疫传感器技术可能是筛选和分离公共卫生监督有关样品中沙门菌的有利替代方法。

文选 28

【题目】　Simultaneous identification and antimicrobial susceptibility testing of multiple uropathogens on a microfluidic chip with paper-supported cell culture arrays.

【来源】 Anal Chem，2016，88(23):11593-11600.

【文摘】 开发了一种微流控芯片，用于多尿路病原体的一步法鉴定和药敏试验。所述聚二甲基硅氧烷（PDMS）微芯片具有通过样品导入通道连接的细胞培养室阵列的特征。在每个腔室的底部，嵌入有显色介质和抗菌剂的纸基片。通过将疏水膜阀集成到微芯片上，尿样可以均匀地分布并限制在各个腔室中。通过将细胞培养阵列的空间分辨率和显色反应的颜色分辨率相结合，对多种泌尿系统病原体进行鉴定和 AST 检测。复合微生物检测方法是基于一系列腔室中颜色的动态变化。细菌抗菌敏感性由最低浓度的抗生素确定，该抗生素能够抑制显色反应。使用三种常见的泌尿系统细菌作为测试模型，所开发的微流控方法被证明能够在 15 小时内完成多重比色测定。与传统方法相比，微芯片方法的准确性显示出 94.1% 的巧合。我们的数据表明，这种微流体的方法将是一个很有前途的工具，简单和快速的尿毒症测试在资源有限的设置。

【评述】 该研究开发了一种微流控芯片，用于对多种尿路感染病原体进行一步鉴定和抗生素药敏试验（AST）。该研究使用的聚二甲基硅氧烷（PDMS）微芯片具有通过样品引入通道连接细胞培养室阵列的特征。在每个培养室底部，预先装载有生色培养基和抗微生物药物的纸基质。通过细胞培养阵列的空间分辨率和显色反应的颜色分辨率，进行多种尿路感染病原体的鉴定和 AST。使用三种常见的尿路感染病原体作为测试模型，证明所开发的微流控方法能够在 15h 内完成多种比色测定。该研究表明，微流控芯片将成为简单、快速检测尿路感染病原体的有效工具。

第五节 临床遗传学检验研究精选文摘与评述

一、检索时间范围

2016.01.01—2016.12.31 见刊。

二、检索工具

PubMed（英文）。
中国生物医学文献数据库（中文）。

三、检索策略

1. 英文 Search clinical laboratory（Affiliation）OR laboratory medicine（Affiliation）AND China（Affiliation）AND［"2016/01/01"（Date‐Publication）:"2016/12/31"（Date‐Publication）］AND ENGLISH（Language）

2. 中文 "检验科"（作者单位）OR "检验中心"（作者单位）OR "检验医学系"（作者单位）OR "医学检验系"（作者单位）OR "检验医学部"（作者单位）OR "医学实验中心"（作者单位）

AND 2016-2016（年代）AND［临床试验（文献类型）OR 随机对照试验（文献类型）OR 多中心研究（文献类型）］

四、纳入标准

1. 来自中国（台湾省除外）。
2. 第一或通信作者所在单位为检验科或检验中心或检验医学系或医学检验系或检验医学部或医学实验中心。
3. 发表时间：2016.01.01—2016.12.31 见刊。
4. 文献类型：临床或基础研究的论著。

五、排除标准

1. 文献类型：综述、讲座、译文、病例报告、Meta 分析。
2. 中文期刊的英文摘要被 PubMed 收录的。
3. 2016 年度被接收（已有 PMID 号），但未见刊的。
4. 重复发表的。

六、筛选结果

1. PubMed 初步检索到 3416 篇文献；在筛选文献类型和排除中国台湾学者文献后，第一轮排除 497 篇文献；对剩余 2919 篇文献，针对文献研究主题进行过滤筛选，与临床遗传学检验相关文献余 64 篇；对题目、摘要及作者单位信息详细阅读后，进一步排除 26 篇文献，最终纳入文献 38 篇，精选文献 15 篇。具体分类情况如下（表4-5-1）。

表 4-5-1　临床遗传学检验外文文献检索结果

主题	文献数量	精选数量 *
SNP	2*	0
MicroRNA	1*	0
分子机制	10*	5
分子流行病学	11*	3*
基因治疗	1	0
检验方法	9	3
致病突变	9*	5*

*.表示文献分类计数时涉及研究符合 2 个或以上主题分类，所以计数时有重复。上述表格中，文献数量统计中，共计 5 篇有 2 个以上主体分类；精选文献中有 1 篇有 2 个主题分类。详情见文献摘要收集部分

2. 中国生物医学文献数据库 2016 年度，我国检验科的学者发表论文被中国生物医学文献数据库收录共 966 篇，在核心期刊发表论文共 444 篇，其中中华医学会系列期刊占 13.96%（62 篇）。在检验医学三大杂志分布：中华检验医学杂志（5）、临床检验杂志（5）、检验医学与临床（32）。针对文献研究主题进行过滤筛选，与临床遗传学检验相关文献余 35 篇；对题目、摘要及作者单位信息详细阅读后，进一步排除 14 篇文献，最终纳入文献 21 篇，精选文献 8 篇。相应分类情况如下（表4-5-2）。

表 4-5-2 临床遗传学检验中文文献检索结果

主题	文献数量	主题	文献数量
统计学（主题）	10	珠蛋白生成障碍性贫血	4
基因	8	原癌基因	4
间质干细胞	5	随机对照试验	3
贫血	4	血红蛋白类	3
红细胞	4	血红蛋白测定	3

说明：文献分类计数时涉及研究符合 2 个或以上主题分类，所以计数时有重复。全部 35 篇文献涉及主题总数达到 50 个以上，上表仅显示涉及文献数量最多的十个主题列出

七、精选文摘及评述

文选 1

【题目】 Whole-exome sequencing analysis identifies mutations in the EYS gene in retinitis pigmentosa in the Indian population.

【来源】 Sci Rep，2016，6：19432.

【文摘】 视网膜色素变性（RP）是一种罕见的异质性遗传性视网膜营养不良疾病，尽管经过多年的研究，已知的基因突变只能解释视网膜色素变性 RP 病例的 60%。Di Y 等试图在 14 例印度常染色体隐性遗传视网膜色素变性（ARRP）家系和 100 例视网膜色素变性的印度散发患者中找出潜在的致病基因突变。Di Y 等对 ARRP 家系的先证者和散发 RP 患者都进行了全外显子组测序（WES），并使用 Sanger 测序方法确认全外显子组测序得出的高度可疑致病位点。他们发现，EYS 突变是 2 个 ARRP 家系和 8 个散发病例共有的可能致病突变。此外，他们在 2 个独立家系中发现 1 对新的复合杂合突变和 1 个新的纯和突变，还在 2 个散发 RP 患者身上发现了 2 个新的杂合突变。同时他们还在 6 例散发 RP 患者中发现 6 种新的纯合突变，其中 1 个是移码突变，2 个是停止获得突变，1 个是剪接突变，其它为错义突变。Di Y 等的调查结果扩大了在印度 RP 人群的 EYS 突变谱，同时为 EYS 基因在 RP 临床发病机制中的作用提供了更多的参考资料。

【评述】 EYS 是导致视网膜色素变性（RP）的关键致病基因之一，Di Y 等收集了 14 个家系和百例散发病例并对此基因的突变进行分析无疑扩展了医学界对此罕见病的理解。虽然没有针对后续的可以致病突变进行进一步的功能和人群验证，作者也表明了对于罕见遗传病来说明确某突变的致病性和遗传特征是非常困难的，但是该研究鉴定了 EYS 基因上 3 个新的复合杂合突变和 7 种新的纯合突变，

这对日后针对 EYS 基因以及 RP 疾病的研究都可以起到很好的支持作用。日后关于这些基因型与 RP 表型的相关性研究会帮助医学界更好地理解 RP 的发生发展以及诊断和预后。

文选 2

【题目】　Ferroptosis is an autophagic cell death process.

【来源】　Cell Res，2016，26（9）：1021-1032.

【文摘】　Ferroptosis（铁死亡）是铁依赖的自噬细胞凋亡过程，涉及多种人类疾病，包括缺血性器官损伤和癌症。在此报道中，Gao M 等报道了该过程中自噬的关键作用，特别是细胞内铁储存蛋白的自噬性降解过程（也称为 ferritinophagy）。Gao M 等利用 RNAi 筛选加上随后的遗传分析，发现多个自噬相关基因对 ferroptosis 过程具有正向调节作用。Ferroptosis 的启动可以诱导自噬过程的激活和铁蛋白及的降解和嗜铁蛋白货物受体（ferritinophagy cargo receptor）NCOA4 的降解。因此，封锁细胞自噬或敲除 NCOA4 可抑制嗜铁蛋白并进一步消除铁死亡相关的细胞不稳定铁和活性氧簇的积累，同时也就消除了可能发生的铁死亡。总而言之，Gao M 等通过该研究得出了铁死亡属于自噬性细胞死亡，并且铁死亡这一进程可以由 NCOA4 通过调控细胞铁稳态介导的嗜铁蛋白降解来实现。

【评述】　铁死亡是近些年来新兴的科研方向，Gao M 等发现可以从细胞自噬这一角度揭示铁死亡的发生机制，并进一步发现了关键蛋白和基因在其中的作用，为科学界了解铁死亡这一生命现象做出了贡献。铁死亡这个现象本身是更加复杂的，其影响众多，单就本文中涉及的 NCOA4 介导的这一条通路而言，未来仍需要多层面的实验和观察才能够达到最终诠释疾病指导临床的目的。但是 Gao M 等的研究无疑为日后的研究提示了新的方向并提供了宝贵的理论基础。

文选 3

【题目】　Thyroglobulin gene mutations in Chinese patients with congenital hypothyroidism.

【来源】　Mol Cell Endocrinol，2016，423：60-66.

【文摘】　甲状腺球蛋白（TG）相关的基因突变是先天性甲状腺功能减退（CH）的常见遗传原因。但是中国 CH 患者的 TG 突变谱及其频率尚未被研究。Hu X 等对 382 例中国先天性甲状腺功能减退患者进行了甲状腺球蛋白 TG 基因的基因筛查。该研究鉴定出 22 个罕见的非多态变异体，其中包括 6 个截短变异和 16 个意义不明确的错义变异（VUS）。7 例携带纯合子致病变异，3 例携带纯合子或复合杂合子致病变异。382 例患者中 48 例携带 18 个意义不明确杂合子中的变异，明显高于对照组（$P < 0.0001$）。亚洲人群特有的 C.2742T＞G 变异是最常见的致病变异，等位基因频率达到 0.021。由 TG 基因缺陷引起的先天性甲状腺功能减退在中国人群中的患病率为 1/10.1 万。该研究揭示了中国人群的种族特异性 TG 突变谱和相关致病突变频率。

【评述】　这是首次对中国人 TG 基因进行突变筛查和突变谱构建的科学研究。在构建 TG 突变谱的同时，Hu X 等发现中国人群的 TG 基因突变谱与其他国家（包括亚洲某些国家）报道的突变谱存在着显著的差异，而造成这种现象的原因尚待进一步调查。该研究还提供了 TG 基因突变对先天性甲状腺功能减退（CH）这一疾病发病的遗传贡献率，这些发现能够帮助医学界更好的了解先天性甲状腺功能减退（CH）这一疾病以及和 TG 基因突变之间的关系。

文选 4

【题目】 Mitochondrial ND1 variants in 1281 Chinese subjects with Leber's hereditary optic neuropathy.

【来源】 Invest Ophthalmol Vis Sci, 2016, 57（6）: 2377-2389.

【文摘】 Ji Y 等对 1281 例汉族先证者和 478 例正常对照者进行线粒体 DNA 序列分析, 以此研究 Leber 遗传性视神经病变（LHON）患者线粒体 ND1 基因突变的发生率并构建其突变谱。该研究对检测出的所有可疑变异都进行了进化守恒、等位基因频率、及对结构和功能的影响等方面的评估。Ji Y 等还对 25 个携带 mtDNA 突变的先证者和 3 个正常对照者的淋巴母细胞株进行了呼吸复合物的活性测定。结果共发现了 MT-ND1 基因的 178 个变异（70 个错义和 108 个沉默）, 其中已知的几个突变如 m3460G＞A、m.3635G＞A、m.3733G＞A、m.3866T＞C 和 m.3394T＞C 的突变率分别为 1.33%、0.86%、0.08%、0.55% 和 2.97%。另外, Ji Y 等还在 27 个先证者（占队列病例数的 2.1%）中发现了 15 个新的可疑突变。携带突变的细胞株的呼吸复合体 I 活性平均为对照细胞的 66%～76%, 而配合物 Ⅱ、Ⅲ、Ⅳ 的活性与对照组相当。在携带新的可疑突变的家系中视神经病变的外显率较低。此外, 携带 MT-ND1 突变的 101 个先证者的 mtDNA 显示高度散布的 15 种东亚人群的单倍型, 其中最明显的是携带 ND1 突变的患者中, M、M9 和 M10 这 3 种单倍型的发生率明显高于对照组。由此, Ji Y 等认为 MT-ND1 基因是 Leber 遗传性视神经病变（LHON）的关键致病基因之一, 对此进行深入研究可以进一步的揭示 MT-ND1 基因和 LHON 疾病之间的关系。

【评述】 这是首次对中国人 MT-ND1 基因进行突变筛查和突变谱构建的科学研究。在构建 MT-ND1 突变谱的同时, Ji Y 等还在中国 Leber 遗传性视神经病变（LHON）患者的样本中发现了 15 个新的可疑致病突变。在 1281 例中国先证者中, 7.6% 的患者至少携带一个 LHON 相关的 MT-Nd1 突变。这些结果揭示 MT-ND1 基因和 LHON 疾病的发生发展之间存在着密切的关系, 日后进一步的研究或可为 LHON 的病理生理学、疾病管理和遗传咨询等各方面提供有价值的信息。

文选 5

【题目】 Biochemical evidence for a mitochondrial genetic modifier in the phenotypic manifestation of Leber's hereditary optic neuropathy-associated mitochondrial DNA mutation.

【来源】 Hum Mol Genet, 2016, 25（16）: 3613-3625.

【文摘】 Leber 遗传性视神经病变（LHON）是最常见的线粒体疾病, 学界有人提议可以用线粒体修饰剂干预原发性 LHON 相关线粒体 DNA（MtDNA）突变的表型表达。在本研究中, Jiang P 等发现 LHON 的易感基因 ND6 的等位基因突变（m.14502T＞C, p.58I＞V）可能参与调控原发性的 LHON 相关基因 m.11778G＞A 突变的表型表达。22 个携带 m.14502T＞C 和 m.11778G＞A 突变的中国汉族家系的视神经病变的外显率明显高于仅携带 m.11778G＞A 突变的家系。Jiang P 等随后将 mtDNA 缺失的 rho（o）细胞与携带 m.11778G＞A 和 m.14502T＞C 双突变、以及只携带 m.14502T＞C 或 m.11778G＞A 单突变的 3 组 LHON 患者以及同一 mtDNA 单倍型组的对照者的去核细胞融合, 作为细胞模型对上述几组基因型进行功能实验。只携带 14502T＞C 突变的细胞与只携带 m. 11778G＞A 突变的细胞相比较，前者对线粒体功能的影响更小。而携带 m. 14502T＞C 和 m. 11778G＞A 双突变的细胞株线粒体功能障碍情况要比仅携带 m. 11778G＞A 或 m. 14502T＞C 突变的细胞株都更为严重。尤其是 m. 14502T＞C 突变改变了复合物 I 的组装合成，从而加重了与 m. 11778G＞A 突变相关的呼吸表型，导致复合物 I 的缺陷更为严重。此外，与仅携带 11778G＞A 突变的细胞相比，带有 m. 14502T＞C 和 m. 11778G＞A 双突变的细胞存在线粒体 ATP 水平下降和活性氧生成增加的情况。

【评述】 Leber 遗传性视神经病变（LHON）的致病突变已有一些见诸报道，但少有研究涉及突变之间的相互作用。Jiang P 等的结果从该角度出发，揭示了 m. 14502T＞C 突变可调控 LHON 相关的 m. 11778G＞A 突变的表型表现。Jiang P 等发现 m. 14502T＞C 的突变会进一步恶化由 m. 11778G＞A 突变造成的复合物 I 的结构和功能缺陷，由此进一步加重 m. 11778G＞A 突变造成的相关线粒体功能障碍，从而导致携带双突变的中国家系的视神经病变的发生率和外显率都明显升高。因此，本研究的发现为 LHON 的病理生理学提供了新的见解，同时也启发未来学者可以着手于研究初级和次级 mtDNA 突变之间的相互作用这一新的方向。

文选 6

【题目】 Hyperhomocysteinaemia in rats is associated with erectile dysfunction by impairing endothelial nitric oxide synthase activity.

【来源】 Sci Rep, 2016, 6：26647.

【文摘】 Jiang W 等采用海绵体压试验、阿朴吗啡实验、氧化应激测定、苏木精和伊红染色、免疫组织化学分析、反转录 - 聚合酶链反应和内皮型一氧化氮合酶活性测定等多种方法研究高同型半胱氨酸血症（HHCy）对大鼠阴茎勃起功能的影响。模型大鼠采用富含蛋氨酸的饮食喂养，使其勃起功能、生殖系统和一氧化氮合成酶等指标特征化。最终研究结果表明，中剂量组、高剂量组和干扰组（INF）的勃起明显低于对照组（$P<0.05$）。加喂维生素 B 和叶酸的 INF 组与中剂量组相比，其阴茎勃起功能得到了明显改善（$P<0.05$）。HHCY 诱导 eNOS 和磷脂 eNOS 蛋白表达减少并使抗氧化作用明显减弱。目前的数据提示 HHCy 是一个通过损害海绵体内皮型一氧化氮合酶活性而导致勃起功能障碍的血管危险因素，而摄入维生素 B 可以减轻这种异常。

【评述】 勃起功能障碍（ED）是一种常见的医学疾病，影响 35%～65% 的 50 岁以上男性，对全世界数百万男性的生活质量产生负面影响。Jiang W 等的研究表明，HHCy 通过内源性产生过量 O_2^- 而损害内皮 NO 合成酶进而减少 NO 释放，导致 ED 的发生。而摄入维生素 B（特别是叶酸、维生素 B_6 和维生素 B_{12}）可以使 ED 的症状略有减少，某种程度的恢复和改善勃起功能。未来尚需要对 ED 患者进行进一步的前瞻性研究，以确定这些观察是否具有临床相关性，特别是 HCY 与 ED 之间是否存在因果关系。

文选 7

【题目】 Dent disease in Chinese children and findings from heterozygous mothers：phenotypic heterogeneity, fetal growth, and 10 novel mutations.

【来源】 J Pediatr，2016，174：204-210.

【文摘】 Li F 等采用改良的研究方案对 1288 例蛋白尿患者进行基因筛查，旨在探讨中国儿童及杂合子母亲登革热（Dent Disease）表型特征并建立遗传学诊断方法。以 CLCN 5 或 OCRL 1 的功能缺失 / 有害突变作为诊断标准，来自 16 个家庭的 19 例男孩被诊断出登革热。Li F 等进一步对这些患者的母亲进行了基因分析，并检查了她们的妊娠记录。基因分析结果显示，在 15 例男孩的样本中共检测到 14 个 CLCN 5 功能缺失 / 有害突变，在 4 例男孩样本中检测到 2 个 OCRL 1 突变。在这 19 例患者中，16 例曾被误诊为其他疾病，11 例曾接受不正确或不必要的治疗。除了 14 位患者母亲中的 6 位外，没有 1 例患者在诊断时患有肾钙质沉着症或肾石症。14 例 1 型登革热患者中 8 例妊娠年龄较大（＞90%），15 例 1 型登革热患者中 8 例（53.3%）出现佝偻病。Li F 等还预测了 4 种突变蛋白的结构变化并讨论了佝偻病高发生率与低钙摄入量之间的可能联系，进而得出结论：①小儿登革热常被误诊，遗传检测可获得正确的诊断；②肾钙蛋白病或肾结石可能不是敏感的诊断指标；③在 CLCN 5 和 OCRL 1 中发现了 10 个新的突变，CLCN 5 功能改变可能影响胎儿生长。

【评述】 登革热（MIM 300009，300555）是一种罕见的 X 连锁隐性遗传病。进展性近端肾小管病变被认为是基础疾病，表现为肾小管对通过肾小球滤过屏障的蛋白质的再吸收功能受损。Li F 等的调查显示，基因检测可以快速的对 1 型和 2 型登革热进行明确诊断，特别是在儿童早期，并强调这将避免多数患者被误诊和（或）接受不适当的治疗。Li F 等还在患者身上观察到了很高的佝偻病发生率。同时在携带者母亲中观察到很高的肾钙质沉着症或肾结石的发生率，但在确诊的患者中却没有发现。某种意义上，这可能提示登革热可能与子宫内的生长异常有关，但是关于环境对包括佝偻病在内的登革热表型的影响还需要未来进一步研究。

文选 8

【题目】 Clinical application of whole-genome low-coverage next-generation sequencing to detect and characterize balanced chromosomal translocations.

【来源】 Clin Genet，2016，91（4）：605-610.

【文摘】 携带平衡易位的个体有很高的出生缺陷、反复自然流产和不孕症的风险。因此，平衡易位的检测和特征鉴定对于揭示携带者的遗传背景和提供适当的遗传咨询具有重要意义。与核型鉴定和荧光原位杂交（FISH）等方法相比，下一代测序技术（NGS）具有明显的的优势并且已被广泛应用于疾病相关断点的检测。Liang D 等为了评价该技术在临床中检测平衡易位的应用价值，对不平衡易位的产前患者进行了研究。研究中对 8 个潜在平衡易位的候选家系进行了双技术平行分析：低覆盖全基因组测序（WGS）配合 Sanger 测序验证，以及 G 显带核型分析和 FISH 的组合检测。研究结果显示 G 显带分析发现 3 个平衡易位，FISH 检测到 2 个隐匿的亚显微平衡易位。与此一致的，WGS 检测到 5 个平衡易位，对所有断点进行 Sanger 测序验证后结果不变。断点分析也提示 4 例明显健康的携带者中有 6 个基因被破坏。由此可以得出结论：低覆盖率 WGS 能够可靠地检测平衡易位，与传统的方法相比可以精确地映射断点，所以 WGS 在临床上是可以替代细胞遗传学方法用于诊断临床平衡易位携带者的。

【评述】　目前临床检测平衡易位的常规方法是 G 带核型。然而，该方法分辨率低，无法识别隐秘的平衡易位，无法实现断点的精确识别。其他还有采用荧光原位杂交（FISH）、Southern 杂交和长距离 PCR 等方法对易位的断点进行了定位，但是这些方法相对繁琐，且依赖于先前的细胞遗传学信息，使得它们不完全适合在全基因组水平上有效地检测平衡易位。Liang D 等评价了应用 NGS 技术对患者进行低覆盖全基因组测序（WGS）并配合 Sanger 测序验证这个方法在临床中检测平衡易位的应用价值，并得到了值得肯定的结果，为临床上更好的检测平衡易位携带者提供给了更多的方法学选择。

文选 9

【题目】　Non-invasive pre-implantation aneuploidy screening and diagnosis of beta thalassemia IVSII654 mutation using spent embryo culture medium.

【来源】　Ann Med，2016，49（4）：319-328.

【文摘】　从废胚培养液中分离出无细胞核 DNA。是否能在整个基因组水平上扩增出少量的 DNA，以及染色体组型和特定等位基因与传代细胞之间的一致率还没有得到评估。Liu W 等招募了 7 对夫妇，并对其 88 枚捐赠胚胎及相应培养基进行了全基因组扩增（WGA），以此研究 WGA、染色体状态一致性、HBB 基因 IVSII654 等位基因在传代细胞和培养基中的作用等指标。研究结果显示 WGA 后 DNA 检出率为 90.90%，平均浓度为 26.15ng/μl。传代细胞与培养液的染色体完全一致率为 64.52%，二倍体囊胚为 90.00%。突变的 IVSII 654 位点和 SNP 连锁分析证实，培养液中的 DNA 来源于胚胎细胞。由此，基本可以证实在废培养基中存在核 DNA，并可扩增出该 DNA 的大部分片段以供后续分析。该研究表明，在染色体水平上使用培养基进行无创胚胎遗传检测可以与使用活细胞进行检测的结果达到一致，但在临床应用之前可能还需要进一步优化。

【评述】　在 PGD/PGS 过程中，积极的活检步骤会对胚胎的未来发育产生负面影响。而 Liu W 等在废胚培养液中观察到的无细胞核 DNA，为无创 pgd/pgs 方法的发展提供了可能。研究了 DNA 在培养基中的存在、其对 WGA 的作用及染色体状态与 HBB 基因 IVSII654 等位基因在传代细胞或培养基中诊断的一致性。该研究的结果证实非侵入性胚胎遗传学检测在染色体水平和等位基因位点上使用培养基可以与活细胞相一致，但在投入临床应用前可能还需要进一步优化，同时因为该研究涉及样本例数有限，未来可能需要扩大样本量来进一步确定该研究结论的可靠性。

文选 10

【题目】　Cell type-specific modulation of respiratory chain supercomplex organization.

【来源】　Int J Mol Sci，2016，17（6）：926.

【文摘】　呼吸链复合物会被组装成大的超复合物，而其中超复合物 In＋IIIn＋IVn 是唯一能直接将电子从 NADH 转移到氧的超复合物。最近有报道称，小鼠体内的超复合物 In＋IIIn＋IVn 的形成在很大程度上取决于它们的遗传背景。然而，在本研究中，Sun D 等发现在不同遗传背景的小鼠和人类细胞系中，In＋IIIn＋IVn 超复合物的构成是非常保守的。值得注意的是，在本研究中，Sun D 等发现 1 个最小的超复合物 In＋IIIn，称为"最低超复合物"（LSC），因为它在蓝色天然聚丙烯酰胺凝胶电泳中处于靠近复合物 V 二聚体的最低值位置，因此在某些细胞（但不是所有的人和小鼠细胞）中与结合复合物 IV 形成超复合物 In＋IIIn＋IVn 有关。此外，我们还观察到 1 例利氏病患者的线粒体编码 NADH 脱氢酶 1（ND1）3697G＞A 突变对含 LSC 的超复合物 In＋IIIn＋IVn 的组装有影响，可以导致细胞呼吸和 ATP 生成减少。该研究证明了 LSC In＋IIIn＋IVn 超复合物的存在和这种超复合物的结构异常可以导致疾病的发生。

【评述】 虽然线粒体呼吸链中的超复合物相关的假说已经被学界基本承认和接受，但是其具体的组装信息、调控因子以及其产生的作用影响等尚未明确。Sun D 等发现 1 个最小的超复合物 In＋IIIn，称为"最低超复合物"（LSC）的存在，并阐明了其与超复合物 In＋IIIn＋IVn 的组装相关，还观察到了线粒体编码 NADH 脱氢酶 1（ND1）3697G＞A 突变可以对含 LSC 的超复合物 In＋IIIn＋IVn 的组装产生影响，并通过降低细胞呼吸和 ATP 生成而对 1 例利氏病患者造成影响。这为日后相关研究提供了新的思路，同时也揭示了一种线粒体基因突变而导致疾病发生的新的致病途径。

文选 11

【题目】 Mutation analysis of a Chinese family with oculocutaneous albinism.

【来源】 Oncotarget，2016，7（51）：84981-84988.

【文摘】 眼皮肤白化（Oculocutaneous albinism，OCA）是一种常染色体隐性疾病，其特征是皮肤、头发和眼的黑色素合成完全缺乏或减少。OCA1 是最常见和最严重的疾病类型，是由酪氨酸酶（TYR）基因突变引起的。Wang X 等在这项研究中报道 1 个包含 2 例 OCA 患者的中国家系。Wang X 等收集了这 2 个家系中所有家庭成员的血液样本，从外周血白细胞中提取了基因组 DNA，并针对 TYR 基因的所有编码外显子和相邻内含子序列通过聚合酶链反应（PCR）测序进行突变分析。Wang X 等绘制了家谱图，并进行了临床检查和临床相关检测。在 2 例乳白皮肤、白头发、畏光和视力降低的患者的样本中发现 TYR 的复合杂合突变（c.832C＞T 和 c.929_930insC 对应 p. Arg278* 和 p. Arg311Lysfs*7），而其他家庭成员均只携带 2 个杂合突变之一。此外还发现了 1 个纯和的错义突变位点 c.814G＞A（p. Glu272Lys），该位点位于 SLC45A2（solute carrier family 45 member 2）基因上，但该突变在患者父母和未患病的其他家庭成员中均有发现，表明这可能不是致病突变。本研究的结果扩大了 OCA 的致病突变谱，在 TYR 基因上的 c.832C＞T 和 c.929_930insC（p. Arg278* 和 p. Arg311Lysfs*7）两个突变的复合杂合型可能导致了 OCA 部分临床症状的发生，而在 SLC45A2 基因上的纯合错义突变 c.814G＞A（p. Glu272Lys）可能与 OCA 的发生没有关系。

【评述】 Wang X 等收集了罕见病 OCA 患者的家系资料并对整个家系针对 OCA 的关键致病基因进行了 PCR 测序分析，筛查出可疑致病位点后再结合临床和家系资料进行综合分析，最终明确了新的高度可疑致病的复合杂合型以及 1 个罕见的但却不致病的纯和错义突变。由此扩展了 OCA 致病突变谱，但这 2 种突变型对患者疾病的贡献程度以及其间是否存在相互影响尚不明确，后续可以对这些突变进行深入的功能研究来加深学界对疾病的了解。

文选 12

【题目】 Rapid detection of G6PD mutations by multicolor melting curve analysis.

【来源】　Mol Genet Metab，2016，119（1-2）：168-173.

【文摘】　MeltPro G6PD 检测试剂盒是第一个用于检测 glucose-6-phosphate 脱氢酶（G6PD）缺乏的商业遗传检验试剂盒。这种基于多色熔融曲线分析的实时 PCR 检测方法是针对中国人群中最普遍存在的 16 种 G6PD 突变基因型设计的。Xia Z 等综合评价了该检测的检测和临床性能。所有 16 种突变均可以做出准确的基因分型，测量到的 Tm 的标准偏差 < 0.3℃。可检测的 DNA 样本浓度下限是 1.0ng/ul。该检测可以在 4 种主流实时 PCR 仪器型号上运行。用 LightCycler480II 可以获得最短运行时间（150min）。而通过从三所医院收集的 763 份样本进行的临床研究表明，在 433 例存在 G6PD 活性下降减弱情况的患者样本中，经 MeltPro 检测鉴定其中 423 例为突变携带者，临床灵敏度为 97.7%（423/433）。在 G6PD 活性正常的 117 例男性标本中，MeltPro 检测证实 116 例为野生型，临床特异度为 99.1%（116/117）。此外，MeltPro 化验结果显示 100% 符合所有靶向突变的 DNA 测序结果。由此 Xia Z 等得出结论为 MeltPro G6PD 检测试剂盒是可以被临床用于诊断或筛查 G6PD 缺乏的可靠工具。

【评述】　Glucose-6-phosphate 脱氢酶（G6PD）缺乏是 G6PD 基因突变引起的 Xlinked 遗传性缺陷。G6PD 缺乏症是发生率最普遍的酶异常疾病之一。G6PD 缺乏的临床表型之间存在很大差异，归因于 G6PD 基因不同的突变类型，且不同地域和民族的突变谱存在较明显的差异。Xia Z 等选择了针对中国人群中最普遍存在的 16 种 G6PD 突变基因型设计的 MeltPro G6PD 检测试剂盒并收集患者样本对其检测和临床应用性能予以评估，最终得出该试剂盒适合应用于临床的结论。后续若能扩大样本量收集不同民族和遗传背景的人也许可以扩展该试剂盒的临床应用，进一步推动临床对 G6PD 缺乏的理解。

文选 13

【题目】　A known mutation in GJB6 in a large Chinese family with hidrotic ectodermal dysplasia.

【来源】　J Eur Acad Dermatol Venereol，2016，30（8）：1362-1365.

【文摘】　Hidrotic 外胚层发育不良（HED），也被称为 Clouston 综合征，是一种罕见的常染色体显性疾病。GJB6、GJB2 和 GJA1 的突变均与 HED 有关。为了更加了解中国 HED 家系中的 GJB6 基因突变谱及相应临床特点，Yang R 等收集了一个非常大的中国 HED 家系并分析其临床资料，获得其血液样本，再应用聚合酶链反应（PCR）扩增并测序了 GJB6 基因的整个编码区，最后再应用反向转录聚合酶链反应（rtPCR）在 mRNA 水平上做进一步验证。最终研究结果显示在整个家系 25 例患者的基因组 DNA 中发现了杂合错义突变 c.263C>T（p. A88V），在该家系的 14 例正常成员的样本中以及在后续的 218 个不相关的对照个体的样本中均未发现这一突变。Yang R 等从先证者头皮皮肤中提取了 Cx30 mRNA 进行 rt-PCR 试验进一步证实了携带该突变等位基因的转录。由此，Yang R 等提出此 GJB6 基因的复发性突变（p. A88V）是导致此中国 HED 家系中患病成员的关键致病突变，并借此强调基因检测对临床更加了解 HED 这个先天性疾病的重要性。

【评述】　由于 HED 的临床表型多变，确诊很大程度上需要依赖基因检测。Yang R 等的研究数据显示 GJB6 基因上的复发性突变 p. A88V 是一个中国汉族 HED 家系的关键致病基因突变，并报道了该突变的新的表型。目前为止，针对 HED 这种基因突变导致的疾病尚无很好的治疗手段，Yang R 等对该疾病的这一个致病突变的鉴定很有可能帮助这个家庭的年轻个体进行产前诊断，而回避更多患儿的出生。基因检测在 HED 这类先天性疾病中起着重要的作用，后续针对该突变功能等方向的进一步研究将可能帮助临床更好的理解 HED 病理机制并推动针对这一病症的治疗手段的研发。

文选 14

【题目】 Identification of a novel mutation in the Titin gene in a Chinese family with limb-girdle muscular dystrophy 2J.

【来源】 Mol Neurobiol，2016，53（8）：5097-5102.

【文摘】 肢体带肌白斑（LGMD）是一种高度异构的遗传肌病组，其特点是渐进性近端骨盆和（或）肩带肌无力，发病年龄从幼年到成年晚期不等。通过基因检测鉴定这些白斑不仅会给远期预后提供帮助，而且还有助于更有效地指导护理，如更频繁的心肺监测和预防性治疗。Zheng W 等对一个五代同堂的中国 LGMD 家系的 titin 基因（TTN）进行了外显子测序检测常染色体隐性的 LGMD 致病基因突变。最终 Zheng W 等发现了一种新的突变 c.107788T＞C（p. W35930R）。这一突变与家庭中的患病情况相匹配，且在正常人群的对照中未检测到。该发现拓宽了 LGMD2J 的致病 TTN 基因突变谱。

【评述】 LGMD 分为常染色体显性 LGMD1 和常染色体隐性 LGMD2，综合分析患者的临床、电生理和生理、影像学和生化数据，可能有助于 LGMD 的临床诊断，但 LGMD 的临床表型相对复杂，就目前已发现的多个致病基因突变而言，同一家系里不同患者的相同突变也可以呈现不同的临床表型，相对的，不同的基因突变也可能导致相同的临床表型。尽管如此，遗传检测技术仍然是对 LGMD 进行鉴别诊断和分类的最有效工具。Zheng W 等在一个大家系中鉴别出 TTN 基因的一个新的 LGMD 致病突变 c.107788T＞C（p. W35930R），拓展了该疾病的致病突变谱，而针对该突变的功能学研究以及和疾病之间的具体致病机制等内容还需后续更深入的研究。

文选 15

【题目】 A novel P53/POMC/Galphas/SASH1 autoregulatory feedback loop activates mutated SASH1 to cause pathologic hyperpigmentation.

【来源】 J Cell Mol Med，2016，21（4）：802-815.

【文摘】 p53- 转录调节蛋白在细胞中与大量其他信号传导通路相互作用，一些正向和负向的自身调节反馈回路都受 p53 反馈影响。p53 直接控制紫外线（uv）诱导的 POMC/alpha-MSH 的生产，并与不依赖紫外线的病理色素相关。在鉴定遗传性普遍发育不良症（DUH）的致病基因时，Zhou D 等发现 SAM 和 SH3 domain containing 1（SASH1）基因的 3 种导致氨基酸替代编码突变。SASH1 基因与鸟嘌呤核苷酸结合蛋白质亚基 -α 亚型短（Galphas）相关。然而，90 年来，该病的致病基因和病理机制仍然未知。在这篇报道里，Zhou D 等提出了 SASH1 是经由紫外线刺激的前提下由 p53 生理激活，并且 SASH 和 p53 是在生理和病理生理条件下相互诱导的。SASH1 是由一个新的调控通路（p53/POMC/alpha-MSH/Galphas/SASH1）来级联调节黑素生成的。一个新的自身调节正反馈回路（p53/POMC/Galphas/SASH1）是受 SASH1 突变调节并由此诱发病理斑表型的。

【评述】 遗传性普遍发育不良症（DUH）是一种临床上的异质性紊乱，其特点是广义斑驳的色素沉着。而 SASH1 基因最初是在乳腺癌和结肠癌中被描述为候选的肿瘤抑制器。Zhou D 等通过一系列基础试验扩展了学界目前对 p53 在细胞内与其他传导通路间相互作用的理解，并重新定义了更多的 p53

应答基因以及它们之间的相互作用。这些发现对日后利用 p53 应答机制来有目的的应对压力和一些其他病理条件提供了支持，日后还可以继续相关的研究进一步的扩展 p53 细胞内的调控和应答网络。

文选 16

【题目】 白桦脂酸对免疫性肝损伤小鼠细胞因子及 Bcl-2、activated-Caspase-3 表达的影响

【来源】 四川动物，2016，（4）：511-516.

【文摘】 汪佰莉等采用刀豆蛋白（ConA）诱导建立急性免疫性肝损伤动物模型，并进一步探讨了白桦脂酸（BA）对急性免疫性肝损伤小鼠的拮抗作用及对细胞因子和凋亡相关蛋白 Bcl-2、activated-Caspase-3 表达量的影响。该研究首先选取 60 只雄性健康 KM 小鼠，将其随机分为 6 组，每组 10 只：正常对照组、肝损伤模型组、联苯双酯（BIF）阳性对照组、BA 高、中、低剂量组（H-BA、M-BA、L-BA 组剂量分别为 30mg/kg、15mg/kg、7.5mg/kg）。在 BIF 阳性对照组和 BA 高、中、低剂量组预防性给药 15d 后，除正常对照组外，其余各组均于尾静脉注射 20mg/kg ConA，建立肝损伤模型。禁食不禁水 12h 后，采集小鼠全血及肝组织，经过相应处理后采用自动生化分析仪对血清进行肝功能指标测定：谷丙转氨酶（ALT）、谷草转氨酶（AST）含量；采用 ELISA 法测定血清炎性细胞因子 IL-2、IL-4、IL-10、TNF-α、IFN-γ 水平；采用 Western blot 法检测肝组织凋亡相关蛋白 Bcl-2、activated-Caspase-3 表达量的变化。该试验中肝损伤模型组与正常对照组比较，血清 ALT 和 AST 含量明显升高，IL-2、IL-4、IL-10 和肿瘤坏死因子（TNF-α）、γ 干扰素（IFN-γ）水平明显升高，activated-Caspase-3 表达量升高而 Bcl-2 表达量下降，差异均有统计学意义（$P<0.05$ 或 $P<0.01$）；BA 不同剂量组与肝损伤模型组比较，Con A 所致急性肝损伤小鼠血清中 ALT 和 AST 含量显著降低，小鼠血清中 IL-2、IL-4、TNF-α、IFN-γ 水平也显著降低，而 IL-10 水平显著升高，H-BA 组和 M-BA 组差异尤为显著，同时 Bcl-2 表达量升高、activated-Caspase-3 表达量下降，差异均有统计学意义（$P<0.05$ 或 $P<0.01$）。该研究成功证明了 BA 对由 Con A 诱导的小鼠急性免疫性肝损伤所具有的拮抗作用，BA 可能通过减少免疫细胞炎性细胞因子同时提高抗炎性细胞因子的释放，以及上调 Bcl-2 和下调 activated-Caspase-3 的抗凋亡机制而发挥拮抗肝损伤的作用。

【评述】 最近几年，已出现了不少植物活性成分防治肝损伤的有关研究，在该文中汪佰莉等采用随机对照实验，分组后应用刀豆蛋白成功建立急性免疫性肝损伤动物模型，各组实验结果之间具备可比性及科学性，且从细胞因子及凋亡相关蛋白多方面进行比较，有力的证明了 BA 对由 Con A 诱导的小鼠急性免疫性肝损伤所具有的拮抗作用。许多研究表明，肝内免疫反应是引起肝损伤的重要机制之一，尤其是 T 淋巴细胞介导的细胞毒性免疫反应，该研究有利于日后免疫性肝损伤新的防治药物及方案的发展，进一步的研究有待于继续利用动物实验或临床研究来完善。

文选 17

【题目】 骨髓间充质干细胞移植治疗重症急性胰腺炎肺损伤

【来源】 中国组织工程研究，2016，20（45）：6774-6781.

【文摘】 陈进玲等通过成功构建重症急性胰腺炎肺损伤模型，进一步移植骨髓间充质干细胞修复损伤的胰腺组织和肺组织，证明了骨髓间充质干细胞移植后对大鼠重症急性胰腺炎肺损伤造成的组

织损伤的治疗作用。该研究应用 4% 牛磺胆酸钠逆行注射法建造大鼠急性胰腺炎肺损伤模型，采用全骨髓冲洗法对骨髓间充质干细胞进行分离、培养，再对骨髓间充质干细胞进行鉴定和 DAPI 标记。然后将 SD 大鼠随机分成 3 组，对照组尾静脉注射等量生理盐水；移植组大鼠造模成功 24h 后将骨髓间充质干细胞经尾静脉移植；正常组大鼠不做任何处理。移植 24h 后，取各组大鼠部分胰腺组织和肺组织进行苏木精 - 伊红染色，结果显示实验所用模型建模成功，且移植后，胰腺组织受损部位炎性细胞浸润减少，小叶结构清晰完整，腺泡未见出血；肺部组织结构清晰，肺泡壁完整，间距有所减宽；取胰腺组织和肺组织检测肿瘤坏死因子 α 和白细胞介素 1βmRNA 表达量，RT-PCR 检测结果表明移植后大鼠胰腺组织和肺组织的肿瘤坏死因子 α 和白细胞介素 1β 含量明显低于对照组（$P<0.05$）；用 ELISA 试剂盒测定血清 C- 反应蛋白和肿瘤坏死因子 α 水平，血清结果显示，模型组 C- 反应蛋白、肿瘤坏死因子 α 含量较正常对照组显著升高（$P<0.01$），而移植组 C- 反应蛋白、肿瘤坏死因子 α 含量较模型组显著下降（$P<0.05$）；免疫组织化学结果显示骨髓间充质干细胞经大鼠尾静脉注射后通过血液迁移至受损的胰腺组织和肺组织处，进一步修复损伤区域。陈进玲等的这一研究表明了骨髓间充质干细胞能够修复重症急性胰腺炎肺损伤模型，为修复急性重症胰腺炎并治疗其并发症肺损伤带来了新的治疗方向。

【评述】 重症急性胰腺炎是指急性胰腺炎伴随脏器功能障碍，是一种发展快速、并发症多、治愈率低的临床上常见的急腹症，极易诱发肺损伤。干细胞移植是当前新兴的再生医疗技术，在临床上被广泛应用于各种疾病的组织修复与再生。而骨髓间充质干细胞又具有强大的增殖和分化的潜能，早有国内外文献报道，移植骨髓间充质干细胞能参与到胰腺和肺组织的生理再生和病理的修复，可以抑制炎症反应。陈进玲等基于国内外的有关研究，开创了骨髓间充质干细胞治疗重症急性胰腺炎的新领域，该研究提示移植的骨髓间充质干细胞分布于受损部位，且抑制肿瘤坏死因子 α、白介素 1β 和 C- 反应蛋白等细胞因子的释放，提示骨髓间充质干细胞通过修复胰腺和肺组织并且减轻炎症反应起到治疗重症急性胰腺炎肺损伤大鼠的作用。该文为日后重症急性胰腺炎的临床治疗提供了重要的依据和方向，期待可以有朝一日应用于临床。

文选 18

【题目】 脂肪间充质干细胞移植后肝硬化大鼠血生化指标的变化

【来源】 中国组织工程研究，2016，20（36）：5364-5370.

【文摘】 韩海燕等将脂肪间充质干细胞移植到构建了肝硬化模型的大鼠体内，进而观察移植后生化指标及肝纤维化程度的变化，从而判断脂肪间充质干细胞移植对肝硬化具有治疗作用。该研究首先将 60 只雌性 Wistar 大鼠随机分为 3 组每组各 20 只：正常对照组采用橄榄油灌胃、模型组及脂肪间充质干细胞组采用四氯化碳灌胃诱导建立肝硬化大鼠模型。建模成功后 1 周，脂肪间充质干细胞组腹腔注射脂肪间充质干细胞悬液，正常对照组及模型组则注射生理盐水。观察各组大鼠的肝功能，肝病理组织学变化及肝纤维化程度。韩海燕等经检测比较发现，模型组与对照组相比，大鼠肝组织中丙氨酸氨基转移酶、门冬氨酸氨基转移酶、总胆红素、总蛋白含量及血清丙二醛含量显著升高；相反的，血清白蛋白、血清蛋白含量与球蛋白比值及肝组织中谷胱甘肽过氧化物酶及环磷酸鸟苷含量明显下降；且吲哚菁绿 15min 滞留率及肝纤维化程度明显上升。脂肪间充质干细胞组与模型组相比，大鼠肝组织中丙氨酸氨基转移酶、门冬氨酸氨基转移酶、总胆红素、总蛋白含量及血清丙二醛含量显著下降；血清白蛋白、血清蛋白含量与球蛋白比值肝组织中明显升高；且吲哚氰绿 15min 滞留率及肝纤维化程度明显减轻，同时脂肪间充质干细胞组大鼠肝组织中可见 CM-Dil 标记的阳性脂肪间充质干细胞。此结果验证了脂肪间充质干细胞移植治疗可以改善肝功能，减轻肝硬化程度。

【评述】 目前对于中晚期肝硬化的治疗方法特别少，肝移植是惟一的治疗方案却受到多方面条件限制。新兴的干细胞移植技术是晚期肝病比较有前景的治疗方法，脂肪间充质干细胞不仅来源广泛，而且具有较强的分化能力及强大的增殖能力，这些特点使得脂肪间充质干细胞成为继骨髓干细胞之后干细胞研究领域中的又一热点。韩海燕等利用动物实验观察脂肪间充质干细胞移植后对肝硬化大鼠血生化指标的影响作用，为临床中晚期肝硬化的治疗带来了新方案。由于目前对于干细胞移植的研究多数处于动物实验阶段，具体由动物实验走向临床运用于治疗尚需不断地努力探索，需要大量的相关性实验研究为终末期肝病患者的治疗提供参考依据。

文选 19

【题目】 SOX10 新突变致 Waardenburg 综合征 II 型家系基因突变研究

【来源】 中国妇幼保健，2016，31（19）：4000-4003.

【文摘】 宋学东等通过对一个 Waardenburg 综合征 II 型（WS II 型）家系进行临床分析和候选基因突变检测，成功检测出新的致病突变，丰富了 WS II 型的致病基因突变谱，并进一步探讨了 WS II 型的分子遗传学特征。使用问卷方式针对 WS II 型家系的成员来获取其临床资料，绘制家系图谱，签署知情同意书并获取先证者及一级亲属的血样。而后通过聚合酶链反应（Polymerase chainreaction，PCR）扩增 SOX10、SNAI2、PAX3、MITF、EDNRB 和 EDN3 候选基因编码区的所有外显子，并针对相应扩增产物酶切后进行测序，利用 Mutation Surveyor 4.0 软件及分子生物学网站的信息分析数据。根据 WS II 的诊断标准结合患者及其母亲的临床表现及相关检查结果将其诊断为 WS II 型。家系中 SNAI2、PAX3、MITF、EDNRB 和 EDN3 基因检测均未发现突变；在家系先证者及母亲 SOX10 基因的编码区发现了一个国内外均尚未报道过的新突变 SOX10（c.482del GTAGC），而在该家系其他成员中均未发现此突变。该研究丰富了 WSII 型的致病基因突变数据库，为 Waardenburg 综合征的病因学研究和临床研究提供了参考资料。

【评述】 Waardenburg 综合征是一种先天性遗传性疾病，其特点是色素着色不足和感音神经性耳聋。宋学东等针对单个 WS II 型家系进行突变研究并发现新突变 SOX10（c.482del GTAGC）。虽然由于疾病本身的复杂性和对 SOX10 基因的有限了解，尚无法确定该突变与疾病之间的致病关系和机制，后续可利用细胞试验或动物实验进一步了解 SOX10 突变导致 WS 的发病机制，为日后新 biomarker、药物、干预方案方式等提供依据。

文选 20

【题目】 西非马里 Duffy 血型抗原分布

【来源】 中国卫生检验杂志，2016，（12）：1788-1789.

【文摘】 洪慧东等通过调查研究发现西非马里黑种人人群 Duffy 血型系统抗原中，Fy（a-b-）抗原频率高，Fy^a 和 Fy^b 抗原为稀有抗原，为建立西非马里人群 Duffy 血型抗原初步资料提供依据，有利于西非马里地区采供血机构合理储供血以及安全用血。该研究随机采集无血缘关系的马里医院门诊术前患者的 EDTA 抗凝全血标本 5ml，取 2 ml 制备少量压积细胞标本，用生理盐水洗涤 1 次，配成 5%～8% 红细胞悬液。采用卡式凝胶法检测，使用单克隆抗 -Fy^a、抗 -Fy^b，按照试剂说明书进行 Fy^a、Fy^b 抗原检测，用正常黄种人的全血 EDTA 抗凝血标本做阳性对照。采用 SPSS 16.0 软件对数据进行统计学处理，进行 Duffy 基因频率，基因组合体频率，Duffy 表型理论值计算，χ^2 检验及 Hardy – Weinberg 吻合度检验。经统计得出 114 份门诊随机采样患者中，Fy（a＋b＋）6 例，Fy（a＋b－）2 例，Fy（a-b＋）2 例，Fy（a-b－）104 例。该研究中 Fy^a 基因频率和 Fy^b 基因频率均为 0.0353，Fy 基因频率为 10.1980。经 Hardy-Weinberg 平衡检验，观察值与期望值之间差异有统计学意义（$P<0.05$）；考虑西非地区的特殊性，与其他人种 Duffy 血型的明显差异，去除沉默基因重新做 Hardy-Weinberg 平衡检验，吻合度良好，观察值与期望值之间差异无统计学意义（$P>0.05$）。该研究不仅有助于建立西非当地 Duffy 血型资料，而且为指导临床储血和合理用血提供参考资料。

【评述】 Duffy 血型抗原与临床输血息息相关。虽然国外早已有文献报道西非黑种人群体中 Duffy 血型抗原缺失频率高，但缺少马里 Duffy 种血型抗原分布的数据用于指导临床用血和提供合理性输血方案。因此，洪慧东等针对西非马里黑种人人群 Duffy 血型系统抗原频率进行调查，具有十分重要的的临床意义。该研究发现 Fy（a＋）和 Fy（b＋）在西非马里地区成为稀有血型抗原，Duffy 抗原不合的概率大大增加。洪慧东等在统计分析时，通过排除沉默基因 Fy 解决了沉默基因的高频率使 Hardy – Weinberg 平衡检验吻合度不符的情况。但是由于非 Duffy 缺失型的数据较少，单纯从血清学检测来独立判断是有缺陷的。后续可扩大样本数检测或以基因检测分型来对 Duffy 抗原的表达进行分析研究，会将西非黑种人群体的 Dufffy 血型抗原表型诠释地更全面准确。

文选 21

【题目】 妊娠相关血浆蛋白 A 的原核表达及蛋白纯化

【来源】 临床检验杂志，2016，34（3）：186-189.

【文摘】 曾昭伟等通过构建原核表达妊娠相关血浆蛋白 A（pregnancy-associated plasma-proteinA，PAPP-A）重组抗原蛋白，并对蛋白质进行纯化，为 PAPP-A 在急性冠脉综合征（acute coronary syndrome，ACS）中的检测和机制研究提供实验依据。该研究根据 DNAstar 软件分析、筛选特异抗原表位集中的位置并获得编码 PAPP-A 特异抗原表位，再利用 Primer Premier 5.0 软件设计引物，以 PAPP-A 的 cDNA- 质粒转化菌液为模板进行 PCR 扩增。进一步琼脂糖凝胶电泳后回收目的 DNA，将目的 DNA 与 pET42a 质粒分别用 2 个对应酶切位点的限制性内切酶 Hind Ⅲ 和 EcoR Ⅰ 切割，再次经琼脂糖凝胶电泳及胶回收后进行下一步连接反应，转化至大肠埃希菌 Top10，PCR 方法鉴定阳性重组子之后，再取测序鉴定正确的含上述重组质粒转化大肠埃希菌 BL21，诱导产生 PAPP-A 重组蛋白，再利用镍柱初步纯化及离子交换层析柱进一步纯化，最后用 SDS-PAGE 及 DEAE 层析鉴定重组抗原蛋白。曾昭伟等针对抗原决定簇集中区，在大肠埃希菌 BL21 中高效诱导了重组 PAPP-A 蛋白的表达，经过镍柱及离子交换层析纯化后，紫外分光光度计检测其吸光度（A260 nm A280 nm 值）为 A260nm＝0.14、A280nm＝0.5，经计算 PAPP-A 蛋白浓度为 0.22 g/L，

DEAE 层析分析证实其纯度较高。该研究成功制备了 PAPP-A 重组抗原蛋白并实现了纯化，不仅对 ACS 的早期诊断及预测具有重要的价值，也为 PAPP-A 的后续临床研究提供依据。

【评述】　PAPP-A 是一种在 ACS 患者的外周血中高表达的大分子糖蛋白，对 ACS 的早期诊断及预测具有重要的价值。但是有文献及前期实验表明，检测孕妇血清中 PAPP-A 的 ELISA 检测体系并不适用于检测 ACS 患者血中的 PAPP-A。国外也有学者进行研究后结果显示复合物浓度与 ACS 斑块发展有良好相关性，然而有学者认为目前临床研究中多利用复合物检测 ACS 并非最优方法。该文详细叙述了如何针对抗原表位集中的位置，构建原核表达 PAPP-A 重组蛋白，排除 proMBP 及非特异表位的干扰，并对蛋白质进行纯化，得到活性更高的 PAPP-A 蛋白，为 PAPP-A 在 ACS 中的检测和机制研究开辟了新的领域。虽然已经可以得到纯化的特异的 PAPP-A 重组抗原蛋白，进一步提高 PAPP-A 检测敏感性使 PAPP-A 临床检测应用得到进一步的发展还有待继续深入研究。

文选 22

【题目】　QDPR 基因表达水平对肾小管上皮细胞系 NRK-52E 细胞 DHFR 表达的影响

【来源】　医学研究生学报，2016，29（5）：460-464.

【文摘】　杨向君等通过构建糖尿病肾病（diabetic nephropathy，DN）模型对 DHFR 在 DN 发病中的作用以及 QDPR 基因在糖尿病肾病（diabetic nephropathy，DN）中的作用机制进行研究，发现了醌式二氢生物喋呤还原酶（Quinoid dihydropteridine reductase，QDPR）基因的过表达可使肾小管上皮 NRK-52E 细胞 DHFR 表达量下降，进而可能影响 DN 的发生发展。该研究使用 OLETF 和 LETO 大鼠分别作为实验鼠和对照鼠。首先运用慢病毒技术感染 NRK-52E 细胞构建空载过表达、过表达 QDPR 敲低随机序列对照和敲低 QDPR 模型。每组再分别给予 5.4mmol/L 正常糖培养基和 30mmol/L 高糖培养基培养细胞 72h，模拟 DN 模型。根据不同条件进行实验分组：NRK-52E 对照组、NRK-52E 高糖组、空载过表达病毒对照组、空载过表达病毒高糖组、QDPR 基因过表达组、QDPR 基因过表达高糖组、敲低随机序列对照组、敲低随机序列高糖组、QDPR 基因敲低组、QDPR 基因敲低高糖组。然后采用 Western blot 检测高糖环境下 NRK-52E 细胞及 OLETF 大鼠 DHFR 蛋白表达情况。观察高糖环境 QDPR 基因的表达情况对 DHFR 蛋白表达水平的影响。该研究经过统计分析得出：OLETF 大鼠 DHFR 蛋白的表达水平（1.03±0.12）明显低于 LETO 大鼠的表达水平（1.56±0.16），差异有统计学意义（$P<0.01$）；NRK-52E 高糖组 DHFR 蛋白含量（0.33±0.16）低于 NRK-52E 对照组（0.64±0.05），差异有统计学意义（$P<0.05$）。QDPR 基因过表达高糖组与空载过表达病毒高糖组（0.63±0.08）相比，DHFR 蛋白含量（0.12±0.09）降低，差异有统计学意义（$P<0.01$）；QDPR 基因敲低高糖组与敲低随机序列对照组（0.52±0.08）相比，DHFR 表达量（0.62±0.27）差异无统计学意义（$P>0.05$）。该研究发现了 DHFR 蛋白在 DN 的发生发展中可能起到重要作用，并且 QDPR 基因过表达可通过下调 DHFR 蛋白的表达水平进而影响 DN 的发展。

【评述】　糖尿病肾病（diabetic nephropathy，DN）是糖尿病并发的严重微血管疾病，其发生有家族聚集现象。DA 发病不仅与血糖血压有密切关系，还与遗传因素有关，有许多基因被证实与其发病有关。杨向君等针对 DN 发病易感基因—QDPR 基因进行进一步深入研究，探究其表达水平对肾小管上皮细胞系 NRK-52E 细胞 DHFR 表达的影响，对理解 DN 发病机制具有重要作用。DA 本身发生发展较为复杂，随着对 QDPR 蛋白和叶酸代谢途径的 crosstalk 深入研究，将有可能为 DN 的发病机制的理解以及临床治疗提供新的思路。

文选 23

【题目】 妇科养坤丸与骨髓间充质干细胞移植修复薄型子宫内膜

【来源】 中国组织工程研究，2016, 20（1）：65-69.

【文摘】 韩冉等通过建立雌性大鼠薄型子宫内膜模型并应用大鼠骨髓间充质干细胞和妇科养坤丸进行联合治疗，观察到妇科养坤丸有助于骨髓间充质干细胞修复薄型子宫内膜，为妇科养坤丸用于薄型子宫内膜的临床应用提供参考依据。该研究取 SD 健康大鼠，20 只雄性大鼠进行分离培养骨髓间充质干细胞；30 只未交配的处于动情期雌性大鼠随机分为正常对照组、模型组、单药组、骨髓间充质干细胞组和联合组，每组 6 只，除正常对照组外，其余各组大鼠均建立薄型子宫内膜模型。然后正常对照组给予正常喂食；模型组尾静脉注射生理盐水；骨髓间充质干细胞组在造模后 6h 和 10d 时经尾静脉注射异体骨髓间充质干细胞 1ml；单药组于造模后灌胃妇科养坤丸水溶液 5ml/kg，连续 20d；联合组于造模后 6h 和 10d 时尾静脉注射骨髓间充质干细胞 1ml 以及连续灌胃妇科养坤丸水溶液 10ml/kg 20d。造模后第 21d 苏木精 - 伊红染色观察子宫内膜组织形态变化，测量子宫内膜厚度，免疫印迹法检测子宫内膜角蛋白与波形蛋白的表达。该研究经过统计分析得出：①骨髓间充质干细胞组、单药组和联合组的子宫内膜与模型组相比均有不同程度增厚，而联合组的子宫内膜厚度是最接近正常对照组的。②正常对照组表达的角蛋白和波形蛋白最高，模型组最低，单药组、骨髓间充质干细胞组和联合组则依次升高（$P<0.05$）。③该研究结果表明骨髓间充质干细胞可修复子宫内膜组织，而妇科养坤丸与骨髓间充质干细胞联合对子宫内膜的修复作用更为显著。

【评述】 临床上对薄型子宫内膜的治疗方案尚无统一标准。通常采用大剂量雌激素治疗为主，加以其他辅助性治疗药物，但效果并不理想。国内外学者曾采用戊酸雌二醇、枸橼酸西地那非等药物以及子宫内膜微创术对薄型子宫内膜进行治疗研究，也有国内学者发现中医药治疗薄型子宫内膜具有显著疗效。目前国内有关骨髓间充质干细胞治疗子宫内膜损伤的报道也是极少。但在 2011 年曾有国外学者发现自体骨髓干细胞对于子宫内膜再生具有良好的疗效。韩冉等采用妇科养坤丸联合异体骨髓间充质干细胞移植治疗大鼠薄型子宫内膜的创新研究为日后薄型子宫内膜的治疗开辟了新的方向。该研究结果提示妇科养坤丸确实具有修复子宫内膜组织的功能，其进一步机制有待于在未来的实验中继续进行探讨。

第六节　临床寄生虫检验研究精选文摘与评述

一、检索时间范围

2016.01.01—2016.12.31 见刊。

二、检索工具

研究对比后确定：PubMed（英文）。

中国生物医学文献数据库（中文）。

三、检索策略

1. 英文　"2016/01/01"（Date - Publication）："2016/12/31"（Date-Publication）AND CHINA（Affiliation）AND［laboratory medicine（Affiliation）OR clinical laboratory（Affiliation）］AND ENGLISH（Language）

2. 中文　"检验科"（作者单位）OR "检验中心"（作者单位）OR "检验医学系"（作者单位）OR "医学检验系"（作者单位）OR "检验医学部"（作者单位）OR "医学实验中心"（作者单位）AND 2016-2016（年代）AND［临床试验（文献类型）OR 随机对照试验（文献类型）OR 多中心研究（文献类型）］

四、纳入标准

1. 来自中国（台湾省除外）。

2. 第一或通信作者所在单位为检验科或检验中心或检验医学系或医学检验系或检验医学部或医学实验中心。

3. 发表时间：2016.01.01—2016.12.31 见刊。

4. 文献类型：临床或基础研究的论著。

五、排除标准

1. 文献类型：综述、讲座、译文、病例报告、Meta 分析。

2. 中文期刊的英文摘要被 PubMed 收录的。

3. 2016 年度被接收（已有 PMID 号），但未见刊的。

4. 重复发表的。

六、筛选结果

1. PubMed　初步检索到 3416 篇文献；在阅读题目、摘要及作者单位信息后，第一轮排除 1980 篇文献；对剩余 1436 篇文献，对题目、摘要及作者单位信息详细阅读后，进一步排除 1423 篇文献，最终纳入文献 13 篇。

2. 中国生物医学文献数据库　2016 年度，我国检验科的学者共在核心期刊发表论文 2960 篇，在进一步阅读文献摘要等信息后，进一步排除 1919 篇文献，最终纳入 41 篇文献。

七、精选文摘及评述

文选 1

【题目】Characteristics of allergic pulmonary inflammation in CXCR3 knockout mice sensitized and challenged with house dust mite protein.

【来源】PLOS ONE，2016，11（10）：e0162905.

【文摘】Zhongjuan Liu 等探究了在 CXCR3 基因敲除哮喘小鼠模型中 CXCR3 及其配体在尘螨蛋白（HDMP）诱导的气道炎症中的作用。研究使用了 C57BL/6 小鼠及 CXCR3 基因敲除小鼠，并将其分为 4 组：野生型控制组（A：野生型对照组，WTC）；CXCR3 基因敲除控制组（B：CXCR3KO 控制组，KOC）；野生型的 HDMP 测试组（C：野生型 HDMP 组，WTP）；CXCR3 基因敲除小鼠 HDMP 测试组（D：CXCR3KO HDMP 组，KOP）。采用苏木精和伊红染色法分析了肺病理表征、细胞计数和支气管肺泡灌洗液（BALF）分类；ELISA 检测 BALF 和脾细胞上清液中 IL-4 和 TNF-γ 的含量；流式细胞术分析肺和脾中的 CD4＋和 CD8＋T 细胞；RT-PCR 测量由 IFN-γ（CXCL9）及 IFN-γ 诱导蛋白（CXCL10）诱导的单核因子 mRNA 转录水平。结果显示，细胞总数、嗜酸性粒细胞数量、BALF 及培养的脾细胞上清液中 IL-4 的水平均显著增加，而 HDMP 组中 IFN-γ 水平降低（$P<0.01$）。CXCR3 基因敲除小鼠中细胞总数、嗜酸性粒细胞计数、淋巴细胞计数、BALF 总蛋白水平、脾细胞上清液中 IL-4 水平和肺病理表现均高于 C57BL/6 野生型小鼠。此外，CXCR3KO 小鼠肺中 CXCL9 和 CXCL10 mRNA 转录物的表达水平低于 C57BL/6 野生型小鼠（$P<0.05$）。结论认为 CXCR3 及其配体（CXCL9 和 CXCL10）可能在 CXCR3 基因敲除小鼠模型中起到抗炎作用，促进 CXCR3 及其配体的表达可能会为哮喘的预防及治疗开辟新的治疗手段。

【评述】在中国，过敏性肺炎的发病率明显增加，已成为人们健康的主要威胁。趋化因子 C-X-C 受体 3（CXCR3）是一种主要由活化的 T 淋巴细胞表达的趋化因子受体。T 细胞在过敏性肺炎中发挥重要作用，这是哮喘的一个特点，并引起了肺中活化 T 细胞的局部积累。本研究选用野生型及基因敲除型两种不同类别的小鼠作为研究模型，利用分子生物学技术及免疫组化技术探讨了 CXCR3 及其配体在过敏性肺炎中的作用，并得出了其在 CXCR3 基因敲除小鼠模型中可能具有抗炎作用的结论。本研究从哮喘的临床治疗角度出发，得出的结论不仅可以为今后哮喘发病机制的基础研究提供重要的参考，且有效推动了哮喘治疗新手段研发的进程。

文选 2

【题目】Naturally-acquired immune response against plasmodium vivax rhoptry-associated membrane antigen.

【来源】PLOS ONE，2016，11（2）：e0148723.

【文摘】Siriruk Changrob 等评估了疟原虫暴露人群中记忆 T 细胞的状态及抗 PvRAMA 抗体的稳定性。研究通过体外刺激外周血单核细胞（PBMCs），评价了 PvRAMA 在诱导 T 细胞反应中的免疫原性。结果在 PBMC 培养上清液中检测到高水平的干扰素（IFN）-γ 和由 CD4 ＋T 细胞产生的白介素（IL）-10 细胞因子。抗 PvRAMA 免疫球蛋白 G（IgG）抗体总量显著升高，且在 12 个月的研究期间内均存在。其中，IgG1、IgG2 和 IgG3 是主要的抗体亚型。结论认为在间日疟原虫感染中，PvRAMA 抗原具有诱导产生细胞及抗体介导的免疫应答的免疫原性，IFN-γ 有助于抗体类别转换，而 IL-10 能够促进抗 PvRAMA 特异性抗体的产生。

【评述】 棒状体相关膜抗原（RAMA），是一种嵌入脂质双层的含 GPI 锚蛋白，与寄生虫的寄生密切相关。已有研究发现，在间日疟原虫流行区，感染者体内可产生由棒状蛋白诱导的抗体反应，推断间日疟原虫感染期间 PvRAMA 可诱导产生免疫应答。本研究通过体外 PBMCs 刺激培养，检测培养上清中的细胞因子，得出 PvRAMA 在间日疟感染中具有免疫原性的结论，进一步确定了 PvRAMA 有助于使机体获得对疟疾的免疫力的假设。本研究的结论也为间日疟候选疫苗的研发提供了理论支持，开辟了新思路。

文选 3

【题目】 Invasion by trichinella spiralis infective larvae affects the levels of inflammatory cytokines in intestinal epithelial cells in vitro.

【来源】 Experimental Parasitology，2016,170：220-226.

【文摘】 Liang Ming 等研究了旋毛形线虫的肠道感染期幼虫（the intestinal infective larvae，IIL）侵入肠上皮细胞（IECs）的相关机制。通过前期成功建立的 IEC 侵袭实验模型，体外评估 IIL 侵入正常肠上皮细胞后启动的黏膜炎症反应。IECs 细胞系从正常 BALB/c 小鼠 IECs 的小肠隐窝（胚胎期 19）的原代培养物中获得。将制备的 IIL 悬浮于含有 1.75% 琼脂糖和 15mM HEPES 的 DMEM 中。将幼虫 IIL 悬浮液保持在 40℃，并将 2ml 悬浮液覆盖在每个 IEC 单层上。结果：IIL 在数秒内迅速侵袭进入 IECs，引起细胞损伤。12h 后，幼虫开始蜕皮，24h 后发现蜕皮后的完整角质层。至 36h，62.3% 的幼虫发生第 1 次蜕皮，38.2% 的幼虫发生第 2~4 次蜕皮。实时 PCR 结果显示，在 IIL 侵袭后 7h 后，IECs 中的白介素 -1β（IL-1β），IL-8，上皮嗜中性粒细胞活化肽 78（ENA-78），诱导型一氧化氮合酶（iNOS）和单核细胞趋化蛋白 2（MCP-2）显著升高，并且它们的水平随着幼虫数量的增加而增加。整个过程中，（TNF-α）mRNA 水平未见明显改变。通过 ELISA 检测验证，IIL 侵袭后可引起 IEC 细胞分泌 IL-1β 和 IL-8 升高。结论：IIL 入侵后，可以引发 IECs 中以促炎细胞因子和炎症递质的分泌增加的急性炎症反应。此研究将有助于进一步明确旋毛形线虫与宿主的相互关系，以及旋毛形线虫的免疫逃逸机制。

【评述】 成功侵入寄主肠上皮细胞并进一步发育为下一期幼虫是旋毛形线虫成功完成其生活史的重要步骤。蜕皮是线虫幼虫发育过程中的显著特征，包括新皮的形成、旧皮的松解与破裂以及幼虫从旧皮中钻出等 4 个步骤，然后形成下一期幼虫。而肠黏膜是旋毛虫感染宿主后的第一道天然屏障，旋毛虫幼虫侵入小肠黏膜内继续发育或被宿主从肠道中排出，又是旋毛虫能否感染宿主的关键步骤。但旋毛虫对肠黏膜的侵入机制及引起宿主的免疫反应机制等问题，目前尚不清楚。本研究以前期已经成功建立的幼虫侵袭模型为基础，在成功侵袭肠上皮细胞后，通过观察幼虫在上皮细胞内的发育情况，监测其是否成功侵袭宿主细胞。通过 realtime-PCR 及 ELISA 验证，幼虫侵入后可以引起宿主细胞的急性炎症反应。此研究结果可作为旋毛形线虫与宿主相互作用关系的实验依据，为进一步的免疫逃逸机制探讨奠定基础。

文选 4

【题目】 Characteristics of schistosoma japonicum infection induced IFN-c and IL-4 co-expressing plasticity Th cells.

【来源】 Immunology，2016，149：25-34.

【文摘】 Dianhui Chen 等研究了日本血吸虫感染时 C57BL/6 小鼠肝中 IFN-c 和 IL-4 共表达 CD4 T 细胞的一些特征。研究发现大量的 $IFN-\gamma^+$ $IL-4^+CD4^+T$ 细胞在小鼠肝中表达。IFN-c $^+$ $IL-4^+$ 细胞群在小鼠感染 4 周后从 0.68%±0.57% 增加到 7.05%±3%，感染 6 周后增加至 9.6%±5.28%，第 8 周下降至 6.3%±5.9%。而且，感染 6 周后在小鼠脾和肠系膜淋巴结中也发现了 $IFN-\gamma^+IL-4^+$。此外，感染 6 周后，研究结果显示日本血吸虫感染诱导 IFN-c$^+$IL-4$^+$细胞可表达白介素 -2（IL-2），IL-9，IL-17 以及高水平的 IL-10。结论认为 C57BL/6 小鼠感染日本血吸虫后可产生 $IFN-\gamma^+IL-4^+$效应 / 记忆性 Th 细胞。

【评述】 我国出现的血吸虫感染只有日本血吸虫，感染后主要引起宿主肠道及肝病变，还可见于脾、肺等脏器受损，危害严重。动物模型中，日本血吸虫感染可诱发肉芽肿性炎症并引起小鼠肝组织损伤。另外，有研究发现，T 细胞在免疫应答中可表现出显著的灵活性和可塑性。因此，本研究在小鼠模型中探讨了日本血吸虫感染后 IFN-c、IL-4 共表达 CD4＋T 细胞的特性，此结论为血吸虫致病机制的研究提供了重要参考。

文选 5

【题目】 Toxoplasma gondii GRA15II effector-induced M1 cells ameliorate liver fibrosis in mice infected with Schistosomiasis japonica.

【来源】 Cellular & Molecular Immunology，2016，13：1-15.

【文摘】 Yuanyuan Xie 等探讨了弓形虫 GRA15II 蛋白对小鼠血吸虫病引起的肝纤维化的抑制作用。研究首先从弓形虫 PRU 和中国 1 Wh3 菌株中扩增得出 gra15II 和 rop16I/III 基因片段，构建含有 gra15II 和 rop16I/III 基因片段的慢病毒载体，转染 RAW264.7 细胞系。将巨噬细胞与小鼠肝星状细胞 JS1 共培养后，评估转染细胞的极化。然后，小鼠尾静脉注射 GRA15II 驱动的巨噬细胞，并给与血吸虫尾蚴感染。结果发现弓形虫 GRA15II 诱导 M1 偏向反应，而 ROP16I/III 驱动巨噬细胞 M2 样表型。与 GRA15II 激活的巨噬细胞共培养后，JS1 细胞增殖和胶原合成减少。且与 GRA15II 激活的巨噬细胞共培养后，小鼠肝组织中胶原沉积和肉芽肿形成也显著减轻。研究推断弓形虫 GRA15II 诱导的 M1 细胞可能具有抑制 M2 介导的肝纤维化和肉芽肿病发生的作用。

【评述】 最新研究表明，II 型弓形虫（Tg）GRA15II 有利于经典活化的巨噬细胞（M1）生成，而 I/III 型 TgROP16I/III 促进选择性活化的巨噬细胞的极化（M2）。且许多研究已经证明 M2 细胞参与了由日本血吸虫引起的肝纤维化的发病机制。本研究选取 gra15II 和 rop16I/III 基因片段，进行体外表达，利用共培养等技术评估 JS1 细胞增殖和胶原合成、小鼠肝组织中胶原沉积和肉芽肿等指标，得出

M1 细胞可能具有抑制 M2 介导的肝纤维化和肉芽肿病发生的结论。本研究成果为利用寄生虫衍生的免疫调节剂作为潜在的抗纤维化剂，以及重新平衡血吸虫引起的免疫反应具有重要意义。

文选 6

【题目】　多重荧光定量 PCR 测定疟原虫方法建立

【来源】　中国现代医生，2016，54（23）：4-6.

【文摘】　何晓翔等通过对以往疟原虫鉴定方法的综合和优化，调整反应条件、浓度、荧光探针，建立了可同时检测 4 种疟原虫的多重荧光定量 PCR 方法。采用 PCR 法扩增 4 种疟原虫目的片段，克隆并构建标准质粒，进行梯度稀释。按浓度加入五重引物探针，对临床 4 种疟原虫阳性血样及单一腺病毒和肺炎支原体阳性血样、人基因组进行特异性检测。将本地区优势虫种恶性疟及间日疟阳性血样混合并检测。每个反应做一式三份验证重复性。检测标准品梯度浓度，获得体系最低检测限。结果成功构建 4 种疟原虫标准质粒。对 20 份样本进行检测，其中 15 份恶性疟，3 份间日疟，1 份三日疟，1 份卵形疟，与原有确证结果一致。对单一腺病毒及肺炎支原体阳性血样、人基因组检测结果均为阴性。恶性疟及间日疟阳性血样混合检测显示 3 条特异性扩增曲线。3 个复孔的变异系数在 0.17～4.96。恶性疟可检测到 102 copies/ml，间日疟、三日疟、卵形疟可检测到 103 copies/ml。结论提示建立的五重荧光定量 PCR 检测 4 种疟原虫特异性及重复性均较好，灵敏度高，可用于疟原虫快速筛选及分型鉴定。

【评述】　疟疾作为全球热带、亚热带最严重的公共卫生问题之一，严重威胁人类健康。随着生物技术的发展，疟疾诊断从以往镜检、抗原检测等为主的常规方法已逐渐更新为敏感性和特异性较好的 PCR 方法。尽管目前已有国内外学者设计了两、三重荧光探针及巢氏引物扩增等方法区分和鉴别疟原虫种类，但其同时能够检测的种类较少，因此仍无法满足临床全面、快速、准确鉴定疟原虫的需求。本研究通过优化引物探针，以 4 种疟原虫阳性血样为检测样本，针对方法特异性、重复性及灵敏度等方面设计不同实验，成功建立了五重荧光定量 PCR，操作简便，灵敏度高，特异性强，稳定性好，为临床诊断、出入境及检验检疫等部门疟原虫快速鉴定提供了可行方案。

文选 7

【题目】　分析比较不同寄生虫卵检查法对寄生虫卵的阳性检出率

【来源】　中国继续医学教育，2016，8（19）：42-43.

【文摘】　樊永慧分析比较了不同寄生虫卵检查法对寄生虫卵的阳性检出率。1088 例体检者粪便标本，分别按照不同的检查方法对其进行检查，包括：饱和盐水漂浮法、直接镜片法、清水沉淀法、饱和柠檬酸钠溶液。结果，与饱和柠檬酸钠溶液法阳性检出率对比，其他 3 种检查方法阳性检出率明显更低，$P<0.05$。结论认为采用饱和柠檬酸钠溶液法对寄生虫卵进行检查，阳性检出率高，操作简单，价格低廉，可作为常规性检查方法。

【评述】　随着临床检验技术的不断改进，多种寄生虫卵检查法不断出现并且得以广泛应用，有效地提高寄生虫卵的阳性检出率。然而由于方法的不同，寄生虫卵的阳性检出率也不尽相同。本研究主要通过对 1008 例体检者粪便检测的情况进行回顾性分析，探讨和比较不同寄生虫卵检查法对寄生虫卵的阳性检出率，得出了饱和柠檬酸钠溶液法检查寄生虫卵，能够提高寄生虫卵阳性检出率的结论。本研究从临床应用的实际需求出发，验证了饱和柠檬酸钠溶液法阳性率高，操作简单，价格低廉等优势，为寄生虫卵常规检查方法的选择提供了科学依据。

文选 8

【题目】 弓形虫 TaqMan-MGB 荧光定量 PCR 检测方法的建立

【来源】 中国预防兽医学报，2016，38（9）：725-728.

【文摘】 陈千林等根据弓形虫 GRA7 基因保守序列设计特异性检测引物和 TaqMan-MGB 探针，建立了弓形虫荧光定量 PCR 检测方法。结果显示，该方法能特异地检测弓形虫 DNA，而对新孢子虫、牛巴贝斯、马驽巴贝斯等虫 DNA 的检测均为阴性，具有良好的特异性；经 3D 数字 PCR 判定，其最低检测限为 4.58copies/μl，灵敏度是常规 PCR 的 1000 倍；重复性试验的组内、组间变异系数均＜5%；对 62 份疑似弓形虫感染流产的胎牛脑组织 DNA 进行检测，荧光定量 PCR 阳性检出率为 24.19%（15/62），常规 PCR 为 19.35%（12/62），阳性样品均包含于荧光定量 PCR 阳性样品中。结论认为本研究建立的荧光定量 PCR 检测方法可用于弓形虫病的早期诊断和日常监测，为监控弓形虫"带虫宿主"提供了良好的技术支持。

【评述】 弓形虫病是呈世界性流行的人畜共患病之一。近年来，我国人群弓形虫感染率呈逐年上升趋势，并可导致流产、新生儿畸形、生长缓慢，甚至死亡等严重后果。目前还没有可用于防治弓形虫病的有效疫苗和特效药物，因此，准确、快速的检测、监控技术是综合防控的关键。本研究选取弓形虫 GRA7 基因保守区序列设计引物和探针，结合数字 PCR 成功建立了弓形虫 TaqMan-MGB 荧光定量 PCR 检测方法。该方法特异、灵敏、快捷、准确，为弓形虫病的早期诊断和流行病学监控提供了可靠的技术支持，是值得推广并得以广泛应用的一种新的检测方法。

文选 9

【题目】 蓝氏贾第鞭毛虫抗原快速检测与多重 PCR 检测的比较

【来源】 中国热带医学，2016，16（6）：615-619.

【文摘】 陈永传等通过分析比较蓝氏贾第鞭毛虫抗原快速检测法与多重 PCR 检测法检测结果间的相关性，为蓝氏贾第鞭毛虫快速筛查提供了可靠依据。102 例具有相关症状体征患者的粪便标本采用抗原快速检测法与多重 PCR 检测法同时测定。结果采用抗原快速检测法检测阳性 81 例，阴性 21 例；采用多重 PCR 检测阳性标本 83 例，阴性 19 例。抗原快速检测阳性而多重 PCR 检测确认阴性的标本 0 例；抗原快速检测阴性而多重 PCR 检测阳性的标本 2 例。抗原快速检测对蓝氏贾第鞭毛虫的阳性预示值为 100.0%，阴性预示值为 90.5%，诊断灵敏度是 97.6%，诊断特异度是 100.0%。结论认为采用抗原快速检测法检测蓝氏贾第鞭毛虫抗原，15 min 内可筛查标本中的病原体，利于疾病的早期预防、诊断和治疗，防止社区／区域流行。

【评述】 蓝氏贾第鞭毛虫是一种寄生于人体小肠、胆囊及十二指肠的肠道原虫，人体感染蓝氏贾第鞭毛虫后，表现为腹泻伴有吸收不良综合征。若治疗不及时，较易发展为慢性，表现为周期性稀便，病程可长达数年。然而目前已有的检测方法常出现漏诊现象，延误该病的诊治，给患者身心造成极大的负担。本研究使用抗原快速检测法检测蓝氏贾第鞭毛虫，将其与高特异性及敏感性的多重 PCR 法检测结果进行比较，发现抗原快速检测在确保高度诊断敏感性及特异性的同时，大大缩短了检测时间，更加利于蓝氏贾第鞭毛虫感染早期临床诊断及治疗，防止区域性流行。

文选 10

【题目】　II 型弓形虫和血吸虫重叠感染对小鼠肝纤维化作用的实验研究

【来源】　安徽医科大学学报，2016，51（2）：161-165.

【文摘】　郭玉娟等观察了 II 型弓形虫和日本血吸虫重叠感染对小鼠肝纤维化的影响，探讨了弓形虫感染诱导的抗感染免疫对血吸虫感染致小鼠肝纤维化的免疫调节作用。利用 BALB/c 小鼠建立重叠感染模型，设置预先感染血吸虫（模型 I 组）；预先感染 PRU 株弓形虫（模型 II 组）；及感染尾蚴组和正常对照组作为对照实验。取上述小鼠血液及肝，HE 和 Masson 胶原纤维染色法观察肝虫卵肉芽肿大小和肝纤维化面积；检测纤维化指标透明质酸（HA）和肝羟脯氨酸（HYP）含量。结果模型 I 组小鼠肝病理及纤维化指标检测与相应对照组未见显著差异；模型 II 组动物血清 HA 和肝 HYP 显著低于相应对照组（$P<0.001$），肝虫卵肉芽肿大小和纤维化面积均显著减小（$P<0.001$）。结论认为预先感染 II 型弓形虫可能诱导机体的 Th1 型应答的偏移，在此微环境下可负向调控血吸虫肝纤维化状态的 Th2 应答，从而延缓和减弱肝纤维化的发生和发展。

【评述】　血吸虫感染及弓形虫感染可介导宿主产生不同的免疫反应，其结果均会对机体造成很大的损伤。本研究建立了血吸虫和弓形虫重叠感染的小鼠模型，观察先感染血吸虫再感染弓形虫以及先感染弓形虫再感染血吸虫，是否可以导致宿主免疫调节状态发生改变，并观察能否最终减弱日本血吸虫病肝纤维化程度。得出结论认为，预先感染 II 型弓形虫可能诱导机体的 Th1 型应答的偏移，在此微环境下可负向调控血吸虫肝纤维化状态的 Th2 应答，从而延缓和减弱肝纤维化的发生和发展。本研究尝试建立的一种新的重叠感染的小鼠模型，为今后血吸虫感染及弓形虫感染的研究打下良好基础，得出的结论也为进一步探究重叠感染致病机制提供参考。

文选 11

【题目】　一种新型恶性疟原虫和间日疟原虫联合快速检测胶体金试剂盒的性能评价

【来源】　中国医药导报，2016，13（34）：4-7.

【文摘】　何叶莉等评价了一种新型恶性疟和间日疟联合快速检测胶体金试剂盒的检测性能。研究选取 2001 年 1 月—2016 年 4 月解放军第三〇二医院及协助医院留取的疟原虫感染患者及其他发热患者全血样本 345 例，分别采用疟原虫免疫胶体金法与显微镜检法进行疟原虫检测，以显微镜检法结果为金标准评价免疫胶体金快速检测试剂的灵敏度、特异度和一致性。结果发热患者中血涂片镜检法检出疟原虫感染 204 例，快速检测胶体金试剂盒检出疟原虫感染 207 例。其中恶性疟原虫免疫胶体金法检出 111 例，显微镜检法检出 112 例，灵敏度为 99.11%，特异度为 100.00%，两种方法一致性检验 Kappa 值为 0.993，两种检测结果具有很好的一致性。间日疟原虫免疫胶体金法检测出 96 例，显微镜检法检出 92 例，灵敏度为 100.00%，特异度为 98.42%，两种方法的一致性检验 Kappa 值 0.971，两种检测结果具有很好的一致性。得出结论：新型快速检测试剂盒疟原虫抗体免疫胶体金法与显微镜检法结果具有较好的一致性，且具有操作简便、快速、无需专业仪器和专门技术人员等优点，适合于临床实验室疟疾的辅助诊断和筛查。

【评述】 疟疾是一种严重威害人类健康的感染性寄生虫病。在我国，疟疾的感染以恶性疟原虫和间日疟原虫为主。由于疟疾尚无有效疫苗，因此，快速、准确诊断疟疾感染，并及时采取有效治疗措施成为控制疟疾传播，减少患者痛苦的最有利方式。但基于我国国情，目前我国临床实验室在疟疾快速诊断方面面临进口试剂成本昂贵、国内试剂无法满足临床检测需求的巨大困难。本研究在前期工作基础上利用侧向层析的彩色乳胶微球的致敏技术以及应用于侧向层析的链霉亲和素 - 生物素信号放大技术，创建了一种新型疟原虫抗体胶体金快速检测试剂盒，并以显微镜检法结果为金标准，证实了该试剂盒具有很好的灵敏度和特异性，且具有操作简便、快速，为基层医疗机构和大规模普查提供疟疾的诊断依据，为早期发现疟疾患者，提高临床治疗疗效提供重要手段。

文选 12

【题目】 约氏疟原虫 SAP1 重组 DNA 疫苗的构建及鉴定

【来源】 中国病原生物学杂志，2016，11（11）：1014-1017.

【文摘】 赵佳等构建了含有约氏疟原虫 SAP1（sporozoite asparagine-rich protein 1）截短基因的重组 DNA 疫苗，并进行了鉴定。应用生物学信息软件预测分析并扩增 SAP1 截短基因，将该基因克隆入真核表达载体 pcDNA3.1（＋）中，构建重组表达载体 pcDNA3.1（＋）/SAP1。将重组载体转染 COS-7 细胞，进行体外瞬时表达并进行 SDS-PAGE 和 Western blot 鉴定。结果成功扩增了 SAP1 截短基因并构建含有该基因的真核表达载体 pcDNA3.1（＋）/SAP1，其体外瞬时表达产物能与多克隆抗血清发生特异性结合反应。得出结论构建的重组 DNA 疫苗可在哺乳动物细胞中瞬时表达，表达的蛋白具有免疫反应性，但其免疫保护作用有待进一步研究。

【评述】 DNA 疫苗是一种不同于传统疫苗的新型疫苗形式，其将病原微生物的某种专门组分的裸露 DNA 编码直接注入机体内，使外源基因在活体内表达，表达的抗原激活机体的免疫系统，诱导特异性的体液和细胞免疫应答。尽管目前该类疫苗尚未面世，但其在技术上的飞速发展有可能开创免疫学的新纪元。本研究选取约氏疟原虫 SAP1 基因，设计了 SAP1 重组 DNA 疫苗，并在基因两端加入了免疫刺激序列 CpG 以增加其免疫活性，进而在哺乳动物细胞中瞬时表达，得出表达的蛋白具有免疫反应性的结论。为今后该疫苗免疫活性及免疫保护作用的研究打下良好基础。

文选 13

【题目】 曼氏迭宫绦虫钙 / 钙调素依赖蛋白激酶Ⅰ（Sm CaMKⅠ）基因的生物信息学分析与表达鉴定

【来源】 中国人兽共患病学报，2016，32（12）：1044-1057.

【文摘】 李奕基等开展了 Sm CaMKⅠ（曼氏迭宫绦虫钙 / 钙调素依赖蛋白激酶Ⅰ）的潜在生物

学特征分析和功能研究。研究中利用相关网站和软件对 *Sm*CaMK Ⅰ的同源性核苷酸序列比对分析、保守位点预测、构建分子进化树、编码氨基酸的淋巴细胞表位进行分析预测。扩增 *Sm*CaMK Ⅰ，并克隆到表达载体 Pet-28a（＋）中进行蛋白的表达纯化，制备大鼠免疫血清进行虫体免疫组织定位分析。结果显示 *Sm*CaMK Ⅰ是一个全长基因，由 1068bp 组成，编码 355 个氨基酸。*Sm*CaMK Ⅰ与细粒棘球绦虫、多房棘球绦虫的 CaMK Ⅰ保守功能域的氨基酸序列一致性分别为 89% 和 88%，与人的 CaMK Ⅰ氨基酸序列一致性仅有 44%。分子进化树分析中 *Sm*CaMK Ⅰ与绦虫属的亲缘关系最近，与其他物种亲缘性较远。与人类 CaMK Ⅰ相比，淋巴细胞表位具有统计学差异。*Sm*CaMK Ⅰ能够定位在成虫的睾丸和虫卵，在裂头蚴中大量表达和特异定位于体表。结论认为 *Sm*CaMK Ⅰ是参与虫体生长发育繁殖的重要蛋白分子，还可能是一个潜在的疫苗靶标蛋白。

【评述】 曼氏迭宫绦虫处于不同发育阶段的虫体寄生于人体的不同部位，从而对人体损伤各异。从 1882 年首次发现曼氏裂头蚴至今，已有 20 多个的地区陆续出现该寄生虫感染病例。CaMK Ⅰ作为一个细胞内级联反应的信号分子，广泛存在于各组织的细胞中，参与信号转导和调控细胞增殖。基于上述理论基础，本研究采用生物信息学、分子生物学及蛋白质组学等技术探究了 *Sm*CaMK Ⅰ潜在生物学特征功能，得出 *Sm*CaMK Ⅰ是参与虫体生长发育繁殖的重要蛋白分子的结论。为进一步研究 *Sm*CaMK Ⅰ在曼氏迭宫绦虫生长发育、免疫逃避和疫苗研发等奠定物质基础和提供理论依据。

文选 14

【题目】 大鼠巨噬细胞感染弓形虫的基因表达谱分析

【来源】 中国人兽共患病学报，2016，32（4）：371-375.

【文摘】 赵志军等分析了大鼠腹腔和肺泡巨噬细胞感染弓形虫 RH 株的基因表达谱差异。实验以弓形虫 RH 株速殖子感染 SD 大鼠腹腔和肺泡巨噬细胞 0h、6h 后提取细胞总 RNA，采用 NimbleGen 12x135K 微阵列基因表达分析芯片检测差异表达基因，并对部分表达变化的基因进行 Real time PCR 验证。结果显示，表达分析芯片涵盖大鼠 26 419 个基因，对差异表达基因（Fold Change≥4.0）进行聚类分析显示，经弓形虫 RH 株作用 6h 和 0h 的 RNA 表达谱相比，大鼠肺泡巨噬细胞上调的基因有 49 个，下调的基因有 130 个。大鼠腹腔巨噬细胞上调的基因有 136 个，下调的 272 个。GO、Pathway 分析差异表达的基因，大鼠腹腔巨噬细胞能够引发更多和弓形虫有关的信号通路变化，其肺泡巨噬细胞则不能引起这一效应。Real time PCR 和基因芯片检测结果一致。结论认为大鼠腹腔和肺泡巨噬细胞感染弓形虫不同的表现型，可能和其基因表达差异引起的信号通路变化有关。

【评述】 大鼠和人感染弓形虫的特征相似，因此常被认为是研究人弓形虫病的理想模式动物。由于肺泡巨噬细胞是宿主抵抗微生物感染的重要防御阵线，人和动物的肺弓形虫病也常有发生，因此，本研究主要探讨了大鼠腹腔和肺泡巨噬细胞感染弓形虫不同结局的分子机制差异，并指出大鼠腹腔巨噬细胞抑制弓形虫在其细胞内增殖的分子机制，主要是通过上调和 Th1 有关的因子和降低 Th2 有关因子，相关信号通路都指向了弓形虫诱导的共同的信号通路；而肺泡巨噬细胞对弓形虫的抑制作用机制尚不清楚，因此，也为后期研究工作的开展提出挑战。

文选 15

【**题目**】 曼氏迭宫绦虫翻译控制肿瘤蛋白（TCTP）的原核表达、纯化及其免疫原性分析

【**来源**】 中国病原生物学杂志，2016，8（11）：715-718.

【**文摘**】 尹飞飞等利用原核表达、纯化了曼氏迭宫绦虫翻译控制肿瘤蛋白（Sm TCTP），并分析了其免疫原性。研究利用分子生物学技术构建曼氏迭宫绦虫翻译控制肿瘤蛋白重组表达质粒 pGEX-4T-1- Sm TCTP，转化大肠埃希菌 BL21 菌株后用 IPTG 诱导表达 TCTP 蛋白，纯化后进行电泳分析，通过 Weatern blot 鉴定重组蛋白的免疫原性。结果表明 pGEX-4T-1- Sm TCTP 重组质粒构建成功，并在大肠埃希菌中表达可溶性目的蛋白，经 GST 树脂纯化后获得高纯度的重组目的蛋白。SDS-PAGE 分析表达产物为 GST 融合蛋白。Weatern blot 显示重组融合蛋白能被相应大鼠抗血清识别。结论认为本研究成功进行了 Sm TCTP 的原核表达并获得纯化的重组蛋白，重组蛋白具有良好的免疫原性，为研究 Sm TCTP 的功能奠定了基础。

【**评述**】 裂头蚴病呈世界性分布，亚洲、澳洲、非洲、南美洲和美国均有裂头蚴病的报道，与此同时，我国 27 个省、市、区，也出现超过 1000 例的病例报道。因此，对曼氏迭宫绦虫病的预控极其重要。另外，近年研究证明翻译控制肿瘤蛋白（TCTP）对寄生虫病的诊断和治疗有重要意义。因此，本研究从曼氏迭宫绦虫成虫全长 cDNA 文库中克隆一个翻译控制肿瘤蛋白（TCTP）的同源基因，对其表达的重组蛋白进行了纯化并分析其免疫原性。结论表明纯化后的重组蛋白后具有较好的免疫原性，为 TCTP 作为新型的药物靶标和候选疫苗分子的研究奠定了基础。

文选 16

【**题目**】 贵州省抑郁症患者刚地弓形虫感染状况调查及其基因型鉴定

【**来源**】 中国寄生虫学与寄生虫病杂志，2016，34（4）：355-360.

【**文摘**】 邹彩艳等进行研究的目的在于了解贵州省抑郁症患者刚地弓形虫感染状况及弓形虫基因型。141 例抑郁症患者和 150 例健康对照外周血弓形虫特异性抗体（IgG、IgM）和循环抗原（CAg）通过 ELISA 方法进行了检测，PCR 扩增血样弓形虫高重复 DNA 片段，多重 - 巢式 PCR- 限制性片段长度多态性（Mn-PCR-RFLP）方法鉴定弓形虫 529 bp 阳性样本的基因型。ELISA 检测结果显示，抑郁症患者组和健康对照组弓形虫抗体阳性率差异有统计学意义（$\chi2 = 11.674$，$P < 0.05$）；PCR 结果显示，抑郁症患者组检测出 1 例弓形虫核酸阳性，经 Mn-PCR-RFLP 方法鉴定其基因型，结果为非典型 Toxo DB #9（Chinese 1 型）。结论认为贵州省抑郁症患者弓形虫抗体阳性率高于健康人群，1 例抑郁症患者感染的弓形虫基因型为 Chinese 1 型。

【**评述**】 刚地弓形虫以包囊的形式寄生在宿主的脑和肌肉组织中，当隐性感染者机体免疫功能低下时，组织包囊的虫体活化、增殖，直接或选择性损伤神经元和神经胶质细胞，进而产生神经和精神症状，如抑郁症。近年来，抑郁症患者越来越多，因此，对抑郁症患者刚地弓形虫感染状况的研究十分必要。本研究用 ELISA 检测弓形虫特异性抗体 IgG、IgM 及循环抗原，进一步检测弓形虫核酸，进而进行基因分型，以探讨贵州省抑郁症患者弓形虫感染状况及弓形虫的分子流行病学特点。最终得出贵州省抑郁症患者弓形虫抗体阳性率高于健康人群的结论。为抑郁症的感染理论提供依据，从而为

抑郁症的预防、治疗提供新的依据。

文选 17

【题目】 疟疾感染患者全血细胞计数结果变化研究

【来源】 检验医学与临床，2016，13（22）：3257-3258.

【文摘】 陈冰等研究了疟疾感染时患者全血细胞计数结果的变化。研究回顾性分析了 2011 年 1 月—2016 年 1 月就诊的 3000 例患者，每位患者制作厚薄血涂片各 1 张，并用全自动血液分析仪 Sysmex XT-1800i 分析发热患者疟原虫阳性与阴性患者的全血细胞计数结果。结果 3000 例患者中，共检测出疟原虫阳性 150 例，并选取 150 例阴性患者做为对照组。阳性组患者的红细胞计数、血红蛋白和血小板计数均低于对照组，差异有统计学意义，而阳性组与阴性组的白细胞计数比较，差异无统计学意义。相关分析显示，嗜酸性粒细胞、红细胞、血红蛋白和血小板与疟原虫密度成负相关，其中与血小板的 R 值绝对值最大（$R=-0.4579$）。结论认为嗜酸性粒细胞、红细胞、血红蛋白和血小板降低的发热患者应该加做疟原虫检测，以免误诊、漏诊。

【评述】 疟原虫引起的疟疾是严重危害人类健康的疾病之一，同艾滋病、结核病一起称为全球三大公共卫生问题。涂制厚、薄血图片经染色后在显微镜下镜检，是公认的诊断疟原虫的金标准。另外，血液常规参数的变化对疟疾诊断有一定的提示作用，并且可以为后续科学、准确诊断提供依据。本研究选取了 3000 例发热患者，分析了患者的全血细胞计数结果，并探究了多项参数变化与疟原虫密度的相关性，提出嗜酸性粒细胞、红细胞、血红蛋白和血小板降低的发热患者应该加做疟原虫检测的建议，为临床检测避免误诊、漏诊的发生具有重要意义。

文选 18

【题目】 大蒜素对致死型约氏疟原虫鼠疟模型 CD4＋活化／凋亡 T 细胞的影响

【来源】 微生物学杂志，2016，36（3）：59-64.

【文摘】 冯永辉等探讨了大蒜素对致死型约氏疟原虫（*Plasmodium yoelii* 17XL，*P. y* 17XL）感染 BALB/c 小鼠 T 细胞免疫应答的影响。6 ～8 周龄雌性 BALB/c 小鼠随机分为 4 组：正常组（Normal）、正常对照组（NC）、3 mg/kg 大蒜素组和 9 mg/kg 大蒜素组。动态监测各组小鼠原虫血症水平和生存期；感染后第 0 天、第 3 天和第 5 天无菌提取小鼠脾细胞，FACS 检测小鼠活化 T 细胞（CD4＋CD69＋）、凋亡 CD4＋T 细胞（7AAD-Annexin V＋）数量变化；ELISA 检测脾细胞培养上清中 IFN-γ 和 TNF-α 的水平。结果显示：与 NC 组相比，大蒜素处理组能降低感染小鼠的疟原虫血症水平，延长生存期。大蒜素处理能提高感染小鼠活化 T 细胞的数量，降低凋亡 T 细胞数量，并能提高脾细胞培养上清中 IFN-γ 和 TNF-α 的水平。因此，得出结论：大蒜素能在感染早期促使宿主建立有效的 Th1 免疫应答，从而抑制红内期 *P. y* 17XL 疟原虫感染进程。

【评述】 由于疟疾防控的难度较大，疟疾一直以来都作为威胁人类健康的重要疾病之一备受关注。尽管已有研究表明大蒜素能抑制疟原虫增殖，且与半胱氨酸蛋白酶抑制效应有关，但关于大蒜素对疟疾感染的免疫调节作用研究甚少。本研究利用 BALB/c 小鼠感染致死型约氏疟原虫来研究大蒜素对疟疾免疫调节的作用机制。结果提示大蒜素能在感染早期促使宿主建立有效的 Th1 免疫应答，进而在抑制红内期 P. y 17XL 疟原虫感染进程中发挥着重要作用。研究结论为大蒜素的抗疟研究提供了重要参考。

文选 19

【题目】 日本血吸虫配对个体间遗传学差异与其对终宿主致病性的关系

【来源】 中国血吸虫病防治杂志，2016，28（3）：275-280.

【文摘】 黄文乔等探讨了日本血吸虫配对个体间遗传学差异与其对终宿主致病性的相关性。研究利用 7 个微卫星位点标记对 16 组随机配对的日本血吸虫雌雄成虫进行基因分型，计算成虫间的遗传相似性和杂合度差值，评价其与血吸虫对终宿主致病性的关系。结果发现日本血吸虫配对个体间遗传相似性与平均每对成虫肝沉积虫卵数（$r=0.5016$，$P<0.05$）、平均每对成虫肠组织沉积虫卵数（$r=0.7965$，$P<0.01$）及肝沉积虫卵孵化率显著相关（$r=0.5083$，$P<0.05$），与平均每对成虫所引起的肝脾大（$r_{肝大}=0.1095$，$P_{肝大}>0.05$；$r_{脾大}=0.2653$，$P_{脾大}>0.05$）及肝肉芽肿平均直径（$r=-0.2727$，$P>0.05$）均无相关性；配对个体间的杂合度与终宿主各病理指标间均无相关性（$P_{均}>0.05$）。结论认为日本血吸虫配对个体间的遗传差异性与其对终宿主的致病性相关，并且遗传差异越大、致病性越弱；配对个体间的杂合度与其对终宿主的致病性无关。

【评述】 寄生虫在体内的生存和繁殖与基因息息相关。有研究发现，遗传差异性会影响雌性曼氏血吸虫的配对选择，进而影响寄生虫在体内的发育。本研究初步探讨了日本血吸虫配对雌雄成虫间的遗传相似性和杂合度差值，及其与宿主机体损伤情况的相关性。得出了日本血吸虫配对个体间的遗传差异性与其对终宿主的致病性相关的结论，并且认为遗传差异越大、致病性越弱。本研究选取日本血吸虫雌雄成虫基因分型为切入点，层层深入，得出的结论对于血吸虫病的相关研究具有重要的参考价值。

文选 20

【题目】 日本血吸虫重组抗原 rSj26 的磁分离酶联免疫分析的建立及其在低感染度血清抗体检测中的应用

【来源】 中国寄生虫学与寄生虫病杂志，2016，34（4）：303-307.

【文摘】 余琴等建立了基于重组日本血吸虫抗原 Sj26（rSj26）的磁分离酶联免疫分析（rSj26-MEIA），并将其用于检测低感染度的日本血吸虫病患者的血清抗体。研究将重组质粒 pET28a-Sj26 转化至大肠埃希菌（*Escherichia coli*）BL21，用 0.6 mmol/L IPTG 诱导表达，表达产物经镍柱亲和层析法纯化后，BCA 法测定蛋白含量，SDS-PAGE 和 Western blotting 检测分析 rSj26。将纯化后的 rSj26 与磁珠偶联（100μg 抗原/mg 磁珠），优化反应条件，建立 rSj26-MEIA 方法。再将 58 份低密度感染的日本血吸虫病患者血清、30 份非血吸虫病流行区阴性血清和 6 份并殖吸虫病患者血清，分别用 rSj26-MEIA 和 ELISA 检测，并比较了两者的检测结果。结果显示，rSj26 浓度为 2.5 mg/ml。SDS-PAGE 结果显示，rSj26 相对分子质量约 27 000，主要以可溶性的形式表达。Western blotting 结果显示，rSj26 可被感染日本血吸虫的兔血清和小鼠血清特异识别。rSj26-MEIA 优化反应条件结果显示，采用 rSj26- 磁珠 0.2 mg（含 rSj26 10μg）、血清稀释度为 1：100 时，阳性血清平均吸光度（A550 值）/阴性血清平均 A550 值（P/N）最大，为 3.97。r*Sj*26-MEIA 和 r*Sj*26-ELISA 检测低密度感染日本血吸虫病患者血清的结果显示，两者的阳性检出率均为 24.14%（14/58），两者 P/N 分别为 3.61 和 2.56；相关分析结果表明，两者检测的抗体 A550 值间存在正相关关系（$r=0.658$，$P<0.01$）。r*Sj*26-MEIA 和 ELISA 检测 6 例并殖吸虫病患者血清和 30 例非血吸虫病流行区阴性血清，均未出现阳性反应。结论认为 r*Sj*26-MEIA 可作为检测低密度感染日本血吸虫血清抗体的一种新技术。

【评述】　随着寄生虫病防治措施的有效实施，寄生虫诊治方案的不断发展，我国血吸虫病感染率明显下降。其中，诊断在血吸虫病防治中的作用尤为凸显。本研究基于磁分离酶联免疫分析（MEIA）技术，利用基因重组技术获得 r*Sj*26 抗原，通过与活化的羧基磁珠结合，建立了 r*Sj*26-MEIA，并将其用于检测低感染度日本血吸虫病患者血清。将最终结果与 r*Sj*26-ELISA 检测法结果比较，得出研究中建立的新型 r*Sj*26-MEIA 检测方法具有准确、简单、方便、快速（1～2 h）等优势的结论。本研究从实际应用的角度出发，建立了血吸虫抗体检测新技术，将在低密度感染日本血吸虫血清抗体检测方面取得良好效果。

文选 21

【题目】　抗弓形虫腺苷激酶 IgY 的制备及理化性质的研究

【来源】　热带医学杂志，2016，16（8）：958-961.

【文摘】　汪六庆等制备了抗重组刚地弓形虫腺苷激酶（AK）的抗体 IgY，对 IgY 进行特异性鉴定，并用间接 ELISA 的方法进行了滴度、耐热、耐酸、耐碱、耐胃蛋白酶等理化性质的研究。利用弓形虫 AK 蛋白，免疫产蛋母鸡，制备并纯化抗 AK 的卵黄抗体 IgY，SDS－PAGE 和 Western blot 进行特异性分析，间接 EILSA 进行滴度和理化性质的检测。结果 SDS－PAGE 检测 IgY 分子量与理论值一致；Western blot 显示制备的 IgY 为抗 AK 的特异性 IgY；二喹啉甲酸（BCA）法测浓度为 4.25 mg/ml；间接 ELISA 检测滴度为 $1:1\times10^5$；耐热，温度 80℃时作用 5 min 不降解；耐碱，pH 为 8.5 时，作用 120 min 不降解；30% 岩藻糖可以完全抑制在 pH 等于 3 时的迅速降解；37℃胃蛋白酶作用 120 min 不降解。结论认为本研究成功制备并鉴定了抗 AK 的 IgY，IgY 具有滴度和浓度高、耐热、耐酸、耐碱、耐胃蛋白酶的性质，为下一步的研究提供了理论依据。

【评述】　卵黄免疫球蛋白（egg yolk antibody，IgY）的基本原理是将特异性抗原注射产蛋母鸡后，母鸡血液中的抗体转移到蛋黄中，进而进行提取。由于该种方法 IgY 保存方便，抗体获得量大、取材方便等优点，已被广泛用于免疫诊断。本研究利用弓形虫 AK 免疫产蛋母鸡，制备抗 AK 的 IgY，进行鉴定和理化性质的研究，并得出制备的 IgY 具有高滴度和高浓度、耐热、耐酸、耐碱、耐胃蛋白酶等性质的结论，为下一步弓形虫的诊断和预防提供了理论基础。

文选 22

【题目】　兔抗弓形虫 CorA 家族 Mg^{2+} 转运蛋白多肽抗体的制备及鉴定

【来源】　生物技术通讯，2016，27（6）：778-782.

【文摘】　肖斌等制备并鉴定了兔抗弓形虫 CorA 家族 Mg^{2+} 转运蛋白（TgMg）的特异性多克隆抗体。首先设计并合成了一段的具有较好免疫原性的、来源于 TgMg 氨基酸序列的短肽，再将短肽与 KLH 偶联后免疫新西兰大耳白兔，最终收集兔血清并分离纯化 TgMg 多克隆抗体，利用间接 ELISA、Western 印迹、间接免疫荧光等多种分子生物学方法鉴定多抗的效价、特异性及 TgMg 蛋白的亚细胞定位。结果显示间接 ELISA 测定多抗效价为 1 : 160 000；Western 印迹显示该多抗能识别相对分子质量约为 $174×10^3$ 的单一条带，表明抗体的特异性较好；用间接免疫荧光法发现 TgMg 定位于细胞质，与预期结果相符。结论认为运用人工合成多肽结合经典的多克隆抗体制备技术制备了抗 TgMg 多克隆抗体，为深入研究 TgMg 蛋白的生物学特性及代谢功能提供了有效工具。

【评述】 刚地弓形虫感染的大部分人感染后并无典型症状，但其造成的危害极大。不仅可感染宿主的心和脑，另外孕妇感染弓形虫后可传染给胎儿，对胎儿的健康造成威胁。因此，开发新的预防和治疗弓形虫病的药物至关重要。本研究尝试在弓形虫 CorA 家族 Mg^{2+} 转运蛋白（TgMg）上寻找新的药物作用靶点。研究制备了高效、特异的抗 TgMg 多克隆抗体，通过间接 ELISA、Western 印迹、间接免疫荧光等多种分子生物学方法鉴定了多抗的效价、特异性及 TgMg 蛋白的亚细胞定位。为进一步探索 TgMg 介导的 Mg^{2+} 代谢、弓形虫稳态调节的分子机制，以及研制抗虫新药提供有效的研究工具。

文选 23

【题目】 Soluble egg antigens of Schistosoma japonicum induce senescence in activated hepatic stellate cells by activation of the STAT3/p53/p21 pathway.

【来源】 PLOS neglected tropical diseases, 2016, 10 (12): e0005268

【文摘】 肝星状细胞（HSC）的活化是肝纤维化的特征。近期的研究发现活化 HSC 的衰老可能会限制肝纤维化的发展。Jinling Chen 等基于前期体外实验，以日本血吸虫的可溶性卵抗原体外（SEA）具有抗纤维化作用为切入点，验证 SEA 是否通过促进活化的 HSC 衰老，从而发挥减轻肝纤维化的作用。结果显示：SEA 通过抑制 α-SMA 和前胶原 1 的表达，从而促进体外活化的 HSC 衰老。另外，SEA 可诱导 P-p53 和 p21 的表达增加。反之，敲除 p53 可抑制 p21 的表达，不能诱导活化的 HSC 衰老。SEA 刺激使 STAT3 发生磷酸化，STAT3 减少抑制 p53 的水平和 HSC 的衰老。免疫共沉淀的结果分析表明：SOCS3 可能通过与 p53 的相互作用参与 SEA 诱导的 HSCs 衰老。这项研究表明了 SEA 可通过促进 HSC 的衰老来抑制肝纤维化的进程。此外，一种新的 STAT3-p53-p21 途径可能参与 SEA 介导的 HSC 衰老。此研究结果表明 SEA 可促进 HSC 衰老具有抑制肝纤维化的潜在治疗疗效。

【评述】 正常情况下，人体内肝星状细胞处于静止状态，当肝脏受到炎症或机械刺激等损伤时，肝星状细胞被激活，并通过增生和分泌细胞外基质参与肝纤维化的形成和肝内结构的重建。本研究基于前期研究的基础，选取日本血吸虫的可溶性卵抗原为研究切入点，证实其可通过促进被活化的 HSC 衰老，从而抑制肝纤维化的发展。研究结果阐述了 SEA 抑制肝纤维化进程的理论机制，并探索了一种新的 STAT3-p53-p21 途径，为进一步明确 SEA 作用机理打下坚实基础，同时提供了肝纤维化的治疗新靶点。

文选 24

【题目】 Role of soluble programmed death-1（Spd-1）and sPD-ligand 1 in patients with cystic echinococcosis.

【来源】 Experimental and therapeutic medicine, 2016, 11 (1): 251-256.

【文摘】 程序性死亡 1（PD-1）/PD- 配体 1（PD-L1）信号传导途径是抑制 T 细胞增殖和细胞因子产生的负调节机制。可溶性 PD-1（sPD-1）和可溶性 PD-L1（sPD-L1）也参与 PD-1/PD-L1 信号通路的调节。在本研究中，对囊性包虫病（CE）患者的血清中 sPD-1 和 sPD-L1 以及 Th1 细胞因子（IL-2、IFN-γ）、Th2 细胞因子（IL.4，IL-6、IL-10）、Th17 细胞因子（IL-17）的表达水平进行策略。在手术前和术后及环苯达唑治疗前后分别测量，以研究 sPD-1 和 sPD-L1 在 CE 患者中的作用。使用细胞因子珠阵列测量细胞因子表达水平，并使用 ELISA 测量 sPD-1 和 sPD-L1 的表达水平。此外，体外刺激用于检测 sPD-L1 是否对细胞因子分泌或稳态具有负调控作用。本研究观察到 CE 患者的 sPD-L1 水平显着高于健康对照者。还观察到 CE 患者血清中 Th2 细胞因子水平明显升高。结果还表明 CE 期间 Th1 和 Th2 细胞表达不平衡。另外，证明 sPD-1 和 sPD-L1 是 PD-L1/PD-L1 信号通路负调控因子，表明它们通过产生动态平衡调节对 CE 感染的免疫应答。总之，sPD-L1 可能在维持 CE 宿主体内稳态方面发挥重要作用。

【评述】 在正常机体中，PD-1 作为一种 T 细胞增殖的负调节分子，对维持机体的免疫耐受有重要作用，而在肿瘤和病毒感染时，细胞 PD-L1 和 PD-L2 表达上调，与 T 细胞表面的 PD-1 受体相互作用，能够抑制 T 细胞的活化、增殖和对肿瘤的杀伤，使其功能发生紊乱和枯竭。本研究基于 sPD-1 及 sPD-L1 也参与 PD-1 / PD-L1 信号通路的调节的研究背景，采用细胞因子珠阵列、ELISA 及体外刺激等方法，对比研究治疗前治疗后 sPD-1 及 sPD-L1 在 CE 患者中的表达水平，进而证实 sPD-1 和 sPD-L1 是 PD-L1 / PD-L1 信号通路负调控因子，阐明了 sPD-L1 可能在维持 CE 宿主体内稳态方面的重要作用，为以后的研究打下良好基础。

文选 25

【题目】 Identification of TgAtg8-TgAtg3 interaction 1 in Toxoplasma gondii.

【来源】 Acta Trop, 2016, 153: 79-85.

【文摘】 自噬是真核细胞分解代谢过程，主要参细胞器和细胞质的靶向降解。最近有关弓形虫中的工作表明，自噬过程可能是调节寄生虫存活或死亡的重要途径。作为 Atg8 脂化和自噬的重要调节器，Atg8-Atg3 相互作用已经引起了越来越多的关注关注。然而，没有直接证据表明 TgAtg8-TgAtg3 相互作用发生在寄生虫身上。在这项研究中，我们首先应用 IFA 在 GFP-TgAtg8 转基因中 TgAtg8 部分定值在 TgAtg3 中。然后，使用抗 GFP 抗体对 GFP-TgAtg8 速殖子的裂解物进行大规模串联亲和纯化。蛋白质印迹和串联质谱（MS/MS）分析确定 TgAtg8 和 TgAtg3 之间的相互作用。另外，我们进行了使用 BIAcore 系统的表面等离子体共振生物传感器的实时交互分析。如预期，结果表明共振信号随浓度增加而增加，表明 TgAtg8 可以在体外直接与 TgAtg3 结合。值得注意的是，由 TgAtg8-TgAtg3

相互作用产生的 34.9nM KD，标明弓形体中的 Atg8-Atg3 之间具有高亲和力。此外，同源性建模和序列比对表明，TgAtg8 具有较长及保守序列。在 TgAtg3 内，该蛋白质具有核心 E2 酶活性结构和包含 AIM 序列截断处理区域。综上所述，我们的研究结果将有所帮助阐明了自噬体在弓形体中的形成机制，同时为寄生虫用药治疗提供科学依据。

【评述】 Atg8 - Atg3 相互作用作为 Atg8 脂质化和自噬的重要机制，近年来受到越来越多的关注。另，基于前期研究中自噬过程可能是调节寄生虫存活或死亡重要途径的结论，本研究采用蛋白质印迹和串联质谱、BIAcore 分析系统等技术手段对刚地弓形虫中 TgAtg8-TgAtg3 相互作用进行了探讨，得到 Atg8-Atg3 在弓形虫中具有高亲和力的研究结果，有助于阐明弓形虫体内自噬体的形成机制，并为弓形虫病治疗药物的靶点研究提供理论依据。

文选 26

【题目】 Induction of autophagy interferes the tachyzoite to bradyzoite transformation of Toxoplasma gondii.

【来源】 Parasitology, 2016, 143 (5): 1

【文摘】 弓形虫自噬过程在调节寄生虫存活或死亡中起着至关重要的作用。因此，了解自噬对从速殖子向缓殖酸体转化的影响，使我们能够阐明自噬在寄生虫发育过程中的功能。在这里，我们使用了 3 种参与 Atg8 蛋白共轭系统的的 TgAtg 蛋白，TgAtg3，TgAtg7 和 TgAtg8 评估速殖子和缓殖民的自噬水平。我们发现 TgAtg3 和 TgAtg8 在缓殖子中的表达显着低于速殖子。重要的是，含有的寄生虫数量荧光标记的 TgAtg8 点在缓殖子中比在速殖子中显着减少，表明自噬在弓形虫缓殖子中下调。而且，用药物治疗后，缓殖子特异性基因 BAG1 水平在雷帕霉素处理的缓冷液中显着降低，表明弓形虫自噬参与了速殖子与缓殖子的体外转化。自噬可能是一个调节体外转化的潜在策略。

【评述】 刚地弓形虫，寄生于人和许多种动物的有核细胞，引起人畜共患的弓形虫病。当宿主处于免疫抑制状态时，可能会发生缓殖子向速殖子的转化，进而造成严重的组织损伤，甚至导致器官衰竭或死亡。因此，对弓形虫生活周期中该种转化的分子机制的研究将有助于探索弓形虫病治疗新靶点。本研究选取弓形虫自噬过程为切入点，通过检测 TgAtg3，TgAtg7 和 TgAtg8 的量评估虫体不同阶段的自噬水平，说明自噬可能是调节弓形虫速殖子与缓殖子的体外转化的潜在因素，为弓形虫病的治疗提供了新的思路，也为弓形虫生活周期的机制研究打下基础。

文选 27

【题目】 十二指肠钩虫抗凝肽 AduNAP1 的原核表达及其抗凝活性研究

【来源】 中国病原生物学杂志，2016，11（7）：611

【文摘】 钩虫寄生可引起宿主贫血，其关键原因之一是虫体能分泌抗凝血活性物质，阻止宿主血液凝固而利于虫体吸血，从而导致宿主长期慢性失血，因此钩虫抗凝血成份及其活性研究是探讨钩虫致病机制的关键。陈耀哲等分离、克隆了十二指肠钩虫抗凝血肽 AduNAP1 基因，并在大肠埃希菌中重组表达，进而检测了其抗凝血活性。研究中以十二指肠钩虫成虫 cDNA 为模板，

PCR 扩增 AduNAP1 成熟肽编码序列，并克隆、连接到表达质粒 pET32a-sumo，构建原核表达载体 pET32a-sumo/AduNAP1。重组载体转入到大肠埃希菌 BL21（DE3）中，用 IPTG 诱导表达。重组产物经 Ni 亲和层析后用 SUMO 蛋白酶酶切融合伴侣，纯化获得重组目的多肽。用 SDS-PAGE 分析蛋白表达及纯化情况，用凝血时间法（PT 及 APTT）检测重组多肽的抗凝血活性。结果扩增并克隆 AduNAP1 成熟肽编码序列，构建的原核表达载体 pET32a-sumo/AduNAP-1 转化大肠埃希菌表达 rAduNAP1。纯化的 rAduNAP1 能延长 PT 及 APTT，但延长 PT 作用更为显著，其延长 2 倍 PT 及 APTT 时间所需的浓度分别约为 142nmol/L 及 406nmol/L。结论认为研究中成功构建的 rAduNAP1 表达载体，其表达产物具有较强抗凝血活性，为进一步了解 AduNAP1 的生物学功能及作为抗凝血新药开发应用奠定了基础。

【评述】 钩虫是对人体危害最大的消化道线虫，钩虫抗凝成分是构成主要致病因子。十二指肠钩虫是我国主要的寄生钩虫，而目前对其抗凝肽的报道相对较少。本研究对十二指肠钩虫抗凝肽 AduNAP1 基因进行扩增表达，并通过构建原核表达载体，诱导表达 AduNAP1，并进行纯化及检测其抗凝活性，发现其对延长 PT 作用有较显著效果。本文为进一步研究 AduNAP1 的抗凝作用机制，为抗凝新药的研发奠定了基础。

文选 28

【题目】 刚地弓形虫排泄 - 分泌抗原体外诱导的 IFN-γ 促 CD4$^+$CD25$^+$调节性 T 细胞凋亡作用

【来源】 中国寄生虫学与寄生虫病杂志，2016，34（3）：183-188.

【文摘】 葛可等研究了刚地弓形虫 RH 株和 TgCtwh3 株排泄 - 分泌抗原（ESA）体外诱导小鼠 CD4$^+$CD25$^+$调节性 T 细胞凋亡和 IFN-γ 分泌方面的差异。研究中分别制备了刚地弓形虫 RH 株和 TgCtwh3 株的 ESA。将分离的野生型 C57BL/6 小鼠脾单个核细胞随机分为 3 组（每孔 2×10^6 细胞），分别加入 RH 株 ESA、TgCtwh3 株 ESA（均为 10μg/ml）和鸡卵清蛋白（OVA）进行诱导刺激，流式细胞术检测各组诱导刺激 48 h 和 72 h 的 CD4$^+$CD25$^+$调节性 T 细胞的早期凋亡情况，ELISA 检测各组诱导刺激 72 h 细胞培养上清中的 γ 干扰素（IFN-γ）分泌水平。另外，将分离的野生型 C57BL/6 小鼠脾单个核细胞随机分为 2 大组（每孔 2×10^6 细胞），其中一大组在分别加入两株 ESA（10 μg/ml）和 OVA 的同时加入抗 IFN-γ 中和抗体（10μg/ml）进行诱导刺激 72 h，流式细胞术检测各组 CD4＋CD25＋调节性 T 细胞早期凋亡情况。用两虫株 ESA（10μg/ml）及 OVA 分别诱导刺激 IFN-γ 基因敲除型和野生型 C57BL/6 小鼠的脾单个核细胞（每孔 2×10^6 细胞）72 h 后，流式细胞术检测各组 CD4＋CD25＋调节性 T 细胞早期凋亡情况。结果显示，制备的刚地弓形虫 RH 株和 TgCtwh3 株 ESA 抗原蛋白浓度分别为 0.54 mg/ml 和 2.14 mg/ml。流式细胞术检测结果提示，RH 株和 TgCtwh3 株 ESA 组诱导刺激 48 h 后，CD4$^+$CD25$^+$调节性 T 细胞的早期凋亡率分别为（12.90±1.26）% 和（9.71±1.04）%，均显著高于 OVA 对照组（4.48±0.48）%（$P<0.01$）；诱导刺激 72 h 后，RH 株 ESA 组诱导 CD4$^+$CD25$^+$调节性 T 细胞的凋亡率为（15.21±1.11）%，仍明显高于 TgCtwh3 株 ESA 组（11.02±0.92）%（$P<0.01$）和 OVA 对照组（10.10±1.49）%（$P<0.01$）。ELISA 检测结果显示，RH 株和 TgCtwh3 株 ESA 组诱导刺激脾单个核细胞 72 h 的培养上清中分泌的 IFN-γ 水平分别为（4 764.0±118.7）pg/ml 和（3 629.0±33.6）pg/ml（$P<0.01$），均显

著高于 OVA 对照组的（679.4±30.6）pg/ml（$P<0.01$）。流式细胞术检测结果显示，RH 株 ESA 加抗 IFN-γ 中和抗体组诱导 CD4$^+$CD25$^+$ 调节性 T 细胞的早期凋亡率为（10.44±1.44）%，明显低于未加抗 IFN-γ 中和抗体组（14.96±0.83）%（$P<0.05$）；但 TgCtwh3 株 ESA 加抗 IFN-γ 中和抗体与否诱导 CD4$^+$CD25$^+$ 调节性 T 细胞的早期凋亡率变化不大（$P>0.05$）。RH 株 ESA 诱导 IFN-γ 基因敲除小鼠的 CD4$^+$CD25$^+$ 调节性 T 细胞凋亡率为（10.64±0.55）%，明显低于野生型小鼠的（15.21±1.11）%（$P<0.01$）；TgCtwh3 株 ESA 诱导两组小鼠的 CD4$^+$CD25$^+$ 调节性 T 细胞凋亡率的差异无统计学意义（$P>0.05$）。结论认为刚地弓形虫 RH 株 ESA 在体外诱导 CD4$^+$CD25$^+$ 调节性 T 细胞凋亡及促 IFN-γ 分泌强于 TgCtwh3 株 ESA。刚地弓形虫 ESA 诱导机体产生 IFN-γ 可通过介导调节性 T 细胞凋亡来促进刚地弓形虫感染早期抗感染免疫力的形成。

【评述】 刚地弓形虫是重要的人兽共患寄生性原虫。不同于于欧美流行的经典 RH1 毒力株，Chinese1 毒力株基因型主要为 TgCtwh3，二者均为强毒株，是否在诱导宿主免疫应答、产生抗原种类等方面的差异，本文进一步的进行了研究。作者通过对比刚地弓形虫 RH 株和 TgCtwh3 株在诱导 IFN-γ 产生及促进 CD4$^+$CD25$^+$ 调节性 T 细胞凋亡方面的差异，明确了两虫株诱导宿主免疫应答的差异，揭示了 IFN-γ 在感染早期抗虫免疫快速建立中的作用，为弓形虫感染的免疫致病及免疫保护等机制的研究奠定了基础。

文选 29

【题目】 弓形虫 ROP16 蛋白诱导肝癌细胞凋亡的检测

【来源】 肝胆外科杂志，2016，24（6）：466-468.

【文摘】 刁玉洁等通过对肝癌细胞 Hep G2 转染弓形虫 ROP16 的方式检测细胞凋亡相关指标，探讨弓形虫 ROP16 蛋白的抗肿瘤作用。Hep G2 细胞用含 10% 胎牛血清的 DMEM 培养液按常规方法，置 37℃、5% CO_2 饱和湿度的孵箱中培养。取处于对数生长期且细胞活性大于 90% 的细胞进行转染，转染后在 37℃ 细胞培养箱持续培养 48h，用胰酶将细胞消化并进行染色，用流式细胞仪检测细胞凋亡比率。Real-time PCR 检测细胞凋亡相关基因转录。免疫印记方法检测 Bax 蛋白和 Bcl-2 蛋白表达。应用 SPSS 20.0 统计软件进行分析。结果：① Hep G2 细胞转染后 48h，转染组的细胞凋亡比率明显高于对照组和空载体组，并且有显著差异（14.99±3.866 vs. 6.696±1.236，14.99±3.866 vs.7.426±1.902，$P<0.05$）。但是对照组和空载体组的细胞凋亡比率没有显著差异（6.696±1.236 vs. 7.426±1.902，$P>0.05$）。本部分结果显示 ROP16 转染 Hep G2 细胞可以诱发细胞凋亡。② 与对照组相比，ROP16 转染后细胞促凋亡蛋白的转录水平明显升高，其中 Caspase 9 基因升高约 2 倍（2.076±0.084 vs. 1.000±0.000，$P<0.05$），Bax 基因升高约 1.5 倍（1.540±0.107 vs.1.000±0.000，$P<0.05$）。但是，ROP16 转染后细胞抑制凋亡蛋白的转录水平明显下降，Bcl-2 的表达水平下降 50%（0.568±0.033 vs.1.000±0.000，$P<0.05$）。空载体组和对照组的相关基因转录水平无显著差异。此部分结果说明，ROP16 在 Hep G2 细胞的表达能够提高促细胞凋亡蛋白的转录，同时降低抑制细胞凋亡蛋白的转录。③ ROP16 转染组的 Bcl-2 蛋白的表达水平明显降低，而改组中的 Bax 蛋白表达水平明显升高。因此，ROP16 蛋白不仅可以改变细胞凋亡基因的转录水平，而且能够调节细胞凋亡蛋白的表达。结论：ROP16 可以部分诱导肝癌细胞的凋亡，为研究肝癌的产生和控制提供了新的研

究思路。

【评述】原发性肝细胞癌是我国最常见的恶性肿瘤，研究发现弓形虫 ROP16 蛋白可以诱导人神经母细胞瘤凋亡，但 ROP16 对肝癌细胞的诱导凋亡研究较少。本研究作者用 ROP16 转染肝癌细胞 HepG2，相比于对照组，转染组细胞凋亡率明显升高，促细胞凋亡相关因子的转录和翻译水平升高，抑制细胞凋亡相关因子的转录和翻译水平下降，表明 ROP16 也可以部分诱导肝癌细胞的凋亡，为研究肝癌的产生和控制提供了新的研究思路。

文选 30

【题目】　湖北省 2009—2015 年日本血吸虫血清学检测室间能力验证结果分析

【来源】　中国公共卫生，2017，33（5）：768-770.

【文摘】　罗伟等将 2009—2015 年湖北省血吸虫血清学检测实验室能力比对验证（PT）结果及存在问题进行分析。整理 2009—2015 年湖北省临床检验资料汇编关于血吸虫血清学检测能力验证的相关数据，并用 Execl 2007 电子表格建立数据库。统计 2009—2015 年每年的 IHA 法和 ELISA 法阳性和阴性样本检测符合率。统计血吸虫血清学、临床免疫学、临床常规化学能力验证样本、样本包含的试验项目、参控实验室数并做有关分析。室间能力验证用 PT 得分来评价参控实验项目的检测能力。PT 基本公式为：（项目检测值符合的数量/能力验证总检测项目数量）×100，合格的标准为 PT≥80。参控实验室合格率为（合格实验室数/参评实验室总数）×100%。采用 SPSS 17.0 统计软件分析。结果：①IHA 法 7 年累计的阳性样本符合率较阴性样本符合率低 3.80%，但差异无统计学意义（$\chi2=0.993$，$P>0.05$），IHA 法阳性和阴性样本检出符合率表现为较大幅波动，同一年度内仅 2013 年阳性和阴性样本符合率是同向变化，其他年份均为反向变化。ELISA 法 7 年累计的阳性样本符合率较阴性样本符合率低 8.50%，差异有统计学意义（$\chi2=10.636$，$P=0.001$），ELISA 法阳性样本的检出符合率在 2009 年后基本为小幅升高，但 2015 年前同年度均低于阴性样本符合率。而阴性样本仅 2009、2015 年符合率<90%，其余年份均>90%。2009 年后，ELISA 法样本检测符合率与 2009 年比较，差异均无统计学意义（$P>0.008$）。②血吸虫血清学检测 PT 分值有 3 种情况。仅回报 IHA 法每个检测值的 PT 分值为 25，仅回报 ELISA 法 PT 分值为 16.67，2 种方法均回报 PT 分值为 10。而临床免疫学和常规化学全部项目回报有 135 个和 330 个检测值，单个检测值 PT 为 0.74、0.30。参控实验室数量方面，2014 年血吸虫血清学检测参控实验室数为 21 个，明显低于临床免疫学 42 个和常规化学实验室 412 个。结论：血吸虫血清学检测能力验证作为独立的一个评价类别，与其他类别比较在参控实验室数量、样本发放数量、样本包含的实验项目数均低于其他类别。因此血吸虫血清学检测能力验证反映实验室及地区检测情况可能因为以上的因素而受到影响而失真。建议有关部门及时研究评价项目单一、参控实验室数量较少的评价方法，使评价结果准确反映检测中存在的问题和现状，从而有利于提高检测水平。

【评述】　血清学检测是血吸虫诊断的主要诊断之一，IHA 及 ELISA 法因操作简便、敏感性及特异性相对较高，而被广泛用于血吸虫的筛查和疗效评价。目前卫生部临床检验中心尚未建立寄生虫检测室间质评和室内质控原则和方法，为进一步完善评价方式，本研究将 2009—2015 年湖北省血吸虫血清学检测实验室能力比对验证情况分析，数据显示：IHA 样本检出力波动大，稳定性差，而 ELISA

阳性检测符合率显著低于阴性检出符合率，且与其他临床免疫学参控实验相比，合格率明显较低。反映了目前血吸虫血清学检测能力验证目前存在的情况，为进一步提高检测水平奠定了一定基础。

文选 31

【题目】 细粒棘球绦虫原头节抗原分子 *Eg-01883* 的克隆、表达及免疫原性分析

【来源】 中国寄生虫学与寄生虫病杂志，2016，34（3）：208-213.

【文摘】 棘球蚴病是一种严重的人兽共患的寄生虫病，我国的西部地区普遍流行，严重威胁着人类的健康。目前国内外用于棘球蚴病血清学检测的抗原敏感性和特异性不高，假阳性和假阴性时有发生。因此探究其致病机制，寻求目标靶点成为攻克棘球蚴病传播的关键点。赵殿奇等筛选细粒棘球蚴原头节抗原分子 *Eg-01883*，并进行克隆、表达及免疫原性分析，为寻找棘球蚴病特异性诊断抗原提供依据。研究分析并筛选了细粒棘球绦虫六钩蚴中不表达、原头节中高表达的抗原分子 *Eg-01883*。提取细粒棘球蚴原头节 RNA，用 RT-PCR 对目的基因 *Eg-01883* 进行克隆，重组构建原核表达载体 pET28a-*Eg-01883*，异丙基 -β-D- 硫代半乳糖苷（IPTG）诱导表达并纯化目的重组蛋白 r*Eg-01883*。ICR 小鼠被随机分为免疫组、佐剂组及空白对照组，每组 12 只。不同组小鼠进行不同处理，再分别于免疫前，首次免疫后 1、2、4 周每组小鼠尾静脉采血，免疫后 6 周进行去眼球采血。用 ELISA 检测 3 组小鼠免疫后不同时间点的血清特异性 IgG 抗体水平，及细胞因子白介素 4 和 γ- 干扰素水平。Western blotting 分析重组蛋白 r*Eg-01883* 的免疫原性。结果克隆、表达和纯化后获得的重组蛋白 r*Eg-01883* 抗原可被 His-Tag 标签抗体、免疫组小鼠血清、原头节继发感染的小鼠血清识别。结论：筛选获得细粒棘球绦虫原头节中高表达的抗原分子 *Eg-01883*，克隆、表达、纯化后的重组蛋白 r*Eg-01883* 免疫 ICR 小鼠具有较好的免疫原性。

【评述】 细粒棘球蚴病是由细粒棘球幼虫引起的一种人兽共患寄生虫病，但目前国内尚无棘球蚴病血清学检测的特异性方法，因此寻找棘球蚴阶段的特异性抗原，是目前解决问题的关键。本研究利用公开发表的细粒棘球蚴病不同发育阶段转录组数据，通过差异比较，筛选出六钩蚴中不表达、棘球蚴原头节中高表达的抗原 *Eg-01883* 分子，构建重组表达载体，并将诱导表达的 Eg-01883 的重组蛋白免疫小鼠后可刺激产生较强的免疫反应，提示 Eg-01883 可能是较好的诊断抗原分子，但需进一步的血清学筛选和鉴定。

文选 32

【题目】 寄生虫卵漂浮法检验中不同饱和溶液的检测结果临床分析

【来源】 临床医药文献杂志，2016，3（35）：6908-6909.

【文摘】 杨希菊分别针对 980 例体检结果为健康者的粪便标本实施不同检测方法，探寻可作最佳的寄生虫虫卵检测方式。选取 2014 年 6 月—2016 年 6 月在该院接受体检者 980 例，将其粪便制作标本，实施不同方式的检测，将寄生虫虫卵阳性检出率结果进行统计。检测方式为饱和柠檬酸钠溶液法、饱和盐水漂浮法以及直接涂片法、清水沉淀法。采用 SPSS 21.0 统计学软件对数据进行处理。计数资料以例数（*n*）、百分数（%），采用 χ^2 检验，以 $P < 0.05$ 为差异有统计学意义。结果：饱和柠檬酸钠溶液法对于钩虫卵以及蛔虫卵的阳性检出率明显高于其他方式，（$P < 0.05$）；应用饱和盐水漂浮

法得到的蛔虫卵及钩虫卵检出率较好，但针对绦虫卵的检出率较低，（$P<0.05$）；直接涂片法对于不同寄生虫卵的检出率相对于其他 3 种方式最低，（$P<0.05$）。结论：相对于其他的检测寄生虫卵方法而言，饱和柠檬酸钠溶液漂浮法可得到较高的寄生虫卵阳性检出率，同时成本较低、取材方便，因此，能够将其作为检测寄生虫卵的主要方法推广于实践。

【评述】　饱和盐水漂浮法是检测寄生虫卵的常用检测方法，但很多寄生虫卵比重接近或超过了饱和盐水比重，导致漂浮不彻底或不能漂浮而引起检出效率低。本研究作者通过对三种不同饱和溶液及直接涂片法对吸虫卵、绦虫卵、钩虫卵的检出进行比较，结果表明饱和柠檬酸钠溶液漂浮法对寄生虫卵的检出具有明显优势，探寻出最佳的寄生虫虫卵的检测方式。

文选 33

【题目】　口岸蝇类携带致病菌及寄生虫卵的检测分析

【来源】　中华卫生杀虫药械，2016，22（2）：148-152.

【文摘】　曹晓梅等对辽宁、天津、上海等地口岸地区捕获的蝇类及入境船只捕获的蝇类进行分类鉴定后，对所携细菌进行分离、纯化和鉴定，并对所携带的寄生卵进行检测，旨在了解口岸蝇类携带寄生虫卵与病原菌分布情况，为口岸蝇媒病监测提供技术支持。蝇类样品采集地包括天津口岸、上海口岸、大连机场、葫芦岛、营口老港、沈阳机场、丹东大东港区、长海县船坞区、大连湾散粮码头等 9 个国内采集点及韩国籍"骄阳"号、格鲁吉亚籍"迪娜英"号、巴拿马籍某外轮、"博盾"号、"阿帕斯"号、柬埔寨籍"鹤禧"号、朝鲜籍"青松"号、巴拿马籍"富海"号等 24 艘（次）入境船舶。以 10 只为一组，加入适量（约 500μl）灭菌生理盐水，置于研磨仪中研磨成匀浆，进行增菌培养。挑取不同形态大小的单菌落分别接种于相应琼脂平板进行分离纯培养，直至得到纯菌为止。采用梅里埃公司的全自动微生物鉴定系统对细菌进行生理生化鉴定。将捕获的蝇类样品根据形态学分类鉴定后采用离心沉淀法和饱和盐水浮聚法进行寄生虫卵检测。结果：①辽宁口岸输入性蝇类共检测 229 只，共分离出 30 种致病菌和条件致病菌，其中丝光绿蝇、厩腐蝇、巨尾阿丽蝇、黑尾黑麻蝇、夏厩蝇、骚家蝇、家蝇致病菌感染率较高；红尾拉麻蝇、亮绿蝇、野亚麻蝇、长条溜蝇、市蝇、黑边家蝇、无瓣类、下厩蝇、横带花蝇的致病菌感染率相对较低，仅分离出大肠埃希菌及阴沟肠杆菌等的一般条件致病菌。革兰阳性菌感染率较高的为粪肠球菌、尿肠球菌，变异库克菌，其次为松鼠葡萄球菌、中间葡萄球菌、缓慢葡萄球菌。革兰阴性菌感染率较高的为大肠埃希菌、阴沟肠杆菌、雷氏普罗威登斯菌、肺炎克雷伯菌肺炎亚种等。辽宁口岸本地调查中捕获蝇类样品共计 1357 份，共分离出 26 种致病菌及条件致病菌，其中丝光绿蝇、厩腐蝇、黑尾黑麻蝇、巨尾阿丽蝇、家蝇等的致病菌感染率较高；元厕蝇、野亚麻蝇等的致病菌感染率较低，仅分离出大肠埃希菌、阴沟肠杆菌等一般条件的致病菌。革兰阳性菌感染率较高的为粪肠球菌、尿肠球菌、变异库克菌，其次为中间葡萄球菌、缓慢葡萄球菌等。革兰阴性菌感染率较高的为大肠埃希菌、阴沟肠杆菌、雷氏普罗威登斯菌、肺炎克雷伯菌肺炎亚种、生癌肠杆菌、奇异变形菌、雷氏普罗威登斯菌、解鸟氨酸拉乌尔菌等。天津口岸检测蝇类样品为家蝇，分离出屎肠球菌、阴沟肠杆菌、粪肠球菌、大肠埃希菌；上海口岸检测蝇类样品为家蝇，分离出雷氏普罗威登斯菌、阴沟肠杆菌、大肠埃希菌。②通过饱和盐水浮聚法，从输入性大头金蝇中检测到肝吸虫卵和蛔虫卵。经检测，共检测出寄生虫虫卵阳性样品 2 份，阳性检出率为 0.26%。结论：该研究为口岸蝇媒流行病学监测提供了技术支持。本底和输入性蝇类的监测是各国境口岸日常卫生监管的常规工作，这对于分清哪些为入侵蝇种有十分重要的意义，蝇携病原体的检测对于传染病流行病学调查也十分必要，特别是在当前新发突发传染病不断涌现的形势下。

【评述】随着国际交通、贸易和新旅游业的发展，媒介生物及其携带的病原体可借助交通工具、集装箱、货物等在国际口岸间传播，使原本局限于一定地域的虫媒疾病突破自然地理的界限，在全球范围内广泛传播与流行。本研究通过对辽宁、天津、上海等口岸地区捕获的蝇类及入境船只的蝇类进行分类鉴定后，对其携带细菌进行分离、纯化、鉴定，同时对所携带的寄生虫卵进行检测，发现输入性蝇种类显著多于本地蝇种，且所携带的细菌可危及人生命。对了解口岸蝇类携带寄生虫卵与病原菌分布情况，为口岸蝇媒病监测提供技术支持。

文选 34

【题目】蓝氏贾第鞭毛虫 α-8 贾第素特异性优势抗原表位肽的抗原性分析

【来源】中国寄生虫学与寄生虫病杂志，2016，34（5）：389-393.

【文摘】魏超君等采用计算机软件预测并结合生物信息学分析方法，筛选出 α-8 giardin 的优势抗原表位肽，制备了多克隆抗体，并鉴定其抗原性。采用 DNAstar、Biosun 软件及 CLUSTAL W 软件进行生物信息学分析，筛选出贾第虫 α-8 giardin 的 3 个优势抗原表位肽，即 G1（7~17aa）、G2（30~40aa）和 G3（296~306aa）；3 个抗原表位肽分别与钥孔血蓝蛋白（KLH）偶联后（KLH-G1、KLH-G2、KLH-G3）免疫雌性青紫蓝家兔（每组 2 只），分别行背部皮下多点（8~10 点）免疫注射，首次免疫各偶联蛋白 0.5 mg/ 只（每点 100μl）。分别于首次免疫后 14、21、28 天进行加强免疫（各偶联蛋白 0.2 mg/ 只），于每次免疫前进行兔耳缘静脉采血，末次加强免疫后 7 天颈动脉取血（各 50 ml）。用间接 ELISA 检测 3 种（KLH-G1、KLH-G2 和 KLH-G3）免疫抗血清中 IgG 抗体效价；蛋白质印迹（Western blotting）分析 3 种免疫抗血清与重组蛋白 r Giardin 的抗原性。结果：利用生物信息学相关软件筛选出的贾第虫 α-8 giardin 3 个候选抗原表位肽分别与 KLH 偶联后获得 3 个偶联蛋白（KLH-G1、KLH-G2、KLH-G3），经纯化后蛋白浓度分别为 0.66、0.95 和 0.25 mg/ml。分别于加强免疫家兔后 7 天，ELISA 检测结果显示，3 种（KLH-G1、KLH-G2、KLH-G3）免疫抗血清的抗体效价分别为 1：12 800，1：51 200，1：51 200；SDS-PAGE 分析结果显示，经纯化后的 3 种抗血清均在相对分子质量（Mr）约 36 000 处出现特异性的清晰条带，无其他杂带。Western blotting 分析结果显示，3 种抗血清均可特异性识别重组蛋白 r Giardin。结论：本研究根据生物信息学预测结果与同源性比对结果进行综合分析，选取了 α-8 giardin 氨基酸序列中 G1（7~17aa）、G2（30~40aa）、G3（296~306aa）等 3 个肽段作为候选多肽抗原分子，它们各含 11 个氨基酸残基，符合多肽抗原的基本原则。同时考虑多肽抗原的相对分子质量较小，抗原性较低，及在免疫机体内易被降解的缺点，将筛选的 3 个肽段分别与大分子质量的 KLH 偶联后免疫家兔，制备的 3 种抗 α-8 giardin 的特异性抗血清，经 ELISA 和 Western blotting 分析结果显示，3 段多肽（G1、G2、G3）的抗原性均较高，纯化后的免疫抗血清，抗体的纯度和效价均较高，特异性也较高，表明该研究对这 3 段多肽抗原位点的预测结果是正确的。

【评述】α- 贾第素（α-giardin）蛋白家族是蓝氏贾第鞭毛虫细胞骨架的重要成分，与贾第虫细胞内囊泡运输、信号转导及相关致病机制密切相关。目前为止，尚未见 α-8 giardin 相关细胞内定位及功能研究的报道。本研究作者应用生物信息学筛选出 α-8 giardin 氨基酸序列中的 3 个抗原表位肽，并与大分子质量 KLH 偶联后免疫家兔，获得特异性、纯度、效价较高的抗血清，对阐明贾第虫滋养体细胞内定位及治疗奠定了实验基础。

文选 35

【题目】　蓝氏贾第鞭毛虫胞外核酸酶的表达纯化和活性鉴定

【来源】　中国人兽共患病学报，2016，32（1）：65-69.

【文摘】　王沂等对贾第虫胞外核酸酶（GeNuc）蛋白进行生物信息学分析，根据分析结果以 C2 株贾第虫基因组 DNA 为模板扩增获得去信号肽段编码区序列，双酶切连入原核表达载体 pET-28a（＋），将酶切和测序验证正确的重组质粒转化 E. coli Rosetta（DE3），经 IPTG 诱导表达融合蛋白，SDS-PAGE 及 Western blot 鉴定蛋白产物。Ni-NTA 亲和层析纯化 GeNuc 蛋白，经复性后验证其对质粒 DNA 的水解能力结果：成功克隆了长约 800bp 的 GeNuc 编码区并构建了原核表达载体 pET-28a- GeNuc，测序结果显示 C2 株 GeNuc 序列与 WB 株相同；在大肠埃希菌中诱导表达获得了相对分子量约 30.8kDa 的融合蛋白；复性后的纯化 GeNuc 蛋白具有降解双链 DNA 的能力，但活性较商品化 DNaseI 低。结论：LNuc 是目前唯一已被证实具有保护意义的寄生虫胞外核酸酶。GeNuc 能否有效的对抗 ETs 仍有待进一步的体外和体内试验验证。酶活性的鉴定显示 GeNuc 活性较商品化 DNaseI 要低，但这也有可能是试验中复性不到位、非最佳反应条件或未去除 His 标签造成的，此外，原核表达系统缺乏糖基化修饰很可能也是一个重要的原因。该蛋白的详细酶学特征仍需进一步的实验进行鉴定。

【评述】　蓝氏贾第鞭毛虫是一种全球分布的机会致病性原虫，也是生物学研究中重要的模式生物。蓝氏贾第鞭毛虫基因组数据库分析发现其基因组中存在编码胞外核酸酶序列 (GeNuc)，但是否能产生具有生物学活性的胞外核酸酶及其生物学意义，目前尚无报道。本研究作者克隆表达了 C2 株贾第鞭毛虫胞外核酸酶序列 (GeNuc) 蛋白，并对其活性进行了初步鉴定，证明了 GeNuc 的存在，为 GeNuc 生物学意义的研究奠定了基础。

文选 36

【题目】　磷酸甘油醛脱氢酶在日本血吸虫感染中的功能研究

【来源】　中国病原生物学杂志，2016，11（7）：638-642.

【文摘】　唐春莲采用荧光定量 PCR 检测不同来源童虫及日本血吸虫不同发育时期的 GAPDH mRNA 表达水平，并对 GAPDH 进行原核表达，为其功能研究奠定基础。分别制备 3 组不同来源童虫（H 组，Coc 组及 CC 组），采用荧光定量 PCR 验证 GAPDH 在 3 组童虫中的差异性表达，同时检测 GAPDH 在日本血吸虫不同发育时期即虫卵、肺期童虫、肝期童虫、雌虫和雄虫中的表达。用纯化的重组 GAPDH 蛋白免疫雌性 BALB/c 小鼠，共免疫 5 只。第 3 次免疫后 2 周眼眶取血，分离血清，采用 ELISA 方法检测血清抗体效价。用纯化的重组 GAPDH 蛋白免疫雌性 BALB/c 小鼠。共免疫 5 只，按以下程序免疫：第 1 次免疫用 500μG 重组 GAPDH 蛋白与弗氏完全佐剂乳化，每只注射

100μG。第 1 次注射 2 周后加强免疫 2 次，剂量均为 50μG（蛋白溶液用弗氏不完全佐剂乳化），每次间隔 2 周。第 3 次免疫后 2 周眼眶取血，分离血清，采用 ELISA 方法检测血清抗体效价。将 6～8 周龄雌性 BALB/c 小鼠随机分成 3 组，每组 8 只。第 1 组为正常对照组，第 2 组为佐剂对照组，第 3 组为 GAPDH 重组蛋白免疫组。蛋白免疫组每只小鼠经背部皮下多点注射重组 GAPDH 蛋白 100μG，对照组注射等体积的 PBS 或佐剂，共免疫 3 次，每次间隔 2 周。取阳性钉螺于光照下逸出尾蚴，末次免疫后 2 周，各组小鼠均经腹部皮肤感染尾蚴 30 条 / 鼠，6 周后剖杀，收集血清，并经门静脉灌注冲虫，计算小鼠虫荷及减虫率。采用双抗体夹心 ELISA 法检测重组 GAPDH 免疫小鼠血清中 IFN-γ、IL-4 水平，根据标准曲线计算细胞因子含量（pg/ml）。结果：磷酸甘油醛脱氢酶在不同来源童虫及日本血吸虫不同发育期差异表达，以宿主组童虫和虫卵表达水平较高。磷酸甘油醛脱氢酶主要位于虫体表膜，可能与其免疫保护性效果相关。重组蛋白免疫小鼠减虫率和减卵率分别为 47% 和 52%。结论：GAPDH mRNA 在宿主组、与宿主细胞共培养组和体外单纯培养组童虫中呈现差异表达，以在宿主组童虫中表达量最高。GAPDH mRNA 在日本血吸虫不同发育时期也有不同程度表达，以在虫卵中的表达量最高，成虫次之，提示 IL-4 可能与日本血吸虫生殖功能相关。重组 GAPDH 蛋白具有较好的免疫保护性效果，其减虫率和减卵率分别为 47% 和 52%。GAPDH 表达于虫体表膜较多，而暴露于表膜的蛋白是疫苗及药物的潜在抗原靶点。重组 GAPDH 蛋白免疫小鼠可使 Th1 型细胞因子 IFN-γ 和 Th2 型细胞因子 IL-4 升高，由此推测重组 IL-4 蛋白的免疫保护作用可能通过增强 Th1 型免疫反应或同时增强 Th1、Th2 型免疫反应实现。

【评述】研究发现，曼氏血吸虫不同发育时期 GAPDH 基因的转录水平发生显著变化，且在尾蚴、童虫和成虫中依次升高。为进一步研究 GAPDH 在日本血吸虫感染中的功能，本研究采用荧光定量 PCR 检测不同来源童虫及日本血吸虫不同发育时期的 GAPDHmRNA 表达水平，发现在虫卵中表达最高，成虫次之，表明 GAPDH 与日本血吸虫生殖功能相关。同时诱导表达 GAPDH 重组蛋白免疫小鼠，发现该重组蛋白可诱导表达 Th1 型免疫应答，因此 GAPDH 可作为疫苗的候选分子。

文选 37

【题目】 柳州地区阴道毛滴虫与人型支原体共生及耐药情况

【来源】 中国卫生检验杂志，2016，26（20）：3028-3030.

【文摘】 张海琼对柳州地区 2012 年 1 月—2016 年 3 月阴道毛滴虫与支原体共生情况的普遍性和人型支原体耐药性进行回顾性分析。收集 2012 年 1 月—2016 年 3 月门诊检验科阴道分泌物检查、支原体培养及药敏结果资料，365 例受检女性患者，年龄最小为 15 岁，最大为 60 岁。阴道毛滴虫用生理盐水直接涂片后用超高倍显微镜检查，支原体的操作和结果判读严格按照试剂盒内的说明书进行。结果：2012 年 1 月—2016 年 3 月 365 例感染阴道毛滴虫患者有 173 例合并感染人型支原体，感染率为 47.4%。其中单纯人型支原体 133 例，感染率为 36.4%；40 例混合感染解脲支原体和人型支原体，感染率为 11.0%。单纯人型支原体感染率高于解脲支原体和人型支原体组混合感染率，差异有统计学意义（$\chi2=65.52$，$P<0.01$）。阴道毛滴虫合并人型支原体和人型支原体及解脲支原体混合感染对多西环素、交沙霉素和米诺环素耐药率、喹诺酮类药物耐药率高人型支原体对 8 种抗生素药物耐药比例最高，占 25.6%；耐 9 种抗生素药物次之。人型支原体及解脲支原体混合感染对 6 种抗生素药物耐药比

例最高，占 22.5%；耐 9 种抗生素药物次之，未见对 12 种抗生素药物全部耐药的耐药株。结论：该研究感染阴道毛滴虫与人型支原体的共生现象，为阴道毛滴虫和人型支原体引起的泌尿生殖道疾病的诊治提供新思路，避免临床不合理用药、无效用药，减少或延缓耐药株的产生。

【评述】　阴道毛滴虫和人型支原体均为感染人体泌尿生殖道的病原体，两者共同感染增加了感染的复杂性。但目前阴道毛滴虫和人型支原体的共生现象，各地区感染率报道不一。本研究作者回顾性分析了柳州地区阴道毛滴虫及人型支原体的共同感染率，同时进行药敏检测及耐药分析，进一步提示临床医生在发现阴道毛滴虫感染后有必要进一步检测支原体，同时在治疗上合理用药、联合用药，从而提高阴道毛滴虫的治愈率。

文选 38

【题目】　曼氏迭宫绦虫亮氨酸氨基肽酶（SmLAP）的生物信息学分析、克隆及表达

【来源】　中国病原生物学杂志，2016，11（11）：1004-1009.

【文摘】　杨祖婷等利用生物信息学相关软件，分析 SmLAP 基因及其编码蛋白的结构、生物学和免疫学功能特征。通过 PCR 扩增得到目的基因，克隆至原核表达载体 Pgex-4T1 中，转化感受态 E. coli BL21（DE3），IPTG 诱导表达，表达的重组蛋白利用 GST 标签层析柱纯化，采用 12%SDS-PAGE 分析蛋白纯度。结果：曼氏迭宫绦虫 LAP 基因 OFR finder 显示核酸序列为 1662bp，编码 554 个氨基酸，预测在第 21 个氨基酸的位置出现信号肽。切除信号肽后的核酸序列为 1083bp，编码 360 个氨基酸，理论分子质量单位为 40ku，与人 LAP 基因序列相似性为 38%。将 SmLAP 和人 B 细胞抗原表位预测结果比对，相似度极低。构建的原核表达载体 pGEX – 4T1 – SmLAP 转化入大肠埃希菌后用 1PTG 进行诱导表达，目的蛋白主要以包涵体的形式存在。通过超声破碎、尿素溶解包涵体、透析、GST 层析柱后获得单一组分的重组蛋白。结论：本研究发现 SmLAP 蛋白也是包涵体形式表达。预测 SmLAP 的 B 细胞抗原表位并与人的预测结果进行比对，显示有部分重合，但是重合区域的氨基酸差异较大，相似性极低，表明 SmLAP 是一个潜在的特异性强的免疫诊断分子。采用生物信息学方法预测 SmLAP 原序列存在信号肽，在真核生物蛋白表达中，信号肽具有蛋白质定向转运功能，使蛋白分泌到胞外，提高其分泌率，提示 SmLAP 可能为分泌排泄抗原成分。而分泌排泄抗原作为诊断抗原，其特异性以及敏感性均优于粗抗原。同源序列比对分析显示 SmLAP 与人的同源性相对较低（38%），因此，SmLAP 有望成为裂头蚴病的潜在免疫诊断分子。

【评述】　曼氏迭宫绦虫裂头蚴病是一种重要的食源性人畜共患寄生虫病，其流行广泛且危害较大，因此，如何快速准诊断，将有效提高该病的治愈率，控制其传播。研究发现，亮氨酸氨基肽酶是疟原虫、血吸虫等寄生虫病防治领域中有发展前景的药物靶标和免疫诊断的候选分子。本研究作者应用生物信息学方法，分析 SmLAP 基因及其编码的蛋白结构、生物学及免疫学功能特征，并克隆表达 SmLAP 重组蛋白，证实，SmLAP 可作为曼氏迭宫绦虫的潜在免疫诊断分子。

文选 39

【题目】　评估 Cella Vision DM96 全自动数字细胞形态学分析系统在外周血血涂片中检测细胞内寄生虫的临床价值

【来源】现代检验医学杂志，2016，31（5）：123-129.

【文摘】洪俊等以显微镜观察为参考方法，评估 Cella Vision DM96 在检测红细胞内的疟原虫和巴贝虫的敏感度和特异度，以探讨 Cella Vision DM96 用于红细胞内寄生虫筛查的可行性。收集于 2001 年 1 月—2015 年 6 月本院住院和门诊就诊患者 199 张疟疾阳性血涂片，由 1 名具备形态学分析资质的检验普通技师和 1 名血液专业技师，分别使用人工光学显微镜及 Cella Vision DM96 按照《全国临床检验操作规程》方法步骤对所有血涂片进行随机双盲判读。结果：检验普通技师和血液专业技师无论是使用光学显微镜还是 Cella Vision DM96 都能准确识别所有阴性对照，其特异度均为 100%。但敏感度却不一样，Cella Vision DM96 从 142 张细胞内寄生虫阳性血涂片中鉴别出了 104 张，敏感度为 73%；明显低于血液专业技师使用 Cella Vision DM96 的 85%，实验室普通技师和血液室专业技师使用光学显微镜的 83% 和 86%（χ^2＝6.18，4.14，7.02，$P<0.05$），而血液室专业技师使用 Cella Vision DM96 和实验室普通技师和血液室专业技师使用光学显微镜检测疟原虫的敏感度差异均无统计学意义（χ^2＝0.24，0.03，0.43，$P>0.05$）。结论：Cella Vision DM96 与传统显微镜一样能够完成常规筛查血涂片中细胞内寄生虫的检测。此外，相较传统方法而言该软件在远程医疗和医学教育方面具有不可代替的优势。

【评述】 Cella Vision DM96 是一种全自动血细胞形态鉴定仪，可对白细胞进行分类，并提供红细胞形态信息和血小板数量的估算，但其检测细胞内寄生虫功能尚未被认可，本研究一传统显微镜观察为参考方法，评估 Cella Vision DM96 在检测红细胞内的疟原虫和巴贝虫的敏感度和特有的，以探讨 Cella Vision DM96 用于红细胞内寄生虫筛查的可行性。结果证实 Cella Vision DM96 能完成常规筛查细胞内寄生虫的检测，但仍存在一定的局限性。

文选 40

【题目】 细粒棘球绦虫 PI3K P110 亚基酪氨酸激酶区蛋白原核表达及其多克隆抗体制备

【来源】 新疆医科大学学报，2016，39（5）：569-572.

【文摘】 赵辉等将 Eg PI3K P110 RTK（1－352aa）基因序列克隆至原核表达载体 Pgex-4T-1，转化 E. coli ROSETTAE（DE3）株，IPTG 诱导蛋白表达，以 GST 亲和层析纯化 Eg PI3K P110 RTK 蛋白，免疫家兔，收集免疫血清，采用 ELISA 法测定抗体效价，Western blotting 检测所制备抗体与 Eg PI3K P110 RTK 蛋白的反应性。结果：将 Eg PI3K P110 RTK（1－352AA）基因序列克隆至原核表达载体 Pgex-4T-1，转化 E. coli ROSETTAE（DE3）株，IPTG 诱导蛋白表达，以 GST 亲和层析纯化 Eg PI3K P110 RTK 蛋白，免疫家兔，收集免疫血清，采用 ELISA 法测定抗体效价，Western blotting 检测所制备抗体与 Eg PI3K P110 RTK 蛋白的反应性。结论：该实验成功制备获得了兔抗 Eg PI3K P110 RTK 的抗体。为下一步通过免疫组化和 Western 印迹实验分别定位和定量检测 Eg PI3K P110 RTK 在细粒棘球绦虫发育不同阶段蚴虫（囊泡、原头蚴、六钩蚴和成虫）中的表达情况及细粒棘球绦虫被 PI3K 抑制剂干预后 Eg PI3K P110 RTK 的表达变化，奠定重要的物质基础。该研究制备获得了兔抗 Eg PI3K P110 RTK 抗体，对于研究 Eg PI3K P110 RTK 在细粒棘球蚴虫的功能及以 AKT 信号通路研发包虫病新药具有重要意义。

【评述】 细粒棘球绦虫的蚴虫感染人、羊等中间宿主，所致的囊型包虫病是一种呈全球分布的人畜共患寄生虫病。研究发现 PI3K 激酶的抑制剂能够在体内有效地抑制疟原虫的活性，是潜在的治疗疟疾的药物。然而尚未在细粒棘球绦虫中发现 PI3K 的功能可作为治疗包虫病的药物靶点。本研究作者通过克隆表达 PI3 P110 RTK 重组蛋白，并制备获得相应抗塔，为下一步 PI3 P110 RTK 在细粒棘球绦虫发育不同阶段中的表达情况及细粒棘球绦虫被 PI3K 抑制剂干预后 PI3 P110 RTK 的表达变化，奠定重要的物质基础。

文选 41

【题目】　细粒棘球蚴 AgB1、AgB2、AgB4 抗原表位的特性分析

【来源】　新疆医科大学学报，2016，39（12）：1541-1553.

【文摘】　安梦婷等分析新疆细粒棘球蚴 AgB1、AgB2、AgB4 蛋白的氨基酸序列，了解其蛋白二级结构特点，预测抗原表位，为包虫病的进一步免疫学诊断和研究提供理论支持。结果：Eg AgB1、Eg AgB2 和 Eg AgB4 分别是由 78、90、91 个氨基酸残基组成的多肽。Eg AgB2 和 Eg AgB4 转角区域区段有较多相似性，而 Eg AgB1 转角区域主要出现在 12～24、35～44、67～72 区段附近。Eg Ag2 和 Eg AgB4 表面可及性较高区段较为相似，Eg AgB2 表面可及性指数较高可能出现在 83～88、20～25 和 33～38 区段附近。Eg AgB4 主要是 82～87、21～26 和 32～37 区段。Eg AgB1 表面可及性较高区域主要集中在 59～63、18～23、32～37 区段附近。Eg AgB1 骨架柔韧性指数较高区段主要出现在 17～23、38～44 和 11～17 区段附近。Eg AgB2 主要在 83～89、20～26 和 44～50 区段附近。Eg AgB4 的骨架柔韧性指数较高主要位于 82～88、43～49 和 20～26 区段附近。Eg AgB1 抗原性较高的区段主要集中在 4～10、42～48 和 54～60 区段。Eg AgB2 抗原性较高主要集中在 12～18、62～68 和 73～79 区段附近。Eg AgB4 抗原性较高区段在 12～18 和 6～12 附近。Eg AgB1 亲水性较高的区段主要集中在 10～16、36～42 和 18～24 附近。Eg AgB2 亲水性较高主要在 83～89、19～25 和 44～50 区段附近。Eg AgB5 的亲水性较高区段位于 83～89、19～25 和 43～49 附近。推测 Eg AgB1 具有 2 个抗原表位，分别为 14～23（DDGLTSTSRS）、37～42（RDPLGQ）。推测 Eg AgB2 的 2 个抗原表位分别为 41～49（DFFRNDPLG）、83～90（EEKDDDSk）。Eg AgB4 可能含有的 2 个抗原表位分别为 43～50（RSDPLGQR）、84～89（EEEDDS）。结论：通过对 Eg AgB1、Eg AgB2 及 Eg AgB4 蛋白质二级结构及 B 细胞表位特点的分析和预测，根据蛋白质和 RNA 数据，推测 Eg AgB1、Eg AgB2 和 Eg AgB4 在宿主体内细粒棘球蚴慢性感染中可能具有特殊且重要的作用，为进一步诊断包虫病提供理论依据。

【评述】　EgAgB 抗原存在于棘球蚴囊液中，具有高度的抗原性和免疫原性，因此被广泛研究。AgB 是一个组成复杂的抗原蛋白家族，仅使用单一来源或单一组分抗原对疾病诊断，其敏感度和特异性不稳定，且差异大。目前 EgAgB 在寄生虫中的作用机制尚不明确。本研究通过 AgB1、AgB2、AgB4 抗原表位，为包虫病的免疫学诊断提供更进一步的理论支持。

文选 42

【题目】　新确诊 HIV 阳性患者弓形虫感染血清学分析

【来源】　中国地方病防治杂志，2016；31（7）：796.

【文摘】　羊文芳随机选 2010 年 6 月—2015 年 6 月该院确诊的 155 例 HIV 阳性患者作为研究对象。纳入标准：均是新确诊的 HIV 阳性患者；之前未接受过任何抗艾滋病和相关预防治疗。155 例

患者中男 93 例，女 62 例，年龄 6～74 岁；农村居民 73 例，城镇 82 例；汉族 98 例，壮族 31 例，其他民族 26 例；文化程度在小学及以下 79 例，初中 52 例，高中及以上 20 例；未婚 42 例，已婚 84 例，离异或丧偶 29 例。详细询问患者临床资料，记录不同年龄和不同职业 HIV 患者弓形虫 Ig G 阳性率及 CD4$^+$ 淋巴细胞计数等情况。结果：41～60 岁人群弓形虫 Ig G 阳性率最高（27.91%），其次为 21～40 岁人群（36.05%），而 20 岁以下和 60 岁以上人群阳性率稍低，无业人群弓形虫 Ig G 阳性率最高（66.67%），其次为工人和商人（58.33% 和 41.67%），教师阳性率最低，结论：本研究 155 例 HIV 阳性患者中，弓形虫 Ig G 阳性 51 例，阳性率 32.90%；而 41～60 岁的 HIV 感染人群弓形虫 Ig G 阳性率最高，为 27.91%，这可能与患者长期接触动物、饮食不洁等因素有关。正常人体内 CD4＋淋巴细胞计数在 500～1 600 个 / mm^3 之间，当 CD4$^+$ 淋巴细胞计数低于 500 个 / mm^3 时，临床需采取抗病毒、抗感染等对症治疗。本研究 155 例 HIV 患者中，CD4＋淋巴细胞计数在 201～400 个 /mm^3 人数占 41.93%，低于 600 个 /mm^3 的占 71.61%，这部分患者感染弓形虫的概率也相对较高，特别是 CD4$^+$ 淋巴细胞计数低于 100 个 /mm^3 的患者并发其他疾病风险更大。

【评述】 弓形虫是 HIV 患者常见的感染疾病之一。本研究通过分析新确诊 HIV 阳性患者弓形虫感染的血清学状况，发现 41～60 岁 HIV 感染人群 IgG 阳性率最高，且 CD4$^+$ 计数低于一定水平，患弓形虫概率相对较高，为防止该病提供了一定的科学依据。

文选 43

【题目】 Characterization of caveola-vesicle complexes（CVCs）protein，PHIST/CVC-8195 in plasmodium vivax.

【来源】 Korean Society for Parasitology and Tropical Medicine, 2016, 54 (6): 725-732.

【文摘】 间日疟原虫感染红细胞后，膜下产生许多小窝 - 囊泡复合物（CVC）结构。最近，螺旋穿插亚端粒（PHIST）超家族蛋白成员，PcyPHIST/CVC-8195 被鉴定为疟原虫中的 CVC 相关蛋白，并且对于该寄生虫的存活是必需的。目前很少有关于间日疟原虫中 PHIST/CVC-8195 蛋白的信息。在此研究中，重组的 PvPHIST/CVC-8195 N 和 C 末端表达，并使用蛋白质微阵列确认的间日疟疾患者血清评估免疫反应性。还确定了血液阶段寄生虫中 PvPHIST/CVC-8195 N 和 C 末端的亚细胞定位。同时分析了重组 PvPHIST/CVC-8195 N 和 C 末端蛋白的抗原性。结果显示这些蛋白质的免疫反应性分别具有 61% 和 43% 的灵敏度和 96.9% 和 93.8% 的特异性。PvPHIST/CVC-8195 的 N 端包含跨膜结构域和出口基序（PEXEL；RxLxE/Q/D）位于整个红细胞期寄生虫中产生 CVC。但是，针对 PvPHIST/CVC-8195 的 C 末端片段的抗体没有检测到荧光。这些结果表明 PvPHIST/CVC-8195 定位于 CVC 上，并且可能在间日疟原虫的天然感染中具有免疫原性。

【评述】 疟疾是人类最重要的传染病之一，每年造成近 100 万人死亡和广泛的发病率。寄生虫入侵后，在红细胞中观察到虫体发生显著的结构和形态变化。在恶性疟原虫进入红细胞期间，在红细胞表面出现称为旋钮结构的小突起，其在脑疟疾的病理生理学中起主要作用。旋钮蛋白在疟疾控制中起着至关重要的作用，可作为免疫治疗剂阻止和逆转细胞粘附的调节功能。这些蛋白也是潜在的候选疫苗。与在恶性疟原虫感染的红细胞中突出的旋钮结构形成对比，被感染间日疟原虫的红细胞膜下的小窝 - 囊泡复合物（CVCs）结构具有重要的生理功能。在这些抗原中，95 kDa 的 PcyPHIST / CVC-8195 被鉴定为疟原虫中的 CVC 相关蛋白，并且对于该寄生虫的存活是必需的。迄今为止，尚未研究 Pv-PHIST/CVC-8195 在间日疟原虫中的抗原性以及定位。在本研究中，重组表达了 PvPHIST / CVC-8195 N- 和 C- 末端（NT 和 CT）的 2 个功能区。并通过蛋白质微阵列使用确认的间日疟原虫患者血清分析 PvPHIST / CVC-8195 NT 和 CT 的抗原性，同时使用免疫荧光证实 PvPHIST / CVC-8195-NT 在 P 红细胞期间定位于 CVC。这些结果表明 PvPHIST / CVC-8195 定位于 CVC 上，并且可能在间日疟原虫的天然感染中具有免疫原性。对该蛋白质的分子结构和功能的进一步研究对疟原虫治疗策略的发展具有重要意义。

文选 44

【题目】 Genetic diversity of the Plasmodium falciparum apical membrane antigen I gene in parasite population from the China-Myanmar border area.

【来源】 Infect Genet Evol, 2016, 39: 155-162.

【文摘】 为了调查东南亚恶性疟原虫顶端膜抗原 1（PfAMA1）基因的遗传多样性，我们测定了从中缅边境地区采集的 135 个野毒株的 PfAMA1 序列，并将其与来自全球恶性疟原虫地区的 956 个公共可用 PfAMA1 序列相比较。该分析揭示了全球恶性疟原虫种群中 PfAMA1 的高遗传多样性，共鉴定了 229 种单倍型。中缅边界 PfAMA1 基因的遗传多样性并不均匀分布于该基因的不同区域。来自中缅边境的 PfAMA1 序列多样性低于泰国、非洲和大洋洲人群，但高于南美洲人群。这似乎与不同疟疾流行地区的流行水平密切相关，其中高流行地区有利于寄生虫分离株的遗传交叉和产生更高的遗传多样性。中立性测试显示，在中缅边境寄生虫群体中，PfAMA1 的整个胞外结构域和 I 区域显著偏离中性。我们发现证据支持恶性疟原虫种群中具有明显的大陆性遗传结构，中缅边界与南美洲种群之间遗传分化最高。然而特定区域无特异性等位基因，主要等位基因及其频率存在相当大的地理差异，这突出了在疫苗设计中包含更多 PfAMA1 等位基因的必要性。

【评述】 恶性疟原虫是感染人类的五种疟原虫中最致命的一种。寄生虫耐药性的增加和传播媒介蚊子的杀虫剂抗性使疟疾控制变得更加困难，急需有效的疫苗来控制这种致命的疾病。然而，许多无性阶段候选疫苗如裂殖子表面蛋白 1（MSP1），MSP2 和 MSP3 的抗原多态性阻碍了开发有效对抗所有寄生虫种群的疫苗。因此，针对不同发育阶段的成功干预将需要更好地了解寄生虫种群内和之间的靶抗原的遗传变异。恶性疟原虫顶端膜抗原 -1（PfAMA1）是人体试验的主要血液阶段候选疫苗之一。PfAMA1 是由恶性疟原虫合成的 83kDa 抗原，最初定位于裂殖子。在裂殖子入侵之前，PfAMA1 被加工成 66kDa 产物并释放到裂殖子表面。完整的 1686bp PfAMA1 编码区含有具有三个亚结构域的胞外域（结构域 I-III）。在结构域 I 中已经显示出更高的突变率和多样化水平。然而，Domain II 呈现出高度的氨基酸序列保守性。已经显示该结构域内的环区域含有被入侵抑制性单克隆抗体识别的表位。了解 PfAMA1 的遗传多样性对于疫苗研发具有重要的意义。

大湄公河次区域（GMS）是东南亚最具威胁性的疟疾区域之一。最近出现的青蒿素抗性恶性疟原虫寄生虫对区域和全球疟疾控制都构成严重问题。在本研究中，研究者调查了中缅边境地区 135 株恶性疟原虫分离株中 PfAMA1 基因胞外域的遗传多样性，获得了基线数据。通过与全球恶性疟原虫种群的比较，研究者发现了 PfAMA1 等位基因及其频率的重要差异，这对基于 PfAMA1 的疫苗的设计具有重要意义。